国家卫生和计划生育委员会"十二五"规划教材
全国高等医药教材建设研究会"十二五"规划教材

全国高等学校器官-系统整合教材

Organ-systems-based Curriculum

供临床医学及相关专业用

消化系统疾病

主　编　赵玉沛　吕　毅

副主编　姜洪池　唐承薇　府伟灵

U0284522

器官-系统
整合教材
O S B C

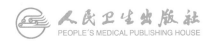
人民卫生出版社
PEOPLE'S MEDICAL PUBLISHING HOUSE

图书在版编目（CIP）数据

消化系统疾病 / 赵玉沛，吕毅主编 . —北京：人民卫生
出版社，2015
ISBN 978-7-117-21969-3

I.①消… Ⅱ.①赵… ②吕… Ⅲ.①消化系统疾病 – 诊疗 –
医学院校 – 教材 Ⅳ.①R57

中国版本图书馆 CIP 数据核字（2016）第 007947 号

| 人卫社官网 | www.pmph.com | 出版物查询，在线购书 |
| 人卫医学网 | www.ipmph.com | 医学考试辅导，医学数据库服务，医学教育资源，大众健康资讯 |

消化系统疾病

主　　编：赵玉沛　吕　毅
出版发行：人民卫生出版社（中继线 010-59780011）
地　　址：北京市朝阳区潘家园南里 19 号
邮　　编：100021
E - mail：pmph @ pmph.com
购书热线：010-59787592　010-59787584　010-65264830
印　　刷：三河市潮河印业有限公司
经　　销：新华书店
开　　本：850×1168　1/16　　印张：40
字　　数：1101 千字
版　　次：2016 年 3 月第 1 版　2020 年 11 月第 1 版第 5 次印刷
标准书号：ISBN 978-7-117-21969-3/R·21970
定　　价：99.00 元
打击盗版举报电话：010-59787491　E-mail：WQ @ pmph.com
（凡属印装质量问题请与本社市场营销中心联系退换）

马庆久 （西安高新医院）

马清涌 （西安交通大学第一附属医院）

王　立 （重庆医科大学附属第一医院）

王春晖 （四川大学华西医院）

王蔚虹 （北京大学第一医院）

冉志华 （上海交通大学医学院附属仁济医院）

冯杰雄 （华中科技大学同济医学院附属同济医院）

吕　毅 （西安交通大学第一附属医院）

刘冰熔 （哈尔滨医科大学附属第二医院）

刘青光 （西安交通大学第一附属医院）

江咏梅 （四川大学华西第二医院）

孙　备 （哈尔滨医科大学附属第一医院）

李　强 （南方医科大学珠江医院）

李晓斌 （北京协和医学院）

杨　扬 （中山大学附属第三医院）

杨　桦 （第三军医大学新桥医院）

杨占宇 （第三军医大学西南医院）

张太平 （北京协和医学院）

张志广 （天津医科大学第二医院）

陆伦根 （上海交通大学附属第一人民医院）

陈　力 （浙江大学医学院附属第二医院）

陈　杰 （首都医科大学附属北京朝阳医院）

陈世耀 （复旦大学附属中山医院）

苗　毅 （南京医科大学第一附属医院）

府伟灵 （第三军医大学西南医院）

赵玉沛 （北京协和医学院）

郝建宇 （首都医科大学附属北京朝阳医院）

胡　兵 （四川大学华西医院）

胡道予 （华中科技大学同济医学院附属同济医院）

侯晓华 （华中科技大学同济医学院附属协和医院）

俞金龙 （南方医科大学珠江医院）

姜洪池 （哈尔滨医科大学附属第一医院）

柴宁莉 （中国人民解放军总医院）

唐承薇 （四川大学华西医院）

黄宗海 （南方医科大学珠江医院）

董卫国 （武汉大学人民医院）

鲍红光 （齐齐哈尔医学院附属第二医院）

魏云巍 （哈尔滨医科大学附属第一医院）

学术秘书

贺海奇 （西安交通大学第一附属医院）

李增宪 （西安交通大学第一附属医院）

20世纪50年代,美国凯斯西储大学(Case Western Reserve University)率先开展以器官-系统为基础的多学科综合性课程(organ-systems-based curriculum,OSBC)改革,继而遍及世界许多国家和地区,如加拿大、澳大利亚和日本等国家和地区的医学院校。1969年,加拿大麦克马斯特大学(McMaster University)首次将"以问题为导向"的教学方法(problem-based learning,PBL)应用于医学课程教学实践,且取得了巨大的成功。随后的医学教育改革不断将OSBC与PBL紧密结合,出现了不同形式的整合课程与PBL结合的典范,如1985年哈佛大学建立的"新途径(New pathway)"课程计划、2003年约翰·霍普金斯大学医学院开始的"Gene to society curriculum"新课程体系等。世界卫生组织资料显示,目前全世界约有1700所医药院校在开展PBL教学。

20世纪50年代起,我国部分医药院校即开始OSBC教学实践。20世纪80年代,原西安医科大学(现西安交通大学医学部)和原上海第二医科大学(现上海交通大学医学院)开始PBL教学。随后,北京大学医学部、复旦大学上海医学院、浙江大学医学院、四川大学华西医学院、中国医科大学、哈尔滨医科大学、汕头大学医学院、辽宁医学院等一大批医药院校开始尝试不同模式的OSBC和PBL教学。但长期以来,缺乏一套根据OSBC要求重新整合的国家级规划教材一直是制约我国OSBC和PBL教育发展的瓶颈。2011年,教育部、原卫生部联合召开了全国医学教育改革工作会议,对医学教育综合改革进行了系统推动,提出深化以岗位胜任力为导向的教育教学改革,把医学生职业素养和临床能力培养作为改革关键点,积极推进基础医学与临床课程整合,优化课程体系;积极推进以问题为导向的启发式、研讨式教学方法改革;积极推进以能力为导向的学生评价方式;强化临床实践教学,严格临床实习实训管理,着力提升医学生临床思维能力和解决临床实际问题的能力。

2013年6月,全国高等医药教材建设研究会、人民卫生出版社和教育部临床医学改革西安交通大学项目组共同对国内主要开展OSBC和PBL教学的医药院校进行了调研,并于同年10月在西安组织全国医学教育专家,对我国医学教育中OSBC和PBL教学现状、教材使用等方面进行了全面分析,确定编写一套适合我国医学教育发展的OSBC和PBL国家级规划教材。会议组建了"全国高等学校临床医学及相关专业器官-系统整合规划教材评审委员会",讨论并确定了教材的编写思想和原则、教材门类、主编遴选原则及时间安排等。2014年3月,本套教材主编人会议在西安召开,教材编写正式启动。

本套教材旨在适应现代医学教育改革模式,加强学生自主学习能力,服务医疗卫生改革,培养创新卓越医生。教材编写仍然遵循"三基""五性""三特定"的特点,同时坚持"淡化学科,注重整合"的原则,不仅注重学科间知识内容的整合,同时也注重了基础医学与临床医学的整合,以及临床医学与人文社会科学、预防医学的整合。

　　整套教材体现五个特点。①纵横对接：基础与临床纵向贯通，实现早临床、多临床、反复临床；预防、人文和社会科学等学科横向有机融合，实现职业素养、道德和专业素质的综合培养。②"双循环"与"单循环"的对接：根据我国医学教育目前存在的 OSBC 和 PBL 师资不足以及传统教学机构设置等实际情况，此次教材编写中，各系统基础课程教材与临床课程教材暂时分开编写，即实现所谓"双循环"。器官 - 系统整合教材编写和课程实施最终将实现各系统基础与临床课程的全面整合，即所谓"单循环"打通。③点与面的对接：基础或临床的每个知识点都考虑与整个系统的对接与整合，同时做到知识、创新、岗位胜任力统一。④基础与临床的对接：教材编写和教学虽然按各器官 - 系统的基础课程和临床课程体系进行，但基础课程教材前瞻临床问题，临床课程教材回顾基础知识，相互对接，解决临床问题。组织一个共同的编委会进行基础与相应临床课程的教材编写，基础课程教材有相应领域的临床专家参与编写，临床课程教材也有相关的基础医学专家参与编写，以解决整合与交叉重复问题。⑤教与学的对接：变教材为学材，促进学生主动学习、自主学习和创新学习。

　　本套教材分为三类共 27 种，分别是导论与技能类 4 种，基础医学与临床医学整合教材类 21 种，PBL 案例教材类 2 种。

　　导论与技能类教材包括《器官 - 系统整合课程 PBL 教程》《基础医学导论》《临床医学导论》和《临床技能培训与实践》。

　　基础医学与临床医学整合类教材包括《运动系统》《运动系统损伤与疾病》《血液与肿瘤》《血液与肿瘤疾病》《中枢神经系统与感觉器官》《神经与精神疾病》《内分泌系统》《内分泌与代谢系统疾病》《病原与宿主防御系统》《感染性疾病》《心血管系统》《心血管系统疾病》《呼吸系统》《呼吸系统疾病》《消化系统》《消化系统疾病》《泌尿系统》《泌尿系统疾病》《生殖系统》《女性生殖系统疾病》和《儿童疾病与生长发育》。

　　PBL 案例类教材包括《生物医学 PBL 教学案例集》和《临床医学 PBL 教学案例集》。

　　为便于学生同步掌握重点内容，并兼顾准备国家执业医师资格考试复习，除 2 种 PBL 案例集、PBL 教程和《临床技能培训与实践》外，每种教材均编写了与之配套的学习指导及习题集。

　　本套教材主要用于长学制和五年制临床医学及相关专业教学，也可作为国家卓越医生培养计划及"5+3"住院医师规范化培训教材使用。

24	感染性疾病	主审	李兰娟	翁心华						
		主编	杨东亮	唐 红	副主编	毛 青	蔺淑梅		
25	感染性疾病学习指导及习题集	主编	唐 红	杨东亮	副主编	毛 青	蔺淑梅		
26	心血管系统	主审	杨宝峰						
		主编	臧伟进	吴立玲	副主编	王国平	黄 岚		
27	心血管系统学习指导及习题集	主编	吴立玲	臧伟进	副主编	王国平	黄 岚	裴建明	
28	心血管系统疾病	主审	葛均波						
		主编	马爱群	王建安	副主编	肖颖彬	刘锦纷	陈晓平	夏黎明
29	心血管系统疾病学习指导及习题集	主编	郑小璞	马爱群	副主编	孙彦隽	刘志军	黄 莹	
30	呼吸系统	主编	郑 煜	陈 霞	副主编	艾 静	罗自强	郭雪君	
31	呼吸系统学习指导及习题集	主编	陈 霞	郑 煜	副主编	艾 静	罗自强	郭雪君	
32	呼吸系统疾病	主审	钱桂生						
		主编	杨 岚	沈华浩	副主编	王长征	郭述良	朱文珍	
33	呼吸系统疾病学习指导及习题集	主编	沈华浩	杨 岚	副主编	王长征	郭述良	朱文珍	
34	消化系统	主编	董卫国		副主编	魏云巍	富冀枫		
35	消化系统学习指导及习题集	主编	董卫国		副主编	富冀枫	魏云巍		
36	消化系统疾病	主编	赵玉沛	吕 毅	副主编	姜洪池	唐承薇	府伟灵	
37	消化系统疾病学习指导及习题集	主编	吕 毅	赵玉沛	副主编	张太平	胡 兵	刘连新	
38	泌尿系统	主审	郭应禄	唐孝达					
		主编	徐长福	魏 强	副主编	张 宁	赵成海	陈 斌	
39	泌尿系统学习指导及习题集	主编	徐长福	魏 强	副主编	张 宁	赵成海	陈 斌	任淑婷
40	泌尿系统疾病	主审	刘志红	孙颖浩					
		主编	陈江华	王子明	副主编	陈 楠	邹和群	安瑞华	
41	泌尿系统疾病学习指导及习题集	主编	王子明	陈江华	副主编	陈 楠	邹和群	安瑞华	
42	生殖系统	主编	李 和	黄 辰	副主编	谭文华	谢遵江		
43	生殖系统学习指导及习题集	主编	黄 辰	谢遵江	副主编	徐锡金	周劲松	郝爱军	李宏莲
44	女性生殖系统疾病	主编	李 旭	徐丛剑	副主编	刘彩霞	李雪兰	漆洪波	
45	女性生殖系统疾病学习指导及习题集	主编	徐丛剑	李 旭	副主编	刘彩霞	李雪兰	漆洪波	鹿 欣
46	儿童疾病与生长发育	主审	许积德						
		主编	孙 锟	母得志	副主编	高 亚	武军驻	黄松明	祝益民
47	儿童疾病与生长发育学习指导及习题集	主编	母得志	孙 锟	副主编	高 亚	黄松明	祝益民	罗小平
48	生物医学PBL教学案例集	主编	夏 强	钱睿哲	副主编	李庆平	潘爱华		
49	临床医学PBL教学案例集	主审	刘允怡						
		主编	李宗芳	狄 文	副主编	侯晓华	陈世耀	武宇明	
50	器官-系统整合课程PBL教程	主审	陈震寰						
		主编	曹永孝		副主编	梅文瀚	黄亚玲		

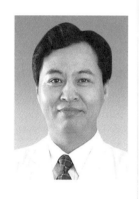

赵玉沛

教授，博士生导师，中国科学院院士。北京协和医院院长，第十八届中央候补委员，享受国务院特殊津贴。兼任中华医学会副会长、中华医学会外科学分会主任委员、全国胰腺外科学组组长、北京医师协会副会长、国务院学位委员会学科评议组成员；《中华外科杂志》总编辑、Annals of Surgery（中文版）主编及十余种外科杂志的名誉总编和副总编；国际外科学院、北美外科学院、英格兰皇家外科学院、香港外科学院、爱丁堡皇家外科学院荣誉院士；国际肝胆胰外科协会副主席；第16届亚洲外科学会主席。

从事教学工作30余年，先后承担国家和省部级科研课题30余项，发表论文200余篇，培养硕士、博士及博士后60余名，主编主译专著4部，主编的《胰腺病学》被评为国家新闻出版广电总局"三个一百"原创图书出版工程。荣获国家科技进步二等奖、中华医学科技进步一等奖、教育部高等学校科学技术二等奖及"何梁何利"基金科学与技术进步奖，被授予全国"五一劳动奖章"、首届"周光召临床医师奖"、中国医师奖、国家卫生和计划生育委员会有突出贡献中青年专家等荣誉。连续两年担任《美国NCCN胰腺癌指南》中国版组长和执笔人、牵头制定《中华人民共和国卫生行业标准——胰腺癌诊断》。

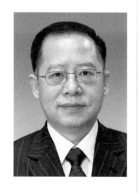

吕　毅

教授，主任医师，博士生导师。现任西安交通大学校长助理，医学部副主任，第一附属医院肝胆病院副院长，陕西省再生医学与外科工程中心主任。国家卫生和计划生育委员会有突出贡献中青年专家，"全国五一劳动奖章"获得者，享受国务院特殊津贴，陕西省"五四青年奖章"获得者，陕西省道德模范（敬业奉献类）。兼任中华医学会外科学分会外科手术学组副组长、中华医学会外科学分会委员、中国医师协会外科医师分会常务委员、陕西省抗癌协会副会长、陕西省康复学会副会长、陕西省器官移植学会主任委员等；《中华肝胆外科杂志》副总编，《中华肝脏外科手术学杂志电子版》副总编，《中国实用外科杂志》《中华消化外科杂志》《中华普通外科手术学》《中华医学杂志（英文版）》、HBPD INT等十多种中英文杂志编委。

从事医学教学、临床和科学研究工作31年，以第一完成人获陕西省科技技术一等奖2项、教育部技术发明一等奖1项、陕西省教学成果一等奖1项。教育部长江学者-创新团队首席专家，承担国家自然科学基金重点项目、重大仪器专项以及卫生部临床学科重点项目等省部级项目十余项。主编、参编教材和专著12部，主译专著3部。发表学术论文260篇，其中SCI收录62篇。授权国家发明专利23项。主持、指导开展新医疗新技术18项，完成临床肝移植手术400余例。

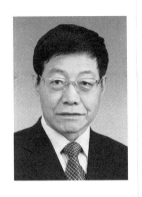

姜洪池

教授,博士生导师。现任哈尔滨医科大学附属第一医院普外科主任,哈尔滨医科大学学术委员会主任委员。国家有突出贡献中青年专家,享受国务院特殊津贴。兼任中国医师协会外科医师分会副会长,中华医学会外科学分会常委、脾功能与脾脏外科学组组长,国际肝胆胰协会会员,北美外科学院会员(FACS)。

从事教学工作 27 年,主持完成和在研国家科技支撑计划 1 项、国家自然科学基金4 项、省自然科学基金 5 项。以第一作者或通信作者发表中文核心期刊文章 171 篇,SCI收录论文 37 篇,最高影响因子 13.319。主编国家级规划教材或著作 11 部,副主编或参编 25 部。以第一完成人获国家科学技术进步二等奖 1 项、部省级科技进步一等奖 3 项,并获"全国高校教学名师"、"全国百名优秀医生"等荣誉称号。

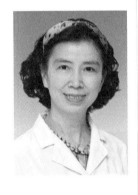

唐承薇

教授,博士生导师。现任四川大学华西医院消化内科主任。国家有突出贡献中青年专家。兼任中华医学会消化分会副主任委员、消化微创与介入学组组长、胰腺学组副组长,中国医师协会消化分会副会长,四川省卫生和计划生育委员会消化内科质控中心主任,四川省消化专委会前主任委员,成都市消化专委会主任委员。

从事临床、教学、科研工作 30 余年,曾获"全国卫生系统先进工作者"、教育部"宝钢优秀教师奖"。1997 年获得国家杰出青年基金。作为第一作者或通信作者,在 *Gastroenterology*、*Gut*、*Radiology*、*Br J Cancer*、*Carcinogenesis*、*Int J Cancer*、*Shock*、*J Gastrointestinal Surg.*、*Neurogastroenterol & motility*、*Gastrointestinal Endoscopy*、*Current Pharmaceutical Design*、*Pancreas*、*Alcohol* 等国际期刊发表论文 200 余篇。主编整合教材《消化系统疾病》,副主编本科国家级规划教材《内科学》(第 8 版)。获中华医学二等奖 1 项、四川省科技进步一等奖 1 项。

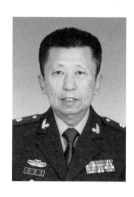

府伟灵

教授,博士生导师。现任第三军医大学西南医院检验科、中国人民解放军检验医学专科中心、全军检验医学重点实验室主任。"973计划"项目首席科学家,全军检验医学专业委员会主任委员,中国医促会检验专业委员会主任委员,全国研究型医院协会检验医学专业委员会主任委员,全国医院感染控制专业委员会副主任委员,重庆市检验专业委员会主任委员,重庆市有突出贡献中青年专家,重庆市检验医学专业学科带头人。

长期从事临床检验医学的临床、教学及科研工作,从事诊断学及实验诊断学教学工作30余年。以第一完成人获国家科技进步二等奖1项、重庆市技术发明一等奖1项、军队"十一五"重大科技成果奖1项、军队科技进步一等奖1项、中华预防医学科技进步一等奖1项、中华医学科技奖二等奖1项、"吴阶平医学研究奖"1项、重庆市电教成果一等奖1项、军队"育才金奖"1项、军队科技进步二等奖3项。在国内外期刊发表论文400余篇,其中SCI收录60余篇,EI收录10篇。主编、参编教材和专著20余部。已获得授权专利35项。

"牙口好,胃口就好,身体倍棒,吃嘛嘛香!"几年前,这个脍炙人口的广告语简洁明快地表述了口腔卫生对全身健康的重要性,获得了营销和科普两方面的巨大成功,原因在于设计者科学地利用了组织-器官-系统-机体密不可分的根本特性。临床医学以认识疾病和治病救人为主要任务,但流行的教育模式分为基础和临床阶段,分为不同学科门类,造成器官-系统、生理和病理被割裂,对学生分析问题、解决问题的能力以及毕业后临床胜任力均有不同程度的影响。为了深化医学教育改革,培养卓越临床医生,在教育部临床医学专业综合改革项目支持下,全国高等医药教材建设研究会和人民卫生出版社组织全国器官-系统整合系列教材编写工作。作为主干教材的《消化系统疾病》一书,由全国较早开展器官-系统整合课程改革的西安交通大学、四川大学华西医学中心、哈尔滨医科大学等20所医学院校的38位教学、科研和临床著名专家任编委,历时一年余编写完成。教材目标定位主要是临床医学专业5+3规范化医师培训群体以及长学制临床医学专业学位医学生。重点强调医学教育的整体性,培养学生系统地认识人体结构功能及疾病发展转归,以及综合问题、分析问题和解决问题的能力,更加注重引导学生主动参与学习的积极性和兴趣养成。

本教材以消化系统为主线,根据消化系统疾病的特点分为十八章,除第一章介绍消化系统疾病常用诊疗技术外,其余章节依次介绍消化系统常见疾病,每章末设有本章小结和思考题,全书共计100余万字。本教材在内容上突破原有学科界限,进行了重新设计、整合,以树立对疾病及诊疗的整体观。比如,原发性肝癌治疗部分的编写中参阅了内科、外科、介入、放射等学科的书籍、文献,对各种治疗手段进行了整合,在充分考虑肝癌生物学特点及治疗敏感性的基础上倡导多学科的综合治疗模式。通过整合也避免了以往不同学科教材间病因、发病机制、临床表现等内容的重复。此外,在相应的部分对必要的基础知识亦做了充分的介绍,以实现临床与基础的较好对接。

本教材在编写过程中参考了国内外多部"器官-系统"整合权威教材的形式及风格,借鉴了唐承薇教授主编的《消化系统疾病》相关教材的成功经验。在继承既往教材内容的基础上,介绍了最新的诊疗技术、诊治指南和肿瘤最新的分类标准等。在以"基本疾病、基本知识"为原则的基础上,对部分少见疾病做了必要的介绍,比如,结直肠肿瘤中增加了对大肠侧向发育型肿瘤的介绍;根据临床实践对部分知识做了适当的扩展,比如,肝癌的分期中除介绍TNM分期外,同时增加了可指导肝癌综合治疗的巴塞罗那分期;对肝移植、小肠移植等技术做了必要的介绍。此外,本教材在章节末尾根据需要加入了诊治流程图,更加直观地展示了疾病的诊治思路。本教材配备了大量的图片和表格,行文严谨,图文并茂。

　　为了对教材内容进行较好的整合，编委们几易其稿，付出了大量心血，但本教材仍有部分问题有待解决。比如，各章节中辅助检查的内容与第一章存在一定的重复，同时与该套教材《临床医学导论》中的内容亦有部分重复；此外，如胆道并发症、消化道出血、肝移植、小肠移植等内容暂没有很好的整合方案，因此将其以章节、附的形式单独呈现。诸如此类，有待在将来教学实践中逐步反馈并加以解决。

　　创新性地编写一本教材是非常艰苦而有挑战的工作，尽管全体编委付出了辛勤的劳动，但书中疏漏和不足之处仍然在所难免，诚恳希望各院校师生在使用中发现问题，及时指正，以使本书日臻完善！

赵玉沛　吕　毅

2015 年 12 月

第七章　炎症性肠病

第十章　　肝脏疾病　　　　　　　　　　　　　　319

26

第十一章　胆道疾病

第一章　消化系统疾病总论

第一节　消化系统疾病常用实验室检查及临床意义

在消化系统疾病的诊断过程中,除依赖于患者的病史、体检情况外,还依赖于实验室检查提供的客观证据。用于消化系统疾病诊断及病情评估的实验室检查主要包括血液检查及粪便检查。血液检查主要包括血常规、肝功能、电解质,针对某些特定消化系统疾病的血液检查还包括胰腺酶及炎症标志物等。胃肠道出血致铁丢失或铁吸收障碍可导致小细胞贫血;胃肠道叶酸及维生素 B_{12} 吸收障碍、炎症性肠病使用免疫调节剂以及慢性肝病等可导致巨细胞贫血。血常规检验不仅可为胃肠道急、慢性出血提供实验室依据,而且还可为上述消化系统疾病相关的贫血诊断及鉴别诊断提供依据。此外,慢性炎症(如炎症性肠病)、胃肠道出血由于骨髓代偿可致血小板计数升高;门静脉高压致脾隔离症可见血小板计数降低。胃肠道吸收功能障碍、慢性炎症、蛋白丢失性肠病,以及慢性肝病致肝合成功能障碍,均可导致血清白蛋白浓度降低。异常肝功能实验结果主要见于急、慢性肝、胆疾病及药物所致肝损伤。血液电解质测定可用于消化系统疾病尤其是胃肠道疾病所致电解质平衡紊乱的评估。血清淀粉酶及脂肪酶用于急性腹痛患者胰腺炎的筛查。炎症标志物如红细胞沉降率、C-反应蛋白等虽然是非特异性指标,但对炎症性肠病患者的管理却非常有用。除上述常用的血液检查指标外,在消化系统疾病的诊断及病情评估中,还涉及一些其他实验诊断指标,如反映机体铁总量的血清铁蛋白在胃肠道出血及肠道吸收障碍(celiac disease,麦胶肠病)时下降;胆汁淤积及慢性肝病患者分别由于维生素 K 吸收障碍或肝合成凝血酶原减少,均可导致血浆凝血酶原时间(prothrombin time,PT)延长及国际标准化比值(international normalized ratio,INR)升高;自身免疫性胃炎、胃旁路手术、小肠细菌过度生长及克罗恩病(Crohn disease,CD)可见血清维生素 B_{12} 水平下降;血清幽门螺杆菌抗体检测可用于消化性溃疡的病因诊断;血清抗组织转谷氨酰胺酶抗体检查可用于麦胶肠病的诊断;血清抗酿酒酵母菌抗体(anti-Saccharomyces cerevisiae antibody,ASCA)及核周抗中性粒细胞胞质抗体(perinuclear antineutrophil cytoplasmic antibody,p-ANCA)可用于炎症性肠病的诊断;血清肿瘤标志物 CEA、AFP、CA19-9 等可用于消化系统肿瘤的诊断及鉴别诊断。粪便检测主要包括粪便常规检验、粪便隐血检测及寄生虫检验,主要为胃肠道炎症、出血、肿瘤及寄生虫疾病的诊断提供实验室依据。粪便隐血试验对于慢性胃肠道出血、缺铁性贫血的评估及结直肠肿瘤的早期预警非常有用;对于急性腹泻患者,常需要进行粪便常规检测及常见病原菌培养,特殊情况下需要进行贾第鞭毛虫、溶组织阿米巴原虫、艰难梭菌、大肠埃希菌 O157∶H7 等的检测;对于急性腹泻患者常需要进行粪便常规及粪便脂肪检测。

由于与消化系统疾病诊断、病情评估及预后判断相关的实验室检查指标众多,很多检验指标会在其他系统疾病实验室诊断中详述。因此,本节重点阐述与消化系统疾病直接相关的一些实验室检查指标及其临床意义,主要涵盖:①肝功能实验,包括反映肝脏合成功能的蛋白质与脂代谢相关指标、反映胆红素及胆汁酸代谢的相关指标,以及反映肝实质细胞及胆管上皮细胞损伤的酶学指标;②肝纤维化相关的胶原合成与降解标志物;③肝脏储备功能评价试验;④消化系统常见感染病原体检测,如幽门螺杆菌、病毒性肝炎标志物等;⑤消化系统常见肿瘤标志物。

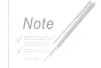

一、蛋白质代谢功能检测

除 γ 球蛋白、von Willebrand 因子以外的大多数血浆蛋白质,如白蛋白、糖蛋白、脂蛋白、多种凝血因子、抗凝因子、纤溶因子及各种转运蛋白等均在肝脏合成。当肝组织受损严重时,上述血浆蛋白质合成减少,尤其是白蛋白减少,导致低白蛋白血症。当合并肝硬化时,由于门静脉高压导致输入肝脏的氨基酸减少,这成为蛋白质合成减少的另一个原因。临床上可出现水肿,甚至出现腹水与胸水。γ 球蛋白为免疫球蛋白,由 B 淋巴细胞及浆细胞产生。当肝脏受损,尤其是慢性炎症时,刺激单核 - 巨噬细胞系统,γ 球蛋白生成增加。当患严重肝病时血浆纤维蛋白原、凝血酶原等凝血因子合成减少,临床上出现皮肤、黏膜出血倾向。体内氨基酸及核酸代谢产生的氨在肝脏内通过鸟氨酸循环合成尿素,经肾脏排出体外,从而维持血氨正常水平,当肝细胞严重损害时,尿素合成减少,血氨升高,临床上表现为肝性脑病。由于肝脏参与蛋白质的合成代谢与分解代谢,通过检测血浆蛋白含量及蛋白组分的相对含量(蛋白电泳)、凝血因子含量及血氨浓度,可了解肝细胞有无慢性损伤及其损害的严重程度。

(一) 血清总蛋白和白蛋白、球蛋白比值测定

90% 以上的血清总蛋白(serum total protein,STP)和全部的血清白蛋白(albumin,Alb,A)是由肝脏合成,因此血清总蛋白和白蛋白含量是反映肝脏合成功能的重要指标。白蛋白是正常人体血清中的主要蛋白质组分,肝脏每天大约合成 120mg/kg,半衰期为 19~21 天,分子量为 66 000Da,属于非急性时相蛋白,在维持血液胶体渗透压、体内代谢物质转运及营养等方面起着重要作用。血浆胶体渗透压下降可致肝脏合成白蛋白增加,炎性细胞因子尤其是 IL-6 可致肝脏合成白蛋白减少。总蛋白含量减去白蛋白含量,即为球蛋白(globulin,Glb,G)含量。球蛋白是多种蛋白质的混合物,其中包括含量较多的免疫球蛋白和补体、多种糖蛋白、金属结合蛋白、多种脂蛋白及酶类。球蛋白与机体免疫功能及血浆黏度密切相关。根据白蛋白与球蛋白的量,可计算出白蛋白与球蛋白的比值(A/G)。

【参考区间】　血清总蛋白及白蛋白含量与性别无关,但和年龄相关,新生儿及婴幼儿稍低,60 岁以后降低约 2g/L。血清白蛋白占总蛋白量至少达 60%,球蛋白不超过 40%。在分析血清蛋白检测结果时,应考虑以下因素:激烈运动后数小时内血清总蛋白可增高 4~8g/L;卧位比直立位时总蛋白浓度降低约 3~5g/L;溶血标本中血红蛋白每增加 1g/L 可引起总蛋白测定值增加约 3%;含脂类较多的乳糜标本影响检测准确性,需进行预处理,以消除测定干扰。

正常成人血清总蛋白(双缩脲法)65~85g/L,白蛋白(溴甲酚绿 / 溴甲酚紫法)40~55g/L,球蛋白 20~40g/L,A/G 为(1.2~2.4)∶1。

血清总蛋白	新生儿	46~70g/L
	7 个月至 1 周岁	51~73g/L
	1~2 周岁	56~75g/L
	>3 周岁	62~76g/L
血清白蛋白	新生儿	28~44g/L
	<14 岁	38~54g/L
	>60 岁	34~48g/L

【临床意义】　血清总蛋白降低一般与白蛋白降低相平行,总蛋白升高同时有球蛋白升高。由于肝脏具有很强的代偿能力,且白蛋白半衰期较长,因此只有当肝脏病变达到一定程度和在一定病程后才能出现血清总蛋白的改变,急性或局灶性肝损伤时 STP、Alb、Glb 及 A/G 多为正常。因此它常用于检测慢性肝损伤,并可反映肝实质细胞储备功能。

1. 血清总蛋白及白蛋白增高　主要由于血清水分减少,使单位容积总蛋白浓度增加,而全身总蛋白量并未增加,如各种原因导致的血液浓缩(严重脱水、休克、饮水量不足)、肾上腺皮质功

能减退等。

2. 血清总蛋白及白蛋白降低

(1) 肝细胞损害影响总蛋白与白蛋白合成：常见肝脏疾病有亚急性重症肝炎、慢性中度以上持续性肝炎、肝硬化、肝癌，以及缺血性肝损伤、毒素诱导性肝损伤等。白蛋白减少常伴有 γ 球蛋白增加，白蛋白含量与有功能的肝细胞数量呈正比。白蛋白持续下降，提示肝细胞坏死进行性加重，预后不良；治疗后白蛋白上升，提示肝细胞再生，治疗有效。血清总蛋白 <60g/L 或白蛋白 <25g/L 称为低蛋白血症，临床上常出现严重水肿及胸、腹水。

(2) 营养不良：如蛋白质摄入不足或消化吸收不良。

(3) 蛋白丢失过多：如肾病综合征（大量肾小球性蛋白尿）、蛋白丢失性肠病、严重烧伤、急性大失血等。

(4) 消耗增加：见于慢性消耗性疾病，如重症结核、甲状腺功能亢进及恶性肿瘤等。

(5) 血清水分增加：如水钠潴留或静脉补充过多的晶体溶液。先天性低白蛋白血症较为少见。

3. 血清总蛋白及球蛋白增高　当血清总蛋白 >80g/L 或球蛋白 >35g/L，分别称为高蛋白血症（hyperproteinemia）或高球蛋白血症（hyperglobulinemia）。总蛋白增高主要是因球蛋白增高，其中又以 γ 球蛋白增高为主，常见原因有：

(1) 慢性肝脏疾病：包括自身免疫性慢性肝炎、慢性活动性肝炎、肝硬化、慢性酒精性肝病、原发性胆汁性肝硬化等；球蛋白增高程度与肝脏病变的严重性相关。

(2) M 球蛋白血症：如多发性骨髓瘤、淋巴瘤、原发性巨球蛋白血症等。

(3) 自身免疫性疾病：如系统性红斑狼疮、风湿热、类风湿关节炎等。

(4) 慢性炎症与慢性感染：如结核病、疟疾、黑热病、麻风病及慢性血吸虫病等。

4. 血清球蛋白降低　主要由于合成减少引起，见于：

(1) 生理性减少：小于 3 岁的婴幼儿。

(2) 免疫功能抑制：如长期应用肾上腺皮质激素或免疫抑制剂。

(3) 先天性低 γ 球蛋白血症。

5. A/G 倒置　白蛋白降低和（或）球蛋白增高均可引起 A/G 倒置，见于严重肝功能损伤及 M 蛋白血症，如慢性中度以上持续性肝炎、肝硬化、原发性肝癌、多发性骨髓瘤、原发性巨球蛋白血症等。

(二) 血清 α_1- 抗胰蛋白酶

α_1- 抗胰蛋白酶（α_1-antitrypsin，AAT）是肝脏合成的一种具有蛋白酶抑制作用的糖蛋白。属于蛋白酶抑制物（proteinase inhibitor，Pi），分子量为 51.8kDa，在机体内的含量虽比另一蛋白酶抑制物 α_2- 巨球蛋白低，但 AAT 占血清中蛋白酶抑制物活力的 90% 左右。AAT 分子较小，可透过毛细血管进入组织液。AAT 能与胰蛋白酶、糜蛋白酶、胶原蛋白酶，以及由白细胞发挥吞噬作用时释放的溶酶体蛋白水解酶等形成不可逆的酶 - 抑制物复合体。AAT 具有多种遗传表型，其表达的蛋白质有 M 型、Z 型和 S 型，人群中最多见的是 PiMM 型，占 95% 以上，其他还有 PiZZ、PiSS、PiSZ、PiMZ 和 PiMS。对蛋白酶的抑制作用主要依赖于 M 型蛋白的浓度，若将 PiMM 的蛋白酶抑制能力定为 100%，则 PiMS、PiMZ、PiSS、PiSZ 和 PiZZ 相对活力分别为 80%、60%、60%、35% 和 15%。

【参考区间】　0.9~2.0g/L。

【临床意义】

1. AAT 缺陷与肝病　新生儿 PiZZ 型和 PiSZ 型与其胆汁淤积、肝硬化和肝细胞癌的发生有关；PiZZ 型新生儿由于 Z 蛋白在门脉周围肝细胞蓄积，10%~20% 在出生数周后易患新生儿肝炎，最后可因活动性肝硬化致死。PiZZ 表型的某些成人也会发生肝损害。

2. AAT 缺陷与其他疾病　PiZZ 型、PiSZ 型个体常在年轻时（20~30 岁）出现肺气肿。机体

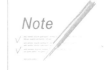

吸入的尘埃和细菌可引起肺部多形核白细胞吞噬活跃,导致溶酶体弹性蛋白酶释放;如果 M 型 AAT 蛋白缺乏,蛋白水解酶可作用于肺泡壁的弹性纤维而导致肺气肿发生。此外,胎儿呼吸窘迫综合征时可出现血浆 AAT 水平降低。

(三)铜蓝蛋白

铜蓝蛋白(ceruloplasmin,Cp)是由肝实质细胞合成的单链多肽,电泳位置在 α_2 球蛋白区带,含糖约 8%~9.5%,肽链和碳水化合物总分子量平均为 132kDa。每分子 Cp 含 6~8 个铜原子,由于含铜而呈蓝色;血浆铜 95% 存在于 Cp 中,另 5% 呈可扩散状态,在血液循环中 Cp 可视为铜的没有毒性的代谢库。Cp 主要参与氧化还原反应,根据其他物质的性质,它既作为氧化剂又作为抗氧化剂。Cp 具有铁氧化酶作用,能将 Fe^{2+} 氧化为 Fe^{3+},Fe^{3+} 可结合到转铁蛋白上,对铁的转运和利用非常重要。同时,Cp 具有抑制膜脂质氧化的作用。

【参考区间】 0.2~0.6g/L。

【临床意义】 主要作为 Wilson 病的辅助诊断指标。Wilson 病是一种常染色体隐性遗传病,因血浆 Cp 减少,血浆游离铜增加。游离铜沉积在肝可引起肝硬化,沉积在脑基底节的豆状核则导致豆状核变性,因而该病又称为肝豆状核变性。但该病的原因不全是 Cp 减少,因为有一小部分患者 Cp 水平正常,可能是由于铜掺入 Cp 时所需的携带蛋白减少,从而导致 Cp 结合铜减少。患者其他相关指标变化包括血清总铜降低、游离铜增加和尿铜排出增加。

(四)血清蛋白质电泳

在碱性环境中(pH 8.6)血清蛋白质均带负电,在电场中均会向阳极泳动,因血清中各种蛋白质的颗粒大小、等电点及所带的负电荷多少不同,它们在电场中的泳动速度也不同。白蛋白分子质量小,所带负电荷相对较多,在电场中迅速向阳极泳动;γ 球蛋白因分子质量大,泳动速度最慢。临床的电泳方法有多种,临床上应用最多的是醋酸纤维素膜法及琼脂糖凝胶法。血清蛋白质经电泳后,先进行染色,再用光密度计扫描,即可对血清蛋白质的电泳区带进行相对定量。电泳后从阳极开始依次为白蛋白、α_1 球蛋白、α_2 球蛋白、β 球蛋白和 γ 球蛋白五个区带。

【参考区间】

醋酸纤维素膜法:	白蛋白	0.62~0.71(62%~71%)
	α_1 球蛋白	0.03~0.04(3%~4%)
	α_2 球蛋白	0.06~0.10(6%~10%)
	β 球蛋白	0.07~0.11(7%~11%)
	γ 球蛋白	0.09~0.18(9%~18%)

【临床意义】

1. 肝脏疾病 急性及轻症肝炎时电泳结果多无异常。慢性肝炎、肝硬化、肝细胞肝癌(常合并肝硬化)时,白蛋白降低,α_1、α_2、β 球蛋白也有减少倾向;γ 球蛋白增加,典型者 β 和 γ 区带融合,出现 β-γ 桥,在慢性活动性肝炎和失代偿期肝硬化时增加尤为显著。

2. M 蛋白血症 如骨髓瘤、原发性巨球蛋白血症等,白蛋白浓度降低,单克隆 γ 球蛋白明显升高,亦有 β 球蛋白升高,偶有 α 球蛋白升高。大部分患者在 γ 区带、β 区带或与 γ 区带之间可见结构均一、基底窄、峰高尖的 M 蛋白。

3. 肾病综合征、糖尿病肾病 白蛋白降低;由于血脂增高,可致 α_2 及 β 球蛋白(脂蛋白的主要成分)增高,γ 球蛋白不变或相对降低。

4. 其他 结缔组织病伴有多克隆 γ 球蛋白增高;先天性低丙种球蛋白血症表现为 γ 球蛋白降低;蛋白丢失性肠病表现为白蛋白及 γ 球蛋白降低,α_2 球蛋白则增高。

(五)血清前白蛋白测定

前白蛋白(prealbumin,PA)由肝细胞合成,分子量为 55kDa,比白蛋白小,醋酸纤维素膜电泳时向阳极的泳动速度较白蛋白快,在电泳图谱上位于白蛋白前方,为一条染色很浅的区带。前

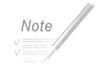

白蛋白是一种载体蛋白,能与甲状腺素结合,因此又叫甲状腺素结合前白蛋白(thyroxin binding prealbumin),并能运输维生素 A。

前白蛋白半衰期较其他血浆蛋白短(约 2 天),因此比白蛋白更能早期反映肝细胞损害。其血清浓度明显受营养状况及肝功能改变的影响。

【参考区间】　1 岁　　　　100mg/L

　　　　　　　1~3 岁　　　168~281mg/L

　　　　　　　成人　　　　280~360mg/L

【临床意义】

1. 降低　见于:①营养不良、慢性感染、晚期恶性肿瘤;②肝胆系统疾病:肝炎、肝硬化、肝癌及胆汁淤积性黄疸。对早期肝炎、急性重症肝炎有特殊诊断价值。

2. 增高　见于 Hodgkin 病。

（六）血浆凝血因子测定

除组织因子及由内皮细胞合成的 von Willebrand 因子外,其他凝血因子几乎都在肝脏中合成;凝血抑制因子如抗凝血酶Ⅲ(AT-Ⅲ)、α_2 巨球蛋白、α_1- 抗胰蛋白酶、C_1 脂酶抑制因子及蛋白 C 也都在肝脏合成。此外,纤维蛋白降解产物在肝脏代谢。凝血因子半衰期比白蛋白短得多,尤其是维生素 K 依赖因子(Ⅱ、Ⅶ、Ⅸ、Ⅹ),如因子Ⅶ的半衰期只有 1.5~6 小时,因此在肝功能受损的早期,白蛋白检测完全正常,而维生素 K 依赖的凝血因子却有显著降低,故在肝脏疾病早期可用凝血因子检测作为过筛试验。

肝病患者也可表现为血小板数量减少或功能障碍。乙醇和肝炎病毒均可抑制骨髓的巨核细胞生成,引起血小板减少;肝硬化和急性暴发性肝衰竭患者可由于凝血抑制因子的合成减少、激活的凝血因子的清除减少或组织促凝血酶原激酶的释放而出现弥散性血管内凝血(disseminated intravascular coagulation,DIC),DIC 时多种凝血因子及血小板的消耗增加。

在胆汁淤积患者中,肠道胆盐的缺乏可影响肠腔对脂溶性维生素 K 的吸收,使得维生素 K 依赖因子不能被激活,导致患者出现凝血障碍。临床中当凝血酶原时间延长时可通过给予维生素 K 而纠正。大部分纤维蛋白原在肝脏合成,且其合成潜力很大,除非严重的肝实质损害,多数情况不引起纤维蛋白原降低。因子Ⅶ部分在肝外生成,在肝病时,多数正常或偶可升高。此外因子Ⅶ和纤维蛋白原一样,是一种急性时相反应蛋白,其升高还与组织坏死及炎症反应等因素有关。

在肝脏疾患时,通常进行的过筛试验有:

1. 凝血酶原时间(prothrombin time,PT)测定　在待检血浆中加入 Ca^{2+} 和组织因子(组织凝血活酶),观测血浆的凝固时间。它反映血浆因子Ⅱ、Ⅴ、Ⅶ、Ⅹ含量,其灵敏度稍差,但能判断肝病预后。正常参考值大致为 11~14 秒。在急性缺血性肝损伤及毒性肝损伤时多数情况下 PT 延长大于 3 秒,而在急性病毒性或酒精性肝炎时 PT 延长极少超过 3 秒;慢性肝炎患者 PT 一般均在正常范围内,但在进展为肝硬化后,PT 则延长。PT 延长是肝硬化失代偿期的特征,也是诊断胆汁淤积,判断肝脏合成维生素 K 依赖因子Ⅱ、Ⅴ、Ⅶ、Ⅹ是否减少的重要实验室依据。在急性重型肝炎时,如 PT 延长、纤维蛋白原及血小板都降低,则可诊断为 DIC。利用 PT、肌酐、胆红素及 INR 四种检测指标还可对终末期肝病患者进行 MELD(model for end-stage liver disease)评分,以决定患者进行肝移植的优先权。

2. 活化部分凝血活酶时间测定(activated partial thromboplastin time,APTT)　在受检血浆中加入接触因子激活剂、部分磷脂和 Ca^{2+} 后观察其凝血时间。正常参考值大致为 30~42 秒。严重肝病时,因子Ⅸ、Ⅹ、Ⅺ、Ⅻ合成减少,致使 APTT 延长;维生素 K 缺乏时,因子Ⅸ、Ⅹ不能激活,APTT 亦可延长。

3. 凝血酶时间(thrombin time,TT)测定　于受检血浆中加入"标准化"凝血酶试剂,测定

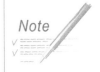
Note

开始出现纤维蛋白丝所需时间。正常参考值大致为 16~18 秒。TT 延长主要反映血浆纤维蛋白原含量减少或结构异常和纤维蛋白降解产物（fibrin degradation product，FDP）的存在，但因子Ⅶ、Ⅸ、Ⅹ的活性对检测结果也有影响。肝硬化或急性暴发性肝衰竭合并 DIC 时，TT 是一个常用的检测手段。

4. 肝促凝血酶原试验（hepaplastin test，HPT）　HPT 能反映因子Ⅱ、Ⅶ、Ⅹ的综合活性，试验灵敏度高，但由于其灵敏度太高，故与预后相关性较差。

5. 抗凝血酶Ⅲ（AT-Ⅲ）测定　AT-Ⅲ主要在肝脏合成，70%~80% 凝血酶由其灭活，它与凝血酶形成 1:1 共价复合物而抑制凝血酶。严重肝病时由于肝脏合成 AT-Ⅲ减少、消耗增多以及跨毛细血管流过率改变等原因致使血浆 AT-Ⅲ活性明显降低，合并 DIC 时降低更显著。

（七）血氨测定

肠道中未被吸收的氨基酸及未被消化的蛋白质在大肠埃希菌作用下脱去氨基生成的氨，以及血液中的尿素渗入肠道，经大肠埃希菌分解作用生成的氨经肠道吸收入血，经门静脉进入肝脏。氨对中枢神经系统有高度毒性，家兔血中氨含量如果达到 50mg/L，即中毒死亡。肝脏是唯一能解除氨毒性的器官，大部分氨在肝内通过鸟氨酸循环生成尿素，经肾脏排出体外，一部分氨在肝、肾、脑等中与谷氨酸合成谷氨酰胺，肾脏泌氨中和肾小管腔中 H^+，形成铵盐随尿排出体外。肝脏利用氨合成尿素，是保证血氨（blood ammonia）正常的关键，在肝硬化及暴发性肝衰竭等严重肝损害时，如果 80% 以上肝组织破坏，氨就不能被解毒，氨在中枢神经系统积聚，引起肝性脑病。

用于血氨测定的标本必须在 15 分钟内分离出血浆，以避免细胞代谢造成血氨的假性升高。

【参考区间】　18~72μmol/L。

【临床意义】

1. 升高　①生理性增高见于进食高蛋白饮食或运动后；②病理性增高见于严重肝损害（如肝硬化、肝癌、重症肝炎等）、上消化道出血、尿毒症及肝外门脉系统分流形成。

2. 降低　低蛋白饮食、贫血。

（府伟灵）

二、脂类代谢功能检测

血清脂类包括胆固醇、胆固醇酯、磷脂、甘油三酯及游离脂肪酸。肝脏除合成胆固醇、脂肪酸等脂类外，还能利用食物中的脂类及由脂肪组织而来的游离脂肪酸，合成甘油三酯及磷脂等，并能合成极低密度脂蛋白、初生态高密度脂蛋白以及酰基转移酶等；血液中的胆固醇及磷脂也主要来源于肝脏。虽然没有临床医师将血脂检测异常作为肝脏疾病的诊断指标，但需要清楚地认识到肝脏疾病可导致脂代谢异常。在严重肝脏损伤时，可出现高密度脂蛋白（high density lipoprotein，HDL）（特别是 HDL_3）水平下降、卵磷脂胆固醇酰基转移酶（lecithin-cholesterol acyl transferase，LCAT）缺陷及脂蛋白脂肪酶活性降低。但在酒精性肝炎时，乙醇可诱导肝细胞表达载脂蛋白 A1（apoprotein A1，Apo A1）增加，故血清 HDL 水平升高。在胆道阻塞时，患者血浆中出现异常大颗粒脂蛋白，称为阻塞性脂蛋白 X（lipoprotein，LP-X），同时血液中胆固醇及磷脂含量增高。在肝脏合成磷脂发生障碍时，会造成脂肪运输障碍而导致肝细胞内脂肪沉积，形成脂肪肝。基于 PT、GGT 及 Apo A1 水平可计算 PT-GGT-Apo A1（PGA）指数，用于区别酒精性肝炎及肝硬化。

（一）血清胆固醇和胆固醇酯测定

内源性胆固醇 80% 是由肝脏合成，血浆中 LCAT 全部由肝脏合成，在 LCAT 作用下，卵磷脂的脂肪酰基转移到胆固醇羟基上，生成胆固醇酯。当肝脏严重损伤时，胆固醇及 LCAT 合成减少，LCAT 的减少或缺乏可导致胆固醇酯的含量减少。

【参考区间】　总胆固醇　2.9~6.0mmol/L

胆固醇酯　2.34~3.38mmol/L

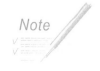

胆固醇酯：游离胆固醇 =3：1

【临床意义】

1. 肝细胞损害时,LCAT 合成减少,胆固醇的酯化障碍,血中胆固醇酯减少;在肝脏严重损害如肝硬化、暴发性肝衰竭时,血中总胆固醇也降低。

2. 胆汁淤积时,由于胆汁排出受阻而反流入血,血中出现阻塞性脂蛋白 X,同时肝合成胆固醇能力增加,血中总胆固醇增加,其中以游离胆固醇增加为主。胆固醇酯与游离胆固醇比值降低。

3. 营养不良及甲状腺功能亢进症患者,血中总胆固醇减少。

（二）阻塞性脂蛋白 X 测定

当胆道阻塞、胆汁淤积时,由于胆汁排泄受阻,胆汁内的磷脂逆流入血,血中出现大颗粒脂蛋白,称为阻塞性脂蛋白 X(lipoprotein X, LP-X),它是一种异常的低密度脂蛋白。

【参考区间】　正常血清中 LP-X 为阴性。

【临床意义】　脂蛋白 -X 为胆汁淤积时在血液中出现的异常脂蛋白,是诊断胆汁淤积灵敏而特异的生化学指标,对胆汁淤积的临床诊断有重要意义。

1. 胆汁淤积性黄疸的诊断　血清 LP-X 阳性有助于胆汁淤积性黄疸的诊断。

2. 肝内、外胆道阻塞的鉴别诊断　LP-X 的定量与胆汁淤积程度相关,肝外胆道阻塞比肝内胆道阻塞引起的胆汁淤积程度更加严重,其 LP-X 值更高,一般认为其含量 >2000mg/L 时提示肝外胆道阻塞。

（府伟灵）

三、胆红素和胆汁酸代谢检测

胆红素是血液循环中衰老红细胞经肝、脾及骨髓的单核—巨噬细胞系统分解和破坏的产物。红细胞被破坏释放出血红蛋白,然后代谢生成游离珠蛋白和血红素,血红素(亚铁原卟啉)经微粒体血红素氧化酶的作用,生成胆绿素,进一步在胆绿素还原酶作用下被催化还原为胆红素。正常人由红细胞破坏生成的胆红素占总胆红素的 80%~85%,其余 15%~20% 来自含有亚铁血红素的非血红蛋白物质(如肌红蛋白、过氧化氢酶及细胞色素酶)及骨髓中无效造血的血红蛋白,这种胆红素称为旁路胆红素。以上形成的胆红素称为游离胆红素(free bilirubin),其与血液中白蛋白结合形成的复合体,称为非结合胆红素(unconjugated bilirubin, UCB)。非结合胆红素不能自由透过各种生物膜,故不能从肾小球滤过。以白蛋白为载体的非结合胆红素随血流进入肝脏,在窦状隙与白蛋白分离后,迅速被肝细胞摄取。肝细胞清除非结合胆红素的效率非常高,达 5mg/(kg·d)。游离胆红素在肝细胞内和 Y、Z 蛋白(主要是 Y 蛋白,又称配体结合蛋白)结合后,再与谷胱甘肽转移酶 B 结合并被送到肝细胞的光面内质网,胆红素与配体结合蛋白分离,在葡糖醛酸转移酶存在时,与胆红素尿苷二磷酸葡糖醛酸作用,形成单葡糖醛酸胆红素和双葡糖醛酸胆红素,即结合胆红素(conjugated bilirubin, CB)。结合胆红素被转运到与小胆管相连的肝窦状隙的肝细胞膜表面,直接被排入胆小管,而非结合胆红素不能穿过肝细胞膜。一旦胆红素进入胆小管,便随胆汁排入肠道,在肠道细菌作用下进行水解、还原反应,脱去葡糖醛酸和加氢,生成尿胆素原(urobilinogen)和尿胆素(urobilin),大部分随粪便排出,约 20% 的尿胆原被肠道重吸收,经门脉入肝,重新转变为结合胆红素,再随胆汁排入肠腔,这就是胆红素的肠肝循环,在肠肝循环过程中仅有极少量尿胆原逸入体循环,从尿中排出。

当红细胞破坏过多(溶血性贫血)、肝细胞胆红素转运蛋白缺陷(Gilbert 综合征)、葡糖醛酸结合缺陷(Gilbert 综合征、Crigler-Najjar 综合征)、排泄障碍(Dubin-Johnson 综合征)及胆道阻塞(各型肝炎、胆管炎症等)均可引起胆红素代谢障碍,临床上通过检测血清总胆红素、结合胆红素、非结合胆红素、尿内胆红素及尿胆原,借以诊断有无溶血及判断肝、胆系统在胆色素代谢中的

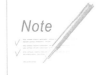

功能状态。

胆汁的主要成分是胆汁酸盐、胆红素和胆固醇,其中以胆汁酸盐含量最多。肝细胞胆固醇动态平衡较大程度依赖于胆固醇转化为胆汁酸,肝细胞以胆固醇为原料直接合成的胆汁酸称为初级胆汁酸,包括胆酸(cholic acid)及鹅脱氧胆酸(chenodeoxycholic acid)。初级胆汁酸随胆汁进入肠道后,经肠道菌群 7α- 脱羟化作用,其中的胆酸和鹅脱氧胆酸分别转变为脱氧胆酸(deoxycholic acid)和石胆酸(lithocholic acid),称为次级胆汁酸。以上胆汁酸在肝细胞内与甘氨酸或牛磺酸结合,称为结合胆汁酸,如甘氨胆酸、甘氨鹅脱氧胆酸、牛磺胆酸及牛磺鹅脱氧胆酸等。结合胆汁酸是由肝脏分泌入胆汁的主要形式,在肠道细菌作用下,可使结合胆汁酸被水解脱去甘氨酸或牛磺酸而成游离胆汁酸。在回肠,尤其在回肠末端有 95% 胆汁酸被重吸收经门静脉入肝脏,在肝中已水解脱去牛磺酸或甘氨酸的胆汁酸又重新形成结合胆汁酸,继之又分泌入胆汁,此即胆汁酸的肠肝循环。据测定,这样的肠肝循环每餐后约进行 3 次。肠道中石胆酸水溶性小,极大部分自粪便中排出,每天从粪便中丢失的胆汁酸等量由肝脏合成补充。由于胆汁酸能使疏水脂类在水中乳化为细小微团,因此具有促进脂类食物及脂溶性维生素在肠道的消化吸收,并维持胆汁中胆固醇的溶解状态。体内 50% 胆固醇以胆汁酸形式排泄,当胆汁酸合成减少,常导致肝内胆色素性或胆固醇性结石形成。此外胆汁酸还能促进胆汁分泌,具有重要的利胆作用。

（一）血清总胆红素测定

血清中胆红素与偶氮染料发生重氮化反应有快相与慢相两期,前者为可溶性结合胆红素,后者为不溶解的非结合胆红素。应用 Jendrassik-Grof 方法,使用茶碱和甲醇作为溶剂,以保证血清中结合与非结合胆红素完全被溶解,并与重氮盐试剂起快速反应,即为血清中的总胆红素(total bilirubin,TB)。

【参考区间】

新生儿　0~1 天　34~103μmol/L

　　　　1~2 天　103~171μmol/L

　　　　3~5 天　68~137μmol/L

成人　　　　　　3.4~17.1μmol/L

【临床意义】

1. 判断有无黄疸、黄疸程度及演变过程　当 TB>17.1μmol/L,但 <34.2μmol/L 时为隐性黄疸或亚临床黄疸;34.2~171μmol/L 为轻度黄疸,171~342μmol/L 为中度黄疸,>342μmol/L 为重度黄疸。在病程中检测可以判断疗效和指导治疗。

2. 根据黄疸程度推断黄疸病因　溶血性黄疸通常 <85.5μmol/L,肝细胞黄疸为 17.1~171μmol/L,不完全性梗阻性黄疸为 171~265μmol/L,完全性梗阻性黄疸通常 >342μmol/L。

3. 根据 TB、CB 及 UCB 升高程度判断黄疸类型　若 TB 升高伴非结合胆红素(UCB)明显升高提示为溶血性黄疸,TB 升高伴结合胆红素(CB)明显升高为胆汁淤积性黄疸,三项均升高为肝细胞性黄疸。

（二）血清结合胆红素与非结合胆红素测定

不加溶解剂的血清与重氮盐试剂混合后快速发生颜色改变,在 1 分钟时测得的胆红素即为结合胆红素(CB)。总胆红素减去结合胆红素即为非结合胆红素(UCB)。

【参考区间】　结合胆红素　0~6.8μmol/L

　　　　　　　非结合胆红素　1.7~10.2μmol/L

【临床意义】　根据结合胆红素与总胆红素比值,可协助鉴别黄疸类型,如 CB/TB<20% 提示为溶血性黄疸,20%~50% 之间常为肝细胞性黄疸,比值 >50% 为胆汁淤积性黄疸。结合胆红素测定可能有助于某些肝胆疾病的早期诊断。肝炎的黄疸前期、无黄疸型肝炎、失代偿期肝硬化、肝癌等,30%~50% 患者表现为 CB 增加,而 TB 正常。

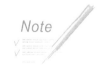

（三）尿液胆红素检查

非结合胆红素不能透过肾小球屏障,因此不能在尿中出现;而结合胆红素为水溶性,能够透过肾小球基底膜在尿中出现。正常成人尿中含有微量结合胆红素,大约为 3.4μmol/L,常规的检测方法无法检测到,当血中结合胆红素浓度超过肾阈(34mmol/L)时,结合胆红素可自尿中排出。采用加氧法检测,胆红素被氧化为胆绿素而使尿呈绿色;若用重氮反应法检测,胆红素成为重氮胆红素,尿呈紫色。

【参考区间】 正常人为阴性反应。

【临床意义】 尿胆红素试验阳性提示血中结合胆红素增加,见于:

1. 胆汁排泄受阻 肝外胆管阻塞,如胆石症、胆管肿瘤、胰头癌、壶腹周围癌等;肝内小胆管压力升高如门静脉周围炎症、纤维化,或因肝细胞肿胀等。

2. 肝细胞损害 病毒性肝炎、药物或中毒性肝炎、急性酒精性肝炎。

3. 黄疸的鉴别诊断 肝细胞性及梗阻性黄疸尿内胆红素阳性,而溶血性黄疸则为阴性。先天性黄疸中 Dubin-Johnson 和 Rotor 综合征尿内胆红素阳性,而 Gilbert 和 Crigler-Najjar 综合征则为阴性。

4. 碱中毒 碱中毒时胆红素分泌增加,可出现尿胆红素试验阳性。

（四）尿胆原检查

在胆红素肠肝循环过程中,仅有极少量尿胆原逸入血液循环,从肾脏排出。尿中尿胆原为无色不稳定物质,可与苯甲醛(Ehrlich 试剂)发生醛化反应,生成紫红色化合物,从而可进行定性和定量检测。

【参考区间】 定量:0.84~4.2μmol/(L·24h);

定性:阴性或弱阳性。

【临床意义】 尿内尿胆原在生理情况下仅有微量,但受进食和尿液酸碱度的影响,在餐后或碱性尿中,由于肾小管对尿胆原重吸收减少和肠道尿胆原生成增加,故尿中尿胆原稍增加;相反在酸性尿中则减少。若晨尿稀释 4 倍以上仍呈阳性,则为尿胆原增多。

1. 尿胆原增多 见于:①肝细胞受损,如病毒性肝炎、药物或中毒性肝损害及某些门脉性肝硬化患者。②循环中红细胞破坏增加及红细胞前体细胞在骨髓内破坏增加,如溶血性贫血及巨幼细胞贫血。③内出血时由于胆红素生成增加,尿胆原排出随之增加;充血性心力衰竭伴肝淤血时,胆汁中尿胆原转运及再分泌受到影响,进入血中的尿胆原增加。④其他,如肠梗阻、顽固性便秘时,肠道对尿胆原回吸收增加,使尿中尿胆原排出增加。

2. 尿胆原减少或缺如 见于:①胆道梗阻,如胆石症、胆管肿瘤、胰头癌、壶腹周围癌等。完全梗阻时尿胆原缺如,不完全梗阻时则减少,同时伴有尿胆红素增加。②新生儿及长期服用广谱抗生素时,由于肠道细菌缺乏或受到药物抑制,使尿胆原生成减少。

血中结合胆红素、非结合胆红素测定及尿内尿胆红素、尿胆原的检测对黄疸诊断及鉴别诊断有重要价值(表 1-1)。

表 1-1 正常人及常见黄疸的胆色素代谢检查结果

	血清胆红素（μmol/L）			尿内胆色素（μmol/L）	
	CB	UCB	CB/STB	尿胆红素	尿胆原
正常	0~6.8	1.7~10.2	0.2~0.4	阴性	0.84~4.2
梗阻性黄疸	明显增加	轻度增加	>0.5	强阳性	减少或缺少
溶血性黄疸	轻度增加	明显增加	<0.2	阴性	明显增加
肝细胞性黄疸	中度增加	中度增加	0.2~0.5	阳性	正常或轻度增加

（五）胆汁酸代谢检查

胆汁酸在肝脏中由胆固醇合成，随胆汁分泌入肠道，经肠道细菌分解后由小肠重吸收，经门静脉入肝，被肝细胞摄取，少量进入血液循环，因此胆汁酸测定能反映肝细胞合成、摄取及分泌功能，并与胆道排泄功能有关。它对肝胆系统疾病诊断的灵敏度和特异度高于其他指标。可行空腹或餐后 2 小时胆汁酸测定，后者更灵敏。

【参考区间】

总胆汁酸（酶法）　　　　　　　　0~10μmol/L

胆酸（气 - 液相色谱法）　　　　　0.08~0.91μmol/L

鹅脱氧胆酸（气 - 液相色谱法）　　0~1.61μmol/L

甘氨胆酸（气 - 液相色谱法）　　　0.05~1.0μmol/L

脱氧胆酸（气 - 液相色谱法）　　　0.23~0.89μmol/L

【临床意义】　胆汁酸的合成、分泌、重吸收及加工转化等均与肝、胆、肠等密切相关，因此肝、胆、肠等的疾病必然影响胆汁酸代谢，而胆汁酸代谢异常势必影响到上述脏器功能及胆固醇代谢水平。血清胆汁酸测定可作为一项灵敏的肝清除功能试验，尤其适用于疑有肝病但其他生化指标正常或轻度异常的患者。此外，动态监测餐后血清总胆汁酸水平，可以观察急性肝炎的慢性过程或慢性肝炎的纤维化过程。

总胆汁酸增高见于：①肝细胞损害，如急性肝炎、慢性活动性肝炎、肝硬化、肝癌、乙醇性肝病及中毒性肝病；②胆道梗阻，如肝内、肝外的胆管梗阻；③门脉分流，肠道中次级胆汁酸经分流的门静脉系统直接进入体循环；④进食后血清胆汁酸可一过性增高，此为生理现象。

肝硬化患者初级胆汁酸 / 次级胆汁酸比值下降，而在梗阻性黄疸患者初级胆汁酸 / 次级胆汁酸比值显著升高。

（府伟灵）

四、消化系统疾病酶学检测

肝脏是人体含酶最丰富的器官，酶蛋白含量约占肝总蛋白的 2/3。肝细胞中所含酶种类约数百种，这些酶在全身物质代谢及生物转化中起着重要作用。其中可用于临床诊断的有 10 余种。有些酶具有一定组织特异性，测定血清中某些酶的活性或含量可用于诊断肝胆疾病。如有些酶存在于肝细胞内，当肝细胞损伤时细胞质内的酶释放入血流，使血清中的这些酶活性升高，如丙氨酸氨基转移酶（ALT）、天冬氨酸氨基转移酶（AST）、醛缩酶、乳酸脱氢酶（LDH）。有些酶是由肝细胞合成，当患肝病时，这些酶活性降低，如凝血酶。一些凝血因子如Ⅱ、Ⅶ、Ⅸ、Ⅹ合成需维生素 K 参与，而维生素 K 在肠道的吸收依赖于胆汁中的胆汁酸盐，故当胆汁淤积时这些酶因子合成不足。胆道阻塞时，胆小管膜上的某些酶在胆盐作用下从膜上脱离并反流入血，致使血清中这些酶的活性升高，如碱性磷酸酶（ALP）、γ- 谷氨酰转移酶（GGT）。

胰腺具有内分泌和外分泌两种功能。它的内分泌功能主要与糖类、脂类和蛋白质代谢调节有关。胰腺外分泌为通过腺泡细胞和小导管细胞产生和分泌具消化作用的胰液。胰液中含有丰富的消化酶，如淀粉酶及脂肪酶等。在急性胰腺炎时由于胰腺组织自身被消化，可导致胰腺淀粉酶及脂肪酶反流入血增加，导致血清淀粉酶及脂肪酶活性升高。因此，血清淀粉酶及脂肪酶检测是急性胰腺炎诊断的主要实验室指标。

同工酶（isoenzymes）是指具有相同催化活性，但分子结构、理化性质及免疫学反应等都不相同的一组酶，因此又称同工异构酶。这些酶存在于人体不同组织，或在同一组织、同一细胞的不同亚细胞结构内。因此同工酶测定可提高酶学检查对肝胆系统疾病诊断及鉴别诊断的特异性。

（一）血清氨基转移酶及其同工酶测定

1. 血清氨基转移酶　氨基转移酶（aminotransferase）简称转氨酶（transaminase），是一组

催化氨基酸与 α- 酮酸之间的氨基转移反应的酶类,用于肝功能检查的主要是丙氨酸氨基转移酶(alanine aminotransferase,ALT,旧称谷丙转氨酶,GPT)和天冬氨酸氨基转移酶(aspartate aminotransferase,AST,旧称谷草转氨酶,GOT)。在氨基转移时它们都是以磷酸吡哆醛(维生素 B₆)和磷酸吡哆胺为其辅酶,ALT 催化 L- 丙氨酸与 α- 酮戊二酸之间的氨基转移反应,生成 L- 谷氨酸和丙酮酸,AST 催化 L- 天冬氨酸与 α- 酮戊二酸之间的氨基转移反应,生成 L- 谷氨酸和草酰乙酸。ALT 主要分布在肝脏,其次是骨骼肌、肾脏、心肌等组织中;AST 主要分布在心肌,其次在肝脏、骨骼肌和肾脏组织中。在肝细胞中,ALT 主要存在于胞质中,而大约 80% 的 AST 存在于线粒体内。由此可知,ALT 与 AST 均为非特异性细胞内功能酶,正常时血清的含量很低,但当肝细胞受损时,肝细胞膜通透性增加,胞质内的 ALT 与 AST 释放入血,致使血清 ALT 与 AST 的酶活性升高,在中等程度肝细胞损伤时,ALT 漏出率远大于 AST;此外,ALT 与 AST 的血浆半衰期分别为 47 小时和 17 小时,因此 ALT 测定反映肝细胞损伤的灵敏度较 AST 为高。但在严重肝细胞损伤时,线粒体膜亦损伤,可导致线粒体内 AST 的释放,血清中 AST/ALT 比值升高。

【参考区间】　正常成人:

速率法(无 5′- 磷酸吡哆醛)　　　速率法(有 5′- 磷酸吡哆醛)

ALT　男:9~50U/L　女:7~40U/L　　男:9~60U/L　女:7~45U/L

AST　男:15~40U/L　女:13~35U/L　　男:15~45U/L　女:13~40U/L

DeRitis 比值(AST/ALT)　1.15

【临床意义】

(1) 急性病毒性肝炎:ALT 与 AST 均显著升高,可达正常上限的 20~50 倍,甚至 100 倍,但 ALT 升高更明显。通常 ALT>300U/L、AST>200U/L、DeRitis 比值常 <1,是诊断急性病毒性肝炎重要的检测手段。在肝炎病毒感染后 1~2 周,转氨酶达高峰,在第 3 周到第 5 周逐渐下降,DeRitis 比值逐渐恢复正常。但转氨酶的升高程度与肝脏损伤的严重程度无关。在急性肝炎恢复期,如转氨酶活性不能降至正常或再上升、DeRitis 比值有升高倾向提示急性病毒性肝炎转为慢性。急性重症肝炎时,病程初期转氨酶升高,以 AST 升高显著,如在症状恶化时,黄疸进行性加深,酶活性反而降低,即出现“胆酶分离”现象,提示肝细胞严重坏死,预后不佳。

(2) 慢性病毒性肝炎:转氨酶轻度上升(100~200U/L)或正常,DeRitis 比值常 <1。若 AST 升高较 ALT 显著,即 DeRitis 比值 >1,提示慢性肝炎进入活动期可能。

(3) 酒精性肝病、药物性肝炎、脂肪肝、肝癌等非病毒性肝病,转氨酶轻度升高或正常,且 DeRitis 比值均 >1,其中,肝癌时 DeRitis 比值 >3。

(4) 肝硬化:转氨酶活性取决于肝细胞进行性坏死程度,DeRitis 比值常 >2,终末期肝硬化转氨酶活性正常或降低。

(5) 肝内、外胆汁淤积,转氨酶活性通常正常或轻度上升。

(6) 急性心肌梗死后 6~8 小时,AST 增高,18~24 小时达高峰,其值可达参考值上限的 4~10 倍,与心肌坏死范围和程度有关,4~5 天后恢复,若再次增高提示梗死范围扩大或新的梗死发生。但随着新的心肌酶谱指标的广泛应用,AST 由于特异性不高,出现升高时间较晚,现已不特别作为急性心肌梗死的检测指标。

(7) 其他疾病:如骨骼肌疾病(皮肌炎、进行性肌萎缩)、肺梗死、肾梗死、胰梗死、休克及传染性单核细胞增多症,转氨酶轻度升高(50~200U/L)。

2. AST 同工酶(isoenzymes of AST)　在肝细胞中有两种 AST 同工酶,存在于胞质组分者称为上清液 AST(supernatant AST,ASTs);存在于线粒体中者称为线粒体 AST(mitochondrial AST,ASTm)。正常血清中大部分为 ASTs,ASTm 仅占 10% 以下;当肝细胞受到轻度损害,线粒体未遭破坏,血清中 ASTs 漏出增加,而 ASTm 正常。如肝细胞严重损害,线粒体遭到破坏,此时血清中 ASTm 升高,因此 ASTm 升高表明肝细胞坏死严重。

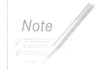

Note

【临床意义】　轻、中度急性肝炎,血清中 AST 轻度升高,其中以 ASTs 上升为主,ASTm 正常;重症肝炎、急性重型肝炎、酒精性肝病时血清中 ASTm 升高;氟烷性肝炎、Reye 综合征、妊娠脂肪肝、肝动脉栓塞术后及心肌梗死时 ASTm 也升高。

（二）碱性磷酸酶及其同工酶测定

1. 碱性磷酸酶（alkaline phosphatase,ALP）　碱性磷酸酶是指在碱性环境中能水解磷酸酯产生磷酸的一组酶。ALP 主要分布在肝脏、骨骼、肾、小肠及胎盘中,血清中 ALP 以游离的形式存在,极少量与脂蛋白、免疫球蛋白形成复合物。由于血清中大部分 ALP 来源于肝脏与骨骼,因此常作为肝脏疾病的检查指标之一。胆道疾病时可能由于 ALP 产生过多而排泄减少,引起血清中 ALP 升高。

【参考区间】　正常成人（磷酸对硝基苯酚速率法,含 AMP）:

男性　45~125U/L。

女性　20~49 岁:35~100U/L;50~79 岁:50~135U/L。

【临床意义】　生理情况下,ALP 活性增高主要与骨生长、妊娠、成长、成熟和脂肪餐后分泌等相关。病理情况下,血清 ALP 测定常用于肝胆疾病和骨骼疾病的临床诊断和鉴别诊断,尤其是黄疸的鉴别诊断。

（1）肝胆系统疾病:各种肝内、外胆管梗阻性疾病,如胰头癌、胆道结石引起的胆管阻塞、原发性胆汁性肝硬化、肝内胆汁淤积等,ALP 明显升高,且与血清胆红素升高相平行;累及肝实质细胞的肝胆疾病（如肝炎、肝硬化）,ALP 轻度升高。

（2）黄疸的鉴别诊断:ALP 和血清胆红素、转氨酶同时测定有助于黄疸的鉴别诊断。①胆汁淤积性黄疸,ALP 和血清胆红素明显升高,转氨酶仅轻度增高;②肝细胞性黄疸,血清胆红素中度增加,转氨酶活性明显增高,ALP 正常或稍高;③肝内局限性胆道阻塞（如原发性肝癌、转移性肝癌、肝脓肿等）,ALP 明显增高,ALT 无明显增高,血清胆红素大多正常。

（3）骨骼疾病:当成骨或破骨活跃时,如纤维性骨炎、佝偻病、骨软化症、成骨细胞瘤及骨折愈合期,血清 ALP 升高。

（4）其他:营养不良、严重贫血、重金属中毒以及胃、十二指肠损伤,结肠溃疡等时,ALP 也有不同程度的升高。血清 ALP 活性降低比较少见,主要见于先天性甲状腺功能低下（又称呆小病）、ALP 过少症,维生素 C 缺乏症。

不同疾患时 ALP 升高程度不同,见表 1-2。

表 1-2　血清 ALP 增高常见原因

肝胆疾病		骨骼疾病		其他	
梗阻性黄疸	↑↑↑	纤维性骨炎	↑↑↑	愈合性骨折	↑
胆汁性肝硬化	↑↑↑	骨肉瘤	↑↑↑	生长中儿童	↑
肝内胆汁淤积	↑↑↑	佝偻病	↑↑	后期妊娠	↑
肝占位性病变	↑↑	骨软化症	↑↑		
传染性单核细胞增多症	↑↑	骨转移癌	↑↑		
病毒性肝炎	↑	甲状旁腺功能亢进	↑↑		
酒精性肝硬化	↑				

2. 碱性磷酸酶同工酶（isoenzymes of alkaline phosphatase）　碱性磷酸酶同工酶可根据琼脂凝胶电泳分析、热抑制反应（56℃,15 分钟）及其抗原性不同区分为 6 种:ALP1~ALP6。根据其来源不同,ALP2、ALP3、ALP4、ALP5 分别称为肝型、骨型、胎盘型和小肠型,ALP1 是细胞膜组分和 ALP2 的复合物,ALP6 是 IgG 和 ALP2 复合物。

【参考区间】　①正常成人血清中以 ALP2 为主,占总 ALP 的 90%,含有少量 ALP3;②发育

Note

中的儿童 ALP3 较多,占总 ALP 的 60% 以上;③妊娠晚期 ALP4 增多,占总 ALP 的 40% 至 65%;④血型为 B 型和 O 型者可有微量 ALP5。

【临床意义】

(1) 在胆汁淤积性黄疸,尤其是癌性梗阻时,100% 出现 ALP1,且 ALP1>ALP2。

(2) 急性肝炎时,ALP2 明显增加,ALP1 轻度增加,且 ALP1<ALP2。

(3) 80% 以上的肝硬化患者,ALP5 明显增加,可达总 ALP 40% 以上。但不出现 ALP1。

(三) γ- 谷氨酰转移酶及同工酶测定

1. γ- 谷氨酰转移酶(γ-glutamyl transferase,GGT)　旧称 γ- 谷氨酰转肽酶(γ-glutamyl transpeptidase, γ-GT),催化谷胱甘肽上 γ- 谷氨酰基转移到另一个肽或另一个氨基酸上。GGT 主要存在于细胞膜和微粒体上,参与谷胱甘肽的代谢。肾脏、肝脏和胰腺中含量丰富,但血清中 GGT 主要来自肝胆系统。GGT 在肝脏中广泛分布于肝细胞的毛细胆管一侧和整个胆管系统,因此当肝内合成亢进或胆汁排出受阻时,血清中 GGT 增高。

【参考区间】　成人(γ- 谷氨酰 -3- 羧基 - 对硝基苯胺法):男性:10~60U/L;女性:7~45U/L。

【临床意义】

(1) 胆道阻塞性疾病:原发性胆汁性肝硬化、硬化性胆管炎等所致的慢性胆汁淤积,肝癌时由于肝内阻塞,诱使肝细胞产生大量 GGT,同时癌细胞也合成 GGT,均可使 GGT 明显升高,可达参考值上限的 10 倍以上。此时 GGT、ALP、5′- 核苷酸酶(5′-NT)、亮氨酸氨基肽酶(LAP)及血清胆红素呈平行增加。

(2) 急、慢性病毒性肝炎、肝硬化:急性肝炎时,GGT 呈中等度升高;慢性肝炎、肝硬化的非活动期,酶活性正常,若 GGT 持续升高,提示病变活动或病情恶化。

(3) 急、慢性酒精性肝炎、药物性肝炎、脂肪肝等:GGT 可升高,ALT 和 AST 仅轻度增高,甚至正常。GGT 显著性升高是酒精性肝病的重要特征,酗酒者当其戒酒后 GGT 可随之下降。

(4) 其他:脂肪肝、胰腺炎、胰腺肿瘤、前列腺肿瘤等时,GGT 亦可轻度升高。

2. GGT 同工酶(isoenzymes of γ-glutamyl transferase)　血清中 GGT 同工酶有三种形式,但目前尚缺少理想的检测方法。GGT1(高分子质量形式)存在于正常血清、胆道阻塞及恶性浸润性肝病中。GGT2(中分子质量形式)由两种成分组成,其中主要成分存在于肝脏疾病中。据报道,GGT2 对肝癌的敏感性与特异性均较高,在 AFP 阴性肝癌中其阳性率为 86.4%,若与 AFP 联合检测可使肝癌诊断正确率达 94.4%。另一种成分存在于胆道阻塞性疾病。GGT3(低分子质量形式)尚未发现重要诊断意义。也有人认为 GGT 的这些不同形式是蛋白质翻译后的变体,而非通常意义上的同工酶。

(四) α-L- 岩藻糖苷酶

α-L- 岩藻糖苷酶(α-L-fucosidase,AFU)为溶酶体酸性水解酶,广泛分布于人体组织(肝、脑、肺、肾、胰、白细胞、纤维组织等)细胞溶酶体中,血清和尿液中含有一定量。其主要生理功能是参与含岩藻糖苷的糖蛋白、糖脂等生物活性大分子物质的分解代谢。该酶缺乏时,上述生物大分子中岩藻糖苷水解反应受阻,引起岩藻糖苷贮积症。

【参考区间】　(27.1±12.8)U/L。

【临床意义】

1. 用于岩藻糖苷贮积症的诊断　如遗传性岩藻糖苷酶缺乏症时 AFU 降低,出现岩藻糖蓄积,患儿多于 5~6 岁死亡。

2. 用于肝细胞癌与其他肝占位性病变的鉴别诊断　肝细胞癌时 AFU 显著增高,其他肝占位性病变时 AFU 增高阳性率低于肝癌;肝细胞癌手术切除后 AFU 降低,复发时又升高。其活性动态曲线对判断肝癌治疗效果、评估预后和预测复发有极重要的意义,甚至优于 AFP。AFU 和 AFP 联合应用,可提高原发性肝癌的阳性诊断率。慢性肝炎和肝硬化患者血清 AFU 也增加,但一般仅轻度升高。

（五）谷氨酸脱氢酶测定

血清谷氨酸脱氢酶（glutamine dehydrogenase，GLDH 或 GDH）是仅存在于细胞线粒体内的酶，可使 L- 谷氨酸和其他氨基酸脱氢。以肝脏含量最高，其次为心肌和肾脏，少量含于脑、骨骼肌和白细胞中。在肝脏，GDH 主要分布于肝小叶中央区肝细胞线粒体中，其活性测定是反映肝实质（线粒体）损害的敏感指标，反映肝小叶中央区的坏死。其测定是利用其使谷氨酸脱氢的逆反应的速率法。

【参考区间】 速率法（37℃）：男性：0~8U/L；女性：0~7U/L。

【临床意义】 正常人血清 GDH 活力很低，肝脏疾病肝细胞线粒体受损害时其活性显著升高，其活性升高程度与线粒体受损程度有关。

1. 肝细胞坏死　如卤烷致肝细胞中毒坏死时 GDH 升高最明显（可达参考值上限 10~20 倍）；乙醇中毒伴肝细胞坏死时，GDH 增高比其他指标敏感。

2. 慢性肝炎、肝硬化　GDH 升高较明显。慢性肝炎时 GDH 升高可达参考值上限 4~5 倍，肝硬化时升高 2 倍以上。

3. 急性肝炎　急性肝炎弥漫性炎症期无并发症时，GDH 向细胞外释放较少，其升高程度不如 ALT 升高明显。GDH 升高反映肝小叶中央区坏死，而 ALT 主要分布于肝小叶周边部。

4. 肝癌、梗阻性黄疸　肝癌、梗阻性黄疸时 GDH 活力正常。

（六）5′- 核苷酸酶

5′- 核苷酸酶（5′-nucleotidase，5′-NT）是一种碱性单磷酸酯酶，能专一水解核苷酸。此酶广泛存在于人体各组织，如肝、胆、肠、脑、心、胰等，定位于细胞质膜上。在肝内，此酶主要存在于胆小管和窦状隙膜内。

【参考区间】 0~11U/L（速率法，37℃）。

【临床意义】 与 ALP 类似。5′-NT 和 ALP 的测定结果在胆道梗阻、肝内占位性病变或浸润性病变时有较高的相关性。如 5′-NT 活性达正常的 2~3 倍以上时，对鉴别肝细胞性黄疸和胆汁淤积性黄疸（肝外或肝内性）有一定的参考价值。妊娠时 5′-NT 升高，可能与胎盘释放 5′-NT 有关。骨病时正常。

（七）淀粉酶

淀粉酶（amylase，Amy）又称 α-1,4- 葡聚糖水解酶，主要由唾液腺和胰腺分泌，属水解酶类，催化淀粉及糖原水解。淀粉酶分 α、β 两类。β 淀粉酶又称淀粉外切酶，仅作用于淀粉的末端，每次分解一个麦芽糖。人体中淀粉酶属 α- 淀粉酶，又称淀粉内切酶，不仅作用于末端，还可随机地作用于淀粉分子内部的 α-1,4 糖苷键，降解产物为葡萄糖、麦芽糖及含有 α-1,6 糖苷键支链的糊精。血清中淀粉酶主要有两种同工酶，即同工酶 P（来源于胰腺）和同工酶 S（来源于唾液腺和其他组织）；另一些少量的同工酶为两者的表型或翻译后的修饰物。同工酶用以提高淀粉酶诊断胰腺炎的特异性。

【参考区间】 健康成年人（4NP-G7）：血清淀粉酶（37℃）≤220U/L；尿液淀粉酶（37℃）≤1200U/L。

【临床意义】

1. 急性胰腺炎、流行性腮腺炎，血和尿中淀粉酶显著升高。一般认为，在急性胰腺炎发病的 2 小时血清淀粉酶开始升高，可为参考值上限的 5~10 倍，12~24 小时达高峰，可为参考值上限的 20 倍，2~5 天下降至正常。如超过 500U 即有诊断意义，达 350U/L 时应怀疑此病。尿淀粉酶在发病后 12~24 小时开始升高，达峰值时间较血清慢，当血清淀粉酶恢复正常后，尿淀粉酶可持续升高 5~7 天，故在急性胰腺炎的后期测尿淀粉酶更有价值。

2. 胰腺癌、胰腺外伤、胆石症、胆囊炎、胆总管阻塞、急性阑尾炎、肠梗阻和溃疡病穿孔、腹部手术、休克、外伤、使用麻醉剂和注射吗啡后，淀粉酶均可升高，但常低于 500U/L。合成淀粉酶的组织发生肿瘤（如卵巢癌、支气管肺癌）等也可使淀粉酶升高。

3. 人群中约 1%~2% 可出现巨淀粉酶血症。主要为血中淀粉酶和免疫球蛋白（IgG 或 IgA）形成大分子的免疫复合物。临床表现为血中淀粉酶持续升高，尿中淀粉酶正常或下降。进一步实验室检查可发现血中淀粉酶分子量增高，此现象不和具体疾病有关，增高者也多无临床症状，应注意与病理性淀粉酶升高相区分。

4. 肾功能严重障碍患者血清淀粉酶可增高，而尿淀粉酶降低。

5. 正常人血清中的淀粉酶主要由肝脏产生，故血清及尿中淀粉酶同时减低见于肝病。

血、尿淀粉酶总活性测定用于急性胰腺炎等疾病的诊断已有很长的历史，但由于淀粉酶组织来源较广，故该指标在诊断中特异性稍差。现认为测定 P 型淀粉酶的活性及其占淀粉酶总活性的比例是诊断急性胰腺炎的可靠指标。

（八）脂肪酶

脂肪酶（lipase，LPS）分子量约 38 000Da，是一类低度专一性的酶。主要来源于胰腺，其次为胃及小肠，能水解多种含长链（8~18 碳链）脂肪酸的甘油酯。

【参考区间】　偶联法：1~54U/L；色原底物法：13~63U/L。

【临床意义】

1. 血清脂肪酶增高常见于急性胰腺炎及胰腺癌，偶见于慢性胰腺炎。急性胰腺炎时脂肪酶和淀粉酶均可增高，但血清淀粉酶增高的时间较短，而脂肪酶增高可持续 10~15 天，其增高的程度高于淀粉酶，而且特异性高，因此脂肪酶对急性胰腺炎的诊断更优于淀粉酶。

2. 胆总管结石、胆总管癌、胆管炎、肠梗阻、十二指肠溃疡穿孔、急性胆囊炎、脂肪组织破坏（如骨折、软组织损伤、手术或乳腺癌）、肝炎、肝硬化，有时亦可见增高。

3. 测定十二指肠液中脂肪酶对诊断儿童囊性纤维化（cystic fibrosis）有帮助。十二指肠液中脂肪酶水平过低提示该病的存在。

由于早期测定脂肪酶的方法缺乏准确性、重复性，曾限制了其在临床上的广泛应用。1986年，Hoffmann 等首先将游离脂肪酸的酶法测定的原理用来测定脂肪酶，使脂肪酶的测定方法有了较大改进，其准确性、重复性以及实用性得到了很大的提高。近年来，许多研究者报道脂肪酶测定对急性胰腺炎诊断的特异性和灵敏性已高于淀粉酶。

（九）尿胰蛋白酶原Ⅱ

胰蛋白酶原是胰蛋白酶的非活性前体，分子量 24 000Da，由胰腺泡细胞分泌进入胰液，能水解精氨酸或赖氨酸之间的肽键，也能水解由肽键相连的其他天然氨基酸或化合物。它还具有酯酶的活性，能水解连接于赖氨酰或精氨酰肽的酯键。人体有两种形式的胰蛋白酶原：胰蛋白酶原Ⅰ与胰蛋白酶原Ⅱ。由于胰蛋白酶分子量比较小，很容易由肾小球滤出，但是肾小管对胰蛋白酶原Ⅱ的回吸收低于胰蛋白酶原Ⅰ，因此，尿中前者的浓度较大。急性胰腺炎时尿胰蛋白酶原Ⅱ（urine trypsinogen Ⅱ）的浓度明显升高。

【参考区间】　阴性（免疫层析法）；0.3~11.0μg/L（免疫荧光法）。

【临床意义】　急性胰腺炎时胰蛋白酶过早激活，胰蛋白酶原大量释放入血，尿胰蛋白酶原Ⅱ的浓度明显升高。所以，尿胰蛋白酶原Ⅱ可作为筛查急性胰腺炎的可靠指标，如结果呈阳性，表明患者需进一步检查，以便确诊。

尿胰蛋白酶原Ⅱ辅助诊断急性胰腺炎较血、尿淀粉酶及血清脂肪酶简便、快速，并可降低急腹症患者急性胰腺炎的漏诊风险。阴性结果很大程度上可排除急性胰腺炎，阳性结果则应结合血、尿淀粉酶及血清脂肪酶检测或影像学加以分析。目前尿胰蛋白酶原Ⅱ的检测多为定性方法，虽不能得到具体的检测数值，但试纸条具有快速、简便的优点，能满足临床急诊的需要。

（府伟灵）

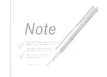

五、肝脏纤维化相关标志物检测

肝纤维化（liver fibrosis）是指肝脏内纤维结缔组织异常增生，导致肝内弥漫性细胞外基质过度沉淀的病理过程，多是由于持续性肝损伤或存在促纤维化刺激因子所致，严重者伴有假小叶形成，即为肝硬化。

肝活检是评价肝纤维化的"金标准"，可较客观地反映肝纤维化的程度，但具有一定的风险性和局限性。肝纤维化血清学指标主要有两类：一类是反映胶原产生及降解的血清标志物，如单胺氧化酶（monoamine oxidase，MAO）、脯氨酰羟化酶（prolyl hydroxylase，PH）、Ⅲ型前胶原氨基末端肽（amino terminal of procollagen type Ⅲ peptide，PⅢP）、Ⅳ型胶原及其降解片段、透明质酸（hyaluronic，HA）、层粘连蛋白（laminin，LN）等；另一类是通过测定血清多种非胶原相关成分，然后计算肝纤维化分数，如 FibroTest（测定 Apo A1、结合珠蛋白、α_2 微球蛋白、GGT）、ELF-test（测定组织金属蛋白酶抑制剂 -1、PⅢP、透明质酸）、Hepascore（测定胆红素、GGT、α_2 微球蛋白、透明质酸、性别及年龄）、Wai-score（测定 ALT、AST、PLT）。

（一）单胺氧化酶

单胺氧化酶（monoamine oxidase，MAO）为一种含铜的酶，分布于肝、肾、胰、心脏等器官。肝细胞 MAO 位于线粒体。血清 MAO 活性与体内结缔组织增生呈正相关，因此，临床上常用 MAO 活性测定来观察肝脏纤维化的程度。

【参考区间】   12~40U/ml（12×10^3~40×10^3U/L）。

【临床意义】   肝硬化时，肝纤维化现象十分活跃，MAO 活性明显增高。在急性肝病时由于纤维化现象不明显，MAO 活性正常或轻度升高，但若伴有急性肝坏死时，MAO 从坏死的肝细胞逸出进入血液，使得血清中 MAO 水平明显升高。另外，某些肝外疾病如糖尿病、甲状腺功能亢进、系统性硬化症等 MAO 测定也可升高。

（二）脯氨酰羟化酶

脯氨酰羟化酶（prolyl hydroxylase，PH）是胶原纤维合成的关键酶，能将胶原肽链上的脯氨酸羟化为羟脯氨酸，羟化后的前胶原才能形成稳定的螺旋结构。当肝纤维化时，肝脏胶原纤维合成增加，血清中 PH 增高，因此，测定血中 PH 活性能反映肝纤维化的状态，其活性与纤维化程度平行，是一项良好的肝纤维化诊断指标，对了解慢性肝病的病理过程、疗效和预后判断有参考价值。

【参考区间】   （39.5±11.87）μg/L。

【临床意义】

1. 肝脏纤维化的诊断   肝硬化和血吸虫性肝纤维化时，PH 活性明显增高；原发性肝癌因大多伴有肝纤维化，PH 活性亦增高；而转移性肝癌、急性肝炎、轻型慢性肝炎时，PH 大多正常，当肝细胞坏死加重伴胶原纤维合成亢进时，PH 活性增加；慢性中、重度肝炎因伴有明显肝细胞坏死及假小叶形成，PH 活性增加。

2. 肝脏病变随访及预后判断   慢性肝炎、肝硬化患者当 PH 活性进行性增高时，提示肝细胞坏死及纤维化程度加重，若治疗后 PH 活性逐渐下降，提示治疗有效。

（三）Ⅲ型前胶原氨基末端肽

Ⅲ型前胶原氨基末端肽（amino terminal of procollagen type Ⅲ peptide，PⅢP）是Ⅲ型前胶原经氨基内肽酶作用释放的肽，可从组织中进入血液。通过检测血液中的Ⅲ型前胶原氨基末端肽含量可以反映机体胶原的代谢情况及组织纤维化程度。

【参考区间】   41~163μg/L。

【临床意义】

1. 慢性活动性肝炎及早期肝硬化   血清 PⅢP 明显增高，诊断阳性率达 90%，晚期由于Ⅲ型

Note

胶原合成减少,故晚期患者 PⅢP 降低或正常。

2. 用药疗效及预后判断　血清 PⅢP 检测可用于免疫抑制剂(如甲氨蝶呤)治疗自身免疫性肝炎的疗效监测,并可作为判断预后的指标。如慢性肝炎 PⅢP 持续升高,提示有肝硬化的趋势。

3. 其他　在肺纤维化、骨髓纤维化及某些恶性肿瘤患者血清 PⅢP 也增高。

(四) Ⅳ型胶原及其片段(7S 片段和 NC 片段)

Ⅳ型胶原(collagen type Ⅳ,CⅣ)存在于肝门静脉血管区,中央静脉周围,沿窦状隙分布,是肝基底膜的主要成分。7S 片段是 CⅣ氨基末端的四聚体,NC 片段是 CⅣ羧基末端的二聚体。血清 7S 和 NC 片段主要从基底膜降解而来,而非胶原合成产生,故可作为反映胶原降解的指标。

【参考区间】　血清Ⅳ型胶原 <140ng/ml;NC 片段 4~6.6μg/L。

【临床意义】

1. 肝硬化的早期诊断　CⅣ与层粘连蛋白有高度亲和性,过度沉积使肝窦毛细血管化、肝窦组织结构和肝血流改变,使肝细胞营养受限,从而加剧肝脏病变。目前认为在肝纤维化早期已有 CⅣ沉积,故血清 CⅣ及其产物的增加是肝纤维化早期的表现。肝纤维化早期血中 PⅢP、7S 和 NC 含量均增高,以 7S 和 NC 为明显。

2. 用药疗效及预后判断　慢性丙型肝炎时,血清 CⅣ不仅可作为评价肝纤维化程度的一个重要指标,还可以预测干扰素、抗丙型肝炎病毒的疗效。干扰素的疗效主要与血清 CⅣ水平、丙型肝炎病毒基因型有关,血清 CⅣ大于 250μg/L 时,提示干扰素治疗无效。

3. 其他　在基底膜相关的疾病时,可出现 CⅣ水平升高,如甲状腺功能亢进、糖尿病、硬皮病等。

(五) 透明质酸酶

透明质酸酶(hyaluronidase,HA)是细胞基质成分之一,由间质细胞合成,可较准确及灵敏地反映肝内已生成的纤维量及肝细胞受损状况,有研究认为其较肝活检更能完整反映出肝脏损伤全貌,是肝纤维化和肝硬化的敏感指标。

【参考区间】　<120ng/ml。

【临床意义】　血清 HA 在急性肝炎、慢性迁延性肝炎时与正常人无差别或轻度升高;慢性活动性肝炎时显著升高;肝硬化时显著升高。HA 水平与血清胆红素、血清丙氨酸氨基转移酶、γ 球蛋白呈正相关,与血清白蛋白、凝血酶原时间呈负相关,是反映肝损害严重程度、判断有无活动性肝纤维化的定量指标。

(六) 层粘连蛋白

层粘连蛋白(laminin,LN)为基底膜中特有的非胶原性结构蛋白,其主要功能是在细胞表面形成网络结构并将细胞固定在基膜上。与肝纤维化活动程度及门静脉压力呈正相关,慢性活动性肝炎和肝硬化及原发性肝癌时明显增高,LN 也可以反映肝纤维化的进展与严重程度。另外,LN 水平越高,肝硬化患者的食管静脉曲张越明显。

【参考区间】　<120ng/ml。

【临床意义】

1. 肝纤维化　正常肝脏间质含少量 LN,在肝纤维化和肝硬化时,肌成纤维细胞增多,大量合成和分泌胶原、LN 等间质成分,使肝窦毛细血管化,这是肝硬化的特征性病理改变,LN 与肝纤维化程度和门静脉压力呈正相关,纤维化后期升高尤为显著。

2. 肿瘤浸润、转移　肿瘤转移首先要突破基底膜,因此 LN 与肿瘤浸润转移有关。大部分肿瘤患者血清 LN 水平升高,尤以乳腺癌、肺癌、结肠癌、胃癌显著。

3. 与基底膜相关疾病　如先兆子痫孕妇血清较正常妊娠者显著升高,提示可能与肾小球及胎盘螺旋动脉损伤有关。血清 LN 与糖尿病、肾小球硬化等疾病亦有关。

(江咏梅)

六、肝脏摄取和排泄功能检测

胆红素、胆固醇、胆酸等内源性物质以及某些色素、药物等外源性物质均由肝细胞摄取、代谢转化或结合,然后由肝细胞的微细胆管转运系统排泄至胆管,或经肝细胞分泌入血。因此当肝细胞受损时,肝脏的代谢功能发生障碍。

1. 磺溴酞钠(sulfobromophthalein sodium,BSP)排泄试验　肝排除外源性色素如磺溴酞钠等,其转运机制与转运内源性有机阴离子如胆汁酸不尽相同,因此测定肝转运色素的情况也可从侧面反映肝功能。

BSP 排泄试验对跟踪观察病情和黄疸及肝病的鉴别诊断有重要价值。测定 BSP 潴留率是最灵敏的肝病筛选试验之一,其阳性率高于其他多数肝功能试验。但由于 BSP 偶可引起致死性反应,故目前除用于 Dubin-Johnson 综合征的诊断(BSP 潴留率呈双峰性改变)外,已不作为常规试验。

2. 靛氰绿(indocyanine green,ICG)试验　靛氰绿是一种无毒染料。ICG 被注入机体后立即和血浆蛋白结合,随血液循环迅速分布于全身血管内,其中 90% 以上被肝细胞摄取,又从肝细胞以游离形式排泄到胆汁中,随胆汁排泄,不进行肝肠循环,也不经过肝外组织清除及肾脏排泄,不参与体内的化学反应。因此,ICG 试验主要是显示肝细胞对色素的排泄功能。静脉注射的 ICG 几乎全部被肝脏排泄。当肝脏发生病变,肝有效血流量和肝细胞总数降低时,血浆 ICG 清除率 K 值明显降低,血中 ICG 滞留率 R 值则明显升高。

一般认为 ICG 试验与 BSP 试验的临床意义基本相同。有学者认为 ICG 试验对诊断黄疸型肝炎或随访其转归,诊断隐匿性或非活动性肝硬化较 BSP 更为敏感。Dubin-Johnson 综合征时,ICG 试验无潴留率回升现象。而且 ICG 经胆汁排泄率高,从血中消失快,从肝反流少,不良反应少,仅约 1.68% 的患者可发生恶心、呕吐、头痛、血管炎、荨麻疹等不良反应。值得注意的是,本类试验有过敏反应发生,试验前应做过敏试验。

3. 利多卡因试验　肝脏对利多卡因摄取率较高,利多卡因经肝脏内细胞色素 P450 酶系作用,在肝内代谢为单乙基甘氨酰二甲苯(monothylglycinexylidide,MEGX),后者的生成取决于肝药酶的总体数量和代谢功能。利多卡因肾脏清除率低,血清中 MEGX 浓度不受肾功能状态的影响,因此测定 MEGX 浓度可反映肝功能状态。国外研究资料表明利多卡因试验作为一个定量肝功能试验,与慢性肝病的组织学变化相一致,能够较准确地反映正常肝细胞储备功能及不同程度的肝细胞损害。

正常人及慢性肝病患者中,静脉注射利多卡因后血清 MEGX 的浓度迅速升高,15 分钟后达到峰值,然后可维持稳态至少 60 分钟。因此,静脉注射利多卡因(1mg/kg)15 分钟后可采血测定血清 MEGX 的浓度。

【参考区间】　$(100\pm18)\mu g/L$。

【临床意义】

(1) 利多卡因试验对肝脏贮备功能的评价:随着肝功能损害的加重,MGEX 浓度不断降低,与定量反映肝硬化不同程度肝功能损害的 Child-Pugh 积分相关良好。肝硬化患者中 MEGX 浓度降低的原因可能是:①随着慢性肝病的进展,有功能的肝细胞总数减少,药物数量及代谢活性减弱,利多卡因的清除能力降低;②肝硬化患者门体分流引起利多卡因在肝脏中的摄取率大为降低,清除率主要取决于肝脏的内在清除能力。

(2) 利多卡因试验在肝移植中的应用:利多卡因试验一方面可作为选择供肝的依据;另一方面,可用于肝移植术后预测移植肝的存活期。

利多卡因试验与 ICG 试验相比,其诊断肝硬化的敏感性、特异性较 ICG 试验更能反映有功能肝细胞总体数量及不同程度的肝功能损害。

(江咏梅)

七、幽门螺杆菌检测

幽门螺杆菌（*Helicobacter pylori*，Hp）是一种单极、多鞭毛、末端钝圆、螺旋形弯曲的细菌，长 2.5~4.0μm，宽 0.5~1.0μm，在胃黏膜上皮细胞表面常呈典型的螺旋状或弧形。我国人群幽门螺杆菌感染率约为 20%~90%，总体高于发达国家。在不同疾病的人群中幽门螺杆菌的检出率也不相同，慢性胃炎患者的胃黏膜活检标本中幽门螺杆菌检出率可达 80%~90%，而消化性溃疡患者可达 95% 以上。胃癌患者由于局部上皮细胞已发生异化，检出率差异较大。幽门螺杆菌感染是慢性胃炎、消化性溃疡、胃黏膜相关淋巴组织（mucosa-associated lymphoid tissue，MALT）淋巴瘤和胃癌的主要致病因素。1994 年世界卫生组织／国际癌症研究机构（WHO/IARC）将幽门螺杆菌定为 I 类致癌原。

幽门螺杆菌的全基因序列已经测出，其中尿素酶基因有 4 个开放性阅读框，分别是 *UreA*、*UreB*、*UreC* 和 *UreD*。*UreA* 和 *UreB* 编码的多肽与尿素酶结构的两个亚单位结构相当。幽门螺杆菌的尿素酶极为丰富，约含菌体蛋白的 15%，活性相当于变形杆菌的 400 倍。此外，尚有 *VacA* 基因和 *CagA* 基因，分别编码空泡细胞毒素和细胞毒素相关蛋白。有研究表明，CagA 蛋白与消化性溃疡和胃癌的发生有关。

目前幽门螺杆菌的诊断检测方法包括侵入性和非侵入性两大类。

（一）非侵入性方法

1. ^{13}C 和 ^{14}C 尿素呼气试验　幽门螺杆菌产生的尿素酶可将尿素分解成 NH_3 和 CO_2，后者在小肠上段吸收，进入血后随呼气排出。口服一定量的 ^{13}C 和 ^{14}C 尿素后，通过高灵敏度质谱仪或液闪仪分别测定呼气中 ^{13}C 和 ^{14}C 的量，可判断有无幽门螺杆菌感染。^{13}C 为稳定同位素，无放射性；^{14}C 为放射性同位素，辐射量较小，较为安全，但孕妇及儿童不宜采用。尿素呼气试验的优点：①无创、方法简便，不需要通过内镜获取标本；②克服了胃内幽门螺杆菌灶性分布及取材局限的缺点，能反映全胃情况，并可对胃内幽门螺杆菌的感染密度作半定量评估，是非侵入性方法中的"金标准"。

2. 粪便幽门螺杆菌抗原检测　定居在胃上皮细胞表面的幽门螺杆菌随着胃黏膜上皮的快速更新脱落，随粪便排出。该方法操作简便省时，适用于婴幼儿和儿童幽门螺杆菌感染的检测、幽门螺杆菌根治疗效评价以及幽门螺杆菌感染的流行病学调查等。

3. 血清抗体检测　幽门螺杆菌菌体表面存在多种抗原成分，如尿素酶、脂多糖和黏附素等成分，这些抗原均可刺激宿主产生免疫反应，产生 IgG、IgA 和 IgM 抗体。由于幽门螺杆菌感染数周后才出现特异性抗体，幽门螺杆菌阴性者血中也可存在交叉反应性抗体（如空肠弯曲菌），且幽门螺杆菌根除治疗后 6~8 个月内甚至几年可持续存在抗体阳性，故血清学阳性不能完全肯定患者有活动性感染，阴性也不能排除初期的感染。因此，血清学检测不宜作为现症感染或根除疗效评估的标准，主要用于易感人群的筛查及流行病学调查。

（二）侵入性方法

1. 胃黏膜组织切片染色镜检　可以直接观察胃黏膜表面定植的幽门螺杆菌。其染色方法有 W-S 银染、改良 Giemsa 染色、甲苯胺蓝染色和免疫组化染色等。因染色方法的不同，各有不同的特点，其中免疫组化染色是一个高敏感和特异的染色方法，它是组织学检测的"金标准"。

2. 快速尿素酶试验（rapid urease test）　幽门螺杆菌产生的尿素酶，可分解尿素产生 NH_3 和 CO_2。NH_3 的产生可使 pH 升高，胃黏膜组织呈碱性，加入 pH 指示剂通过颜色的改变可以判断有无幽门螺杆菌感染存在。由于操作简便、费用低、省时，曾经广泛应用，但准确性较差，目前渐少采用。

3. 幽门螺杆菌培养　将胃黏膜活检标本在微需氧环境下培养，培养出幽门螺杆菌即可诊断

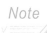
Note

为幽门螺杆菌感染,其特异性高达 100%,但由于培养的阳性率较低,限制了其临床使用,主要用于科学研究。

4. 聚合酶链反应试验　在获得培养出的幽门螺杆菌后,利用与幽门螺杆菌功能基因分布有关的核酸片段设计 PCR 引物或探针,依次进行体外基因扩增或杂交,通过对该菌 DNA 的测定而诊断是否感染幽门螺杆菌。常用于识别幽门螺杆菌 DNA 的引物来自尿素酶基因(*UreA*)和 16S-rDNA 基因。幽门螺杆菌基因组 DNA 203bp 片段 PCR 产物的单链构象多态(single-strand conformation polymorphism,SSCP)也可用于分析和鉴定临床分离的幽门螺杆菌菌株。SSCP-PCR 不仅可以用于大规模的幽门螺杆菌流行病学调查,而且可以评估根除治疗后再现的幽门螺杆菌是复发还是再感染。

(江咏梅)

八、肝炎病毒标志物检测

病毒性肝炎主要有 7 型,即甲型(HA)、乙型(HB)、丙型(HC)、丁型(HD)、戊型(HE)、庚型(HG)、输血传播病毒肝炎,它们分别由肝炎病毒甲型(HAV)、乙型(HBV)、丙型(HCV)、丁型(HDV)、戊型(HEV)、庚型(HGV)和输血传播病毒(TTV)所引起。肝炎病毒标志物主要包括各型肝炎病毒相关抗原、抗体及核酸。目前常用的检测方法有针对抗原或抗体的酶联免疫法(EIA、ELISA)、针对核酸的实时荧光定量 PCR 技术等。

(一)甲型肝炎病毒标志物检测

甲型肝炎病毒(hepatitis A virus,HAV)属微小 RNA 病毒科,是一种无囊膜正 20 面体颗粒,直径 27~32nm,内含一条线状单正股 RNA 链,外由衣壳包封而成核壳体。甲型肝炎的实验室诊断主要依赖血清中特异性抗体的检测。抗原检测、病毒分离及分子诊断技术未作为常规诊断方法。

1. 甲型肝炎病毒抗原测定

【参考值】 阴性(ELISA 法检测血清 HAV 颗粒),阴性[放射免疫(RIA)法或免疫电镜(IEM)检测粪便 HAV 颗粒]。

【临床意义】 HAV 抗原阳性见于 70.6%~87.5% 的甲型肝炎患者。HAV 抗原于发病前 2 周可从粪中排出,其发病第 1 周粪便的阳性率为 42.9%,1~2 周为 18.3%,2 周后消失,粪便中 HAV 或 HAV 抗原颗粒的检测可作为急性感染的证据。

2. 甲型肝炎病毒抗体测定　机体感染 HAV 后,可产生 IgM、IgA 和 IgG 抗体。HAVAb-IgM 是病毒衣壳蛋白抗体,HAVAb-IgA 是肠道黏膜分泌的局部抗体,HAVAb-IgG 病愈后可长期存在。

【参考值】 HAVAb-IgM 和 HAVAb-IgA 均为阴性(ELISA 法和 CLA 法),HAVAb-IgG 阳性可见于甲型肝炎病毒感染后的人群。

【临床意义】

(1) HAVAb-IgM 阳性:甲型肝炎患者在发病后 2 周 HAVAb-IgM 的阳性率为 100%,1 个月为 76.5%,3 个月为 23.5%,6 个月为 5.9%,12 个月时可为阴性。所以,HAVAb-IgM 阳性说明机体正在感染 HAV,它是早期诊断甲型肝炎的特异性指标。

(2) HAVAb-IgA 阳性:甲型肝炎早期和急性期,粪便中 HAVAb-IgA 呈阳性反应,是早期诊断甲型肝炎的指标之一。

(3) HAVAb-IgG 阳性:出现于恢复期且持久存在,是获得免疫力的标志,提示既往感染,可作为流行病学调查的指标。

(二)乙型肝炎病毒标志物检测

乙型肝炎病毒(hepatitis B virus,HBV)是一种嗜肝 DNA 病毒,属于包膜病毒。现用于临床的 HBV 表面抗原(hepatitis B virus surface antigen,HBsAg)、HBV 表面抗体(hepatitis B virus surface antibody,HBsAb)、HBVe 抗原(hepatitis B virus e antigen,HBeAg)、HBVe 抗体(hepatitis B virus e antibody,HBeAb)、HBV 核心抗原(hepatitis B virus core antigen,HBcAg)、HBV 核心抗体(hepatitis B virus core antibody,HBcAb)、HBV 表面抗原蛋白前 S1(preS1)和前 S1 抗体、HBV 表面抗原蛋白前 S2(preS2)和前 S2 抗体、HBV-DNA。

1. HBV 抗原抗体标志物检测　　HBV 具有三个抗原抗体系统:HBsAg 与 HBsAb、HBeAg 与 HBeAb、HBcAg 与 HBcAb,由于 HBcAg 在血液中难以测出,故一般 HBV 标志物检测常为 HBsAg、HBsAb、HBeAg、HBeAb 和 HBcAb 五项联合检测,俗称"乙肝两对半",其临床意义列于表 1-3。随着方法学的进展,各实验室可根据自身情况结合临床需求增加其他标志物如 HBcAb-IgM 和 HBV 表面抗原蛋白前 S1 等。

【参考值】　各项指标阴性(ELISA 法与 CLA 法)。HBsAb 阳性可见于乙肝疫苗接种成功人群。

【临床意义】

(1) HBsAg 与 HBsAb:HBsAg 是 HBV 感染后第一个出现的血清学标志物,可作为乙型肝炎早期诊断和普查指标。在急性肝炎潜伏期即可出现阳性,先于临床症状及肝功能异常 1~7 周。HBsAg 阳性见于急性肝炎、慢性肝炎或无症状携带者。急性肝炎恢复后,一般在 1~4 个月内消失,持续 6 个月以上则认为转为慢性。无症状 HBsAg 携带者是指肝功能正常的乙型肝炎患者,虽然肝组织已有病变,但无临床症状。在急性感染恢复期可检出 HBsAb,一般在 HBsAg 从血清消失后发生 HBsAb 血清转阳。HBsAb 是中和抗体,对同型病毒感染具有保护作用,可持续数年。HBsAb 出现也是 HBsAg 疫苗免疫成功的标志。疫苗注射一定时间后,机体中抗体浓度会逐渐下降,此时定量检测 HBsAb,如果浓度较低,则需进行疫苗加强注射,以保证机体维持有效的免疫状态。同时出现 HBsAg 与 HBsAb 阳性为少见模式,可能是不同亚型重复感染或患者正处于血清转换期,即 HBsAg 含量小同时伴 HBsAb 的出现。血清转换期为临床上慢性乙型肝炎治疗的最终目标,对临床个体化治疗有重要的指导意义。

(2) HBeAg 与 HBeAb:HBeAg 是一种可溶性抗原,是 HBV 复制及传染性强的指标,多存在于 HBsAg 阳性的标本中,其与 HBV 复制、肝脏损害成正比,因此 HBeAg 阳性是乙型肝炎较强传染性的标志。HBeAg 持续存在时间一般不超过 10 周,如持续阳性超过 10 周,表明肝细胞损害较重,且可转为慢性乙型肝炎或肝硬化。孕妇阳性可引起垂直传播,致 90% 以上的新生儿呈 HBeAg 阳性。HBeAb 出现于 HBeAg 阴转后,其出现比 HBsAb 晚,但消失早,其阳性表示 HBV 复制水平低,传染性下降,病变趋于静止(有前 C 区突变者例外)。乙型肝炎急性期即出现 HBeAb 阳性者易进展为慢性乙型肝炎;慢性活动性肝炎出现 HBeAb 阳性者可进展为肝硬化;HBeAg 与 HBeAb 均阳性且 ALT 升高时可进展为原发性肝癌。

(3) HBcAg 与 HBcAb:HBcAg 存在于病毒核心部分以及受染的肝细胞核内,是 HBV 存在和复制活跃的直接指标。血液中量微,不易检测。HBcAg 抗原性强,在 HBV 感染早期即可刺激机体产生 HBcAb,较 HBsAb 出现早得多,早期以 IgM 为主,随后产生 IgG 型抗体。HBcAb-IgM 阳性提示 HBV 复制,多见于乙型肝炎急性期,但慢性乙型肝炎患者也可持续低效价阳性,尤其是病变活动时;HBc 总抗体主要是 HBcAb-IgG,只要感染过 HBV,无论病毒是否被清除,此抗体均为阳性,可持续存在数年。HBcAb 不是保护性抗体,不能中和乙型肝炎病毒。HBcAb 阳性时表示乙型肝炎现症感染或既往感染,应进一步检查其两个分型:HBcAb-IgM 和 HBcAb-IgG。高滴度的 HBcAb-IgM 是急性或近期感染的重要指标,在慢性肝炎活动期也可呈阳性,标志乙型肝炎病毒在复制,具有传染性。HBcAb-IgG 可持续存在数年至数十年,是既往感染的标志。

(4) HBV-preS1:其位于病毒颗粒的表面,是乙型肝炎病毒识别肝细胞表面特异性受体的主要成分,是乙型肝炎病毒复制和活动的标志物。其与 HBV-DNA、HBeAg 检测率高度符合,且较 HBeAg 敏感,可以反映 HBeAg 阴性乙型肝炎患者体内的病毒活动情况,避免由于 HBeAg 阴性 造成的误诊和漏检,对"两对半"检测起重要的补充作用。

表 1-3 常见乙型肝炎标志物检测结果与临床意义

HBsAg	HBeAg	HBcAb	HBcAb-IgM	HBeAb	HBsAb	检测结果分析
+	+	-	-	-	-	急性 HBV 感染早期,HBV 复制活跃
+	+	+	+	-	-	急性或慢性 HB,HBV 复制活跃
+	-	+	+	-	-	急性或慢性 HB,HBV 复制减弱
+	-	+	+	+	-	急性或慢性 HB,HBV 复制减弱
+	-	+	-	+	-	HBV 复制停止
-	-	+	+	-	-	HBsAg/HBsAb 空白期,可能 HBV 处于平静携带中
-	-	+	-	-	-	既往 HBV 感染,未产生 HBsAb
-	-	+	+	+	-	HBsAb 出现前阶段,HBV 低度复制
-	-	+	-	+	+	HBV 感染恢复阶段
-	-	+	-	-	+	HBV 感染恢复阶段
+	+	+	+	-	+	不同亚型(变异型)HBV 在感染
+	-	+	-	-	-	HBV-DNA 处于整合状态
-	-	-	-	-	+	病后或接种 HBV 疫苗后获得性免疫
-	+	+	-	-	-	HBsAg 变异的结果
+	-	-	-	+	+	HBsAg、HBeAg 变异

2. 乙型肝炎病毒 DNA 测定 乙型肝炎病毒 DNA(HBV-DNA)呈双股环形,是 HBV 的遗传 物质,也是乙型肝炎的直接诊断证据。

【参考值】 阴性(实时荧光定量 PCR 法)。

【临床意义】 HBV 定性定量检测可以反映病毒复制情况或水平,主要用于慢性 HBV 感染 的诊断、血清 HBV-DNA 及其水平的监测,以及抗病毒治疗效果的评价。此外,还可以进行 HBV 基因分型,以及 HBV-DNA 耐药基因序列分析等。HBV 的基因型与感染慢性化及感染后病情转 归有一定关系。

(三)丙型肝炎病毒标志物检测

丙型肝炎病毒(hepatitis C virus,HCV)为黄病毒属、单链正股 RNA 病毒。临床上诊断 HCV 感染的主要标志物为 HCV-RNA、HCVAb-IgM 和 HCVAb-IgG 测定、HCV 核心抗原。

1. 丙型肝炎病毒 RNA 测定

【参考值】 阴性(实时荧光定量 RT-PCR 法)。

【临床意义】 有助于 HCV 感染的早期诊断:HCV-RNA 阳性提示 HCV 复制活跃,传染性强; HCV-RNA 转阴提示 HCV 复制受抑,预后较好。连续观察 HCV-RNA 和 HCVAb 的动态变化,可 作为丙型肝炎的预后判断和干扰素等药物疗效的评价指标。检测 HCV-RNA 对研究丙型肝炎发 病机制和传播途径有重要价值。

2. 丙型肝炎病毒抗体 IgM 测定

【参考值】 阴性(ELISA 法)。

【临床意义】 主要用于早期诊断。急性期 IgM 抗体阳性率略高于 IgG 抗体。HCVAb-IgM

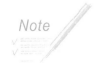
Note

抗体一般在发病的 2~4 天出现,最早于发病的第一天即可检测到,7~15 天达高峰。其持续时间一般为 1~3 个月。持续阳性常可作为转为慢性肝炎的指标,或提示病毒持续存在并有复制。

3. 丙型肝炎病毒抗体 IgG 测定

【参考值】　阴性(ELISA 法)。

【临床意义】　HCVAb-IgG 阳性表明已有 HCV 感染但不能作为感染的早期指标。输血后肝炎有 80%~90% 的患者 HCVAb-IgG 阳性。

4. HCV 核心抗原测定

【参考值】　阴性(ELISA 法)。

【临床意义】　HCV 游离核心抗原和 HCV 抗体联合检测可减少丙型肝炎"窗口期"的漏检率,检测结果阳性时,应增加检测 HCV-RNA。HCV 核心抗原的检测可明显缩短献血者 HCV 感染检测的"窗口期",进一步降低输血后 HCV 感染的风险。

(四)丁型肝炎病毒标志物检测

丁型肝炎病毒(hepatitis D virus,HDV)是沙粒病毒科(Arenaviridae)δ 病毒属(Deltavirus)的一个成员。成熟的 HDV 呈直径 35~37nm 的球形。HDV 是目前已知的动物病毒中唯一具有负单链共价闭环 RNA 基因组的缺陷病毒,需有 HBV 或其他嗜肝病毒的辅助才能复制和传播。其外壳为 HBsAg,内部含 HDVAg 和 HDV 基因组。

1. 丁型肝炎病毒抗原测定

【参考值】　阴性(ELISA 法)。

【临床意义】　HDVAg 出现较早,但仅持续 1~2 周,由于检测不及时,往往呈阴性反应。HDVAg 与 HBsAg 同时阳性,表示丁型和乙型肝炎病毒同时感染,患者可迅速发展为慢性或急性重症肝炎。慢性 HDV 感染,由于有持续而高滴度的 HDVAb,HDVAg 多以免疫复合物形式存在,ELISA 法很难检出。

2. 丁型肝炎病毒抗体测定　丁型肝炎病毒抗体分为 HDVAb-IgG 和 HDVAb-IgM 两型。

【参考值】　阴性(ELISA 法)。

【临床意义】

(1) HDVAb-IgG 阳性:只能在 HBsAg 阳性的血清中测得,是诊断丁型肝炎的可靠指标,即使 HDV 感染终止后仍可保持多年。

(2) HDVAb-IgM 出现较早,一般持续 2~20 周,可用于丁型肝炎早期诊断。HDV 和 HBV 联合感染时,HDVAb-IgM 一过性升高;重叠感染时,HDVAb-IgM 持续升高。

3. 丁型肝炎病毒 RNA 测定

【参考值】　阴性(实时荧光定量 RT-PCR 法)。

【临床意义】　HDV-RNA 阳性可明确诊断为丁型肝炎。HDV 与 HBV 重叠感染的患者易迅速发展成肝硬化或肝癌。

(五)戊型肝炎病毒标志物检测

戊型肝炎病毒(hepatitis E virus,HEV)属于肝炎病毒科(Hepeviridae)的肝炎病毒属(Hepevirus)。戊型肝炎的诊断主要是用 RT-PCR 法检测血清 HEV RNA 以及用 ELISA 法检测血清 HEVAb-IgG 和 HEVAb-IgM。

1. 戊型肝炎病毒抗体测定

【参考值】　阴性(ELISA 法)。

【临床意义】

(1) HEVAb-IgM 阳性:95% 的急性期患者呈阳性反应,黄疸后 26 天阳性率为 73%,1~4 个月为 50%,6~7 个月为 6%,8 个月后全部消失。HEVAb-IgM 的持续时间较短,可作为急性感染的诊断指标。

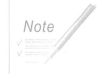

(2) HEVAb-IgG 阳性：凡是戊型肝炎恢复期 HEVAb-IgG 效价超过或等于急性期 4 倍者，提示 HEV 新近感染，有临床诊断意义。

2. 戊型肝炎病毒 RNA 测定

【参考值】　阴性（实时荧光定量 RT-PCR 法）。

【临床意义】　应用 RT-PCR 检出患者血清、胆汁和粪便中的 HEV-RNA，是诊断急性戊型肝炎特异性最好的方法，急性期血清中 HEV-RNA 的检出率可达 70%。此外，在对抗体检测结果进行确证、判断患者排毒期限、分子流行病学研究等方面也具有临床意义。

（六）庚型肝炎病毒标志物检测

庚型肝炎病毒（hepatitis G virus，HGV）与 GB 病毒（含三种亚型：GBV-A、GBV-B、GBV-C）中的 GBV-C 极相似，已证实 GBV-C/HGV 是黄病毒家族的不同分离株。HGV 的检测包括 ELISA 法检测 HGVAb 和 RT-PCR 法检测 HGV-RNA。

1. 庚型肝炎病毒抗体测定

【参考值】　阴性（ELISA 法）。

【临床意义】　HGVAb 阳性表示曾感染过 HGV，多见于输血后肝炎或使用血液制品引起 HGV 合并 HCV 感染的患者。但 ELISA 法特异性和敏感性不高，尚需继续完善。

2. 庚型肝炎病毒 RNA 测定

【参考值】　阴性（实时荧光定量 RT-PCR 法）。

【临床意义】　HGV-RNA 阳性表明有 HGV 存在。GBV-C/HGV 对人类的致病性问题尚存在争议。一方面，GBV-C/HGV 在各型肝炎及其高危人群中皆以一定比例存在，尤其在非甲至非戊型肝炎患者中有一定的检出率，在急性重型肝炎中也发现 GBV-C/HGV 的存在，提示可能是人类肝炎的一种病原体，且在重型肝炎中起一定作用。另一方面，HGV-RNA 在肝/血浆的比率远低于其他嗜肝病毒，表明 HGV 的主要复制地不在肝脏；GBV-C/HGV 感染者多缺乏或仅有轻微肝损害；HGV-RNA 毒血症虽可持续多年但并不导致慢性肝损害等；这些现象表明 GBV-C/HGV 可能并非嗜肝病毒。

（七）输血传播病毒（TTV 病毒）检测

TTV 病毒是 1997 年发现的 3.7kb 的非囊膜的单股环状 DNA 病毒。TTV 虽然是 DNA 病毒，但具有高度变异性，病毒之间基因变异最大可达 30% 以上，根据其变异大小，可将 TTV 分为不同的基因型和基因亚型。

1. TTV-DNA 测定

【参考值】　阴性（PCR 法）。

【临床意义】　TTV-DNA 阳性表明有 TTV 存在。普通人群中 TTV 阳性率较低，国内献血员阳性率报道为 11%~15%，无症状 TTV 携带者较多。

2. TTV 抗体测定

【参考值】　阴性（ELISA 法）。

【临床意义】　近年来，有学者重组表达 TTV ORF1、TTV ORF2 TTV 蛋白，建立 ELISA 法，但由于 TTV 具有高度基因变异性，不同基因亚型抗体间存在交叉反应，有些核酸阳性者因病毒量较少，不足以刺激免疫系统发生免疫应答而产生抗体，或因为感染时间较短尚未产生抗体可造成 ELISA 实验结果与 PCR 检测结果不一致，致使该检测方法的临床应用受到限制。在临床工作中必须根据研究的目的和要求采用适宜的检测方法，或将两种方法联合应用，以准确了解人群中 TTV 的流行情况。

（江咏梅）

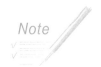
Note

九、消化系统肿瘤标志物检测

肿瘤标志物是由肿瘤细胞本身合成、释放，或是机体对肿瘤细胞反应而产生或升高的一类物质。肿瘤标志物存在于血液、细胞、组织或体液中，反映肿瘤的存在和生长，通过化学、免疫学以及基因组学等方法测定肿瘤标志物，对肿瘤的诊断、疗效和复发的监测、预后的判断具有一定的价值。消化道肿瘤标志物主要包括蛋白质类、糖类和酶类。

（一）蛋白质类肿瘤标志物的检测

1. 甲胎蛋白　甲胎蛋白（alphafetoprotein, AFP）是人胚胎期血清中由胎儿肝脏和卵黄囊合成的主要蛋白成分。AFP 属于 α 球蛋白，电泳时处于白蛋白与球蛋白之间，分子量约为 64 000~72 000Da，沉淀系数为 4.5。此蛋白约由 18 种氨基酸组成，碳水化合物约占 4%。人类胚胎在宫内发育的第 6 周左右即能检测出 AFP，到第 13 周左右可达到高峰，第 16 周后迅速下降，出生后至成人期 AFP 以极低水平持续存在于血清中。当肝细胞或生殖腺胚胎组织发生恶性病变时，有关基因重新被激活，细胞重新开始合成 AFP，以致血中 AFP 含量明显升高。因此，血中 AFP 浓度检测对诊断肝细胞癌及胚胎细胞肿瘤有重要的临床价值。

【参考区间】　正常血清 <20μg/L。

【临床意义】

（1）AFP 是原发性肝细胞癌最敏感、特异的标志物。血清 AFP≥400μg/L 超过 1 个月，或≥200μg/L 持续 2 个月，在排除其他因素后，结合影像学检查，高度提示为肝细胞癌。AFP 除可用于原发性肝癌的诊断外，还可用于疗效评价和预后判断。需要注意的是，目前临床发现部分肝硬化患者长期出现 AFP 高水平表达，但多年都没有肝癌的迹象；同时发现约 20% 的晚期肝癌患者，直至病故前，AFP 仍不超过 10μg/L。

（2）病毒性肝炎、肝硬化患者 AFP 有不同程度的升高，但其水平常 <300μg/L。AFP 升高主要是由于受损伤的肝细胞再生而幼稚化，此时肝细胞便具有重新产生 AFP 的能力，随着受损肝细胞的修复，AFP 逐渐恢复正常。AFP 阳性的肝脏疾病患者发展为原发性肝细胞癌的比例较高，且 5 年预后较差。

（3）AFP 在胃癌、胆囊癌、胰腺癌等时升高，但一般 AFP 水平较低。

（4）AFP 在胚胎细胞肿瘤如睾丸癌、畸胎瘤等时升高。

（5）AFP 在产妇羊水或母体血浆中可用于胎儿产前监测。如在神经管缺损、脊柱裂、无脑儿等时，AFP 可由开放的神经管进入羊水而导致其在羊水中含量显著升高。胎儿在宫腔内死亡、畸胎瘤等先天缺陷亦可有羊水中 AFP 增高。AFP 可经羊水部分进入母体血液循环。在 85% 脊柱裂及无脑儿的母体，血浆 AFP 在妊娠 16~18 周可见升高而有诊断价值，但必须与临床经验结合，以免出现假阳性。目前已将 AFP 纳入唐氏综合征筛查项目。

2. AFP 异质体 L3　AFP 异质体（AFP variant）是指氨基酸序列相同而糖链结构不同的 AFP。AFP 分子的肽链 232 位置是天冬酰胺，有 N 端连接的糖链，研究发现在不同的生理及病理状态下，糖链呈现不同的结构，利用植物凝集素可以检测这些糖链的变化，呈现出不同的亚型。采用植物凝集素为基础亲和免疫电泳法分析 AFP 异质体，通过不同的植物凝集素将其区分，如用扁豆凝集素（lens culinaris agglutinin, LCA）可将 AFP 分成 AFP-L1、L2、L3 三种亚型，其中 AFP-L1 是非 LCA 结合，在肝硬化、乙型肝炎病毒感染时升高，AFP-L2 具有中度 LCA 结合力，主要由卵黄囊瘤细胞分泌，而 AFP-L3 具有 LCA 的高结合力，由肝癌细胞产生，其检测有助于鉴别 AFP 阳性的良恶性肝病。

【参考区间】　0.5%~9%。

【临床意义】

（1）AFP-L3 可用于鉴别 AFP 阳性的良、恶性肝病。AFP 在原发性肝细胞癌、胚胎细胞肿瘤

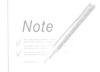

和病毒性肝炎、肝硬化等良性肝病时均升高,容易导致临床误诊,AFP 异质体的检测有助于其鉴别诊断。

(2) 原发性肝细胞癌的早期诊断。AFP-L3 占总 AFP 比例大于 10% 的人群患原发性肝癌的风险大大增加,而且它能比影像学检查早 3~21 个月预示肝癌发生。

3. 癌胚抗原　　癌胚抗原(carcinoembryonic antigen, CEA)是一种富含多糖的蛋白复合物,广泛存在于内胚叶起源的消化系统癌组织,也存在于正常胚胎的消化管组织中,在正常人血清中也可有微量存在。早期胎儿的胃肠道及某些组织均有合成 CEA 的能力,但妊娠 6 个月以后含量逐渐降低,出生后含量极低。大部分健康人群 CEA 血清浓度小于 2.5μg/L,抽烟者 CEA 会升高,一般低于 5μg/L。胃肠道恶性肿瘤时可见血清 CEA 升高,乳腺癌、肺癌及其他恶性肿瘤患者的血清 CEA 也有升高。癌胚抗原是一个广谱性肿瘤标志物,可用于大肠癌、乳腺癌和肺癌的疗效观察和预后判断,但其特异性不强,灵敏度不高,对肿瘤早期诊断作用不明显。

【参考区间】　<5μg/L。

【临床意义】

(1) 血清 CEA 升高主要见于结肠癌、直肠癌、胃癌、胰腺癌、乳腺癌、肺癌等,其他恶性肿瘤也有不同程度的阳性率。在结直肠癌中,血清 CEA 随着病程的增加而增加,有报道 Duke A、B、C、D 不同病期的患者 CEA 阳性率的比例分别是 28%、45%、75% 和 84%。

(2) 血清 CEA 连续随访检测可用于恶性肿瘤手术后的疗效观察及预后判断,也可用于对化疗患者的疗效观察。一般情况下,病情好转时血清 CEA 水平下降,病情恶化时升高。

(3) 肠道憩室炎、直肠息肉、结肠炎、肝硬化、肝炎和肺部疾病时 CEA 水平也有不同程度的升高,但阳性的百分率较低。

(4) CEA 是一个典型的广谱性肿瘤标志物。一般不作为诊断某种恶性肿瘤的特异性指标,其价值在于恶性肿瘤的鉴别诊断、病情监测和疗效评价等方面,其重要价值在于结直肠癌术后的监测,连续测定血清 CEA 水平是原发性结直肠癌切除术后局部或远处复发的最敏感的非创伤性诊断方法,如术后 CEA 水平稳定基本排除了复发的可能。

4. 鳞状上皮细胞癌抗原　　鳞状上皮细胞癌抗原(squamous cell carcinoma antigen, SCC)是一种特异性较好而且是最早用于诊断鳞癌的肿瘤标志物。它最初从宫颈癌组织中分离获得,就生物活性而言属于丝氨酸蛋白酶抑制剂家族。SCC 广泛存在于不同器官的正常组织中(含量极微)和恶性病变的上皮细胞中。在血清中至少有四种形式的 SCC:游离 SCC1、游离 SCC2 以及与之相对应的丝氨酸蛋白酶结合物。SCC 在正常的鳞状上皮细胞中抑制细胞凋亡并参与鳞状上皮层的分化,在肿瘤细胞中参与肿瘤的生长,它有助于所有鳞状上皮细胞起源癌的诊断和监测,如宫颈癌、肺癌(非小细胞肺癌)、头颈部癌、食管癌以及外阴部鳞状细胞癌等。通过等电聚焦电泳可把 SCC 分为中性和酸性两个亚组分,恶性和正常的鳞状上皮细胞均含中性组分,而酸性组分仅见于恶性细胞。血清中 SCC 浓度和鳞状上皮细胞癌抗原的分化程度有关。

【参考区间】　<1.5μg/L。

【临床意义】

(1) 血清中 SCC 水平升高,可见于 25%~75% 的肺鳞状细胞癌、30% 的 I 期食管癌、89% 的 III 期食管癌。临床上常用于监测肺鳞状细胞癌、食管癌等的治疗效果、复发、转移或评价预后。

(2) 对宫颈癌有较高的诊断价值:对原发性宫颈鳞癌敏感性为 44%~69%;复发癌敏感性为 67%~100%,特异性为 90%~96%;其血清学水平与肿瘤发展、侵犯程度及有否转移相关。宫颈癌根治术后 SCC 浓度显著下降;SCC 可提示复发,50% 患者的 SCC 浓度升高先于临床诊断复发 2~5 个月,可以作为独立风险因子加以应用。

(3) 其他鳞癌的诊断和监测:头颈癌、外阴癌、膀胱癌、肛管癌、皮肤癌等。

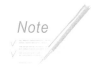

（4）肝炎、肝硬化、胰腺炎、肺炎、结核、肾衰竭、银屑病等，SCC 也有一定程度的升高。

（5）SCC 不受性别、年龄、吸烟的影响，但因它在皮肤表面的中层细胞内高浓度存在，因而采血技术可引起假阳性。此外，汗液、唾液或其他体液污染亦会引起假阳性。

5. **组织多肽特异性抗原**　组织多肽特异性抗原（tissue polypeptide specific antigen，TPS）是细胞角蛋白（cytokeratin，CK）18 片段上与 M3 单克隆抗体结合的抗原表位，称为 M3 抗原决定簇，TPS 活性片段的相对分子质量为 13 000Da，所含抗原决定簇 M3 是由 322~340 个氨基酸组成，是一种非特异性肿瘤标志物。TPS 在一些生长活跃的正常体细胞（如肝细胞、泌尿生殖道细胞）中有少量表达，而在上皮来源的恶性肿瘤和转移癌中则为高表达。在细胞周期的 S 晚期和 G 期，TPS 被合成并释放入血或其他体液中。因此，血清中 TPS 的含量高低成为衡量肿瘤细胞分裂和增生活性的一个特异性指标。与传统的肿瘤标志物如 CEA、CA153、CA125 等不同的是，TPS 是"肿瘤活性依赖型"的，它的血清含量的高低与正在分裂、增殖的细胞数目有关，即与肿瘤的活性有关；而 CEA、CA153、CA125 等则是"肿瘤容量依赖型"的，与肿瘤的瘤体负荷即肿瘤细胞的数目有关。因此，在肿瘤的早期出现肉眼复发或转移之前，由于肿瘤细胞数目较少，那些反映肿瘤容量的标志物的血清水平往往很低，而此时肿瘤细胞分裂、增殖活跃，因而 TPS 可以很高，临床上该指标主要用于肿瘤的疗效观察和预后判断。

【参考区间】　<80U/L。

【临床意义】

（1）TPS 是一非特异性的肿瘤标志物，血清 TPS 升高，可见于多种肿瘤，主要有胰腺癌、乳腺癌、卵巢癌和肺癌以及鼻咽癌等。TPS 水平降至正常，说明肿瘤治疗有效。

（2）TPS 是肿瘤细胞增殖活性的特异性指标，特别反映上皮源肿瘤细胞活跃程度，与反映肿瘤容量的标志物联合测定，可以使肿瘤的诊断更全面。不仅能了解到肿瘤的负荷量大小，还可知晓肿瘤的活跃程度。TPS 可用于指导选择和评估肿瘤治疗方案，提高经济效益，监测病情，以及预示肿瘤的复发和转移。

6. **β₂ 微球蛋白**　β₂ 微球蛋白是由淋巴细胞、血小板、多形核白细胞产生的一种小分子球蛋白，分子质量为 11 800Da，由 99 个氨基酸组成的单链多肽。它是细胞表面人类淋巴细胞抗原（HLA）的 β 链（轻链）部分，分子内含一对二硫键，不含糖；与免疫球蛋白稳定区的结构相似。广泛存在于血浆、尿液、脑脊液、唾液以及初乳中。在恶性肿瘤如骨髓瘤和淋巴瘤以及肾脏疾病时，血和尿中的 β₂ 微球蛋白常升高，可以作为评估肾脏功能和肿瘤病情变化的监测指标。

【参考区间】　血清 <2.4mg/L；尿 <320μg/L。

【临床意义】

（1）恶性肿瘤，如肝癌、肺癌、胃癌、结肠直肠癌、多发性骨髓瘤、非霍奇金淋巴瘤、慢性淋巴细胞白血病等，血清 β₂ 微球蛋白明显升高，尿中 β₂ 微球蛋白也可升高。

（2）肾脏疾病，如急慢性肾盂肾炎、先天性肾小管酸中毒、肾小管药物性损伤、肾小管重金属中毒性损伤等，尿中 β₂ 微球蛋白升高。

（3）肾移植排斥反应时，尿中 β₂ 微球蛋白升高。

（4）免疫性疾病如系统性红斑狼疮、干燥综合征、类风湿关节炎以及艾滋病时，血中 β₂ 微球蛋白升高。

7. **铁蛋白**　铁蛋白（ferritin，Fer）为机体内一种贮存铁的可溶组织蛋白，主要在肝脏合成，其量的多少是判断体内是否缺铁的敏感指标。血清铁蛋白升高还与肿瘤相关，癌细胞具有较强合成铁蛋白的能力，因此铁蛋白也是一种肿瘤标志物，可以协助对肿瘤的诊断和预后评估。

【参考区间】　男性 15~200μg/L；女性 12~150μg/L。

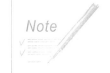

【临床意义】

(1) 恶性肿瘤,如白血病、淋巴瘤、胰腺癌、肝癌、肺癌及乳腺癌复发或转移时,血清铁蛋白升高。

(2) 各种炎症感染、急性心肌梗死和反复输血等情况,血清铁蛋白升高。

(3) 肝硬化、肝坏死以及其他慢性肝病时组织内铁蛋白释放增加,血清铁蛋白升高。

(4) 当铁蛋白<12μg/L 时即可作为缺铁性贫血的诊断指标。

8. 胰胚抗原　胰胚抗原(pancreatic oncofetal antigen,POA)是自胎胰腺提取出的抗原。POA 在血清中以分子量为 9000kDa 的复合物式存在,但仍可降解为分子量 40kDa 的成分。它不附有任何已知的血浆蛋白载体,不受 DNA 酶及 RNA 酶的影响,但可被胰蛋白酶、木瓜蛋白酶或胃蛋白酶水解。

【参考区间】　<7kU/L。

【临床意义】　血清 POA 增高见于:胰腺癌患者阳性率达 77.7%,胆囊癌、胆管癌为 70%,大肠癌为 57.1%,胃癌为 28.0%,但胰腺良性疾病阳性率占 40.0%。1980 年 Hobbs 以免疫火箭电泳方法检测了 288 例不同恶性肿瘤血清中 POA,其中胰腺癌阳性率达 95%。与 CA19-9、CA242 联合测定能提高特异性。

(二) 糖类抗原肿瘤标志物检测

1. 糖类抗原 19-9　糖类抗原 19-9(carbohydrate antigen 19-9,CA19-9)是一种糖蛋白,属于唾液酸化 Lewis 血型抗原。正常人唾液腺、前列腺、胰腺、乳腺、胃、胆管、胆囊、支气管的上皮细胞存在微量 CA19-9。在含黏蛋白的体液中,如唾液、精液、胃液、羊水、尿液、卵巢囊肿液以及胰腺、胆囊和十二指肠的分泌物中,CA19-9 含量极高,因此,临床上一般采用血清或血浆作为检测标本。

【参考区间】　<37kU/L。

【临床意义】

(1) 胰腺癌、胆囊癌、胆管癌时,血清 CA19-9 水平明显升高,阳性率高,是此类肿瘤的首选肿瘤标志物。

(2) 其他肿瘤,如胃癌、肝癌、直肠癌、乳腺癌等,CA19-9 也升高,但是阳性率较低。

(3) 急性胰腺炎、胆囊炎、胆汁淤积性胆管炎、肝硬化、肝炎等,CA19-9 也有不同程度的升高,注意与恶性肿瘤的鉴别。

(4) CA19-9 是既无肿瘤特异性又无器官特异性的抗原,主要用于胰腺、肝胆和胃癌患者的诊断、治疗监测和预后判断;也可用于大肠癌(CEA 之后的次选肿瘤标志物)和卵巢癌(CA125 之后的次选肿瘤标志物)的诊断和病情监测。

(5) 在胰腺癌中,CA19-9 浓度升高的程度与肿瘤位置及范围有关,与是否转移有关,但与组织学分型无关。

2. 糖类抗原 50　糖类抗原 50(carbohydrate antigen 50,CA50)是一种肿瘤糖类相关抗原,主要由唾液酸糖脂和唾液酸糖蛋白所组成。它对肿瘤的诊断无器官特异性。

【参考区间】　<20kU/L。

【临床意义】

(1) 血中 CA50 的升高见于 87% 的胰腺癌、80% 的胆(管)囊癌、73% 的原发性肝癌、50% 的卵巢癌、20% 的结肠癌、乳腺癌、子宫癌等。

(2) 动态观察其水平变化对肿瘤疗效和预后判断、复发监测具有价值。

(3) 对鉴别良性和恶性胸、腹水有价值。

(4) 在慢性肝病、胰腺炎、胆管病时,CA50 也升高。

3. 糖类抗原 242　糖类抗原 242(carbohydrate antigen 242,CA242)是一种唾液酸碳水化合

物,与 CA50 来自相同的大分子,但结构各异,它能识别 CA50 和 CA19-9 的抗原决定簇。

【参考区间】 <20kU/L。

【临床意义】 增高见于 68%~79% 的胰腺癌、55%~85% 的直肠癌、44% 的胃癌,也可见于 5%~33% 的非恶性肿瘤。此外,卵巢癌、子宫癌和肺癌的阳性率较 CA50 高。

4. 糖类抗原 72-4 糖类抗原 72-4(carbohydrate antigen 72-4,CA72-4)是一种肿瘤相关糖蛋白,它是胃肠道和卵巢肿瘤的标志物。

【参考区间】 <6kU/L。

【临床意义】

(1) CA72-4 在胃癌、卵巢癌时升高。

(2) 其他肿瘤如结肠癌、胰腺癌和非小细胞肺癌时,CA72-4 的含量也可见增高。

(3) CA72-4 是监测胃癌患者病程和疗效的首选肿瘤标志物,灵敏度优于 CA19-9 和 CEA,若三者联合检测效果更好。手术后患者 CA72-4 和 CA19-9 联合检测的灵敏度明显高于 CA72-4 和 CEA 联合检测。

(4) 在大肠癌,CA72-4 和 CEA 联合检测可明显提高诊断的灵敏度。

(5) 相对于 CEA 和 CA19-9,CA72-4 在良性疾病的诊断中有较高的特异性。

(三)消化道肿瘤标志物的临床应用

恶性肿瘤的诊断必须依赖于临床诊断、影像学诊断、实验室诊断和组织病理诊断的综合应用。近年来,随着实验室诊断学的不断进展,其在肿瘤诊断中的作用也日益增大。下面介绍几种常见肿瘤的实验室诊断。

1. 胃癌的实验室诊断 胃癌的发病率及死亡率在我国居首位。胃癌可发生于任何年龄,发病原因不明,可能与多种因素,如生活习惯、饮食种类、环境因素、遗传素质、精神因素等有关,也与慢性胃炎、胃息肉、胃黏膜异型增生以及长期幽门螺杆菌感染等有一定的关系。

(1) 胃癌的常规实验室检验:①胃癌患者粪便隐血试验可为阳性,约 50% 的患者呈反复阳性,由于本试验方便、快速,临床可作为胃癌的筛查试验,持续阳性者应进一步做肿瘤标志物检查,并结合胃镜、病理活检等检查;②胃癌可致失血性贫血,患者血红蛋白、铁蛋白、铁等可降低,部分患者因维生素 B_{12} 吸收障碍致大细胞贫血,对近期出现原因不明贫血伴粪便隐血试验持续阳性者应特别注意;③幽门螺杆菌检测可辅助胃癌的诊断。

(2) 胃癌的肿瘤标志物检验:与胃癌相关的肿瘤标志物包括 CA72-4、CEA、CA19-9 等。CA72-4 对胃癌的特异性较高,是胃癌的首选标志物,与 CEA 联用可提高检测的敏感性。

2. 肝癌的实验室诊断 肝癌是我国高发的恶性肿瘤之一,死亡率高。

(1) 肝癌的常规实验室检验:当肝细胞发生癌变时:①肝细胞严重损伤,导致丙氨酸氨基转移酶(ALT)释放入血,血清 ALT 水平明显升高;②肝细胞对胆红素的摄取、结合和排泄出现障碍,血清中胆红素浓度增高;③癌细胞浸润使正常的肝组织细胞受到损伤,GGT 释放入血致血清中浓度升高;④肝癌组织压迫附近胆小管使其阻塞,癌组织和细胞还可刺激周围细胞过多产生 ALP,使血清中 ALP 升高;⑤在乙型肝炎或丙型肝炎基础上发展成为肝癌的患者,血清 HBsAg、抗 HCV 可阳性;⑥其他指标,如血清铁蛋白、α_1-酸性糖蛋白、β_2 微球蛋白等在肝癌时均可升高。

(2) 肝癌的肿瘤标志物检验:与肝癌相关的肿瘤标志物包括 AFP 及其异质体、AFU、ALP 及其同工酶、GGT 及其同工酶等。①AFP 常用作肝细胞癌的检测和肝癌高危人群的监测,约有 70%~90% 的原发性肝癌患者 AFP 升高;②AFP 异质体亚型对良性肝病、原发性肝癌及继发性肝癌的鉴别诊断有价值;③对于 AFP 阴性的肝癌患者,AFU、GGT、ALP 等指标的检测具有一定的参考价值。

3. 大肠癌的实验室诊断 大肠癌为结肠癌和直肠癌的总称。大肠癌是指大肠黏膜上皮在环境或遗传等多种致癌因素作用下发生的恶性病变,预后不良,死亡率较高,是最常见的消化道恶性肿瘤之一。

(1) 大肠癌的常规实验室检验:①粪便隐血试验对大肠癌的筛查具有重要意义;②大肠癌时,肠黏膜发生不同程度的渗血和出血,致失血性贫血,血红蛋白、铁蛋白、铁浓度均降低;③血清 ALP、LDH 活性升高可能是大肠癌肝转移的第一指征。

(2) 大肠癌的肿瘤标志物检验:与大肠癌相关的肿瘤标志物有 CEA、CA19-9、CA242 等。①CEA 升高常见于大肠癌中晚期,用于肿瘤的疗效判断、预后判断、监测复发与转移;②CEA 常与 CA19-9、CA242 联合检测,提高检出的阳性率,其中以 CEA 和 CA242 组合较好。

(江咏梅)

第二节　影像学检查

一、超声

(一)肝脏

超声声像图能显示肝脏切面形态,肝内实质结构、管道系统及肝脏周邻结构,并能根据肝内管道系统区分肝脏各叶各段,对病变进行物理性质及病理诊断。彩色多普勒超声能显示肝脏的血流,不仅能诊断肝内不同性质的病变,还能了解正常肝脏及病变的血供状态,目前已成为临床诊断肝脏疾病的常规检查方法。

1. 肝脏超声解剖　肝脏的外形为肝右叶和后缘较厚而圆钝,左叶、左缘和前下缘锐薄,呈楔形。肝脏被膜呈细强回声光带,光滑、整齐、清晰。肝脏实质回声为细小光点回声,分布均匀,呈中等回声强度。肝内管道结构主要是门静脉系统、胆管系统、肝静脉系统。

(1) 门静脉系统:彩色多普勒血流上门静脉系统为向肝的连续性低速血流。正常人门静脉血流速度为 15~20cm/s。

(2) 胆管系统:肝内胆管均与门静脉及其分支伴行。

(3) 肝静脉系统:超声显示左、中、右肝静脉呈放射状排列。肝静脉的彩色多普勒血流呈离肝血流信号。

(4) 肝动脉:肝固有动脉血流收缩期峰值血流速度约 57~66cm/s,阻力指数小于 0.7。

2. 肝脏疾病的超声表现

【原发性肝癌】

原发性肝癌 90% 为肝细胞癌,尚有少部分为胆管细胞癌及混合型肝癌。其声像图表现为:

(1) 肝内肿块图像:肝内肿块多为单个,也可以是多个,圆形或不规则形,肿块回声强弱不等。可分为以下几型:①低回声型;②等回声型;③强回声型;④混合型;⑤弥漫型。比较特征性图像有"声晕",即肿块周边可见一圈低回声暗带(图 1-1)。

(2) 肿块周邻征象:主要包括:①肝内血管、胆管受推挤移位,胆管扩张;②门静脉内癌栓在原发性肝癌中比较常见,超声能检出小至门静脉段间分支内的癌栓,优于血管造影及 CT 检查。

彩色多普勒血流显像(CDFI)显示:①肿

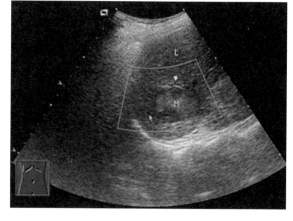

图 1-1　原发性肝癌声像图

块周边或内部可见动脉血流信号,多数呈线状或分支状(图 1-2);②门静脉癌栓时血流充盈缺损。

此外还可以观察到肝癌合并肝硬化、其他转移、腹水等征象。

【转移性肝癌】

转移性肝癌(liver metastasis)是肝脏常见的恶性肿瘤,以结直肠癌、胃癌转移多见。转移癌常保留原发癌的组织结构特征。

声像图表现:肿瘤可发生于肝脏任何部位,常为多个,但也可单个。肿块大小、回声基本类似,典型图像是"牛眼"征,即低回声带围绕中心强回声区(图 1-3)。CDFI 显示病灶内部血流比较少见。

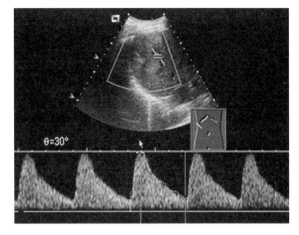

图 1-2　肝癌动脉血流频谱

【肝囊肿】

声像图显示为肝内单个或多个无回声区,边缘光滑,后方及后壁回声增强(图 1-4)。

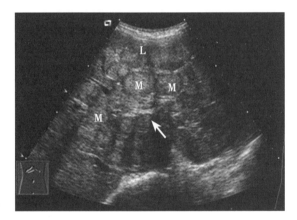

图 1-3　转移性肝癌声像图

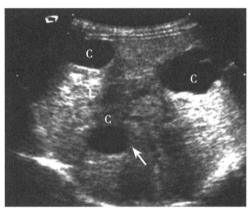

图 1-4　肝囊肿声像图

【肝脓肿】

肝脓肿声像图表现与脓肿的液化程度有关:在病程早期,病变呈低回声区,边界欠清;随着病程进展,脓肿出现液化、坏死,声像图显示病灶内呈蜂窝状或不规则的无回声区,周边可见较厚脓肿壁的回声,内壁常不光滑,内部脓液稀薄者呈大片无回声区,脓液稠厚者内有较多的光点群及光团回声(图 1-5);脓肿后期,脓腔缩小,声像图上脓肿腔内出现回声增强的光团,边界不规则,以后脓腔逐步消失,代之以局部呈边界不规则、内部回声不均的病灶。

超声诊断肝囊肿、肝脓肿的敏感性及准确性均较高,甚至可达 100%,除了能确定大小、数目、部位外,还能超声引导穿刺抽脓或行硬化治疗。

【肝血管瘤】

发生在肝脏的血管瘤较其他脏器多见,呈单发或多发,大小不一,其声像图表现以内部高回声最常见(图 1-6),较大的血

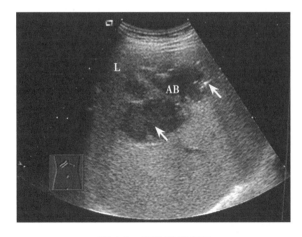

图 1-5　肝脓肿声像图

Note

管瘤或者脂肪肝背景下的血管瘤内部回声可呈低回声表现,超声显像血管瘤边界规则,边缘回声更强,内部回声呈"网络状"。CDFI 显示血管瘤内部多无血流信号或少许血流信号。

【肝硬化】

肝硬化早期声像图表现与一般慢性肝脏疾病类似,难以区分,超声诊断肝硬化的表现为:

(1) 肝脏切面形态失常,各叶比例失调,多见于左叶增大,右叶萎缩。肝表面光带不平滑,呈锯齿状或波浪状(图 1-7)。

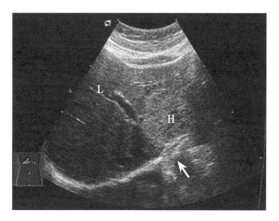

图 1-6　肝海绵状血管瘤声像图

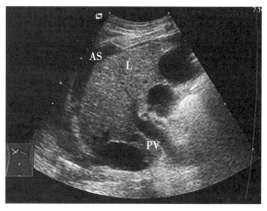

图 1-7　肝硬化声像图

(2) 肝脏内部回声明显不均匀,光点回声增粗、增强,密布全肝。

(3) 门静脉高压征象:①门静脉内经增宽(>14mm),脾静脉增宽(≥10mm),肝静脉显示不清晰,变细(<7mm);②脾脏增大(厚度>4cm);③脐静脉开放;④胆囊壁水肿增厚呈"双边影",腹水等。

【脂肪肝】

声像图特点为肝脏均匀性增大,边缘变钝,肝切面内前区回声增强,后区回声减低,出肝面光带可以显示或不清晰,肝静脉变细(图 1-8)。可根据声像图特点对脂肪肝进行分型(表 1-4)。

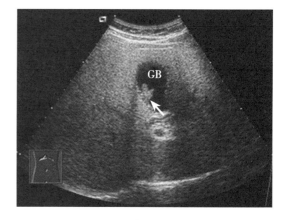

图 1-8　脂肪肝声像图

表 1-4　脂肪肝的分型

分型	肝切面前区回声	肝切面后区回声	出肝面光带
轻度	稍增粗、增强	稍减低	存在
中度	粗而强	减低	显示欠清晰
重度	明显增粗、增强	消失	不易显示

(二)胆道系统

1. 胆道系统超声解剖　胆道系统由肝内胆小管、肝管、胆总管、胆囊及胆囊管组成,具有调节、贮存和输送胆汁的生理功能。

(1)胆囊声像图及其测值:正常胆囊纵断面超声显示为梨形,横断面为椭圆形的无回声区,壁光滑纤细,胆囊后壁及后方回声增强。正常胆囊长径一般不超过 8cm,前后径不超过 3.5cm,胆囊壁厚不超过 3mm。

（2）胆管声像图及其测值：正常左右肝管一般超声显示为薄壁的管道样结构,位于门静脉左右偏前方,内径 2~3mm。正常肝总管内径 0.4~0.6cm,胆总管内径 0.6~0.8cm。

2. 胆道系统疾病的超声表现

【胆囊炎】

急性期胆囊体积增大,壁增厚呈"双边影",边缘不光滑,内部可有细小光点、光斑回声,多伴有胆囊结石。慢性期胆囊体积不大甚至萎缩明显变小、壁厚、回声增强、壁不光滑,内部有细小光点回声及结石强回声。

【胆囊结石、胆管结石】

超声是诊断胆石症的首选方法。结石的超声表现为强回声,其后方伴有声影,改变体位时强回声可随体位改变而移动。胆囊结石可分为三型：典型结石(图 1-9)、填满型结石及泥沙型结石。

【胆囊癌】

胆囊癌好发于胆囊颈部和底部,以腺癌最常见,可分为浸润型和乳头状型两种。浸润型胆囊癌多呈局限型胆囊壁增厚,乳头状癌多呈局限性突起。病程后期癌组织充满胆囊腔,向外侵犯肝脏或其他组织器官。

依声像图表现可分为小结节型、蕈伞状型、壁厚型、实块型及混合型。

（1）小结节型：癌肿呈小的乳头状结节突入腔内,大小一般小于 2.5cm,表面部平整,基底部稍宽,局部胆囊壁未见外凸。CDFI 显示肿瘤内部或基底部可见星点状或短线状彩色动脉血流信号(图 1-10)。

（2）蕈伞状型：肿块呈低回声或中等回声,形似蕈伞形突入腔内,基底部较宽,单发多见,也见多发。

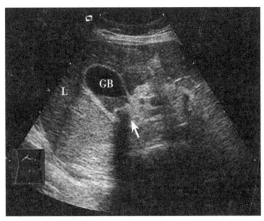
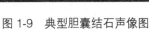

图 1-9　典型胆囊结石声像图

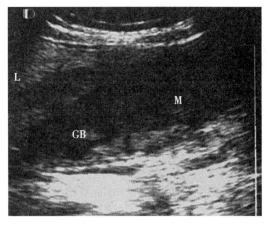

图 1-10　胆囊癌声像图

（3）壁厚型：胆囊局限性或全胆囊壁均增厚,厚薄不一,其内壁也不平滑,胆囊腔明显变小。壁的回声多呈稍低回声或不均匀回声,胆囊壁的层次显示不清。

（4）实块型：正常胆囊腔无回声区消失,整个胆囊区呈一实体状肿块,边界不规则,边缘不光滑,内部回声明显不均匀,强弱不等。

（5）混合型：此型较多见,它可表现为胆囊壁不规则增厚与局限性突起加上合并的胆囊结石混合存在。

多普勒频谱图可显示其动脉频谱。当显示为高速高阻或高速低阻血流者具有一定的特征性,有利于判定为恶性病变。

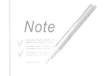

Note

【胆管癌】

胆管癌好发于左右肝管汇合处及胆总管下段,大多数为腺癌。其形态可有乳头状、结节状、硬化型或弥漫浸润型。肿瘤自胆管壁呈乳头状结节突入管腔,或呈浸润性生长,使管壁增厚、僵硬、管腔狭窄,造成管腔部分或完全阻塞。

结节型和乳头型可见扩张的胆管腔末端内乳头状或结节状的光团,呈中等或稍低回声区,表面不平滑(图 1-11)。浸润型表现扩张的胆管远端突然中断。

CDFI 显示癌肿处呈斑点状或短线状血流,少数病例病灶内可以呈分支状血流,为动脉频谱。

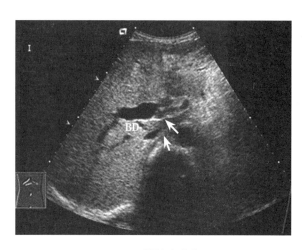

图 1-11　胆管癌声像图

(三)胰腺

1. 检查方法及正常表现

(1)常规超声检查方法:显示胰腺的位置和边界、内部回声及胰管的结构,周围血管及其周邻脏器的图像,可对胰腺疾病作出诊断。超声检查时以脾静脉作为识别胰腺的主要标志,胰头、体、尾前后径分别为 2.5cm、1.5cm、1.5cm,胰腺导管内径小于 0.3cm,胰实质呈细密的光点回声。

(2)彩色多普勒血流显像(CDFI)检查法:当胰腺有肿瘤或炎症性病变时,胰周血管可发生推移、受压变窄,通过检测肿瘤的血流分布及血供特点可对良、恶性作出鉴别。对胰腺囊性病变如囊肿或假性动脉瘤可作出区别。

2. 胰腺疾病的超声表现

【急性胰腺炎】

早期声像图表现可以正常,随着病程进展,可以显示急性胰腺炎各种声像图表现:胰腺增大、增厚,似腊肠型。出血坏死型胰腺炎胰腺肿大更严重,轮廓模糊不清,内部回声强弱不均(图 1-12)。

【慢性胰腺炎】

约 50% 胰腺大小可正常,病程后期少数病例胰腺体积缩小。胰腺边缘轮廓可呈锯齿状或结节状,轮廓模糊。胰腺实质内光点增粗,且分布不均,回声增强。主胰管扩张,扩张的胰管内径 >3mm,多呈不规则扩张型。管腔内有结石时,可呈圆形或椭圆形强回声光团,后方伴声影。

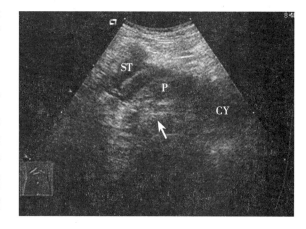

图 1-12　急性胰腺炎声像图

【胰腺癌】

(1)直接征象:①声像图表现胰腺局部肿大,内见异常回声肿物,与周围组织分界不清,肿物内部多数呈低回声(图 1-13);② CDFI:胰腺癌肿内可见散在星点状或短线状彩色血流显示,呈搏动性动脉血流频谱或持续性静脉血流频谱。

(2)间接征象:①胆道及胰管扩张:胰头癌可浸润或压迫胆总管,引起梗阻部位以上的肝内外胆管扩张、胆囊肿大。大多数胰头癌可有胰管扩张。②胰腺周围脏器和血管受压、移位。③转

Note

移征象:晚期胰腺癌,常有肝脏及周围淋巴结转移。有的可在侧腹及盆腔探到无回声区腹水。

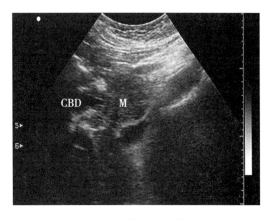

图 1-13 胰头癌声像图

二、X 线

(一)急腹症

急腹症是腹部急性疾病的总称。涉及消化、泌尿、生殖及血管等系统。本章不对急腹症进行全面论述,仅就常见的肠梗阻、空腔脏器穿孔、肠套叠等进行叙述。

1. 检查技术 X 线检查前一般不做胃肠道的清理准备,最好在胃肠减压、放置肛管、灌肠与吗啡类药物治疗前进行,以保持腹部的自然状态。

(1)透视及 X 线平片:透视为最常用的方法,可观察膈肌运动和胃肠蠕动。

X 线平片常用摄影位置有:仰卧前后位,仰卧水平侧位,侧卧水平正位,站立正、侧位和倒立正、侧位等。仰卧前后位,除少量腹内游离气体较难显示外,其余 X 线病理征象均可显示,因而是基本摄影位置。胃肠道穿孔、梗阻、外伤、腹腔和腹内脏器感染,则用仰卧前后位和侧卧水平正位,以便了解腹内气体及液体的游动情况。

(2)造影检查:钡剂或空气灌肠主要用于回盲肠部肠套叠、乙状结肠扭转、结肠癌所致梗阻及先天性肠旋转不良等。对肠套叠和乙状结肠扭转,部分病例还可行灌肠整复。钡餐主要用于先天性幽门肥厚、十二指肠梗阻等。泛影葡胺主要用于上消化道穿孔及肠梗阻等。

2. 正常腹部 X 线表现 正常情况下,由于腹壁与腹内器官缺乏自然对比,因而腹部平片所显示的 X 线表现较少。

(1)腹壁与盆壁:腹膜外(主要指腹膜后)间隙及器官周围有组织脂肪,于平片上显示为灰黑影。

(2)实质脏器:肝、脾、肾等呈中等密度,借助于器官周围或邻近脂肪组织和相邻充气胃肠的对比,在腹部平片上可显示器官的轮廓、大小、形状及位置。

(3)空腔脏器:胃、十二指肠球部及结肠内可含气体、于腹部平片可显示其内腔。小肠除婴幼儿可有积气外、一般充满食糜及消化液,与肠壁同属中等密度,因缺乏对比而不能显示。如胃内有较多固态食物,结肠或直肠内有较多粪便,由于它们周围有气体衬托,故可显示软组织密度斑片或团块影。膀胱和胆囊周围有少量脂肪,偶尔也可显示部分边缘。

3. 急腹症 X 线表现

【空腔脏器穿孔】

多由溃疡性病变穿孔或外伤所致,以胃穿孔多见。透视和腹部立位平片见双膈下游离气体影,呈新月状(图 1-14),个别患者表现为肝门胆囊窝区积气,胃内气体变少或胃泡消失,左膈下气体影需与胃泡气体鉴别;膈下气体影还需与间位结肠影鉴别,右膈下气体要与肝脏近膈面的脓肿腔鉴别。没有游离气腹征象并不能排除胃肠道穿孔。腹腔内积液及气液征象是胃肠穿孔后,胃肠内容物进入腹腔引起的化学性和细菌性腹膜炎征象,导致相邻肋腹脂线变模糊、肠曲反应性淤积、肠麻痹等改变。

【肠梗阻】

当梗阻发生后 3~6 小时,立位或侧卧水平位 X 线平片可以显示。典型 X 线表现是:梗阻近侧肠曲胀气扩大,腹部多个高低不等的阶梯状液平面;梗阻远侧无气体或仅有少许气体(图1-15)。胀气扩大的肠曲结合液平分布部位可初步判断梗阻部位。空肠梗阻位置高,液平少,常分布在中上腹偏左,可见鱼肋状或弹簧状的黏膜皱襞。回肠梗阻胀气肠管和液平面多,几乎满

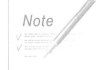

Note

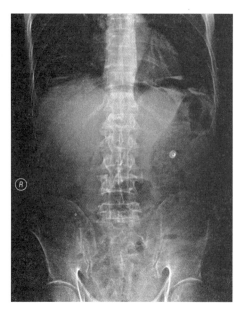

图 1-14　双膈下游离气体 X 线表现

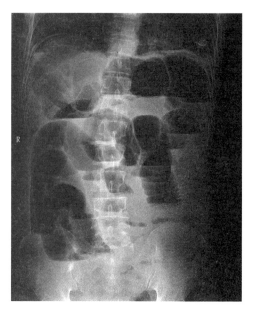

图 1-15　胃癌术后 X 线表现:右膈下游离气体,
肠梗阻

腹部肠胀气,可见多个阶梯状排列的气液平面

腹均见;有时可见扩张的部分肠管呈腊肠状;肠皱襞少而稀疏。结肠梗阻扩大胀气的结肠在腹部周边;胀气扩张的肠管非常宽大,有时可见结肠袋。当肠曲胀气累及大肠与小肠,多呈中等度胀大,肠内气体多,液体少,致肠内液面较低,甚或肠内几乎全为气体,应该怀疑是否并发麻痹性肠梗阻。注意:肠梗阻一般不用钡餐造影来寻找梗阻部位,以避免加重梗阻。

【肠套叠】

　　一段肠管套入邻近的肠管中称为肠套叠,多见于 2 岁以下的小儿或成年人肠肿瘤患者,是一种常见的急腹症,典型临床表现为腹痛、便血和肿块。X 线透视和平片所见为一般低位小肠梗阻表现,钡灌肠或空气灌肠分别见钡端达套入部受阻,呈杯口状,气体灌入时套头部呈软组织肿块影;少量钡剂进入鞘部时,可见弹簧状或螺旋状肠皱襞影。现在常用空气灌肠复位;肠套叠时间大于 48 小时者,禁用空气复位,以避免肠穿孔。复位过程中肠穿孔,表现为气体进入腹腔,膈下游离气体,或透视屏幕的亮度忽然改变。为防止穿孔,通常压力从低至高进行 80~120mmHg,不超过 120mmHg,复位成功的标志是套头部软组织肿块影消失,气体顺利进入小肠,患儿症状缓解,数小时后血便消失,原来所触及的肿块消失。

　　(二) 食管

　　1. 检查技术　　造影检查多采用气钡双重对比造影法。

　　2. 正常食管的 X 线表现　　吞钡后正位观察,食管位于中线偏左。轮廓光滑整齐,管壁伸缩自如。正常食管的黏膜皱襞表现为数条纤细纵行而平行的条纹状影,通过贲门与胃小弯的黏膜皱襞相连续。食管吞钡可见四处生理性狭窄及三处压迹。生理性狭窄分别位于食管入口处、主动脉弓水平、左主支气管和左心房水平。右前斜位是观察食管的常用位置,在其前缘可见三个压迹,由上到下为主动脉弓压迹、左主支气管压迹和左心房压迹。在上两个压迹之间,食管往往略显膨出,勿误诊为憩室。老年人明显迂曲的降主动脉可在食管下端后缘造成另一个压迹。

　　3. 食管疾病的 X 线表现

【食管癌】

　　X 线钡餐造影仍是目前诊断食管癌简便而有效的方法,双对比造影结合内镜,可进一步提高早期癌的诊断率。

食管癌分为五型,X 线表现有不同特点:

(1) 髓质型:最常见。病变范围常较长,既有不规则充盈缺损,也可见广泛的狭窄,黏膜破坏及深浅不等不规则龛影,病变两端常呈斜坡状(图 1-16)。

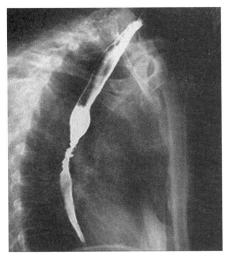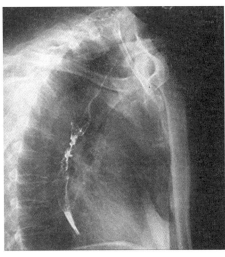

图 1-16　食管癌 X 线表现

食管弓下段可见长度约 6cm 偏心性狭窄,局部管壁僵硬,黏膜中断,可见不规则充盈缺损及龛影

(2) 肿块型:当肿瘤向腔内隆起时,形成大小不等充盈缺损,多数表面有龛影,边缘较整齐。

(3) 溃疡型:可见较大的腔内不规则龛影,龛周有隆起的环形透光区,即环堤。管径无明显狭窄。

(4) 浸润型(缩窄型):可见较局限的向心性狭窄,轮廓光整或部分不光整,近侧食管明显扩张,管壁僵硬。

(5) 腔内型:少数病例肿瘤呈大小不等多发息肉样向腔内生长,并浸润管壁,局部管腔不狭窄,反有扩大,可见黏膜破坏及僵硬。

食管癌并发穿孔时可见造影剂溢出食管轮廓之外;癌肿穿入纵隔可造成纵隔炎和纵隔脓肿,使纵隔影增宽,有的可见液面,其中有钡剂进入。并发食管 - 气管瘘时钡剂经瘘管进入相应的支气管,使之显影(大多为左下叶)。食管癌有胸内淋巴结转移时,可造成肺门增大,呈结节状,使上纵隔增宽。明显增大的淋巴结可使食管发生移位。

【食管静脉曲张】

食管静脉曲张(esophageal varices)可分为始于食管下段的上行性静脉曲张和始于上段的下行性静脉曲张。前者由门静脉高压引起,多见。后者由上腔静脉综合征引起,少见。

食管钡餐是显示食管静脉曲张简便、有效、安全的方法。检查要点是:①需摄食管黏膜像,尤其是显示好中下段黏膜;②必要时使用低张药物;③辅助卧位检查;④吞钡后立即做 Valsalva 呼吸。

X 线表现为食管黏膜增粗、迂曲,甚至成串珠样或蚯蚓样充盈缺损,管壁欠光滑,呈锯齿状,食管张力减低,管腔逐渐扩张,但管壁柔软,无梗阻征象。

鉴别诊断:重度食管静脉曲张应与腔内型食管下段癌鉴别,后者病变较局限,上下分界清楚。管壁僵硬,黏膜有破坏。

(三)胃与十二指肠

1. 检查技术

(1) X 线平片:立位片可用于观察膈下游离气体,诊断胃、十二指肠穿孔。

Note

（2）造影检查：现多用气钡双重对比造影法。先口服产气粉使胃充气扩张，然后吞咽硫酸钡混悬液［浓度约 200%~250%（W/V）］。胃肠道钡剂造影应注意以下 3 点：①透视与照片结合；②形态与功能并重；③适当加压以了解胃肠道不同充盈状态的表现。

2. 正常胃与十二指肠的 X 线表现　　胃的形状与体型、张力和神经功能状态有关。胃的轮廓在小弯和大弯侧一般光滑整齐。胃的黏膜像因皱襞间的沟内充钡，呈条纹状致密影，皱襞则为条状透明影。胃小弯的皱襞平行整齐，向大弯处逐渐变粗而成横向或斜行。胃底皱襞较粗而弯曲，略呈网状。胃窦黏膜皱襞主要与小弯平行，有时也可斜行。胃黏膜皱襞是可塑的，可以自行改变其形状。一般胃体部黏膜皱襞的宽度不超过 5mm。在胃气钡双重造影片上，黏膜皱襞可被展平。胃的排空受胃张力、蠕动、幽门功能和精神状态等影响，一般于服钡后 2~4 小时排空。十二指肠全程呈 C 型，将胰头包绕其中。在描述时，将十二指肠全程称为十二指肠肠曲。一般分为球部、降部、水平部和升部。球部轮廓光滑整齐，黏膜皱襞为纵行彼此平行的条纹。降部以下则与空肠相似，多呈羽毛状。

3. 胃与十二指肠疾病 X 线表现

【胃、十二指肠溃疡】

胃、十二指肠溃疡是常见疾病，好发于 20~50 岁。十二指肠溃疡的发病率较胃溃疡高。本病的临床表现主要是上腹部疼痛，具有反复性、周期性和节律性的特点。严重者可继发大出血和幽门梗阻。胃溃疡可恶性变。X 线钡餐检查是发现和诊断胃溃疡最常用的手段，溃疡病的 X 线表现可归纳为两类：①直接征象，即溃疡本身的改变；②间接征象，即溃疡所造成的功能性和瘢痕性改变。

（1）胃溃疡

1）壁龛（niche）：是诊断胃溃疡的直接征象，多见于胃小弯。切线位表现为位于胃轮廓线之外的乳头状、锥状龛影，若为穿透性溃疡，则龛影较深，至少在 1cm 以上，立位时有时可见气、液、钡分层现象。龛影的正面像表现为圆形或类圆形钡斑。

2）黏膜水肿带：龛影口部常有一圈黏膜水肿所造成的透明带，是良性溃疡的特征，依其范围有不同的表现：①黏膜线：为龛影口部一条宽 1~2mm 的光滑整齐的透明线；②项圈征：龛影口部的透明带宽 0.5~1cm，如一个项圈；③狭颈征：龛影头部明显狭小，使龛影犹如具有一个狭长的颈。慢性溃疡周围的瘢痕收缩，造成黏膜皱襞均匀性纠集。这种皱襞如车轮状向龛影口部集中且到达口部边缘并逐渐变窄，是良性溃疡的又一特征。

其他征象：①黏膜纠集：溃疡周围黏膜呈放射状向口部纠集，较规则，逐渐变细直达口部边缘；②胃变形：可表现为胃壁局限性僵直、凹陷、胃角开大、小弯缩短及痉挛切迹等；③幽门梗阻：分为暂时性及器质性梗阻，可见排空障碍及胃蠕动异常。

（2）十二指肠溃疡：十二指肠溃疡绝大部分发生在球部，占 90% 以上。X 线表现：直接征象是龛影和球部变形（图 1-17），间接征象有球部痉挛、胃窦炎、胃空腹潴留等。球后溃疡表现与球部有所不同，由于痉挛和纤维增生，主要表现为肠腔狭窄，多为偏心性，局部黏膜增粗、紊乱，适当加压可发现龛影，多为类圆括号形或不整形，病程较长者可有球部扩张。

此外，球部溃疡还可出现一些其他征象：①激惹征：表现为钡剂到达球部后迅速通过；②幽门痉挛，开放延迟；③胃分泌增多和胃张力及蠕动方面的改变等，也常伴有胃炎的一些表现如胃黏膜皱襞的粗乱、迂曲等；④球部有固定压痛。

【胃癌】

胃癌（gastric cancer）可发生在胃的任何部位，但以胃窦、小弯和贲门区常见。根据大体形态可将胃癌分为三型：①蕈伞型；②浸润型（硬癌）；③溃疡型。

胃癌 X 线造影常见下列表现：①充盈缺损：形状不规则，多见于蕈伞型癌。②胃腔狭窄、胃壁僵硬，主要由浸润型癌引起，也可见于蕈伞型癌。③龛影，多见于溃疡型癌，龛影形状不规则，

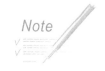

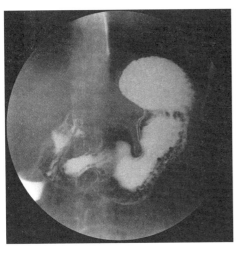
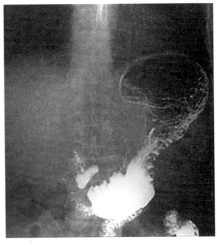

图 1-17　十二指肠球部溃疡 X 线表现

十二指肠球部形态不规则,黏膜增粗,可见龛影

多呈半月形,外缘平直,内缘不整齐而有多个尖角;龛影位于胃轮廓之内;龛影周围绕以宽窄不等的透明带,即环堤,轮廓不规则而锐利,其中常见结节状和指压迹状充盈缺损,以上表现称为半月综合征。④黏膜皱襞破坏、消失或中断,黏膜下肿瘤浸润常使皱襞异常粗大、僵直或如杵状和结节状,形态固定不变。⑤癌肿区蠕动消失(图 1-18)。

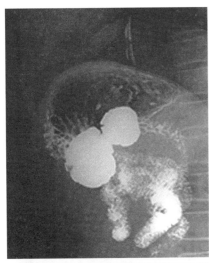
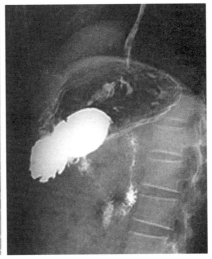

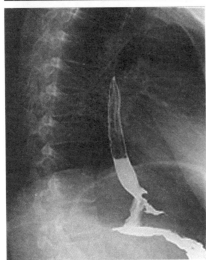

图 1-18　胃贲门癌累及食管下段可能

食管下段管壁僵硬,贲门处可见充盈缺损及绕流,局部黏膜中断,可见钡斑

Note

胃良性溃疡与恶性溃疡的 X 线鉴别诊断见表 1-5。

表 1-5   胃良性溃疡与恶性溃疡的 X 线鉴别诊断要点

鉴别要点	良性溃疡	恶性溃疡
龛影形状	圆形或椭圆形,边缘光滑整齐	不规则、扁平,有多个尖角
龛影位置	突出于胃轮廓外	位于轮廓之内
龛影周围和口部	黏膜水肿的表现如黏膜线、项圈征、狭颈征等、黏膜皱襞向龛影集中直达龛口	指压迹样充盈缺损,有不规则环堤,皱襞中断、破坏
附近胃壁	柔软,有蠕动波	僵硬,峭直,蠕动消失

(四) 空肠与回肠

1. 检查技术

(1) X 线平片:不能显示小肠,仅用于观察小肠梗阻时扩张的肠袢及小肠液气平面。

(2) 造影检查:钡剂造影是观察小肠常用的方法。采用口服钡剂后定时跟踪观察。

2. 正常空肠与回肠的 X 线表现   空肠位于左上中腹,富于环状皱襞且蠕动活跃,常显示为羽毛状影像。回肠肠腔较小,皱襞少而浅,蠕动不活跃,轮廓光滑。末段回肠自盆腔向右上行与盲肠相接。回盲瓣的上下瓣呈唇状突起,可在充钡的盲肠中形成透明影。空肠蠕动迅速有力,回肠蠕动慢而弱。服钡剂后 2~6 小时钡剂前端可达盲肠,7~9 小时小肠排空。

3. 空肠与回肠疾病的 X 线表现

【肠结核】

(1) 溃疡型肠结核:病变肠袢有明显激惹,造影剂排空快,充盈不良呈不规则线状,而病变两端肠腔充盈良好,此称为"跳跃征"。病变肠管痉挛收缩,黏膜皱襞紊乱。轮廓线呈锯齿状。病变后期管壁增厚,管腔不规则狭窄、变形,形态固定。

(2) 增殖型肠结核:不规则的狭窄变形,黏膜粗乱及多发息肉样充盈缺损。回盲瓣常受侵犯,表现为增生肥厚,使盲肠内侧壁凹陷变形。

(3) 混合型:更常见,兼具上述两型表现。

(五) 结肠与直肠

1. 检查技术   现多主张用结肠气钡双重对比造影检查。

(1) 结肠清洁准备:忌用清洁剂洗肠。采用无渣饮食连续 2 天并口服缓泻剂的方法。

(2) 检查方法:插肛管注入 70%~80%(W/V)的硫酸钡混悬液 300ml 左右,钡剂到达横结肠后停止注钡改为注气。透视下见盲肠已充分扩张,停止注气,撤除肛管。嘱患者顺时针方向翻身三圈,使气、钡涂布均匀,然后立刻将结肠各段摄片。

2. 正常结、直肠的 X 线表现   结肠 X 线表现的主要特征是充钡时可见多数大致对称的袋状凸出,称为结肠袋。它们之间由半月皱襞形成不完全的间隔。阑尾在钡餐或钡灌肠时可显影,呈长条状影位于盲肠内下方。一般粗细均匀,边缘光滑,易于推动。阑尾不显影、充盈不均匀或其中有肠石而造成充盈缺损不一定是病理性的。

3. 结直肠疾病的 X 线表现

【结肠癌】

结肠癌好发生于直肠和乙状结肠。可分为 3 型:

(1) 增生型:腔内不规则充盈缺损,表面有糜烂或溃疡,可以侵犯部分肠壁致肠壁外形改变,若全周侵犯可呈不规则环形狭窄、苹果芯样改变。

(2) 浸润型:局限性狭窄,外形不整,壁僵硬,黏膜呈不规则结节状。

(3) 溃疡型:腔内充盈缺损之上出现星芒状不规则龛影。

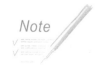

【结肠息肉】

X 线表现:光滑锐利圆形充盈缺损,带蒂息肉呈蘑菇状影。息肉可恶变,恶变征象有:①生长迅速;②外形由光整变得不规则;③蒂变短,变成宽基息肉;④基底部肠壁出现凹陷切迹。

三、CT

(一)急腹症

在急腹症影像学检查中,目前 CT 扫描被看作是腹部 X 线平片的一种补充手段。但对一部分疾病,腹部 X 线平片价值有限,应首选 CT 扫描。

1. CT 检查技术

(1)平扫:常见的肠梗阻、胃肠穿孔所致全腹膜炎等疾病,均可先行 CT 平扫。其扫描范围一般应上起膈肌,下至盆腔,也可重点检查病变可能累及的解剖范围。为显示腹内游离气体,所使用的窗技术应能将气体与脂肪区分开。

(2)增强扫描:主要适用于腹内脏器损伤、炎症及腹腔脓肿,也用于了解肠梗阻血供障碍。其扫描技术要求基本上同于平扫,仅窗技术略有不同。常用 60% 泛影葡胺,剂量按 1.5~2.0mg/kg 计算,流量为 2~3ml/s。

2. 急腹症 CT 表现

【空腔脏器穿孔】

胃肠穿孔后腹腔积液,CT 检查可确认积液以及积液的部位和量,特别是能显示少量积液。

【实质性脏器破裂】

近期外伤者出血分受伤脏器实质的出血和包膜下出血,CT 值高于实质性脏器本身,当较长时间后,血肿吸收,而呈液体密度,血肿较大时,可推移受伤脏器;受伤严重者,可见实质性脏器断裂和撕裂(图 1-19)。

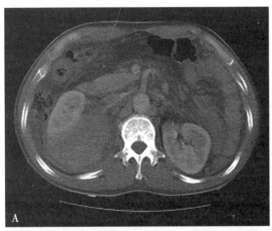
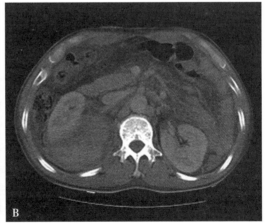
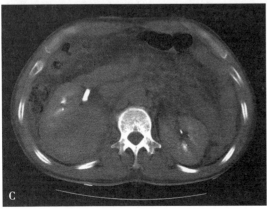

图 1-19　右肾挫裂伤 CT 表现

A.动脉期;B.门脉期;C.延迟期。右肾局部皮质不连续,体积增大,包膜下可见稍高密度影

Note

【肠梗阻】

肠梗阻是肠内容物的运行发生障碍的常见外科急腹症。不同类型肠梗阻有不同的影像学特点。

(1) 单纯性小肠梗阻:CT显示扩张的近端肠管与塌陷或属于正常管径的远侧肠管之间"移行带"为重要诊断依据。肠壁与肠黏膜皱襞除非病程较长,一般无明显增厚。不同的致病因素可在影像学上有一定特征,如胆石性肠梗阻可能在梗阻处显示阳性结石或显示胆肠内瘘肠内气体反流所致的肝内胆管积气;蛔虫堵塞所致的肠梗阻可在小肠内显示有大量成团、成束的蛔虫存在。

(2) 绞窄性小肠梗阻:CT扫描对判断肠管缺血有一定帮助,肠壁轻度增厚、"靶征"及肠系膜血管集中等征象反映肠管缺血属轻度或存在可复性;而CT平扫肠壁密度增加、积气以及肠系膜出血等征象则指示肠管缺血比较严重甚至已处于梗死。

(3) 麻痹性肠梗阻:CT扫描表现与X线基本相仿。

(二) 食管

CT平扫可以观察有无食管壁的局限性增厚或肿瘤向腔外生长的情况。增强扫描使纵隔血管增强以便与淋巴结区分,明确有无纵隔淋巴结肿大。另外,根据肿瘤的增强与否,可判断肿瘤血供是否丰富。

【食管癌】

(1) 局限性食管壁不规则增厚,肿块突向腔内或腔外,管腔狭窄不规则,偏于一侧或完全闭塞。

(2) 食管壁与纵隔器官分界不清,表明肿瘤已外侵,手术将无法彻底切除。

(3) CT可发现气管旁、肺门及贲门附近的淋巴结转移。

(4) CT可了解腹腔转移情况。

(三) 胃与十二指肠

CT可以观察胃壁的厚度,胃壁的厚度因扩张程度而异。足量对比剂填充、胃充分扩张时正常胃壁的厚度不超5mm且整个胃壁均匀一致。胃肿瘤时可见胃壁局限性增厚甚至有肿块突入胃腔,良性肿瘤(例如胃平滑肌瘤)的边缘光滑,恶性肿瘤则表面不规则可伴有溃疡形成。CT还可了解腹腔淋巴结、肝脏有无转移,明确肿瘤分期。

1. 检查技术   应常规做空腹准备,检查前口服对比剂(1%~3%的泛影葡胺)或清水800~1000ml,使胃充分扩张。取仰卧位连续扫描。

2. 胃与十二指肠疾病CT表现

【胃癌】

CT表现直接反映了肿瘤的大体形态。肿块型可见向胃腔内突出的息肉状肿块。浸润型表现为胃壁增厚,其范围可局限也可呈弥漫性。溃疡型则表现为在肿块的表面有不规则的凹陷。CT检查的重要价值还在于可直接观察肿瘤侵犯胃壁、周围浸润及远处转移的情况。如果胃周围脂肪线消失提示肿瘤已突破胃壁。

(四) 空回肠与结直肠

CT可观察肠壁的厚度,炎症性病变表现为肠壁弥漫性增厚,肿瘤则局限。CT可清楚显示肠道肿瘤向腔外突出的部分及其淋巴结或肝脏转移情况。

(五) 肝脏

1. 检查技术

(1) 检查前准备:患者需禁食4~6小时,检查前30分钟口服1.5%~3%泛影葡胺500~1000ml,并在上检查床前再服200ml,使胃及中上腹肠道充满造影剂,以利于判断实质性脏器及腹腔占位性病变与胃肠道的毗邻关系。采用离子性造影剂增强扫描前必须做碘过敏试验。

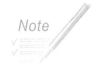

常用方法是检查前静脉内注射 30% 泛影葡胺 1ml 或滴注 60% 泛影葡胺 1~2ml,观察有无过敏反应。训练好患者平静呼吸和在一致的吸气幅度下屏气,要求患者在检查过程中呼吸合作并保持静止不动。另外,去除检查部位的金属异物。胃肠道钡剂造影患者需在钡剂排净后做 CT 检查。

(2) 检查方法:肝脏 CT 检查方法分为平扫和增强扫描。

1) CT 平扫:肝脏 CT 扫描实际包含了上腹部的 CT 扫描。患者仰卧于检查台上,必要时可选择俯卧位或侧卧位。扫描范围包括膈顶至肝下缘,层厚 10mm,层间距 10mm。小病灶可加薄层扫描层厚 10mm(层厚 2~5mm),每层扫描时要求患者屏气幅度一致,薄层重建显示小病灶。在扫描过程中要密切观察肝脏的形态、大小和密度,调节好窗宽和窗位。CT 平扫能较好的显示肝内钙化和胆管结石,对引起肝脏密度改变的弥漫性病变如脂肪肝、血色病、糖原贮积症和 Wilson 病等有较高的诊断价值。

2) 增强 CT(contrast enhancement,CE):常在平扫发现异常,特别是发现占位性病变而难以鉴别,或其他检查提示有占位性病变而平扫未发现病灶时,一般需要行对比增强检查。方法是使用离子型或非离子型对比剂 100ml,以 2~3ml/s 的流量,分别于注射后 20~25 秒、50~60 秒、110~120 秒进行扫描,可获得肝脏动脉期、门脉期和平衡期的 CT 图像。造影剂总量 100~150ml,注射速度为 2~3ml/s,在 40~50 秒内将造影剂注射完。必要时可在 5~8 分钟后行延迟扫描以鉴别病变的性质。

2. 正常肝脏 CT 表现　　正常肝实质的密度较均匀,平扫时其范围在 40~80Hu,一般高于脾脏、胰腺和肾脏。肝、脾之间 CT 值平均相差 7~8Hu。肝的 CT 值受肝细胞内脂肪含量的影响,如脂肪肝患者平扫时 CT 值则低于脾脏。一般肝实质的 CT 值高于血液,故 CT 平扫时肝内门静脉和肝静脉系统呈略低密度的分支状结构。在严重贫血患者,这些血管的密度更低。相反,在脂肪肝患者,因血液的 CT 值常高于肝实质,血管可呈略高密度的分支结构。增强扫描能清楚显示 3 支主要肝静脉(肝右静脉、肝中静脉和肝左静脉)和门静脉主干及其肝内的主要分支,这些血管强化呈高密度影,高于肝实质密度。

CT 对显示肝脏与周围脏器的关系优于其他影像学检查。

3. 肝脏疾病的 CT 表现

【原发性肝癌】

原发性肝癌是我国常见的恶性肿瘤之一,原发性肝癌根据组织学类型分为肝细胞癌(hepatocellular carcinoma,HCC)、胆管细胞癌(cholangiocarcinoma)和混合型肝癌三种。这里只讲述肝细胞癌。肝细胞癌占原发性肝癌的 90% 以上,主要由肝动脉供血,且 90% 病例都为血供丰富的肿瘤。

肝细胞型肝癌容易侵犯门静脉和肝静脉引起血管内癌栓或肝内外血行转移;侵犯胆道引起梗阻性黄疸;淋巴转移可引起肝门及腹主动脉或腔静脉旁等处腹腔淋巴结肿大;晚期可发生肺、骨骼、肾上腺和肾等远处转移。

(1) CT 平扫:平扫很少能显示出 1cm 以内的病灶。肝癌多呈圆形或卵圆形,少数呈分叶状,个别浸润生长的肿瘤形态极不规则。CT 平扫肝实质内可见单发或多发、圆形或类圆形的边界清楚或模糊的肿块,肿块多数为低密度,周围可见低密度的透亮带为肿瘤假包膜。当病灶中心发生坏死、出血、钙化或伴脂肪变性时,病灶密度不均匀。体积较大的肿瘤常可见坏死,而结节型很少见到坏死。病灶内钙化和出血,为少见表现。

(2) CT 动态增强扫描:动脉期,以门静脉供血为主的正常肝实质尚未出现增强,而以肝动脉供血为主的肿瘤很快出现明显的斑片状、结节状强化,CT 值迅速达到峰值;门静脉期,正常肝实质对比增强密度开始升高,肿瘤对比增强密度迅速下降;平衡期,肿瘤对比增强密度继续下降,在明显强化的肝实质内又表现出低密度状态。全部对比增强过程呈“快进快出”现象(图 1-20)。

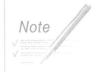

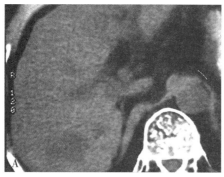
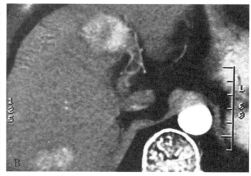
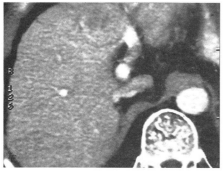

图 1-20 原发性肝癌 CT 表现

A. CT 平扫；B. CT 增强扫描动脉期；C. CT 增强扫描门脉期。动脉期呈高密度，门脉期呈等密度

如发生血管侵犯或癌栓形成，则可见门静脉、肝静脉或下腔静脉扩张，强化的门、腔静脉内出现低密度充盈缺损，病灶内出现动静脉分流现象；胆道系统侵犯，引起胆道扩张；肝门部或腹主动脉旁、下腔静脉旁淋巴结肿大提示淋巴结转移。病灶内出现动静脉分流现象，为肝癌的特征之一。

【转移性肝癌】

转移性肝癌（liver metastasis）是肝脏最常见的恶性肿瘤。肝是胃癌、结肠癌和直肠癌最常见的转移器官。转移癌常保留原发灶的组织结构特征。胆管癌、胃癌和胰腺癌还可经淋巴道转移或直接蔓延侵犯肝脏。临床症状除原发的肿瘤症状外，还出现肝大、肝区疼痛、消瘦、黄疸、腹水等。AFP 多阴性。

（1）CT 平扫：转移灶的大小、数目和形态表现不一，绝大多数为圆形，个别大的病灶可呈不规则或分叶状。平扫多为低密度，如合并脂肪肝，转移灶的密度可高于或等于肝实质。发生钙化或出血，则肿瘤内可见高密度灶，发生液化坏死、囊变，则肿瘤中可见水样密度灶。

（2）CT 动态增强扫描：对比增强扫描动脉期呈不规则边缘强化，门静脉期可出现整个瘤灶均匀或不均匀强化，平衡期对比增强消退。少数肿瘤中央见无增强的低密度，边缘强化呈高密度，外周有一稍低于肝密度的水肿带，构成所谓"牛眼征"（bull eye pattern）。

【肝血管瘤】

（1）CT 平扫：肝血管瘤一般呈单发或多发的圆形或椭圆形低密度灶，边缘较清楚，其密度与门静脉的密度相仿。脂肪肝时，血管瘤可呈等密度或略高密度影。大多数血管瘤的密度较均匀，瘤灶内偶可见高密度不规则钙化。

（2）CT 增强扫描：CT 扫描是诊断和鉴别肝海绵状血管瘤的有效检查方法。通常采用动态CT 或螺旋 CT 多期增强扫描，检查中要求对比剂注射速度要快，开始扫描要快，延迟扫描要长。对比增强后 20~30 秒内的动脉期，以病灶周围局部不连续的结节状强化为特征，其密度与同层腹主动脉和肝血管的密度相仿，增强密度高于正常肝。随着时间推移，病灶内强化灶逐渐融合增大，向病灶中央扩展，而密度逐渐减低。最终整个病灶被造影剂充填，呈等密度，并持续 10 分钟或更长。整个对比增强过程表现出"快进慢出"的特征（图 1-21）。

综上所述，以下三点可作为肝海绵状血管瘤的 CT 诊断标准：①平扫表现为境界清楚的低密

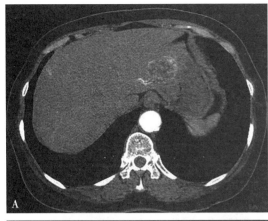
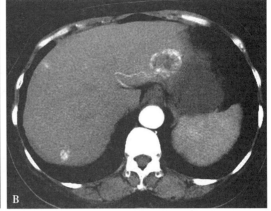
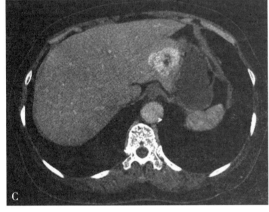

图 1-21　肝左叶血管瘤 CT 表现
A.胃左动脉供血,动态增强早期肝左叶病灶周边见小结节状强化;B.动脉晚期结节样强化更明显;C.门脉期见病灶逐渐由周边向中心强化

度区;②增强扫描从周边部开始强化,并不断向中央扩大,强化密度接近同层大血管的密度;③长时间持续强化,最后与周围正常肝实质形成等密度。

【肝囊肿】

肝囊肿是一种比较常见的肝脏疾病。肝囊肿的病因可能是在发育过程中产生肝内迷走胆管或肝内胆管和淋巴管在胚胎期的发育障碍所致。一般无症状或症状轻微,往往在体检时偶然发现。偶有囊肿破裂、出血。

肝囊肿 CT 典型表现为平扫呈单发或多发圆形或椭圆形均匀低密度影,其边缘光滑,分界清楚,CT 值 0~15Hu。囊壁薄一般不能显示,增强扫描肝囊肿无强化,其边界在周围正常肝实质的衬托下更为清楚,甚至能显示数毫米大小的囊肿(图 1-22)。

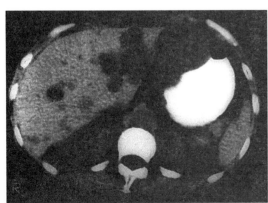
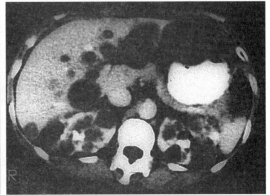

图 1-22　肝囊肿 CT 表现
CT 扫描见肝内多个圆形低密度影,增强无强化

Note

【肝脓肿】

CT 平扫显示肝实质内圆形或类圆形低密度病灶,中央为脓腔,密度均匀或不均匀,CT 值高于水而低于肝。部分脓肿内出现小气泡或气液平面。环绕脓腔可见密度低于肝而高于脓腔的环状影为脓肿壁。急性期脓肿壁外周可出现环状水肿带。增强后脓肿壁呈明显环形强化,其密度高于邻近正常肝实质,而脓腔和周围水肿带无强化。低密度的脓腔和环形强化的脓肿壁以及周围的无强化的低密度水肿带构成了所谓"环征"。"环征"和脓肿内的小气泡为肝脓肿的特征性表现(图 1-23)。

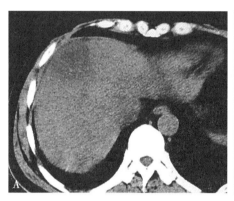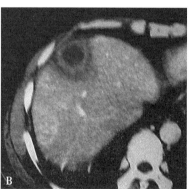

图 1-23　肝脓肿 CT 表现
A. CT 平扫,肝右叶低密度灶;B. CT 增强示病灶环状强化,即"环征"

【肝硬化】

肝硬化是各种原因所致的肝纤维化后期或终末性病变。其病理特征为弥漫性肝小叶结构破坏,大量肝细胞坏死,肝细胞再生及假小叶形成,同时伴有弥漫性纤维化及血管改建。

少数肝硬化 CT 表现为全肝萎缩,更多的表现为右叶萎缩,尾叶及左叶外侧段代偿性增大,两者成反比例改变,肝轮廓边缘显示凹凸不平,肝裂增宽和肝门区扩大以及脾大、腹水、胃底和食管静脉曲张等门静脉高压征象。

【脂肪肝】

脂肪肝是肝脏的一种代谢功能异常,由肝内脂肪过度积聚引起。

脂肪肝累及的部位密度降低,程度与脂肪的沉积量呈明显的负相关,即肝细胞内脂肪含量越高,CT 值越低,严重病例呈明显负值。CT 诊断脂肪肝的标准一般参照脾脏的 CT 值,如果肝脏的 CT 值低于脾脏(肝脾 CT 值之比 <1)即可诊断为脂肪肝,两者的比值可作为衡量脂肪肝程度的参考标准,或随访疗效的依据。弥漫性脂肪浸润表现为全肝密度降低,局灶性脂肪浸润时,该区域的 CT 值明显低于周围正常肝组织,而正常人的肝脏密度是相对均匀的。由于肝的密度降低,衬托之下,肝内血管密度相对高而清楚显示。

(六)胆道系统

1. CT 检查技术

(1) 平扫:胆道系统的 CT 扫描范围需从膈顶到胰头钩突部。扫描前准备与肝脏的 CT 检查检查相同。胆囊扫描层厚一般采取 3~5mm,以更好地显示细小病变。根据需要采用仰卧、左右侧位或俯卧位等变换体位扫描。

(2) 增强扫描:平扫发现胆囊壁增厚或胆囊、胆管内软组织肿块,通常需要进行对比增强扫描。对比增强扫描所用对比剂和方法及扫描程序与肝脏的 CT 增强扫描相同。螺旋 CT 薄层扫描后重建,可进行胆道三维 CT 成像。

2. 正常胆道系统的 CT 表现　平扫胆囊位于肝门下方,肝右叶内侧。横断面表现卵圆形、葫芦形或圆形,直径约 4~5cm,胆囊腔表现均匀水样低密度,CT 值为约 0~20Hu。胆囊壁光滑锐利,厚度约 2~3mm。对比增强检查胆囊腔内无对比强化,胆囊壁表现均匀一致的强化。正常肝内、外胆管大多数 CT 不显示,薄层扫描少数可能显示,平扫表现为小圆形或管状低密度区,与血管影表现相同,对比增强后血管增强而胆管没有增强可以鉴别。

3. 胆道系统疾病的 CT 表现

【胆石症与胆囊炎】

胆结石分为胆固醇性、胆色素性和混合性胆结石。因结石的成分不同,在 CT 上表现为 5 种不同的类型:①均匀密度结石(图 1-24);②均匀略高密度结石;③等密度结石;④环状结石(中间密度低,周围呈环状钙化)或不规则结石;⑤低密度结石,其 CT 值低于胆汁。结石中胆固醇含量越高,其密度越低,胆红素钙越多,密度越高,对于等密度或体积较小的结石,CT 易漏诊。胆总管结石可见上部胆管扩张。在结石部位的层面,扩张的胆管突然消失,同时出现高密度结石,呈"靶征"或"半月征"。合并急性胆囊炎则胆囊增大,胆囊壁弥漫性增厚超过 3mm 并有明显均匀强化,胆囊周围常有环形低密度水肿带或液体潴留。慢性胆囊炎则表现胆囊缩小,胆囊壁增厚,可有钙化,增强扫描有强化。

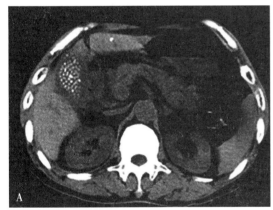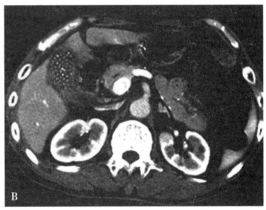

图 1-24　胆囊结石 CT 表现
A. CT 平扫;B. CT 增强。示胆囊内多发小点状结石影

【胆囊癌】

胆囊癌 70%~90% 为腺癌,少数为鳞癌。根据胆囊癌的生长方式不同,可分为乳头型、结节型和浸润型。

CT 对本病的诊断优于 B 超,并能正确评估病变累及的范围,可用于疗效观察及随访等工作。胆囊癌的典型影像学表现是胆囊壁不均匀增厚,胆囊腔内可见软组织肿块,胆囊壁消失或显示不清,以及伴发其他征象(图 1-25)。往往伴有胆囊结石。其 CT 表现依据肿瘤的不同生长方式可分为 4 种:

(1) 浸润型:表现为胆囊壁局限性或非均匀性弥漫增厚,边缘毛糙,凹凸不平,胆囊壁常消失或显示不清,与正常肝组织分界不明确,常伴有早期邻近肝组织低密度转移灶。

(2) 结节型:从胆囊壁向腔内突起呈乳头状或菜花状肿块,单发或多发,肿块明显强化,伴胆囊壁增厚而胆囊腔仍可显示。

(3) 肿块型:胆囊窝内可见实质性密度不均肿块,胆囊腔消失或显示不清,此型多为浸润型进一步发展的晚期表现。

(4) 梗阻型:较多见于胆囊颈部癌肿,早期引起胆囊管阻塞,胆管扩张,可使胆囊积液增大或胆囊萎缩变小,增强扫描有时可见胆囊颈或胆囊管处结节影。

【胆管癌】

原发性胆管癌主要指左右肝管,肝总管以及胆总管的十二指肠上段、十二指肠后段和胰内

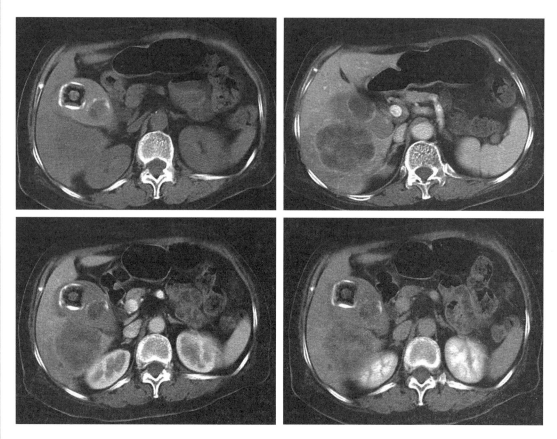

图 1-25　胆囊癌 CT 表现

CT 平扫及增强示胆囊内充满软组织密度影及结石影,结石周围见少量积气。同时见胆囊周围肝实质受侵,不均匀强化

段的原发癌肿。95% 以上的胆管癌为腺癌。胆管癌可发生在胆管的各个部位,发生于左右肝管及其汇合处和肝总管上段 2cm 内的癌肿称为肝门部胆管癌(上段胆管癌),而发生在肝外胆管其他部位的肿瘤则称为肝外胆管癌。其主要症状为黄疸和腹痛,黄疸多呈进行性加深。

CT 检查表现为肝内外胆管不同程度扩张,一般扩张都比较明显。肝门部胆管癌在平扫时,仅表现为肝门部结构不清,明显扩张的肝内胆管或左右肝管突然中断,增强后扩张的肝内胆管表现更为清楚,少数可见密度不均匀减低的肿块影。有时在增强后可见阻塞近端肝外胆管或左右肝管壁增厚,此种表现有利于胆管癌的诊断。如果肿瘤呈结节状突入腔内,则可见扩张的胆管内有结节状软组织影,并可见胆管的中断或变窄,增强后可见结节强化。胆管中下段癌主要表现为胆管壁的增厚,胆管内充盈缺损和大小不等的软组织块影以及伴发的胆管扩张(图 1-26)。胆管癌所致的胆管壁增厚多呈局限性偏心性增厚,最厚可达 5mm 以上,而炎性病变一般不超过 5mm。有时可有肝门部等处淋巴结转移。此外,CT 检查还可发现胆管癌的扩散征象,癌肿向腔外生长突破胆管壁后,造成胆管外的脂肪层消失或界限不清。癌肿常转移至肝脏、胰头、十二指肠和邻近淋巴结,表现出相应 CT 征象。

(七)胰腺

1. 检查技术　检查当日清晨禁食,扫描前口服 1.5%~3.0% 泛影葡胺或饮用水 800ml,于检查前 30 分钟和检查前即刻服完,目的是使胃和小肠充盈,更好地观察胰腺。检查时先做平扫,一般使用 5mm 层厚,增强扫描可更好地显示胰腺病变及其与血管的关系。目前采用的双期扫描非常有利于病变的早期发现。

2. 正常胰腺 CT 表现　胰腺位于上腹部腹膜后肾前间隙内,其周围有脂肪组织。正常胰腺实质密度均匀,略低于脾,增强扫描密度均匀增高,呈带状,横跨于第 1、2 腰椎之前,由头至尾逐

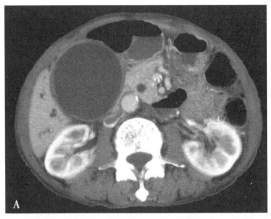
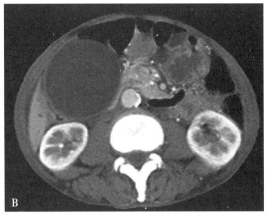
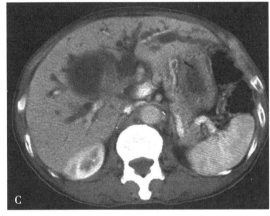

图 1-26 胆总管下端癌 CT 表现

CT 增强示胆总管扩张(图 A),其下一层面示胆总管下端不均匀强化软组织密度影(图 B),肝内胆管明显扩张(图 C)

渐变细。正常胰头、体、尾与胰腺长轴垂直的径线可达 3cm、2.5cm 和 2cm。胰腺轮廓光整,密度均匀,但随年龄增长,脂肪沉积,其轮廓可呈浅分叶。胰腺大小存在一定的差异,60 岁以上老人胰腺逐渐萎缩变细。一般胰尾位置最高,胰体位于中线。钩突是胰头部最低的部分,是胰头下方向内延伸的楔形突出,其前方可见肠系膜上动、静脉,外侧是十二指肠降段,下方为十二指肠水平段。脾静脉沿胰腺体尾部后缘走行,是识别胰腺的标志。胰管位于胰腺偏前部,可不显示或表现为细线状低密度影。

3. 胰腺疾病 CT 表现

【急性胰腺炎】

急性胰腺炎是由于胰腺消化液从胰管管壁及腺泡壁溢出,对胰腺自身组织及血管发生消化作用,并可扩散、侵蚀邻近组织,引起水肿、出血和坏死的病理改变。分为急性水肿型及出血坏死型两种。临床上表现为突发上腹部剧痛并可出现休克,疼痛向腰背部放射,伴有恶心、呕吐、发热等。发病前多有酗酒、暴饮暴食或胆道疾病史,另外,生化、血液学方面也有一定的改变。

CT 检查对急性胰腺炎的诊断有重要作用,对了解病变的范围和程度很有帮助,在提供腹部和后腹膜腔的综合信息方面也颇具优势。急性胰腺炎分为两种:

(1) 急性水肿型(亦称间质型):此型多见,约占 75%~95%。其典型 CT 表现胰腺局部或弥漫性肿大,密度稍减低,胰腺周围常有炎性渗出,导致胰腺边缘不清,邻近肾前筋膜增厚(图 1-27)。

(2) 急性坏死型(包括急性出血型):此型较少见,其病情及预后较水肿型严重。胰腺腺泡坏死、血管坏死性出血及脂肪坏死为急性坏死型胰腺炎的特征性病变。

胰腺的病理发展可能有以下途径:继发细菌感染,在胰腺组织中或胰腺周围形成脓肿;CT 表现与坏死区相似,为局限性低密度灶,出现气体是脓肿的特征。如历时较久,可转变为假性囊肿,CT 可见边界清楚的囊状低密度区。

Note

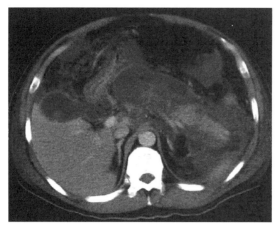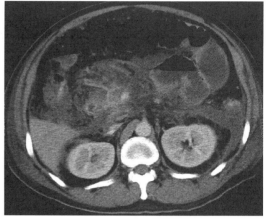

图 1-27   急性胰腺炎 CT 表现

CT 示胰周模糊,可见大量渗出,肾前筋膜增厚,胆囊内见高密度影

【慢性胰腺炎】

CT 表现为胰腺局部增大或萎缩,胰管不规则扩张,胰腺实质内可见细微沙砾样或条状钙化,胰管结石表现为扩张的胰管内呈串珠状分布的高密度结石影(图 1-28)。合并假性囊肿形成时表现为边界清楚的囊状低密度区,其多位于胰腺腹侧,囊肿可大可小,其壁可有钙化,增强后囊壁可轻度强化。

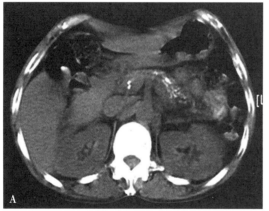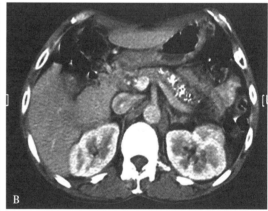

图 1-28   慢性胰腺炎 CT 表现

A. CT 平扫;B. CT 增强扫描。胰腺萎缩,可见多个点状高密度影

【胰腺癌】

胰腺癌是胰腺最常见的恶性肿瘤,男性多于女性,好发于 50~70 岁,肿瘤可发生于胰腺任何部位,以胰头最多见,约占 60%~70%。由于胰腺淋巴引流丰富和缺乏胰周包膜,肿瘤易出现其他脏器或淋巴结的转移。胰腺癌 CT 表现为:

(1)胰腺肿块:为胰腺癌最常见征象。肿瘤的密度常与胰腺的密度相等或略低,故平扫易发生漏诊。应特别注意胰腺轮廓外形的改变,胰头不规则、轻度增大或有小的局部隆起,钩突圆隆、密度不均或低密度均应高度怀疑肿瘤。由于胰腺癌是少血管性肿瘤,增强扫描时肿瘤强化不明显,呈相对低密度。正常胰腺组织无论是在增强效果还是在增强速度方面均强于肿瘤组织。

(2)胆管、胰管扩张:胆管、胰管扩张可形成“双管征”,扩张程度较慢性胰腺炎重,胰管多呈“串珠状”扩张。可伴有胰体尾萎缩或引起远端潴留性假囊肿。少数胰头癌仅表现为单一胆管或胰管的扩张。

（3）胰周脂肪间隙消失：提示胰腺肿瘤包膜外侵犯，以胰后脂肪间隙消失常见。

（4）胰周血管受累：表现为肿瘤浸润血管，致血管增粗，边缘不规则或血管被肿瘤包埋，形成血管外环晕影或软组织块影；侵及脾动脉致脾梗死，可有相应征象。

（5）转移及邻近脏器受累：胰周、腹膜后、肝门淋巴结和肝内可发生转移。部分患者可见腹水。

（6）脾大：侵及脾静脉常导致胰源性门静脉高压（图 1-29）。

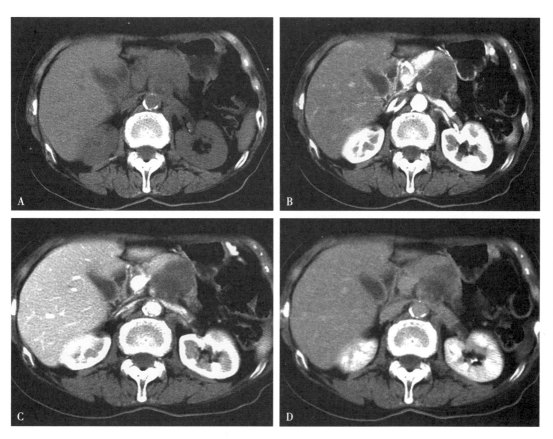

图 1-29　胰腺癌 CT 表现

A. CT 平扫，胰腺体部饱满，密度不均，中心为低密度；B、C、D. CT 增强扫描，胰腺体部轻度强化的低密度影，腹膜后淋巴结转移

（八）脾脏

1. 检查技术　CT 扫描采用与肝扫描相同的技术，对于小病灶，可使用薄层扫描，对 CT 平扫发现的可疑或等密度病变应行增强扫描进一步观察。

2. 正常脾脏 CT 表现　正常脾前后径平均为 10cm，宽为 6cm，上下径为 15cm。平扫近似于新月形或内缘凹陷的半圆形，密度均匀，略低于肝。正常脾内侧缘常有小切迹，脾门处可见大血管出入，增强扫描动脉期脾不均匀强化，门静脉期和实质期脾的密度逐渐变均匀。

3. 脾脏疾病的 CT 表现

【海绵状血管瘤】

脾脏海绵状血管瘤的 CT 征象同肝血管瘤，CT 平扫表现为边界清楚的低密度或等密度肿块，可能有少许钙化存在，增强扫描时与肝血管瘤可相似，也可呈不均匀轻度强化。

【恶性淋巴瘤】

恶性淋巴瘤 CT 表现：①脾大；②多发或单发稍低密度灶，边界不清；③增强后轻度不规则强化，因强化速度和程度低于正常脾实质，而显示边界清楚低密度；④同时可伴有腹膜后淋巴结肿大（图 1-30）。

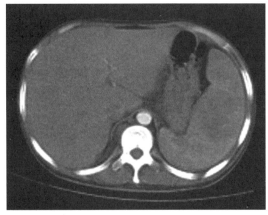
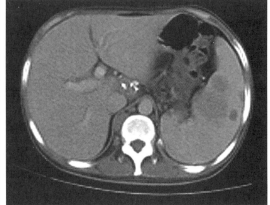
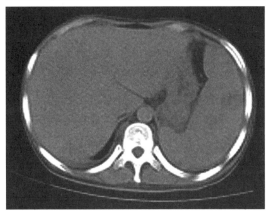

图 1-30　脾脏淋巴瘤 CT 表现
脾脏结节状稍低密度影,轻度强化

【脾囊肿】

征象同肝、肾囊肿,其征象难以与囊性脾转移瘤鉴别。往往为单发,圆形或卵圆形,边界清楚,CT 上密度低而均匀,CT 值 0~15Hu,外伤性囊肿内由于出血和机化,囊内密度高于水,寄生虫性囊肿常可见囊肿壁弧形钙化。

【脾脓肿】

脾脓肿是细菌侵入脾内形成的局限性化脓性感染。其 CT 表现为脾内局限性低密度灶,密度不均,内可见液气面,脓肿壁平扫为等密度,增强后脓肿壁强化,多发性脾脓肿可表现为多而小的低密度灶,灶内可见点状稍高密度灶,增强后无钙化。

【脾梗死】

脾梗死系脾动脉或其分支的栓塞造成局部组织的缺血坏死。其 CT 的典型表现为楔形低密度影,尖端指向脾门,基底位于脾包膜下,梗死形态亦可呈圆形或不规则形,增强后无强化(图 1-31)。

四、MRI

磁共振成像(magnetic resonance imaging,MRI)是利用原子核在磁场内共振而产生影像的一种成像方法。因其无射线辐射,可进行多方位观察且软组织分辨率高而广泛应用于腹部检查,是肝脏诊断和鉴别诊断的重要影像学方法。尽管 MR 技术日新月异,扫描序列品种繁多,但是根据自身机器条件和肝脏病变的具体情况,合理选择成像参数和伪影抑制技术仍然是获得高质量肝脏 MRI 的基础和保证。

1. 检查前准备　扫描前 4 小时禁食禁饮。可于扫描前 30 分钟口服胃肠道对比剂,如 5%甘露醇水溶液 1000ml 或氧化铁胶体溶液。训练患者屏气和平静呼吸。

2. 线圈选择及患者体位　可选用体部相控阵列线圈、表面线圈或体部线圈。患者取头先进

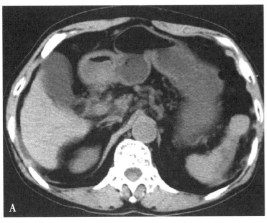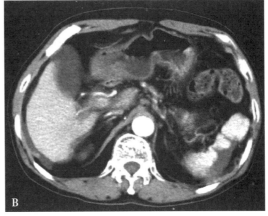

图 1-31　胰腺炎及脾梗死 CT 表现

A. CT 平扫；B. CT 增强扫描。脾脏可见楔形低密度影，尖端指向脾门，增强未见强化

仰卧位，双臂平放于身体两旁。必要时应用呼吸门控技术或屏气。

3. 成像方法　常规成像方位为横断面和冠状面，必要时加做矢状面成像以明确病变的位置关系。目前应用于腹部的扫描序列有自旋回波序列（spin echo，SE）、梯度回波序列（GRE）和反转恢复序列（IR）等。快速成像如快速自旋回波序列（fast spin echo，FSE）、单次激发快速自旋回波序列（single-shot fast spin echo，SSFSE）、小角度激发快速梯度回波序列（fast low angle shot，FLASH）、稳态旋进快速成像序列（fast imaging with steady state precession，FISP）和平面回波成像序列（EPI）等在腹部应用日益广泛。

（一）肝脏

1. 检查技术

（1）MRI 平扫：常进行轴位和冠状位扫描。扫描范围自膈顶到肝下缘，扫描常规采用 SE 序列，包括了 T_1WI 和 T_2WI，必要时辅以脂肪抑制序列，以进一步鉴别病灶内是否存在脂肪组织。

（2）MRI 增强扫描：平扫发现病变难以鉴别时可进行对比增强。造影剂 Gd-DTPA，总量为 15~30ml，注射速度 2~3ml/s。最好采用 MR 专用压力注射器，可选用 SmartPrep 技术。对比增强后，可进行多期扫描，获得肝实质增强的各时相 MRI；为了准确选择延迟时间，可通过注射小剂量 Gd-DTPA 做预试验，测腹主动脉增强峰值的时间，获得清晰的肝动脉、门静脉和肝静脉全貌 MR 血管成像，为肝占位性病变的鉴别诊断或更清晰显示肝血管提供更有价值的信息。

（3）扫描序列的选择：鉴别脂肪成分可应用脂肪抑制技术如 STIR，若病灶 SE T_1WI、T_2WI 高信号区转变为低信号则说明其含有脂肪；应用水抑制技术 FLAIR 可鉴别血管瘤和单纯性囊肿，胆系梗阻扩张常规应用磁共振胰胆管成像 MRCP。近来，肝脏弥散成像（diffusion-weighted imaging，DWI）及灌注成像（perfusion-weighted imaging，PWI）也开始应用于肝脏肿瘤的诊断及鉴别诊断。

（4）肝组织特异性造影剂

1）超顺磁性氧化铁（SPIO）：它是网状内皮细胞特异性对比剂，该对比剂被正常肝内 Kupffer 细胞摄取，使肝实质在 T_2WI 信号明显降低，而不含 Kupffer 细胞的病变组织则保持原来相对高信号，从而增加肿瘤的检出率。目前临床应用的 SPIO 有 Ferumoxides（AMI-25）、SHU555A 等。

2）肝细胞造影剂：包括 Mn-DPDP、Gd-DTPA-BOPTA 和 Gd-EOB-DTPA 等。它能被正常肝细胞摄取并经胆道分泌。主要适合 T_1WI 成像，增强表现为肝脏信号明显上升，而非肝细胞性肿瘤不吸收对比剂，信号无明显变化，易于检出病灶，尤其对肝微小转移瘤的检出率明显提高。

3）超微颗粒顺磁性氧化铁（USPIO）：能长时间滞留于血池中，为血池造影剂。

4）单克隆抗体特异性造影剂。

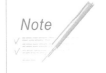

Note

2. 正常肝脏 MRI 表现　　在 T₁WI,肝实质呈中等信号强度,与胰和脊髓的信号强度相仿,但高于脾和肾。在 T₂WI 肝实质的信号强度与肌肉相仿,但明显低于脾和肾脏。顺磁性造影剂 Gd-DTPA 增强可使正常肝实质的信号强度明显增高,而超顺磁氧化铁造影剂 SPIO 增强使正常肝实质的 T₂WI 信号强度明显降低,肝细胞造影剂增强使肝实质 T₁WI 信号明显增高。

在 T₁WI 和 T₂WI,肝静脉和门静脉及其主要分支因血液的流空效应而呈条状或分支状无信号区。有时受缓慢血液和涡流的影响可呈较高信号,可借助 T₂ 加权奇、偶数回波图像加以识别,缓慢血流和涡流在偶数回波图像上呈高信号,而在奇数回波图像上呈低信号。采用流动补偿技术可增加血管结构的信号强度。MR 平扫对肝动脉的显示率较低。MRA 能较好的显示肝动脉、门静脉、肝静脉和下腔静脉的全貌。肝门区的左、右肝管在 T₁WI 呈略低信号,在 T₂WI 呈高信号。肝裂中的脂肪在 T₁WI 和 T₂WI 均呈高信号,而其间的韧带在 T₁WI 和 T₂WI 均呈低信号。由于 MRI 可多方位成像且软组织分辨率高,故很易区分肝的叶、段和显示肝脏与横膈、胸膜腔、肺底以及邻近其他脏器和血管的关系(图 1-32)。肝胆及腹部其他组织的信号强度特点如表 1-6 所示。

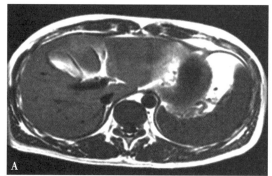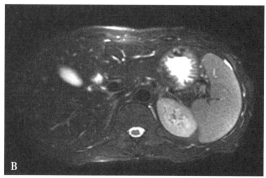

图 1-32　正常肝脏 MRI 表现

A. T₁WI;B. T₂WI

表 1-6　肝胆及腹部其他组织信号强度特点

组织	T₁ 加权相(T₁WI)	T₂ 加权相(T₂WI)	质子密度加权相(PdWI)
脂肪	白	灰白	白
肌肉	黑灰	黑灰	黑灰
气体	黑	黑	黑
血管	黑	黑	黑
肝脏	灰白	黑灰	灰
脾脏	灰	灰	灰
胆管	黑	灰白	黑

3. 肝脏疾病的 MRI 表现

【原发性肝癌】

肝细胞癌在 T₁WI 呈稍低或等信号,肿瘤内高信号提示有瘤内出血或肿瘤局部显著的脂质聚积,坏死囊变则出现低信号。在 T₂WI 上多呈高信号。巨大肿块时 T₁WI 和 T₂WI 信号多不均匀。肝癌的脂肪变性是其病理特征之一,小肝癌单结节型脂肪变性最为常见。假包膜在 T₁WI 上表现为环绕肿瘤周围的低信号环。Gd-DTPA 对比增强多期扫描中肿块增强表现与 CT 相同。包膜强化可见于动态增强的各个时期,以门静脉期和延迟期包膜强化较清晰。包膜强化呈环形高信号带,厚薄不一,完整或不完整(图 1-33)。包膜的显示高度提示肝细胞癌,肝内占位性病变除肝腺瘤可见包膜外,肝血管瘤、转移性肝癌、肝脏局灶性结节增生(focal nodular hyperplasia,FNH)

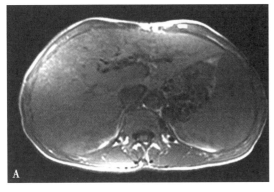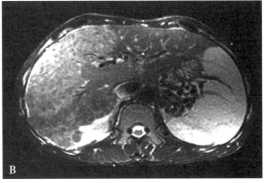

图 1-33 肝细胞癌 MRI 表现

A. SE T_1WI；B. FSE T_2WI。等 T_1 长 T_2 信号

一般无包膜形成。用超顺磁性氧化铁增强后，正常肝实质的 T_2WI 呈低信号，而肿瘤则表现为相对高信号，从而提高肝肿瘤的检出率。

【转移性肝癌】

T_1WI 上多呈低信号，T_2WI 上呈中等高信号。其特征性表现是"靶征"或"牛眼征"，即在 T_2WI 上病灶中心可见到更高信号，这与坏死或出血有关（图 1-34）；约 20% 患者有瘤周水肿，表现为瘤周"光环征"，即在 T_2WI 病灶周围略高的信号环。黑色素瘤肝转移灶信号特别，在 T_1WI 呈高信号，而在 T_2WI 呈低信号。有些转移灶因其内有新的出血或肿瘤分泌含蛋白的黏液而在 T_1WI 呈高信号。肝转移癌可接受肝动脉和门静脉的双重供血。大多数肿瘤血供不太丰富，门脉期易显示病灶，其典型表现为病灶边缘环形强化（图 1-34），可有壁结节强化。大的病灶可侵犯血管，但是很少有癌栓形成。可有腹腔淋巴结转移。

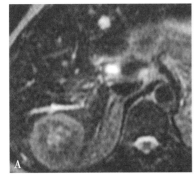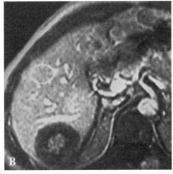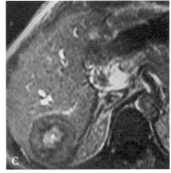

图 1-34 转移瘤 MRI 表现

A. T_2WI，"靶征"；B. 门脉期；C. 实质期

【肝血管瘤】

肝血管瘤在本质上是一个极其缓慢流动的血管湖，其 MRI 表现颇为典型，呈圆形或卵圆形，边界清楚。在 T_1WI 上病灶呈均匀的低信号，T_2WI 上表现为均匀的高信号，在多回波 T_2 加权像上（TR 2000，TE 30、60、90、120），随着 TE 的延长，肝血管瘤的信号逐渐增高，在重度 T_2 加权像上（TE 120~150），肿瘤呈明显高信号，表现为甚白、甚亮，称之为"灯泡征"（图 1-35）。少数病灶在重度 T_2 加权像上信号强度可有所衰减。Gd-DTPA 对比增强后行动态扫描，肿瘤亦从边缘强化，逐渐向中央扩展最后充盈整个肿瘤，形成高信号的肿块。

【肝囊肿】

T_1WI 呈低信号区，信号强度均匀，边界锐利；在 T_2 加权图像上，肝囊肿呈均匀高信号改变，边界清楚。Gd-DTPA 增强后 T_1 加权像囊肿不强化。由于肝囊肿内含水量达 95% 以上，T_1 和 T_2

Note

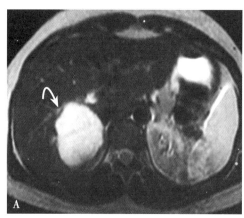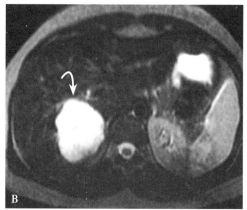

图 1-35　血管瘤 MRI 表现

A. T_2WI,TE=60 毫秒;B. TE=120 毫秒,随着 TE 的延长,肝血管瘤的信号逐渐增高

的弛豫时间比海绵状血管瘤更长。

【肝脓肿】

肝脓肿在 MRI 的形态表现与 CT 所见相似。大多数肝脓肿的脓腔在 T_1 加权像上呈明显或相对肝实质的低信号,在 T_2 加权像上多表现为明显高信号,少数为等信号或相对高信号。脓肿壁的信号强度 T_1WI 高于脓腔而低于肝实质,表现为较厚的圆环状稍高信号区,称"晕环征"。晕环周围的肝水肿 T_2WI 呈明显高信号。Gd-DTPA 对比增强后,脓肿壁呈环形强化。

【肝硬化】

在 MRI 上的肝脏大小、形态改变和脾大、门静脉高压征象与 CT 相同。肝实质内血管分支细小,肝脏的信号可均匀或不均匀。肝硬化伴有肝炎或脂肪肝时肝内信号不均匀,

【脂肪肝】

轻度脂肪肝 MRI 表现可正常。明显的脂肪肝 T_1WI 和 T_2WI 可出现肝实质信号增高,采用脂肪抑制序列扫描可使肝信号降低。

(二)胆道系统

1. MRI 检查技术

(1)普通扫描:胆管的普通 MRI 扫描,常规采用 SE 序列的 T_1WI 和 T_2WI 扫描,除了行轴位扫描外,可根据需要增加冠状位或矢状位扫描。鉴别有困难的占位性病变,也可进行对比增强检查。

(2)MR 胆胰管造影:胆管梗阻的病例,一般进行常规扫描后,都需要进行 MR 胆胰管造影(MRCP)进一步观察。MRCP 技术是以重 T_2 加权脉冲序列为基础,使具有长 T_2 弛豫时间的静止或慢流速的液体,如胆汁、胰管内液体显示为高信号,而使具有较短 T_2 弛豫时间的实质性器官如肝脏和快速流动液体(血液)呈低信号。因此,使高信号的胆、胰管在低信号的背景下显示。

2. 正常胆道系统 MRI 表现　　MRI 检查轴位胆囊形状与 CT 表现相同,冠状位表现为长圆形影,位于肝门部。胆囊内信号均匀,T_1WI 呈低信号,T_2WI 呈高信号,边缘光滑锐利。MRCP 多数胆囊都能清晰显示,正常胆囊内含有胆汁,表现为极高信号,信号均匀,边缘光滑。

正常胆管内含有胆汁,普通 MRI 扫描 T_1WI 呈低信号,T_2WI 呈高信号,表现圆形或管状影像。MRCP 所见胆系结构影像清晰,表现为边缘光滑整齐,均匀的高信号。显示的胆囊和胆管大小、形态与 PTC 和 ERCP 相同。

3. 胆道系统疾病的 MRI 表现

【胆石症与胆囊炎】

胆囊结石在 T_2WI 上呈无信号或低信号灶。在 T_2WI 上,高信号的胆囊内可清楚显示低信号

的充盈缺损。T_1WI 结石可呈低信号、混杂信号和高信号。胆管结石,特别是胆总管结石,MRCP 既可观察到低信号的结石及其部位、大小、形态、数目等(图 1-36),又能显示胆管扩张及其程度。胆囊炎也表现胆囊增大,胆囊壁增厚。增厚的胆囊壁因水肿而出现 T_1WI 低信号,T_2WI 高信号。

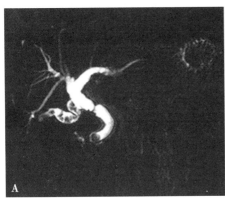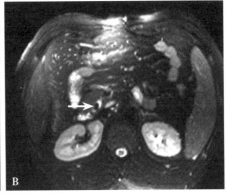

图 1-36 胆总管下端结石

A. MRCP 示胆总管下端低信号影,胆总管呈杯口样充盈缺损;B. 轴位 T_2WI 示胆总管下端低信号结石影

【胆囊癌】

MRI 诊断胆囊癌的敏感性和特异性高于 B 超和 CT 检查。其 MRI 表现与 CT 相似,肿瘤在 T_1WI 呈不均匀稍低或等信号,T_2WI 呈中等度的高信号,强化较明显,且持续时间较长,与典型的肝细胞癌"速升速降"型强化不同,增强后可见胆囊壁局部不规则增厚和壁结节,病灶局部黏膜层破坏。T_2WI 上胆囊周围脂肪层的改变值得注意,局部脂肪层的消失提示邻近组织的侵犯。同时可显示淋巴结转移和胆道扩张。

【胆管癌】

主要表现为不同程度和范围的胆管扩张,胆管壁的增厚和(或)肿块。胆管扩张表现为 T_1WI 低信号;T_2WI 明显高信号。肿瘤表现为 T_1WI 低信号;T_2WI 不均匀稍高信号的软组织肿块。MRCP 在显示胆管扩张方面与 PTC 相同,同时显示胆管内不规则软组织肿块,胆管不规则狭窄或阻塞(图 1-37)。

(三)胰腺

1. MRI 检查技术　扫描时可选用横断位 SE 序列 T_1WI、FSE 序列 T_2WI、GRE 序列 T_1WI 以及动态增强 GRE 序列 T_1WI,上述各种序列中可增加脂肪抑制。MRCP 能完整、清晰地显示主胰管的全程及部分分支,可全面立体地显示梗阻性黄疸的梗阻平面、程度和胰管扩张的情况。

2. 正常胰腺 MRI 表现　不同的磁场强度及不同的扫描序列,产生不同的 MRI 信号,因而得到不同的胰腺 MRI 图像。磁场强度 0.3~1.5T 时,T_1 加权胰腺信号与肝脏相似,为中等信号,高于脾,T_2 加权与肝的信号相仿,为中低信号,低于脾。在 FLASH 图像上,正常胰腺表现为与肝脏一致的等信号,T_1 加权脂肪抑制 SE 成像图像上,正常胰腺则呈高于肝脏的高信号,注射造影剂后,胰腺呈均匀一致的毛细血管染色,信号强度高于肝脏和其周的脂肪组织,注射造影剂 10 分钟后,在 FLASH 图像上,胰腺信号低于脂肪。正常胰腺及邻近组织、器官的解剖断面表现则与 CT 相同(图 1-38)。

3. 胰腺疾病的 MRI 表现

【急性胰腺炎】

MRI 表现为胰腺增大,T_1WI 上表现为胰腺信号减低,T_2WI 上则增高,T_2WI 脂肪抑制像上信号不均匀.增强扫描为不均匀强化。由于胰腺周围脂肪组织水肿,胰腺边缘多模糊不清。胰周积液时在 T_1WI 上呈低信号,在 T_2WI 呈高信号。出血使 T_2 延长而 T_1 缩短,在 T_1WI 和 T_2WI 上

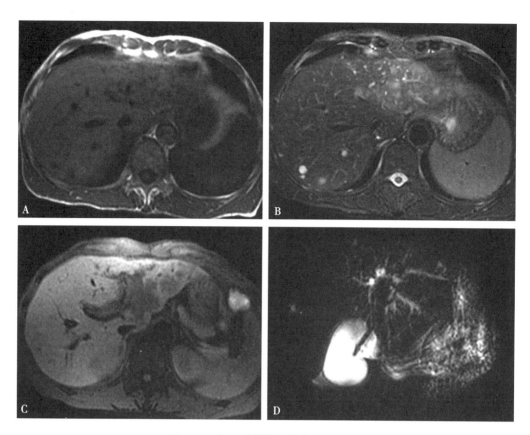

图 1-37　肝左叶胆管细胞癌 MRI 表现

MRI 平扫示肝左叶长 T_1 稍长 T_2 信号影(图 A、B),增强后见不均匀强化(图 C),MRCP 示肝左叶胆管轻度扩张(图 D)

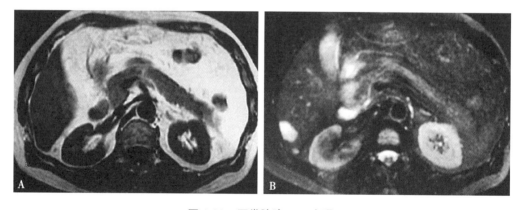

图 1-38　正常胰腺 MRI 表现

A. T_1WI；B. T_2WI

都表现为高信号,并随着血红蛋白变化而变化。假性囊肿呈长 T_1、长 T_2 的圆形、边界清楚、壁厚的囊性病变,囊内信号可不均匀。

【慢性胰腺炎】

　　MRI 检查可显示胰腺的大小和形态改变,胰管串珠状扩张及胰腺周围筋膜增厚等。由于慢性胰腺炎时胰腺的纤维化,在 T_1WI 脂肪抑制像和 T_2WI 上均可表现为低信号区。在动态增强 MRI 上,纤维化区没有强化或强化不明显。慢性胰腺炎合并假囊肿时,T_1WI 表现为局限性囊状低信号区,T_2WI 显示为囊状高信号区。

【胰腺癌】

　　MRI 表现为:

（1）局部肿块：T_1加权像多为低信号,和胰信号相似。T_2加权像为稍高信号,T_1加权脂肪抑制 SE 图像可在高信号正常胰腺组织衬托下显示小的低信号肿瘤。T_2加权对肿块的检出率不高,T_1加权静脉增强后因胰腺组织明显增强而肿瘤无明显强化而显示更清楚(图 1-39)。

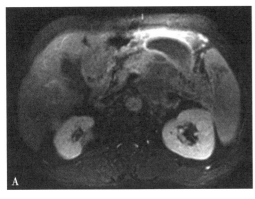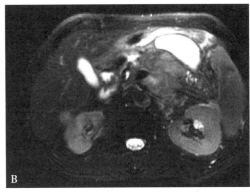

图 1-39 胰腺癌 MRI 表现

A. T_1WI；B. T_2WI。胰腺体尾部可见长 T_1 稍长 T_2 信号影,腹膜后淋巴结肿大

（2）胰胆管扩张：扩张的胰管与 CT 表现一样,胆管扩张在 T_1 加权像上为低信号,T_2 加权像为高信号。MRCP 可以直观地显示胰管梗阻的部位、形态、程度。

（3）淋巴结侵犯：SE T_2WI 脂肪抑制像和动态增强实质期 T_1WI 脂肪抑制像能够清楚显示淋巴结转移的情况,表现为中等程度的高信号。

（四）脾脏

1. 正常脾脏 MRI 表现　横断面上与 CT 表现类似,冠状面上在显示脾的大小、形态及其与邻近器官的关系上优于 CT。脾脏的信号是均匀的,由于脾脏的血窦较肝脏更为丰富,故 T_1 及 T_2 弛豫时间比肝、胰长,而与肾相似。脾门血管呈黑色流空信号,易于辨认。

2. 脾脏疾病的 MRI 表现

【海绵状血管瘤】

由于肿瘤内具有瘤样扩张的血管成分,血流缓慢,T_1WI 上表现为境界清楚的低信号区域,T_2WI 呈明显高信号。Gd-DTPA 增强后大多数瘤灶明显强化。

【恶性淋巴瘤】

可仅表现为脾脏弥漫性增大,也可表现为单个或多个大小不等的圆形肿块,边界不清,在 T_1WI 及 T_2WI 表现为不均匀性混杂信号,增强扫描病灶轻度强化,信号较正常脾脏为低,典型者可呈"地图"样分布,可伴有腹膜后淋巴结肿大。

【脾囊肿】

MRI 上囊内容物为均匀水样信号,Gd-DTPA 增强后囊液及囊壁无强化表现,MRI 不能显示囊壁的钙化。

【脾脓肿】

典型脾脓肿的脓腔表现为圆形长 T_1 低信号和长 T_2 高信号。Gd-DTPA 增强后脓肿壁呈环形强化,壁厚、均匀一致,边界清楚,有时可见多房状强化。如果在脓腔内见到低信号气体影或不同信号强度的分层现象,是脾脓肿的特征性表现。

【脾梗死】

MRI 上梗死区的信号强度根据梗死时间长短可有不同表现。急性和亚急性梗死区在 T_1WI 和 T_2WI 上分别为低信号和强信号区,慢性期由于梗死区有瘢痕组织和钙化形成,在 MRI 各种序列上均呈低信号改变。对于常规 T_1WI、T_2WI 诊断困难者,还可行屏气快速梯度回波 Gd-DTPA 增强扫描,以进一步观察定性。

Note

五、PET-CT

正电子发射计算机断层显像（positron emission tomography-computed tomography，PET-CT）是一种把标记有反映生命基本活动的生物分子，即放射性标记物注入人体后，在体外进行体内生物化学反应观察的技术，为临床提供更多的生理和病理方面的诊断信息，因此，称之为分子显像或生物化学显像。[18]F-FDG 是当前 PET-CT 肿瘤显像最常用的示踪剂。其代谢途径与葡萄糖相似，肿瘤组织由于代谢速度快，将会摄取更多的 FDG。肿瘤的代谢改变早于结构改变，因此 PET 显像往往比 CT 和 MRI 更早发现病变。

国内外经验证实，[18]F-FDG PET 显像在肠道恶性肿瘤的诊断分期、疗效观察、有无复发与瘢痕鉴别方面具有较高的临床价值。

（胡道予）

第三节 内 镜

一、胃肠镜

自 19 世纪第一台内镜问世以来，内镜的发展经过了硬式内镜、纤维内镜和电子内镜等阶段，目前已成为诊断消化系统疾病的一项极为重要的手段（图 1-40）。根据检查部位的不同，内镜可分为胃镜、十二指肠镜、小肠镜、结肠镜、胆道镜等。内镜检查不仅可以直视观察消化道黏膜，还能在直视下取活检。随着内镜设备的不断改进，放大内镜、窄带成像、激光共聚焦内镜等技术也已投入临床使用，有效地提高了病变的检出率。

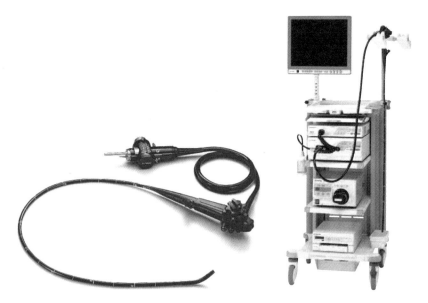

图 1-40 内镜、视频处理器和显示器

胃肠镜检查（治疗）是侵入性的，其过程有一定不适或痛苦。为避免患者的恶心、呕吐、躁动等不配合现象，减少胃肠蠕动，以便于观察和处理病灶，可在严密的监护下，经静脉给予适量的速效镇静剂和麻醉剂，使患者在不知不觉之中完成胃肠镜检查。胃肠镜检查（治疗）结束后，患者一般在短时间内便可苏醒，通常没有不适感。

（一）胃镜

胃镜（gastroscopy）一般长约 90cm，可到达十二指肠降部的近段，主要用于食管、胃、十二指

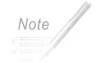

肠球部的观察及治疗。胃镜不仅可对消化道管腔进行直接观察、摄影,还可在直视下取活检,是诊断上消化道疾病最常用和最准确的方法(图 1-41)。

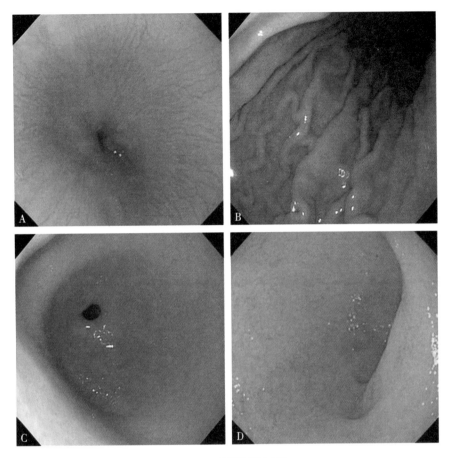

图 1-41 正常胃镜图像
A. 食管下段;B. 胃体;C. 胃窦;D. 十二指肠球部

1. 胃镜的适应证和禁忌证

(1) 胃镜的适应证:①凡有上消化道症状,怀疑有上消化道疾病者;②上消化道大出血的病因诊断以及镜下治疗;③需要随访的上消化道病变(如胃溃疡、萎缩性胃炎等癌前病变);④判断药物对某些疾病(如消化性溃疡)的治疗效果;⑤需要内镜治疗者(如食管早期癌、食管狭窄、消化道息肉及隆起性病变、消化道异物);⑥术后需要定期随访者(如食管早期癌黏膜剥离术后、胃大部切除术后)。

(2) 胃镜的禁忌证:在大多数情况下,胃镜的禁忌证是相对的。患有心、脑、肺疾病而胃镜检查适应证较强的患者,医生需在充分了解患者病情后作出判断,评估胃镜的风险性,如确有必要行胃镜检查,应做好充分的术前准备,术中安置心电监护,监测血氧饱和度,以保证操作的安全,最好有麻醉科医师或专科医师在场协助操作。对不能配合操作的精神病患者,可在病情平稳时检查,或在精神病专科医师及麻醉科医师协助下完成检查。

绝对禁忌证:①严重心、肺疾病;②上消化道严重化学性损伤急性期;③上消化道穿孔急性期;④急性重症咽喉部疾病内镜不能插入者;⑤主动脉瘤;⑥脑卒中;⑦体质极度衰弱;⑧患者不予合作或严重精神失常。

相对禁忌证:①心、肺功能不全;②消化道出血,生命体征尚不稳定;③有出血倾向,血红蛋白 <50g/L;④高度脊柱畸形、巨大食管、十二指肠畸形。

2. 术前准备

（1）与患者及家属充分沟通,告知胃镜检查的必要性、操作过程和可能的风险,签署胃镜检查同意书。

（2）术前应禁食 6 小时以上,如有胃流出道梗阻,则需禁食 2~3 天,必要时行洗胃、胃管引流等。一般患者检查前 1 日晚餐正常进食,检查当日晨起后禁食、禁饮,保持空腹状态。重症及体质衰弱患者,术前应补液。

（3）检查前核对患者姓名、性别及年龄,详细了解病史及检查目的,确认有无手术史,是否接受过胃镜检查,评估操作风险;询问药物过敏史以便选择恰当的麻醉及镇痛方式;行无痛胃镜检查者,应有家属陪同。

（4）检查所用设备是否调试正常,活检钳、细胞刷、止血药物、抢救药物是否准备好。

（5）检查前嘱患者解开领口、放松腰带,取掉眼镜及活动义齿。患者取左侧卧位,双膝屈曲。放置好铺巾,嘱患者轻轻咬住口垫。告知患者如何配合操作。

（6）危重患者应有医生陪同检查,留置静脉输液通道,准备好必要的抢救药品,以便必要时在内镜中心展开抢救;检查前给予吸氧、心电监护。

3. 术中注意事项

（1）检查过程中,应将胃内的黏液及泡沫冲洗并抽吸干净。

（2）适度的充气,充分暴露胃黏膜,以免漏诊。

（3）动作轻柔,避免造成消化道黏膜的损伤。

（4）检查结束时,应吸尽胃内空气,避免胃过度胀气给患者带来的不适感。

4. 术后处理

（1）擦净唾液,搀扶患者离开检查台,注意患者一般情况,仔细观察有无并发症发生。行无痛胃镜的患者转运至复苏室观察,直到完全清醒,由家属或专人陪同离院或返回病房,检查后禁止从事驾驶、高空作业等活动。一般术后 30 分钟可进食;取活检者,术后 1 天内宜进食低温流质或半流质饮食;如有不适,应及时就医。

（2）及时、准确地填写胃镜报告和病检申请单,注意核对姓名及检查内容。内镜报告用词应符合规范,报告应真实、全面、客观,既不能遗漏也不能杜撰。

5. 并发症　常规胃镜检查经过多年的临床应用,其安全性已得到了证实,并发症发生率极低。大多数并发症发生在治疗性内镜操作中。随着内镜技术的发展和设备的不断完善,胃镜并发症的发生率逐年下降,但若适应证掌握不严、操作不慎、患者配合差或个别患者体质异常,仍有出现并发症的风险。

（1）出血:常见原因有:①内镜擦伤消化道黏膜;②活检时取材过深;③患者剧烈恶心呕吐导致食管贲门黏膜撕裂;④原有病灶（如食管胃底静脉曲张、胃溃疡血管显露）受到激惹或被误取活检等。少量渗血大多能自行停止,渗血较多时可喷洒止血药物或电凝止血。大量出血应留院观察,必要时住院止血治疗。

（2）穿孔:常见原因有:①检查者盲目进镜、操作粗暴或技术不熟练;②原有深溃疡、憩室、肿瘤等病变,检查时注气过多引起穿孔;③活检操作不当。穿孔一旦确诊应及时处理。

（3）感染:与胃镜检查相关的感染很少,国外有报道患者在使用超剂量镇静剂后出现吸入性肺炎。引起吸入性肺炎的其他原因包括胃潴留、大量胃出血、年老体弱等。内镜器械消毒不严可造成交叉感染,现症感染的患者对操作者和后续的患者是潜在的感染源,内镜及其附件是潜在的传播媒介,因此对内镜器械应进行严格的消毒。

（4）咽喉部损伤:进镜时患者体位不正、颈部过度后仰、精神过度紧张,操作者不熟练、动作粗暴、用力过大等,可造成咽喉部擦伤,导致感染、脓肿,出现咽喉部疼痛、声音嘶哑,甚至发热。

（5）下颌关节脱臼:常见原因是安置口垫时张口过大。习惯性下颌关节脱臼者更易出现。

发现后可行手法复位。

（6）喉头痉挛：多因胃镜误入气管所致，患者可立即出现剧烈咳嗽、哮鸣、呼吸困难、面色发绀等。此时应立即拔镜，给予吸氧，患者多能迅速缓解。再次进镜前应让患者休息片刻。

（7）心脑血管意外，呼吸抑制：原有严重心脑血管疾病的患者，结肠镜应慎重进行。一旦出现呼吸、心跳停止应立即实施心肺复苏等。

（8）其他：拔镜困难、癔症发作、腮腺肿大等。

（二）结肠镜

结肠镜（colonoscopy）可以检查从肛门到末段回肠的下消化道，对肠管的观察直观、准确，可以在直视下取活组织检查，并对某些肠道疾病进行镜下治疗（图1-42）。当前，结肠镜已广泛应用于临床工作中，把握好肠镜的适应证和禁忌证是安全、有效地开展肠镜检查及治疗的重要保障。

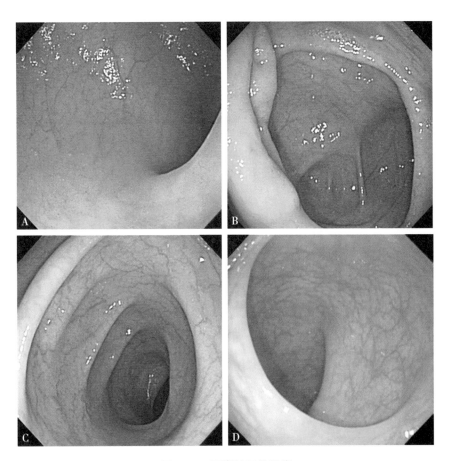

图 1-42　正常结肠镜图像
A. 末段回肠；B. 回盲部；C. 横结肠；D. 直肠

1. 结肠镜的适应证和禁忌证

（1）结肠镜的适应证：①出现便血、排便异常、腹部不适等下消化道症状而诊断不明者；②钡剂灌肠怀疑有肠道病变需要进一步确诊者；③腹部包块，尤其是下腹部包块需要明确诊断者；④原因不明的低位肠梗阻；⑤大肠癌术后、大肠息肉切除后需要定期随访者；⑥大肠肿瘤的普查；家族史中有严重结肠病变者；⑦不明原因的消瘦、贫血；⑧结肠息肉、早期结肠癌的内镜下切除；⑨肠扭转、肠套叠复位。

（2）结肠镜的禁忌证：①肛门、直肠有严重的化脓性炎症；②严重的急性肠炎及缺血性肠病；③妊娠期妇女应慎重进行，月经期一般不宜做结肠镜检查；④腹膜炎、肠穿孔、腹腔内广泛粘连以及各种原因导致肠腔狭窄者；⑤腹部大动脉瘤、肠管高度异常屈曲及恶性肿瘤晚期伴腹腔内

Note

广泛转移者;⑥体弱、高龄以及有严重心脑血管疾病、严重肺功能障碍、对检查不能耐受者;⑦精神病患者不宜施行检查,必要时可在全麻下进行。

2. 术前准备

(1) 与患者及家属充分沟通,告知肠镜检查的必要性、操作过程和可能的风险,签署肠镜检查同意书。

(2) 检查前 3 天进食少渣饮食,检查前 1 天进食流质饮食,检查前 8 小时开始禁食,保持空腹状态。不耐饥饿者可饮糖水。

(3) 嘱患者按时服用洗肠液,并按要求饮入足量的液体;检查前详细询问患者肠道准备后腹泻情况,以排出淡黄色透明水样便为准;肠道准备不充分者应重新清洁肠道,必要时灌肠。婴幼儿、年老体弱者、反复进行肠道准备者应注意防止脱水、电解质紊乱,必要时应给予补液。

(4) 检查前核对患者姓名、性别及年龄,详细了解病史及检查目的,确认有无手术史,是否接受过肠镜检查,评估操作风险;询问药物过敏史以便选择恰当的麻醉及镇痛方式;行无痛肠镜检查者,应有家属陪同。

(5) 检查所用设备是否调试正常,活检钳、细胞刷、止血药物、抢救药物是否准备好。

(6) 患者取左侧卧位,双膝屈曲。放置好铺巾,告知患者如何配合操作。

(7) 危重患者应有医生陪同检查,留置静脉输液通道,准备好必要的抢救药品,以便必要时在内镜中心展开抢救;检查前给予吸氧、心电监护。

3. 术中注意事项

(1) 肠道准备较差,造成镜下视野不好时,应避免盲目进镜,以免损伤肠道。

(2) 检查过程中,应将多余的粪水吸尽,并将肠黏膜冲洗干净,以免影响观察。

(3) 动作轻柔,避免造成肠道穿孔等并发症。

(4) 退镜时,注意抽吸肠道内空气,避免肠道过度胀气给患者带来的不适。

4. 术后处理

(1) 擦净肛周液体,搀扶患者离开检查台。注意患者一般情况,仔细观察有无并发症发生。行无痛肠镜的患者转运至复苏室观察,直到完全清醒,由家属或专人陪同离院或返回病房,检查后禁止从事驾驶、高空作业等活动。一般术后如无腹痛可进食普通饮食;取活检者,术后 1 天内宜进食少渣不产气饮食。如有不适,应及时就医。

(2) 及时、准确地填写肠镜报告和病检申请单,注意核对姓名及检查内容。

5. 并发症　结肠镜是诊治大肠及末段回肠疾病的简单、安全、有效的方法,但若适应证选择不当、术前准备不充分、术者操作不熟练、进镜粗暴等,仍可能出现并发症。

(1) 穿孔:腹腔内肠壁穿孔一旦确诊应立即手术。腹腔外肠壁穿孔可采用保守治疗,予以禁食补液,抗感染治疗,1~2 周后穿孔一般能够愈合,腹膜后及皮下气肿能自行吸收。

(2) 出血:大部分经镜下止血(如喷洒止血药物、电凝、钛夹止血等)及保守治疗可获痊愈。失血量大、内镜及保守治疗失败者需手术止血。

(3) 肠系膜、浆膜撕裂:又称不完全肠壁穿孔。有腹腔内出血者一经确诊应立即手术,无腹腔内出血者行保守治疗,观察数天即可。

(4) 肠绞痛:一般为检查刺激所致,经对症处理,严重者禁食、补液、胃肠减压,多能缓解。

(5) 心脑血管意外、呼吸抑制:原有严重心脑血管疾病的患者,结肠镜应慎重进行。一旦出现呼吸、心跳停止应立即实施心肺复苏等。

(6) 气体爆炸:极罕见。由于肠腔内含有高浓度的甲烷和氢气等可燃性气体,通电进行息肉或黏膜切除以及电凝时可引起爆炸。多见于肠道准备不充分、用甘露醇清洁肠道等情况。

(三) 小肠镜

小肠是消化道最长的一部分,成人全长平均约 5~7m,远离口腔和肛门,传统的胃镜仅能到达十二指肠降段,结肠镜仅能到达末段回肠。因此,小肠曾被认为是内镜检查的盲区。自小肠镜(enteroscopy)出现开始,历经多次进镜原理和方式的改良、创新,拓展内镜检查范围,突破了小肠这一内镜检查盲区。目前常用的双气囊电子内镜(double balloon endoscopy)和单气囊小肠镜(single balloon endoscopy)(图1-43),以经口和经肛门结合的进镜方式能使整个小肠得到全面、彻底、无盲区的检查。

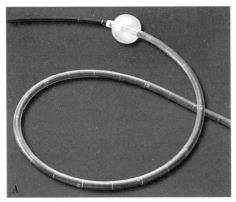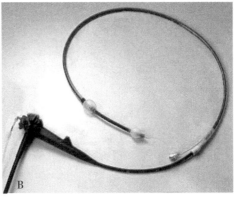

图 1-43 单气囊小肠镜(左)和双气囊电子内镜(右)

1. 适应证 包括:①不明原因消化道出血;②不明原因小肠梗阻;③怀疑小肠肿瘤性病变;④其他检查提示小肠病变;⑤内镜下取小肠异物;⑥小肠疾病内镜治疗。

2. 禁忌证 包括:①严重心肺功能异常或麻醉高风险患者;②全身一般情况差、严重贫血、严重低蛋白血症或重要脏器功能衰竭者;③低龄儿童(<6岁)、孕妇;④多次腹部手术史,有严重的肠粘连者;⑤肠梗阻未解除,无法完成必要的肠道准备者;⑥其他高风险状态或病变(食管静脉曲张、大量腹水等)。

3. 术前准备

(1) 详细询问病史,了解相关检查结果。

(2) 确定进镜途径(经口或经肛)。

(3) 需进行麻醉或使用镇静药物者由麻醉医生完成术前评估。

(4) 术前肠道准备:经口进镜者可禁食12小时或服用轻泻药物,经肛进镜者肠道准备同结肠镜检查。

(5) 完成术前谈话,签署知情同意书。

(6) 检查设备、器材等。

4. 并发症 消化道出血、穿孔,黏膜、肠管、肠系膜撕裂,一过性腹痛,咽喉部不适,急性胰腺炎等。

(四) 胶囊内镜

胶囊内镜(capsule endoscopy)是一种可吞咽的小型照相机,实现了在自然的生理状态下获取胃肠道图像的功能。其无创、安全、简便的特点,为消化道疾病,特别是小肠疾病的诊断,带来了革命性的突破。

世界上第一个胶囊内镜是由以色列的Gavriel Iddan和英国的Paul Swain研制,并于2001年获欧洲和美国食品药品管理局批准应用于临床。我国自主研发出世界上第二个胶囊内镜,2005年通过我国食品药品监督管理局批准投入临床应用。

1. 工作原理 胶囊内镜经口吞下后,随消化道运行,同时对经过的腔段连续拍照,并以数字信号传输图像给患者体外携带的记录仪并存储,直至电池耗尽,工作时间约(7±1)小时,可拍摄5万多张照片(图1-44)。胶囊内镜被吞服后约8~72小时就会随粪便排出体外。

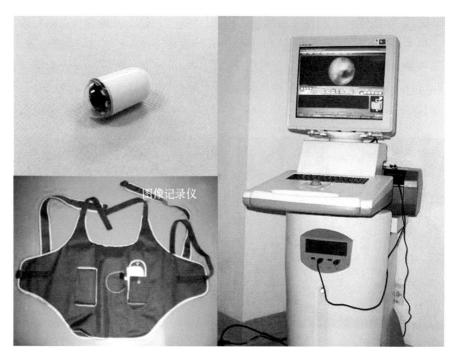

图 1-44   胶囊内镜、图像记录仪和工作站

2. 适应证   ①不明原因的消化道出血及缺铁性贫血;②不明原因的慢性腹痛、腹泻;③疑似克罗恩病、小肠肿瘤、吸收不良综合征;④胃肠息肉病综合征监测;⑤其他小肠损害(NSAIDs 相关性肠病、放射性肠病等);⑥临床上需要排除小肠疾病者。

3. 禁忌证

(1) 绝对禁忌证:无手术条件或拒绝接受任何腹部手术者(一旦胶囊滞留将无法通过手术取出)。

(2) 相对禁忌证:①已知或怀疑胃肠道梗阻、狭窄及瘘管;②心脏起搏器或其他电子仪器植入者;③吞咽障碍者;④孕妇。

4. 检查前准备   禁食 10~12 小时,前一天晚 8 点行肠道准备(口服聚乙二醇电解质溶液或磷酸钠溶液),检查前 30 分钟服消泡剂(西甲硅油乳剂或二甲硅油散)。

5. 并发症   主要为胶囊滞留,吞服胶囊后 2 周未排出则定义为胶囊滞留。滞留多由于克罗恩病、肠结核、手术吻合口狭窄及小肠肿瘤等导致的狭窄引起,需通过外科手术及相关内镜取出。

(五)胃肠镜诊断新方法

随着科学技术的发展,各种辅助成像技术也被逐渐运用到消化内镜的诊断中来。近年来,出现了各种新型内镜,如染色内镜、电子染色内镜、自体荧光成像内镜、放大内镜、共聚焦显微内镜等,提高了内镜下消化道病变,特别是早期癌的诊断率。

1. 染色内镜(chromoendoscopy)   染色内镜是指应用染色剂对消化道黏膜染色,使病变部位与周围黏膜的对比更加强烈,轮廓更加清晰。染色方法包括对比法、染色法、反应法、荧光法。常用的染色剂有亚甲蓝、卢戈液、靛胭脂、刚果红、甲苯胺蓝、冰醋酸、结晶紫等。例如,正常食管黏膜在卢戈液染色后呈棕褐色,而早期食管癌可呈现典型的不染区。

2. 窄带成像(narrow band imaging,NBI)   NBI 成像是利用 415nm、540nm 两个滤光片过滤掉氙灯光源所发出的红、蓝、绿光中的宽带光谱,选择 415nm 和 540nm 窄带光作为照明光,即形成了 NBI 图像。NBI 能够强调血管和黏膜表面的细微结构,有助于发现病变,并确定病变范围及血管分布。

Note

3. 放大内镜（magnifying endoscopy） 目前的电子放大内镜放大倍数可达100倍左右，可以更好地观察消化道黏膜的细微结构和微血管形态，有助于发现微小的病灶。在此基础上，结合上述提到的染色内镜或者窄带成像技术等，对消化道黏膜病变的性质、范围和深度的判断上都有很大的帮助。

4. 共聚焦激光显微内镜（confocal laser endomicroscopy） 共聚焦激光显微内镜是在内镜的末端加上一个极小的激光共聚焦显微镜，可以实时、活体、无创地显示病变的细胞、亚细胞结构，断层显示病变的微细结构，对黏膜病变作出即时的组织学诊断，达到光学活检的目的。

（六）胃肠镜下治疗

随着治疗内镜的发展及其手术器械的开发，通过消化内镜医生不断的突破以及经验的积累，内镜下的微创治疗得到了突飞猛进的发展。一些曾经只能通过外科手术治疗的疾病，或者曾经被认为是内镜下治疗的禁忌证，都逐一实现内镜下的治疗，并体现出创伤小、恢复快、医疗费用低等微创治疗的特点。

1. 内镜下切除治疗 内镜下应用高频电切系统可以实现消化道病变的切除。在日本，对于食管、胃、结直肠的早期癌，内镜下切除治疗已是标准的治疗方法，在西方和亚太地区也日益被接受。内镜下切除适合于没有或仅极低淋巴结转移风险的患者，并能获得完整病理标本，以明确肿瘤浸润深度、分化程度、脉管侵犯情况，评估预后，决定是否追加外科手术。主要的切除方法是内镜黏膜切除术（EMR）和内镜黏膜下剥离术（ESD）。对于来源于黏膜下层和部分固有肌层的黏膜下肿瘤，进行内镜黏膜下肿瘤挖除术（ESE）、内镜黏膜下隧道肿瘤切除术（STER）或黏膜全层切除术（EFR）均可以实现病变的内镜下切除。

2. 内镜下止血术 根据消化道出血的原因、部位、量等，可以选择不同的止血方法。注射硬化剂、血管收缩剂以及无水乙醇等至出血点和周围黏膜，可以有效治疗食管静脉曲张破裂引起的大出血以及非静脉曲张性消化道出血。对于消化道弥漫性出血，可局部喷洒凝血酶、收敛剂、血管收缩剂，达到迅速止血的目的。直视下也可采用高频电凝、氩气刀等直接处理出血点。若上述方法仍不能有效控制出血，可以应用金属夹夹闭出血点。

另外，近年来出现的经口内镜肌切开术对贲门失弛缓症的患者具有良好的疗效。其他胃肠镜下治疗还包括光动力治疗、射频消融术、氩离子凝固术、内镜下扩张、内镜下异物取出术、消化道支架置入、消化道置管术、经自然腔道内镜手术等。

（胡 兵）

二、ERCP、EST、胆道镜

（一）ERCP

内镜逆行胰胆管造影（endoscopy retrograde cholangiopancreatography，ERCP）是在十二指肠镜直视下，经十二指肠乳头开口注入造影剂后在X线下显示胆管和胰管形态。1968年美国的McCune首次报道了这一技术，经过近50年的发展，ERCP的操作技术在不断提高，设备在不断改进，现已发展成为融合诊断与治疗为一体的微创内镜介入技术。ERCP引入我国已近30年，目前已在国内广泛开展，开展的ERCP检查的病例数在逐年增加。

ERCP作为一种精度较高的检查方法是胰胆疾病诊治的重要手段。ERCP使患者避免了开腹手术带来的巨大创伤，其安全性高，恢复快。尽管目前磁共振胰胆管造影（magnetic resonance cholangiopancreatography，MRCP）检查逐渐普及，但ERCP作为一种直接的胰胆管显影方法，其在胰胆疾病诊治中的作用仍是无可替代的，而且，诊断性ERCP已经逐渐发展为治疗性ERCP。治疗性ERCP在进行诊断的同时，可通过一系列相关技术进行精准的治疗，这些技术包括内镜下乳头括约肌切开术（endoscopic sphincterotomy，EST）、取石、狭窄扩张、胆道支架置入（endoscopic retrograde biliary drainage，ERBD）和鼻胆管引流（endoscopic naso-biliary drainage，ENBD）等。

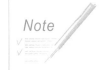

1. 适应证 由于ERCP的不断发展,其适应证也不断变化并向治疗方面转移,主要有:①原因不明的梗阻性黄疸;②怀疑胰、胆及壶腹部恶性肿瘤;③怀疑胆源性胰腺炎及病因不明的复发性胰腺炎;④胰管扩张、狭窄及胰管结石;⑤胆道感染合并胆管阻塞、狭窄需行鼻胆管或内支架引流减黄者;⑥胆管损伤、胆瘘;⑦怀疑Oddi括约肌及胆管功能障碍需测压者;⑧因胆、胰病变需收集胆汁、胰液检查者;⑨怀疑胆道出血;⑩某些肝脏疾病及肝移植后需了解胆管情况者。

2. 禁忌证 ①非胆源性急性胰腺炎,因为ERCP有加重病情的危险,但是因胆总管结石嵌顿引起的胆源性胰腺炎是急诊内镜治疗的适应证;②严重的胆道感染及胆管梗阻无引流条件者;③严重心、肺、肾、肝功能障碍及精神病患者;④严重碘过敏者;⑤其他上消化道内镜检查禁忌者。

3. 术前准备

(1) 设备及器械:①十二指肠镜及内镜系统、患者生命体征监护装置、各种处置器材、处置台等;②内镜电视监视器、X线监视器;③造影剂;④术者及助手的放射性暴露对策很重要,必须具备防护衣(上衣、围裙式),最好使用甲状腺防护、眼镜等面部防护及防护板;⑤由于术中可能出现危急情况,需具备急救车(图1-45)。

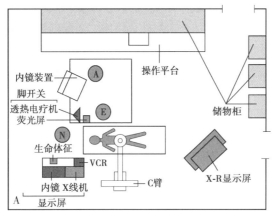
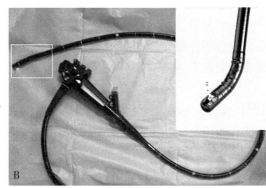

图 1-45 ERCP室(左)及十二指肠镜(右)

(2) 患者准备:ERCP可在门诊进行,但如果患者一般情况差或有严重合并症、需进行治疗性ERCP及需要后续外科手术治疗者应住院检查、治疗。患者准备包括:①签署有创检查知情同意书,向患者做好解释工作,以解除不安,取得患者积极配合;②相关药物需行过敏试验;③血常规、肝功及凝血功能检查;④术前禁食至少8小时;⑤右前臂建立静脉通路;⑥为了有效控制胃肠蠕动,方便操作,术前常规静脉注射异可利定(解痉灵)20mg、地西泮(安定)5~10mg及哌替啶(杜冷丁)25~50mg。

4. ERCP操作 ①十二指肠镜进入胃内,观察胃内情况,穿过幽门进入十二指肠第一段,先端向下并注入气体使肠腔膨胀。②十二指肠镜继续进入,先端至十二指肠第二段,于十二指肠第二段中部找到乳头。③乳头插管,注入对比剂(图1-46、图1-47)。插管的成功率取决于患者情况和术者经验。胰胆管同时插管的成功率一般在85%~90%。④操作完成后,吸除胃内气体有助于患者恢复。

5. 术后处理

(1) 退镜后,让患者安静休息,给予拮抗剂并检查生命体征,通过X线影像确认腹腔内有无游离气体。

(2) 观察患者有无腹痛、恶心、呕吐、体温升高、黄疸加深及腹膜刺激征等。

(3) 术后3小时及24小时后检查血淀粉酶,有升高者继续复查,直至恢复正常。

(4) 术后需禁食1天,静脉补液。

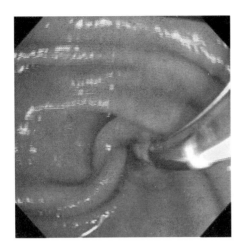

图 1-46 十二指肠乳头插管

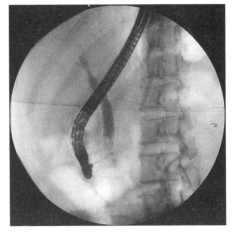

图 1-47 胆总管结石的 ERCP 下表现,示胆总管下段梗阻,上段扩张

6. 并发症 ERCP 术后的并发症主要与患者的年龄、性别、是否合并其他疾病及胰胆疾病的情况有关,其次与内镜医师的操作有关。

(1) 急性胰腺炎:为 ERCP 术后最常见的并发症之一。由于在乳头、胰管内插管时刺激损伤,造成乳头水肿以及括约肌、胰管痉挛进而引起胰液流出受阻引发胰腺炎。造影剂的刺激及注入造影剂时逆行感染也是致病因素。ERCP 术后常常出现血中胰酶上升,但胰酶升高并不一定代表急性胰腺炎。这时必须按照急性胰腺炎的临床诊断标准来判断是急性胰腺炎发病还是单纯胰酶外逸引起的胰酶上升。如果合并中上腹部症状及体征,需按急性胰腺炎来处理。

(2) 穿孔:一般发生在内镜通过十二指肠壶腹及乳头切开时,早期发现很重要,可通过 X 线检查右腹有无游离气体,可疑时行腹部 CT 检查。如果患者全身状态良好,腹膜炎比较局限,造影剂漏出或腹水量很少,可以采取保守治疗。但大多情况穿孔的口径很大,往往需要外科手术处理。

(3) 出血:诊断性 ERCP 发生率较低,一部分发生在十二指穿孔及乳头切开后,也见于因患者胃肠反应过大,剧烈恶心、呕吐而致贲门黏膜撕裂者。大部分经保守或内镜治疗可痊愈。

(4) 胆道感染:主要表现为发热、腹痛、黄疸或黄疸加深及右上腹压痛,严重者可发生中毒性休克。主要由于术后胆汁引流不畅以及逆行感染导致。

(5) 其他:过敏反应、心脑血管意外等。

(二) EST

内镜下乳头括约肌切开术(endoscopic sphincterotomy,EST)是 ERCP 技术的延伸,也是最早开展的 ERCP 治疗技术,指在内镜下使用高频电刀切开乳头括约肌,进而打开胆管下段开口。1937 年 Kawai 首次报道了 EST,标志着治疗性 ERCP 技术的诞生,该技术逐步广泛地应用于临床胆管结石及其他胰胆疾病的治疗,是治疗性 ERCP 技术的核心部分。这一技术为进一步完成各种内镜操作打开了“方便之门”。该技术具有痛苦少、创伤小及恢复快等特点,比外科手术更容易被患者接受。

内镜下十二指肠乳头切开根据操作目的、方法及括约肌的破坏程度不同分为乳头括约肌切开术(EST)、乳头预切开(Pre-Cut)和乳头开窗术三种,使用最多、发展最成熟的是采用拉式弓形刀进行括约肌切开。经过近 30 年的发展及完善,目前 EST 的成功率在 90% 以上。

1. 适应证

(1) 肝外胆管结石:肝外胆管结石是目前消化系统的常见病、多发病,在国内许多医院仍以手术治疗为主。但术后结石复发率高,也是造成多次手术的主要原因。乳头括约肌切开后取石为治疗肝外胆管结石开辟了新路径。对于胆囊结石合并胆总管结石的病例,可在外科手术前行内镜治疗,继而择期行腹腔镜下胆囊切除术,这样既简化了术式,又减轻了创伤,且达到同样甚至更好的治疗效果。

(2) 胆道梗阻、胆瘘与炎症:对于肝外胆管良性或恶性梗阻继发的黄疸、胆瘘或急性化脓性胆管炎,EST 后行内引流或外引流可替代手术达到治疗目的。胆汁外引流,即鼻胆管引流(ENBD),该技术的缺点是胆汁丢失、患者不适、不能长时间留置,主要适用于短期置放,如化脓性胆管炎、急性胆管炎、胆瘘等。胆汁内引流尽管不丢失胆汁、可长期放置,但也有其局限性。

(3) 胰腺炎:急性胆源性胰腺炎在我国胰腺炎患者中占 50% 以上,常见发病原因是十二指肠乳头处小结石嵌顿,导致胆管、胰管压力增高所致。内镜治疗胰腺炎的理论基础是降低胰管内压力。内镜下乳头切开、清除嵌顿的结石和胆道内其余结石可有效地解除梗阻(降低胰管压力),使胰管引流通畅,达到治疗目的。

(4) 胆管癌、壶腹癌:胆管下段癌、壶腹癌在内镜下直接钳取组织活检有时不能得到阳性结果,因此在活检前先行 EST,再从壶腹内钳取活检,可提高早期诊断率。

2. 禁忌证　①全身状态不良,不能耐受消化道内镜检查;②上消化道梗阻,十二指肠镜不能达到十二指肠乳头处;③凝血功能障碍及出血性疾病;④正在服用抗凝药、抗血小板药;⑤安装心脏起搏器者应慎用。

EST 的相对禁忌证需结合患者的全身情况、局部条件、设备条件及技术经验来综合评定。如胆总管末端狭窄段长度超过 15mm,往往在行 EST 后仍不能打开全部狭窄而导致取石失败,但如果技术条件允许,采用 EST 联合狭窄部位气囊扩张和机械碎石等方法有可能将结石清除。

3. 术前准备

(1) 器械准备:①十二指肠镜,高频电发生器,各种十二指肠乳头切开刀;②各种导管、导丝;③心电、血压及血氧饱和度监测设备,急救药物和造影剂等(图 1-48)。

(2) 患者准备:同上文 ERCP 部分。

4. 并发症　EST 并发症的发生率与术者的技术和患者的情况密切相关。并发症的发生率为 8%~10%,部分内镜中心可控制在 3% 以下。内镜医师在行 EST 之前,必须熟练掌握 ERCP 技术,否则将会增加并发症的发生率。

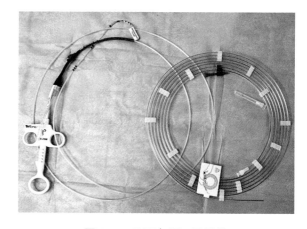

图 1-48　EST 切开刀及导丝

(1) 出血:2%~5% 的病例在切开时即发生出血,主要由于:①乳头切开过快或切口过大;②局部电凝不完全;③各种原因引起的凝血功能障碍;④切口位置偏右损伤十二指肠后动脉小分支;⑤切开部位有变异血管。

局部渗血大多可自行停止,针对活动性出血主要有四种止血方法:内镜下钛夹、电凝止血、气囊压迫止血及 1∶10 000 肾上腺素注射止血。

(2) 穿孔:主要由于切割方向不正确或过度切割乳头导致。腹痛为患者的主要症状,X 线下可见后腹膜积气。内镜治疗过程中发生穿孔,应及时放置胆管支架、鼻胆管以降低胆管内压力,减少胆汁渗漏。内镜治疗后发生穿孔则不必再行内镜治疗,可行 CT 确定是否存在腹膜后积气。穿孔诊断明确后,应进行胃肠减压、静脉补液及预防性应用广谱抗生素。多数患者经保守治疗可以恢复,无需外科手术。腹膜后积液可在 B 超引导下穿刺引流,非手术治疗无效或腹腔积液过多并发感染者,应手术治疗。

(3) 胰腺炎:主要是由于反复注射造影剂或在乳头切开时电凝过度致胰管开口水肿,胰液排出受阻而导致。为避免该情况的发生，术中尽量将切开刀置入胆管内，避免开口部位的无效操作，并将切开刀尽量插入足够深度再进行切开。胰管开口损伤或术中估计术后胰液引流障碍，应做胰管引流 ENPD 或胰管内支架植入。

（4）胆道感染：多发生于胆砂较多伴小切开的 EST 病例、需要多次在胆管内用网篮操作的病例或不完全取石的病例。一般需要留置支架或经鼻胆管引流，并给予抗生素治疗。

（5）网篮嵌顿：网住结石的网篮在从十二指肠取出时，由于切口小或结石过大，有时会在乳头处嵌顿。此种情况下不应勉强牵拉结石，必要时采用内镜下机械碎石术。

值得探讨的是，EST 是一种有创操作，其导致 Oddi 括约肌永久性丧失，造成肠液向胰胆管反流，引起多种远期并发症。远期并发症包括胆总管结石复发、乳头狭窄、胆囊炎及胆管癌。因此，保护 Oddi 括约肌的正常结构和功能已逐渐得到重视。目前认为 EST 对老年人或伴随有严重疾病不能耐受开腹手术的患者是最好的选择，对青少年的胆总管结石则应考虑到 EST 的远期并发症而谨慎使用。

（三）胆道镜

胆道镜（cholangioscopy）是一种可进入胆道内进行检查与治疗的内镜，包括经十二指肠送入胆道的经口胆道镜及经各种人工造口进入胆道的专用胆道镜。根据性质不同胆道镜分为硬性胆道镜和软性胆道镜。硬性胆道镜包括胆管镜和胆囊镜两类，软性胆道镜可分经口子母胆道镜和纤维胆道镜。软性胆道镜可将内镜送至 2~3 级肝管，目前多采用软性胆道镜，其中纤维胆道镜目前在临床应用最广泛。需要说明的是，胆道镜的外径越小，其在胆道内的可操作性就越好，但是外径小的胆道镜所具有的工作管道也较小，一般缺少冲洗和吸引设备（图 1-49）。

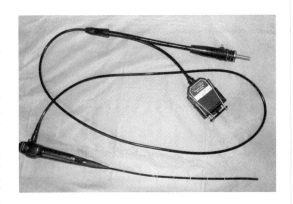

图 1-49 胆道镜

胆道镜根据技术不同可分为术前胆道镜、术中胆道镜和术后胆道镜等。

1. 术前胆道镜 利用胆道镜在不开腹的情况下进入胆道内进行诊断与治疗，有经口子母胆道镜和经皮经肝胆道镜两种方法。

（1）经口子母胆道镜：经口子母胆道镜检查是将细径前视胆道镜（子镜）通过较粗的十二指肠镜（母镜）的钳道管插入胆管内进行检查和治疗。其操作技术难度较大、时间长，需要两名内镜医师共同完成，目前尚未广泛开展。

（2）经皮经肝胆道镜：先行经皮经肝胆道穿刺引流术，继之进行窦道扩张术，待窦道被扩张到能容纳胆道镜后，进行纤维胆道镜检查和治疗。主要用于胆道内无引流管（如 T 形管）或 ERCP 检查失败者。

适应证主要包括：①梗阻性黄疸经各种影像学检查提示有肝内胆管扩张而不能确诊；②肝内胆管结石取石；③胆管肿瘤未能确诊者；④胆管狭窄伴肝内胆管扩张；⑤胆肠吻合口狭窄；⑥胆管畸形等。

2. 术中胆道镜 开腹手术或腹腔镜手术时通过胆管切口插入胆道进行诊断与治疗。根据术中情况可通过胆囊管、胆总管、肝断面胆管及胆肠吻合肠袢进入胆道。主要适用于：①术前胆道疾病诊断不明确；②怀疑有胆道占位性病变需术中确诊，如胆管梗阻狭窄需取活检以便选择术式等；③术前与术中诊断不符；④胆管内结石取石困难时可用胆道镜来取石。胆道镜在术中延伸了手术医生的眼睛和手，有助于医生判断胆管系统的情况，减少手术创伤，是胆道外科手术中不可缺少的重要工具（图 1-50）。

3. 术后胆道镜　即经 T 形管窦道胆道镜检查，主要适用于胆道手术后 T 形管窦道形成后，用胆道镜通过窦道来进行操作的一种方法。术后胆道残余结石并不少见，尤其是肝内胆管结石。在胆道术后应用纤维胆道镜经 T 形管窦道取石成为胆道结石手术的重要补救措施，在取石的同时了解胆管狭窄的部位及结石是否嵌顿等，避免多次手术给患者增加的痛苦及经济负担。

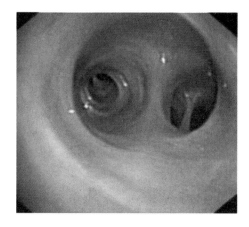

图 1-50　胆道镜下胆管图像

4. 胆道镜并发症

（1）胆汁性腹膜炎：是胆道镜检查后的严重并发症，主要由于瘘管破裂所致。原因与 T 形管留置时间过短、瘘管弯曲角度大、患者营养不良及操作方法等因素有关。当结石过大又强行取出，势必会造成胆总管和瘘管交界处破裂。一旦发生，应立即重新准确置入 T 形管引流并使用抗生素，患者多可经保守治疗痊愈。如果腹膜炎严重，则需急诊手术行腹腔引流。

（2）发热：多为一过性低热，可给予补液、抗生素治疗，并保持胆道引流管通畅，一般可控制。

（3）窦道穿孔：多由术后过早取石、入镜或取石用力过猛所致，也可因窦道在腹腔内过长、扭曲或换管时使用较大的引流管所致。一般来说，胆道镜检查应在术后 4 周以后进行，而胆道镜取石则应在术后 6 周左右进行。

（4）胆道出血：胆石压迫胆管黏膜致水肿、坏死、溃疡，取石后易出血。胆道碎石过程中，胆管壁损伤也可导致胆道出血。一般出血量不大，大多可自行停止，出血量大时可局部应用止血药。

（魏云巍）

三、腹腔镜

（一）概述

腹腔镜（laparoscope）是在内镜技术基础上发展而来，使用冷光源提供照明，将腹腔镜镜头插入腹腔内，运用数字摄像技术使腹腔镜镜头拍摄到的图像实时显示在专用监视器上。医生通过监视器屏幕上所显示的图像，对患者的病情进行分析判断，并且运用特殊的腹腔镜器械进行手术操作。1987 年，法国医生 Philippe Mouret 完成了第一例腹腔镜胆囊切除术（laparoscopic cholecystectomy，LC），随后腹腔镜被广泛应用于消化外科，成为 20 世纪外科发展史上的一个里程碑，代表 21 世纪微创外科发展方向。

（二）腹腔镜的优点及局限性

1. 优点　腹腔镜手术避免了开腹手术的长切口以及腹腔脏器暴露于干燥空气中的缺点。与开腹手术相比，腹腔镜手术对于脏器的物理刺激比较轻，触摸、挤压和牵拉的动作少，这些优势作用的结果是减少了手术对机体的影响。因而，患者术后疼痛轻、下地活动及进食早、住院时间短、恢复快、术后切口美观及心理影响小，符合快速康复外科（fast-track surgery）的理念。随着单孔腹腔镜手术（single incision laparoscopic surgery，SILS）以及经自然腔道内镜手术（natural orifice transluminal endoscopic surgery，NOTES）的出现，这些优势日趋明显。腹腔镜由于镜头的放大作用以及器械操作精细的自身特点，对于一些手术有明显优势，如全直肠系膜切除术。同时腹腔镜的手术视频可存储在媒体介质中，方便日后的观摩及教学。

2. 局限性　①由于腹腔镜是单镜头系统，所获得的二维图像不利于术者了解术野的立体结构。然而随着 3D 腹腔镜及机器人手术平台双眼视觉系统的到来，该问题正在得到解决。②与开腹手术相比,腹腔镜视野较局限,术中需不断调整镜头位置来观察目标,因此术者和持镜助手之间的默契配合非常重要。③腹腔镜手术中,术者不能通过直接触诊来感知深部组织的特征及病理变化,失去通过触觉对组织进行评估的能力。术中超声可在一定程度上弥补腹腔镜手术的这一局限性。④在局限的气腹空间中,腹腔镜器械操作与开腹比较略为困难。而且由于杠杆原理,术者的操作与实际方向相反,需要一定时间的学习、练习来适应。

(三)腹腔镜系统设备

腹腔镜系统设备包括腹腔镜成像及存储系统、气腹系统、手术器械及能源系统。其中腹腔镜成像系统和气腹系统是腹腔镜手术所必需。在此基础上,根据术种的不同,能源系统和手术器械有所差异。能源系统包括高频电刀、超声刀、LigaSure等。手术器械常用的有把持钳、分离钳、微型剪、钛夹钳等。特殊手术可能需要胆道造影器械、缝合结扎器械或腔镜下切割及吻合器械(图1-51)。

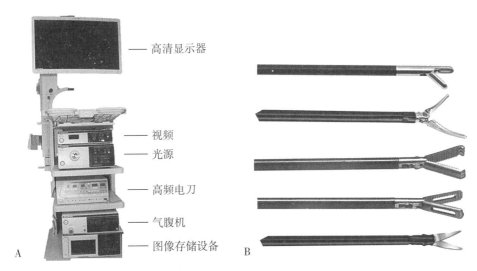

图1-51 腹腔镜系统设备(A)及手术器械(B)

(四)腹腔镜的适应证及禁忌证

1. 适应证

(1)诊断性腹腔镜技术:对于经过实验室与影像学检查后依旧难以确诊的病例,腹腔镜探查是一种有价值的方法。如:①不明原因的急、慢性腹痛;②腹部损伤;③腹部恶性肿瘤的分期;④肝脏疾病的活检及鉴别诊断;⑤腹水的鉴别诊断等。不仅如此,通过腹腔镜检查一旦诊断明确,大部分疾病可直接在腹腔镜下得到解决。这样替代了原有的剖腹探查术,避免了因剖腹探查阴性而给患者造成的痛苦,符合微创外科理念。

(2)治疗性腹腔镜技术:经过不断发展与探索,腹腔镜如今已应用到大部分消化外科手术中,如腹腔镜胆囊切除术、腹腔镜结肠癌根治术、腹腔镜抗反流手术治疗胃食管反流病及腹腔镜减肥手术已被公认为标准术式。而腹腔镜胃癌根治术、腹腔镜肝切除术以及腹腔镜胰十二指肠切除术等术式目前虽有些争议,但随着经验的不断丰富、器械及技术的不断进步,已经逐渐被医患所接受。

2. 禁忌证 腹腔镜的绝对禁忌证主要有:①严重的心肺功能障碍不能承受全身麻醉或开腹手术;②难以纠正的凝血功能障碍;③严重的腹壁及腹腔内感染;④腹腔内大出血需要快速手术抢救。相对禁忌证主要有:①腹部多次手术史估计腹腔粘连广泛;②心肺功能障碍对承担腹腔气腹有一定风险;③肠梗阻肠道扩张显著。

(五)腹腔镜外科基本技术

1. 建立气腹 腹腔是一个潜在的腔隙,只有充入气体后,才能暴露术野并创造空间进行操作。目前充入腹腔常用的气体为 CO_2，因为其不易燃、不易形成血栓、吸收后无明显不良反应并易于获取与储存。

建立气腹有 Veress 针盲穿法和 Hasson 法。Veress 针盲穿法运用普遍，一般选择脐下或脐上缘进针。进针前先在该部位做一约 10mm 小切口，纵行或者沿脐弧形切口，左手持巾钳轻轻向上提拉腹壁，右手持 Veress 针，手掌尺侧贴近腹壁防止用力过猛，持续进针刺入腹腔，穿透腹膜时有明显突破感，此时应停止进针并接导气管开始注气。可叩诊判断穿刺是否进入腹腔，或观察气腹机压力参数来判断，还可向气腹针滴注盐水，如果水面自行缓慢下降，则证明进入腹腔。Hasson 法适用于有腹部手术史怀疑腹腔有粘连等不易盲穿的情况。同样先在脐上或脐下做一小切口，然后逐层解剖直视下进腹后插入套管向腹部注入 CO_2 气体。该方法虽繁琐，但不易出现腹内脏器损伤，缺点是切口相对较大且容易漏气（图 1-52）。

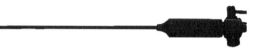

图 1-52　Veress 气腹针

2. 腹腔镜下组织分离　腹腔镜下组织分离是腹腔镜手术的重要步骤，与开腹手术相比，腹腔镜下分离显露操作难度大。术者通过器械操作，无法判断组织疏松及致密情况，且对动作力度和幅度的控制要求高。因此术者需对正常的解剖层面非常熟悉，分离要按着解剖层面进行，减少出血及组织损伤。术中应做到钝性分离与锐性分离相结合。当术区出血导致视野不清时，吸引器可以作为钝性分离器械，边吸引清理术野，边分离疏松组织，以提高手术效率。当需要锐性分离时，可以利用电刀、电钩及超声刀等器械。

3. 止血　腹腔镜手术中，术者无法直接接触出血部位，止血难度大。合理并熟练掌握各种止血方法是完成各种腹腔镜手术的基本要求。腹腔镜外科止血手段主要有电凝止血、超声刀及氩气刀止血、LigaSure 血管闭合系统、钛夹夹闭止血、丝线结扎止血及生物胶黏合止血等，其中电凝止血最为常用。超声刀理论上能够控制直径 3mm 甚至 5mm 以下的血管出血，LigaSrue 血管闭合系统可封闭直径 7mm 以下血管和组织束。

4. 缝合　腹腔镜下缝合和结扎技术是腹腔镜手术中相对难度较高的操作技术。尽管腹腔镜下切割吻合器已将吻合和封闭等操作大大简化，但腹腔镜下缝合技术仍是必不可少的操作技术，是完成腹腔镜胃肠道等消化道手术所必备的基本技术。由于腹腔内空间有限，缝合线线尾不宜过长，放置和取出缝合针的过程均要在腹腔镜镜头的监视下完成，以免出现刮伤周围脏器或缝针脱落等情况。缝合打结有腔内打结与腔外打结两种。

5. 标本取出　腹腔镜手术切除的标本取出不同于开腹手术，操作不当会延长手术时间。小标本可直接从戳孔取出，大标本可扩大戳孔或另做切口取出。巨大的良性标本可用器械将组织"粉碎"后从套管鞘取出。恶性肿瘤的标本取出时必须使用标本袋，以免造成肿瘤腹腔内播散和切口种植。感染性标本应注意避免污染戳孔。

（六）腹腔镜在消化系统疾病中的应用

1. 腹腔镜胆囊切除术　腹腔镜胆囊切除术是腹腔镜外科技术中效果最显著、应用最广泛的手术。随着该技术的不断成熟，该术式已成为治疗胆囊结石的"金标准"术式。一般而言，只要术中能充分分离和解剖 Calot 三角而不损伤胆总管，大多数胆囊切除都能通过腹腔镜方式完成（图 1-53、图 1-54）。其绝对禁忌证为不能承受全麻、严重凝血障碍及怀疑胆囊癌者。其余的情况均为相对禁忌证，遇到 Calot 三角粘连严重、Mirizzi 综合征等情况应及时中转开腹。

2. 减肥手术　近年腹腔镜手术治疗肥胖症已经成为标准术式，目前主要有六种术式：可调节胃绑带术（限制摄入）、胃短路术（限制摄入并减少吸收）、垂直绑带式胃减容术（限制摄入）、袖状胃切除术（限制摄入）、胆胰旷置术与十二指肠转位术（减少吸收）。

3. 腹腔镜胃底折叠术　药物治疗不能控制的反流性食管炎患者，特别是伴食管裂孔疝或合并重度消化性食管炎、出血及反复发作的吸入性肺炎者，需行胃底折叠术（Nissen 手术）。1991 年，

Note

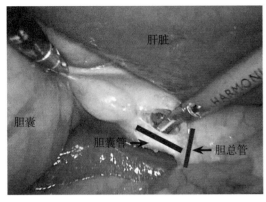

图 1-53 解剖胆囊三角

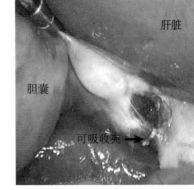

图 1-54 可吸收夹夹闭胆囊管

Dallemane 首次成功应用腹腔镜完成了胃底折叠术,取得良好效果。由于该术式不需要切除脏器,因此不必行腹壁的辅助小切口,微创优势更加明显。

4. 腹腔镜结直肠癌手术　1990 年,美国的 Moises Jocobs 首次完成腹腔镜下右半结肠切除术,借助腹壁辅助小切口来完成吻合和标本取出。腹腔镜下切割吻合器(Endo-GIA)的出现,使腹腔镜结肠手术更加便利和安全。1991 年,Joseph Uddo 首次完成完全性腹腔镜右半结肠切除术。以往针对于腹腔镜结直肠癌根治术是否能达到与开腹手术相同的根治效果,以及 CO_2 气腹对肿瘤细胞的转移是否有影响均存在争议。近年来欧洲一些大规模的前瞻性随机对照临床研究证实,腹腔镜结直肠癌手术远期疗效,即总体生存率、无瘤生存率及局部复发率与开腹手术相比无显著差异。这为腹腔镜结直肠癌手术的广泛开展提供了循证医学证据的支持。与开腹手术相比,腹腔镜直肠癌根治术有着其独有的优势。由于镜头的放大作用,术中对盆筋膜脏、壁两层之间的疏松结缔组织的判断和入路更为准确,对盆腔的自主神经保护更确切,更能完整地切除含有脏层筋膜的直肠系膜。

5. 腹腔镜疝修补术　腹腔镜疝修补术适用于除嵌顿疝以外的任何疝。腹腔镜疝修补术方法很多,常见的成人腹腔镜腹股沟疝修补术有腹腔内补片植入式疝修补术(intraperitoneal onlay mesh technique,IPOM)、经腹腔腹膜前补片植入术(transabdominal preperitoneal technique,TAPP)和完全腹膜外补片植入术(totally extraperitoneal technique,TEP)等,后两种术式由于技术操作合理、术后效果好,被广泛接受。

6. 腹腔镜胃癌手术　1994 年,日本 Kitano 等首次报道腹腔镜胃癌根治术治疗早期胃癌。由于其与开腹手术相比,创伤小、恢复快,在日本、韩国已得到广泛开展,并获得了与开腹手术相当的近、远期效果,成为早期胃癌的标准手术方式之一。1997 年,Goh 等开展腹腔镜胃癌 D_2 根治术治疗进展期胃癌取得了较好的近期效果。胃癌 D_2 根治术指不仅将癌肿充分切除,同时彻底廓清胃周第 1、2 站淋巴结,并将大小网膜、胃等行网膜囊外切除,整个过程按照肿瘤切除原则进行,淋巴结清扫和胃肿瘤切除同时完成。但由于腹腔镜胃癌根治术手术操作复杂,对于进展期胃癌是否能达到 D_2 根治的标准一直存在争议。Kitano 等 2007 年公布了一项多中心大样本的回顾性分析,证明腹腔镜与开腹手术对于进展期胃癌具有相同根治效果。2014 年韩国的 Kim 公布的另一项样本量为 2976 的回顾性分析也得出同样结论。目前尚无大宗病例的前瞻性临床随机对照试验对此提供循证医学证据。

7. 其他　腹腔镜在肝脏疾病中常应用的术式有腹腔镜肝囊肿开窗引流、肝脓肿引流术和肝血管瘤切除术等。近年来腹腔镜肝癌切除术在国内外不断有成功的案例报道,但多为肝脏周边区域的肿瘤。1992 年,Gagner M 首次报道腹腔镜胰十二指肠切除术,受到广泛关注,但该手术操作复杂、耗时长、难度大,目前仍在积极探索中。腹腔镜下脾切除术已成为特发性血小板减少性紫癜患者脾切除的首选术式,腹腔镜也可应用于门静脉高压及外伤性脾破裂手术中。

Note

（七）并发症

腹腔镜手术尽管是一种微创治疗方法,除可能发生与开腹手术类似的并发症外,还存在其自身特有的并发症。

1. 与 CO_2 气腹相关的并发症及不良反应　①对于有心肺功能不全的患者,气腹对机体的影响较大。由于腹腔压力增高,使膈肌上抬,肺顺应性下降,有效通气量减少。并且由于压力的作用,静脉回心血量减少,最终导致舒张末期射血量及心输出量减少。术中易发生心功能异常、心律失常、心肌缺血、呼吸性酸中毒、下肢静脉淤血和内脏血流减少等并发症。②腹膜外充气:最常发生在腹膜外脂肪层,原因是入针角度过小,以至于针的前端留在腹膜外。③气体栓塞:发生在穿刺针误入静脉时,穿刺后应仔细检查针尖所在位置。如出现心搏骤停,应怀疑该情况的发生,必须马上停止气腹并进行抢救。

2. 与建立气腹及腹腔镜操作有关的并发症　①血管损伤:主要是由于穿刺过程及腹腔镜操作过程造成。包括:腹膜后大血管,如腹主动脉、下腔静脉、髂动脉、髂静脉、门静脉等大血管;腹壁、肠系膜和网膜血管等;手术操作区域的其他血管。②内脏损伤:空腔脏器损伤,包括肝外胆管、胃肠、输尿管和膀胱等;实质脏器损伤,包括肝、脾、膈肌和肾等。③腹壁并发症:主要与戳孔有关,包括戳孔出血、戳孔感染、腹壁脓肿、腹壁坏死筋膜炎与戳孔疝等。

（魏云巍）

第四节　血管介入治疗

数字减影血管造影(digital subtraction angiography,DSA),即血管造影的影像通过数字化处理,把不需要的组织影像删除,只保留血管影像。其特点是图像清晰、分辨率高、实时成像,为观察血管病变、诊断及介入治疗提供了清晰的立体图像。

运用 DSA 技术,进行选择性腹腔动脉血管造影,可以清晰显示消化道血管,并对消化道动脉性出血定位,通过超选择插管至出血的小动脉分支注入栓塞剂,从而达到止血的目的。其优点是效果明显、创伤小、术后恢复快,目前已成为消化道出血的重要治疗手段,使许多过去需要外科手术的患者通过微创治疗就可以获得同样甚至更好的治疗效果。

对于门静脉高压症的介入治疗包括经颈静脉门体分流、曲张静脉栓塞、部分脾动脉栓塞等(即分流、断流、限流),目前也在临床中广泛应用,并基本取代了外科门体分流手术。

消化系统疾病的血管介入治疗还包括经导管消化系统肿瘤的栓塞化疗,尤其在肝癌的治疗方面,介入技术已成为目前主要的临床治疗手段之一。

介入诊疗技术也是血管栓塞性疾病的重要治疗手段。消化系统血管栓塞性疾病包括布加综合征(Budd-Chiari syndrome)、肠系膜动脉血栓或栓塞、门静脉系统血栓等。通过插管至病变血管,行球囊扩张或支架置入成形术,或选择性插管并保留导管灌注溶栓药物,使血栓溶解、血管再通,恢复组织器官供血或回流。

一、消化道血管造影及栓塞止血术

（一）适应证与禁忌证

1. 适应证　凡是不明原因消化道出血,经内镜及 CT/MRI 等影像学检查不能明确原因或出血部位者均可行消化道血管造影,包括腹腔干、肠系膜上动脉及肠系膜下动脉造影;对于出血部位明确,经药物或内镜治疗无效,或有内镜、外科手术禁忌者,应考虑消化道血管造影及栓塞止血。

出血速度、部位及病变性质对血管造影的阳性率影响较大。一般来说,慢性失血、大出血间歇期血管造影阳性率较低。急性消化道大出血且于活动性出血时,或有明显血管畸形、肿瘤性病变时阳性率较高。

在维持生命体征平稳的前提下,于血管造影前 30 分钟停用缩血管药物,可提高发现出血病灶的阳性率。

2. 禁忌证　①造影剂过敏;②肾功能不全;③失血性休克,生命体征不能维持稳定;④严重全身感染;⑤躁动不能配合且有全麻禁忌。

(二) 术前准备

1. 与患方沟通,说明血管造影目的、风险,并且术中如有阳性发现可能实施的相关介入治疗,签署同意书。

2. 了解、熟悉患者病情、生命体征,并根据术前检查判断需重点检查血管。消化道出血一般需行腹腔动脉、肠系膜上动脉及肠系膜下动脉造影,或根据靶器官选择相应血管。

3. 术前检查包括心电图、血常规、凝血功能、肝肾功能、尿常规。

4. 消化道出血患者术前应尽可能维持生命体征稳定,配血备用。情绪紧张者可适当镇静,休克并烦躁的患者可采取气管插管并全麻下进行操作。

5. 术前 30 分钟停用缩血管药物。

(三) 消化道出血的血管造影征象

1. 直接征象　当出血量 >0.5ml/min 时即可见到造影剂外溢,这是消化道出血最可靠的征象,表现为造影剂溢出血管并在局部浓聚,出血量大时因较多造影剂进入肠腔使肠袢显影。随着造影时间及造影剂注入量的增加,造影剂外溢更为明显。

2. 间接征象　当 DSA 下没有看到明确的直接出血征象时,以下征象可间接提示出血原因和部位:局部血管迂曲紊乱、粗细不均或远端小血管异常增粗,动静脉畸形、动脉瘤形成,肿瘤染色。

(四) 操作步骤

1. 体位　患者平卧位,避免术中身体移动。

2. 一般以右侧股动脉为穿刺点,于腹股沟韧带中点下方 1~3cm 触及动脉搏动最明显处,以动脉穿刺针沿股动脉走向穿刺,并与皮肤呈约 40°角。当感触到股动脉搏动时,继续往里推入血管内。然后拔出内套针,见有血液从外套针内涌出,送入导丝,交换置入动脉鞘。

3. 经动脉鞘送入造影导管,于第 12 胸椎体处将导管旋转使尖端指向腹前方,然后缓缓地向下移动,导管顶端如挂钉样套住,此时若有抵抗感,则通过导管快速注入 2~5ml 造影剂,若血管充盈呈"八"字形(左侧脾动脉较粗,右侧为肝动脉)时,则表示导管已进入腹腔动脉;当血管充盈呈多支扇形分散状时,表明导管在肠系膜上动脉内。肠系膜下动脉开口则多位于第 2、3 腰椎体偏前方,并向左下走行。

4. 将造影导管与高压注射系统连接,根据靶血管选择合适的造影剂剂量及注入速度,嘱患者屏气,全麻患者可暂时中断呼吸机。通过高压注射枪注入造影剂行数字血管造影。造影过程需包括动脉期、静脉期及延迟期。

5. 可重复播放造影画面,动态观察有无出血的直接或间接征象,必要时超选择插管至可疑血管分支再次造影进一步确认。如有阳性发现,可插管至靶血管注入栓塞剂如明胶海绵、微弹簧圈、PVA 颗粒等。栓塞后应当再次造影确认治疗效果,如侧支循环建立并仍有出血征象,可追加栓塞,必要时保留导管灌注缩血管药物止血。

6. 术毕拔除导管及动脉鞘,准确指压动脉穿刺点 15~30 分钟,力度以穿刺点无渗血、无血肿形成,足背动脉搏动减弱但尚未消失为宜。然后弹力绷带加压包扎穿刺点。

(五) 术后处理

患者取平卧位,术后绝对卧床 12 小时,避免穿刺侧下肢弯曲。必要时用 1000g 沙袋(或盐袋)压迫穿刺点 6 小时,密切观察穿刺点有无渗血、血肿形成,以及穿刺侧下肢皮温及动脉搏动情况,避免下肢缺血。24小时后病情稳定者可下床轻微活动。除非基础疾病存在禁忌,否则一般不需禁食禁饮。

二、经导管动脉灌注化疗及栓塞术

正常肝组织的血供有75%~80%来自门静脉,20%~25%来自肝动脉。而95%~99%的肝癌血供来自肝动脉。超选择插管至肿瘤供血动脉注入化疗药及栓塞剂,可使肿瘤局部药物浓度显著高于全身,同时栓塞剂阻断肿瘤血供,使肿瘤细胞坏死而进一步提高疗效。某些栓塞剂如碘化油具有亲肿瘤性,可在肿瘤内沉积。因此把碘化油作为载体与抗肿瘤药物预混为乳化颗粒,经导管注入肿瘤组织内,既可阻断肿瘤血供,又可缓慢释放化疗药而达到局部持续化疗的目的,并显著降低全身化疗毒性。正常肝组织有门静脉供血,因此肝动脉栓塞对肝功能损伤小。由于大部分原发性肝癌发生在肝硬化基础上,其肝功能代偿差,外科手术切除率低,而肝癌对系统化疗及放疗敏感性不佳,因此经导管动脉灌注化疗及栓塞术(transcatheter arterial chemoembolization,TACE)在肝癌的治疗中扮演着重要角色,是不能根治性切除的中晚期肝癌首选治疗方法。TACE不是根治性治疗手段,其目标为让患者长期"带瘤生存",并通过控制病灶而争取获得根治性手术机会。

（一）适应证与禁忌证

1. 适应证　①不能切除的原发性或转移性肝癌;②可切除的肝脏肿瘤,手术前辅助治疗,以减少术后复发、转移;③体积较大的肿瘤,手术前辅助治疗以提高切除率;④肿瘤切除术后复发不易切除,或未能完全切除有残留病灶者;⑤肿瘤破裂出血;⑥不愿外科手术的患者;⑦肝癌术后预防性治疗。

2. 禁忌证　①造影剂过敏;②肝功能分级 Child-Pugh C 级合并严重黄疸、肝硬化者;③伴全身感染,有菌血症、脓毒血症者;④终末期肝癌(BCLC 4 期,CLIP 5~6 分);⑤门静脉主干完全阻塞,无明显门脉侧支形成;⑥严重心、肺、肾功能不全;⑦大量腹水。

（二）术前准备

1. 与患者及家属交代病情,说明手术目的、风险,签署同意书。

2. 了解、熟悉患者病情、生命体征,并根据术前影像学检查判断病变部位、有无变异血管参与供血。

3. 术前检查包括心电图、血常规、凝血功能、肝肾功能、尿常规、腹部增强 CT 或 MRI。

4. 情绪紧张的患者应于术前 30 分钟镇静。

5. 术前准备药物包括栓塞剂(如碘化油、栓塞微球、明胶海绵),化疗药如表阿霉素、氟尿嘧啶、奥沙利铂、顺铂等,造影剂如碘海醇、碘普罗胺等。

（三）操作方法

1. 穿刺插管方法见血管造影部分,造影导管多选择 RH 导管(5F),造影靶血管为腹腔干或肝总动脉,必要时需行膈动脉、肠系膜上动脉造影排查变异供血动脉。

2. 根据造影结果确定肿瘤供血动脉分支,以微导管自造影导管内插管至供血动脉分支,尽可能接近肿瘤,缓慢注入化疗药物。将碘化油、表柔比星等预混为乳化颗粒,并于透视下经微导管注入,观察病灶中碘油沉积是否良好。如病变周围静脉小分支显影则提示栓塞完全。如病变较大、供血特别丰富,可追加明胶海绵或微球栓塞(即三明治疗法),注意避免栓塞剂反流导致异位栓塞。

3. 再次造影确认病灶供血是否栓塞完全,必要时追加栓塞。巨块型肿瘤或肝功不佳的患者可分次手术栓塞以避免肝衰竭。

（四）术后处理

1. 常规观察及护理内容同血管造影。

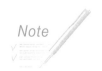

2. 观察有无发热、寒战、呕吐、腹痛等栓塞后综合征表现。可常规给予预防性止吐药物。必要时对症处理。

3. 监测肝功指标，发热患者应注意排除感染。

4. 根据肝功能水平、肿瘤复查情况可 1~3 个月后再次 TACE 治疗。

三、部分脾动脉栓塞术

门静脉高压症患者常常伴有脾功能亢进，脾血管血流量的增加导致脾静脉回流至门静脉血流量增加，从而加重门静脉高压。过去常常行脾脏切除术治疗脾功能亢进，同时减少门静脉血流量以降低门静脉压力，达到"限流"的目的。脾切除术后门静脉血栓及门脉海绵样变的发病率较高，导致门静脉高压症的后续治疗极为困难。部分脾动脉栓塞术（partial splenic artery embolisation，PSE）是将脾动脉的部分分支栓塞，使其供血的脾实质梗死，从而达到"内科性脾切除"的效果，即保留了脾脏作为免疫器官的功能，同时也避免了脾切除后门静脉血栓的发生。

（一）适应证与禁忌证

1. 适应证 ①门静脉高压症所致脾功能亢进；②区域性门静脉高压；③脾动脉瘤。

2. 禁忌证 ①造影剂过敏；②肾功能不全；③严重肝功能不全（Child-Pugh C 级）；④并发感染，特别是腹腔感染者；⑤大量腹水。

（二）术前准备

1. 与患方沟通，说明手术目的、风险，签署同意书。

2. 了解、熟悉患者病情、生命体征，根据术前影像学检查了解脾动脉形态。

3. 术前检查包括心电图、血常规、凝血功能、肝肾功能、尿常规、CT 上腹部血管三维重建增强扫描。

4. 术前 1 天开始口服消炎镇痛药，以 COX2 抑制剂为宜，如塞来昔布，以减少术后缺血性炎症导致的腹痛、发热等反应。

（三）操作步骤

1. 穿刺插管方法见血管造影章节，造影导管多选择 RH 导管或 LH 导管。造影靶血管为脾动脉。

2. 根据造影结果选择恰当的脾动脉分支进行栓塞，栓塞面积（正位显影面积）以 40%~60% 为宜，巨脾患者应适当减少栓塞比例以减少并发症。

3. 插管至脾动脉分支，注入栓塞剂栓塞成功后，再次于脾动脉主干造影确认栓塞范围，必要时追加栓塞剂。

（四）术后处理

1. 常规观察、护理同血管造影。

2. 观察有无发热、寒战、呕吐、腹痛等栓塞后表现，必要时对症处理。

3. 监测血常规、肝肾功能指标，记录 24 小时尿量，发热患者应注意排除感染。

4. 持续发热、腹痛患者应做影像学检查排除脾脓肿，合并腹围长大者应警惕腹膜炎。

四、经颈静脉肝内门体分流术

门静脉高压症是肝硬化失代偿期的重要临床表现，其导致的消化道静脉曲张出血、顽固性胸腹水等严重影响患者的生活质量和生命安全。经颈静脉肝内门体分流术（transjugular intrahepatic portosystemic shunt，TIPS）是在门静脉和肝静脉之间的肝实质内安置血管支架，使门静脉与肝静脉直接连通，门静脉系统内处于高动力状态的部分门静脉血像"泄洪"般通过支架分流道回流至体循环，从而降低门静脉压力，显著减少静脉曲张再出血风险，并促进腹水消退。TIPS 术对静脉曲张大出血的抢救治疗成功率可达 95% 以上，对难治性腹水有效率可达

50%~80%，是目前能有效治疗肝肾综合征和门静脉血栓的为数不多的手段之一。对于肝功能Child-Pugh B 级伴活动性静脉曲张出血者，或 72 小时内有静脉曲张出血的肝功能 Child-Pugh C级患者，TIPS 为首选止血治疗措施。

（一）适应证与禁忌证

1. 适应证　①门静脉高压所致消化道静脉曲张出血的二级预防；②门静脉高压所致静脉曲张出血的抢救性治疗；③门静脉高压所致的难治性胸、腹水；④肝肾综合征；⑤肝静脉闭塞型布加综合征；⑥门静脉血栓。

2. 禁忌证　无绝对禁忌证。相对禁忌证包括：①造影剂过敏；②Child-Pugh 评分 >13；③肾功能不全；④严重右心功能衰竭或心包积液、心包缩窄；⑤中度肺动脉高压；⑥严重凝血障碍；⑦未控制的肝内或全身感染；⑧胆道梗阻；⑨多囊肝；⑩广泛的原发或转移性肝脏恶性肿瘤；⑪门静脉海绵样变。

（二）术前准备

1. 与患方沟通，说明手术目的、风险，签署同意书。

2. 了解、熟悉患者病情、生命体征，并根据术前检查判断门脉穿刺部位、角度等。

3. 术前检查包括心电图、血常规、凝血功能、肝肾功能、尿常规、CT 上腹部血管三维重建增强扫描、颈部血管超声、心脏超声。

4. 消化道出血患者应术前尽可能维持生命体征稳定，配血备用，并备好抢救设施。休克并烦躁的患者可采取气管插管并全麻下进行操作。抢救性 TIPS 患者可于三腔两囊管压迫止血下进行。

5. 术前镇静，心电监护，维持输液通道。

（三）操作步骤

1. 患者采取平卧位，避免术中身体移动。

2. 以 RUPS100 穿刺套装为例，一般以右侧颈内静脉为穿刺血管，以超声引导下穿刺为佳。进入颈内静脉后，X 线监视下将导丝送入下腔静脉，循导丝将穿刺套装送入下腔静脉，测量下腔静脉压力。

3. 插管至肝静脉（一般选择肝右静脉或肝中静脉）。将导管插入肝静脉近端分支末梢，注入50ml 二氧化碳行门静脉造影，或经股动脉插管至肠系膜上动脉行门脉间接造影。送入穿刺针，选择合适的肝内门脉为靶点穿刺。退出穿刺针，回抽见静脉血后注入少许造影剂，见门脉显影后送入导管测压。

4. 肝静脉全程闭塞的布加综合征如连肝静脉残端都不能进入，可行直接门体分流术（DIPS），即从肝内下腔静脉直接穿刺肝内门脉分支。

5. 将造影导管送入脾静脉，行门静脉正侧位造影，观察导管进入门静脉的部位是否恰当，门静脉是否血栓形成，以及曲张静脉部位、数目。

6. 将导管插管至曲张静脉行栓塞治疗，并以球囊扩张穿刺道，置入血管支架。

7. 经导管注入 3000U 肝素，并再次行门静脉测压、造影，观察分流道是否通畅、门体压力梯度（PPG）是否下降至目标值、曲张静脉是否消失。

（四）术后处理

1. 拔除导管及颈部血管鞘后指压穿刺点 15 分钟，以穿刺点不再渗血为宜，然后纱布包扎固定。

2. 根据术中情况必要时心电监护 24 小时，记尿量。观察有无发热、寒战、腹痛、腹胀等表现。警惕腹腔出血、感染、肝性脑病。

3. 监测肝肾功能、凝血、血氨、血常规等指标。

4. 预防肝性脑病，可采用低蛋白饮食，口服益生菌、乳果糖。

5. 术后 1、3、6 个月复查超声造影了解支架通畅情况,此后每 6 个月随访 1 次。

五、下腔静脉、肝静脉球囊扩张及支架成形术

广义的布加综合征是指肝静脉或肝后下腔静脉发生狭窄、闭塞引起的肝静脉、下肢静脉回流受阻而引起的症候群,包括肝淤血、肝功损伤、肝硬化、门静脉高压、脾功能亢进、下肢溃疡及静脉曲张等。布加综合征分类方法较多,根据病变部位分为肝静脉型、下腔静脉型和混合型;根据病变类型分为节段狭窄型、节段闭塞型和隔膜型。目前常常将这两种分类相结合以指导治疗。过去以外科手术为主要治疗方法,如开胸经右心房指套破膜、门体分流术、肝脏及下腔静脉移植等,因其创伤大、并发症多、费用昂贵,现已较少采用。血管腔内成形技术的快速发展使布加综合征的治疗趋于微创化,通过股静脉或颈内静脉插管至下腔静脉、肝静脉,行穿刺破膜、球囊扩张成形、支架置入等方法使狭窄、闭塞的血管再通,其优点是创伤小、并发症少,基本不改变正常的血流路径。

(一) 适应证与禁忌证

1. 适应证　布加综合征。

2. 禁忌证　①造影剂过敏;②心、肝、肺、肾功能严重损害;③严重感染。

(二) 术前准备

1. 与患方沟通,说明手术目的、风险,签署同意书。

2. 了解、熟悉患者病情、生命体征,并根据术前检查判断血管闭塞或狭窄部位、范围。

3. 术前检查包括心电图、血常规、凝血功能、肝肾功能、尿常规、CT 上腹部血管三维重建增强扫描、颈部血管超声、心脏超声。

4. 术前镇静,心电监护,维持输液通道。

(三) 操作步骤

1. 患者采取平卧位,避免术中身体移动。

2. 经股静脉插管至下腔静脉,测量下腔静脉压力,并行血管造影,观察狭窄 / 闭塞范围,侧支是否开放。

3. 送入导丝,如能通过闭塞或狭窄段,则送入球囊扩张成形,球囊多选择 25~30mm 直径。膜型布加综合征可选择单纯扩张或结合支架置入。如为节段性闭塞或狭窄,扩张后造影效果不佳,则应置入支架。

4. 如导丝无法通过闭塞段,可行穿刺破膜,必要时可经颈静脉自上而下穿刺以避免误伤心脏,然后行球囊扩张。

5. 肝静脉节段型或膜型闭塞 / 狭窄,可采用 TIPS 穿刺套件行穿刺、扩张及支架置入,球囊多选择 12mm 直径。

6. 经导管注入 3000U 肝素,并再次行下腔静脉、肝静脉测压、造影,观察靶血管是否通畅、侧支循环是否消失。

(四) 术后处理

1. 拔除导管、导管鞘后指压穿刺点 15 分钟,以穿刺点不再渗血为宜。然后纱布包扎固定。

2. 根据术中情况必要时心电监护 24 小时,记尿量。观察有无发热、寒战、腹痛、胸痛、呼吸困难等表现。观察浅表曲张静脉(腹壁、下肢曲张静脉)是否变浅及消退。警惕肺栓塞、腹腔出血。

3. 监测肝肾功能、凝血(包括 INR)、血氨、血常规等指标。记录 24 小时尿量。

4. 预防血栓形成,可用普通肝素或低分子肝素抗凝 3~5 天,此后长期口服华法林抗凝。

5. 术后 1、3、6 个月复查超声造影了解肝静脉、下腔静脉或支架通畅情况,此后每 6 个月随访 1 次。

(胡　兵)

本章小结

　　本章介绍消化系统疾病中常用的诊疗技术,包括实验室检查、影像学检查、内镜及血管介入技术。

　　1. 消化系统疾病相关的实验室检查指标主要包括肝功能实验、肝纤维化相关的胶原合成与降解标志物、肝脏储备功能评价试验、消化系统常见病原学及消化系统肿瘤标志物检测。

　　2. X 线、超声、CT、MRI 检查在消化系统疾病的诊断中各有优势和应用价值。X 线平片能发现高密度钙化性病变及急腹症中的肠梗阻和胃肠穿孔;X 线钡剂造影检查则对食管和胃肠道疾病具有较高的敏感性;超声检查对于肝脏、胆囊、胰腺、脾脏疾病较为敏感;CT是消化系统疾病最主要的影像学检查技术;MRI 常作为继超声、CT 后的补充手段;PET-CT 则将 PET 与 CT 完美融合,可达到早期发现病灶和诊断疾病的目的,主要用于消化系统肿瘤的诊断。

　　3. 消化内镜技术不断变革、创新,已经发展出包括胃镜、结肠镜、小肠镜、胶囊内镜等在内的多种内镜技术,并与各种化学染色、物理成像,以及电凝、电切、射频等多种技术结合,为消化系统疾病的诊断和治疗提供了许多新思维、新方法。

　　4. ERCP 检查在进行疾病诊断的同时,可进行一系列相关治疗,包括内镜下乳头括约肌切开术、取石、狭窄扩张、胆道支架置入和鼻胆管引流等,是目前胰胆疾病诊治的重要手段。

　　5. 胆道镜可进入胆道内(可达 2~3 级胆管),直视下观察胆管、肝管内情况,了解病变的性质、部位,取活检做病理检查,并可进行镜下治疗。

　　6. 腹腔镜技术因其微创的优点已广泛应用于消化系统疾病的诊治中,包括诊断性腹腔镜技术和治疗性腹腔镜技术。

　　7. 血管介入技术在消化道出血、门静脉高压症、肿瘤的栓塞化疗、血管栓塞性疾病的诊断和治疗方面起着重要作用。

思考题

　　1. 反映蛋白质代谢功能的实验室诊断指标有哪些? 简述各自的临床意义。

　　2. 如何利用实验室诊断指标进行黄疸的鉴别诊断?

　　3. 利用外源性物质反映肝脏摄取和排泄功能的检测指标和方法有哪些?

　　4. 如何诊断幽门螺杆菌感染?

　　5. 乙型肝炎病毒感染的主要诊断指标有哪些?

　　6. 结直肠癌相关的肿瘤标志物有哪些?

　　7. 简述胃良、恶性溃疡的 X 线鉴别诊断要点。

　　8. 简述原发性肝细胞癌的 CT 表现及与转移性肝癌、肝血管瘤、肝囊肿的鉴别。

　　9. 简述胃镜检查的适应证和禁忌证及术前、术中和术后注意事项。

　　10. ERCP 的适应证有哪些? EST 的并发症有哪些?

　　11. 简述血管介入技术在消化系统疾病诊疗中的应用。

参考文献

　　1. 府伟灵,徐克前. 临床生物化学检验. 第 5 版. 北京:人民卫生出版社,2012.

　　2. 王鸿利,丛玉隆,仲人前,等. 实用检验医学(上册). 北京:人民卫生出版社,2013.

3. 亚太肝脏研究学会（APASL）指南：肝纤维化共识（2009）

4. 倪克樑，林万隆. 消化道肿瘤诊治新进展. 上海：上海科学技术文献出版社，2012.

5. 张秉琪，刘馨，安煜致. 肿瘤标志物临床手册. 北京：人民军医出版社，2008.

6. 张青萍. 超声诊断临床指南. 北京：科学出版社，1999.

7. 漆剑频，王承缘，胡道予，等. 放射诊断临床指南. 第 3 版. 北京：科学出版社，2013.

8. 周康荣. 腹部 CT 诊断学. 上海：复旦大学出版社，2010.

9. Leyendecker JR，Brown JJ. 腹盆部 MRI 实用指南. 张文煜，译. 天津：天津科技翻译出版公司，2005.

10. 日本消化内镜学会. 消化内镜指南. 第 3 版. 汪旭，译. 沈阳：辽宁科学技术出版社，2014.

11. 郑民华. 普通外科腹腔镜手术操作规范与指南. 北京：人民卫生出版社，2009.

12. Burtis CA，Ashwood ER，Bruns DE. Tietz textbook of clinical chemistry and molecular diagnostics. 5th ed. St. Louis：Saunders，2012.

13. Burtis CA，Bruns DE. Tietz fundamental of clinical chemistry and molecular diagnostics. 7th ed. St. Louis：Saunders，2014.

14. Lau H，Man K，Fan ST，et al. Evaluation of preoperative hepatic function in patients with hepatocellular carcinoma undergoing hepatectomy. Br J Surg，1997，84（9）：1255-1259.

15. Shimizu S，Kamiike W，Hatanaka N，et al. New method for measuring ICG Rmax with a clearance meter. World J Surg，1995，19（1）：113-118.

16. Yamaoka Yoshio. Helicobacter pylori：Molecular Genetics and Cellular Biology. Caister Academic Press，2008.

17. Mahon CR，Lehman DC，Manuselis G. Textbook of Diagnostic Microbiology. 4th ed. Saunders Elsevier Company，2011.

18. Cotton PB，Williams CB. Practical Gastrointestinal Endoscopy：The Fundamentals. 6th ed. Wiley-Blackwell，2008.

19. Baron TH，Kozarek RA，Carr-Locke DL. ERCP. 2nd ed. Philadelphia：Saunders，2013.

20. Townsend CM Jr，Beauchamp RD，Evers BM，et al. Sabiston Textbook of Surgery. 19th ed. Philadephia：Elsevier Health Sciences，2012.

21. Cueto-García J，Jacobs M，Gagner M. Laparoscopic surgery. New York：McGraw-Hill Professional，2003.

22. Zucker KA. Surgical laparoscopy. 2nd ed. Philadelphia：Lippincott：Williams & Wilkins，2001.

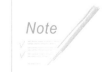

第二章　食管疾病

第一节　解剖生理概要

一、食管的解剖

(一) 食管的位置、走行和分段

食管为一富有弹性的肌性管腔,位于脊柱前方,上端在第 6 颈椎下缘平面与咽相连,下端续于胃的贲门,相当于第 10~11 胸椎体平面,全长约 25cm。依其行程可分为颈段、胸段和腹段(图 2-1)。颈段是指自食管入口至胸骨柄上沿的胸廓入口处,长约 5cm。胸段食管又分为胸上段、胸中段与胸下段三部分,长约 15cm。胸上段是指自胸廓上口至气管分叉平面;胸中段是指自气管分叉平面至贲门口全长的上 1/2;胸下段是指自气管分叉平面至贲门口全长的下 1/2,通常将腹段包括在胸下段内。胸中段与胸下段食管的交界处接近肺下静脉平面。胸中段食管癌较多见,下段次之,上段较少,多系鳞癌,贲门部腺癌可向上延伸累及食管下段,与食管下段癌不易区分。大部分的食管走行接近脊椎,自上而下呈三个弯曲,下颈部与上胸部食管稍向左偏,离气管边缘约 4~6mm,然后再向右,相当于第 5 胸椎水平移行至正中线,第 7 胸椎处食管又再度向左前方弯曲,绕过降主动脉,穿过膈食管裂孔而达贲门。

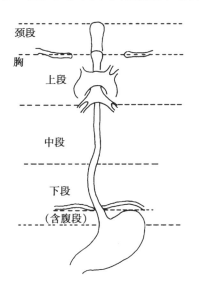

图 2-1　食管的分段

(二) 食管的狭窄

成人男性食管长约 21~30cm,平均 24.9cm,成人女性食管长约 20~27cm,平均 23.3cm。食管全程有 4 个生理性狭窄:第 1 狭窄为食管入口,是环咽部狭窄,由环咽肌收缩所致,距上切牙约 15cm,即相当于第 6 颈椎下缘平面,为食管最狭窄部位,异物最易嵌顿该处;第 2 狭窄为主动脉弓处狭窄,是主动脉弓压迫食管所致,距上切牙约 23cm,相当于第 4 胸椎水平,胃镜检查时局部可见搏动;第 3 狭窄为支气管处狭窄,由左主支气管横越食管前壁压迫食管所致,位于第 2 狭窄下 4cm 处,因第 2、3 狭窄位置邻近,临床上常合称为第 2 狭窄;第 4 狭窄为膈食管裂孔处,距上切牙约 40cm,相当于第 10 胸椎水平。食管通过膈食管裂孔时因膈肌与膈肌脚的收缩,使内腔缩小。膈下食管有时可受到正常肝脏的压迫。这些狭窄处异物容易滞留,也是肿瘤的好发部位。食管的横径在环状软骨下缘为 1.3cm,气管分叉部为 1.3cm,膈食管裂孔处为 1.55cm,贲门部为 2.2cm,平时食管前后壁几乎相贴,吞咽时可作不同程度的扩张。

(三) 食管壁结构

食管壁厚度约为 3~4mm,共有 4 层,即黏膜层、黏膜下层、肌层与外膜。黏膜层包括复层鳞状上皮、固有膜与黏膜肌。黏膜下层为疏松结缔组织,含有食管腺体。肌层由内环状肌与外纵

行肌两种肌纤维组成,肌层内包括平滑肌与横纹肌,食管上 1/3 为横纹肌,下 1/3 为平滑肌,中 1/3 为横纹肌和平滑肌混合组成。肌层之外裹有薄层结缔组织,形成食管的外膜,但无浆膜层。食管鳞状上皮与胃上皮的交界线称为齿状线,其边界不规则,口侧端为食管复层鳞状上皮,肛侧端为胃单层柱状上皮。

(四) 食管的血管、淋巴和神经

食管的主要动脉有甲状腺下动脉、胸主动脉食管支、胃左动脉与脾动脉。食管动脉也可起源于支气管动脉、右肋间动脉或左膈下动脉,另有一些动脉可能分支营养食管。食管上段静脉经甲状腺下静脉汇入上腔静脉,中段回流至奇静脉,下段静脉注入门静脉系统。因此,门静脉血流受阻时,食管下段静脉易充盈曲张。

食管黏膜内淋巴管在胃肠道空腔脏器中是独一无二的,黏膜及黏膜下层淋巴管形成一个复杂互联网络,并贯穿食管全长,数量上超过了食管的毛细血管。黏膜下淋巴管主要为纵行淋巴管,其数量是横行的 6 倍,穿过肌层后回流到局部淋巴结,有 14%~20% 可直接回流到胸导管。食管淋巴回流趋势是纵向引流大于横向环形引流,食管的上 2/3 主要引流向口侧,下 1/3 主要引流向肛侧,故食管癌多纵向远处淋巴转移。

食管受交感神经和副交感神经的支配。交感神经通过颈部和胸部交感神经链以及内脏大小神经分布到食管;副交感神经纤维随迷走神经分布到食管。左、右迷走神经分别发出左、右喉返神经,支配食管上、中段横纹肌。左、右迷走神经下行在食管下端与交感神经纤维相互盘绕形成食管神经丛,支配食管的平滑肌和腺体。

二、食管的生理

食管的主要功能是通过蠕动将咽下的食团与液体运送到胃。吞咽运动分三期:口咽期、食管期及贲门胃期,这些复杂的咽下运动都是通过各种神经反射产生各种不随意运动所完成的。在正常情况下,食物从咽部到达胃的贲门所需时间是:液体约4秒,固体食物约6~9秒。如果有外伤、异物、炎症或肿瘤,食物下咽就会发生困难。经食管测压试验证实,在食管上端约 3cm 处,食管腔内的静止压力较高,故把此处称为食管上括约肌。此括约肌由环咽肌和 3~4cm 的上段食管组成。吞咽食物时,食管上括约肌松弛,压力下降,食物通过后立即收缩,恢复到原来静止压力状态。食管上括约肌功能不全时,上述特点消失,进食困难,多见于患脑血管意外、脊髓炎、周围神经炎、肌炎和肌萎缩等。虽食管和胃之间在解剖上并不存在括约肌,但用测压法可观察到,食管和胃贲门连接处以上有一段长约 4~6cm 之高压区,其内压力一般比胃高 0.67~1.33kPa(5~10mmHg),因此正常情况下可阻止胃内容物逆流入食管,起到类似生理性括约肌的作用,通常将其称为食管下括约肌(low esophageal sphincter,LES)。当食物经过食管时,刺激食管壁上机械感受器,可反射性引起 LES 舒张,食物便能进入胃内。食物入胃后引起促胃液素释放,则可加强该括约肌收缩,对于防止胃内容物逆流入食管可能具有一定作用。当功能不全时,可发生反流性食管炎。

(张志广)

第二节 胃食管反流病

一、概述

胃食管反流病(gastro-esophageal reflux disease,GERD)是指胃、十二指肠内容物反流入食管引起烧心等症状,并可导致食管炎和咽、喉、气道等食管以外的组织损害。根据内镜下是否可见食管黏膜糜烂、溃疡等表现,分为反流性食管炎(reflux esophagitis,RE)和内镜阴性的胃食管反流病,即非糜烂性反流病(nonerosive reflux disease,NERD)。反流物主要是胃酸,还可有十二指肠液,

Note

前者临床上多见,后者主要见于胃大部切除术后、胃肠吻合术后、食管肠吻合术后。胃食管反流病在西方国家十分常见,发病率随年龄增加而增加,40~60岁为发病年龄高峰,男女发病无差异,中国人群中 GERD 患者的病情常较西方国家轻。

二、病因

GERD 是由多种因素造成的以食管下括约肌(LES)功能障碍为主的胃食管动力障碍性疾病。主要发病机制是抗反流防御机制减弱和反流物对食管黏膜攻击作用加强的结果。

(一)食管抗反流防御机制减弱

抗反流防御机制包括抗反流屏障、食管对反流物的清除及黏膜对反流攻击作用的抵抗力。

1. 抗反流屏障　是指食管和胃连接处一个复杂的解剖区域,包括食管下括约肌、膈肌脚、膈食管韧带、食管与胃底间的锐角(His 角)等,上述各部分的结构和功能上的缺陷均可造成胃食管反流,其中最主要的是 LES 的功能状态。

LES 是指食管末端约 3~4cm 长的环形肌束。正常人休息时 LES 压为 10~30mmHg,为一高压带,防止胃内容物反流入食管。一些因素可致 LES 压降低,如某些激素(如胆囊收缩素、胰升糖素、血管活性肠肽等)、食物(如高脂肪、巧克力等)、药物(如钙通道阻滞剂、地西泮、抗胆碱能药、茶碱类等)等。腹内压增高(如妊娠、腹水、呕吐、负重劳动等)及胃内压增高(如胃扩张、胃排空延迟等)均可使 LES 压相应降低和导致胃食管反流。

一过性 LES 松弛(transit LES relaxation,TLESR)也是引起 GERD 的一个重要因素。正常情况下当吞咽时 LES 即松弛,食物得以进入胃内。TLESR 是指非吞咽情况下 LES 自发性松弛,其松弛时间明显长于吞咽时 LES 松弛时间,在 GERD 患者中频繁出现。

2. 食管酸清除作用降低　食管的清除能力包括重力作用、食管蠕动、唾液分泌等。正常情况下食管内容物通过重力作用排入胃内,其中大部分通过食管体部的自发和继发性推进蠕动将食管内容物排入胃内,此即容量清除,是食管廓清的方式。另外还可以通过唾液分泌中和残留酸。某些疾病如硬皮病可影响食管的酸清除,90% 硬皮病患者的食管下端出现蠕动减弱或消失。

3. 食管黏膜屏障功能降低　食管上皮具有一定对抗反流物的功能,包括食管上皮表面黏液、不移动水层和表面碳酸氢根离子、复层鳞状上皮结构和功能上的防御能力及黏膜血液供应的保护作用等。长期吸烟、饮酒、进食刺激性食物和药物等会降低食管黏膜的屏障功能。

(二)反流物对食管黏膜的攻击作用

反流物刺激和损害食管黏膜,其受损程度与反流物的质和量有关,也与反流物与黏膜的接触时间、部位有关。胃酸与胃蛋白酶是反流物中损害食管黏膜的主要成分。近年对胃食管反流病监测证明存在胆汁反流,其中的非结合胆盐和胰酶是主要的攻击因子,参与损害食管黏膜。夜间反流较白天反流损伤作用重,可能与卧位时无重力作用,且食管蠕动减少,使反流物不易清除有关。

三、病理

RE 典型病理表现包括复层鳞状上皮细胞层增生,固有膜内中性粒细胞浸润。少数出现食管下段鳞状上皮被化生的柱状上皮替代,称之为 Barrett 食管。部分 NERD 患者食管鳞状上皮细胞间隙增宽。

四、临床表现

GERD 的临床表现多样,轻重不一,有些症状较典型,如烧心和反酸,有些症状则不典型,从而忽略了对本病的诊治。不少患者呈慢性复发的病程。

(一)烧心和反酸、反胃

GERD 最常见症状。胃内容物反流到口腔,如仅为酸水称反酸,如混有食物称反胃,常在无恶心和不用力的情况下发生。烧心是指胸骨后或剑突下烧灼感,常由胸骨下段向上伸延。烧心和反流常在餐后 1 小时出现,卧位、弯腰或腹压增高时可加重。部分患者的上述症状可在夜间入睡时发生。

（二）吞咽困难和吞咽痛

部分患者有吞咽困难,可能是由于食管痉挛或功能紊乱。症状呈间歇性,进食固体或液体食物均可发生。少部分患者吞咽困难是由重度食管炎造成食管狭窄引起,此时吞咽困难可呈持续性进行性加重,可伴吞咽疼痛。

（三）胸痛

疼痛发生在胸骨后或剑突下。严重时可为剧烈刺痛,可放射到背部、胸部、肩部、颈部、耳,此时酷似心绞痛。多数患者由烧心发展而来,但亦有部分患者不伴有烧心和反酸的典型症状,诊断较为困难。由 GERD 引起的胸痛是非心源性胸痛的常见病因之一。

（四）食管外症状

1. 喉部症状　与反流有关的喉部症状有慢性发声困难、间歇性发声困难、声带疲劳、声音嘶哑、长期清喉习惯、喉黏液过多等,反流作为发病原因或协同因素有反流性喉炎等。

2. 慢性咳嗽　GERD 是慢性咳嗽的重要原因。GERD 的咳嗽半数以上为干咳,常见于清醒状态和直立位时,很少发生于夜间。患者常没有 GERD 的典型症状,50%~75% 的患者否认有反流病史。

3. 哮喘　GERD 与哮喘经常同时存在,在儿童或成年哮喘患者中,GERD 的发病均较高。

4. 口腔症状　酸性胃内容物停留于口腔可引起口腔疾病,其中牙侵蚀最为突出。

（五）并发症

1. 食管狭窄　食管狭窄是 GERD 后期的严重并发症,多见于 60~80 岁。食管狭窄多见于反复酸暴露所致食管损伤,更多见于有十二指肠胃反流者。多数患者有 LES 功能缺陷,且同时有食管裂孔疝。

2. 上消化道出血　RE 患者因食管黏膜糜烂及溃疡可以导致上消化道出血,临床表现可有呕血和(或)黑便以及不同程度的缺铁性贫血。

3. Barrett 食管　胃食管反流物致食管下段鳞状上皮破坏,继而病变区被柱状上皮移行替代。食管黏膜被柱状上皮替代后呈橘红色,多发生在齿状线的近端,可为环形、舌形或岛状。Barrett 食管可伴或不伴 RE,它是食管腺癌的癌前病变,其腺癌的发病率较正常人高 10~20 倍。

五、辅助检查

（一）X 线钡餐造影

不推荐用于 GERD 的诊断。食管钡餐造影一般地说不易显示食管黏膜的异常,或仅能显示较重的炎性改变,如黏膜皱襞增厚、糜烂、食管溃疡等,轻度食管炎症则不敏感。食管钡餐造影对合并的食管裂孔疝和食管狭窄有诊断意义。

（二）内镜检查

内镜检查是观察食管黏膜损伤、确立 RE 和 Barrett 食管诊断最好的方法,对可疑 GERD 的患者内镜检查是首选方法。食管活检用于 GERD 的诊断主要是为了与嗜酸性粒细胞性食管炎、食管其他病变(如食管癌等)鉴别。

内镜下 RE 分级多应用洛杉矶分级法(图 2-2):

正常:食管黏膜没有破损。

A 级:一处或多处黏膜破坏,每处长径均不超过 5mm。

B 级:在黏膜皱襞上至少有一处长径超过 5mm 的黏膜破坏,但在黏膜皱襞之间无融合。

C 级:两处或更多处的黏膜皱襞之间有融合性破坏,但小于 75% 的食管周径。

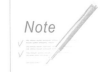

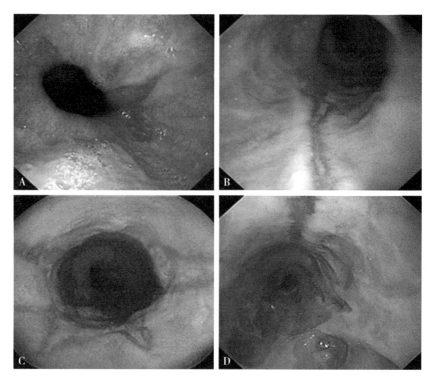

图 2-2　食管炎的洛杉矶分级

D 级：黏膜破损融合，至少达到 75% 的食管周径。

（三）24 小时食管 pH 监测

24 小时食管 pH 监测是诊断 GERD 的重要方法。除了可以发现食管下端的酸反流以外，还可测得食管上括约肌（upper esophageal sphincter，UES）下方的酸暴露，对有慢性咳嗽、哮喘或声音嘶哑的患者，能发现反流造成的误吸。一般认为正常食管内 pH 为 5.5~7.0，当 pH<4 时被认为是酸反流指标，24 小时食管 pH 监测的各项参数均以此作为基础。常用以下 6 个参数作为判断指标：① 24 小时内 pH<4 的总百分时间；②直立位 pH<4 的百分时间；③仰卧位 pH<4 的百分时间；④反流次数；⑤长于 5 分钟的反流次数；⑥持续最长的反流时间。6 个诊断病理反流参数中，以 pH<4 的总百分时间阳性率最高，将上述参数与正常值比较，可评价食管是否存在过度酸反流。在难治性 GERD 患者中推荐 24 小时食管 pH 监测联合阻抗监测，它可以测定酸反流、弱酸与非酸反流、区分液体、气体和混合反流。

（四）食管测压

可测定 LES 的压力，显示是否有 TLESR 和评价食管体部的功能。食管压力测定可以在抗反流手术前获知有关食管体部和 LES 运动异常的信息。30% 的 GERD 患者会有食管体部的运动异常，即食管在吞咽后收缩振幅小于 30mmHg，此种异常也称无效的食管运动，其对抗反流手术的反应欠佳。

（五）食管 24 小时胆红素监测

十二指肠胃食管反流较酸反流更能引起 GERD 相关症状，且对质子泵抑制剂（proton pump inhibitor，PPI）治疗无效，可能与酸反流和胆汁反流对黏膜损伤的正性协同作用有关。对于存在胆汁反流的患者，24 小时胆红素监测有助于诊断。

（六）食管内多通道阻抗监测

动态阻抗监测在 1991 年首次提出，并于 2002 年通过美国食品药品管理局批准使用。阻抗监测探头使用电子环通过监测反流物的电阻值来确定反流物性质。在食管腔内，气体、食管壁、饮用水、唾液、胆汁、胃内容物的阻抗值依次降低。若同时联合 pH 监测探头，可有效判断反流物

Note

为酸反流(pH<4)、弱酸反流(pH 4~7)或非酸反流(pH>7)。同时应用 24 小时阻抗和 pH 监测,对 GERD 诊断的灵敏度和特异度均可高于 90%,被认为是目前最好的检测胃食管反流的工具。但由于其价格因素以及侵入性检查的特点,目前更多应用于对弱酸反流和非酸反流的诊断、对难治性 GERD 的病因诊断以及非典型症状 GERD 的诊断等。

六、诊断及鉴别诊断

(一) 诊断

GERD 的诊断是基于:有反流症状;内镜下可有 RE 的表现;食管过度酸反流的客观证据。如患者有典型的烧心和反酸症状,可作出 GERD 的初步诊断。内镜检查如发现有 RE 并能排除其他原因引起的食管病变,本病诊断可成立。对有典型症状而内镜检查阴性者,行 24 小时食管 pH 监测,如证实有食管过度酸反流,则诊断成立。

目前临床上对于疑诊为本病而内镜检查阴性的患者常用质子泵抑制剂(PPI)进行试验性治疗(如奥美拉唑,每次 20mg,每天 2 次,连用 7~14 天),如果明显有效,则本病诊断成立。对症状不典型者,常需要结合内镜检查、24 小时食管 pH 监测和试验性治疗进行综合分析来作出诊断。

(二) 鉴别诊断

在临床上应与下列疾病进行鉴别诊断:

1. 功能性消化不良与功能性烧心症　本病常有紧张、焦虑等精神因素,患者具有烧心、早饱、上腹胀等消化系统症状,但胃镜检查、食管 24 小时 pH 监测、LES 压力测定均正常,亦无肝、胆、胰疾病存在。

2. 心源性胸痛　常有高血压、糖尿病史,高龄,多由于劳累、进食、激动诱发。胸痛有其特征性,与体位关系不明显。含服硝酸甘油等血管扩张药物有效,心电图常有特征性改变。

3. 其他原因的食管炎　如真菌性食管炎、药物性食管炎均可以有 GERD 的症状,内镜检查可予鉴别。

4. 食管与贲门部肿瘤　严重的 RE 可有糜烂、溃疡的表现,需与食管下段、贲门肿瘤鉴别。组织学活检有助于良、恶性疾病的鉴别。

七、治疗

对已确诊为 GERD 的患者,应首先采用药物疗法。药物治疗的目的是消除症状,治愈食管炎,防止食管狭窄或 Barrett 食管等并发症的发生。

(一) 一般治疗

GERD 患者改变生活方式和用药同等重要,轻症和间歇发作症状的患者,仅注意改变生活方式便可奏效。

1. 改变饮食结构和进食习惯、控制体重　GERD 患者应以低脂肪食物为主,少食粗糙食物,如玉米食品、甜食、酸性食物等。避免饮茶和咖啡并戒烟禁酒。睡眠前 2~3 小时尽量不进食。肥胖的患者应尽量减轻体重,达到合理的水平,有助于减轻反流。

2. 体位　在非睡眠时,宜多采取直立位,避免弯腰扫地和用力提重物等。睡眠时,应取半卧位。简单的半卧位是垫高床头约 30°。

3. 避免服用引起反流的药物　如抗胆碱能药、钙通道阻断药、茶碱、地西泮、多巴胺、黄体酮、鸦片类药物等。

(二) 药物治疗

应用药物是治疗 GERD 最常用、最重要的方法。药物治疗的目的包括减低胃内容物的酸度和量,增强抗反流屏障能力,加强食管酸清除力,增强胃排空能力,增强幽门括约肌张力,防止

十二指肠胃反流;在有炎症的食管黏膜上形成保护层,以促进炎症愈合。常用药物有以下几类:

1. 抗酸药　抗酸药是应用最早和最广泛的药物,其作用机制是中和胃酸,减低胃蛋白酶的活性。这类药物缓解症状作用迅速,适用于解除轻症或间歇发作的烧心症状。单用此类药物难以使食管炎症愈合,故仅作为辅助用药。

2. 抑酸药　常用 H_2 受体拮抗剂和质子泵抑制剂。

(1) H_2 受体拮抗剂(histamine 2 receptor antagonist,H_2RA):此类药物可与组胺竞争壁细胞上 H_2 受体,从而抑制组胺刺激壁细胞的泌酸作用,使胃酸分泌减少和反流物酸性减低,减少其对食管黏膜的损伤作用,促进食管黏膜炎症愈合。H_2 受体拮抗剂并不增强 LES 张力,对食管和胃排空亦无影响。常用的 H_2 受体拮抗剂有西咪替丁、雷尼替丁、法莫替丁和尼扎替丁。短期应用标准剂量可使 60%~70% 的患者缓解症状。H_2RA 治疗 GERD 的疗效显著低于 PPI,目前仅推荐用于:① NERD 患者的维持治疗;②有夜间酸突破者[夜间酸突破是指 PPI 每日 2 次饭前服用,夜间(22:00~06:00)胃内 pH 小于 4.0 的连续时间大于 60 分钟];③轻中症患者。

(2) 质子泵抑制剂(PPI):对 RE 疗效胜于 H_2RA,适用于症状重,有严重食管炎者。一般推荐使用疗程为 8~12 周。多数报告指出该药对 85%~96% 的患者有效,包括用其他疗法治疗失败的病例。不同种类的 PPI 治疗效果无明显差异。PPI 初始治疗应每日 1 次,早餐前服用。对 PPI 反应欠佳者,增加剂量或改为每日 2 次或换用其他种类的 PPI 可能会改善症状。

(3) 促动力药:大多可提高食管蠕动振幅、促进胃排空,从而抑制了胃食管反流和十二指肠胃反流,缩短了食管酸暴露时间,减轻了反流症状。如莫沙必利,对 GERD 患者能增高 LES 压,用法:每次 5~10mg,3 次 / 日,8 周后症状改善率达 97.4%。促动力药多与抑酸药物合用,很少单独用于治疗 RE。

(4) TLESR 抑制剂:目前已有不少受体被证明与 TLESR 的发生有关,其中 γ- 氨基丁酸 B 型受体(GABAB)兴奋剂能实现 TLESR 的高水平抑制。巴氯芬,一种 GABAB 受体兴奋剂,曾作为辅助用药被用于临床治疗难治性 GERD 患者,每次 40mg,每天 2 次,该药物能降低 TLESR 40%~60% 的发生频率,减少 43% 的反流次数,增加食管下段括约肌基础压,加速胃排空。但由于该药能通过血 - 脑脊液屏障,引起头晕、恶心等中枢神经系统不良反应,限制了其在临床的应用。

GERD 具有慢性复发倾向,因此可给予维持治疗。停药后很快复发且症状持续者,往往需要长程维持治疗;有食管炎并发症如食管溃疡、食管狭窄、Barrett 食管者,需要长程维持治疗。维持治疗的剂量因患者而异,以调整至患者无症状之最低剂量为适宜剂量。

(三) 手术治疗

1. 适应证　①GERD 的严重并发症,如重度食管炎、食管狭窄扩张疗法失败者,短食管;②充分而系统的药物治疗,历时半年或 1 年以上不能缓解反流症状和消除并发症者;③食管运动障碍性疾病(如贲门失弛缓症)行贲门肌层切开术,为了防止日后的胃食管反流;④经下咽部或 UES 下方电极 pH 监测证实,反复发作的喉部和肺部并发症确由反流引起,以及反流引起的哮喘发作;⑤儿童的胃食管反流引起并发症,特别是频繁发作的肺部并发症;⑥手术后复发,并有严重反流症状者;⑦食管旁疝;⑧ Barrett 食管,有反流症状,药物治疗不成功者,或细胞有重度异型或癌变。

2. 禁忌证　①内科治疗不充分;②缺乏反流的客观事实,特别是内镜检查和食管 24 小时 pH 监测的证据;③症状是否由胃食管反流引起尚难肯定,目前症状不排除是由心绞痛、胃本身疾患或胆系疾患引起;④有精神症状的非胃食管反流患者,患者有疑似反流的症状,同时见到他人有抗反流手术治疗成功的经过,而要求手术治疗;⑤仅有胃食管反流而无并发症;⑥无症状的滑动性食管裂孔疝。

腹腔镜下胃底折叠术治疗 GERD 有效,因此可作为需长期药物治疗者的选择。疗效与口服 PPI 相当,但术后有一定并发症。

Note

3. 手术并发症

(1) 胃轻瘫:是因术中迷走神经损伤引起,单侧损伤多影响不大,双侧损伤则可引起胃停滞。如在术中能发现有此情况,除了胃底折叠术之外,可加做幽门成形术或幽门肌层切开术,后者较少产生术后十二指肠胃反流。

(2) 吞咽困难:轻度吞咽困难约 3 个月可以消失,此为组织水肿所致。如术前不存在吞咽障碍,术后出现严重而持续的吞咽困难,则系缝合过紧,文献上称之为"机械性并发症"。吞咽困难还可出现于折叠缝合不准确时,如把胃底缝合在胃体上,折叠缝合太紧、太长,或膈肌脚缝合裂开,折叠部分疝入胸内等。

(3) 反流:反流复发是未能确认短食管的存在,故缝合过紧,使折叠部分术后疝入胸内或撕脱。

(4) 胃缺血和穿孔:有文献指出在短食管的情况下,行胃底折叠时把胃底留置胸内,有 20% 的患者发生胃缺血和穿孔,胃缺血与膈食管裂孔紧缩并压迫通过裂孔的胃血管有关。任何胸内胃底折叠术均为危险做法,应予避免。

(四) 难治性 GERD 治疗

难治性 GERD 是指:①经 PPI 治疗后症状仍持续;②每天 2 次 PPI 治疗,4~8 周后没有显效;③PPI 治疗过程中因反流引起黏膜损伤或症状没有消失。目前认为导致难治性 GERD 的原因很多,可能与夜间酸突破、非酸反流、PPI 抑制不全、食管高敏感性、食管动力异常、药物代谢个体差异等有关。治疗难治性 GERD 的第一步为优化 PPI 治疗。难治性 GERD 患者有典型或消化不良症状者必须行内镜检查来排除非 GERD 病因。对优化 PPI 治疗后仍持续有食管外表现的GERD 患者,应请耳鼻喉、呼吸专家会诊除外其他病因。内镜阴性(典型症状)、其他学科会诊食管外表现阴性的难治性 GERD 患者应行动态 pH 监测。停药后的反流监测可用 pH 或 pH 阻抗,未停药的监测应用 pH 阻抗以检测非酸反流。有客观证据表明,难治性 GERD 患者的症状确由反流所致者应接受进一步的抗反流治疗,如手术或 TLESR 抑制剂。检测结果为阴性的患者不考虑诊断 GERD,应停止应用 PPI(图 2-3)。

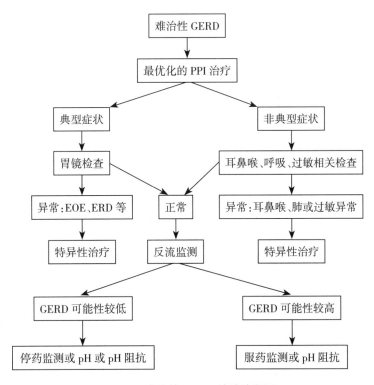

图 2-3 难治性 GERD 诊治流程图

(张志广)

第三节 贲门失弛缓症

一、概述

贲门失弛缓症（achalasia）又称贲门痉挛、巨食管，占食管疾病的 2%~20%。是一种原发性食管神经肌肉病变所致的食管运动障碍性疾病，可累及整个胸段食管，但以食管中下部最为明显。其主要特征是食管体部缺乏蠕动，食管下段括约肌高压和对吞咽动作的松弛反应减弱。本病为一种少见病（估计每 10 万人中仅约 1 人发病），可发生于任何年龄，最常见于 30~40 岁年龄组。男女发病率大致相等，较多见于欧洲和北美。该病治疗不及时有发生食管癌的潜在危险。

二、病因

本病的病因迄今不明。一般认为，本病属神经源性疾病，动物实验发现，食管上端肌肉由迷走神经支配，而食管下端肌肉，包括 LES 在内，则由食管壁内肌间神经丛支配。食管肌间神经丛中支配 LES 的非肾上腺素能非胆碱能（NANC）抑制性神经节数量减少或消失被认为是本病的主要原因。抑制性神经递质包括一氧化氮（NO）和血管活性肠肽（VIP）。在该病患者中，发现食管肌间神经丛中含 NO 的神经元及一氧化氮合酶减少，含 VIP 的神经纤维明显减少，因此认为抑制性神经元或神经纤维的缺失是其病理基础。

某些贲门失弛缓症患者的咽下困难是由迷走神经和食管壁内肌间神经丛的退行性变所致，故也有人认为本病可能由神经毒性病毒所致。另有文献报道，本病的发生与遗传相关，但尚不能确定。

三、临床表现

（一）吞咽困难

吞咽困难是本病最常见最早出现的症状，占 80%~95% 以上。起病多较缓慢。诱发因素有情绪紧张，进食过快或冷、热饮等。吞咽困难多呈间歇性发作，大多数患者咽下固体和液体食物同样困难。举臂、挺胸等动作可增加食管内压力，可部分缓解吞咽困难的症状。

（二）胸疼

约占 40%~90%，性质不一，多位于胸骨后及中上腹，持续数分钟至数小时，常发生于疾病早期。疼痛发作有时酷似心绞痛，甚至舌下含服硝酸甘油片后可获缓解。食管测压检查发现有高振幅收缩，可能与食管平滑肌发生痉挛有关。

（三）反流、呕吐

发生率可达 90%。随着吞咽困难的加重、食管的进一步扩张，大量潴留在食管的内容物可在体位改变时反流出来。反流物可混有大量黏液和唾液，在并发食管炎、食管溃疡时，可含有血液。反流症状比吞咽困难发生较晚。当食管扩张明显时，患者仰卧位时即有反流、呕吐。由此可造成误吸，引起呼吸道并发症，如肺炎、肺脓肿及支气管扩张等。老年患者有血性反流物时，应警惕并发癌的可能。

（四）体重减轻

吞咽困难导致食物的摄入不足，病程长久者可有体重减轻、营养不良和维生素缺乏等表现，而呈恶病质者罕见。

（五）贫血和出血

患者常可有贫血，偶有由食管炎所致的出血。

（六）其他

由于食管下端括约肌张力的增高,患者很少发生呃逆是本病的重要特征。在病程后期,极度扩张的食管可压迫胸腔内器官而产生干咳、气短、发绀和声音嘶哑等。

（七）并发症

本病可继发食管炎、食管黏膜糜烂、溃疡和出血、食管-气管瘘、自发性食管破裂及食管癌。并发食管癌的比例是 2%~7%,特别是病程达 10 年以上,食管明显扩张潴留严重的患者。

四、辅助检查

（一）影像学检查

对本病的诊断和鉴别诊断最为重要。

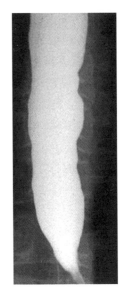

图 2-4 贲门失弛缓症的钡餐检查

1. 钡餐检查　食管钡餐 X 线造影检查见钡剂滞留在贲门部,食管下段呈边缘光滑的鸟嘴状狭窄,钡剂成细流缓慢地进入胃内(图 2-4)。中下段食管腔扩大,程度严重者食管腔高度增粗,延长迂曲呈“S”形,状如乙状结肠。食管壁正常蠕动减弱或消失。潴留的食物残渣可在钡餐造影时呈现充盈缺损,故检查前应做食管引流与灌洗。

2. 胸片　早期胸片可无异常。随着食管扩张,可在后前位胸片见到纵隔右上边缘膨出。当食管高度扩张、延伸与弯曲时,可见纵隔增宽而超过心脏右缘,有时可被误诊为纵隔肿瘤。当食管内潴留大量食物和气体时,食管内可见液平。大部分病例可见胃泡消失。有肺炎或肺脓肿时肺野可出现相应改变。

（二）食管动力学检查

1. 食管测压　食管测压时,本病的特征性表现为:食管蠕动消失,LES 压力常为正常人的两倍以上(>4kPa 或 30mmHg),吞咽时下段食管和括约肌压力不下降,中上段食管腔压力亦高于正常。此方法可作为评价药物疗效、扩张术及食管肌切开术后食管功能评价的一种量化指标。

2. 食管排空检查　正常食管的平均通过时间是 7 秒,最长不超过 15 秒。判断食管排空功能的检查包括核素食管通过时间、食管钡剂排空指数测定及饮水试验等,它们也用于评估各种治疗措施的疗效。

（三）内镜和细胞学检查

胃镜检查可排除食管瘢痕狭窄和食管肿瘤等,可协助诊断。胃镜下可见食管下端及贲门持续性紧闭、食管内滞留有液体或食物,管腔扩大;重者食管腔扩张犹如胃腔,偶可见食管的走向扭曲呈“S”形;翻转观察时可见“紧抱征”,即贲门紧抱内镜镜身,轻推拉内镜可见贲门黏膜随之上下移动。当食管下段出现结节、糜烂、溃疡时,应警惕并发食管癌可能。

五、诊断及鉴别诊断

（一）诊断

凡有吞咽困难、反流和胸骨后疼痛的症状,食管吞钡 X 线检查显示具有本病的典型征象,即可作出诊断。内镜和食管测压可协助确诊。

（二）鉴别诊断

1. 纵隔肿瘤、心绞痛、食管神经症及食管癌、贲门癌等　纵隔肿瘤在鉴别诊断上并无困难。心绞痛多由劳累诱发,而本病则为吞咽所诱发,并有咽下困难,此点可资鉴别。食管神经症(如癔球症)大多表现为咽至食管部位有异物阻塞感,但进食并无哽噎症状。食管良性狭窄和由胃、胆囊病变所致的反射性食管痉挛者,食管仅有轻度扩张。本病与食管癌、贲门癌的鉴别诊断最

Note

为重要,胃镜检查和 X 线检查可帮助确诊。

2. 假性贲门失弛缓症　贲门及食管下段的肿瘤,有黏膜下层和肌间神经丛浸润时,可伴有类似贲门失弛缓症样 LES 高压和吞咽时远端括约肌不松弛,其他少见疾病如淋巴瘤及淀粉样变,肝癌亦可出现相似的征象。大多数情况下内镜及活检可以确诊。

3. 硬皮病　硬皮病可造成食管远端一段无蠕动,但食管受累常先于皮肤表现。食管测压发现食管近端常无受累,而食管体部蠕动波极少,远端括约肌常呈收缩无力,但松弛正常。免疫学异常和典型的皮肤损害对诊断有帮助。

4. Chagas 病　Chagas 病为南美洲局部流行的锥虫寄生的疾病,并同时累及全身器官。其临床表现与失弛缓症相似。但 Chagas 病除食管病变外,尚有其他内脏的改变。患者有南美或南非居住生活史,荧光免疫及补体结合试验可协助确定其锥虫感染史。

六、治疗

治疗旨在降低 LES 高压、改善 LES 松弛、加速食管排空,但一般不能改善食管的蠕动。

(一) 药物治疗

病程短、病情轻者可使用解痉镇痛药物。舌下含服硝酸甘油或钙通道阻滞剂可抑制 LES 收缩,解除食管痉挛性疼痛。但是药物治疗疗效短暂,作用效果有限,不良反应(低血压、头痛和外周性水肿等)发生频繁,长期应用可耐药。

(二) 内镜下肉毒杆菌毒素注射

卡泥汀(肉毒碱)可与突触前胆碱能受体结合,不可逆地阻断乙酰胆碱的释放从而达到松弛平滑肌的作用。通过内镜沿 LES 周径注射卡泥汀,一次用量 80U。1 个月内的有效率可达 90%,1 年的有效率为 60% 左右,若想维持疗效必须反复注射。与气囊扩张或手术治疗相比,内镜下肉毒杆菌毒素注射(endoscopic botulinum toxin injection,EBTJ)治疗缓解率低,复发率高。目前 EBTJ 治疗主要用于老年患者和有严重并发病的患者,亦可作为过渡治疗的选择。

(三) 内镜下气囊扩张术

内镜下气囊扩张术(endoscopic pneumatic dilation,EPD)被认为是目前治疗贲门失弛缓症有效的非手术治疗方式。其原理是在试图保持黏膜完整的情况下,于胃食管连接部膨胀气囊(图 2-5),使肌纤维破裂,从而降低 LES 压力。研究显示当 EPD 术后 LES 压力 <10~15mmHg 时,患者的症状可得到长期缓解,而术后 LES 压力 >20mmHg 时,治疗几乎无效。EPD 最严重的并发症是食管穿孔,其发生率 <1%~3%。EPD 术后 1 年有效率为 75%~90%,5 年有效率约为 40%~60%。研究显示反复进行 EPD,可使其长期有效率≥90%。

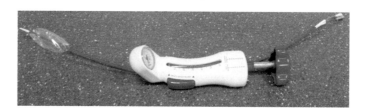

图 2-5　气囊扩张器

(四) 暂时性自扩金属支架治疗

暂时性自扩金属支架治疗(temporary self-expanding metallic stents therapy,TSMST)的原理是金属支架(图 2-6)在 3~7 天内缓慢展开,其释放的均匀压力使 LES 的肌组织较完全的断裂,以致 LES 压力下降。与 EPD 相比,金属支架的扩张压力更为分散与持久,使 LES 的肌纤维更为均匀有效的撕裂,且术后瘢痕较小,因此 TSMST 可以得到较好的临床疗效及较低的复发率。TSMST 的主要并发症包括支架移位、穿孔、出血和轻微胸痛,其发生率分别为 6.0%、7.0%、6.0%

Note

和 42.9%。

(五) 经口内镜下肌切开术

经口内镜下肌切开术(per-oral endoscopic myotomy,POEM)是近年来发展较快的治疗贲门失弛缓症的内镜手术方法,以其创伤性小的特点在世界范围内得到应用。POEM 的主要步骤包括:①食管黏膜层切开;②分离黏膜下层,建立黏膜下"隧道"直至胃 - 食管交界处下方胃底约 3cm;③环形肌切开,保留纵行肌;④用金属夹夹闭管壁黏膜层切口。由于POEM 技术临床应用不久,治疗的患者数量

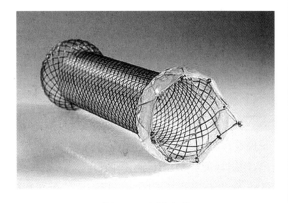

图 2-6 金属支架

不多,因此尚无法分析其远期疗效。和其他治疗方式一样,POEM 术后也存在着一定的并发症,其中最常见的是纵隔及皮下气肿、气胸、气腹、出血及感染等。上述并发症经对症保守治疗均可及时有效处理。今后随着内镜医师技术的纯熟,POEM 可能会成为治疗贲门失弛缓症的"金标准"。

(六) 手术治疗

经内科保守治疗无效或合并严重并发症,怀疑并发食管癌,扩张术失败或穿孔者应进行手术治疗。以 Heller 食管下段肌层切开术为最常用。手术治疗后症状好转率约为 80%~85%,但可能发生食管黏膜破裂、裂孔疝、胃食管反流及症状不解除等并发症。目前主要是腹腔镜 Heller 肌切开术(laparoscopic Heller Myotomy,LHM)附加部分前壁胃底折叠术已成为贲门失弛缓症的标准治疗方式。LHM 适合人群广,其中超过 60 岁且能耐受手术的患者及反复行 EPD 或反复行 EBTJ 治疗失败的患者在进行 LHM 后,症状也可得到持久的缓解。LHM 破坏了膈食管韧带,改变了 His 角,这两方面均可导致术后 GERD 的发生,即使附加 Dor 胃底折叠术,术后 GERD 的发生率仍可达 10%~30%。

(张志广)

第四节　损伤性食管狭窄

一、概述

损伤性食管狭窄包括物理性及化学性损伤致食管狭窄。物理性食管狭窄又可分为医源性及外伤性:医源性食管狭窄常见于各种食管手术后,外伤性食管狭窄少见。化学性损伤以腐蚀性食管灼伤(erosive burn of esophagus)多见,常为误吞强酸或强碱等化学腐蚀剂引起食管化学性灼伤,也有因严重反流性食管炎、长期进食浓醋或服用酸性药物(如多西环素、四环素、阿司匹林等)引起食管化学性灼伤者,但较少见。

二、病因

医源性食管狭窄多为手术后瘢痕挛缩导致,少数可能为粘连压迫导致食管腔狭窄;其他食管损伤,如进食的骨头、鱼刺等异物常在食管生理性狭窄处损伤食管,需及时发现并治疗,因如为食管穿透性损伤,则可能导致纵隔感染或严重的大出血。胸部外伤导致食管损伤极为少见,但颈部刺伤有损伤食管的可能。

食管化学性灼伤的严重程度及灼伤后食管狭窄程度决定于吞服化学腐蚀剂的类型、浓度、剂量、伴随的呕吐情况以及腐蚀剂与食管组织接触的时间。吞服强碱会致消化道组织出现较严

 Note

重的溶解性坏死,而吞服强酸会致消化道组织产生蛋白凝固性坏死。吞服化学腐蚀剂后,灼伤的部位常不局限于食管,常包括口咽部、喉部、胃或十二指肠部。通常腐蚀剂与食管三个生理狭窄段接触的时间最长,因此常在这些部位发生较广泛的灼伤。

三、病理

根据灼伤的病理程度,一般可分为Ⅰ度、Ⅱ度、Ⅲ度灼伤。Ⅰ度:食管黏膜表浅充血水肿,经过脱屑期以后 7~8 天而痊愈,不遗留瘢痕。Ⅱ度:灼伤累及食管肌层,在急性期组织充血、水肿、渗出,组织坏死脱落后形成溃疡,3~6 周内发生肉芽组织增生,以后纤维组织形成瘢痕而导致狭窄。Ⅲ度:食管全层及其周围组织凝固或溶解坏死,可导致食管穿孔和纵隔炎。

灼伤后病理过程大致可分为三个阶段。第一阶段即在伤后最初几天内发生炎症、水肿或坏死,常出现早期食管梗阻症状。第二阶段约在伤后 1~2 周,坏死组织开始脱落,出现红润的肉芽组织,梗阻症状常可减轻。这时食管壁最为薄弱,约持续 3~4 周。第三阶段瘢痕及狭窄形成,并逐渐加重。病理演变过程可进行数周至数月,但超过 1 年后再发生狭窄者少见。瘢痕狭窄的好发部位常在食管的生理狭窄处,即食管入口、气管分叉平面及食管下端处。

四、临床表现

瘢痕狭窄形成后可导致食管部分或完全梗阻,甚至唾液也难咽下。因不能进食,后期出现营养不良、脱水、消瘦、贫血等。若为小儿,其生长发育将受到影响。

五、诊断

早期主要依据有吞服腐蚀剂病史以及上述有关临床表现,体检发现口咽部有灼伤表现,即可确立诊断。但有时口咽部无灼伤表现不一定能证明食管有无灼伤,应内镜检查明确。如有胸骨后疼痛、背或腹痛应排除食管或胃穿孔的可能,必要时要通过食管 X 线造影确诊。疾病后期行食管 X 线造影或食管内镜能明确狭窄的部位和程度。

六、治疗

(一)非手术治疗

扩张疗法宜在损伤后 2~3 周,食管急性炎症、水肿开始消退后进行。对轻度环状狭窄如手术后狭窄,可采用胃镜或介入条件下探条扩张术;对长管状狭窄可采用吞线经胃造瘘口拉出,介入条件下系紧扩张探子顺向或逆向作扩张术。食管扩张术可视治疗效果重复进行,扩张疗法对轻度环形狭窄疗效尚满意。

(二)手术治疗

对严重长段狭窄及扩张疗法失败者,可采用手术治疗。手术之前需明确无癌变,术式为在狭窄部的上方将食管切断,切除狭窄段食管至胃底,根据具体切除食管长度情况以胃、空肠或结肠与食管残端吻合,重建消化道。胃或肠上提途径可经胸膜腔、胸骨后或胸骨前皮下隧道,根据患者一般情况而定,多选用经胸腔途径。

(鲍红光)

第五节 食 管 癌

一、概述

食管癌(carcinoma of the esophagus)指来源于食管上皮(包括黏膜下腺体上皮)的一种常见

的消化道恶性肿瘤,临床上以进行性吞咽困难为其最典型的症状,手术切除仍是主要治疗方法,预后取决于诊断及治疗时的疾病分期。

二、病因

食管癌的确切病因尚不清楚,但下列因素与食管癌的发病有关:

1. 亚硝胺及真菌　亚硝胺类化合物具有高度致癌性,可使食管上皮发生增生性改变,并逐渐加重,最后发展成癌。一些真菌能将硝酸盐还原为亚硝酸盐,促进二级胺的形成。少数真菌还能合成亚硝胺。

2. 饮食及生活习惯　食管癌患者多有进食粗糙食物、进食过热食物及进食过快等习惯,这些因素可导致食管上皮损伤,增加对致癌物的易感性。此外,吸烟和酗酒已证明是食管癌发病的重要原因。研究显示,吸烟者食管癌的发病率增加 3~8 倍,而饮酒者增加 7~50 倍。

3. 营养不良及微量元素缺乏　在亚洲和非洲食管癌高发区调查发现,大多数居民所进食物缺乏动物蛋白质及维生素 B_1、维生素 B_2、维生素 A 和维生素 C。维生素 A 及维生素 B_2 缺乏与上皮增生有关,维生素 C 可阻断亚硝胺的作用。食物中微量元素,如铜、锰、铁、锌、钼等含量较低,亦与食管癌的发生有关。

4. 遗传因素和基因　人群易感性与遗传和环境条件有关。食管癌具有较显著的家族聚集现象,在食管癌高发家族中,染色体数目及结构异常者显著增多。食管癌的发生可能涉及多个癌基因(如 *c-myc*、*EGFR*、*int-2* 等)的激活和抑癌基因(如 *p53*)的失活。

5. 其他因素　食管慢性炎症、黏膜损伤及慢性刺激亦与食管癌的发病有关,食管腐蚀伤、食管慢性炎症、贲门失弛缓症及胃 - 食管反流引起的 Barrett 食管等均有癌变的危险。

三、病理

(一)癌前病变

1. Barrett 食管及其不典型增生　Barrett 食管被公认为是食管腺癌的癌前病变,其患者发生食管癌的危险性为正常人的 40~120 倍。在西方国家,近 30 年来食管腺癌的发病率迅速上升,目前已超过鳞癌,其演进过程可概括为:长期胃食管反流→反流性食管炎→Barrett 食管→不典型增生→原位癌→进展期腺癌。

2. 食管鳞状上皮异型增生　对早期食管癌的研究发现,食管癌中存在着以下演变经过:单纯增生→不典型增生→癌多点病变,且各点独立;不典型增生中可包含原位癌。食管癌的周围组织中也常见到不同程度的不典型增生的鳞状上皮。

(二)大体病理

1. 早期食管癌　早期食管癌指原位癌(肿瘤局限于基底膜内)和无淋巴结转移的的早期浸润癌(肿瘤局限于黏膜或黏膜下层),其形态大体可分为 4 型:

(1) 隐伏型:此为食管癌的最早期,食管黏膜仅有轻度充血或黏膜粗糙,内镜下不易辨认,需要特殊染色或内镜下窄带光成像才能发现。

(2) 糜烂型:黏膜可见浅的糜烂,形态大小不一,边界清楚,状如地图。此型原位癌与早期浸润癌各占一半。

(3) 斑块型:表面黏膜稍隆起,高低不平,病变范围大小不一,大约原位癌占 1/3,早期浸润癌占 2/3。

(4) 乳头型:肿瘤呈乳头样向食管腔内突出,癌细胞分化较好,绝大多数是早期浸润癌。

2. 中、晚期食管癌的大体病理

(1) 肿块型:此型最常见,即髓质型和蕈伞型,约占 70%,肿瘤呈结节状或菜花状突出管腔,使管腔有不同程度的狭窄,可引起明显的梗阻症状。

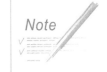

(2) 溃疡型:约占 20%,病变呈大小,形状不一的溃疡,深入肌层,边缘不光滑,呈堤坎状隆起,溃疡底部凹凸不平,常有坏死组织覆盖,梗阻症状较轻。

(3) 缩窄型:约占 10%,病变食管形成环形狭窄,表面粗糙不平,可有糜烂及结节,触之易出血,严重狭窄可致内镜无法通过,较早即可出现梗阻症状。

(三) 组织病理

食管癌是来源于食管上皮包括黏膜下腺体上皮的恶性肿瘤,主要有以下 4 种组织学类型:

1. 鳞状细胞癌　简称鳞癌,为来自食管鳞状上皮的实体肿瘤,是我国食管癌患者中最常见的组织类型,约占 90~95%;镜下观察:癌细胞分化好或较好,常呈不同程度的角化现象,形成癌珠,也可见细胞间桥。

2. 腺癌　食管腺癌多来源于 Barrett 食管的柱状上皮,故食管腺癌大多数位(约 80%)于食管下段。在我国,食管原发腺癌仅占全体的 7%,但在西方国家,腺癌与鳞癌的发病率相当。镜下观察:腺癌细胞呈立方形或柱状,核呈圆形、卵圆形或杆状,细胞核极相与细胞长径相平行,核染色质较粗,细胞可构成近似圆形的腺腔。

3. 腺鳞癌　腺癌与鳞癌两种成分共存于一个瘤体内,其中任一成分占瘤体的 20% 以上;腺鳞癌的生物学行为近似于腺癌。镜下观察:癌灶鳞状上皮与柱状上皮细胞均有异型性。但腺癌部分细胞的细胞质较小,核较大,细胞核异型性明显,核染色质较粗,构成完整或不规则的腺腔样结构,鳞状上皮部分癌细胞亦呈恶性形态,但细胞质丰富,核小,偶尔可见细胞间桥或角化物质出现。

4. 未分化癌　较罕见,分为小细胞癌与非小细胞癌,主要为小细胞未分化癌。小细胞癌称为燕麦细胞癌,起源于神经内分泌细胞,也称为神经内分泌癌。镜下观察:癌细胞较小、可见典型燕麦状癌细胞,胞质甚少,多呈裸核,染色质密集而深染,分裂象多见。电镜可见神经内分泌颗粒。在结构和特征上与肺的小细胞癌相似,食管是除肺以外发生小细胞癌的最常见器官。

(四) 扩散及转移

食管癌常见的转移方式包括直接浸润、淋巴和血行转移。

1. 直接浸润　肿瘤随病期进展可逐渐向黏膜下层、食管肌层及外膜浸润扩散,穿透食管壁后可累及邻近的器官和组织,还可沿食管长轴及周径蔓延。

2. 淋巴转移　食管癌转移主要经淋巴途径,沿食管纵轴向上或向下进行。首先进入黏膜下淋巴管,通过肌层到达与肿瘤部位相应的区域淋巴结。胸上段食管癌可转移至喉后、颈深和锁骨上淋巴结;胸中段食管癌可转移至食管旁淋巴结,也可向上转移至胸顶纵隔淋巴结,或沿着气管、支气管转移至气管分叉及肺门部淋巴。胸下段癌主要向下累及贲门周围的膈下及胃周淋巴结,亦可向远处转移至锁骨上淋巴结、腹主动脉旁和腹腔丛淋巴结,这均属晚期。

3. 血行转移　食管癌经血行转移较淋巴转移的发生率低,出现则提示为晚期食管癌,可转移至肺、胸膜、肝、脑、骨等。

四、临床表现

食管癌患者的临床症状严重程度并不完全反映食管癌的病期,比如缩窄型食管癌会较早出现吞咽困难的症状,而溃疡型则可能在疾病晚期才出现吞咽困难。

(一) 早期症状

早期食管癌患者症状常不明显,但可能有不同程度的吞咽不适感觉,包括咽下食物哽噎感,食物通过缓慢,并有停滞感或异物感。哽噎停滞感常通过吞咽水后缓解。亦可有胸骨后烧灼样、针刺样或牵拉摩擦样疼痛。症状时轻时重,特别是嗜酒患者,多不被重视。但总体是缓慢、进行性加重。

(二) 进展期症状

1. 进行性吞咽困难　这是进展期食管癌最常见、最典型的临床表现,特点是短时间(一般为数月内)患者呈现持续性、进行性加重的吞咽困难;最初咽干硬的食物困难,继而半流质,最后流质饮食及唾液亦不能咽下，并可伴有进食呕吐。

2. 吞咽疼痛　患者在吞咽困难的同时，可发生咽部、胸骨后、剑突下或上腹部的烧灼痛、刺痛或钝痛等，其发生原因可能与肿瘤及炎症刺激引起的食管肌肉痉挛，或食物潴留诱发食管肌肉强力收缩等因素有关。

3. 食物反流　可在吞咽困难的早期出现，但多在吞咽困难明显时发生，原因为食管癌病变引起的病理性唾液和食管黏液分泌增多，受食管梗阻所限而滞留于食管内并刺激食管发生逆蠕动而吐出。呕吐成分以黏液和泡沫为主，有时混有血迹或食物残渣，偶尔有脱落坏死的肿瘤组织。如果在呕吐时发生误吸，可致呛咳和吸入性肺炎。

4. 胸背疼痛　表现为胸骨后、背部持续性的隐痛、钝痛、烧灼痛或沉重不适感，尤以溃疡型或肿块型伴有表面溃疡者多见，该症状被认为与肿瘤溃疡面受到刺激或肿瘤生长累及食管及周围感觉神经有关；如果出现剧烈疼痛，可能是肿瘤侵犯椎体；伴有呕血症状，则可能是肿瘤破溃、穿孔。

5. 消瘦或体重下降　食管癌患者的体重减轻较其他癌症患者更为常见且严重，因为肿瘤直接影响患者进食，由营养不良及肿瘤消耗双重原因导致。

6. 其他症状　若肿瘤侵犯喉返神经，可出现声音嘶哑；若压迫颈交感神经节，可产生 Horner 综合征；侵入气管或支气管，可形成食管 - 气管或支气管瘘，出现吞咽水或食物时剧烈呛咳，并发生呼吸系统感染，后者有时亦可因食管梗阻致内容物反流入呼吸道而引起。

食管癌患者常无典型临床体征，但是在体格检查时应特别注意锁骨上有无肿大淋巴结、上腹部及肝有无肿块和有无胸腔积液等转移体征。

晚期食管癌患者若有肝、脑等脏器转移，可出现黄疸、腹水、昏迷等症状，最后还可出现恶病质状态。

五、辅助检查

1. 食管镜检查　内镜检查是诊断早期食管癌的最可靠方法。

早期食管癌的镜下表现：①食管黏膜局限性充血，触之易出血；②黏膜局限性糜烂，呈点、片状分布，边缘不整，形如地图；③黏膜表面粗糙不平，呈小颗粒状或大小不等的斑块，色潮红；④呈息肉状或小蕈伞型肿物，向腔内生长，偶有短蒂间糜烂。

中、晚期食管癌的镜下表现较易判定，肿块呈菜花样或结节状，食管黏膜水肿充血或苍白发硬，但触之易出血。晚期肿瘤形成溃疡或造成管腔狭窄。

内镜检查同时在直视下钳取多块组织活检，可明确病理诊断。

2. X 线钡剂造影　X 线钡剂上消化道造影是诊断食管癌的常用方法。当患者不宜行内镜检查时，可选用 X 线钡剂上消化道造影检查。

早期患者可见：食管黏膜皱襞紊乱、粗糙或有中断现象；<1cm 的黏膜充盈缺损，缺损较为扁平而边缘不整；局限性管壁僵硬，蠕动中断，时有钡剂潴留；小溃疡龛影，其直径 <0.5cm。早期食管癌 X 线钡剂造影的诊断率约为 75%，误诊率为 25%。

中、晚期患者 X 线钡剂造影多见病变处食管黏膜紊乱，管壁僵硬、蠕动消失；溃疡龛影；有明显的充盈缺损及病变段食管周的软组织影，可见充盈缺损区食管腔狭窄；如为缩窄型改变，狭窄上方食管高度扩张。

3. 超声内镜检查　超声内镜（endoscopic ultrasonography，EUS）是将内镜和超声相结合的消化道检查技术，当内镜插入体腔后，在内镜直接观察消化道病变的同时，可利用内镜下的超声行实时扫描，可以获得病变处消化道的层次结构、组织学特征及周围邻近脏器的超声图像。与体表超声相比，超声内镜缩短甚至消除了超声源与成像器官之间的距离，并可排除骨骼、脂肪、含气部位的影响，从而进一步提高了超声的诊断水平。

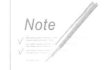
Note

　　近年来采用超声内镜来判断食管癌的肿瘤侵犯深度、食管周围组织及结构有无受累,局部淋巴结转移情况等,对食管癌手术前的临床分期,选择治疗方案有指导意义。超声内镜对于食管癌尤其早期食管癌的肿瘤浸润深度的判断及食管壁外淋巴结的肿大诊断较准确,优于 CT 等影像学检查。

　　4. CT 检查　食管癌的胸部 CT 影像表现为食管腔内软组织肿块,管壁增厚,管腔呈不规则或偏心性狭窄,可明确纵隔淋巴结如气管旁,主动脉窗淋巴结肿大情况,以及有无肺部转移。胸部增强 CT 扫描,有助于判断食管癌对邻近脏器的侵犯情况,了解肿瘤分期,判断肿瘤能否手术切除,对合理制订食管癌的治疗方案有重要指导意义。上腹部的 CT 扫描还可确定肝脏、上腹淋巴结有无转移。

六、诊断及鉴别诊断

(一)诊断

　　诊断主要依靠典型病史 + 内镜检查。40 岁以上,来自食管癌高发地区或有不健康饮食习惯的患者,因吞咽困难就诊时,应首先考虑患食管癌的可能性,问诊时应注意了解吞咽困难的进展情况,体重变化,有无声音嘶哑、呛咳、呕血或黑便病史,体格检查应注意触诊锁骨上淋巴结。应首选内镜检查以确定诊断。在诊断时应根据影像学资料确定临床分期,选择治疗方案。

　　国际抗癌联盟(UICC)食管癌 TNM 分期标准见表 2-1、表 2-2。

表 2-1　食管癌国际 TNM 分期标准第 7 版(UICC,2009 版)

　　1. T 分期标准:原发肿瘤
　　　　Tx:原发肿瘤不能确定
　　　　T0:无原发肿瘤证据
　　　　Tis:重度不典型增生(腺癌无法确定原位癌)
　　　　T1:肿瘤侵及黏膜固有层、黏膜肌层或黏膜下层
　　　　　　T1a:肿瘤侵及黏膜固有层或黏膜肌层
　　　　　　T1b:肿瘤侵及黏膜下层
　　　　T2:肿瘤侵及食管肌层
　　　　T3:肿瘤侵及食管纤维膜
　　　　T4:肿瘤侵及食管周围结构
　　　　　　T4a:肿瘤侵及胸膜、心包或膈肌,可手术切除
　　　　　　T4b:肿瘤侵及其他邻近器官,如主动脉、椎体、气管等,不能手术切除
　　2. N 分期标准:区域淋巴结
　　　　Nx:区域淋巴结转移无法确定
　　　　N0:无区域淋巴结转移
　　　　N1:1~2 枚区域淋巴结转移
　　　　N2:3~6 枚区域淋巴结转移
　　　　N3:≥ 7 枚区域淋巴结转移
　　注:必须将转移淋巴结数目与清扫淋巴结总数一并记录
　　3. M 分期标准:远处转移
　　　　M0:无远处转移
　　　　M1:有远处转移
　　注:锁骨上淋巴结和腹腔动脉干淋巴结不属于区域淋巴结,而为远处转移
　　4. G 分期标准:肿瘤分化程度
　　　　Gx:分化程度不能确定 —— 按 G1 分期
　　　　G1:高分化癌
　　　　G2:中分化癌
　　　　G3:低分化癌
　　　　G4:未分化癌 —— 按 G3 分期

表 2-2　食管癌国际 TNM 分期第 7 版(2009)

鳞状细胞癌(包括其他非腺癌类型)

分期	T 分期	N 分期	M 分期	G 分期	肿瘤部位*
0	is(HGD)	0	0	1,X	任何部位
ⅠA	1	0	0	1,X	任何部位
ⅠB	1	0	0	2~3	任何部位
	2~3	0	0	1,X	下段,X
ⅡA	2~3	0	0	1,X	中、上段
	2~3	0	0	2~3	下段,X
ⅡB	2~3	0	0	2~3	中、上段
	1~2	1	0	任何级别	任何部位
ⅢA	1~2	2	0	任何级别	任何部位
	3	1	0	任何级别	任何部位
	4a	0	0	任何级别	任何部位
ⅢB	3	2	0	任何级别	任何部位
ⅢC	4a	1~2	0	任何级别	任何部位
	4b	任何级别	0	任何级别	任何部位
	任何级别	3	0	任何级别	任何部位
Ⅳ	任何级别	任何级别	1	任何级别	任何部位

（二）鉴别诊断

1. 早期食管癌的鉴别诊断　　早期无咽下困难时,应与以下疾病鉴别:

（1）反流性食管炎:反流性食管炎是胃、十二指肠内容物反流入食管引起烧心等症状,并可导致食管炎和咽、喉、气道等食管以外的组织损害,烧心和反酸、反胃是最常见症状,引起症状的反流物主要是胃酸,还可有十二指肠液。诊断基于有反流症状,内镜下有食管糜烂或溃疡的表现等客观证据。

（2）食管憩室:食管憩室是食管壁的一层或全层局限性膨出,形成与食管腔相通的覆盖有上皮的盲袋。主要可以通过食管钡餐 X 线检查来明确憩室部位及大小。

2. 中、晚期食管癌的鉴别诊断　　已有咽下困难时,应与以下疾病鉴别:

（1）食管平滑肌瘤:食管平滑肌瘤是最常见的食管良性肿瘤。多见于中年男性患者,病史较长;而食管癌多为中、老年患者,病史较短,症状进展较快。内镜检查是鉴别食管肿瘤良、恶性的主要手段。食管良性肿瘤内镜检查可见凸入食管腔内的圆形、椭圆形或不规整形肿物,表面黏膜光滑完整,色泽正常,在吞咽动作时可见肿物有轻微的上、下移动。肿物周围的食管柔软,管壁不僵硬,内镜通过无阻力。X 线钡剂造影检查出现食管腔内充盈缺损是常见的 X 线表现,缺损多呈"半月形"且边界清晰。

（2）贲门失弛缓症:贲门失弛缓症是一种我国少见疾病,有癌变可能。其主要特征是食管体部缺乏蠕动,食管下段括约肌高压和对吞咽动作的松弛反应减弱。食管钡餐 X 线造影检查见钡剂滞留在贲门部,食管下段呈边缘光滑的鸟嘴状狭窄,钡剂成细流缓慢地进入胃内。中、下段食管腔扩大,程度严重者食管腔高度增粗,可状如乙状结肠。食管壁正常蠕动减弱或消失。胃镜下可见食管下端及贲门持续性紧闭、食管内滞留有液体或食物,管腔扩大,当食管下段出现结节、糜烂、溃疡时,应警惕并发食管癌可能。

（3）食管良性狭窄:食管良性狭窄包括物理性及化学性损伤导致食管腔狭窄。依据食管损伤病史以及吞咽不畅等临床表现可作出初步诊断,食管内镜检查或 X 线钡剂检查可以明确狭窄

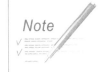

Note

部位及程度。

(4) 食管外压性狭窄：某些疾病如肺癌出现纵隔或肺门淋巴结转移、纵隔肿瘤等均可压迫食管造成食管腔狭窄，严重者可引起吞咽困难症状。通过胸部 CT 检查及胃镜检查，可发现病变在食管腔外，尤其是超声内镜可见受累段食管壁结构完整。

七、治疗

食管癌应强调早期发现、早期诊断及早期治疗，其治疗原则是以手术为主的综合治疗。主要治疗方法有内镜治疗、手术、放疗、化疗、光动力治疗、免疫及中医中药治疗。

(一) 手术治疗

手术是治疗食管癌的首选方法。术前应进行 TNM 分期，据此可选择治疗手段及判断疗效。手术原则是肿瘤完全性切除，并可以进行消化道重建。切除的长度原则上应在距癌灶上、下 5~8cm 以上或手术中冰冻病理证实上、下切端无癌残留。切除的广度应包括肿瘤周围的纤维组织及所有淋巴结的清除。

1. 手术适应证

(1) Ⅰ、Ⅱ期和部分Ⅲ期食管癌(T3N1M0 和部分 T4N1M0)。

(2) 全身情况良好，有较好的心、肺功能储备。

(3) 对较大的病灶估计切除可能性不大而患者全身情况良好者，可先采用术前放化疗，待瘤体缩小后再做手术。

(4) 一般以颈段癌长度 <3cm、胸上段癌长度 <4cm、胸下段癌长度 <5cm 切除的机会较大。然而也有瘤体不太大但已与主要器官，如主动脉、气管等紧密粘连而不能切除者，此时根据患者情况可考虑术前放化疗后再做手术。

2. 手术禁忌证

(1) 全身情况差，已呈恶病质，或有严重心、肺或肝、肾功能不全者。

(2) 病变侵犯范围大，已有明显外侵及穿孔征象，例如已出现声音嘶哑或已有食管 - 气管瘘者。

(3) 已有远处转移者。

3. 手术方法

(1) 经左胸路径剖胸手术：目前在我国用于绝大多数食管胸下段癌及部分胸中段癌的患者。

常用切口为左后外侧切口、左腋下切口等。优点：适用于胸中、下段病变，显露好，便于手术操作；左腋下切口剖胸，还具有损伤小、出血少、术后疼痛轻、开关胸时间短、术后恢复快等优点。缺点：当病变位于主动脉弓右后方及上段食管癌时游离肿块困难，手术切除率低；由于切开膈肌，术后肺部并发症可能增加；当患者肥胖或胸膜粘连时选择左腋下切口剖胸，显露不佳，不利于手术操作。

(2) 经上腹、右胸路径手术：适用于胸上段癌及部分胸中段癌患者。

常用切口有经右胸、上腹两切口或经右胸、上腹、颈部三切口。目前对胸中段以上位置食管癌多主张三切口手术方法。优点：可方便地进行食管全长的解剖、游离，对食管病变周围的组织显露好；能对颈、胸、腹三野淋巴结进行彻底清扫，手术根治性好；膈肌无损伤，术后对肺的呼吸功能干扰少；吻合口在颈部时，不污染胸腔，即使术后出现吻合口瘘，一般无致命危险。缺点：术后胃排空障碍发生率较高，可能与右胸胃易在幽门部成角有关；经颈、胸、腹三切口手术创伤大，手术时间长，不适用于体质较弱患者；对于有上腹部手术史，腹腔粘连明显选择此路径剖胸需谨慎。

(3) 经左胸、腹联合切口：适用于食管胸中、下段癌，特别是有腹部、盆腔手术史，腹腔严重粘连，不能经胸完成手术者。此切口开胸、开腹，具有暴露好、利于解剖及吻合的优点。采用此切口能进行腹腔左上腹部脏器的部分或全部切除。缺点：本术式创伤大，术后影响患者呼吸功能，不利于术后恢复；在清扫上纵隔的淋巴结时有困难，无法达到彻底清扫的目的。

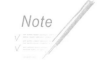

(4) 经食管裂孔路径食管癌切除术:目前已成为流行的姑息手术方式,在国外有医师将其作为食管癌的首选术式。优点:保全膈肌的完整性,术后有利于咳嗽,排痰和呼吸功能恢复;且不经胸切除食管,手术创伤小,疼痛轻,术后患者恢复快。缺点:非直视手术,不能切除食管周围组织及清扫淋巴结;手术难度大,术中及术后出血量大,可能出现大出血。

(5) 胸腔镜下食管癌切除术手术:采用电视胸腔镜技术进行食管癌的手术切除,手术创伤小,因腔镜的放大作用,有益于食管的解剖、肿大的淋巴结清扫,但是同等条件下相对手术操作时间较长,延长了单肺通气的时间;同时手术技术难度高,无论食管的解剖或淋巴结清扫需要丰富的开胸手术经验,胸腔镜手术后能否降低术后并发症的发生尚需证实。

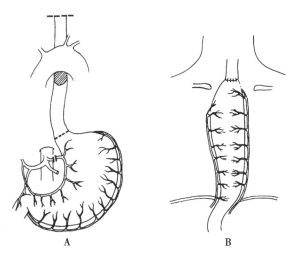

图 2-7　食管癌切除后胃代食管术
A. 上、中段食管癌的切除食管范围;B. 胃代食管,颈部吻合术

4. 消化道重建位置　食管下段癌者,食管断端与代食管器官吻合多在主动脉弓上或者选择弓下吻合,需确保上、下切端无癌残留,吻合后张力不大,吻合口血运良好;而食管胸中段或上段癌则应吻合在颈部(图 2-7)。常用的代食管器官为胃,有时用结肠或空肠(图 2-8)。

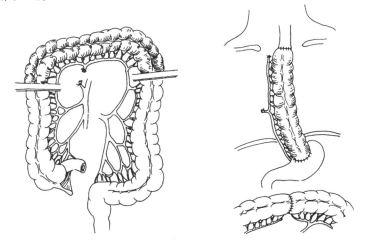

图 2-8　食管癌切除术后横结肠代食管术

5. 手术后常见并发症及处理

(1) 最严重的术后并发症是吻合口瘘。手术后吻合口瘘的发生率为 3%~25%,而胸内吻合口瘘时约 17%~25% 的患者可能死亡;多发生于手术后 5~10 天,患者出现不明原因发热,胸腔引流量突然增多,X 线片有液气胸征,或进食后有食物残渣引流,均提示出现吻合口瘘的出现。诊断可通过胃镜检查、X 线碘油造影明确瘘口位置及大小,小的吻合口瘘可经过积极的抗感染、营养支持、通畅引流而逐渐愈合;大的吻合口瘘目前少见,但预后凶险,因早期的瘘口附近组织的炎性水肿,目前亦不提倡积极早期二次手术重建消化道,瘘口处带膜支架置入可能是一个较好的选择。

(2) 吻合口相关的另一重要手术后并发症是吻合口狭窄。国内文献报道发生率约 0.6%~19.2%,国外文献报道发生率约 13.0%~41.7%,多可经术后胃镜下球囊扩张或支架治疗后好转。

（3）肺部并发症：包括肺炎、肺不张、肺水肿和急性呼吸窘迫综合征等，以肺部感染较为多见，应引起高度重视；术后鼓励患者咳嗽、咳痰，加强呼吸道管理以减少术后肺部并发症的发生。

（4）乳糜胸：为术中胸导管损伤所致，多发生于术后 2~10 天，患者觉胸闷、气短、心慌。胸水乳糜试验阳性；一旦确诊，应放置胸腔闭式引流管，密切观察引流量。流量较少者，可给予低脂肪饮食，维持水电解质平衡及补充营养，部分患者可愈合，对乳糜流量较大的患者，应及时剖胸结扎胸导管。

（5）其他并发症有血胸、气胸及胸腔感染，根据病情进行相应的处理。

（二）早期食管癌的内镜治疗

内镜下黏膜切除术及剥离术　内镜下黏膜切除术（endoscopic mucosal resection，EMR）及内镜黏膜下剥离术（endoscopic submucosal dissection，ESD）适合于 0~ⅠA 级黏膜内病灶的治疗，其 T 分期在术前依靠超声内镜明确肿瘤侵犯深度，术后病理学检查再次确定其肿瘤分期，若发现癌症病灶超过黏膜肌层时，应追加手术治疗。在正确术前分期基础之上的这种微创治疗，其 5 年生存率可达 91.5%，与外科手术效果相同，而微创治疗保留了食管结构，从保护食管功能、减少手术后并发症等方面优于传统手术。

（三）晚期食管癌的姑息手术治疗

晚期食管癌的姑息治疗目前常见的为食管支架置入术，当患者失去手术机会，吞咽梗阻严重时，可通过内镜在狭窄段食管部位置入记忆合金支架，手术后即可解除吞咽困难症状，改善生活质量。但这种姑息治疗对癌细胞没有杀伤作用，因此应考虑配合化疗等全身治疗方法。近年应用于临床的 [125]I 粒子支架，在支架表面附有 [125]I 粒子，可以起到局部放疗作用，具有缓解吞咽困难症状和抑制肿瘤细胞的双重作用。

胃造瘘术：晚期食管癌患者进食困难时，还可选择胃造瘘术进行肠内营养姑息治疗。经皮内镜下胃造瘘术（percutaneous endoscopic gastrostomy，PEG）是在内镜引导下，经皮穿刺放置胃造瘘管，营养液通过 PEG 喂养管直接输注到胃内，以达到胃肠道营养和其他治疗目的，PEG 为建立长期的肠内营养通道提供了一种安全、有效途径。目前该手术在发达国家应用非常广泛。

（四）放射治疗

1. 术前放疗　手术之前给予适当剂量的放疗，目的是缩小瘤体，使外侵的肿瘤组织缩小软化，与相邻器官的癌性粘连转变为纤维性粘连而便于手术切除。对于术前检查病变位置较高、瘤体较大、外侵较多、估计直接手术切除困难的患者均可行术前放疗。放疗剂量目前认为 30~40Gy 为好，手术时间一般选择放疗后 2~3 周。

2. 术后放疗　对术中发现癌组织已侵及邻近器官而不能彻底切除，或术中发现食管旁淋巴结有转移而清扫不彻底者应行术后放疗。手术后放疗可提高局部控制率，但在改善远期生存率上无意义，手术后放疗不宜作为根治性食管癌切除术的辅助治疗手段。

3. 单纯放疗　多用于颈段、胸上段食管癌，因手术难度大，手术并发症多，疗效常不满意；也可用于有手术禁忌证而病变不长，患者尚可耐受放疗者。

手术之前放疗，虽可起到缩小瘤体的治疗作用，增加手术切除机会；但是也要看到，放疗后病变附近仍有粘连，应充分评估手术困难；同时放疗后短期内手术可能增加吻合口瘘的机会。

（五）化学治疗

化疗近年来已逐步成为食管癌综合治疗的重要组成部分。

1. 术前化疗　新辅助化疗（neoadjuvant or primary chemotherapy，NC 或 PCT）是指在恶性肿瘤局部实施手术或放疗前应用的全身性化疗，在局部治疗前先以全身化疗为第一步治疗，局部治疗（手术或加放疗）后继之完成全程化疗。食管癌新辅助化疗的目的首先是控制食管原发病灶生长，并使肿瘤体积缩小，降低临床分期，以利于手术切除；其次是提高对微小转移灶的控制，

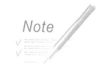
Note

以减少术后复发和播散。

2. 术后化疗 手术之后辅助化疗被称为巩固化疗或保驾化疗,是指食管癌经根治性切除术后,为了进一步消灭体内可能存在的微小转移灶而加用的化疗。常见化疗方案为含铂剂的两药联合治疗。三药或三药以上联合化疗目前认为可能不增加治疗效果,但是增加了患者机体对化疗药的不良反应。新一代铂剂应用于临床,如草酸铂、奈达铂的广泛应用,可能提高治疗效果。

目前认为手术后化疗时机越早越好,一般要求在术后 2 周内进行,最迟不超过 4 周。

放疗、手术、化疗三者联用,是目前治疗食管癌的共识,目的是更彻底的治疗食管癌,以求得更好的无病生存期和远期生存率。但是无论放疗、化疗均要定期进行血液学检查,评估患者身体承受能力,化疗还应注意化疗药物不良反应。

（六）光动力治疗

光动力治疗是利用光敏剂对肿瘤组织特殊的亲和力,经激光或普通光源照射肿瘤组织后产生生物化学反应,即光敏反应,杀灭肿瘤细胞。晚期食管癌的光动力治疗也只有姑息治疗的作用。

（七）免疫及中医中药治疗

免疫及中医中药治疗亦有一定作用,但多作为姑息治疗或辅助治疗。

八、预后

目前食管癌总的 5 年生存率不超过 20%。患者的生存时间除与治疗手段、患者自身的免疫抵抗力等因素有关外,最重要的还是与食管癌的病期早晚有关。早期食管癌 5 年生存率可达 90% 以上,Ⅰ期食管癌患者 5 年生存率可达 50%~60%,Ⅱ~Ⅲ期食管癌患者术后 5 年生存率仅为 27%~34%,而晚期食管癌鲜有 5 年存活者。因此早期发现、早期诊断并治疗食管癌是提高 5 年生存率的有效措施和主要手段。

（鲍红光）

第六节 食管良性肿瘤

一、概述

食管良性肿瘤少见,占全部食管肿瘤的 0.5%~0.8%。食管良性肿瘤按其组织发生来源可分为腔内型、黏膜下型及壁内型。①腔内型包括息肉及乳头状瘤;②黏膜下型有血管瘤;③壁内型肿瘤发生于食管肌层。也有发自食管异位组织的其他肿瘤。

食管良性肿瘤最常见的是食管平滑肌瘤(esophageal leiomyoma),约占食管良性肿瘤的 50%~80%。食管平滑肌瘤多见于中年男性,男女比约为 2 : 1,大约 50% 的患者因无症状而忽视。

二、临床表现

食管良性肿瘤患者的症状和体征主要取决于肿瘤的解剖部位和体积大小。较大的肿瘤可以不同程度地堵塞食管腔,出现咽下困难,或进食时梗阻感,并伴有呕吐和消瘦等症状,需进一步检查排除恶性疾病。很多患者可有吸入性肺炎、胸骨后压迫感或疼痛感。食管血管瘤患者可发生消化道出血。

三、诊断及鉴别诊断

大部分食管良性肿瘤的患者临床表现并不典型,一部分患者往往在体检时偶然发现。

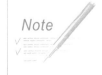

1. X 线检查　食管良性肿瘤患者须经 X 线检查和内镜检查方可作出诊断。其 X 线表现取决于肿瘤大小、形态和生长方式。发病最多的食管平滑肌瘤因发生于肌层,故黏膜完整,肿瘤大小不一,呈椭圆形、生姜形或螺旋形。食管 X 线吞钡检查出现食管腔内充盈缺损是常见的 X 线表现,缺损多呈"半月形"且边界清晰。充盈缺损的上下端与正常食管交角随肿瘤凸入食管腔,多呈锐角或轻度钝角,其表面黏膜完整。

随着瘤体的增大,X 线可出现以下征象:①外压征:肿瘤呈膨胀性均匀生长,有完整包膜,对食管产生一半圆形压迫,局部向腔内凸起,食管局部显示"半圆形"或"弧形"充盈缺损。②锐角征、环形征及涂抹征:由于肿瘤凸起部与食管壁交界处形成一定角度,钡剂通过时先充盈显示瘤体上缘,并与食管壁夹角形成一锐角。肿瘤越大,形成此角愈清楚,钡剂沿肿瘤两侧向下分流,构成肿瘤上、下缘与两侧钡剂影浓,而肿瘤凸出部影淡,亦即"涂抹征"。③肿瘤呈膨胀性生长,X 线显示食管壁局部"纺锤样"改变,将食管壁展平拉宽,食管腔相对狭窄,而钡剂通过顺利,梗阻不明显。

多数食管平滑肌瘤经 X 线检查可明确诊断,食管吞钡检查的另一个目的是发现其他合并症,如食管憩室及食管裂孔疝。

2. 胃镜　胃镜检查是鉴别食管肿瘤良、恶性的主要手段,可以明确肿瘤的部位、大小、形状和数目。食管良性肿瘤内镜检查可见凸入腔内的圆形、椭圆形或不整形肿物,表面黏膜光滑完整,色泽正常,在吞咽动作时可见肿物有轻微的上下移动。肿物周围的食管柔软,运动正常。肿瘤大时食管腔呈偏心性狭窄,但管壁不僵硬,内镜仍可通过无阻力。因为平滑肌瘤质地坚硬,疑为平滑肌瘤时,不应该取活检,以免引起局部黏膜下组织炎症或感染,而且在肿瘤摘除术过程中剥离黏膜时容易导致黏膜破损,增加发生手术并发症的机会。

3. 超声内镜　超声内镜检查可确定肿瘤位置,对判断肿瘤大小,形态,良、恶性及与周边脏器界限情况有参考意义,对选择手术治疗方法有一定指导意义。食管平滑肌瘤超声内镜检查的特征为边界明确的均质低回声或弱回声,偶呈无回声病变,少数患者病灶呈不均质回声和不规则的边缘。表面为超声扫描正常表现的黏膜。肿瘤通常发生在中层,少数患者有固有肌层增厚的超声影像表现。平滑肌瘤可有压迫表现,但不侵犯到周围组织。伴有不均质回声,边缘不清晰或不规则的黏膜下肿瘤多考虑为恶性。

4. 胸部 CT 检查　手术之前胸部 CT 检查可以直观地显示肿瘤大小,与周边脏器界限,形态等有重要临床意义的影像信息,有对选择手术治疗的方法及手术难度评估的临床意义。对判断肿瘤良、恶性,纵隔淋巴结情况亦有指导价值。

四、治疗

食管良性肿瘤生长缓慢,但由于不断长大,可导致梗阻症状,且有少数恶变的病例,因此进行手术切除病变是目前较为稳妥的治疗措施。对腔内型小而长蒂的肿瘤可经内镜摘除。对壁内型和黏膜下型肿瘤,可以经消化内镜治疗,行内镜下黏膜切除术(endoscopic mucosal resection,EMR)及内镜黏膜下剥离术(endoscopic submucosal dissection,ESD)切除,较大肿瘤可经剖胸切口,用钝性加锐性分离法游离解剖出肿瘤,并应小心保护食管黏膜防止破损。经胸腔手术过程中发现食管黏膜损伤后须及时修补,可用食管腔内注水或注气判断有无黏膜损伤。

食管平滑肌瘤还可以胸腔镜下手术切除治疗,胸腔镜有术区放大功能的特点,因此较传统开放手术更容易发现手术过程中可能出现的食管黏膜损伤。消化内镜手术则需注意避免手术过程中食管肌层的穿透性损伤。

食管良性肿瘤的手术效果满意,预后良好,恶变者罕见。

(鲍红光)

第七节 食管憩室

一、概述

食管憩室（diverticulum of esophagus）是指食管壁的一层或全层局限性膨出，形成与食管腔相通的覆盖有上皮的盲袋。食管憩室可以发生在食管任何水平，按部位分为：①咽食管憩室（Zenker憩室），常位于咽下缩肌与环咽肌之间，国外多见，男性发病率约为女性3倍，老年人多见；②食管中段憩室，亦称为支气管旁憩室，常位于肺门水平，国内相对多见；③膈上食管憩室，发生在食管下段的膈上部，临床罕见，患者亦多为老年人。

二、病因

食管憩室有先天性憩室和后天性憩室。根据憩室发病机制不同可分为牵引性、内压性、牵引内压性憩室。根据憩室壁的构成可分为真性憩室和假性憩室，真性憩室含有食管壁全层，假性憩室仅有黏膜及黏膜下层的膨出，膨出的憩室壁缺少食管壁的肌层。

咽食管憩室多为内压性憩室，常不是单一因素造成的，主要由于咽肌和食管肌肉推进不协调，使食管腔内压力增高，以及局部肌力薄弱共同因素导致后天性假性憩室。其解剖学基础是在咽下缩肌斜形纤维与环咽肌横纤维之间的后方中央存在一个缺损区域（Killian缺陷区），压力使得食管黏膜和黏膜下层从肌层缝隙疝出腔外，随时间推移憩室逐渐增大，在食管后方的脊柱前间隙下垂，大的憩室甚至可抵达上纵隔。Zenker憩室多发生于偏左侧。

食管中段憩室多发生于气管分叉部的食管前壁和右侧壁，开口较宽而底部较窄形似帐篷。可以是内压膨出型憩室或牵引性的真性憩室，多数为后者，由于气管隆嵴下淋巴结结核或其他纵隔炎性病变与食管前壁产生粘连，形成瘢痕，牵拉食管全层所致。近年发现部分此类憩室的形成也存在先天因素，如肠源性囊肿，也有研究认为食管运动障碍也是部分食管中段憩室的成因之一。

膈上食管憩室也多为内压性膨出型假性憩室，多位于食管下段膈上方10cm处，食管内压力增高引起食管平滑肌某一薄弱处的黏膜和黏膜下层组织越出肌层，被推出食管壁外，也常伴有食管运动障碍，如贲门失弛缓症、食管裂孔疝、弥漫性食管痉挛等。

三、病理

憩室绝大多数向消化道腔外生长，罕见有朝腔内生长。食管憩室常见病理改变为食管黏膜下腺管呈囊状扩张，周围有慢性炎症，并可能有小脓肿形成，病变局限于黏膜下层，不累及食管肌层。腺管的炎性改变及鳞状上皮化生可以使管腔狭窄或完全阻塞，导致近端扩张形成假性憩室。由于慢性炎症，食管黏膜下层纤维化造成食管壁增厚、僵硬，管腔狭窄。

极少数咽食管憩室发生癌变，可能是由于长期食物及分泌物刺激所致，患者习惯性地压迫憩室以利于憩室排空，也可能是癌变的一个原因。

四、临床表现

食管憩室是否产生症状与憩室的大小、开口的部位、是否存留食物及分泌物有关。

1. 咽食管憩室的临床表现　根据咽食管憩室囊袋的大小分4级并出现相应症状。

0级，无憩室，仅有环咽肌痉挛。

Ⅰ级，小憩室，直径小于2cm，仅有一小部分黏膜突出，开口较大，且与咽食管腔呈直角相通，食物不易残留，可以没有症状或患者仅有咽部异物感，部分患者偶尔在食物粘在憩室壁上时会

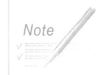

引起咽喉部发痒及刺激症状。

Ⅱ级，中憩室，直径 2~4cm，常可在患者锁骨上方颈根部触及质软肿块，常有反流误吸症状，当 Zenker 憩室充满食物及分泌物时，在患者屈身或平卧时，或者在反复压迫肿物或环咽肌水平胸锁乳突肌前缘时，常可诱发反流症状及 Boyce 征（吞咽几口空气或饮水时发出含嗽声响）。若夜间反流，常会导致呛咳，误吸可能会引起肺炎、肺不张或肺脓肿等并发症。

Ⅲ级，大憩室，直径大于 4cm，出现吞咽困难，呈进行性加重，部分患者还有口臭、恶心、食欲不振等症状，有的因进食困难而营养不良和体重下降。巨大憩室压迫喉返神经时会出现声音嘶哑症状，出血、穿孔的并发症较少见。

2. 食管中段憩室的临床表现　憩室开口大，囊袋位置多高于囊颈部，有利于引流，不易出现食物残留，因此一般没有症状。但在食管被牵拉变位或引起狭窄，以及憩室发生炎症时患者也会出现吞咽困难及疼痛症状。极少数憩室炎患者在发生憩室溃疡、坏死、穿孔时，可引起憩室出血、纵隔脓肿、食管 - 气管瘘等并发症及相应的症状和体征。

3. 膈上憩室的临床表现　多数小膈上憩室患者可以没有任何症状或症状轻微。少数伴有食管痉挛、贲门痉挛、反流性食管炎或食管裂孔疝等运动功能失调的憩室可以有不同的症状。在巨大膈上憩室压迫食管时可以引起吞咽困难及反流误吸。

五、辅助检查及诊断

食管憩室的主要检查方式是食管钡餐 X 线检查。食管压力测定能帮助了解可能同时存在的食管运动功能障碍并帮助确定实施肌层切开术的长度。内镜检查有一定危险性，胃镜不作为常规检查，只在怀疑恶变或合并其他畸形，如食管蹼或食管狭窄时进行。食管 24 小时 pH 测定决定是否需同时行抗反流手术。

食管各段憩室 X 线特征如图 2-9 所示。

咽食管憩室 X 线平片上偶见液平面，服钡可见憩室影，若憩室巨大明显压迫食管，可见到钡剂进入憩室后，再有一条钡影自憩室开口流向下方食管。造影时反复变动体位，有利于憩室的充盈和排空，便于发现小憩室及观察憩室内黏膜是否光滑，除外早期恶变。在服钡造影时如

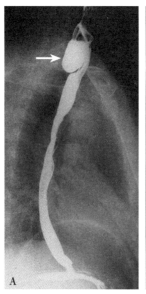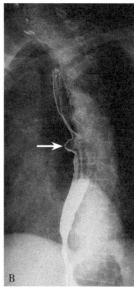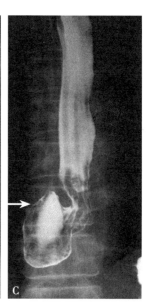

图 2-9　食管憩室钡餐造影检查表现

A. 咽食管憩室：食管入口下方左侧向外突出的半球形囊袋影，内壁光滑，囊袋积存食物及唾液，压迫食管；B. 食管中段憩室：可见帐篷状光滑的膨出，开口大，造影剂不易存留；C. 膈上憩室：膈肌上方约 3cm 处见一直径约 2.5cm 大憩室，内壁光滑

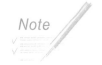
Note

发现憩室内壁不规则,应高度怀疑憩室癌变,需进一步检查。

食管中段憩室服钡造影时要采用卧位或头低脚高位,并左右转动体位,才能清晰地显示憩室的轮廓,因为食管中段憩室的开口都比较大,造影剂很容易从憩室内流出,不易在内存留。

膈上憩室常由胸部 X 线检查确诊,胸部平片有时可看到含液平面的憩室腔,服钡造影在膈上几厘米处见到憩室。憩室可以同时合并裂孔疝,造影时需多方位观察,以免漏诊或误诊。

六、治疗

治疗原则:较小的无症状的憩室可不需手术治疗,症状轻微的可行内科保守治疗,症状明显的较大憩室应择期手术治疗。

(一) 保守治疗

憩室甚小、症状轻微或年老体弱患者,可采用保守治疗,如餐后多饮清水冲洗憩室、改变体位、颈部按摩促进憩室排空等;若合并有炎症、水肿时,可用抗酸、消炎及解痉药物缓解症状;合并憩室溃疡者注意饮食,避免饮食过硬、不易消化及避免食用刺激性食品;食管痉挛及器质性狭窄者可做食管扩张治疗以减轻吞咽困难;由疾病引致的食管痉挛、裂孔疝等,应积极治疗原发疾病。

(二) 手术治疗

1. 咽食管憩室　咽食管憩室症状明显或巨大憩室,特别是反复憩室炎、溃疡出血及有癌变者均应进行外科治疗。无论是否行憩室切除,文献报道显示同时进行环咽肌切开疗效更好。直径 1~2cm 的憩室不必切除,仅从憩室基部起始将所有的环咽肌纤维做黏膜外纵行切开,憩室即可消失。较大憩室则需从其基部切除。手术并发症很少发生,主要为喉返神经损伤,大多能自行恢复。少数患者会发生修补处渗漏或瘘管形成,进行局部换药,也多能自愈。若发生食管狭窄,可行食管扩张术对症处理。

2. 食管中段憩室　对于经常残留食物引发炎症者,症状逐渐加重憩室逐渐增大者,或并发出血、穿孔者,应考虑手术治疗。手术时应去除引起牵出型憩室的病因,游离被外牵的食管壁,予以复位或切除憩室,并将可能合并存在的食管运动失调或梗阻,如贲门失弛缓症、膈疝、裂孔疝等一起纠正,以免复发或出现并发症。手术时,因憩室周围常有肿大的淋巴结和紧密粘连的纤维组织,游离憩室有一定困难,要注意避免损伤食管,分黏膜及肌肉两层缝合。合并有脓肿、瘘管的要一并切除修补,胸膜、肋间肌、心包均可作为加固组织使用。

3. 膈上憩室　如有吞咽困难和胸痛症状,且进行性加重者,憩室呈悬垂状,或憩室直径大于3cm 者,或合并其他畸形如食管裂孔疝、贲门失弛缓症等的憩室均应手术治疗。手术应特别注意同时纠正合并畸形,否则易出现并发症或复发。胸腔镜、腹腔镜等微创方法也是近年膈上憩室治疗的选择之一。

(三) 内镜治疗

随着内镜技术的普及提高,内镜技术对食管憩室的治疗的可控性和精确性逐步提高,取得了一定的临床效果。内镜下食管憩室治疗的原理在于分离憩室和食管的桥形组织,使其扁平化,或者扩张憩室向食管的开口,有助于改善憩室内食物的排出,从而缓解或消除临床症状。例如,有报道在胃镜下应用针刀、透热疗法破坏 Zenker 憩室和食管之间的肌桥,取得了很好的临床疗效。也有报道应用内镜下置放覆膜食管支架覆盖巨大食管憩室开口,可对不能接受手术的患者起到解除梗阻、提高生活质量的目的。

虽然内镜治疗较外科手术具有操作简单、避免开胸、患者痛苦小、恢复快等优势,临床应用价值高,但仍有较高的穿孔、出血等并发症发生率,操作技术要求高,仍需要更多病例研究及术后更长时间随访。

(柴宁莉)

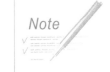

第八节 食管囊肿

一、概述

食管囊肿是少见的上消化道囊性肿物,目前认为是由食管胚胎期残余组织不断生长导致。一般将其列入食管良性肿瘤,是仅次于平滑肌瘤与食管息肉的食管良性肿瘤样病变,绝大多数位于食管壁内。可压迫周围脏器产生相应症状。食管囊肿应考虑手术治疗。

二、病因

食管囊肿发病原因仍不清楚,有多种假说,多数认为食管囊肿可能源于人胚前肠的异位细胞不断增殖生长导致,并认为是纵隔肠源性囊肿的一种变异。

三、临床表现

食管囊肿的临床症状主要取决于病变的位置、大小、结构、范围以及囊肿内壁上皮细胞类型。

(一)症状

1. 儿童食管囊肿　主要症状为程度不等的呼吸窘迫。巨大食管囊肿可以压迫肺,并使纵隔向健侧胸腔移位,患儿可有严重的呼吸窘迫。有时体积小的食管囊肿同样能引起较为严重的气道梗阻,尤其是位于胸廓入口处及气管隆嵴部位的食管囊肿。这种病例需要做紧急处理,如处理不及时或处理不当,患儿很快因呼吸窘迫而死亡。

食管囊肿造成食管部分梗阻的婴幼儿,其临床症状往往表现为食管反流,可能导致反复发作的吸入性肺炎;或因为长期酸性刺激而导致食管狭窄。

2. 成人食管囊肿　常无症状。如果囊肿逐渐增大并压迫气管或支气管,患者可有气管梗阻的表现,有的患者同时有食管梗阻症状。气道梗阻的症状主要有咳嗽、呼吸困难及喘息,或为发作性窒息及反复的呼吸道感染。食管梗阻表现为吞咽困难、反流、恶心、呕吐、消瘦和胸痛。剧烈的胸痛多提示囊肿内发生出血。一旦囊肿内发生感染,上述症状会加重或其性质发生改变。

(二)体征

巨大食管囊肿压迫气管、支气管或肺时,查体可能会发现由此而造成的间接体征或直接体征。若食管囊肿向颈部突出,颈部触诊可触及囊性肿物,但要注意同其他原因引起的颈部肿物进行严格的鉴别。

(三)并发症

食管囊肿患者可合并有颈椎或胸椎的先天性畸形,其中以半椎体畸形最为多见。有的食管重复畸形可以通过膈肌与空肠重复畸形沟通或连接。偶尔,食管囊肿或食管的重复畸形可以附着于毗邻的椎管或与椎管沟通,称之为神经管原肠囊肿。患者就诊时需注意检查发现。

四、辅助检查

(一)影像学检查

1. X线胸片　在婴幼儿与儿童的X线胸片上,食管囊肿主要表现为后纵隔块状阴影。但由于这类病变往往靠近脊柱,需考虑后纵隔神经源性肿瘤(神经鞘瘤、成神经细胞瘤及神经纤维瘤)的可能。

2. 食管X线钡餐造影检查　食管前壁的囊肿影像表现为局部食管壁有圆形或卵圆形的充盈缺损,边缘光滑,其上、下缘常呈缓行的斜坡状而非锐角,可与食管平滑肌瘤作鉴别诊断;正位

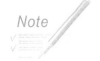

食管钡餐造影片上,食管囊肿阴影的边缘比较锐利,其表面覆盖有正常黏膜相或黏膜消失;钡剂经过病变处时可有分流征象,也是诊断食管囊肿的依据之一。患者做食管钡餐造影时在 X 线透视下观察,若显示病变随吞咽动作而活动,提示病变与食管关系密切。大的食管囊肿可以导致钡剂在食管腔内滞留或梗阻。成人食管囊肿在食管钡餐造影检查时常见病变阴影的一半位于食管腔内;有的体积较大的食管囊肿呈憩室样改变或者双食管影像。

3. 食管 CT 检查　食管 CT 扫描可提供食管囊肿的囊性性质的信息,且可明确肿瘤为囊性肿瘤或为实体性肿瘤,对其诊断有参考意义。

4. MRI 检查　有关用 MRI 检查、诊断食管囊肿的报道不多。随着临床经验的积累,MRI 检查有望成为诊断食管囊肿的可供选择的手段之一。

(二)内镜检查

食管囊肿内镜检查的表现是突出食管腔的病变表面的食管黏膜完整无损,色泽正常。同时,通过内镜检查,可以证实病变表面的食管黏膜有无溃疡形成,也可以排除恶性病变。超声内镜可以显示囊肿的大小及其组织层次,而且根据其超声结构可以准确地提示食管黏膜下肿瘤的病变性质。

五、诊断及鉴别诊断

确诊主要依靠 X 线钡餐造影和胃镜检查,或胸部 CT 等影像学检查,需要与食管平滑肌瘤、后纵隔神经纤维瘤、血管瘤及脑脊膜膨出症等相鉴别。

六、治疗

(一)治疗方法选择

食管囊肿治疗方法的选择取决于病变的大小、结构和病变对食管以及邻近结构的损害程度。

1. 婴幼儿食管囊肿的治疗　婴幼儿的食管囊肿应考虑以手术为主的治疗方式。巨大食管囊肿引起严重的呼吸窘迫症状者,只要诊断明确,就应该及时进行手术或抽吸囊液减压。食管囊肿一般与食管无严重粘连,手术时容易摘除,囊肿若与周围结构粘连严重,或与食管、气管、支气管及主动脉之间的关系密切,手术风险增大,但也应考虑手术切除囊肿的黏膜层。

2. 成人食管囊肿的治疗　发生于成人的小而无症状的食管囊肿,不需要外科手术治疗,可以进行随诊观察。较大的食管囊肿应手术切除。

(二)手术治疗

大多数食管囊肿手术方式为食管囊肿黏膜切除术,即切除囊肿的黏膜组织后便能达到治疗目的。因食管囊肿而施行食管切除术的病例极为罕见。囊肿如与周围结构粘连严重,或与食管、气管、支气管及主动脉之间的关系密切,试图完整切除病变有很大风险,一旦术中损伤周围重要器官,便会造成严重后果。此外,这类食管囊肿常有丰富的血液供给,术中容易出血,失血量大。此时可在囊肿的表面做一大小适中的切口,从切口内只剥除其内的黏膜层而保留囊壁,同样可以达到治疗目的,而且手术比较安全。

如系肠源性囊肿,为预防其术后复发,须彻底切除。如囊肿与食管之间仅为一层管壁(共壁),则需要切开囊肿,剥除或切除其黏膜组织和大部分囊壁;缝合食管黏膜切口,然后用残留的囊壁(食管肌层)间断缝合、包埋食管黏膜下层的裸露区。

七、预后

食管囊肿术后长期随访无复发,但术后发生食管反流、Barrett 食管的概率较高。

(鲍红光)

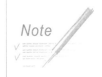

第九节　食管闭锁与气管食管瘘

一、概述

食管闭锁(esophageal atresia)是一种中段食管缺失的先天性疾病,常伴有气管食管瘘(tracheoesophageal fistula)。该畸形是引起新生儿消化道梗阻的常见原因。在冰岛与澳大利亚,4500个活婴中就有1例食管闭锁。美国的发病率与此较为接近,为4425名活婴中发生1例。但多数人认为该畸形的发病率为3000~3500个活婴中有1例。随着新生儿内科、新生儿外科、小儿麻醉、营养及新生儿监护等学科的不断进步,现在绝大多数食管闭锁患儿均能治愈。

1670年,William Durston报告了不伴气管食管瘘的食管闭锁,27年后,Thomas Gibson描述了食管闭锁合并气管食管瘘。在此之后,Logan Leven和William Ladd报道了分期手术成活的病例。Cameron Haight于1941年首次成功施行了一期手术。近年来,胸腔镜食管闭锁修复术已应用于临床,进一步减轻了手术创伤。

二、病因

食管闭锁病因不明,有关食管闭锁的胚胎学基础有多种假说,但无一种学说能圆满解释食管闭锁的所有病理类型的形成。最为人们熟悉的是食管气管分隔障碍假说。该学说认为胎儿前呼吸管或气管在宫内第3周开始分化,其组织来源于前肠。之后从原肠两侧出现侧方生长的嵴,该嵴从气管隆嵴水平向头侧生长至气管,并逐渐内折至中线相遇,从而使气管与食管分开。该嵴内折不完全或在中线融合不完全就造成食管与气管相交通,从而形成气管食管瘘。瘘管常见的部位是在气管隆嵴之上,即内折开始的水平。但该学说无法解释不伴气管食管瘘的食管闭锁的发生。

也有人认为胚胎内压增加可能导致食管闭锁。增大的心脏、异常血管、前肠退化或胎儿过度前屈都可能使胚胎内压上升。这些因素都可能使食管受压,从而形成食管闭锁。另外,食管闭锁还可由食管生理性闭塞后再腔化不全所致。食管区和肺芽区细胞增生与分化的速度和时间异常也可能形成食管闭锁与气管食管瘘。胚胎第3周,前肠细胞增生并伴有食管与气管长度的快速增加。如果食管生长的速度太慢,则食管气管生长不同步,将产生食管背褶或侧食管沟后偏,从而形成食管闭锁与气管食管瘘,在气管食管瘘管中有气管残留为这一假说提供了佐证。

三、分型

Gross等将食管闭锁与气管食管瘘可分为5型。Ⅰ型为食管上下端均闭锁,无气管食管瘘,此型占4%~8%;Ⅱ型是食管上段有瘘管与气管相通,食管下段形成盲袋,此型占0.5%~1%。最常见的是Ⅲ型,占85%~90%,此型中食管上端形成盲袋,食管下端与气管呈端侧相通形成气管食管瘘;Ⅳ型为上下食管盲袋均与气管形成气管食管瘘,该型占1%;Ⅴ型又称H型瘘,食管管腔与管壁均正常,但与气管间有侧侧相通的瘘管,此型占2%~6%。

四、病理与病理生理

胎儿吞入羊水使近端食管盲袋肥厚、扩张。而远端食管与气管间以端侧方式形成瘘管,且常有发育不良,血液供应也少。由于下段食管本来血供就差,食管闭锁时远端食管发育不良后血供又更为减少,所以术中不宜过多游离下段食管以免引起食管缺血。

发生食管闭锁之后胎儿不能正常吞咽羊水,从而造成羊水循环障碍,而致羊水过多。单纯

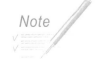

闭锁的患儿大多有羊水过多,而近端食管闭锁、远端气管食管瘘者也有 30% 的病例有羊水过多。另外,正常循环于呼吸道的羊水可能经气管食管瘘引流至食管,消除了羊水对气管、支气管的支撑效应,从而造成气管软化。

因为有气管食管瘘,故出生后空气可经呼吸道进入胃及消化道,腹部胀气后膈肌上抬,可使患儿出现呼吸窘迫。另一方面,反流入食管的胃液入胆汁也可经瘘管进入呼吸道,从而引起化学性肺炎。出生后,婴儿不能吞咽自己的唾液及喂入的任何食物,造成分泌物及食物溢出至呼吸道与肺实质,不可避免地发生吸入性肺炎。所以,食管闭锁并气管食管瘘的患儿均有程度不同的呼吸道感染,术前应着力处理肺炎,可提高手术成功率。

五、临床表现

由于食管闭锁的胎儿不能吞咽羊水,使羊水循环受阻,故易发生羊水过多。出生后,由于唾液等口腔内的分泌物不能经食管吞入胃肠道,患儿将出现口内分泌过多,常从口鼻内溢出,有时还会发生呛咳及呼吸窘迫。典型的症状是第一次喂食后不久,食物从鼻孔及口腔溢出,同时出现呛咳、呼吸困难及面色发绀。如迅速从口内吸出液体及分泌物后中,患儿又安静下来,但再次喂奶后上述症状又复出现。病情反复发作,患儿呼吸困难加重,分泌物增多,可出现咳嗽、面色青紫、呼吸急促等呼吸道感染的表现。患儿的这些呼吸道症状可能使人误以为是呼吸窘迫综合征,但患儿出现涎水分泌过多和吐白沫,可与其鉴别。

体格检查时可发现患儿呼吸急促,面色青紫,口吐白色泡沫。腹部膨隆,严重者可出现腹壁静脉怒张。呼吸增快,并发肺炎时可闻及湿啰音。

六、诊断

羊水过多应使临床医师想到该病的可能性。任何口吐白沫的新生儿均应疑有本病,并进行进一步的检查。常用的检查方法是从口内插入 10 号胃管,管壁最好有不透 X 射线的标记物。如食管通畅,则管子很容易进入胃内;如有阻塞,则胃管插入 10cm 后受阻,如强行插入胃管,则可使管子在口腔内打圈,造成患儿咳嗽及从口中溅出分泌物。一旦感到插入胃管受阻,可将管子固定后摄括颈胸腹在内的直立前后位及侧位 X 线平片。如存在食管闭锁,可见导管端位于上盲端的底部或在盲袋内打圈。

如平片显示腹部有气体存在,则可认定存在远端气管食管瘘。如腹部无气体存在,则往往意味着无气管食管瘘或有近端气管食管瘘。近端气管食管瘘的诊断不易,需对 X 线平片进行详细分析,必要时行气管镜检查。最为困难的是显示 H 型瘘。因为食管是连续的,患儿可无吐白泡等表现,但在进食时仍会出现呛咳,并有腹胀。反复吸入食物可导致肺部感染。诊断可由食管造影或支气管镜确立。

有人从胃管内注入造影剂以更清晰显示近端盲袋的位置,并可显示近端气管食管瘘。但有反流入呼吸道的危险。造影剂以水溶性显影剂为好,量不可太多。

还应仔细分析心脏大小及肺野,注意有无先天性心脏病及肺部感染。同时注意脊柱有无异常。有时食管闭锁可合并十二指肠梗阻或小肠闭锁,应对腹部平片进行分析以排除这些可能性。

七、合并畸形

有一半以上的食管闭锁患儿合并有一处或多处先天性畸形,但并不是所有的合并畸形都影响食管闭锁的治疗,也不是所有的合并畸形都需急症处理。有人对 139 例食管闭锁患儿进行过临床分析,结果发现 63.3% 的患儿有合并畸形,其中累及心血管、胃肠道、脊柱、肾脏和呼吸系统的分别占 25%、19%、28%、15% 和 4.3%。

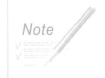

八、治疗

患儿应送至专科医疗机构进行治疗,在转运过程中要将患儿放在温箱中运输,应尽可能少地触动患儿,使患儿保持安静可减少氧耗量。转运途中应监测血氧饱和度。将患儿置于半坐卧位,反复抽吸食管上端盲袋可防止吸入性肺炎的发生。

患儿入院后应进行重症监护,并行 X 线检查以明确诊断。置患儿于半坐位,每 1 小时翻身 1 次,并进行食管上端盲袋及口内吸引。吸引出的分泌物可行细菌培养。术前应进行血气、电解质、葡萄糖及胆红素测定,有异常时要及时给予纠正。查血型并配血。术前应常规静脉滴注或肌内注射维生素 K 和广谱抗生素。

手术治疗的目的是重建食管的连续性并切断食管气管间的瘘管。手术可一期完成,有时还需分期进行。

手术经右第四肋间后外侧切口开胸。如从胸膜外入路,在小心切断肋间肌后,从切口周围肋骨及肋间隙分离壁层胸膜,分离范围要广,以便放入开胸器。如游离胸膜范围不够,可造成广泛撕裂。分离胸膜时出现小口,可用不吸收缝线修补。如裂口大于 2.5cm,最好改用胸膜内途径,因修补常无效。暴露纵隔,见到奇静脉后结扎切断,便于确定食管下段及瘘管。确定食管远段后,绕过一细带,用作牵引以确定连接气管的瘘管。在瘘管进入支气管或气管的入口处钳夹并用刀切断之,残端用丝线缝扎。然后游离食管近端盲袋。嘱麻醉师轻轻吸引预置入盲端内的导管,使盲袋底部撅起,以此为标志游离近端食管。完成解剖与游离食管后,开始进行食管吻合,常用端-端单层缝合法。吻合完成后,将留置在食管内的细导管退回到吻合口上方,从导管内注入生理盐水,检查吻合口有无漏液,必要时予修补。放置肋间引流并逐层关闭胸壁切口。

如术中发现食管两端间的间距过大时,可切断瘘管,将远端的食管缝合固定于附近的软骨膜上防止回缩。近端食管由左锁骨上方拉出做颈部食管造口。而后用结肠或胃代食管,恢复食管的连续性。但食管本身优于用胃或结肠做再造术,所以有人建议用探条扩张食管的上下盲端,待长度足够时再行食管吻合术。

不伴气管食管瘘的食管闭锁处理较棘手,这类患儿常需行胃造瘘,待食管扩张到能吻合时才行食管吻合术。

H 型瘘常位于颈根部第 2 胸椎水平,所以手术需经颈部进行。常在右侧锁骨上 1cm 处做切口,分开胸锁乳突肌并牵至内侧,显露并牵开颈动脉鞘。在食管与气管间找到瘘管。完全切断瘘管,断端缝扎。

术后对低体重儿及有吸入性肺炎的患儿进行机械通气,继续进行抗炎及支持治疗。开始几天婴儿应吸引唾液。第五天可经鼻胃管试喂以少量葡萄糖盐水,能耐受后,逐渐增加量及热量。至第十天吞咽造影剂观察吻合口通畅度及愈合情况。如无吻合瘘可拔除闭式引流管及胃管。

九、术后并发症

1. 吻合口瘘　引起吻合口瘘的原因有:吻合口张力过大、吻合方法不正确、食管缺血及纵隔感染。吻合口瘘常于术后 3~7 天发生,患儿可表现为临床情况恶化,呼吸脉搏增快,胸部平片可发现气胸,胸腔闭式引流中很快出现泡沫状黏液。一般采用非手术治疗,禁食、完全胃肠外营养、使用广谱抗生素,并经胸腔闭式引流管充分引流,大多数瘘可于数天内闭合。

2. 吻合口狭窄　吻合口狭窄是再手术的最常见的原因。与吻合口狭窄有关的因素有食管缺血、吻合口张力过大、吻合口裂开、吻合方法不当等。后期形成吻合口狭窄的因素可能是胃食管反流。发生吻合口狭窄时患儿吞咽困难,最初可表现为进食减慢、呃逆,大儿童可诉胸内异物感。其后可出现进食困难及呕吐。食管造影及食管镜检可确立诊断。轻者可反复扩张,无效时应再次手术。食管狭窄由胃食管反流引起者应行抗反流手术。

3. **气管食管瘘复发** 瘘复发是一种很危险的并发症。手术关闭瘘口不完全、吻合口瘘及局部感染脓肿形成均可导致瘘复发。患儿表现咳嗽、呛咳、青紫及反复肺部感染。典型的表现是每次进食后患儿出现呛咳。前倾位食管造影或支气管镜检可确立诊断。保守治疗无效,常需再次手术切断瘘管。

4. **胃食管反流及食管动力障碍** 大多数食管闭锁患儿术后均会出现胃食管反流。术中改变 His 角、术后食管动力障碍均可导致胃食管反流。轻者可无症状,重者可发生吸入性肺炎。在并发食管狭窄之后还可出现吞咽困难。可先行保守治疗,无效时应行胃底折叠术。

十、预后

食管闭锁与气管食管瘘的病死率已逐年下降,死亡原因已不再是呼吸衰竭等并发症,而是合并畸形。但术后远期可出现胃食管反流及食管动力障碍,应对这些患儿进行远期随访。

(冯杰雄)

本章小结

本章第一节回顾了食管的解剖生理,第二节到第九节介绍了 8 种常见食管疾病。

1. 胃食管反流病的临床表现多样,以反酸、烧心多见。首选内镜检查,对有典型症状而内镜检查阴性者,应行 24 小时食管 pH 监测。治疗首先采用抑酸、抗反流等内科药物治疗,必要时行手术治疗。

2. 贲门失弛缓症以无痛性咽下困难为主要表现,早期可有胸骨后及中上腹疼痛。食管吞钡 X 线检查可发现本病的典型征象。手术治疗方法较多,多可取得较好的长期效果。

3. 损伤性食管狭窄常为各种食管手术后所致。主要通过食管碘油 X 线造影确诊。狭窄严重者,应手术治疗。

4. 食管平滑肌瘤为常见的食管良性肿瘤,约占食管良性肿瘤的 50%~80%。多发生于食管中、下段。约 50% 的患者因无症状而忽视。一经确诊,可行手术治疗。

5. 我国食管癌高发。患者早期症状常不明显,常为表现为进食时的哽噎、停滞或异物感,可伴胸骨后疼痛。中晚期则表现为典型的进行性咽下困难。食管镜检查结合病理活检可明确诊断。治疗应综合外科手术、放射治疗以及化学治疗等。

6. 食管囊肿可压迫周围脏器而产生相应症状。诊断常较困难。确诊后一般采取手术治疗。术后食管反流、Barrett 食管的发生率较高。

7. 食管闭锁常伴有气管食管瘘及其他先天性畸形。羊水过多、口吐白沫的新生儿应疑有本病,试插入胃管结合 X 线检查不难作出诊断。手术可获得较好效果。

思考题

1. 简述胃食管反流病的临床表现及诊断方法。
2. 简述贲门失弛缓症的临床表现及典型影像征象。
3. 食管癌的临床表现及诊断方法有哪些?
4. 简述不同部位食管憩室的典型影像检查特点及治疗。

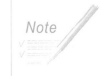

参考文献

1. 中华医学会消化病学分会胃肠动力学组. 胃食管反流病治疗共识意见(2007,西安). 中华消化杂志,2007,27(10):689-690.

2. 葛均波,徐永健. 内科学. 第8版. 北京:人民卫生出版社,2013.

3. 陈孝平,汪建平. 外科学. 第8版. 北京:人民卫生出版社,2013.

4. 唐承薇,程南生. 消化系统疾病. 北京:人民卫生出版社,2011

5. Philip O,Lauren B,Marcelo F. Guidelines for the diagnosis and management of gastroesophageal reflux disease. Am J Gastroenterol,2013,108:308-328.

6. Sifrim D,Zethib F. Diagnosis and management Of patients with reflux symptoms refractory to proton pump inhibitors. Gut,2012,61(9):1340-2354.

7. Francis DL,Katzka DA. Achalasia:update on the disease and its treatment. Gastroenterology,2010,139:369-374.

8. Cheatham JG,Wong RK. Current approach to the treatment of Achalasia. Curr Gastroenterol Rep,2011,13(3):219-225.

9. Inoue H,Minami H,Kobayashi Y,et al. Peroral endoscopic myotomy(POEM)for esophageal achalasia. Endoscopy,2010,42(4):265-271.

10. Ren Z,Zhong YS,Zhou PH,et al. Peri-operative managements of complications of peroral endoscopic myotomy for esophageal achalasia. Chin J Dig Endosc,2011,28(11):615-618.

11. Morton RP,Bartley JR. Inversion of Zenker's Diverticula:preferred option. Head Neck,1993,15(3):253-256.

12. Narne S,Cutrone C,Bonavina L,et al. Endoscopic diverticulotomy for the treatment of Zenker's diverticulum:results in 102 patients with stapleassisted endoscopy. Ann Otol Rhinol Laryngol,1999,108(8):810-815.

13. Miller FR,Bartley J,Otto RA. The endoscopic management of Zenker diverticulum:CO_2 laser versus endoscopic stapling. Laryngoscope,2006,116(9):1608-1611.

14. Melman L,Quinlan J,Robertson B,et al. Esophageal manometric characteristics and outcomes for laparoscopic esophageal diverticulectomy,myotomy,and partial fundoplication for epiphrenic diverticula. Surg Endosc,2009,23(6):1337-1341.

15. Kilic A,Schuchert MJ,Awais O,et al. Surgical management of epiphrenic diverticula in the minimally invasive era. JSLS,2009,13(2):160-164.

16. Bist SS,Varshney S,Bisht M,et al. Zenker's diverticulum-a case report. Indian Journal of Otolaryngology and Head & Neck Surgery,2009,61(1):79-81.

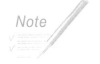
Note

第三章　胃、十二指肠疾病

第一节　解剖生理概要

一、胃、十二指肠的解剖

（一）胃的解剖

胃介于食管末端与十二指肠之间,是消化道最宽大之处,其形态和位置可随胃内容物的多少和体位变化而改变。胃可分为贲门部、胃底部、胃体部及幽门部。当胃蠕动时,幽门部可缩窄成管状,称为胃峡,有控制胃内容物过快进入肠管的作用。幽门部近侧为幽门窦,远侧为幽门管。幽门管长约 2~3cm。由于幽门括约肌的存在,有一缩窄的环形沟,幽门前静脉常横过幽门前方,为胃部手术提供定位幽门的标志。

胃在左季肋部、上腹部和脐部,位于肝、胆、胰、脾、左肾及左肾上腺等器官与膈及腹前壁所共同围成的隐窝内。贲门前方平对剑突平面,后方在第 11 胸椎体左侧,与左侧第 7 肋软骨相对应,距门齿约 40cm。胃底的最高点与左膈顶一致,在左锁骨中线约平第 5 肋间隙。幽门位于第 1 腰椎下缘水平,与右侧第 8 肋软骨相对应。

胃壁可分为黏膜层、黏膜下层、肌层和浆膜层,并有血管、淋巴管和神经分布。

胃黏膜表面有许多小凹陷称为胃小凹,是胃腺的开口。在胃幽门处有幽门括约肌,当括约肌收缩时,可封闭幽门,阻止胃内容物进入十二指肠。胃黏膜上皮向下凹陷深入固有膜形成大量管状的胃腺,根据其所在部位与结构的不同,分为胃底腺、贲门腺和幽门腺。在胃底和胃体部的腺体称为胃底腺,是数量最多、功能最重要的一种胃腺,也是分泌胃酸的主要腺体。胃底腺由多种细胞组成,主要有主细胞、壁细胞、颈黏液细胞和内分泌细胞。其中主细胞数量最多,分布于腺体的体部和底部,分泌胃蛋白酶原。壁细胞又称为泌酸细胞,位于腺体颈部和体部,合成和分泌盐酸及内因子。

胃内分泌细胞主要有肠嗜铬细胞(enterochromaffin like cells,ECL cells)、D 细胞和 G 细胞。G 细胞分布于胃窦部,分泌促胃液素;D 细胞分布于胃体、胃底和胃窦,分泌生长抑素。ECL 细胞,分布于胃体、胃底,能合成和释放组胺。贲门腺位于胃贲门附近 1~3cm 区域的固有层内,由黏液细胞和内分泌细胞组成,主要分泌碱性黏液。幽门腺位于近幽门 4~5cm 的区域内,为分支较多而弯曲的管状黏液腺,有时夹杂壁细胞和胃内分泌细胞,主要分泌黏液,也分泌少量胃蛋白酶原、促胃液素和生长抑素等。

黏膜肌层有内环外纵两层平滑肌组成。肌纤维可深入到固有层腺体间,有收缩黏膜、促进分泌物排空的作用。黏膜下层由疏松结缔组织构成,含有丰富的血管、淋巴管和神经。肌层非常发达,由内斜、中环和外纵三层平滑肌组成。环形平滑肌在幽门处特别增厚,形成幽门括约肌。浆膜是腹膜的连续部分,由薄层疏松结缔组织和间皮构成,其中有血管和神经通过。

（二）十二指肠的解剖

十二指肠位于腹后壁第 1~3 腰椎的高度,呈 "C" 字形包绕胰头。十二指肠的始、末两端被腹膜包裹,构成腹膜内位,较为活动,其余大部分均为腹膜外位,被腹膜覆盖而固定于腹后壁。

Note

十二指肠黏膜表面有很多细小的肠绒毛,由上皮及固有层向肠腔突起而成。黏膜上皮为单层柱状上皮,由吸收细胞、杯状细胞、帕内特细胞及少量内分泌细胞和干细胞组成。吸收细胞参与糖类和蛋白质的消化、分泌性免疫球蛋白 A 的释放及肠激酶的分泌。杯状细胞主要分泌黏液。帕内特细胞可分泌防御素和溶菌酶。内分泌细胞种类很多,I 细胞分泌胆囊收缩素,S 细胞分泌促胰液素,Mo 细胞和肠嗜铬细胞分泌胃动素,K 细胞主要分泌抑胃肽。干细胞位于腺体下半部,胞体较小,可分化成为杯状细胞、吸收细胞或其他细胞。固有层为致密的结缔组织,有肠腺、淋巴细胞、浆细胞、巨噬细胞、嗜酸性粒细胞和肥大细胞。黏膜肌层由内环外纵两层平滑肌组成。黏膜下层有大量十二指肠腺(Brunner 腺),导管穿过黏膜肌层开口于腺体底部,分泌黏稠的碱性黏液,使肠腔内的 pH 达 8.2~9.3,保护十二指肠免受酸性侵蚀,并为小肠液内各种消化酶的活化提供合适的 pH 环境,促进营养物质的吸收。外膜除部分十二指肠壁为纤维膜外,均为浆膜。

十二指肠依据其形态和位置分为上部、降部、水平部和升部。降部的左后壁有一纵行黏膜皱襞,其下端为十二指肠大乳头。胆总管和胰管并行,斜穿肠壁,两管在肠壁内汇合成一膨大的梭形管腔,称肝胰壶腹(Vater 壶腹,Vater's ampulla),开口于十二指肠大乳头。胆总管和胰管的末端及壶腹的壁内,有环形平滑肌构成的括约肌,称肝胰壶腹括约肌或称 Oddi 括约肌(sphincter of Oddi)。约48% 的人十二指肠大乳头上方或其两侧有十二指肠小乳头,胰腺小管开口于小乳头。起于主动脉腹部的肠系膜上动脉与主动脉之间构成一锐角,将水平部的远端夹于角内。若角度过小,则水平部肠管可被勒挤,发生梗阻。在发育过程中,小肠系膜过紧地附着于腹后壁或肠系膜上动脉自腹主动脉发出的位置过低,都是造成角度过小的因素。

二、胃、十二指肠的生理

(一)胃的生理

1. 胃液的成分及其作用　胃液是无色透明的酸性液体,pH 为 0.9~1.5。正常人每日分泌的胃液量约为 1~2.5L。胃液的成分包括水、无机物,如盐酸、钠和钾的氯化物等,以及黏蛋白、胃蛋白酶、内因子等。

胃液中盐酸的含量以单位时间内分泌的毫摩尔数表示,称为胃酸排出量。正常人空腹胃酸排出量(基础胃酸排出量,basic acid output,BAO)约为 0~5mmol/h,食物或药物(促胃液素或组胺)刺激后的最大胃酸排出量(maximal acid output,MAO)可达 20~25mmol/h。胃液中 H^+ 浓度比血浆高出 300 万 ~400 万倍,因此,壁细胞分泌 H^+ 是逆浓度梯度进行的。泌酸所需的 H^+ 来自壁细胞胞质中水解离产生的 H^+ 和 OH^-,凭借壁细胞分泌小管膜上 H^+,K^+-ATP 酶(质子泵)的作用,H^+ 被主动转运入小管腔内。

盐酸的生理作用:①激活胃蛋白酶原,并为胃蛋白酶分解蛋白质提供适宜的酸性环境;②杀死胃内的细菌;③盐酸进入小肠后,可引起促胰液素、缩胆囊素的释放,从而促进胰液、胆汁和小肠液的分泌;④盐酸造成的酸性环境,有助于小肠对铁和钙的吸收;⑤促进食物蛋白质的变性,使之易于消化。

胃液中的胃蛋白酶原(pepsinogen,PG)以不具有活性的酶原颗粒形式储存在细胞内。分泌入胃腔内的胃蛋白酶原在盐酸作用下,转变为具有活性的胃蛋白酶。胃蛋白酶只有在较强的酸性环境才能发挥其分解蛋白质的作用,其最适的 pH 为 2~3.5。当 pH>5 时,胃蛋白酶失活。

内因子(intrinsic factor,IF)是壁细胞分泌的一种糖蛋白。与进入胃内的维生素 B_{12} 结合形成复合物,保护维生素 B_{12} 不被小肠水解酶破坏,促进其在回肠末端吸收。若内因子分泌不足,导致血浆中维生素 B_{12} 减少,引起巨幼红细胞性贫血。

2. 胃液分泌的调节　一般按接受食物刺激的部位,将胃液的分泌分为头期、胃期和肠期。三个时期同时开始,互相重叠。头期胃液分泌由进食动作引起,其特点是持续时间长、分泌量大、酸度高、胃蛋白酶含量高、分泌强弱与情绪和食欲有关。胃期胃液分泌是由于食物进入胃内,对

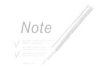

胃产生的机械性和化学性刺激,引起的胃液分泌,其特点是胃液酸度高、分泌量大、胃蛋白酶较头期少、消化能力较头期弱。肠期胃液分泌是指食糜进入小肠上段后引起的胃液分泌。当食物与十二指肠黏膜接触时,十二指肠黏膜释放促胃液素,引起胃酸分泌,小肠黏膜也可以释放肠泌酸素,刺激胃液分泌。

刺激胃酸分泌的内源性物质包括乙酰胆碱、促胃液素、组胺。抑制胃酸分泌的因素主要有盐酸、脂肪、高张溶液和生长抑素。

3. 胃黏膜屏障　胃黏膜屏障(gastric mucosa barrier)是胃黏膜抵御攻击因子的保护机制,包括上皮前屏障、上皮屏障及上皮后屏障。

胃内的黏液及碳酸氢盐是胃黏膜的首道屏障。胃的黏液覆盖在胃黏膜表面,黏液的主要成分是糖蛋白,具有润滑作用,可减少粗糙食物对胃黏膜的机械性损伤。胃黏膜表面上皮细胞分泌的 HCO_3^- 与黏液一起形成厚约 0.5~1.5mm 的凝胶层,称黏液 - 碳酸氢盐屏障。当胃腔中的 H^+ 向黏液凝胶深层扩散时,H^+ 与上皮细胞分泌的 HCO_3^- 在黏液层发生中和作用,使黏液层出现 pH 梯度,即靠近胃腔面的一侧呈酸性,pH 为 2 左右,而靠近上皮细胞表面的一侧呈中性或稍偏碱性,pH 为 7 左右,从而有效阻挡 H^+ 的逆向弥散,保护胃黏膜免受 H^+ 侵蚀;同时使胃蛋白酶原在上皮细胞侧不被激活,防止其对胃黏膜的消化作用。三叶肽家族(TFF)、前列腺素(PGE_2)、一氧化氮、降钙基因相关肽(GCRP)、表皮生长因子(EGF)等参与上皮前屏障的调控。

黏液层下的上皮细胞的紧密连接及其再生修复能力是胃黏膜的第二道防御屏障。上皮细胞层表面存在一层磷脂,其疏水性的变化可以导致胃黏膜完整性的改变。上皮细胞的紧密连接可有效地防止 H^+ 的逆向弥散和减少 Na^+、K^+ 漏入胃腔,阻止有害物质通过细胞间隙进入黏膜深部。上皮细胞表面的疏水性及细胞的更新受表皮生长因子(EGF)、成纤维细胞生长因子(FGF)及 PGE_2 的调节。

胃黏膜血流是胃黏膜上皮后防御屏障的重要机制,为胃黏膜细胞提供氧、营养物质及胃肠肽类激素等,以维护其正常功能,同时能及时、有效地清除细胞代谢产物和反向弥散至黏膜内的 H^+,维持局部微环境的相对稳定。众多脑肠肽和神经递质在外周和中枢通过此通路发挥对胃黏膜的保护作用。此外,胃黏膜屏障还通过其外在的感觉传入神经接受中枢神经系统的调控。

4. 胃的运动　胃容受性舒张使胃腔容量由空腹时的 50ml 增加到进食后的 1.5L,胃内压力保持不变,完成容纳和储存食物的功能。紧张性收缩使胃壁平滑肌处于一定的持续收缩状态,维持胃的位置与形态,使胃内有一定的基础压力,有助于胃液渗入食物。胃的蠕动使食糜与消化液充分混合,有利于化学消化,同时可以磨碎食物并推进胃内容物通过幽门。

食糜由胃进入十二指肠的过程称为胃排空。液体食物排空快于固体食物。三大营养物质中糖类排空最快,蛋白质次之,脂肪最慢。混合性食物排空通常要 4~6 小时。食物的机械性刺激引起迷走 - 迷走反射使胃运动加强;化学性刺激使 G 细胞分泌促胃液素增加,促使胃运动增加;此外,食物刺激十二指肠壁内的感受器,反射性抑制胃运动,称为肠 - 胃反射。

(二)十二指肠的生理

1. 十二指肠的内分泌功能　十二指肠上皮的柱状细胞参与消化糖类和蛋白质,参与分泌性免疫球蛋白 A 的释放,并分泌肠激酶。杯状细胞主要分泌黏液,有润滑和保护作用。帕内特细胞分泌防御素、溶菌酶,对肠道微生物有杀灭作用。十二指肠液由胰腺外分泌液、胆汁、十二指肠分泌液以及胃液组成。

十二指肠还能分泌多种胃肠激素,如促胰液素、胆囊收缩素、胃动素、5- 羟色胺和 P 物质等。十二指肠的 S 细胞分泌促胰液素,刺激胰液和胆汁的分泌,抑制胃酸分泌和胃肠运动。I 细胞分泌胆囊收缩素,刺激胰酶的合成和分泌,增加胰液分泌,拮抗促胃液素引起的胃酸分泌,刺激胆囊收缩和 Oddi 括约肌收缩。Mo 细胞和 ECL 细胞分泌胃动素,调节消化间期的移行性复合运动,促进胃肠平滑肌收缩。K 细胞分泌抑胃肽,刺激胰岛素释放,抑制胃酸和胃蛋白酶分泌。十二指肠还含有一定数量的 G 细胞,可以刺激胃酸分泌。

2. 十二指肠的运动　紧张性收缩活动在空腹时即存在,使小肠平滑肌保持一定紧张性,使小肠内维持一定的腔内压。小肠的紧张性收缩运动是小肠有效进行其他形式运动的基础。消化期的运动主要是分节运动和蠕动。分节运动在空腹时几乎不存在,进食后才逐渐变强,有利于消化液与食糜充分混合,进行化学性消化和吸收。蠕动是环形肌和纵行肌相互协调的连续性收缩,常见于进食过程中,使食糜向前推进。在消化间期和禁食期,可以出现移行性复合运动(migrating motility complex,MMC),起源于胃或小肠上端,沿肠管向肛门方向移行。MMC 促进胃肠道的协调性运动,对肠道起"清道夫"作用。

十二指肠的运动受到肠平滑肌基本电节律、神经(中枢神经系统、外周自主神经以及肠壁内在神经)和体液因素的调控。肠壁内在神经对小肠运动起主要作用。即使切断外来神经的支配,肠道蠕动仍可以进行,具有高度的自主性。肠道局部的扩张、牵拉、温度改变及化学物质等可刺激肠壁内在神经,引起平滑肌的收缩。

(王蔚虹)

第二节　胃　炎

胃炎(gastritis)指各种病因引起的胃黏膜炎症,是常见的消化道疾病之一。胃镜检查对胃炎的诊断和鉴别诊断具有决定性意义。通常按临床发病的缓急和病程的长短,将胃炎分为急性胃炎和慢性胃炎。

一、急性胃炎

急性胃炎(acute gastritis)是由多种病因引起的胃黏膜的急性炎症,以中性粒细胞浸润为主。按照病理改变的不同,急性胃炎通常又分为急性单纯性胃炎、急性糜烂出血性胃炎、特殊病因引起的急性胃炎(如急性腐蚀性胃炎、急性化脓性胃炎等)。

临床上,细菌及其毒素引起的急性单纯性胃炎最为常见。通常由不洁饮食引起,表现为急性腹痛、恶心及呕吐等,常合并急性肠炎。由于其发病急迫,症状明显,过程短暂而引起患者注意。非甾体类抗炎药物和急性应激引起的胃炎多为急性糜烂性出血性胃炎,又称急性胃黏膜病变,由于临床上可无症状或症状被基础疾病症状掩盖,易被忽视,仅在发现消化道出血时才引起重视。近年来由于胃镜检查的应用和急诊胃镜的广泛开展,证实急性胃黏膜病变是急性上消化道出血的常见病因之一。

急性胃炎临床上急性起病,常表现为上腹部症状。内镜检查可见胃黏膜充血、水肿、出血、糜烂(可伴有浅表溃疡)等一过性病变。病理组织学特征为胃黏膜固有层见到以中性粒细胞为主的炎症细胞浸润。

(一)急性单纯性胃炎

急性单纯性胃炎又称急性非特异性胃炎,是由多种原因引起的胃黏膜急性非特异性炎症。

1. 病因

(1)理化因素:过冷、过热、过于粗糙的食物可损伤黏膜,引起炎症。其机制可能是 H^+ 向黏膜内弥散,损伤黏膜内及黏膜下毛细血管,导致血管充血渗出所致,并可使胃酸分泌增加。药物如非甾体类抗炎药(non-steroid anti-inflammatory drugs,NSAIDs)阿司匹林、吲哚美辛等,可直接刺激胃黏膜,并抑制环氧化酶的活性,从而抑制前列腺素(prostaglandin,PGs)的合成,破坏黏膜屏障,造成胃黏膜损伤和炎症。NSAIDs 类药物抑制胃黏液合成和碳酸氢钠的分泌,破坏黏液 - 碳酸氢盐屏障。洋地黄类药物、利血平及某些抗癌药均可以刺激胃黏膜,损伤胃黏膜屏障。误食毒蕈、灭虫及杀鼠等化学毒物,也可以刺激胃黏膜引起炎症。

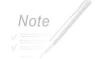

(2) 生物因素：包括细菌及毒素。常见的致病菌为沙门菌、嗜盐菌、致病性大肠埃希菌等。常见毒素为金黄色葡萄球菌及肉毒杆菌毒素，尤其是前者较为常见。进食污染细菌和毒素的不洁食物数小时后即可发生胃炎，常同时合并肠炎，此即急性胃肠炎。葡萄球菌及其毒素摄入后发病更快。近年来因病毒感染而引起本病者也不在少数。

(3) 其他：胃内异物或胃石、胃区域放射性治疗均可作为外源性刺激，导致本病。情绪波动、应激状态及体内各种因素引起的变态反应也可作为内源性刺激因素而致病。某些全身性疾病，如肝硬化，尿毒症、呼吸衰竭和晚期肺癌均可引起胃黏膜急性炎症。

2. 病理　病变可为弥漫性，或仅限于胃窦部黏膜。大体表现为黏膜充血水肿，表面有渗出物或黏液覆盖，可有散在点状出血和轻度糜烂。光镜下表现为黏膜固有层炎症细胞浸润，以中性粒细胞为主，可伴有淋巴细胞、浆细胞及少数嗜酸性粒细胞浸润。黏膜水肿、充血以及局限性出血点、小糜烂坏死灶在显微镜下清晰可见。腺体细胞，尤其是腺颈部细胞呈现不同程度的变性和坏死。

3. 临床表现　多数急性起病，症状轻重不一。主要表现为上腹部饱胀、隐痛、食欲减退、嗳气、恶心呕吐。由沙门菌或金葡菌及其毒素致病者，常于进不洁饮食数小时后或24小时内发病，多伴有腹泻、发热，严重者有脱水、酸中毒及休克等。实验室检查见周围血白细胞数目增加，中性粒细胞增多。胃镜检查见胃黏膜充血、水肿、渗出，可有点状出血或小糜烂灶等。

4. 诊断和鉴别诊断　依据病史、临床表现，诊断不难。应注意与早期急性阑尾炎、急性胆囊炎、急性胰腺炎等鉴别。胃镜结合病理检查有助于诊断。通过临床观察、B型超声检查、血液生化检查等可排除其他疾病。

5. 治疗　去除病因，卧床休息，清淡流质饮食，必要时禁食1~2餐。呕吐、腹泻剧烈者注意补充水与电解质，保持酸碱平衡；对症处理，可给予黏膜保护剂，细菌感染所致者应给予抗生素，腹痛明显可给阿托品或山莨菪碱。

6. 预后　本病是一种自限性病理过程，病程短，去除致病因素后可以自愈，一般预后良好。

（二）急性糜烂出血性胃炎

急性糜烂出血性胃炎（acute erosive gastritis）又称急性胃黏膜病变，通常由非甾体类抗炎药或急性应激引起，临床上可轻到无症状或重到消化道大出血，病理改变以胃黏膜糜烂、出血为主要表现。需要积极治疗。

1. 病因　本病的病因和发病机制尚未完全阐明。一般认为可能由于各种外源性或内源性致病因素引起胃黏膜血流减少或正常胃黏膜的防御机制受到破坏，加上胃酸和胃蛋白酶对胃黏膜的损伤作用所致。

引起急性糜烂出血性胃炎的常见病因如下：

(1) 药物：常见 NSAIDs，如阿司匹林、吲哚美辛等，某些抗肿瘤药、肾上腺皮质类固醇、口服氯化钾或铁剂等。这些药物直接损伤胃黏膜上皮层，导致黏膜通透性增加，胃液的氢离子反弥散入胃黏膜，引起胃黏膜糜烂出血。其中，NSAIDs还通过抑制环氧合酶的作用而抑制胃黏膜生理性 PG 的产生，削弱胃黏膜屏障功能。某些抗肿瘤药，如氟尿嘧啶对快速分裂的细胞（如胃肠道黏膜细胞）产生明显的细胞毒作用。

(2) 应激：严重创伤、大手术、大面积烧伤、颅内病变、败血症及其他严重脏器病变或多器官功能衰竭等均可引起胃黏膜糜烂、出血，严重者发生急性溃疡并大量出血，如烧伤所致者称 Curling 溃疡、中枢神经系统病变所致者称 Cushing 溃疡。虽然急性应激引起急性糜烂出血性胃炎的确切机制尚未完全明确，但一般认为应激状态可兴奋交感神经及迷走神经，前者使肾上腺素及去甲肾上腺素增加，胃黏膜血管痉挛收缩，血流量减少，后者则使黏膜下动静脉短路开放，黏膜缺血缺氧加重，使细胞线粒体功能受损，影响氧化磷酸化进程，导致胃黏膜上皮糜烂和出血病变。严重休克可致 5-羟色胺及组胺释放，前者刺激胃壁细胞释放溶酶体，直接损害胃黏膜，后

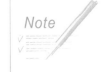

者则增加胃蛋白酶及胃酸的分泌而损害胃黏膜屏障。

（3）乙醇：乙醇具亲脂性和溶脂能力，高浓度乙醇可直接破坏胃黏膜屏障。乙醇促进胃黏膜H^+、K^+-ATP 酶表达，使胃酸和胃蛋白酶的分泌增加，这是损伤胃黏膜的重要因素之一。过量饮酒可显著减少胃黏液层厚度及凝胶层氨基己糖含量，降低胃黏膜防御能力。乙醇通过抑制 PGs 的产生、减少黏液和 HCO_3^- 的产生，对胃黏膜造成诸如溃疡等强烈的损伤，并减弱其修复能力。乙醇可抑制 NO 和 PGE_2 的合成与分泌，减少黏膜血流；并通过组胺的大量释放，使小动脉扩张，毛细血管通透性增加，造成黏膜微循环障碍。乙醇代谢过程中，中性粒细胞通过释放氧自由基，导致血管内皮损伤，微循环障碍，抑制胃溃疡的愈合。

黏膜屏障的正常保护功能是维持胃腔与胃黏膜内氢离子高梯度状态的重要保证，当上述因素导致胃黏膜屏障破坏时，胃腔内的氢离子便会反弥散进入胃黏膜内，从而进一步加重胃黏膜的损害，最终导致胃黏膜糜烂和出血。上述各种因素亦可增加十二指肠液反流入胃腔，其中的胆汁和各种胰酶参与了胃黏膜屏障的破坏。

2. 病理　本病典型的损害是多发性糜烂和浅表性溃疡，常有出血病灶，可遍布全胃或仅累及胃的一部分。显微镜下可见胃黏膜上皮失去正常柱状形态，呈立方形或四方形，并有脱落。黏膜层多发局灶性出血坏死，以腺颈部的毛细血管丰富区为明显，甚至固有层也有出血。中性粒细胞可聚集于腺颈周围而成小脓肿，也可见毛细血管及血栓形成。

3. 临床表现　临床表现轻重不一，症状可被原发病症状掩盖，也可表现为腹胀、腹痛、恶心等非特异性消化不良症状。严重者起病急骤，在原发病的病程中突发上消化道出血，表现为呕血及黑便。出血常为间歇性。大量出血可引起晕厥和休克。

4. 诊断　有近期服用 NSAIDs 史、严重疾病状态或大量饮酒患者，如发生呕血和（或）黑便，应考虑急性糜烂出血性胃炎的可能，确诊有赖于急诊胃镜检查。胃镜可见以弥漫分布的多发性糜烂、出血灶和浅表溃疡为特征的急性胃黏膜病损。一般应激所致的胃黏膜病损以胃体、胃底为主，而 NSAIDs 或乙醇所致者则以胃窦为主。强调胃镜检查应在出血发生后 24~48 小时内进行，因胃内病变（特别是 NSAIDs 或乙醇引起者）可在短期内消失，延迟胃镜检查可能无法确定出血病因。

5. 治疗和预防　对急性糜烂出血性胃炎应针对原发病和病因采取防治措施。短期治疗药物包括胃黏膜保护剂及抑酸剂。一般轻症患者，给予胃黏膜保护剂如硫糖铝、铝碳酸镁、瑞巴派特等；疼痛明显，胃镜下糜烂、出血病灶广泛的患者，可同时给予抑酸药物，如 H_2 受体拮抗剂或质子泵抑制剂；对处于急性应激状态的上述严重疾病患者，除积极治疗原发病外，应常规给予抑制胃酸分泌的 H_2 受体拮抗剂或质子泵抑制剂预防病变复发及由此导致的上消化道出血；对于 NSAIDs 服用者，应给予 H_2 受体拮抗剂、质子泵抑制剂或米索前列醇预防。对已发生上消化道大出血者，按上消化道出血治疗原则采取综合措施进行治疗，质子泵抑制剂或 H_2 受体拮抗剂静脉给药可促进病变愈合和有助于止血。

（三）急性腐蚀性胃炎

1. 病因　急性腐蚀性胃炎（acute corrosive gastritis）是由于吞服强酸、强碱或其他腐蚀剂所引起。硝酸、盐酸、硫酸、氢氧化钾或氢氧化钠、氯化汞等均可引起腐蚀性胃炎。

2. 病理　病理变化的轻重取决于腐蚀剂的性质、浓度、剂量、当时胃内的情况、有无呕吐以及是否得到及时救治等因素。

强酸类腐蚀剂和强碱类腐蚀剂引起损伤的性质和部位不同，前者常产生胃灼伤，尤其是胃窦和小弯侧。浓酸使蛋白质和角质溶解和凝固，组织呈界限明显的灼伤或凝固性坏死伴有焦痂。坏死块可限制腐蚀剂穿透至更深的组织，但受损组织收缩变脆，故可产生大块坏死组织脱落造成继发性胃穿孔、腹膜炎及纵隔炎。若吞服酸量很少或浓度低，可能只产生轻度炎症，而无后遗症。中等程度损害可使胃壁产生凝固性坏死，几周或几个月后可形成瘢痕或狭窄。狭窄主要见于食管损伤。

主要的病理变化为胃黏膜充血、水肿和黏液增多。严重者可发生糜烂、溃疡、坏死、甚至穿孔。食管和胃贲门处损害一般较为严重。强碱与组织接触后,迅速吸收组织内的水分,并与组织蛋白质结合成为胶冻样的碱性蛋白盐,与脂肪酸结合成为皂盐,造成严重的组织坏死,其可透入组织,常产生全层灼伤。此种坏死组织易液化而遗留较深的溃疡甚至穿孔,晚期可引起消化道狭窄。

3. 临床表现　吞服腐蚀剂后,最早出现的症状为口腔、咽喉、胸骨后及中上腹部剧烈疼痛,常伴有吞咽疼痛、咽下困难、频繁的恶心呕吐,严重者可以呕血、休克。严重病例可出现食管或胃穿孔症状。唇、口腔及咽喉黏膜与腐蚀剂接触后,可发生颜色不同的灼痂。与硫酸接触后呈黑色痂,与盐酸接触后呈灰棕色痂,与硝酸接触后结深黄色痂,与醋酸和草酸接触后呈白色痂,强碱使黏膜透明水肿。因此,要特别注意口腔黏膜的色泽变化,有助于各种腐蚀剂中毒的鉴别。腐蚀剂吸收后可引起全身中毒症状,如甲酚皂液吸收后可引起肾小管损害,导致肾衰竭;酸类吸收可致酸中毒引起呼吸困难。在疾病后期,可逐渐形成食管、贲门或幽门瘢痕性狭窄。

4. 诊断　各种腐蚀剂损伤的处理不同,鉴别诊断特别重要。首先要问清病史,着重询问腐蚀剂的种类、吞服量与吞服时间;检查唇与口腔黏膜的色泽、呕吐物的色、味及酸碱反应;收集剩下的腐蚀剂做化学分析,对于鉴定其性质最为可靠。在急性期内,禁忌 X 线钡餐及胃镜检查,以避免食管、胃穿孔。

5. 治疗　腐蚀性胃炎是一种严重的急性中毒,必须积极抢救。吞服强酸、强碱者可服牛奶、蛋清或植物油,也可以液态黏膜保护剂,但不宜用碳酸氢钠中和强酸,以免产生二氧化碳导致腹胀,甚至胃穿孔。休克时应首先抢救休克。剧痛时可用吗啡、哌替啶镇痛。吞服强酸、强碱者严禁洗胃。若有继发感染,应选用抗菌药物。抑酸治疗应静脉给予,剂量要足够,并维持到口服治疗开始,以减少胃酸对破损胃黏膜病灶的损伤。

病情好转后可行 X 线稀钡检查,了解食管损伤程度和范围,内镜检查了解胃黏膜病变情况。对局限性狭窄可施行内镜下治疗,如食管球囊扩张术等。

(四) 急性化脓性胃炎

1. 病因　急性化脓性胃炎(acute purulent gastritis)又称急性蜂窝织炎胃炎,属感染性疾病范畴,是败血症的并发症之一,其病情严重,临床上十分少见,多由化脓菌通过血液循环或淋巴播散至胃壁所致。致病菌以溶血性链球菌最为多见,其次为金黄色葡萄球菌、大肠埃希菌和产气荚膜杆菌。

2. 病理　严重化脓性炎症时,黏膜下层大量中性粒细胞浸润,黏膜坏死,血栓形成和坏死。胃壁可呈弥漫脓性蜂窝织炎或形成局限性胃壁脓肿,并可发展至胃壁坏死和穿孔。

3. 临床表现　以全身败血症和急性腹膜炎为其主要临床表现,常有上腹部剧痛、寒战、高热、上腹部肌紧张和明显压痛,可并发胃穿孔、腹膜炎、血栓性门静脉炎及肝脓肿。实验室检查见周围血白细胞增多,以中性粒细胞为主,粪潜血阳性。

4. 治疗　应及早积极治疗,大剂量敏感抗生素控制感染,纠正休克、水与电解质紊乱等。如病变局限而形成脓肿者,药物治疗无效,当患者全身情况许可时,宜行胃部分切除术。

二、慢性胃炎

慢性胃炎(chronic gastritis)是各种病因引起的胃黏膜慢性炎症或萎缩性病变,以慢性炎性细胞(单个核细胞,主要是淋巴细胞、浆细胞)浸润为主。临床十分常见,约占接受胃镜检查患者的 80%~90%,随着年龄增长,萎缩性病变的发病率增加。

1. 慢性胃炎的分类　慢性胃炎的分类方法很多,2012 年《中国慢性胃炎共识意见》中,根据病理组织学改变和病变在胃内的分布,结合可能的病因,将慢性胃炎分成慢性非萎缩性胃炎

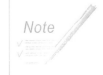

(non-atrophic gastritis,以往称浅表性胃炎)、慢性萎缩性胃炎(atrophic gastritis)和特殊类型胃炎(special forms of gastritis)三大类。慢性非萎缩性胃炎不伴有胃黏膜萎缩性改变,胃黏膜层可见以淋巴细胞和浆细胞为主的慢性炎症细胞浸润。根据病变分布,内镜下慢性胃炎可分为胃窦炎、胃体炎、全胃炎胃窦为主或全胃炎胃体为主。幽门螺杆菌(Helicobacter pylori,H.pylori)感染后首先发生胃窦胃炎,然后逐渐向胃近端扩展为全胃炎,全胃炎发展与否及发展快慢存在明显的个体差异和地区差异;自身免疫引起的慢性胃炎主要表现为胃体胃炎。慢性萎缩性胃炎是指胃黏膜固有腺体减少发生萎缩性改变的慢性胃炎。慢性萎缩性胃炎又可分为多灶萎缩性胃炎(multifocal atrophic gastritis)和自身免疫性胃炎(autoimmune gastritis)两大类。前者萎缩性改变在胃内呈多灶性分布,以胃窦为主,多由 H.pylori 感染引起的慢性非萎缩性胃炎发展而来;后者萎缩改变主要位于胃体部,多由自身免疫引起的胃体胃炎发展而来。自身免疫性胃炎在北欧多见,在我国仅有少数报道。特殊类型胃炎种类很多,可由不同病因所致,临床上较少见。

2. 病因

(1) 幽门螺杆菌(H.pylori)感染:H.pylori 感染引起的慢性胃炎流行情况因国家、地区 H.pylori 感染的流行情况而异。H.pylori 感染呈世界范围分布,在发展中国家高于发达国家,且随年龄增加而升高,男女差异不大。我国属 H.pylori 高感染率国家,估计人群中 H.pylori 感染率在40%~70%。人是目前唯一被确认的 H.pylori 传染源。一般认为通过人与人之间密切接触的口 - 口或粪 - 口传播是 H.pylori 感染的主要传播途径。流行病学研究资料显示,经济落后、居住环境差及不良卫生习惯与 H.pylori 感染率呈正相关。H.pylori 感染几乎无例外地引起胃黏膜炎症,感染后机体一般难以自行清除而变成慢性感染,因此,人群中 H.pylori 感染引起的慢性胃炎患病率与该人群中 H.pylori 的感染率平行。

H.pylori 菌体呈螺旋性,具有鞭毛,能在胃内穿过黏液层移向胃黏膜,定植于胃黏膜上皮细胞表面和黏液层底部。H.pylori 以胃窦部居多,亦可栖息于发生胃上皮化生的十二指肠黏膜,其所分泌的黏附素能使其贴紧上皮细胞,其中最具特征性的是 BabA、Lewis^b 血型抗原、磷脂酰乙醇胺和 GM3 神经节苷脂。H.pylori 的致病机制与下列因素有关:①其释放多种酶,如尿素酶,可分解尿素产生氨,除了对 H.pylori 的保护作用外,还可直接和间接造成黏膜屏障损害。黏液酶可以降解黏液,促进 H$^+$ 反弥散。磷脂酶 A 和脂酶降解脂质和磷脂,破坏细胞膜完整性,对黏膜有破坏作用。②其分泌的空泡细胞毒素 A(vacuolating cytotoxin A,VacA)进入靶细胞可诱发细胞溶酶体及内质网损伤,造成细胞空泡变性;而且还直接损伤胃黏膜,抑制上皮细胞的损伤修复,干扰细胞信号转导,引起细胞凋亡,促使肥大细胞释放大量炎性因子,如 IL-8、IL-6、TNF 等,促使宿主细胞产生炎症反应,影响 H$^+$,K$^+$-ATP 酶,影响壁细胞的泌酸功能;其细胞毒素相关蛋白(cytotoxin associated gene A,CagA)能引起强烈的炎症反应,影响微丝导致细胞骨架结构的重排,干扰细胞紧密连接,细胞基底膜降解,诱导细胞生长增殖失控;脂多糖能抑制宿主层粘连蛋白和受体结合,造成胃上皮发生渗漏,导致黏膜损害。③其菌体胞壁还可作为抗原诱导免疫反应。这些因素的长期存在导致胃黏膜的慢性炎症。人群中 H.pylori 的感染率很高,但感染造成的结局不一。多数 H.pylori 感染者并无症状,部分感染者发展为症状性胃炎,10%~20% 的感染者发生消化性溃疡,极少部分感染者最终可发生胃癌及低度恶性的 MALT 淋巴瘤。导致 H.pylori 感染后不同结局的原因与 H.pylori 菌株致病性的差异、感染后宿主反应的差异及环境因素的不同有关。

已经证实,H.pylori 是慢性胃炎最主要的病因,这基于以下证据:80%~95% 慢性活动性胃炎患者胃黏膜中有 H.pylori 感染,5%~20% 的 H.pylori 阴性率反映了慢性胃炎病因的多样性;H.pylori 相关性胃炎患者 H.pylori 在胃内的分布与炎症程度的分布一致;根除 H.pylori 可使胃黏膜炎症消退,一般中性粒细胞消退较快,淋巴细胞、浆细胞消退需较长时间;志愿者和动物模型已证实 H.pylori 感染可引起慢性胃炎。

H.pylori 相关性慢性胃炎有两种常见的类型：全胃炎胃窦为主胃炎和全胃炎胃体为主胃炎。前者胃酸分泌增加，发生十二指肠溃疡的危险性增加；后者胃酸分泌减少，发生胃癌的危险性增加。宿主白细胞介素 -1β 等细胞因子基因多态性、环境（吸烟、高盐饮食等）和 *H.pylori* 因素（毒力基因）的协同作用决定了 *H.pylori* 感染相关性胃炎的类型，以及萎缩和肠上皮化生的发生和发展。

（2）饮食和环境因素：长期浓茶、烈酒、咖啡、过热、过冷、过于粗糙的食物，可导致胃黏膜的反复损伤。

（3）自身免疫：自身免疫性胃炎以富含壁细胞的胃体黏膜萎缩为主；患者血液中存在自身抗体如壁细胞抗体（parietal cell antibody，PCA），伴恶性贫血者还可检出内因子抗体（intrinsic factor antibody，IFA）。患者还可伴随其他自身免疫性疾病，如桥本甲状腺炎、白癜风等。上述自身抗体攻击壁细胞，使壁细胞总数减少，导致胃酸分泌减少或丧失；内因子抗体与内因子结合，阻碍维生素 B_{12} 吸收不良从而导致恶性贫血。

（4）其他因素：幽门括约肌功能不全时，含胆汁和胰液的十二指肠液反流入胃，可削弱胃黏膜屏障功能。其他外源性因素，如酗酒、服用 NSAIDs 等药物、某些刺激性食物等均可反复损伤胃黏膜。乙醇饮料可使胃黏膜产生红斑和糜烂损伤。动物实验表明，当胃内乙醇浓度超过 14% 即可破坏胃黏膜屏障，黏膜损伤的程度与乙醇的浓度及接触时间有关。乙醇不仅增加 H^+ 反弥散，破坏黏膜内和黏膜下的正常组织结构，亦可损伤正常的能量代谢，从而破坏细胞功能。此外，乙醇亦可刺激胃酸分泌加重胃黏膜损伤。但也有学者认为，低浓度的乙醇对胃黏膜不但无害，还有保护作用。其机制系低浓度乙醇可提高胃黏膜的前列腺素水平，从而对胃黏膜产生保护作用。

3. 病理　慢性胃炎的过程是胃黏膜损伤与修复的慢性过程，主要病理学特征是炎症、萎缩、肠化生及不典型增生。炎症表现为黏膜层以淋巴细胞和浆细胞为主的慢性炎症细胞浸润，固有层常见有水肿、充血，甚至灶性出血。表面上皮变扁平，其排列常不规则。*H.pylori* 引起的慢性胃炎常见淋巴滤泡形成。当有中性粒细胞浸润时，显示有活动性炎症，称为慢性活动性胃炎，多提示存在 *H.pylori* 感染。

慢性炎症过程中出现胃黏膜萎缩，主要表现为胃黏膜固有腺体（幽门腺或泌酸腺）数量减少甚至消失。萎缩程度以胃固有腺体减少程度来计算。轻度：固有腺体数减少不超过原有腺体的1/3，大部分腺体保留；中度：固有腺体数目减少超过 1/3，但不超过 2/3，残存腺体不规则分布；重度：固有腺体数减少超过 2/3，仅残存少数腺体，甚至完全消失。

肠化生（intestinal metaplasia）是指胃黏膜固有腺体被肠化生或假幽门腺化生所替代。萎缩常伴有肠化生，表现为胃固有腺体为肠腺样腺体所代替（ABPAS 和 HID 黏液染色可将肠化生分成小肠型和大肠型；完全型和不完全型）。根据细胞形态和分泌的黏液类型，用组织化学和酶学方法将其分为 4 型：I 型：为小肠型完全肠化生，占肠化生的多数；由小肠吸收细胞、杯状细胞及帕内特细胞组成，与正常小肠上皮相似；吸收细胞游离缘有清楚的刷状缘，杯状细胞含氮乙酰化唾液酸黏液。II 型：小肠型不完全肠化生，由黏液柱状细胞和杯状细胞组成，无成熟的吸收细胞及帕内特细胞，柱状细胞无刷状缘，细胞分泌中性黏液及少量氮乙酰化唾液酸黏液。III 型：大肠型完全肠化生，由大肠吸收细胞及杯状细胞组成，无帕内特细胞；吸收细胞呈柱状，刷状缘不明显，杯状细胞含氮乙酰化唾液酸黏液，少数含硫酸黏液。IV 型：大肠型不完全肠化生，由柱状细胞和杯状细胞组成，无成熟的帕内特细胞和吸收细胞，柱状细胞分泌硫酸黏液，杯状细胞含有硫酸黏液及氮乙酰化唾液酸。小肠型肠化生在正常胃内出现，无重要临床意义。大肠型肠化生，尤其是 IV 型肠化生与胃癌密切相关，被认为是胃癌的癌前期病变。此外，肠化生累及的范围越广，胃癌发生的风险越高。胃底腺黏膜内出现幽门腺结构称为假幽门腺化生。假幽门腺化生是胃黏膜萎缩的标志。肠化生部分占腺体和表面上皮总面积 1/3 以下为轻度，1/3~2/3 为中度，2/3以上为重度。

Note

慢性胃炎进一步发展,部分胃上皮或化生的肠上皮在再生过程中发生发育异常,可形成异型增生(dysplasia),表现为细胞异型性和腺体结构的紊乱,可发生在胃小凹上皮和肠化生处。细胞核多形性,核染色过深,核浆比例过大,胞质嗜碱性,细胞极性消失。黏液细胞、主细胞和壁细胞之间差别消失。胃上皮分泌产物改变或消失,腺体结构不规则。异型增生是胃癌的癌前病变。

不同类型的胃炎上述病理改变在胃内的分布不同。*H.pylori* 引起的慢性胃炎,炎症弥漫性分布,以胃窦为重。在多灶萎缩性胃炎,萎缩和肠化生呈多灶性分布,多起始于胃角小弯侧,逐渐波及胃窦,继而胃体,灶性病变亦逐渐融合。自身免疫性胃炎,萎缩和肠化生主要局限在胃体。

为了区分慢性胃炎的类型并了解其严重程度,要求判明病变所累及的部位,并对主要的形态学变化按无、轻、中、重进行分级。有异型增生时要注明,按轻度和重度分级。慢性胃炎在显微镜下的观察内容包括5项组织学变化和4个严重程度分级。5项组织学变化包括 *H.pylori* 感染、慢性炎症(单个核细胞浸润)、活动性(中性粒细胞浸润)、萎缩(固有腺体减少)、肠化生(肠上皮化生)。4级包括 0 提示无,+ 提示轻度,++ 提示中度,+++ 提示重度(图 3-1)。

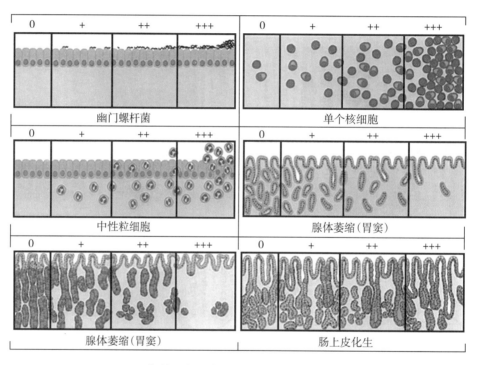

图 3-1　慢性胃炎的病理诊断标准(直观模拟评分法)

4. **临床表现**　慢性胃炎缺乏特异性的症状。有症状者表现为上腹痛或不适、上腹胀、早饱、嗳气、恶心等非特异的消化不良症状,这些症状一般无节律性,进食可加重或减轻。此外,还可以有食欲不振、嗳气、反酸等症状。这些症状的有无及严重程度与慢性胃炎的内镜所见及组织病理学改变无肯定的相关性。自身免疫性胃炎患者可伴有贫血,严重萎缩性胃炎可有贫血、消瘦、舌炎及腹泻等。在典型恶性贫血时,除贫血外还可伴有维生素 B_{12} 缺乏的其他临床表现。

5. **实验室检查和其他检查**

(1) 胃镜及活组织检查:胃镜检查并同时取胃黏膜活组织作病理组织学检查是诊断慢性胃炎的最可靠方法。内镜下非萎缩性胃炎可见红斑(点、片状或条状)、黏膜粗糙不平、出血点/斑、黏膜水肿、反光强,有肿胀感;黏液分泌较多,附着在黏膜上呈白色或灰色黏液斑,不易剥落;可有出血点或浅小糜烂等基本表现(图 3-2)。内镜下萎缩性胃炎有两种类型,即单纯萎缩性胃炎和萎缩性胃炎伴增生。前者主要表现为黏膜红白相间/白相为主、血管显露、色泽灰暗、皱襞变平甚至消失(图 3-3);后者主要表现为黏膜呈颗粒状或结节状。内镜下非萎缩性胃炎和萎缩性

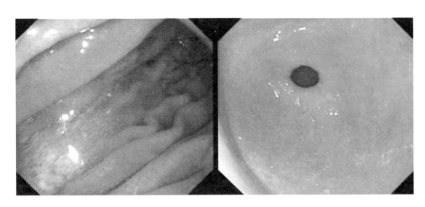

图 3-2　慢性非萎缩性胃炎

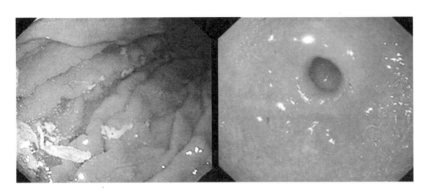

图 3-3　慢性萎缩性胃炎

胃炎皆可见伴有糜烂(平坦或隆起)、出血、胆汁反流。放大内镜结合染色能清楚地显示胃黏膜微小结构,对胃炎的诊断和鉴别诊断以及早期发现上皮内瘤变和肠化生具有参考价值。胃黏膜活组织病理学检查所见如上述。由于内镜所见与活组织检查的病理表现不尽一致,因此诊断时应两者结合,在充分活检基础上以组织病理学诊断为准。

(2) *H.pylori* 感染的检测:*H.pylori* 感染的检测按是否需要经胃镜钳取胃黏膜标本分为侵入性和非侵入性两类。侵入性检测方法包括快速尿素酶试验(RUT)、胃黏膜组织切片染色(如 HE、Warthin-Starry 银染、改良 Giemsa 染色、甲苯胺蓝染色、免疫组化染色等)镜检、细菌培养、基因检测等。非侵入性检测方法包括 ^{13}C 或 ^{14}C 尿素呼气试验(UBT)、粪便 *H.pylori* 抗原检测(HpSA)和血清 *H.pylori* 抗体检测等。快速尿素酶试验是侵入性检查的首选方法,操作简便、费用低。组织学检查可直接观察 *H.pylori*,与快速尿素酶试验结合,可提高诊断准确率。细菌培养用于 *H.pylori* 对抗生素耐药性的检测。^{13}C 或 ^{14}C 尿素呼气试验检测 *H.pylori* 敏感性及特异性高,且无需胃镜检查,可作为根除治疗后复查的首选方法。血清 *H.pylori* 抗体检测多用于人群感染的流行病学调查。

严重萎缩性胃炎时,基于尿素酶的检测可呈假阴性,应于不同时间、采用多种方法检测,或选用不依赖尿素酶的检测方法。病理显示存在活动性炎症时高度提示 *H.pylori* 感染,如果检测呈阴性,应高度怀疑假阴性。应用抗生素、铋剂和某些有抗菌作用中药者,应在至少停药 4 周后进行检测,应用抑酸剂者应在至少停药 2 周后进行检测。治疗后复查,应在停药 4 周后检测。

(3) 胃肠 X 线钡餐检查:气钡双重造影显示胃黏膜超微结构时,萎缩性胃炎可出现胃黏膜皱襞相对平坦、减少。胃窦胃炎 X 线表现为胃窦黏膜呈钝锯齿状及胃窦部痉挛,或幽门前段持续性向心性狭窄、黏膜粗乱等。疣状胃炎 X 线钡餐特征为胃窦部有结节状粗大皱襞,某些皱襞结节的中央有钡斑。X 线钡餐检查诊断慢性胃炎常常不准确也不全面,但在排除某些恶性病灶如浸润性胃癌(皮革胃)、了解胃肠动力方面具有胃镜无法取代的优势。

Note

（4）自身免疫性胃炎的相关检查：疑为自身免疫性胃炎者应检测血 PCA 和 IFA，如为该病 PCA 多呈阳性，伴恶性贫血时 IFA 多呈阳性。血清维生素 B_{12} 浓度测定及维生素 B_{12} 吸收试验有助于恶性贫血的诊断。

（5）血清促胃液素 G17、胃蛋白酶原 I 和 II 测定：血清学指标的测定属于无创性检查，有助判断萎缩是否存在及其分布的部位和程度。胃体萎缩性胃炎者血清促胃液素 G17 水平显著升高、胃蛋白酶原 I 和（或）胃蛋白酶原 I / II 比值下降；胃窦萎缩性胃炎者血清促胃液素 G17 水平下降、胃蛋白酶原 I 和胃蛋白酶原 I / II 比值正常；全胃萎缩者则两者均低。

6. 诊断　本病的诊断有赖于胃镜检查和直视下胃黏膜活组织病理学检查。慢性胃炎的确诊及其程度的判断主要依靠病理学检查。因此，胃镜检查及活检十分必要。由于慢性胃炎的病变呈局灶性分布，为保证诊断的准确性及对慢性胃炎进行分类，活组织检查宜在多部位取材且达到黏膜肌层，取材的多少视病变情况和需要，一般 2~5 块，胃窦小弯、大弯、胃角及胃体下部小弯是常用的取材部位。H.pylori 检测有助于病因诊断。怀疑自身免疫性胃炎应检测相关自身抗体。

通过胃镜检查能明确慢性胃炎的诊断，同时对胃癌、消化性溃疡等疾病也可以排除。需要注意的是消化不良症状并不一定由慢性胃炎引起。当按慢性胃炎处理后症状缓解不明显时，需要考虑其他疾病引起。

7. 治疗　慢性胃炎的治疗包括病因治疗、对症治疗，无症状的慢性非萎缩性胃炎可不做任何处理。慢性胃炎需要根据不同的临床症状和内镜及病理改变情况选择不同的治疗。

（1）饮食：宜易消化无刺激的食物，少吃过酸过甜食物及饮料，忌烟酒、浓茶、咖啡，尽量避免服用对胃黏膜有明显损伤的药物，进食应细嚼慢咽等。

（2）根除 H.pylori：对于 H.pylori 感染引起的慢性胃炎是否应常规根除 H.pylori 尚缺乏统一意见。成功根除 H.pylori 可改善胃黏膜组织学、预防消化性溃疡及可能降低胃癌发生的危险性、少部分患者消化不良症状也可获得长期改善。而慢性萎缩性胃炎胃炎根除 H.pylori 后，胃黏膜萎缩可以得到一定程度的逆转，但肠化生一般难以逆转。

2012 年第四次全国 H.pylori 感染处理共识报告中，建议对于下述情况的慢性胃炎患者应给予 H.pylori 根除治疗：①伴有胃黏膜糜烂、萎缩及肠化生、异型增生者；②有消化不良症状者；③有胃癌家族史者。

临床上常用于 H.pylori 根除治疗的抗生素包括阿莫西林、克拉霉素、甲硝唑或替硝唑、左氧氟沙星或莫西沙星、四环素和呋喃唑酮等。质子泵抑制剂可通过抑制胃内的酸度提高抗生素的杀菌作用，并对 H.pylori 有直接的抑制作用。传统的 H.pylori 根除一线治疗方案是以质子泵抑制剂 + 克拉霉素 + 阿莫西林或甲硝唑的标准三联方案；对于一线治疗失败者，可采用质子泵抑制剂 + 铋剂 + 四环素 + 甲硝唑的二线方案，疗程 7~10 天。随着 H.pylori 对抗生素耐药性的逐年提高，传统的三联疗法根除率在绝大多数地区已不能达到临床要求（根除率 <80%)，近年国外学者提出用左氧氟沙星或莫西沙星替代克拉霉素、序贯方案（首先采用质子泵抑制剂 + 阿莫西林，而后采用质子泵抑制剂 + 克拉霉素 + 甲硝唑或替硝唑）、不含铋剂的抗生素伴同方案（质子泵抑制剂 + 阿莫西林 + 克拉霉素 + 甲硝唑或替硝唑），以及基于序贯和伴同方案的抗生素混合方案（首先采用质子泵抑制剂 + 阿莫西林，而后采用质子泵抑制剂 + 阿莫西林 + 克拉霉素 + 甲硝唑或替硝唑），并将疗程延长至 10~14 天，取得了较满意的根除疗效。然而在我国序贯方案及含左氧氟沙星的方案与标准三联方案比较缺乏优势；不含铋剂的抗生素伴同方案及混合方案疗效缺乏依据。因此，目前我国推荐根除 H.pylori 的方案为铋剂 + 质子泵抑制剂 +2 种抗菌药物的四联疗法（剂量及用法见表 3-1)，抗菌药物组成的方案有 4 种：①阿莫西林 + 克拉霉素；②阿莫西林 + 左氧氟沙星；③阿莫西林 + 呋喃唑酮；④四环素 + 甲硝唑或呋喃唑酮。对铋剂有禁忌者或证实 H.pylori 耐药率仍较低时，可选用标准三联方案、序贯疗法和不含铋剂的抗生素四联疗法。推荐的四联

表 3-1 根除幽门螺杆菌常用抗生素剂量及用法

方案	抗生素1	抗生素2
1a	四环素 750mg 或 1000mg，2 次 / 日	甲硝唑 400mg，2 次 / 日或 3 次 / 日
1b	四环素 750mg 或 1000mg，2 次 / 日	呋喃唑酮 100mg，2 次 / 日
2	阿莫西林 1000mg，2 次 / 日	呋喃唑酮 100mg，2 次 / 日
3	阿莫西林 1000mg，2 次 / 日	克拉霉素 500mg，2 次 / 日
4	阿莫西林 1000mg，2 次 / 日	左氧氟沙星 500mg，1 次 / 日；或 200mg，2 次 / 日

方案中，质子泵抑制剂为标准剂量 2 次 / 天，铋剂为标准剂量 2 次 / 天，均餐前 0.5 小时服；抗菌药物餐后服用，疗程 10 天 ~14 天。同时，需注意对患者的个体化治疗。在根除 *H.pylori* 常用的 6 种抗菌药物中，阿莫西林、呋喃唑酮和四环素的耐药率仍很低，且治疗失败后不容易产生耐药，可重复应用；而克拉霉素、甲硝唑和喹诺酮类药物的耐药率高，治疗失败后易产生耐药，原则上不可重复应用；根除治疗前应停服质子泵抑制剂不少于 2 周，停服抗菌药物、铋剂等不少于 4 周。初次治疗和补救治疗应间隔 2~3 个月。如果反复治疗根除失败，应进行细菌培养，依据抗生素的敏感试验结果选择抗生素。

根除 *H.pylori* 治疗后应常规复查 *H.pylori* 是否已被根除，复查应在治疗结束至少 4 周后进行，且在检查前停用 PPI 或铋剂 2 周，否则会出现假阴性。可采用非侵入性的 ^{13}C 或 ^{14}C 尿素呼气试验。

(3) 对症治疗：有胃黏膜糜烂和(或)以反酸、上腹痛等症状为主者，可根据病情或症状严重程度选用抑酸剂、H_2 受体拮抗剂或质子泵抑制剂。以腹胀和早饱为主要表现者，可使用促动力药物如甲氧氯普胺、多潘立酮、莫沙必利等治疗有助于改善症状。有胆汁反流者除给予促动力药物外，可给予中和胆汁的黏膜保护剂如铝碳酸镁等治疗。这些药物除对症治疗作用外，对胃黏膜上皮的修复及炎症也可能有一定作用。具有明显的进食相关的腹胀、纳差等消化不良症状者，在排除胃排空迟缓引起的饱胀、胃出口梗阻、胃黏膜屏障减弱或胃酸过多导致的胃黏膜损伤(如合并有消化性溃疡和较重糜烂者)情况下，可考虑应用消化酶制剂。中医中药也可用于慢性胃炎的治疗。

(4) 自身免疫性胃炎的治疗：目前尚无特异治疗，有恶性贫血时注射维生素 B_{12} 后贫血可获纠正。

(5) 萎缩和异型增生的处理：中至重度萎缩性胃炎伴肠化生应每年内镜随访 1 次；不伴肠化生或上皮内瘤变可酌情内镜随访。异型增生是胃癌前病变，应予高度重视。轻度异型增生并证明此标本并非来自于癌旁者，可于 6~12 个月内镜随访 1 次；对肯定的重度异型增生则予预防性手术，目前多采用内镜下胃黏膜切除术或手术治疗。

8. 预后 慢性胃炎预后良好。多数慢性非萎缩性胃炎病情稳定，特别是不伴有 *H.pylori* 持续感染者。萎缩性胃炎伴有重度肠化生、不典型增生者有发生癌变的可能，故应定期随访胃镜及病理组织学检查。

三、特殊类型胃炎

特殊类型胃炎包括化学性、放射性、淋巴细胞性、肉芽肿性、嗜酸细胞性及其他感染性疾病所致的胃炎。

(一) 疣状胃炎

疣状胃炎(verrucosal gastritis)又称痘疹样胃炎或慢性糜烂性胃炎，是一种特殊类型的胃炎，它常和消化性溃疡、浅表性或萎缩性胃炎等伴发，亦可单独发生。主要表现为胃黏膜出现弥漫性、多个疣状、膨大皱襞状或丘疹样隆起，直径 5~10mm，顶端可见黏膜缺损或脐样凹陷，中心有

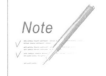

糜烂,隆起周围多无红晕,但常伴有大小相仿的红斑,以胃窦部多见,可分为持续型及消失型。

病因尚不明确,可能与免疫因素、淋巴细胞浸润有关,有的学者认为隆起系黏膜糜烂修复过程中组织再生过度所致。由于本病患者胃酸显著增加,也有人认为其发生与高胃酸有关。

疣状胃炎好发于 30~60 岁,男性多见,男女之比为 6∶1~3∶1。患者多以上腹部不适、胃痛、反酸和嗳气为主要症状,但亦可无任何不适。症状可反复出现和消失,但症状的加重和缓解与胃黏膜的糜烂程度无明显相关。

诊断主要依靠内镜检查及胃黏膜活检。病变具有特征性的顶部有脐样凹陷糜烂的隆起性病变,多呈圆形或类圆形,直径约 0.5~1.5cm,好发于胃窦部,其次是胃体,胃底部少见。根据病变的内镜下形态特征,分为两型:①未成熟型:隆起性病变主要有组织炎症水肿引起,可在 3 个月内消失。内镜下形态为隆起的起始部逐渐增加,高度较小,顶部的脐样凹陷呈大而浅,多发于胃窦部黏膜皱襞上。②成熟型:隆起性病变主要为组织增生所致,不易消失。内镜下形态特征为隆起的起始部较陡,隆起较高,顶部脐样凹陷小而深,或脐样凹陷消失而成息肉样。

疣状胃炎的治疗原则与普通慢性胃炎治疗相似,主要为抑酸、保护胃黏膜及加强胃动力。由于多数患者胃酸较多,有明显上腹部不适的表现,因此抑酸治疗尤为主要。经过治疗可以使未成熟型病变消失,也可使成熟性病变的糜烂面愈合,但隆起的组织增生常持续存在。患者自然病程长短不一。

(二)胃黏膜肥厚症

胃黏膜肥厚症(hypertrophic gastropathy)又称 Menetrier 病,病因不明。常见于 50 岁以上男性。临床表现有上腹痛、体重减轻、水肿、腹泻。无特异性体征,可有上腹部压痛、水肿及贫血。粪潜血可见阳性。内镜可见胃底、胃体部黏膜皱襞巨大,曲折迂回呈脑回状,有的呈结节状或融合为息肉样隆起,大弯侧明显,皱襞嵴上可有多发性糜烂或溃疡。组织学显示胃小凹增生、延长,伴有明显囊性扩张,炎症细胞浸润不明显,胃底腺主细胞和壁细胞相对减少,代之以黏液细胞化生,造成低胃酸分泌。由于血浆蛋白经增生的胃黏膜漏入胃腔,可有低蛋白血症。超声胃镜显示黏膜第二层明显增厚改变,呈低回声间以无回声改变,广泛黏膜皱襞增厚时,在超声内镜下可显示轮状改变,黏膜第一层、黏膜下层显示清晰。

(三)嗜酸细胞性胃炎

嗜酸细胞性胃炎(eosinophilic gastritis)由 Kaijser 在 1937 年首先报道。主要特点为末梢血中嗜酸性粒细胞增多,胃壁各层有嗜酸性粒细胞浸润。本病的病因尚未阐明,部分患者可能有过敏反应有关。病变常侵及胃窦部,可同时累及近侧小肠,此时称嗜酸细胞性胃肠炎,按嗜酸性粒细胞浸润程度分为黏膜病变、肌层病变、浆膜下病变。胃黏膜浸润引起黏膜散在浅表溃疡、黏膜皱襞粗大及增厚;肌层受累时可引起胃壁增厚僵硬,胃排空延缓;浆膜层受累可引起腹膜炎与腹水;若同时有胃黏膜、肌层及浆膜层受累,病情常较严重,引起组织坏死及肉芽组织增生,内有大量嗜酸性粒细胞浸润,引起严重梗阻及广泛粘连。

本病多发于 20~50 岁,临床症状因病变部位、范围及受累层次的不同而异,可表现为自发性发作与缓解交替。当黏膜受累时常可出现上腹痛、恶心呕吐和因溃疡出血所致的贫血症状;肌层受累时可出现幽门梗阻症状;浆膜层受累出现腹水。X 线检查可见皱襞增厚、不规则隆起、溃疡及窦腔狭窄、蠕动减弱。内镜下可见正常黏膜外观或充血、水肿、糜烂,胃皱襞增厚,结节增生、溃疡。胃黏膜活检发现大量嗜酸性粒细胞浸润,结合外周血嗜酸性粒细胞计数增加和近侧小肠受累等对本病诊断有帮助,但应与嗜酸性肉芽肿及伴嗜酸性粒细胞增高的其他胃肠道病变进行鉴别。

本病常为自限性疾病,但部分患者症状可持续存在。激素治疗常有效。服用 30mg/d 泼尼松 1 周后即有效,仅少数患者需长期激素治疗。也可试用色甘酸钠,但疗效尚不确切。对内科治疗无效或有梗阻者可行外科手术治疗。

(四) 慢性淋巴细胞性胃炎

慢性淋巴细胞性胃炎(chronic lymphocytic gastritis)也称胃假性淋巴瘤或胃良性淋巴样增生, 系胃黏膜局限性或弥漫性淋巴细胞增生的良性疾病, 由 Smith 及 Helwing 在 1958 年首先报道。 本病的发病机制尚未阐明, 因 83% 的患者伴有溃疡存在, 多数患者被认为其淋巴组织是对于溃疡的反应性增生或良性肿瘤样增生。有报道认为, 可能与宿主对 *H.pylori* 的免疫反应有关, 在根除 *H.pylori* 后淋巴细胞增生可以消退, 临床症状可以改善。也有报道认为, 此病与乳糜样腹泻有关, 有证据表明乳糜样腹泻时淋巴细胞浸润可以影响胃黏膜, 给予无麦胶饮食 2 年, 淋巴细胞性胃炎将消退。

本病的主要病理变化是胃黏膜固有层大量淋巴细胞浸润, 并有生发中心, 可混有巨噬细胞、浆细胞、多形核细胞等浸润, 但常限于黏膜层与黏膜下层, 与正常组织境界清楚, 细胞异型性不明显, 有时可见胃壁全层有淋巴滤泡高度增生。在病损间常有明显纤维化, 伴胃黏膜腺体退变。 受累的表层上皮可发生溃疡。胃液中可见大量大小形状不一的淋巴细胞存在, 全身淋巴结不受侵犯。

本病临床分为局限性和弥漫性, 前者病变主要在胃底腺区或移行区, 皱襞肥厚呈脑回状、结节状, 多数中心伴有溃疡和恶性淋巴瘤相似。后者病变主要在胃窦, 黏膜糜烂或浅表溃疡, 类似于ⅡC型早期胃癌。本病临床表现无特异, 常见症状有上腹痛、恶心呕吐、食欲不振及体重减轻, 部分患者可出现上消化道出血, 出现呕血及黑便。本病的病程较长, 症状可反复发作, 可与消化道溃疡类似。内镜及 X 线检查可见黏膜皱襞粗大, 病变以肿块伴溃疡多见, 有时为多发性溃疡, 但溃疡边缘常较光整, 附近黏膜无明显浸润征象。有时见慢性胃炎样黏膜象。本病的内镜或 X 线表现常可误诊为恶性淋巴瘤和ⅡC型早期胃癌, 其鉴别有赖于多点活检、深部活检或大圈套活检, 通常术前诊断困难, 部分患者因误诊为恶性肿瘤而行手术治疗。亦有部分患者组织学上难与低度恶性的淋巴瘤鉴别。由于本病可伴有恶性淋巴瘤, 随病程进展的部分患者亦可发展为恶性淋巴瘤, 因此, 本病诊断后如不做外科手术切除应定期内镜随访, 一旦发现恶变可疑应及早手术治疗。

慢性胃炎的诊治流程见图 3-4。

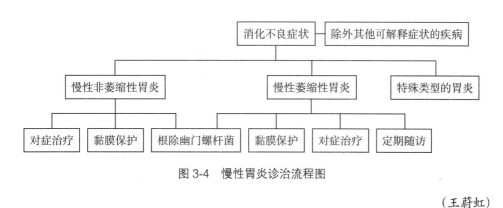

图 3-4 慢性胃炎诊治流程图

(王蔚虹)

第三节 消化性溃疡

一、概述

消化性溃疡(peptic ulcer)主要指发生在胃和十二指肠的慢性溃疡, 即胃溃疡(gastric ulcer, GU)和十二指肠溃疡(duodenal ulcer, DU), 因溃疡的形成与胃酸和胃蛋白酶的消化作用有关而得名。溃疡的深度可达到或超过黏膜肌层, 直径多大于 5mm。消化性溃疡亦可见于食管下段、

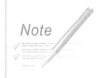

胃大部切除术后的胃空肠吻合口、空肠 Meckel 憩室等。

消化性溃疡是全球性常见病,发病率为 10%~12%。西方国家资料显示,消化性溃疡近年的发病率呈下降趋势。我国的临床统计资料提示,消化性溃疡发病率近十多年来亦开始呈下降趋势。本病可发生于任何年龄,中年最为常见,DU 多见于青壮年,而 GU 多见于中老年,GU 发病高峰比 DU 约迟 10 年。男性患病率比女性高,男女之比在十二指肠溃疡为 (4.4~6.8):1,胃溃疡为 (3.6~4.7):1。此外,消化性溃疡与遗传及血型亦有一定关系。患者家族中发病率高于一般人群,O 型血者特别是血型物质非分泌者 DU 发病率较高。临床上 DU 比 GU 多见,两者之比约为 (2~3):1,但有地区差异,在胃癌高发区 GU 所占的比例有所增加。我国南方患病率高于北方,且秋冬和冬春之交是高发季节。

二、病因

在正常生理情况下,胃、十二指肠黏膜经常接触有强侵蚀力的胃酸和能水解蛋白质的胃蛋白酶,此外,还经常受摄入的各种有害物质的侵袭,但却能抵御这些侵袭因素的损害,维持黏膜的完整性,这是因为胃、十二指肠黏膜具有一系列的防御和修复机制。消化性溃疡的发生认为是攻击因子与防御因子之间的失衡,攻击因子包括胃酸、胃蛋白酶、幽门螺杆菌、非甾体类抗炎药、乙醇、吸烟、胆汁反流及炎性介质等;防御因子包括胃黏膜 - 黏液屏障、重碳酸盐、磷脂、黏膜血流、细胞更新、前列腺素和表皮生长因子等。在攻击因子中胃酸起着主导作用,1910 年,Schwartz 提出"无酸,无溃疡",这是对消化性溃疡病因认识的起点,也是消化性溃疡治疗的理论基础之一。1983 年,Marshall 和 Warren 从人体胃黏膜活检标本中分离出幽门螺杆菌(Helicobacter pylori,*H.pylori*),从此,人们对消化性溃疡的病因发生了新的认识。一般而言,只有当某些因素损害了胃、十二指肠黏膜的防御和修复机制,才可能发生胃酸和胃蛋白酶对胃黏膜的侵蚀作用,从而导致溃疡的形成。近年的研究已经明确,*H.pylori* 和非甾体类抗炎药(non-steroid anti-inflammatory drugs,NSAIDs)是损害胃和十二指肠黏膜屏障,从而导致消化性溃疡发病的最常见病因。当过度胃酸分泌远远超过黏膜的防御和修复作用也可能导致消化性溃疡的发生,但属于少见的特属情况。消化性溃疡的病因及其发生机制可能与下列因素有关。

(一) *H.pylori* 感染

H.pylori 是消化性溃疡的重要病因,依据:①消化性溃疡患者 *H.pylori* 检出率显著高于对照人群,*H.pylori* 在 DU 的检出率约为 95%~100%、GU 约为 70%~85%。*H.pylori* 感染者发生消化性溃疡的危险性显著增加。前瞻性调查研究显示,*H.pylori* 感染者消化性溃疡发病率约 13%~23%。②根除 *H.pylori* 促进溃疡愈合,降低溃疡复发率。大量临床研究已经证实,成功根除 *H.pylori* 后溃疡复发率明显下降。常规抑酸治疗后愈合的溃疡年复发率在 50%~70%,而根除 *H.pylori* 可使溃疡复发率降至 5% 以下,若患者无 *H.pylori* 再感染,在 5 年或更长的时期中,溃疡可不复发,表明去除病因后消化性溃疡可获得治愈。

H.pylori 对胃黏膜的损伤因素主要包括 *H.pylori* 在胃黏膜内定植的因子和诱发组织损害的因子。在诸多致病因子中,尿素酶在 *H.pylori* 感染的致病中起重要作用。*H.pylori* 能水解尿素释放氨,氨可直接损伤胃黏膜,同时 *H.pylori* 在"氨云"的包绕中可免受胃酸和胃蛋白酶的侵袭,使其在很低的 pH 环境中得以生存。*H.pylori* 的空泡细胞毒素 A(VacA)和细胞毒素相关蛋白(cytotoxin associated gene A,CagA)是 *H.pylori* 的重要致病因子。VacA⁺/CagA⁺ 菌株感染者的胃窦黏膜中有大量中性粒细胞浸润,与感染后胃黏膜上皮分细胞泌白细胞介素 8(interleukin-8,IL-8)有关。*H.pylori* 毒素与 *H.pylori* 的其他致病因子,如脂多糖、蛋白酶、脂酶、磷脂酶 A2 等共同作用,导致胃黏膜局部的炎症反应和免疫反应,使胃黏膜遭受炎症和免疫损伤,而受损的胃黏膜则更容易遭受胃酸、胃蛋白酶的侵袭。

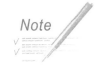
Note

H.pylori 感染导致消化性溃疡发病的确切机制尚未阐明。目前认为，*H.pylori*、宿主和环境三个因素在 DU 发病中都发挥一定作用。胆酸对 *H.pylori* 生长具有强烈的抑制作用，正常情况下，*H.pylori* 无法在十二指肠生存。十二指肠球部酸负荷增加是 DU 发病的重要环节，酸可使结合胆酸沉淀，从而有利于 *H.pylori* 在十二指肠球部生长。*H.pylori* 只能在胃上皮组织定植，在十二指肠球部存活的 *H.pylori* 只有当十二指肠球部发生胃上皮化生才能定植下来，而十二指肠球部的胃上皮化生是十二指肠对酸负荷的一种代偿反应。*H.pylori* 感染引起的慢性胃窦炎直接或间接作用于胃窦 D、G 细胞，削弱了胃酸分泌的负反馈调节，从而导致餐后胃酸分泌增加；此外，吸烟、应激和遗传等因素均与胃酸分泌增加有关。定植在十二指肠球部的 *H.pylori* 引起十二指肠炎症，炎症削弱了十二指肠黏膜的防御和修复功能，在胃酸和胃蛋白酶的侵蚀下最终导致 DU 发生。十二指肠炎症同时导致十二指肠黏膜分泌碳酸氢盐减少，间接增加十二指肠的酸负荷，进一步促进 DU 的发生和发展过程。

对 *H.pylori* 引起 GU 的发病机制研究较少。一般认为是 *H.pylori* 感染引起的胃黏膜炎症削弱了胃黏膜的屏障功能，胃溃疡好发于非泌酸区与泌酸区交界处的非泌酸区侧，反映了胃酸对屏障受损的胃黏膜的侵蚀作用。

(二) 非甾体类抗炎药

NSAIDs 是引起消化性溃疡的另一个常见病因。大量研究资料显示，服用 NSAIDs 患者发生消化性溃疡及其并发症的危险性显著高于普通人群。临床研究报道，在长期服用 NSAIDs 的患者中，约 10%~25% 可发现胃或十二指肠溃疡，约有 1%~4% 患者发生出血、穿孔等溃疡并发症。NSAIDs 引起的溃疡 GU 较 DU 多见。溃疡形成及其并发症发生的危险性与服用 NSAIDs 种类、剂量、疗程有关；此外，高龄、合并 *H.pylori* 感染、同时服用抗凝血药物、糖皮质激素等也是 NSAIDs 相关性溃疡及其并发症发生的危险因素。

NSAIDs 通过削弱黏膜的防御和修复功能而导致消化性溃疡发病，其损害作用包括局部作用和系统作用两方面。系统作用是导致消化性溃疡的主要机制，NSAIDs 通过抑制环氧合酶（cyclooxygenase，COX）的活性，导致内源性前列腺素的合成减少，削弱胃黏膜的保护屏障。COX 是花生四烯酸合成前列腺素的关键限速酶，COX 有两种异构体，即结构型 COX-1 和诱导型 COX-2。COX-1 在组织细胞中恒量表达，催化生理性前列腺素合成，参与机体生理功能调节；COX-2 主要在病理情况下由炎症刺激诱导产生，促进炎症部位前列腺素的合成。传统的 NSAIDs 如阿司匹林、吲哚美辛等抑制 COX-2 而减轻炎症反应，但特异性较差，同时抑制 COX-1，导致胃肠黏膜生理性前列腺素 E 合成不足。后者通过增加黏液和碳酸氢盐分泌、促进黏膜血流增加、细胞保护等作用在维持黏膜防御和修复功能中起重要作用。NSAIDs 可以减少胃和十二指肠黏膜血流，抑制溃疡边缘的细胞增生，阻碍黏膜修复与溃疡愈合。

(三) 胃酸和胃蛋白酶

消化性溃疡的最终形成是胃酸与胃蛋白酶对黏膜的自身消化所致。盐酸是胃液的主要成分，由胃壁细胞分泌。胃体和胃底部的主细胞分泌胃蛋白酶原经盐酸激活转化成胃蛋白酶。胃蛋白酶活性是 pH 依赖性的，当 pH 在 1~3 时，胃蛋白酶最活跃，能水解食物蛋白、胃黏液中的糖蛋白，甚至自身组织蛋白，对黏膜有侵袭作用，在 pH>4 时活性迅速下降。因此，在探讨消化性溃疡发病机制和治疗措施时主要考虑胃酸。无酸情况下罕有溃疡发生，抑制胃酸分泌能促进溃疡愈合，胃酸在溃疡形成过程中的决定性作用是溃疡形成的直接原因，而胃酸的这种损害作用一般只在正常黏膜的防御和修复功能遭受破坏时才发生。

DU 患者的平均基础酸排量（BAO）和五肽促胃液素刺激的最大酸排量（MAO）增高，MAO 低于 10mmol/h 者较少发生 DU。GU 患者基础酸排量（BAO）及 MAO 多属正常或偏低，可能的解释是 GU 患者多伴多灶萎缩性胃炎，胃体壁细胞的泌酸功能已受影响，而 DU 患者多为慢性胃窦炎，胃体黏膜未受损或受损轻微，因而仍能保持旺盛的泌酸能力。胃酸分泌增多的因素主要有壁细

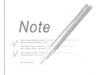

胞数量的增多、壁细胞对刺激物质的敏感性增强、胃酸分泌的正常反馈抑制机制缺陷以及迷走神经张力增高。其他少见的特殊情况如促胃液素瘤患者,极度增加的胃酸分泌的攻击作用远远超过黏膜的防御作用,而成为溃疡形成的起始因素。近年来非幽门螺杆菌、非 NSAIDs 相关性消化性溃疡有所增加,这类患者病因未明,是否与高酸分泌有关尚有待研究。

(四) 胃、十二指肠运动功能异常

正常情况下,胃排空速度随十二指肠内 pH 下降而减慢。研究发现,部分 DU 患者胃排空增快,这可使十二指肠球部酸负荷增大;部分 GU 患者有胃排空延迟,这可增加十二指肠液反流入胃,引起胃黏膜的慢性炎症,加重胃黏膜屏障损害,受损的胃黏膜更易遭受酸和胃蛋白酶的破坏。但目前认为,胃肠运动障碍不大可能是原发病因,但可加重 H.pylori 或 NSAIDs 对黏膜的损害。

(五) 其他因素

下列因素与消化性溃疡发病有不同程度的关系:①吸烟:吸烟者消化性溃疡发病率比不吸烟者高,吸烟影响溃疡愈合和促进溃疡复发。吸烟影响溃疡形成和愈合的确切机制未明,可能与吸烟增加胃酸分泌,减少十二指肠及胰腺碳酸氢盐分泌,影响胃、十二指肠协调运动,黏膜损害性氧自由基增加等因素有关。②遗传:遗传因素曾一度被认为是消化性溃疡发病的重要因素,但随着 H.pylori 在消化性溃疡发病中的重要作用得到认识,遗传因素的重要性受到挑战。例如消化性溃疡的家族史可能是 H.pylori 感染的“家庭聚集”现象;O 型血者胃上皮细胞表面表达更多黏附受体而有利于 H.pylori 定植。因此,遗传因素的作用尚有待进一步研究。③急性应激可引起应激性溃疡已是共识。但在慢性溃疡患者,情绪应激和心理障碍的致病作用却无定论。临床观察发现长期精神紧张、过劳确实易使溃疡发作或加重,但这多在慢性溃疡已经存在时发生,因此,情绪应激可能主要起诱因作用,可通过神经内分泌途径影响胃、十二指肠的分泌、运动和黏膜血流的调节。

总之,消化性溃疡是一种多因素疾病,其中 H.pylori 感染和服用 NSAIDs 是已知的主要病因,溃疡发生是黏膜侵袭因素和防御因素失平衡的结果,胃酸在溃疡形成中起关键作用。

三、病理

(一) 溃疡的形态特征

1. 部位　DU 多发生在球部,前壁比较常见,约 5% 发生在球部以下部位,称球后溃疡;GU 多在胃角和胃窦小弯。组织学上,GU 大多发生在胃窦幽门腺和胃体胃底腺移行交界处的幽门腺区一侧。幽门腺区黏膜可随年龄增长而扩大(假幽门腺化生或肠化生),使其与泌酸腺区之交界线上移,故老年患者 GU 的部位多较高。

2. 数目　消化性溃疡绝大多数是单个发生,也可多个,称多发性溃疡。

3. 大小　DU 直径多小于 1cm,GU 要比 DU 稍大,一般小于 2.5cm,亦可见到直径大于 2.5~4cm 的巨大溃疡。

4. 形态和深度　典型的溃疡呈圆形或椭圆形,边缘常有增厚或充血水肿,称为“环堤”,溃疡边缘光整、底部洁净,由肉芽组织构成,上面覆盖有灰白色或灰黄色纤维渗出物。活动性溃疡周围黏膜常有炎症水肿。溃疡浅者累及黏膜肌层,深者达肌层甚至浆膜层,溃破至血管时引起出血,穿破浆膜层时引起穿孔。溃疡愈合时周围黏膜炎症、水肿消退,边缘上皮细胞增生覆盖溃疡面,其下的肉芽组织纤维转化,变为瘢痕,瘢痕收缩使周围黏膜皱襞向其集中。

(二) 组织病理变化

溃疡活动期,在溃疡的底部,由表面向深部依次分为 4 层:急性炎性渗出层、中性粒细胞为主的非特异性细胞浸润层、肉芽组织层、纤维样或瘢痕组织层。溃疡边缘的黏膜有明显的上皮细胞再生和炎症性变化,并常见腺体肠化生。在瘢痕区域内的血管壁变厚,偶有血栓形成。

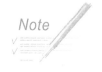

四、临床表现

消化性溃疡呈慢性过程,病史可达数年至数十年。

(一) 症状

上腹痛是消化性溃疡的主要症状,但部分患者可无症状或症状较轻而以出血、穿孔等并发症为首发症状。上腹痛的性质多为灼痛,亦可为钝痛、胀痛、剧痛或饥饿样不适感。DU 疼痛多位于中上腹,或在脐上方,或脐上方偏右处;胃溃疡疼痛多位于中上腹稍偏高处,或在剑突下和剑突下偏左处。穿透性溃疡可放射至背部。一般为轻至中度持续性痛。疼痛常有典型的节律性,DU 表现为空腹痛即餐后 2~4 小时和(或)午夜痛,腹痛多为进食或服用抗酸药所缓解。胃溃疡疼痛较不规则,常在餐后 1 小时内发生,经 1~2 小时后缓解,直至下餐进食后再出现上述节律。部分患者无上述典型的腹痛表现,而仅表现为无规律性的上腹隐痛或不适。此外,患者可伴有反酸、烧心、反胃、嗳气、上腹胀、恶心、呕吐等其他非特异性消化不良症状。

消化性溃疡腹痛的发作常呈周期性,发作与自发缓解相交替,发作期可数周或数月,缓解期亦长短不一,短者数周、长者数年;发作常有季节性,多在秋冬或冬春之交发病,可因精神情绪不良或过劳而诱发。

(二) 体征

溃疡活动时上腹部可有局限性轻压痛,缓解期无明显体征。少数患者可有贫血和营养不良的体征。

(三) 特殊类型的消化性溃疡

1. 复合性溃疡　指胃和十二指肠同时发生的溃疡。DU 往往先于 GU 出现。幽门梗阻发生率较高。

2. 幽门管溃疡　幽门管位于胃远端,与十二指肠交界,长约 2cm。幽门管溃疡与 DU 相似,胃酸分泌一般较高。幽门管溃疡上腹痛的节律性不明显,对药物治疗反应较差,呕吐较多见,较易发生幽门梗阻、出血和穿孔等并发症。

3. 球后溃疡　DU 大多发生在十二指肠球部,发生在球部以远的十二指肠溃疡称球后溃疡。多位于十二指肠乳头的近端。具 DU 的临床特点,但午夜痛及背部放射痛多见,对药物治疗反应较差,较易并发出血。

4. 巨大溃疡　指直径大于 2.5cm 的溃疡。对药物治疗反应较差、愈合时间较慢,易发生慢性穿透或穿孔。胃的巨大溃疡需注意与恶性溃疡鉴别。

5. 老年人消化性溃疡　近年老年人消化性溃疡的报道增多。临床表现多不典型,GU 多位于胃体上部甚至胃底部,溃疡常较大,易误诊为胃癌。

6. 无症状性溃疡　约 15% 消化性溃疡患者可无症状,而以出血、穿孔等并发症为首发症状。可见于任何年龄,以老年人较多见;NSAIDs 引起的溃疡近半数无症状。

(四) 并发症

1. 出血　溃疡侵蚀周围血管可引起出血。出血是消化性溃疡最常见的并发症,其发生率约 20%~25%,也是上消化道大出血最常见的病因(约占所有病因的 50%),DU 多于 GU。对临床表现不典型而诊断困难者,应争取在出血后 24~48 小时内进行急诊内镜检查,其确诊率可达 90%以上,从而使患者达到及时诊断和治疗。

2. 穿孔　溃疡病灶向深部发展穿透浆膜层则并发穿孔。溃疡穿孔临床上可分为急性、亚急性和慢性三种类型,以第一种常见。急性穿孔的溃疡常位于十二指肠前壁或胃前壁,发生穿孔后胃肠的内容物漏入腹腔而引起急性腹膜炎。十二指肠或胃后壁的溃疡深至浆膜层时已与邻近的组织或器官发生粘连,穿孔时胃肠内容物不流入腹腔,称为慢性穿孔,又称为穿透性溃疡。这种穿透性溃疡改变了腹痛的规律,患者上腹痛变得顽固而持续,疼痛常放射至背部。邻近后壁的穿孔或游离穿孔较小,只引起局限性腹膜炎时称亚急性穿孔,症状较急性穿孔轻而体征较局限,且易漏诊。

3. 幽门梗阻(pyloric stenosis)　主要由 DU 或幽门管溃疡引起。溃疡急性发作时可因炎症水肿和幽门部痉挛而引起暂时性梗阻,可随炎症的好转而缓解;慢性梗阻主要由于瘢痕收缩而呈持久性。幽门梗阻临床表现为餐后上腹饱胀、上腹疼痛加重,伴有恶心、呕吐,大量呕吐后症状可以改善,呕吐物含发酵酸性宿食。严重呕吐可致失水和低氯低钾性碱中毒。可发生营养不良和体重减轻。体检可见胃型和胃蠕动波,清晨空腹时检查胃内有振水声。进一步作胃镜或 X 线钡剂造影检查可确诊。

4. 癌变　少数 GU 可发生癌变。GU 癌变发生于溃疡边缘,据报道癌变率在 1% 左右。长期慢性 GU 病史、年龄在 45 岁以上、溃疡顽固不愈者应提高警惕。对可疑癌变者,在胃镜下取多点活检做病理检查;在积极治疗后复查胃镜,直到溃疡完全愈合;必要时定期随访复查。

五、辅助检查

(一)胃镜检查

胃镜检查是确诊消化性溃疡的首选检查方法。胃镜检查不仅可以对胃、十二指肠黏膜进行直接观察、摄像,还可在直视下取黏膜活组织做病理学检查及 *H.pylori* 检测,因此胃镜检查对消化性溃疡的诊断及胃良、恶性溃疡鉴别诊断的准确性高于 X 线钡餐检查。胃良、恶性溃疡的鉴别必须由活组织病理检查确定。

内镜下消化性溃疡多呈圆形或椭圆形,也有呈线形,边缘光整,底部覆有灰黄色或灰白色渗出物,周围黏膜可有充血、水肿,可见皱襞向溃疡集中。内镜下溃疡可分为:①活动期(A):以厚苔为主要特征,伴周边黏膜肿胀;②愈合期(H):以薄苔为主要特征,溃疡四周出现较明显的红晕及黏膜皱襞集中;③瘢痕期(S):白苔消失(表 3-2)。

表 3-2　消化性溃疡(良性)的内镜分期诊断(畸田隆夫分期法)

1. 活动期(A 期)

(1) 活动 I 期(A₁ 期):溃疡底部有较厚白苔,也可有血凝块,周围黏膜肿胀但无黏膜皱襞集中,尚无新生上皮。合并活动性出血的溃疡一般应列为 A₁ 期溃疡

(2) 活动 II 期(A₂ 期):溃疡底部白苔已经平坦清洁,周边反应性炎症性水肿减轻,周围黏膜皱襞开始集中,开始出现红色点状新生上皮

2. 愈合期(H 期)

(1) 愈合 I 期(H₁ 期):溃疡底部白苔变薄,面积明显缩小,并有黏膜皱襞向溃疡集中,四周有上皮再生形成的红晕

(2) 愈合 II 期(H₂ 期):溃疡底部仅有少量白苔,周边黏膜皱襞集中像明显,再生上皮进一步加宽 H₁ 期与 H₂ 期的区别在于后者溃疡已接近完全愈合,但仍有少许薄白苔残留

3. 瘢痕期(S 期)

(1) 红色瘢痕期(S₁ 期):白苔基本消失,缺损黏膜已完全被再生上皮覆盖,再生上皮发红,呈星栅状放射样排列,中心可见白色纤维素生成的瘢痕

(2) 白色瘢痕期(S₂ 期):黏膜基本修复愈合平坦,或虽有黏膜皱襞集中但已不充血,可见线状或星状白色纤维素生成的瘢痕

(二)X 线钡餐检查

适用于对胃镜检查有禁忌或不愿接受胃镜检查者。溃疡的 X 线征象有直接和间接两种:龛影是直接征象,对溃疡有确诊价值;局部压痛、十二指肠球部激惹和球部畸形、胃大弯侧痉挛性切迹均为间接征象,提示可能存在溃疡。在溃疡较小或较浅时钡餐检查有可能漏诊。活动性上

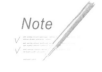

消化道出血是钡餐检查的禁忌证。

(三) H.pylori 检测

由于是否合并 H.pylori 感染决定着治疗方案的选择,因此,对消化性溃疡患者应常规检测 H.pylori。检测方法分为侵入性和非侵入性两大类。前者需通过胃镜检查取胃黏膜活组织进行检测,主要包括快速尿素酶试验、组织学检查和 H.pylori 培养;后者主要有 ^{13}C 或 ^{14}C 尿素呼气试验、粪便 H.pylori 抗原检测及血清学抗 H.pylori 抗体的检测。近期应用抗生素、质子泵抑制剂、铋剂等药物,上述检查(血清学方法除外)可呈假阴性。

(四)胃液分析和血清促胃液素测定

GU 患者的胃酸分泌正常或低于正常,DU 者则胃酸分泌过高,以基础酸排出量和夜间最大酸排出量为明显。一般仅在疑有促胃液素瘤时作鉴别诊断之用。

六、诊断及鉴别诊断

(一)诊断标准

当患者有慢性病程、周期性发作的节律性上腹疼痛,且上腹痛可为进食或抗酸药所缓解的症状时,应疑诊消化性溃疡,确诊需要胃镜诊断。明确溃疡诊断后,应注意搜寻溃疡的病因。

(二)鉴别诊断

本病主要与肝、胆、胰、肠疾病和胃的其他疾病相鉴别。功能性消化不良临床常见,且临床表现与消化性溃疡相似,应注意鉴别。胃镜检查如见胃、十二指肠溃疡,应注意与引起胃、十二指肠溃疡的少见特殊病因或以溃疡为主要表现的胃、十二指肠肿瘤鉴别。

1. **胃癌** 内镜或 X 线检查发现胃溃疡,必须进行良、恶性溃疡的鉴别。早期胃癌单凭内镜所见与良性溃疡鉴别有困难,放大内镜和染色内镜对鉴别有帮助,但最终必须依靠内镜下取活组织病理学检查鉴别。恶性溃疡的内镜特点为:①溃疡形状不规则,一般较大;②底凹凸不平、苔污秽;③边缘呈结节状隆起;④周围皱襞中断;⑤胃壁僵硬、蠕动减弱(X 线钡餐检查亦可见上述相应的 X 线征)。活组织病理检查可以确诊,但必须强调,对于怀疑胃癌而一次活检阴性者,必须在短期内复查胃镜再次活检;即使内镜下诊断为良性溃疡且活检阴性,仍有漏诊胃癌的可能,因此对于初诊为胃溃疡者,必须在完成正规治疗的疗程后复查胃镜,溃疡缩小或愈合不是鉴别良、恶性溃疡的最终依据,必须重复活检加以证实。

2. **促胃液素瘤** 亦称 Zollinger-Ellison 综合征,是胰腺非 β 细胞瘤分泌大量促胃液素所致。肿瘤往往很小(<1cm),生长缓慢,半数为恶性。大量促胃液素可刺激壁细胞增生,分泌大量胃酸,使上消化道经常处于高酸环境,导致胃、十二指肠球部和不典型部位(十二指肠降段、横段,甚或空肠近端)发生多发性溃疡。促胃液素瘤与普通消化性溃疡的鉴别要点是该病溃疡发生于不典型部位,具有难治性特点,有过高胃酸分泌(BAO 和 MAO 均明显升高,且 BAO/MAO>60%)及高空腹血清促胃液素(>200pg/ml,常 >500pg/ml)。

3. **功能性消化不良** 患者常表现为上腹疼痛、反酸、嗳气、烧心、上腹饱胀、恶心、呕吐、食欲减退等,部分患者症状可酷似消化性溃疡,易混淆。内镜检查则示胃黏膜无明显病变。

4. **慢性胆囊炎和胆石症** 疼痛与进食油腻食物有关,位于右上腹,放射至背部,伴发热、黄疸的典型病例,不难鉴别。对不典型的患者,鉴别需借助腹部超声或内镜下逆行胆管造影检查。

七、治疗

消化性溃疡治疗的目的是消除病因、缓解症状、愈合溃疡、防止复发和防治并发症。针对病因的治疗如根除 H.pylori,有可能彻底治愈溃疡病,是近年消化性溃疡治疗的一大进展。

(一)一般治疗

注意生活饮食规律,定时进餐,避免辛辣、过咸食物,避免过度劳累和精神紧张。戒烟、酒。

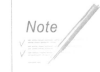

慎用或不用 NSAIDs、激素等药物。

（二）药物治疗

目前用于治疗消化性溃疡的药物主要分为抑制胃酸分泌和保护胃黏膜的两大类药物,旨在缓解症状和促进溃疡愈合,常与根除 *H.pylori* 治疗配合使用。

1. 抑制胃酸分泌的药物　　胃酸是消化性溃疡产生的基础,抑酸治疗的目的是缓解疼痛症状,促进溃疡愈合。

（1）质子泵抑制剂(proton pump inhibitor,PPI):PPI 对胃壁细胞泌酸小管中的 H^+,K^+-ATP 酶具有直接作用,而 H^+,K^+-ATP 酶是酸分泌的最后共同通路,因此 PPI 已成为消化性溃疡等胃酸相关性疾病的首选药物,其疗效远高于 H_2 受体拮抗剂。与 H_2 受体拮抗剂相比,PPI 促进溃疡愈合的速度较快、溃疡愈合率较高,因此特别适用于难治性溃疡或 NSAIDs 溃疡患者不能停用 NSAIDs 时的治疗。同时,由于 PPI 的强大抑酸作用及对 *H.pylori* 的直接抑制作用,它还是根除 *H.pylori* 治疗方案中的基础药物。使用推荐剂量的各种 PPI,对消化性溃疡的疗效相仿,不良反应均较少。

PPI 治疗消化性溃疡的常用药物及其剂量:奥美拉唑 20mg/d,兰索拉唑 30mg/d,泮托拉唑 40mg/d,雷贝拉唑 10mg/d,埃索美拉唑 20mg/d。治疗 DU 疗程一般为 2~4 周,治疗 GU 疗程为 4~6 周。

（2）H_2 受体拮抗剂:H_2 受体拮抗剂可抑制基础及刺激的胃酸分泌,几乎完全抑制夜间酸分泌。使用推荐剂量各种 H_2 受体拮抗剂溃疡愈合率相近,不良反应发生率均低。西咪替丁可通过血 - 脑脊液屏障,偶有精神异常不良反应;与雄性激素受体结合而影响性功能;经肝细胞色素 P450 代谢而延长华法林、苯妥英钠、茶碱等药物的肝内代谢。雷尼替丁、法莫替丁和尼扎替丁上述不良反应较少。已证明 H_2 受体拮抗剂全日剂量于睡前顿服的疗效与 1 日 2 次分服相仿。现多主张每晚睡前一次性服用西咪替丁 800mg 或雷尼替丁 300mg、法莫替丁 40mg、尼扎替丁 300mg、罗沙替丁 150mg。治疗 DU 疗程一般为 4~6 周,治疗 GU 疗程为 6~8 周。

质子泵抑制剂和 H_2 受体拮抗剂作用特点比较见表 3-3。

表 3-3　质子泵抑制剂和 H_2 受体拮抗剂作用特点比较

质子泵抑制剂	H_2 受体拮抗剂
作用强大,完全阻止各种刺激引起的胃酸分泌	对组胺及夜间胃酸分泌抑制强,其他作用弱
持续用药无耐受性	迅速产生耐受性
作用持久、递增,3~5 天后达稳态	用药 12 小时后作用减弱、增加剂量不能克服
胃内 pH 维持平稳	胃内 pH 波动较大

2. 保护胃黏膜药物　　在抑酸治疗的同时,加用胃黏膜保护剂不仅能缓解症状,还能提高溃疡愈合质量,防止复发。枸橼酸铋钾(胶体次枸橼酸铋)因兼有较强抑制幽门螺杆菌作用,可作为根除幽门螺杆菌联合治疗方案的组分,但此药过量蓄积可引起神经毒性,需注意不能长期服用。硫糖铝是一种八硫酸蔗糖的氢氧化铝盐,在酸性环境下,有些分子的氢氧化铝根可离子化而与硫酸蔗糖复合离子分离,后者可聚合成不溶性带负电的胶体,能与溃疡面带正电的蛋白质渗出物相结合,形成一层保护膜覆盖胃黏膜面,吸附胆汁酸和胃蛋白酶的作用,增加胃黏液的分泌。吉法酯可增加黏膜上皮内前列腺素含量,促进溃疡愈合。替普瑞酮对胃黏膜具有直接保护作用,促进黏膜表面上皮细胞再生。铝碳酸镁是兼具抗酸和抗胆汁作用的新型胃黏膜保护剂。米索前列醇具有抑制胃酸分泌,增加胃、十二指肠黏膜的黏液及碳酸氢盐分泌和增加黏膜血流等作用,主要用于 NSAIDs 溃疡的预防,腹泻是其常见的不良反应,因会引起子宫收缩,故孕妇忌服。

3. 胃肠动力药物　　消化性溃疡部分患者可出现恶心、呕吐和腹胀等症状,提示有胃潴留、排空迟缓、胆汁反流或胃食管反流者,可同时给予促进胃动力药,如甲氧氯普胺、多潘立酮及枸橡酸莫沙必利等。

（三）H.pylori 相关性溃疡的治疗

对 H.pylori 感染引起的消化性溃疡，根除 H.pylori 不但可促进溃疡愈合，而且可预防溃疡复发，从而彻底治愈溃疡。因此，凡有 H.pylori 感染的消化性溃疡，无论初发或复发、活动或静止、有无合并症，均应予以根除 H.pylori 治疗。

1. 根除 H.pylori 治疗方案　见第二节慢性胃炎相关内容。

2. 根除 H.pylori 治疗结束后的抗溃疡治疗　在根除 H.pylori 疗程结束后，继续给予常规疗程的抗溃疡治疗，如 DU 患者予 PPI 常规剂量，每日 1 次，总疗程 2~4 周，或 H_2RA 常规剂量，疗程 4~6 周；GU 患者 PPI 常规剂量每日 1 次，总疗程 4~6 周，或 H_2RA 常规剂量，疗程 6~8 周。这在有并发症或溃疡面积大的患者尤为必要，但对无并发症的浅小溃疡，如根除治疗结束时症状已得到完全缓解，也可考虑停药。

3. 根除 H.pylori 治疗后的复查　治疗后应常规复查 H.pylori 是否已被根除，复查应在根除 H.pylori 治疗结束至少 4 周后进行，且在检查前应停用 PPI 2 周、停用铋剂 4 周，否则会出现假阴性。可采用非侵入性的 ^{13}C 或 ^{14}C 尿素呼气试验复查；对于胃溃疡患者，也可在复查胃镜检查溃疡是否愈合的同时，通过胃镜钳取胃黏膜活组织做尿素酶及（或）组织学检查。

（四）NSAIDs 相关性溃疡的防治

对服用 NSAIDs 后出现的溃疡，如情况允许应立即停用 NSAIDs，如病情不允许可换用对黏膜损伤少的 NSAIDs，如特异性 COX-2 抑制剂（如塞来昔布）。对停用 NSAIDs 者，可给予常规剂量、常规疗程的 H_2 受体拮抗剂或 PPI 治疗；对不能停用 NSAIDs 者，应选用 PPI 治疗。因 H.pylori 和 NSAIDs 是引起溃疡的两个独立因素，因此，应同时检测 H.pylori，如合并 H.pylori 感染，应同时根除 H.pylori。溃疡愈合后，如不能停用 NSAIDs，无论 H.pylori 是否阳性，都应继续服用 PPI 长期维持治疗，以预防溃疡复发。对于发生 NSAIDs 溃疡并发症的高危患者，如既往有溃疡病史、高龄、同时应用抗凝血药（包括低剂量的阿司匹林）或糖皮质激素者，应常规给予抗溃疡药物预防。目前认为 PPI 具有较好的预防溃疡以及溃疡并发症的效果。

（五）外科治疗

由于内科治疗的进展，大多数消化性溃疡通过药物可以治愈，目前外科手术主要适用于出现并发症的患者，由于胃溃疡有癌变可能，外科处理相对积极。总体来说，外科治疗的消化性溃疡的适应证是：①内科治疗无效或停药后很快再复发的溃疡；②上消化道大出血；③急性穿孔；④瘢痕性幽门梗阻；⑤溃疡癌变。

1. 主要手术方式　目前外科治疗消化性溃疡的主要手术方式有穿孔缝合术、胃大部切除术和迷走神经切断术。

（1）穿孔缝合术：适用于胃、十二指肠溃疡急性穿孔。手术方法是在穿孔处沿胃、十二指肠的纵轴进针，贯穿全层缝合，从穿孔一侧进针，再从另一侧出针，外加大网膜敷贴予以加强，缝合针数根据穿孔的大小决定，一般 3 针左右。如果溃疡较大，边缘水肿重，可将大网膜填塞于穿孔内，再间断全层缝合穿孔。术中应注意对于怀疑溃疡穿孔处有恶变者要取穿孔处组织做术中快速冰冻病理检查。

（2）胃大部切除术：适用于消化性溃疡内科治疗无效时或并发出血、穿孔、幽门梗阻、癌变者。胃大部切除术在 20 世纪 40 年代已成为外科治疗消化性溃疡的标准手术，胃、十二指肠溃疡的主要术式是远端胃大部切除，即是通常所称的胃大部切除术，主要包括胃组织切除和重建胃肠道连续性，胃大部切除术的手术范围是切除远端 2/3~3/4 的胃组织，包括整个胃窦部、幽门和十二指肠球部（图 3-5）。其治疗溃疡的理论依据是手术切除了整个胃窦部，即切除了产生促胃液素的 G 细胞，降低了胃酸的分泌；切除了含有大量壁细胞和主细胞的远端胃体，减少了胃酸和胃蛋白酶的分泌；切除了溃疡病灶和溃疡的好发部位。

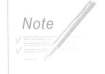
Note

　　胃大部切除术依据重建胃肠道方法的不同可选择 Billroth Ⅰ式(毕Ⅰ)和 Billroth Ⅱ式(毕Ⅱ),也可采用胃空肠 Roux-en-Y 术式。毕Ⅰ式(图 3-6)是胃和十二指肠吻合,由于该术式比较符合原来的胃肠道生理状况,消化性溃疡外科治疗的首选重建方式,但术中应注意吻合口不能有张力。如果吻合前判断有张力,可选择毕Ⅱ式或胃空肠 Roux-en-Y 术式进行消化道重建。毕Ⅱ式(图3-7)是将十二指肠断端缝闭,将胃和空肠吻合,分为结肠前和结肠后吻合方式,结肠前方式是将空肠袢直接从横结肠前方上提到胃断端做吻合,结肠后方式是在横结肠系膜打孔,将空肠袢经此孔从横结肠后方上提到胃断端做吻合。胃空肠吻合时,近端空肠置于胃小弯侧或胃大弯侧均可,依据术中情况和习惯决定,但均应高于远端空肠,便于排空。胃空肠 Roux-en-Y 术式(图 3-8)是胃大部切除术后,十二指肠断端缝闭,将距 Treitz 韧带 10~15cm 空肠横断,远断端同残胃吻合,近断端与距胃肠吻合口 45~60cm 的远断端空肠行端侧吻合,该术式可防止胆胰液流入残胃导致反流性胃炎。

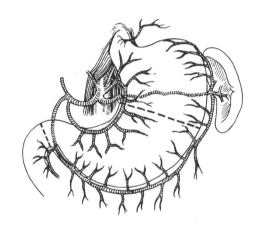

图 3-5　胃大部切除范围

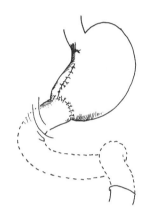

图 3-6　毕Ⅰ式胃大部切除术

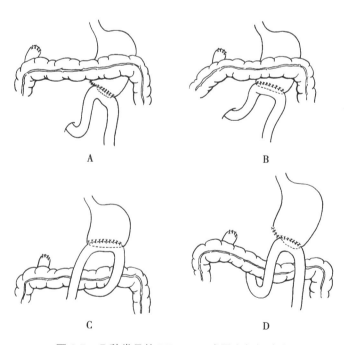

A

B

C

D

图 3-7　几种常见的 Billroth Ⅱ式胃大部切除术

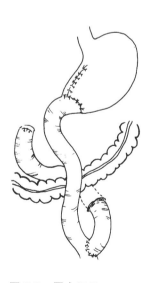

图 3-8　胃空肠 Roux-en-Y 式吻合

A. 霍氏(Hoffmeister)法:结肠后,部分胃断端与空肠吻合,输入段对小弯侧;
B. 波氏(Polya)法:结肠后,全部胃断端与空肠吻合,输入段对小弯侧;C. 莫氏(Moynihan)法:结肠前,全部胃断端与空肠吻合,输入段对大弯侧;D. 艾氏(v. Eiselsberg)法:结肠前,部分胃断端与空肠吻合,输入段对小弯侧

Note

（3）迷走神经切断术：该方法治疗消化性溃疡的主要机制是消除了神经性胃酸分泌；消除了迷走神经兴奋引起的促胃液素分泌；降低了分泌胃酸的腺体对促胃液素和组胺的反应。具体术式可归纳为下列几类：①迷走神经干切断合并引流术；②选择性迷走神经切断术合并引流术；③高选择性迷走神经切断术；④迷走神经干切断加胃窦切除术。近年来由于药物治疗消化性溃疡的取得很好的效果，迷走神经切断术已很少应用。

2. **胃、十二指肠溃疡出血**　出血是消化性溃疡最常见的并发症，约 15%~25% 的消化性溃疡患者可出现明显的出血，男性较女性多见。十二指肠溃疡合并出血较胃溃疡多见，其中十二指肠球部后壁溃疡及球后溃疡更容易发生出血。

（1）病因：溃疡并发出血主要由于炎症腐蚀到溃疡基底部或其周围血管，引起血管破裂所致。另外，饮食失调、精神紧张、过度劳累、吸烟、饮酒、服用对胃肠道黏膜有损害的药物（如糖皮质激素、非甾体类抗炎药、抗凝剂等）或伴随疾病恶化均可使溃疡活动而引起出血。

（2）临床表现：出血前常因溃疡活动导致上腹痛加剧，临床表现与出血量及出血速度有关，呕血和排柏油样大便是出血的主要症状。出血量少的可仅有黑便；出血量大且速度快者可出现呕血，且色泽红；出血量越大，全身症状越明显，表现为血容量不足甚至出现休克症状。由于肠腔内出血刺激肠蠕动增加，导致肠鸣音增强。红细胞计数、血红蛋白值和血细胞比容连续检测可评估出血量和速度。

（3）诊断和鉴别诊断：根据消化性溃疡病史和出血的临床表现，诊断溃疡合并出血一般并不困难。但需要与胃底食管静脉曲张破裂、应激性溃疡和胃癌引起的出血相鉴别。胃底食管静脉曲张破裂出血患者常有肝硬化病史和门静脉高压症临床表现，应激性溃疡患者多有严重创伤、重度感染、使用非甾体类抗炎药等引起应激的病因，胃癌患者可有恶性肿瘤的临床表现。胃镜检查可明确出血的部位和原因，选择性动脉造影也可用于明确出血部位。

（4）治疗

1）补充血容量、抗休克：迅速建立静脉通道输液，输入生理盐水、平衡液、葡萄糖盐水和羟乙基淀粉、右旋糖酐或其他血浆代用品，恢复血容量，改善微循环，晶胶比例以 3:1 为宜；同时进行快速配型输血。注意密切观察生命体征，包括心率、血压、尿量、周围循环等的变化。

2）放置胃管及局部用药止血：放置胃管可引出胃内积血，并可冲洗胃腔，观察后续出血情况。局部用药止血是最常用的应急处理方法，可用去甲肾上腺素 8mg 加入 200ml 生理冰盐水中，经口服或经胃管注入，并夹闭胃管 30 分钟，每 4~6 小时可重复一次，使胃血管暂时性收缩，达到止血目的。也可经胃管将凝血酶等止血药物注入到胃腔内进行局部止血。

3）全身药物治疗：使用 H_2 受体拮抗剂或质子泵抑制剂抑制胃酸分泌，提高胃内 pH，有利于止血；使用生长抑素可抑制胃酸分泌、减低腹腔内脏血流；使用促凝血药和抗纤溶药物，也对止血有一定的帮助。

4）胃镜治疗：在胃镜下观察明确出血部位后可通过电凝、局部喷洒止血药物、采用血管夹等措施进行止血。

5）介入治疗：通过选择性动脉造影导管灌注药物及栓塞治疗进行止血，对于急性大出血的年老体弱不能耐受手术的患者，介入治疗可帮助患者度过危险期，避免手术或待病情稳定后再择期手术。

6）手术治疗：消化性溃疡出血的手术指征为：①经积极非手术治疗无效者；②出血速度快，情况危急，短期内出现休克症状者；③高龄患者伴有血管硬化，估计难以止血者；④经非手术治疗出血停止，但短期内可能再次出血者；⑤同时有溃疡穿孔或胃出口梗阻者。手术方式可采用出血部位贯穿缝扎术或胃大部切除术，对于采用溃疡旷置的胃大部切除术，必须贯穿缝扎溃疡和处理周围血管。

3. **胃、十二指肠急性穿孔**　消化性溃疡的 5%~10% 患者可发生穿孔，临床上急性穿孔多见，其次是亚急性穿孔。十二指肠溃疡急性穿孔较胃溃疡急性穿孔多见,穿孔可出现于任何年龄,但以 30~60 岁多见。溃疡急性穿孔是消化性溃疡最严重的并发症,它起病急,变化快,病情重,需要紧急处理。溃疡穿孔后胃肠内容物流入腹腔,引起化学性腹膜炎。腹膜受到消化液的刺激产生腹痛和渗出,随着消化道细菌在腹腔的繁殖,逐渐形成化脓性腹膜炎。

(1) 病因:消化性溃疡急性穿孔的主要原因是溃疡基底部受到侵蚀,胃肠壁变薄坏死,穿透浆膜层,导致胃、十二指肠腔与腹腔相通。主要诱因有:①进食过饱、咳嗽或剧烈呕吐导致腹内压骤然增高;②精神紧张和过度劳累;③吸烟和饮酒;④激素、非甾体类抗炎药和免疫抑制剂的使用。

(2) 临床表现:突然出现剧烈腹痛,疼痛为持续性,呈"刀割样",常起始于右上腹或中上腹,然后迅速波及全腹。常常伴有恶心、呕吐等消化道症状,严重时可伴有血压下降等感染性休克表现。患者呈痛苦表情、屈曲体位;腹式呼吸减弱或消失,全腹压痛,以穿孔处最重;腹肌紧张呈"板状腹",反跳痛明显;肠鸣音减弱或消失。叩诊肝浊音界缩小或消失,移动性浊音阳性。血常规检查白细胞计数升高,立位腹部 X 线检查可见膈下呈新月状的游离气体。

(3) 诊断和鉴别诊断:依据既往有溃疡病史,突发上腹部疼痛,腹肌紧张呈"板状腹",立位腹平片可见膈下游离气体即可确诊。但部分高龄、体弱及空腹小穿孔患者临床表现和腹部体征往往不典型,应详细询问病史和仔细体格检查,警惕误诊、漏诊。消化性溃疡穿孔主要需与以下疾病相鉴别:①急性阑尾炎:溃疡穿孔后消化液可以沿右结肠旁沟流到右下腹,引起右下腹疼痛和腹膜炎体征,易与急性阑尾炎相混,但溃疡穿孔一般起病急剧,开始既有腹膜炎体征,甚至出现休克;而阑尾炎一般病情逐渐加重,上腹部肌紧张和压痛较轻,体征局限于右下腹,X 线检查无膈下游离气体。②急性胆囊炎:主要表现为右上腹绞痛,疼痛常向右肩背部放射,腹部体征主要集中在右上腹,可触及肿大的胆囊,Murphy 征阳性。胆囊坏疽穿孔是可出现弥漫性腹膜炎,超声提示胆囊炎或胆囊结石。③急性胰腺炎:腹痛主要位于为上腹部偏左并向背部放射,血、尿淀粉酶增高,X 线检查膈下无游离气体,影像学检查发现胰腺肿胀,周围有渗出。

(4) 治疗:消化性溃疡穿孔一经确诊原则上应尽快手术治疗,对于临床症状和体征不重的空腹穿孔可以尝试保守治疗,但需要密切观察病情变化,如病情加重立即进行手术治疗。

1) 一般治疗:包括禁食禁水、留置胃管行胃肠减压、静脉补液、应用广谱抗生素和抑制胃酸分泌药物。

2) 手术治疗:消化性溃疡穿孔以穿孔缝合术为主要手术方式,对于溃疡较大缝合困难或合并幽门梗阻时可选择胃大部切除术,有条件的单位可选择腹腔镜下穿孔修补术。术后患者仍需要正规抗溃疡药物治疗。

4. 胃、十二指肠溃疡瘢痕性幽门梗阻　由于内科药物治疗消化性溃疡疗效满意,溃疡性幽门梗阻发生率显著减少。胃、十二指肠溃疡瘢痕性幽门梗阻见于胃幽门、幽门管或十二指肠球部溃疡反复发作,形成瘢痕狭窄。

(1) 病因:溃疡引起幽门梗阻的原因有:①幽门括约肌痉挛;②幽门附近溃疡导致炎性水肿;③幽门附近溃疡愈合过程中瘢痕形成。通常情况下三者同时存在。

(2) 临床表现:主要症状为腹痛、腹胀和反复呕吐。初期患者主要表现为上腹部胀和阵发性腹痛,同时伴有嗳气、恶心。随着病情加重,出现呕吐,呕吐后自觉腹胀好转,呕吐物为馊食,不含胆汁,有腐败酸臭味。患者可因反复呕吐引起全身症状,包括口渴、皮肤干燥、尿少、乏力等,严重者可出现严重脱水、电解质紊乱和代谢性碱中毒。体格检查在上腹部可见胃型,晃动上腹部可闻及"振水音"。X 线检查可见胃排空障碍及胃扩张。

(3) 诊断和鉴别诊断:根据患者长期溃疡病史和典型的临床表现,多能确定诊断。但需要区分是水肿性幽门梗阻、瘢痕性幽门梗阻还是肿瘤性幽门梗阻。水肿性幽门梗阻通过保守治疗待水肿消退后通过正规消化性溃疡药物治疗,可避免手术。可通过行胃肠减压、高渗盐水洗胃、使用抑制胃酸分泌药物、静脉营养支持等保守措施,观察症状是否缓解以与水肿性幽门梗阻鉴别。

通过内镜、CT、血清肿瘤标记物检查与肿瘤性幽门梗阻进行鉴别。进行消化道造影检查时注意不选用钡剂,宜选用泛影葡胺等水性造影剂。

(4)治疗:胃、十二指肠溃疡瘢痕性幽门梗阻不必急于施行手术,一般先行非手术治疗,留置胃管进行胃肠减压,高渗盐水洗胃以减轻胃壁水肿,同时补充液体、电解质,维持酸碱平衡和营养。如非手术治疗症状未能缓解,说明梗阻持续存在,必须采取手术治疗。部分患者经非手术治疗后梗阻症状缓解,但其后梗阻症状又出现,对这部分患者可在缓解期进行手术治疗。手术以解除梗阻,去除病因为目的,首选胃大部切除术。

5. 术后并发症 临床上分为术后早期并发症和术后远期并发症两类。

(1)术后早期并发症:多与术前准备不完善和术中操作不当有关。

1)术后胃腔内出血:胃、十二指肠溃疡术后出血最常发生的部位是吻合口,其次是胃或十二指肠残端。术后24小时从鼻胃管引出少量血性液体,多属于正常现象。如果持续不断的引出大量血液,则表明有活动性出血。发生在术后24小时内出血多由于术中止血不彻底造成,术后4~6天出血常因吻合口黏膜坏死脱落造成。胃肠腔内出血可通过内镜检查明确出血部位,通过局部使用止血药物、上血管夹等保守措施止血,如果出血无明显缓解应积极手术治疗。

2)胃排空障碍:胃切除术后功能性胃排空障碍又称为胃瘫(gastroparesis),通常出现于手术后最初2周内,也可延迟发生。临床症状常在由流食改为半流食时发生,患者出血腹部饱胀、恶心、呕吐,呕吐物为含胆汁的胃内容物。选用水溶性造影剂进行上消化道造影检查可见胃内有大量潴留物,胃无蠕动,造影剂不进入或缓慢少量进入小肠腔内。胃瘫的处理以保守治疗为主,包括禁食禁水,放置胃管进行引流减压,同时静脉营养补液、抑酸治疗,也可放置胃肠营养管到上段空肠内进行肠内营养,期间注意维持水电解质和酸碱平衡。治疗药物包括甲氧氯普胺、多潘立酮、红霉素等,针灸治疗也有一定效果,经过上述处理,多数患者3~4周可以恢复。

3)十二指肠残端破裂:是毕Ⅱ式术后早期的严重并发症之一,通常发生于术后2~5天,常见于十二指肠残端处理不当或毕Ⅱ式吻合术后输入襻梗阻。临床表现为突发上腹剧痛、发热、腹膜刺激征,血白细胞增加,腹腔穿刺出含有胆汁样液体,CT或超声发现膈下积液。一旦确诊应立即手术,术中尽量关闭十二指肠残端,并行十二指肠造瘘和腹腔引流,如有输入襻梗阻,应术中一并处理。

4)胃壁缺血坏死、吻合口破裂或瘘:胃壁缺血坏死常见于手术中过多切断了胃小弯侧血管和大弯侧胃短血管。十二指肠残端或空肠襻的血运不足也会引起肠壁缺血坏死,造成吻合口破裂或瘘。发现胃肠壁坏死应立即禁食禁水,放置胃管进行胃肠减压并严密观察。一旦发生坏死穿孔或吻合口破裂,出现腹膜炎体征应立即手术探查并进行相应处理。

5)术后肠梗阻:①吻合口梗阻:常见原因是吻合口过小或吻合时内翻过多,加上术后吻合口水肿。临床表现为腹胀、恶心、呕吐,检查可发现残胃扩张、食物或液体潴留。经过胃肠减压、静脉补液、纠正低蛋白血症等治疗后大多数患者可以缓解,如果非手术治疗失败,梗阻时间长且经胃镜或消化道造影证实不能通过吻合口,则需要再次手术探查。②急性输入襻梗阻:一般由于胃空肠吻合时空肠襻过长所致,粘连、扭转、内疝、胃肠吻合口扭结成角也可导致梗阻。由于梗阻近端为十二指肠残端,因此属于闭襻性梗阻,易发生肠绞窄,常导致十二指肠残端破裂。临床表现为上腹部剧烈疼痛伴呕吐,呕吐物不含胆汁,上腹部常可扪及肿块,CT扫描有助于诊断。确诊后应立即手术治疗。③输出襻梗阻:多见于术后肠粘连或行结肠后吻合方式系膜压迫肠管所致。临床表现为上腹部饱胀不适、腹痛,严重时出现呕吐,呕吐物含有胆汁。如内科保守治疗失败,可手术探查。

(2)术后远期并发症:多与手术导致解剖、生理改变对机体的扰乱有关。

1)倾倒综合征(dumping syndrome):胃大部切除术后控制胃排空的幽门括约肌等结构不存在,导致胃排空过速,产生的一系列临床症状,称为倾倒综合征。多见于毕Ⅱ吻合,依据进食后出现临床症状的时间分为早期和晚期两种类型。①早期倾倒综合征:发生在餐后半小时内,出现心悸、心动过速、出汗、无力、面色苍白等血容量不足表现,同时伴有恶心、呕吐、腹部绞痛等消

Note

化道症状。病理机制可能和过甜的高渗食物直接进入小肠导致肠道内分泌细胞分泌大量的肠源性血管活性物质和渗透作用使细胞外液进入肠腔有关。治疗为调整饮食、少食多餐,避免高渗食物摄入,降低摄入液体的渗透压。症状不缓解可用生长抑素治疗。②晚期倾倒综合征:发生在进食后 2~4 小时,出现头昏、面色苍白、出冷汗、脉搏细数甚至晕厥等临床表现。发生机制为食物快速进入小肠后刺激胰岛素大量分泌,导致反应性低血糖,又称为低血糖综合征。治疗为调整饮食,如食物中添加果胶延缓糖的吸收。严重者可皮下注射生长抑素。大多数倾倒综合征患者在术后半年内症状逐渐改善,对于术后半年后仍然症状持续,严重影响工作和生活者可采用手术治疗,手术方法可采用将毕 Ⅱ 式胃空肠吻合改为胃、十二指肠吻合或胃空肠 Roux-en-Y 吻合。

2) 碱性反流性胃炎:由于碱性肠液反流到残胃,引起胃黏膜充血、水肿和糜烂。常发生于毕 Ⅱ 式吻合术后,临床表现为剑突下持续烧灼痛、胆汁性呕吐和体重减轻。胃镜检查发现残胃内有胆汁,组织活检有黏膜验证证据且排除输入袢扩张或梗阻即可确诊。治疗可采用胃黏膜保护剂、抑酸、胃动力药物治疗。如内科治疗效果不好可采用手术治疗,手术目的是消除反流原因,可将毕 Ⅱ 式吻合改为胃空肠 Roux-en-Y 吻合。

3) 溃疡复发:多发生在吻合口边缘或其远端,常见原因是第一次手术未能切除足够的胃组织或迷走神经切断不全。绝大多数通过正规的内科疗法能够治愈。

4) 营养性并发症:主要原因是胃大部切除术后胃容量减小,饱胀感使摄入不足,消化吸收功能降低。临床表现为营养不足、贫血、代谢性骨病等表现。治疗上采用调节饮食,少食多餐,选用高蛋白、低脂肪饮食,注意补充维生素、铁剂和微量元素。

5) 残胃癌:指因良性疾病施行胃大部切除术后 5 年以上,残胃出现原发癌。残胃癌发病率为 2% 左右,发生原因可能与残胃黏膜萎缩、肠上皮化生等有关。临床表现为腹部饱胀不适,常伴有贫血和体重下降,胃镜活检可以确诊。

八、预后

由于抗溃疡药物,如 PPI、H_2 受体拮抗剂和胃黏膜保护剂的应用,消化性溃疡的治愈率大为提高,*H.pylori* 根除治疗使溃疡的复发率大幅降低,消化性溃疡的预后远较过去为佳,病死率显著下降。死亡主要见于高龄患者,死亡的主要原因是并发症,特别是大出血和急性穿孔。

消化性溃疡的处理流程见图 3-9。

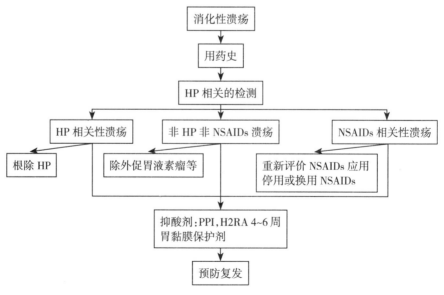

图 3-9 消化性溃疡的处理流程图

（王蔚虹　李晓斌）

第四节　胃　　癌

一、概述

胃癌在全球恶性肿瘤的发病率中居第四位,其死亡率居恶性肿瘤第二位。总体上近年国内外胃癌发病率呈下降趋势,其中以男性、胃窦癌发病率下降较明显,但胃体癌、贲门癌发病率并无降低。我国胃癌高发,病例数约占全球的 40%。国内胃癌以 55~70 岁多发,男女患病比例约2∶1,好发于胃窦部,尤以胃小弯侧多见。甘肃、宁夏、青海及东北等地胃癌高发,而湖南、广西、广东以及云南、贵州、四川、重庆等地胃癌发病率较低。

二、病因

胃癌的病因及确切机制尚不完全清楚,可能与下列因素有关:

(一)生物因素

1994 年,世界卫生组织(WHO)将幽门螺杆菌(*H.pylori*)列为引起胃癌的第 I 类致癌原。目前认为 *H.pylori* 感染是人类非贲门部胃癌发病的重要因素,但仅有 *H.pylori* 感染还不足以引起癌变,尚需其他因素参与。此外,也有研究显示至少 10% 的胃癌与感染 EB 病毒有关。

(二)饮食因素

饮食因素为胃癌发病的主要因素。某些致癌物质,如亚硝胺、亚硝酸盐、硝酸盐类等,摄入机体后转变为 N- 亚硝基化合物而引发胃癌;其中硝酸盐和亚硝酸盐主要源于蔬菜和腌肉,饮水为其来源之一,但其中含量甚微。食物烟熏煎烤后产生的多环芳烃类化合物,进入机体后可活化为高毒性代谢产物而致癌。膳食中如含杂环胺 2- 氨基 -1- 甲基 -6- 苯基咪唑[4,5-b],患胃癌危险增加近 4 倍;如同时还暴露于亚硝基二甲胺,胃癌风险将增至 12 倍以上。江苏无锡太湖饮用水的相关研究显示,饮用水中微囊藻毒素暴露与男性消化道肿瘤,尤其是胃癌的死亡率上升有关。此外,胃癌还与高盐饮食有关。某些营养素、微量元素、抗氧化剂缺乏或减少等也是胃癌发病的重要危险因素。

(三)遗传因素

胃癌有家庭聚集现象:先证者同胞和父母胃癌患病率明显高于配偶同胞和父母;如父母均患胃癌,其子女胃癌患病率最高达 20% 以上。青少年发生的胃癌中遗传因素的作用可能更大一些。胃癌患者中遗传性胃癌易感综合征约占 1%~3%,其中已证实 *E-cadherin* 基因突变可致遗传弥漫性胃癌。

(四)环境因素

肿瘤属于多基因遗传病,个体易患性受遗传因素和环境因素的共同影响,家族成员中有胃癌发生可能是一个危险因素,也有可能是家族成员共有环境因素作用的结果。迁居美国的日本移民流行病学调查显示,环境因素较遗传因素在胃癌发生中所起的作用更大。针对日本原子弹爆炸后幸存者的前瞻性研究显示,电离辐射为胃癌的危险因素。也有研究显示接触温石棉的工人胃癌死亡危险增高。

(五)癌前变化

胃癌多发生于已有病理改变的癌前变化,胃癌的癌前变化包括癌前病变和癌前疾病。癌前病变是指容易发生癌变的胃黏膜病例组织学变化,但本身尚不具备恶性改变,现阶段得到公认的是不典型增生,一般重度不典型增生很可能已癌变。癌前疾病是指一些易发生癌变的胃疾病,主要包括萎缩性胃炎(伴或不伴肠化和恶性贫血)、慢性胃溃疡、残胃、胃息肉和胃黏膜巨大皱襞症(Ménétrier 病)。

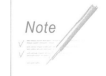

三、病理

(一) 原发部位

1. 初发胃癌　将胃大弯、胃小弯各等分为三份,连接其对应点,可分为上 1/3(U)、中 1/3(M)和下 1/3(L)。每处原发的病变都应记录其最大径。如 1 个以上的分区受累,所有的受累分区都要按受累的程度记录,肿瘤主体所在的部位列在最前,如 LM、UML 等。如肿瘤侵犯食管或十二指肠,记为 E 或 D;胃癌一般以 L 区为多见,约占半数,其次为 U 区,M 区较少,同时累及两个及两个以上区域者更少。

2. 复发胃癌　肿瘤在吻合口处(A)、胃缝线处(S)、其他位置(O)、整个残胃(T)、扩散至食管(E)、十二指肠(D)、空肠(J)。

(二) 大体类型

1. 早期胃癌　指病变仅限于黏膜或黏膜下层,不论病变范围、有无淋巴结转移。10% 早期胃癌为多发,病变范围大小不等,绝大多数直径小于 2cm,最大者直径可达 10cm,其中 5mm 以下称微小胃癌,6~10mm 称小胃癌,活检确认但术后标本连续切片未发现癌,称一点癌或点状癌。早期胃癌分为三型(图 3-10): Ⅰ 型:隆起型; Ⅱ 型:表浅型,包括三个亚型, Ⅱa 型为表浅隆起型, Ⅱb 型为表浅平坦型, Ⅱc 型为表浅凹陷型; Ⅲ 型:凹陷型。如果合并两种以上亚型时,面积最大的一种写在最前面,其他亚型依次排在后面。如 Ⅱc+Ⅲ 。 Ⅰ 型和 Ⅱ 型的鉴别: Ⅰ 型病变厚度超过正常黏膜的 2 倍, Ⅱa 型的病变厚度不到正常黏膜的 2 倍。

2. 进展期胃癌　指病变深度超过黏膜下层的胃癌。按 Bormann 分型法分为四型(图 3-11): Ⅰ 型:息肉(肿块)型; Ⅱ 型:无浸润溃疡型,界限清楚; Ⅲ 型:浸润溃疡型,界限不清; Ⅳ 型:弥漫浸润型。

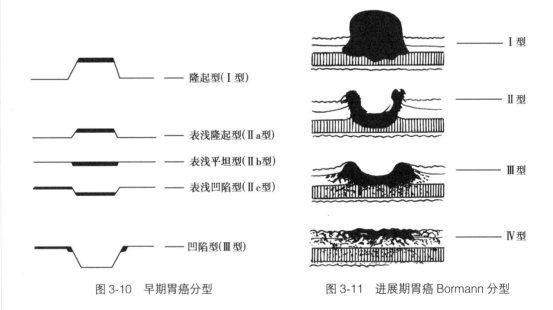

图 3-10　早期胃癌分型　　　　　　　图 3-11　进展期胃癌 Bormann 分型

(三) 组织类型

WHO 将胃癌的组织学类型分为乳头状腺癌、腺癌(或管状腺癌,高、中、低分化)、黏液腺癌、印戒细胞癌和未分化癌。

(四) 扩散、转移途径

1. 直接浸润　胃癌主要扩散方式之一。当胃癌侵犯浆膜层时,可直接浸润腹膜、邻近器官或组织,主要有胰腺、肝脏、横结肠及其系膜等,也可借黏膜下层或浆膜下层向上浸润至食管下端、向下浸润至十二指肠。

2. 淋巴转移　为胃癌主要转移途径，一般按淋巴流向转移，少有跳跃式转移。早期胃癌淋巴转移率不超过 20%，进展期胃癌淋巴转移率高达 70%。胃周淋巴结分为 23 组，见图 3-12。此外，还有两处淋巴结临床上很有意义，一是左锁骨上淋巴结，如肿大则可能为癌细胞沿胸导管转移所致；二是脐周淋巴结，如肿大可能为癌细胞经肝圆韧带淋巴管转移所致。淋巴结转移率 = 转移淋巴结数目 / 受检淋巴结数目。

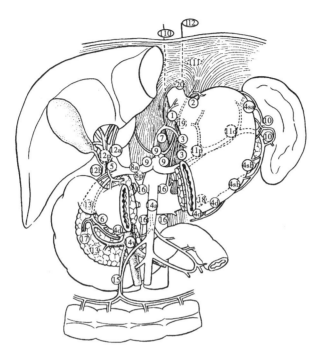

图 3-12　胃周淋巴结分组

1. 贲门右区；2. 贲门左区；3. 沿胃小弯；4sa. 胃短血管旁；4sb. 胃网膜左血管旁；4d. 胃网膜右血管旁；5. 幽门上区；6. 幽门下区；7. 胃左动脉旁；8a. 肝总动脉前；8p. 肝总动脉后；9. 腹腔动脉旁；10. 脾门；11 p. 近端脾动脉旁；11d. 远端脾动脉旁；12a. 肝动脉旁；12p. 门静脉后；12b. 胆总管旁；13. 胰头后；14a. 肠系膜上动脉旁；14v. 肠系膜上静脉旁；15. 结肠中血管旁；16. 腹主动脉旁（a_1, 膈肌主动脉裂孔至腹腔干上缘；a_2, 腹腔干上缘至左肾静脉下缘；b_1, 左肾静脉下缘至肠系膜下动脉上缘；b_2, 肠系膜下动脉下缘至腹主动脉分叉处）；17. 胰头前；18. 胰下缘；19. 膈下；20. 食管裂孔；110. 胸下部食管旁；111. 膈上；112. 后纵隔

3. 血行转移　胃癌晚期癌细胞可经门静脉或体循环向身体其他部位播散，常见转移部位有肝、肺、骨、肾、脑等，其中以肝转移最为常见。

4. 种植转移　当胃癌穿透浆膜后，癌细胞可自浆膜脱落并种植于腹膜、大网膜或其他脏器表面，形成转移癌结节，其中尤以黏液腺癌种植转移最为多见。若种植转移至直肠前凹，直肠指诊可触到肿块。胃癌卵巢转移称 Krukenberg 瘤，占全部卵巢转移癌 50% 左右，其机制除种植转移外，也可能是经血行转移或淋巴逆流所致。

（五）胃癌微转移

胃癌微转移是近年提出的新概念，定义为常规病理学检查未能发现的胃癌微小转移灶，包括淋巴结微转移、腹腔游离癌细胞、循环癌细胞、骨髓微转移等。

四、临床表现

（一）症状

患者可有上腹不适、"心窝"隐痛等非特异症状，约 50% 左右的早期胃癌患者可无任何症

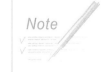

状和体征。进展期胃癌可有上腹痛,伴早饱、纳差或体重减轻;随病情进展,患者可有上腹痛加重、食欲不振、消瘦、乏力、呕血或黑便,合并幽门梗阻者可呕吐物隔夜宿食;贲门癌和高位小弯侧胃癌可有进食哽噎感。

(二)体征

早期患者多无明显体征。若病情进展到晚期,可能出现上腹肿块、左侧锁骨上淋巴结肿大、腹水等,直肠指检可能触及直肠前凹的转移肿块。

五、辅助检查

(一)实验室检查

合并消化道患者查血常规常提示贫血,进展期胃癌患者肝功可有低蛋白血症。胃癌无特异的肿瘤标记物,但动态监测肿瘤标记物有助于评估病情、疗效及预后。CEA 在胃癌的阳性率为 14%~29%,可作为肿瘤转移后系统性治疗疗效的监测指标;治疗后复查 CEA 升高,提示有病变残留或进展,预后不良。CA19-9 在胃癌中阳性率为 21%~40%,其水平随分期递增而增高。CA72-4 在胃癌中阳性率为 21%~59%,其水平高低可反应胃癌浸润、淋巴结转移情况及肿瘤负荷。CA242 在胃癌中阳性率为 13%~26%,可随胃癌 TNM 分期递增而升高,尤以Ⅳ期胃癌和有肝转移者最明显。胃癌发生远处转移,尤其腹腔转移时,CA125 常升高。CA125 结合腹腔镜检查是判断胃癌腹腔转移的较好指标。AFP 升高的胃癌患者易肝转移,预后差,多见于进展期胃癌,动态监测有助于评估化疗疗效及预后。

(二)影像学检查

1. X 线钡餐　目前胃癌的主要诊断手段之一,数字化胃肠造影技术使影像更加清晰,分辨率进一步提高。早期胃癌 X 线诊断需借助气钡双重对比造影。进展期胃癌 X 线钡餐表现与 Bormann 分型一致,即为肿块(充盈缺损)、溃疡(龛影)或弥漫浸润(胃壁僵硬、胃腔狭窄)。

2. 腹部超声、超声内镜(EUS)、多层螺旋 CT(MSCT)等　主要用于评估胃周围淋巴结及重要器官有无转移或浸润,是目前胃癌术前分期、评估可切除性及治疗效果的主要手段。腹部超声分期的准确性为 50%,EUS 与 MSCT 相近,约 76% 左右,但 MSCT 在判断肝转移、腹膜转移和腹膜后淋巴结转移等方面优于 EUS。MSCT 扫描三维立体重建模拟内镜技术近年也用于胃癌的诊断与分期。

3. 正电子发射计算机断层成像(PET-CT)　部分早期胃癌 PET-CT 图像上可见异常放射性浓聚。中晚期胃癌细胞生长活跃,常可见病灶内示踪剂异常浓聚。一般 SUV≥2.5 考虑恶性,高 SUV 提示肿瘤代谢活跃,预后不良。PET-CT 诊断胃癌的敏感性为 70%~94%,特异性为 69%~100%。对 T2 期或 T2 期以上的原发胃癌,PET-CT 是一种灵敏的检测手段,它在胃癌分期、疗效评估、复发、随访及预后判断上有独特优势。

(三)内镜检查

绝大多数胃癌可通过普通内镜活检得到确诊,但仍有少部分胃癌特别是小胃癌及微小胃癌可能被漏诊。色素内镜能显露隐匿的凹陷病灶;窄波图像系统(narrow band imaging,NBI)和放大内镜有助于区分小的早期胃癌和局部胃炎,评估早期胃癌内镜下切除外侧缘;超声内镜有助于术前 T 分期及辅助穿刺活检。腹腔镜探查可发现 CT 等影像检查无法检出的腹膜转移。

六、诊断及鉴别诊断

(一)诊断

对上腹不适、早饱、纳差或体重减轻、食欲不振、消瘦、乏力、呕血或黑便、呕吐物隔夜宿食及进食有哽噎感者,查体发现上腹肿块、左侧锁骨上淋巴结肿大、腹水、直肠指检触及直肠前凹肿块者,应警惕胃癌。

　　X 线钡餐检查和胃镜活检是诊断胃癌的主要方法。内镜检查和对高危人群进行筛查是提高早期胃癌检出率的有效方法。色素内镜、窄波图像系统和放大内镜有助于确诊早期胃癌。连续病理切片、免疫组化、流式细胞检测、RT-PCR 等可用于诊断胃癌微转移。

　　腹部超声、EUS、MSCT、PET-CT 等检查有助于评估病变浸润深度、局部淋巴结有无肿大以及有无远处转移,为临床分期及可切除性评估提供依据,指导后续治疗。

　　(二)鉴别诊断

　　胃癌需与以下疾病进行鉴别:

　　1. 胃良性溃疡　与胃癌相比较,胃良性溃疡一般病程较长,曾有典型溃疡疼痛反复发作史,抗酸治疗有效,多无食欲减退。除有出血、幽门梗阻等严重并发症外,多无明显体征,不会出现近期明显消瘦、贫血、腹部包块,甚至左侧锁骨上窝淋巴结肿大。X 线钡餐可见良性溃疡常小于2.5cm,圆形或椭圆形龛影,边缘整齐,蠕动波可通过病灶;胃镜下可见黏膜基底平坦,有白色或黄白苔覆盖,周围黏膜水肿、充血,黏膜皱襞向溃疡集中。癌性溃疡与此有很大不同。

　　2. 胃肉瘤　胃肉瘤 X 线钡餐多表现为凸向胃腔的透光影,肿瘤形态规则,为类圆形,瘤体表面光滑、基底胃壁较柔软,且有以下 3 个特征:①桥状皱襞,肿瘤附近的胃黏膜纹爬上肿瘤表现,但未到其顶端时即展平消失;而胃癌的黏膜纹均在肿瘤外围断裂。②脐样溃疡,在肿瘤的顶端可见边缘整齐的圆形充盈缺损,有时在充盈缺损的中心可见典型的脐样溃疡龛影,直径多在0.5~1.0cm。③吻触现象,较大的肿瘤有时与对侧胃壁发生部分接触,在造影片上显示不规则地图样环形钡餐影。胃镜活检多能明确诊断。

　　3. 胃良性肿瘤　多无明显临床表现,X 线钡餐多见圆形或椭圆形的充盈缺损,而非龛影。胃镜下表现为黏膜下包块。

　　(三)胃癌分期

　　1. 肿瘤浸润深度用 T 表示　Tx:原发肿瘤无法评价;T0:切除标本中未发现肿瘤;Tis:原位癌,肿瘤位于上皮内,未侵犯黏膜固有层;T1a:肿瘤侵犯黏膜固有层或黏膜肌层(M);T1b:肿瘤侵犯黏膜下层(SM);T2:肿瘤侵犯固有肌层(MP);T3:肿瘤穿透浆膜下层(SS)结缔组织,未侵犯脏腹膜(SE)或邻近结构;T4a:肿瘤侵犯浆膜(脏腹膜);T4b:肿瘤侵犯邻近组织结构。

　　2. 淋巴结转移用 N 表示　UICC 病理分期主要强调淋巴结转移的数目。Nx:区域淋巴结无法评价;N0:区域淋巴结无转移;N1:1~2 个区域淋巴结有转移;N2:3~6 个区域淋巴结有转移;N3a:7~15 个区域淋巴结有转移;N3b:16 个(含)以上区域淋巴结有转移。区域淋巴结分为三站,超出上述范围的淋巴结归为远处转移(M1)。相应淋巴结清扫术分为 D0、D1、D2、D3(表 3-4)。

表 3-4　肿瘤部位与淋巴结分站

肿瘤部位	N1	N2	N3
L/LD	3、4d、5、6	1、7、8a、9、11p、12a、14v	4sb、8p、12b/p、13、16a2/b1
LM/M/ML	1、3、4sb、4d、5、6	7、8a、9、11p、12a	2、4sa、8p、10、11d、12b/p、13、14v、16a2/b1
MU/UM	1、2、3、4sa、4sb、4d、5、6	7、8a、9、10、11p、11d、12a	8p、12b/p、14v、16a2/b1、19、20
U	1、2、3、4sa、4sb	4d、7、8a、9、10、11p、11d	5、6、8p、12a、12b/p、16a2/b1、19、20
LMU/MUL/MLU/UML	1、2、3、4sa、4sb、4d、5、6	7、8a、9、10、11p、11d、12a、14v	8p、12b/p、13、16a2/b1、19、20

　　3. 远处转移用 M 表示　M0:无远处转移;M1:远处转移。

4. 第 7 版 UICC-AJCC　胃癌 TNM 分期见表 3-5。

表 3-5　胃癌的分期

胃癌分期	N0	N1	N2	N3
T1	I A	I B	II	
T2	I B	II	III A	
T3	II	III A	III B	
T4	III A	III B		
H1,P1,CY1,M1				IV

如表 3-5 所示,IV 期胃癌包括以下几种情况:N3 淋巴结有转移、肝转移(H1)、腹膜转移(P1)、腹腔脱落细胞检查阳性(CY1)和其他远处转移(M1),包括胃周以外的淋巴结、肺、胸膜、骨髓、骨、脑、脑脊膜以及皮肤等。

七、治疗

无淋巴结转移的早期胃癌,可行内镜治疗或手术治疗,术后不需放化疗。局部进展期胃癌或有淋巴结转移的早期胃癌,采用以手术为主的综合治疗。成功实施根治术者,根据其病理分期制订术后化疗方案。对于进展期胃癌分期较晚者(如 III B、IV 期胃癌),需采用多学科综合治疗(multidisciplinary team,MDT)模式。复发胃癌、转移性胃癌一般采取以药物治疗为主的综合治疗手段,手术与否取决于病变可切除性,必要时予镇痛、支架置入、营养支持等对症支持治疗。

(一) 手术治疗

1. 手术治疗基本原则　手术切除是胃癌的主要治疗手段,也是目前唯一可能治愈胃癌的途径,分为根治手术及姑息手术两类。胃癌根治术需充分切除胃癌原发病灶,一般应距肿瘤边缘 4~6cm 并切除胃的 3/4~4/5,Bormann I 型、II 型可稍近,Bormann III 型则稍远;根治性近端胃癌根治和全胃切除应在贲门上 3~4cm 切断食管;根治性远端胃癌根治或全胃切除应在幽门下 3~4cm 切断十二指肠;邻近食管及十二指肠的胃癌,必要时可行术中冰冻病理检查,以确保切缘无癌残留。此外胃癌根治术还须彻底清除胃周淋巴结。手术切除的根治程度可记录为:Rx:癌残留无法评价;R0:镜检无癌残留;R1:镜检癌残留;R2:肉眼癌残留。

(1) 对于可切除的胃癌:① T1a~T3:应切除足够的胃壁,并保证显微镜下切缘阴性(一般应距肿瘤边缘≥5cm);②T4 期肿瘤需将受侵组织整块切除;③胃切除术应包括区域淋巴结清扫术,推荐 D₂ 手术,至少清除 15 个淋巴结;④脾或脾门受累时加行脾切除术,不需常规或预防性脾切除;⑤必要时术中放置空肠营养管(尤其术后需放化疗者)。

(2) 对无法切除的胃癌:①无症状不需姑息手术;②不必清扫淋巴结;③短路手术有助于缓解梗阻症状;④必要时行胃造口术或放置空肠营养管。

(3) 无法手术治愈的标准:①影像证实、高度怀疑或活检证实 N3 以上淋巴结转移;②肿瘤侵犯或包绕大血管;③远处转移或腹膜种植;④腹水细胞学阳性。

2. 手术方式及适应证、禁忌证

(1) 早期胃癌

1) 经内镜黏膜切除术(endoscopic mucosal resection,EMR):EMR 适用于非溃疡性病变、病灶直径小于 1.5cm、高或中分化、浸润深度未超过黏膜下层浅肌层、无脉管浸润的早期胃癌。此操作创伤小,但切缘肿瘤残留率可达 10%。

2) 经内镜黏膜下剥离术(endoscopic submucosal dissection,ESD):相对于 EMR 是可最大限度地减少肿瘤残留和复发的诊治方法,可能出现胃穿孔等并发症,适用于无固有肌层浸润、无淋巴和血行转移的早期胃癌。ESD 禁忌证:凝血功能异常,不具备开展无痛内镜的医疗单位,黏膜下

Note

层注射盐水后局部无明显隆起者(提示病变基底部黏膜下层与肌层有粘连或浸润)。

3) 胃切除术:适用于侵犯黏膜下层的胃癌或直径超过 2cm 黏膜内癌,以及早期胃癌行 EMR 或 ESD 后病理为低分化、有脉管浸润、淋巴结转移或侵犯黏膜下层深肌层者。如第 1 站淋巴结有转移者应同时予清扫(D1)。

(2) 进展期胃癌

1) 胃癌 D2 根治术:进展期胃癌的标准术式,适用于肿瘤浸润深度超过黏膜下层,或伴有淋巴结转移但尚未侵犯邻近脏器者。以 L 区胃癌为例说明远端胃癌根治术(D2)切除范围:切除大、小网膜,横结肠系膜前叶和胰腺被膜,清除第 1 站淋巴结(3、4d、5、6 组),清除第 2 站淋巴结(1、7、8a、9、11p、12a、14v 组),幽门下 3~4cm 切断十二指肠,距肿瘤近侧 4~6cm 切断胃。不同部位胃癌根治术淋巴结清扫范围见表 3-6。

表 3-6　不同部位胃癌 D1 及 D2 淋巴结清扫范围

	远端胃切除	近端胃切除	全胃切除
D1	1、3、4sb、4d、5、6、7	1、2、3、4sa、4sb、7	1~7
D2	D1+8a、9、11p、12a	D1+8a、9、10、11	D1+8a、9、10、11、12a

2) 胃癌扩大根治术:对胃癌淋巴结转移到第 2 站以远者,为保证 R0 切除,可扩大淋巴结清扫范围到 D2 以远,称为胃癌扩大根治术。

3) 胃癌联合脏器切除术:对于已侵犯脾、胰腺体尾部、胰头及十二指肠、肝脏等周围脏器的胃癌,为获得 R0 切除,如患者能承受,可在胃癌切除胃病变及转移淋巴结基础上,切除受累部分周围脏器,此为胃癌联合脏器切除术。

4) 晚期胃癌姑息手术:如胃癌姑息性切除术、胃空肠短路术、胃空肠营养管置入术等,适用于有远处转移或肿瘤侵犯重要脏器无法切除,且合并出血、穿孔、梗阻等并发症者,可望解除症状、提高生活质量。

5) 晚期胃癌内镜下对症治疗:内镜下肿瘤消融术可用于短期控制出血;对肿瘤未侵犯胃远端、厌食、吞咽困难或营养不良者可在内镜下行胃造口或空肠造口;胃食管结合部或胃流出道肿瘤梗阻者可在内镜下扩张或置入金属扩张。

(3) 残胃癌、复发胃癌手术:残胃癌、复发胃癌仍以手术治疗为主。早期残胃癌或复发癌可参照早期胃癌手术方式,包括内镜下手术;进展期残胃癌或复发癌采用以手术为主的综合治疗,通过 MDT 模式充分评估,给予合理的"个体化"治疗。

(4) 腹腔镜下胃癌手术:腹腔镜下胃癌手术包括完全腹腔镜下胃癌手术及手助腹腔镜下胃癌手术,均应遵循开腹手术的肿瘤根治原则及清扫范围。目前公认的腹腔镜胃癌手术主要限于Ⅰ期胃癌,尤其是早期Ⅰ期胃癌;腹腔镜下 D2 根治术等尚需进一步验证其疗效。腹腔镜下胃癌手术的禁忌证:大面积浆膜受侵;肿瘤直径大于 10cm;转移淋巴结融合并包绕重要血管;肿瘤广泛侵犯周围组织;腹腔严重粘连、重度肥胖、急诊手术、心肺肝肾等脏器严重疾病。

(5) 机器人胃癌手术:与传统腹腔镜手术不同,机器人手术系统具有手颤抖消除、动作比例设定和动作指标化功能,显著提高了手术操作的稳定性、精确性和安全性,同时其传输的高清晰三维立体图像实现了真正的三维景深和高分辨率,使术者拥有如同开放手术般的视野。机器人胃癌手术的适应证:胃癌侵犯深度 T3 以下;胃癌探查及分期;晚期胃癌短路手术。机器人胃癌手术禁忌证同腹腔镜下胃癌手术。

(6) 胃癌根治性手术禁忌证:全身状况无法耐受手术;局部广泛浸润无法完整切除;已有远处转移的确切证据,包括远处淋巴结转移、腹膜广泛播散、肝脏 3 个以上转移灶等;心、肺、肝、肾等重要脏器功能明显缺陷、严重低蛋白血症、贫血、营养不良等无法耐受手术。

（二）化学治疗

胃癌化学治疗分为姑息化疗、术后化疗和新辅助化疗。应综合考虑胃癌分期、体力状态、不良反应、生活质量,避免治疗过度或不足,及时评估疗效,密切注意不良反应,必要时酌情调整方案及剂量。

1. 姑息化疗　对体力状态差、高龄患者,用口服氟尿嘧啶类或紫杉类药物的单药化疗。对于全身状况良好、主要脏器功能基本正常的无法切除、复发或姑息性切除术后的患者,可予姑息化疗缓解症状、改善生活质量。常用药物包括氟尿嘧啶(5-FU)、卡培他滨、替吉奥、顺铂、表柔比星、多西紫杉醇、紫杉醇、奥沙利铂、伊立替康等。常用方案有两药或三药方案,两药方案包括5-FU/LV+顺铂(FP)、卡培他滨+顺铂、替吉奥+顺铂、卡培他滨+奥沙利铂(XELOX)、FOLFOX、卡培他滨+紫杉醇、FOLFIRI 等。三药方案包括 ECF 及其衍生方案(EOX、ECX、EOF)、DCF 及其改良方案等,适用于体力状况好的晚期胃癌患者。对 HER-2 表达呈阳性的晚期胃癌患者,可在化疗基础上加用分子靶向治疗药物,如曲妥珠单抗。

2. 术后化疗　术后化疗适用于病理分期为 ⅠB 期伴淋巴结转移者、Ⅱ期及以上者。一般在术后 3~4 周患者体力状况基本恢复后开始,推荐氟尿嘧啶类联合铂类的两药方案,为期 6 个月。对分期为 ⅠB 期、体力状况差、高龄、不耐受两药方案者,可予口服氟尿嘧啶类药物的单药化疗,总疗程不超过 1 年。

3. 新辅助化疗　新辅助化疗是指在手术或放疗前先全身化疗数程,手术或放疗后继续完成剩余疗程化疗,这与以往术后或放疗后才开始的辅助化疗不同,故称新辅助化疗。对无远处转移的局部进展期胃癌(T3/4、N+),推荐两药或三药联合的新辅助化疗方案,如 ECF 及其改良方案,一般不超过 3 个月,应及时评估疗效,注意观察不良反应,避免增加手术并发症。术后辅助治疗应结合分期及新辅助化疗疗效,有效者延续原方案或根据耐受性酌情调整,无效者更改方案。

（三）放射治疗

主要用于胃癌术后辅助治疗、手术无法切除的局部晚期胃癌的同步放化疗及晚期转移性胃癌的姑息治疗。多采用以顺铂、氟尿嘧啶及其类似物为基础的同步放化疗,需待肝肾功能和血常规恢复正常后实施。采用常规放疗技术或调强适形放疗技术时,应注意保护胃周围脏器,特别是肠道、肾脏、和脊髓,避免严重放射性损伤。三维适形放疗技术(3DCRT)和调强放疗技术(IMRT)是先进的放疗技术,可用 CT 或 PET/CT 设计放疗计划。

（四）生物治疗

包括针对胃癌细胞表达的特异性抗原的疫苗的特异性免疫治疗及添加 IL-2 等细胞因子的非特异性免疫治疗。

（五）支持治疗

包括镇痛、肠内外营养支持、控制腹水、中医中药治疗等,目的为缓解症状、减轻痛苦、改善生活质量。

八、预后

早期胃癌 5 年生存率达 90%,Ⅱ期胃癌约 66%,Ⅲ期胃癌约 51%,Ⅳ期胃癌约 14%。胃癌患者需定期随访,监测疾病复发或治疗相关不良反应、评估并改善营养状态。随访项目包括血液学、影像学、内镜检查等。随访频率:3 年内每 3~6 个月一次;3~5 年每 6 个月一次;5 年后每年一次;内镜检查每年一次。全胃切除术后应当补充维生素 B_{12} 和叶酸预防巨细胞性贫血。

（杨　桦）

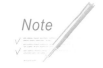

第五节 胃淋巴瘤

一、概述

原发性胃淋巴瘤(primary gastric lymphoma,PGL)是最常见的结外淋巴瘤之一,起源于胃及邻近淋巴结。PGL 占胃恶性肿瘤 2%~5%,约占所有淋巴瘤的 2%。60~70 岁为该病高发期,男性较女性偏多,好发于胃窦和胃体。大部分胃淋巴瘤为高度恶性 B 细胞淋巴瘤,部分由低度恶性的黏膜相关淋巴组织(mucosa-associated lymphoid tissue,MALT)发展而来;低度恶性的 PGL 几乎全部是 B 细胞淋巴瘤;胃的 T 细胞淋巴瘤及霍奇金淋巴瘤极其罕见。

二、病因

原发性胃淋巴瘤的病因及确切机制尚不清楚,可能与下列因素有关:

1. 幽门螺杆菌(*H.pylori*)感染 PGL 与幽门螺杆菌感染密切相关,尤其低度恶性 MALT 淋巴瘤。在有低度恶性成分的高度恶性淋巴瘤中,*H.pylori* 检出率为 52%~71%,在高度恶性淋巴瘤中,*H.pylori* 阳性率为 25%~38%。研究显示 *H.pylori* 感染出现在淋巴瘤发展之前,胃淋巴瘤 *H.pylori* 阳性者根除 *H.pylori* 后部分病例 PGL 也可以消退。

2. 免疫抑制 23% 的胃肠道非霍奇金淋巴瘤发生于 HIV 感染者,其中少数为低度恶性 MALT 淋巴瘤,绝大部分为大 B 细胞性淋巴瘤或 Burkitt/Burkitt 样淋巴瘤。

三、病理

PGL 包括霍奇金病和非霍奇金病淋巴瘤,后者占绝大多数,以 B 细胞为主。多见于胃体中部小弯侧和后壁,始于胃黏膜相关淋巴样组织,逐渐向周围蔓延并侵犯全层。瘤体两面的黏膜或浆膜可隆起但外观完整,随病情进展黏膜表面可形成溃疡、出血或穿孔。胃恶性淋巴瘤以淋巴结转移为主。

四、临床表现

临床上以腹痛最常见,其次为恶心、呕吐、食欲减退、黑便及体重下降等。虽然胃出血比较少见,但半数以上的胃淋巴瘤患者都有大便隐血及贫血;自发性胃穿孔的发生率较低。胃淋巴瘤早期一般无明显体征,晚期常见体征有贫血、腹部包块、肝脾大、恶病质等。

五、诊断

1. 胃镜 怀疑胃淋巴瘤患者首选胃镜。与胃癌不同,PGL 常位于中-远端胃,近端胃较少见。胃恶性淋巴瘤源于黏膜下层,单次活检难确诊,可疑者如未能确诊应采用大口径内镜钳对可疑部位多点活检或行黏膜下切除活检。

2. 内镜超声(EUS) EUS 诊断胃淋巴瘤的准确率在 77%~93%,在判断浸润深度方面其准确率可达 92%,在判断淋巴结转移方面准确率为 77%。

3. CT PGL 在 CT 上表现为胃壁局部增厚或弥漫性增厚,可达 4cm。黏膜纹粗大,仅有轻度对比增强,此点与浸润型胃癌呈明显对比增强不同。此外,胃淋巴瘤常可见肾蒂上、下及腹主动脉旁淋巴结肿大。经内镜确诊的胃淋巴瘤,需行胸腹 CT 排除继发性胃淋巴瘤。

4. X 线钡餐 根据 X 线钡餐表现可分为肿块型、溃疡型和浸润型三种类型,其中以肿块型最常见,表现为多数大小不等的充盈缺损,从数毫米到数厘米,彼此可粘连,也可分散存在,其间黏膜有多发浅溃疡或深糜烂。病变多累及胃两个分区以上,但胃壁的柔软性改变不大,透视下

Note

观察胃腔可随着胃内气量增加而充分扩开。

5. 分子生物学技术　包括 Southern 印迹基因重组和聚合酶链反应,敏感性较高,对少数内镜活检仍难确诊及治疗后复发者也有较高敏感性。

6. 其他　血生化检查常提示乳酸脱氢酶及 β₂ 微球蛋白升高。骨髓穿刺和骨髓活检可为晚期胃淋巴瘤患者提供病理诊断并指导化疗。PET-CT 可为临床分期提供依据。

六、治疗

1. 根除幽门螺杆菌治疗　早期确诊胃淋巴瘤时应予根除 *H.pylori* 治疗,约 75% 胃黏膜相关淋巴样组织淋巴瘤根除 *H.pylori* 后病灶消退,仅限于胃壁的 MALT 淋巴瘤首选根除 *H.pylori* 治疗。无效者应考虑染色体异常,如 t(11;18)/API2-MALT1。根除 *H.pylori* 后放化疗可提高肿瘤完全消退率,但病变可复发,故需定期胃镜随访。

2. 手术　手术治疗原发性胃淋巴瘤尚存在争议,主要用于处理其并发症;非手术治疗正逐渐取代手术而成为 PGL 主要治疗方法。

3. 化学治疗　胃侵袭性淋巴瘤治疗可参照结内淋巴瘤治疗指南:局限性淋巴瘤一线治疗采用 3~4 周期标准的 R-CHOP 方案,并序贯受累野放疗;播散型淋巴瘤采用 6~8 周期 R-CHOP 方案治疗。目前常规应用 CHOP 方案(环磷酰胺、阿霉素、长春新碱、泼尼松)或联合利妥昔单抗(rituximab,R)治疗各期胃淋巴瘤,疗效显著;COP 方案(环磷酰胺、长春新碱、泼尼松)可用于治疗低度恶性胃淋巴瘤;AVmCP 方案(阿霉素、替尼泊苷、环磷酰胺、泼尼松)用于治疗高度恶性胃淋巴瘤。

4. 放射治疗　放疗常作为化疗或手术切除后的辅助治疗,也用于抗 *H.pylori* 治疗无效的 MALT 淋巴瘤,它是局限性胃 MALT 淋巴瘤的标准治疗方案。术后放疗仅用于瘤灶已穿透浆膜、区域淋巴结有转移、胃内有多中心瘤灶、切缘有瘤残留、周围脏器受累以及手术局部复发等情况。

5. 联合治疗　多种治疗手段联用是原发性胃淋巴瘤的主要治疗模式。手术切除联合化疗和放疗被学术界广泛认可,可明显改善 5 年生存率。最佳治疗方式的选择需综合考虑临床分期、病理学分型、患者年龄与其他伴随疾病等。

七、预后

原发性胃淋巴瘤的预后要好于胃癌。其预后主要与病理类型、肿瘤分期、切除是否彻底及术后是否行化疗、放疗有关。预后较好的指标包括:①低度恶性病理分型;②年龄 <65 岁;③切缘无瘤;④达到第一次完全消退。低度恶性者 5 年生存率可达 91%;继发性高度恶性者 5 年生存率可达 73%;原发性高度恶性者 5 年生存率约为 56%。

(杨　桦)

第六节　胃间质瘤

一、概述

胃肠间质瘤(gastrointestinal stromal tumors,GISTs)是胃肠道最常见的间叶组织来源的肿瘤,可能起源于肠道 Cajal 细胞,85% 由突变的 *c-kit* 或血小板源性生长因子受体 α(platelet-derived growth factor receptor alpha,PDGFR α)基因驱动。绝大多数患者无明显危险因素,然而有部分患者继发于遗传性突变或某些特殊的肿瘤综合征,如 Carney 三联征、Carney-Stratakis 综合征、Ⅰ 型神经纤维瘤病。GISTs 好发于 50~60 岁,男女比例约为 1.2∶1,其中胃间质瘤占 50%~70%。

二、病理

胃间质瘤大小不等,可在 0.2~44cm,数目不一,位于黏膜下层、固有肌层或浆膜下,可向腔内、腔外或同时向腔内、腔外生长,根据肿瘤主体位置可分为腔内型、壁内型、哑铃型、腔外型。胃间质瘤多呈膨胀性生长,边界清楚,质硬易碎;切面灰白、灰红或暗红色,中心可有出血、坏死、囊性变等继发性改变。组织学上依据细胞形态将胃间质瘤分为三大类:梭形细胞为主型(50%~70%)、上皮样细胞为主型(20%~40%)和混合型(10%)。免疫组化检测 CD117 阳性率约95%,DOG-1 阳性率约 98%,CD34 阳性率约 80%。良性 GISTs 的 CD34 表达较高,且 CD34 表达特异性强,在区别 GISTs 与平滑肌瘤或神经源性肿瘤时具有重要价值。此外,胃间质瘤也可有肌源性或神经源性标记物的表达,如 α-SMA、desmin、S-100 等,但阳性率低,且多为局灶阳性。局限性 GISTs 的危险度评估包括肿瘤部位、大小、核分裂象及是否破裂等。完整切除的局限性胃间质瘤,可依据形态学特征分为良性、潜在恶性和恶性。

三、临床表现

胃间质瘤的症状依赖于肿瘤的大小和位置,可表现为腹部不适、腹痛、腹胀、腹部包块等。胃肠道出血是最常见症状。部分患者可因胃肠穿孔就诊,这类患者腹腔种植和局部复发的风险增加。GISTs 患者首诊时约 11%~47% 已有肝和腹腔转移,淋巴结和腹腔外转移即使在晚期病例也较罕见。

四、诊断及鉴别诊断

(一) 诊断

根据患者胃肠出血或腹部不适的临床表现,结合消化道造影、CT、内镜及内镜超声提示非黏膜发生的胃肠肿瘤,可作出初步诊断,但其确诊需依据免疫组化结果,典型胃间质瘤免疫组化表型为 CD117 和 CD34 阳性。评估胃间质瘤恶性程度的因素包括局部浸润、转移、复发、肿瘤大小及核分裂数。

(二) 鉴别诊断

1. **胃癌**　腔内型胃间质瘤可能破坏黏膜层,且胃间质瘤可能同时合并胃癌,如内镜下鉴别困难,可通过活检病理及免疫组化进行鉴别。

2. **胃平滑肌瘤 / 肉瘤**　胃间质瘤大多 CD117 和 CD34 弥漫性阳性表达,SMA 不表达或为局灶性表达,而平滑肌瘤 / 肉瘤 CD117 和 CD34 阴性表达,SMA 弥漫性阳性表达。

3. **胃神经鞘瘤**　胃间质瘤中只有少部分病例中有 S-100 表达,而胃肠道神经鞘瘤 S-100 弥漫性阳性表达,CD117 和 CD34 阴性表达。

4. **胃自主神经瘤**　CD117、CD34、S-100、SMA 和 desmin 均阴性表达,电镜下可见神经分泌颗粒。

五、治疗

(一) 手术治疗

对可切除的胃间质瘤,可采用局部切除、楔形切除、胃大部切除等术式,切缘距肿瘤 1~2cm、完全切除即可,不需清扫淋巴结。腹腔镜手术较开腹手术近期优势明显,远期效果无差异。为防止肿瘤破裂增加复发及转移风险,腹腔镜手术一般限于直径 5cm 以下胃间质瘤。对胃间质瘤多灶、巨大或伴发胃癌者可采用全胃切除术。规范的肿瘤外科手术操作也是预防肿瘤复发的关键,包括完整切除肿瘤、防止破溃、确定安全边缘等。对切除风险较大或严重影响脏器功能者,宜先行术前药物治疗,待肿瘤缩小后再手术。对分子靶向治疗有效且肿瘤维持稳定的复发或转移性胃间质瘤,在估计所有病灶均可切除的情况下,可切除全部病灶。对复发或转移性胃间质瘤,如只有单个或少数几个病灶进展,如全身情况良好,可行姑息性减瘤术,切除进展的病灶,同时尽可能切除更多的转移灶。

(二)分子靶向治疗

对于不可切除、转移或复发的胃间质瘤,可口服分子靶向药物伊马替尼,初始剂量 400mg/d;对 *c-kit* 外显子 9 突变的胃间质瘤,初始量予 600mg/d。如伊马替尼有效,需持续用药直至病变进展或毒性不耐受。标准剂量伊马替尼治疗后病变进展或不耐受者,可加量或改用舒尼替尼。对肿瘤进展但尚可手术者,可停药 1 周后手术。

(三)其他治疗方式

如病变转移到肝、骨骼等其他部位,可行射频消融、介入栓塞及放疗等处理。

六、预后

所有胃间质瘤患者均需建立完整的病例档案系统随访。胃间质瘤术后最常见的转移部位是腹膜和肝脏,推荐腹盆腔增强 CT 或 MRI 作为常规随访项目。①中、高危患者每 3 个月进行CT 或 MRI 检查,持续 3 年,之后每 6 个月 1 次,直至满 5 年;②低危患者每 6 个月进行 CT 或MRI 检查,持续 5 年;③至少每年 1 次胸部 X 线检查,出现相关症状时可行 ECT 骨扫描。

(杨　桦)

第七节　肥厚性幽门狭窄

肥厚性幽门狭窄(congenital hypertrophic pyloric stenosis)是常见的消化道畸形,发病率约为1.5‰~4‰,男性发病率约为女性的 4 倍。1888 年,Hirschsprung 首次详细描述了该病的病理改变及临床特征,Fredet 于 1908 年和 Ramstedt 于 1912 年相继创建幽门环肌切开术治疗该病获得良好疗效,使病死率明显下降。

一、病因

(一)遗传因素

本病系多基因性遗传,有家族性发病倾向,已证实与 X 连锁及一些不确定的环境因素有关,单卵双胎比双卵双胎多见。父患此病,其子的发病率可高达 5%,其女为 2.5%;母患此病,则子和女的发病率分别为 20% 和 7%。

(二)神经发育异常

该病患儿幽门肌间神经丛内神经节细胞及轴突呈退行性改变,成熟的神经节细胞明显减少,幽门肌层神经纤维异常增粗和扭曲。近年来还发现该病的幽门组织中 NO、NGF、NT-3 和BDNF 含量明显低于正常。此外,环肌层内及肌间神经节周围缺乏肠间质细胞或间质细胞发育不成熟,提示肥厚性幽门狭窄可能与平滑肌细胞起搏、去极化障碍有关。还有研究发现脑啡肽和 P 物质染色阳性的神经纤维在该病患儿的幽门环肌中缺如或少于正常对照组的 5%。

(三)胃肠激素紊乱

该病患儿血清促胃液素较正常儿明显增高。

二、病理

本病的病理改变为幽门壁显著增厚,以环肌为主,环肌层纤维异常增生、肥厚,纵肌层纤维数量无明显增多,仅轻度增厚。幽门部呈橄榄状,质地硬而有弹性,表面光滑,色泽略苍白,肿块直径约 10~16mm,长度 20~30mm,肌层厚 4~7mm(正常幽门肌层厚 ≤ 3mm)。在幽门切面上,幽

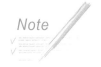

门近端肌层不突出,与正常胃窦肌层逐渐移行融合,而幽门远端肌层突然中止且突入十二指肠腔内,形如子宫颈突出于阴道。肥厚的肌层将幽门管黏膜压缩,形成较深的纵行皱褶,使管腔缩小,加上黏膜水肿,则管腔更为狭窄。胃常较扩张,胃壁增厚,黏膜充血、水肿,严重时可出现糜烂、溃疡、出血。

三、临床表现

(一) 呕吐

典型的表现是生后2~3周出现非胆汁性喷射性呕吐。一般开始时仅为溢奶,偶有呕吐,以后呕吐进行性加重。呕吐之前常无恶心,呕吐物不含胆汁,仅为奶汁、奶凝块和胃液。少数呕吐严重的患儿因胃黏膜出血或反流性食管炎,呕吐物呈咖啡色。呕吐后患儿即因饥饿有很强的食欲,但喂奶后呕吐会再次发作。

(二) 全身症状

长期呕吐引起患儿出现体重下降、脱水,病儿排尿量明显减少,粪便干燥。严重者出现营养不良,或产生低氯低钾性碱中毒。

(三) 腹部体征

喂奶后可见上腹部膨隆,常可见起自左肋下向右上腹移行的胃蠕动波,下腹部平坦或凹陷。本病的特有体征是在右上腹肋缘下腹直肌外缘处触及橄榄样肿块,质地较坚硬,肿块大小约1~2cm,可稍活动,在病儿熟睡或胃排空、呕吐或胃肠减压后较易触及。

四、诊断

根据典型的呕吐病史,即生后2~3周出现喷射性呕吐,且进行性加重;呕吐物为奶汁或奶块,不含胆汁;上腹部可见从左到右的胃蠕动波并触及橄榄样肿块,即可确诊。对高度怀疑而又未能触及肿块的患儿,则需进行实时超声检查或上消化道钡餐检查以协助诊断。

五、治疗

诊断确立后,应积极完善术前准备,尽早实施手术治疗。开腹或在腹腔镜下行幽门肌切开术(Ramstedt-Fredet 幽门肌切开术),该手术操作简便,效果良好,死亡率低,是目前治疗 CHPS 的首选手术方式。

术前根据病儿的临床表现及血液生化检查结果,给予静脉补液,纠正水、电解质、酸碱平衡紊乱和营养不良。

手术一般取右上腹横切口或脐上弧形切口。进腹后扪及幽门肿块后将其提出切口外。在幽门肿块前壁中部无血管区沿肥厚的幽门纵轴切开浆膜层及浅表肌层,切口范围自十二指肠端幽门静脉近侧 1~2mm 到胃窦部远端超过肿块 5mm 处。在幽门肌切开的十二指肠端采用"V"形浅表切开延伸切口,有助于减少十二指肠黏膜损伤。用弯蚊式钳按45°斜度或 Benson 扩张钳插入幽门浆肌层切口,于直视下钝性分离。逐渐分开幽门肌层至黏膜下层,使幽门黏膜向外膨出达浆膜水平。

若术中发现黏膜撕裂,可采用不可吸收缝线间断横行缝合破损黏膜,并斜形切开一侧浆肌层,形成三角形肌瓣,与对侧浆肌层缝合以覆盖其上,也可用带蒂大网膜覆盖。穿孔黏膜的闭合偶尔会使幽门肌切开术失败,如果发生这种情况,可缝合原浆肌层切口以覆盖穿孔的黏膜,将幽门旋转45°~90°,重新行幽门肌切开术。如十二指肠黏膜有破损且修补不满意,应放置腹腔引流管。

术后补液继续纠正水、电解质、酸碱平衡紊乱。对于手术过程顺利、一般情况良好的患儿,可于术后 4~6 小时开始试服糖水 15~30ml,2 小时无呕吐则给予等量母乳或牛奶,若无呕吐以后逐渐加量,术后 48 小时恢复正常喂养。对十二指肠黏膜破损的婴儿,宜禁食、胃肠减压 3~4 天。

六、并发症

（一）术后呕吐

发生的原因可能有幽门管黏膜水肿、术后胃扩张、胃炎、并存胃食管反流、幽门环肌切开不完全。应给予输液，加强喂养后护理，经过保守治疗 1~2 周后，症状仍未缓解，应行上消化道钡餐检查或放射性核素动态胃排空显像检查，判断胃是否排空或是否并存胃食管反流，明确呕吐原因，再手术要极为慎重。对于复发者，手术时要远离原来的幽门切口，重新行幽门肌切开术。通过旋转幽门 45°~90°，在另一侧实行标准的幽门肌切开术。

（二）黏膜穿孔

黏膜穿孔是该病致命的术后并发症，多由术中损伤十二指肠或胃黏膜所致，术后可出现呕吐、腹胀、发热和腹膜炎表现。这种情况下需再次手术。

（三）术后腹壁切口感染、裂开

常由营养不良和低蛋白血症所致。术前应充分纠正低蛋白血症，术中要注意腹壁各层缝合技术。小的切口裂开可保守治疗，大的切口裂开需再次手术缝合。

（冯杰雄）

第八节　十二指肠憩室

一、概述

十二指肠憩室（duodenal diverticulum）为十二指肠肠壁局限性向外突出的圆形、椭圆形或管形的袋状物。

十二指肠憩室最早于 1710 年由 Chomel 在尸体解剖时发现。本病多发生于 40~60 岁的患者，30 岁以下较罕见，发病率随着年龄的增长而增加，男女发病无明显统计学差异。90% 以上的憩室并不产生症状而于检查时发现，仅少数患者可出现梗阻、穿孔、出血等症状或继发胆管炎、胰腺炎、胆石症等出现相应症状。

因为很多憩室不产生临床症状，不易及时发现，故十二指肠憩室的确切发病率难以统计。既往按胃肠 X 线钡餐检查十二指肠憩室的平均发现率为 2%，但内镜及尸体解剖对十二指肠憩室的发现率可高达 10%~22%。十二指肠憩室发病率仅次于结肠憩室，是小肠憩室的常见类型，占全部小肠憩室的 45%~79%。

二、病因

不同类型的憩室，其产生原因不同。

1. 先天性憩室　少见，是先天性发育异常，出生时即存在。此类型憩室壁的结构包括肠黏膜、黏膜下层及肌层，与正常肠壁完全相同，故又称为真性憩室。

2. 原发性憩室　形成的基本原因是十二指肠肠壁局限性薄弱和肠腔内压增高。从胚胎发生学来看，十二指肠乳头部是前肠和后肠的结合部，为先天性薄弱区，另外，在 Vater 壶腹周围，因为有胆管、胰管、血管穿过，该处缺乏结缔组织支撑，故十二指肠憩室在此处多发。肠腔压力增高的机制不甚明确，通常认为是在肠道肌层节段性痉挛的基础上发生，近年有学者提出，随着年龄的增大肠壁肌肉及迷走神经发生退行性变，导致肠壁肌层内在肌肉紧张力逐渐缺乏和肠道平滑肌功能失调也是憩室发生的重要原因。总之，多种原因导致的肠腔压力长期持续或反复增高的情况下，肠黏膜及黏膜下层组织从肠道肌层最薄弱点被挤出最终形成憩室，所以此类憩室壁的肌层组织多是缺如或薄弱。

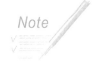

3. 继发性憩室　多由于十二指肠溃疡或慢性胆囊炎等肠壁外炎症组织所形成的粘连瘢痕牵拉所致,常位于十二指肠球部,故又称为假性憩室。

三、病理

十二指肠憩室 90% 是单发的,多发憩室约为 10%,患者同时存在两个以上憩室或胃肠道其他部位也同时存在憩室。60%~70% 憩室发生在十二指肠降部,20% 的憩室位于十二指肠的水平部,10% 位于上升部。继发性憩室则多在十二指肠的球部。

根据憩室突出方向与十二指肠腔的关系,可分为腔内型憩室和腔外型憩室。临床前者常见,而腔内型憩室罕见。腔内型憩室的憩室壁是由两层肠黏膜和其间少许黏膜下结缔组织构成,呈息肉状或囊袋状附着于十二指肠乳头附近,于肠腔外触之如似肠腔内息肉,此类病例常伴有其他器官的先天性畸形。

位于十二指肠降部的憩室中约 85% 位于肠道内侧壁,其中绝大部分又位于十二指肠乳头附近,常在胆总管开口处 2.5cm 的范围内,亦称为 Vater 壶腹周围憩室或乳头旁憩室(periampullary diverticula,PAD)。根据憩室与乳头的解剖关系,乳头旁憩室又分为 A、B 两型,十二指肠乳头位于憩室旁为 A 型,乳头位于憩室内为 B 型。乳头旁憩室常位于胰腺表面或胰腺后面,甚至嵌入胰腺组织中。憩室膨胀可压迫胆总管下段或胰管,常因此可引起梗阻,妨碍胆汁或胰液引流,破坏 Oddi 括约肌功能,继发产生胆管炎及胰腺炎等并发症。另外,十二指肠降部的憩室也可压迫十二指肠形成十二指肠不全性梗阻。

憩室大小不一,直径 0.5~10cm 均有报道,形状可呈圆形、分叶状或管状等。其大小、形态与解剖位置、肠内压力影响及憩室形成时间的长短有关。憩室颈部大小与症状的产生有关,颈部开口较宽者,憩室的内容物容易引流出来,可以长时间无症状发生;如开口狭小,或因炎症反应导致开口狭小、憩室增大,则肠内容或食物进入憩室后滞留其中,致食物残渣腐败,从而导致憩室炎、憩室内结石形成、憩室溃疡大出血、穿孔、恶变、憩室胆总管瘘及继发胆管炎、胰腺炎、梗阻性黄疸等多种并发症。

四、临床表现

(一) 临床症状

90% 的十二指肠憩室通常无任何症状,仅于 X 线十二指肠钡餐检查、内镜检查或剖腹探查时偶然发现。憩室本身也没有特殊体征。临床上仅 10% 左右的十二指肠憩室患者出现症状,其症状的出现与憩室开口大小、发生部位及憩室与周围脏器的关系等都有关,包括憩室本身的症状和并发症引起的症状,两者往往难以区分。

十二指肠憩室常见症状为上腹部不适、隐痛,常伴有嗳气,但定位常不准确,腹痛程度和持续时间不定,抑酸药物也不能使之缓解,饱食后加重,但无确切的规律,可伴有饱胀、嗳气、恶心等非特异性表现,有时体位姿势的改变也可缓解症状。

憩室大小与症状的出现或轻重不一定有明显关系,产生症状的憩室未必很大,有时候小憩室反而会引起严重的症状。憩室是否出现症状还与憩室开口的大小有密切关系,产生症状有两种原因,一是食物进入憩室,不易排出,使憩室膨胀而引起间歇性的临床症状;二是憩室并发炎症、溃疡或结石等并发症,症状较重且较为持续。

(二) 并发症

1. 憩室炎与憩室出血　由于十二指肠憩室内容物潴留、细菌繁殖、炎性感染,可引起憩室炎,继之憩室黏膜糜烂出血。也可因憩室内异位胃黏膜、异位胰腺组织引起出血,或憩室炎症侵蚀或穿破附近血管发生大出血,憩室内黏膜恶变导致的出血非常少见。临床常表现为类似溃疡病的症状或便血。

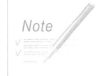

2. 憩室穿孔　憩室内容物大量潴留、黏膜炎性糜烂、溃疡也会并发憩室穿孔。这种穿孔多位于腹膜后,因此穿孔后腹膜炎症状常不典型,甚至剖腹探查仍不能发现,通常出现腹膜后脓肿、胰腺坏死、胰瘘。若剖腹探查时发现十二指肠旁蜂窝织炎或有胆汁、胰液渗出,应考虑憩室穿孔可能,需切开侧腹膜仔细探查。

3. 十二指肠梗阻　憩室引起十二指肠梗阻多见于腔内型憩室,因憩室内充满食物形成息肉样囊袋而堵塞肠腔,较大的腔外型憩室也常因憩室内容物潴留压迫十二指肠而出现不全肠梗阻症状。呕吐物初为胃内容物,其后为胆汁,甚至可混有血液,呕吐后症状可缓解。

（三）伴发疾病

十二指肠憩室的患者中常伴有胆道疾病、胃炎、消化性溃疡、胰腺炎、胆管结石、寄生虫等,疾病之间互为影响,并发或伴发者达 10%~50%,其中胆道疾病为最常见的伴发病。

1. 胆、胰管梗阻　是乳头旁憩室患者经常伴发疾病。患者出现梗阻性黄疸、发热、腹痛等急、慢性胰胆系感染症状。主要原因为:因胆总管、胰管开口于憩室下方或两侧(图 3-13),甚至于憩室边缘或憩室内,致使 Oddi 括约肌功能障碍;憩室机械性压迫胆总管、胰管,致胆汁、胰液滞留或引流不畅,管腔内压力增高,十二指肠乳头水肿,胆总管末端水肿,增加逆行感染机会并发胆管感染或急、慢性胰腺炎。Lemmel 曾将十二指肠憩室合并有肝、胆、胰腺疾病时所表现的症状群称为 Lemmel 综合征,亦有人称之为十二指肠憩室综合征。

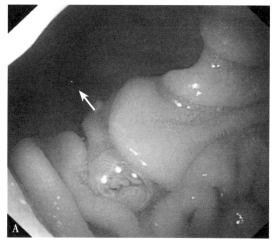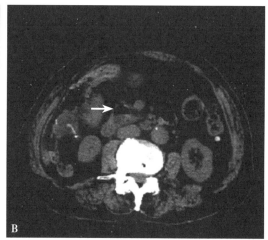

图 3-13　Vater 壶腹周围憩室

患者反复发作胰胆系感染,电子胃镜(A,前视镜)检查发现十二指肠降段憩室(箭头所示),十二指肠乳头位于憩室下缘。CT 图像(B)可见十二指肠降段囊袋状外凸,其内可见气液平(箭头所示),肝外胆管扩张

2. 胆管结石　十二指肠憩室常可反复引起胆总管逆行性感染,细菌斑块粘于胆管壁、胆汁引流不畅造成胆总管下段结石形成。

Kimura 等对 362 例尸检病例进行分析,发现十二指肠憩室和胆囊结石随年龄增高而发病率增多,且有憩室者胆囊结石及肝外胆管结石的发病率明显高于无憩室患者(49% vs 20%,$P<0.01$),分析显示十二指肠憩室在胆系结石的发病机制中起着重要作用,尤其是对胆红素结石的形成。消化内镜治疗胆管结石的过程中,经常意外发现十二指肠乳头开口在憩室内或憩室旁,这种情况常会增加 ERCP 取石的难度。

五、辅助检查

1. X 线钡餐检查　十二指肠憩室 X 线钡餐表现为突出于肠壁的袋状龛影,轮廓整齐清晰,边缘光滑。加压后可见龛影中有黏膜纹理延续到十二指肠,有的龛影在钡剂排空后,见到为憩室腔内残留的钡剂阴影较大的憩室,颈部较宽,在憩室内有时可见气液面(图 3-14)。一些较小而隐蔽的憩室,尚需在低张十二指肠造影时才能发现。

2. 消化内镜检查　十二指肠镜为斜视镜,常可发现十二指肠憩室的开口,另外可了解憩室与十二指肠乳头的关系,为确定手术方案提供依据。胃镜检查时偶尔也能发现开口较大的十二指肠降段大憩室。

3. 胆道造影　可用静脉胆道造影、经皮经肝穿刺胆道造影(PTC)、经十二指肠镜逆行胆道造影(ERCP)等方法检查,以了解憩室与胆管胰管之间的关系,对外科治疗方法的选择有参考意义。文献报道 ERCP 检出乳头旁憩室旁为 18.25%(326/1786 例),其中合并黄疸者占 22.39%(73/326 例),合并胆结石者占 19.63%(64/326 例)。

4. CT 检查　憩室通常表现为突出于十二指肠肠壁之外的圆形或卵圆形囊袋状影,浆膜面轮廓光滑。由于憩室多由一窄颈与肠腔相连,CT 除可显示进入其内的阳性造影剂影外,常可见其内含有气体影。需要注意的是,当位于十二指肠降段内侧憩室内进入阳性造影剂时,有可能被误为胆总管下端结石(图 3-14)。

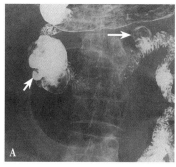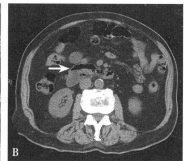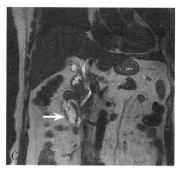

图 3-14　十二指肠巨大憩室

A. 胃肠钡餐造影检查在十二指肠降段与水平部结合部可见巨大憩室,直径 4.0cm×6.0cm,内可见较多钡剂存留(短箭头所示),憩室边缘不光滑,憩室腔扩张似结肠袋,于空肠见另一直径约 2cm 憩室(长箭头所示);B. 腹部 CT 见十二指肠憩室呈囊袋状外凸,内可见气液平(箭头所示);C.MRI 图像可见十二指肠降段憩室呈向外凸出的袋状长 T_1 长 T_2 信号(箭头所示)

六、治疗

治疗原则:无症状者无需治疗,有一定的临床症状而无其他的病变存在时首选内科治疗,十二指肠憩室需要手术治疗者仅 1%。

(一)内科治疗

包括饮食的调节、抑酸剂、解痉药及抗生素类药物治疗多半能使症状缓解;有的采取侧卧位或换各种不同的姿势加以上腹部按摩,以帮助憩室内积食的排空,也可促使症状减轻或消失。

(二)手术治疗

手术指征:①出现严重并发症,憩室坏疽或穿孔,出现腹膜炎或腹腔后蜂窝织炎及脓肿形成者;②反复出血内科治疗无效或憩室出现危及生命的大出血者;③憩室直径大于 2cm,有疼痛等症状并出现附近器官受压者,钡餐检查发现有憩室潴留,且钡剂在憩室内 6 小时后仍不能排空者;④憩室伴有肿瘤,性质不能明确者。

手术原则上是切除憩室和治疗相关并发症。对于憩室较小者可采用憩室内翻缝闭术或单纯憩室切除术;对于同时存在多个憩室且切除困难者,可采用改道手术,即行 Billroth Ⅱ式胃部分切除术和选择性迷走神经切除术。

(柴宁莉)

第九节　十二指肠淤滞症

一、概述

十二指肠淤滞症(十二指肠壅积症,duodenal stasis)是指各种原因引起的十二指肠阻塞,十二指肠内容物经常性或间歇性停滞,导致十二指肠阻塞部位的近端扩张、食糜壅积而产生的临床综合征。主要为上腹部疼痛和饱胀症状,多在进食过程中或进食后发生,恶心、呕吐胆汁样物。该疾病较少见,多发于体形瘦长的青中年女性。

二、病因

引起本症原因很多,以肠系膜上动脉压迫十二指肠形成壅积者居多(占50%),该情况也称为肠系膜上动脉综合征(superior mesenteric artery syndrome),是指十二指肠水平部受肠系膜上动脉(或其分支结肠中动脉)压迫导致肠腔梗阻。

其他导致十二指肠阻塞的常见原因:①胆囊和胃手术后发生粘连牵拉十二指肠,或术后功能性十二指肠梗阻;胃空肠吻合术后粘连、溃疡、狭窄或输入袢综合征。②肿瘤:十二指肠良、恶性肿瘤;腹膜后肿瘤如肾脏肿瘤、胰腺癌、淋巴瘤;十二指肠的转移癌,邻近肿大的淋巴结(癌转移)、肠系膜囊肿或腹主动脉瘤压迫十二指肠。③十二指肠远端或近端空肠浸润性疾病和炎症;如进行性系统性硬化症、Crohn病以及憩室炎性粘连或压迫引起缩窄等。④先天异常:如先天性腹膜束带压迫牵拉而阻断十二指肠;十二指肠远端先天性狭窄或闭塞,环状胰腺压迫十二指肠降段;十二指肠发育不良产生的巨十二指肠,以及十二指肠因先天性变异而严重下垂,压迫折叠十二指肠空肠角而使之关闭,从而产生壅积症。其他导致该病的先天性畸形还有:十二指肠倒位、胆囊十二指肠结肠索带所致十二指肠梗阻;十二指肠前门静脉;Vater壶腹位置异常(胆总管开口于十二指肠水平部)。

三、病理

由于先天性解剖变异和(或)后天性因素引起局部解剖的改变,使肠系膜上动脉压迫十二指肠水平部,导致十二指肠淤滞和扩张。

(一)先天解剖变异

1. 肠系膜上动脉和腹主动脉之间的角度过小　肠系膜动脉正好在胰腺颈部下缘从腹主动脉发出,十二指肠水平部位于腹膜后,从右至左横跨第三腰椎,其前方被肠系膜根部内的肠系膜上血管神经束所横跨(图3-15)。肠系膜上动脉一般在第一腰椎水平处分出,与主动脉呈30°~42°夹角。当肠系膜上动脉过长、过短或肠系膜上动脉变异,从腹主动脉分出的部位过低或分出时角度狭窄等原因,造成肠系膜上动脉与腹主动脉之间形成的夹角变小,肠系膜上动脉将十二指肠水平部压向椎体或腹主动脉造成肠腔狭窄和梗阻。

2. 十二指肠位置高　由于十二指肠悬韧带过短或增厚,致使十二指肠位置较高,引起肠系膜上动脉对十二指肠压迫症状。

3. 脊柱前突　脊柱前凸畸形使十二指肠占有的空隙减少,导致肠系膜上动脉和腹主动脉之间的角度过小。

(二)其他导致肠系膜上动脉压迫十二指肠的情况

1. 瘦长体型　瘦长体型及各种原因的消瘦可以削弱肠系膜对十二指肠水平部的支撑作用,内脏下垂牵拉肠系膜根部常为本病的重要病因。

2. 手术后粘连　腹腔内手术后粘连牵拉肠系膜可造成肠系膜上动脉对十二指肠水平部的

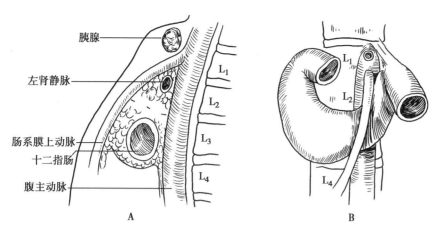

图 3-15 十二指肠水平段与肠系膜血管解剖位置示意图

A.十二指肠水平段与腹主动脉、肠系膜上动脉之间的关系;B.屈氏韧带过短,肠系膜上动脉压迫十二指肠水平段

明显压迫。

四、临床表现

突出症状为长期反复发作的餐后上腹慢性绞痛,伴有上腹饱胀,间有隐痛、钝痛的感觉,以及嗳气、恶心和呕吐。呕吐常发生在餐后数小时或夜间,呕吐物为隔餐食物并含有胆汁,吐后症状可缓解,患者为缓解症状可自行设法呕吐。症状可因体位改变而减轻,如俯卧位或左侧卧位、胸膝位、前倾坐位将双膝放在颌下等。以上症状常呈周期性间歇发作,长期反复发作者可出现消瘦、营养不良、贫血和水电解质代谢紊乱。

症状发作时查体,可见胃型及蠕动波,上腹振水音阳性,可闻及腹内拍水声和肠鸣音高亢。

五、辅助检查

1. 钡餐检查 可见以下征象:近端胃扩张及十二指肠淤滞;钡剂在十二指肠水平部脊柱中线处中断,有整齐的类似笔杆压迫的斜行切迹,即笔杆征;受阻近端肠管强有力地逆蠕动构成钟摆运动;切迹远端肠腔瘪陷,钡剂在2~4小时内不能排空;侧卧或俯卧时钡剂可迅速通过十二指肠水平部进入空肠,逆蠕动消失。

2. 胃镜检查 可发现十二指肠腔内的梗阻原因及在梗阻部位胃镜行进受阻。

3. 空腹抽取十二指肠液 常可发现有食物残渣等。

4. CT结合肠系膜上动脉造影 可显示肠系膜上动脉与十二指肠在解剖角度上的关系,血管造影常显示患者的肠系膜上动脉与主动脉夹角通常小于30°,CT可见这一水平上的梗阻。

5. 腹部血管超声 超声检查测量肠系膜上动脉与腹主动脉之间的夹角,正常为30°~50°,有淤滞者小于13°;夹角内肠系膜上动脉压迫处十二指肠腔前后径多小于1.0cm,而近端十二指肠腔前后径多大于3.0cm。

六、诊断及鉴别诊断

诊断依据主要包括:①典型的症状是诊断的主要依据,患者一般病程较长,周期性反复发作,临床表现与幽门梗阻相似,但呕吐物中含有胆汁;②改变体位(俯卧、胸膝位)可使症状减轻或缓解,有时可触及扩张的十二指肠;③X线钡餐检查见胃和十二指肠第一、第二段扩张,钡剂在十二指肠内徘徊,改变体位,钡剂即能进入空肠。

Note

鉴别诊断方面,需要注意鉴别引起十二指肠横段或上升段排空障碍的其他病变,如环状胰腺、十二指肠癌肿、结核、克罗恩病等,这些病的影像学征象与肠系膜上动脉压迫明显不同,相对容易鉴别。也有报道因为腹主动脉瘤压迫十二指肠引起本症的。另外,本病也需与十二指肠内的结石、肠石、蛔虫团、异物所致十二指肠梗阻相区别。另需注意鉴别先天性巨十二指肠症及硬皮病伴有的十二指肠扩张,此类疾病的排空障碍是动力性的,也要注意区别。

七、治疗

无明显症状者可不必处理。平时宜少量多餐,进少渣而富营养的饮食,餐后腹部轻柔按摩,采取左侧卧位、俯卧位或胸膝位半小时,加强腹肌锻炼。

急性发作期十二指肠梗阻时给予禁食、胃肠减压、纠正水电解质平衡和肠外营养支持。如内科保守治疗不明显,可采用手术治疗,手术方式可选用:①十二指肠空肠吻合术,适用于十二指肠水平段梗阻,手术要求空肠距屈氏韧带10~15cm,与胀大的十二指肠水平段吻合,吻合口直径至少为5cm,以防肠内容物通过不畅;②胃空肠吻合术,十二指肠周围粘连多、暴露困难时方可使用,以免发生肠瘘;③十二指肠悬韧带松解术,适用于十二指肠悬韧带过短者;④十二指肠复位术。

(柴宁莉)

本章小结

1. 胃炎是各种病因引起的胃黏膜炎症。*H.pylori* 感染是慢性胃炎的主要病因。胃炎的诊断有赖于胃镜和胃黏膜活组织病理学检查。治疗需针对不同的病因和临床症状。

2. 消化性溃疡的发生是由于黏膜的攻击因子与防御因子失平衡所致。*H.pylori* 感染和服用非甾体类抗炎药是最常见的病因。胃镜检查是确诊的首选方法。治疗主要使用抑酸药和胃黏膜保护剂。*H.pylori* 感染引起的消化性溃疡需根除 *H.pylori*。外科治疗只限于少数出现并发症者。

3. 胃癌是一个多步骤、多因素进行性发展的过程,*H.pylori* 感染是非贲门部胃癌的主要原因。胃镜加活检可确诊。早期胃癌可行内镜或手术治疗。局部进展期胃癌或有淋巴结转移的早期胃癌采用以手术为主的综合治疗。

4. 胃淋巴瘤多为高度恶性 B 细胞淋巴瘤,部分为 MALT 淋巴瘤,发病与 *H.pylori* 感染密切相关。腹痛为最常见表现。胃镜加活检即可确诊。治疗需根除 *H.pylori*,化疗使用 CHOP 方案或联合利妥昔单抗。有并发症者可手术治疗。

5. 胃间质瘤起源于间叶组织,有潜在恶性倾向。确诊依据免疫组化结果(CD117 和 CD34 阳性)。可切除者首选手术治疗,不可切除、转移或复发者可口服分子靶向药物伊马替尼。

6. 肥厚性幽门狭窄是常见的消化道畸形,有家族性发病倾向。患儿幽门部胃壁显著增厚,以环肌为主。超声检查或上消化道钡餐检查可协助诊断。应尽早手术治疗。

7. 十二指肠憩室可由于先天性发育不良(原发性憩室)或溃疡瘢痕牵拉引起(继发性憩室)。本病缺乏典型的临床症状,常于 X 线钡剂或胃镜检查时发现。位于十二指肠第二部内侧壁的憩室可压迫胆总管引起胆道梗阻。无症状的憩室不需治疗。反复并发憩室炎内科治疗无效、出血或压迫邻近脏器时可考虑手术治疗。

8. 十二指肠淤滞症是各种原因引起十二指肠阻塞产生的综合征,以肠系膜上动脉压迫十二指肠形成壅积居多。诊断依赖上消化道钡剂造影或腹部超声检查。无明显症状者不必处理。急性发作期给予解痉及营养支持治疗。内科保守治疗效果不佳可手术治疗。

思考题

1. 简述早期胃癌的概念和分型。
2. 简答胃癌前疾病和胃癌前病变的概念。
3. 简述非甾体类抗炎药导致胃黏膜损伤的机制及其防治。
4. 试述幽门螺杆菌感染的致病机制及其根除治疗方法。
5. 试述慢性萎缩性胃炎的诊断和处理措施。
6. 简述胃良性溃疡和恶性溃疡的鉴别要点。

参考文献

1. 李兆申,金震东,邹多武. 胃肠道疾病内镜诊断与治疗学. 北京:人民卫生出版社,2009.

2. 中华医学会消化病学分会. 中国慢性胃炎共识意见(2012 年,上海). 中华消化杂志, 2013,33(1):5-16.

3. 中华医学会消化病学分会幽门螺杆菌学组/全国幽门螺杆菌协作组. 第四次全国幽门螺杆菌感染处理共识报告. 中华内科杂志,2012,51(10):832-837.

4. 中华消化杂志编委会. 消化性溃疡病诊断与治疗规范建议(2008 年,黄山). 中华消化杂志,2008,28(7):447-450.

5. 吴阶平,裘法祖. 黄家驷外科学. 第 5 版. 北京:人民卫生出版社,1994.

6. 吴在德,吴肇汉. 外科学. 第 7 版. 北京:人民卫生出版社,2008.

7. 陈灏珠. 实用内科学. 第 10 版. 北京:人民卫生出版社,1998.

8. Washington K. 7th edition of the AJCC cancer staging manual:stomach. Ann Surg Oncol, 2010,17(12):3077-3079.

9. Ajani JA,Bentrem DJ,Besh S,et al. Gastric cancer,version 2.2013:featured updates to the NCCN Guidelines. J Natl Compr Canc Netw,2013,11(5):531-546.

10. Tempero MA,Malafa MP,Behrman SW,et al. Pancreatic adenocarcinoma,version 2. 2014: featured updates to the NCCN guidelines. J Natl Compr Canc Netw,2014,12(8):1083-1093.

11. Mahajan SK,Kashyap R,Chandel UK,et al. Duodenal diverticulum:Review of literature. Indian J Surg,2004,66(3):140-145.

12. Lemmel G. Die klinische bedeutung der duodenal divertikel. Arch Verdauungskrht. 1934, 46:59-70.

13. Kimura W,Nagai H,Kuroda A,et al.No significant correlation between histologic changes of the papilla of Vater and juxtapapillary diverticulum. Special reference to the pathogenesis of gallstones. Scand J Gastroenterol,1992,27(11):951-956.

14. Mearelli F,Degrassi F,Occhipinti AA,et al. Pinched:superior mesenteric artery syndrome. Am J Med,2014,127(5):393-394.

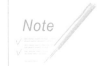

第四章　小肠疾病

第一节　解剖生理概要

小肠(small intestine)是消化管中最长的一段,成人长 5~6m。起于胃幽门,接续盲肠,分为十二指肠、空肠和回肠三部分。小肠是进行消化和吸收的重要器官,并具有内分泌功能。

一、小肠解剖

(一)小肠的位置和分部

十二指肠起自胃幽门,止于十二指肠空肠曲,全长约25cm。十二指肠的位置深而固定,十二指肠和空肠交界处位于横结肠系膜根部,被十二指肠悬韧带(Treitz ligament)所固定。十二指肠呈"C"字形,从右侧包绕胰头,可分为上部、降部、水平部和升部等四部分。肝脏分泌的胆汁和胰腺分泌的胰液,通过胆总管和胰腺管在十二指肠上的开口,排泄到十二指肠内以消化食物。十二指肠的血供来自胰十二指肠上动脉和胰十二指肠下动脉,两者分别起源于胃、十二指肠动脉与肠系膜上动脉,胰十二指肠上、下动脉的分支在胰腺前后吻合成动脉弓。

1. 上部　长约 4~5cm,属腹膜间位组织,活动度大,管壁较薄,黏膜光滑无环形皱襞又称十二指肠壶腹,是十二指肠溃疡的好发部位。胆总管、胃、十二指肠动脉和门静脉在球部后方通过。

2. 降部　垂直下行,至第 3 腰椎体平面折转向左移行为水平部,固定于后腹壁,腹膜外位,仅前外侧有腹膜覆盖,降部的后内侧壁有一纵行黏膜皱襞,称十二指肠纵襞,其下端有十二指肠大乳头(major duodenal papilla),为胆总管与胰管的共同开口处。它距中切牙约75cm,可作为插放十二指肠引流管深度的参考值。

3. 水平部　自降部向左走行,长约10cm,完全固定于腹后壁,属腹膜外位,水平部末端的前方有肠系膜上动、静脉跨越下行。

4. 升部　先向上行,然后急转向下、向前,与空肠相接,此转折部形成的弯曲称十二指肠空肠曲(duodenojejunal flexure),由十二指肠悬韧带固定于肠后壁,此韧带是十二指肠空肠分界的标志。

空肠和回肠盘曲于横结肠系膜下区的腹腔内,呈游离的肠祥,活动性大,仅通过小肠系膜附着于腹后壁。小肠系膜起始于第 1 腰椎与第 2 腰椎左侧,根部向右下方斜行,止于右骶髂关节前方。空肠与回肠间并无明确的解剖标志,小肠上段 2/5 为空肠,下段 3/5 为回肠。空肠肠腔较宽,壁较厚,黏膜有许多高而密的环状皱襞(图 4-1),隔着肠壁即可摸到这些皱襞,肠道越向下则皱襞越低而稀疏,至回肠远端常消失。回肠肠管随着肠管下行,肠管逐渐变细、变薄。回肠末端通过回盲瓣与盲肠连接。

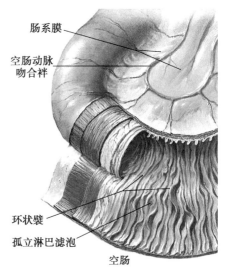

图 4-1　小肠黏膜皱襞

肠系膜

空肠动脉
吻合祥

环状襞

孤立淋巴滤泡

空肠

（二）小肠壁的结构

小肠肠壁分4层，由内到外依次为黏膜层、黏膜下层、肌层、浆膜层。

肠黏膜的表面有大量肠绒毛，绒毛被肠上皮所覆盖；肠上皮由柱状细胞、杯状细胞和内分泌细胞所构成。柱状细胞又称吸收细胞，是主要的肠上皮功能细胞，约占肠上皮细胞总数的90%，具有吸收功能，在吸收细胞的游离面有大量密集的微绒毛，形成刷状缘。杯状细胞的主要功能是合成和分泌黏蛋白，有润滑和保护作用，从十二指肠至回肠末端，杯状细胞逐渐增多。

绒毛下的固有层内有肠腺，为单直管状腺，其顶端开口于绒毛之间的黏膜表面。肠腺上皮的底部有帕内特细胞（Paneth细胞）和未分化细胞。Paneth细胞是小肠腺的特征性细胞，位于腺底部，常三五成群，细胞呈锥体形，胞质顶部充满粗大嗜酸性颗粒，内含溶菌酶，具有一定的灭菌作用。未分化细胞位于小肠腺体下半部，散在于其他细胞之间，胞体较小，呈柱状，胞质嗜碱性，可以增殖分化、向上迁移，以补充绒毛顶端脱落的吸收细胞和杯状细胞。内分泌细胞和帕内特细胞亦来源于未分化细胞。肠上皮不断地更新，每分钟有几千万个细胞脱落，但不断有新生细胞进入绒毛，每3~7天为一个更新周期。在固有层的结缔组织中除有大量小肠腺外，还有丰富的游走细胞，如淋巴细胞、浆细胞、巨噬细胞，嗜酸性粒细胞等。因此，小肠具有免疫功能。

小肠黏膜下层为疏松结缔组织，有较大的血管、淋巴管及神经。在十二指肠的黏膜下层内含十二指肠腺，有分支管泡状腺可分泌碱性黏液，有保护十二指肠黏膜免受胰液、胃液侵蚀的作用。回肠黏膜下层中常见多个淋巴小结聚集形成集合淋巴滤泡。肌层由内环行，外纵行两层平滑肌组成；外膜均为浆膜。

（三）小肠的血管、淋巴及神经

小肠系膜含有供给小肠的神经、血管系统。其腹壁附着部或肠系膜根部从第2腰椎左侧往右下延伸，它横过十二指肠水平部的腹侧，跨过主动脉和下腔静脉、输尿管而至右骶髂关节的部位。其根部的附着部约15cm，其内含有动脉、静脉，淋巴管和神经。肠系膜的深度（指肠系膜根部至肠缘的距离）在小肠的两端都不长，而以跨过脊柱的部分为最长，一般不超过20~25cm。

肠系膜上动脉在其起始处附近分出十二指肠下动脉，后者在胰头与十二指肠之间。肠系膜小血管先后穿过浆膜、肌层和黏膜下层。在主要的动脉分支被破坏后，由这些被破坏动脉分支所供应的一段肠管便容易发生坏死。

小肠静脉的分布与动脉大致相同，最后汇合成肠系膜上静脉。它与肠系膜上动脉并行，在胰颈的后方与脾静脉汇合形成门静脉。肠系膜上静脉损伤或发生栓塞时，也可导致小肠静脉淤血、坏死和腹膜炎。

空肠黏膜下有散在性孤立淋巴滤泡，至回肠则有许多集合淋巴滤泡，又称作Peyer斑（图4-2）。小肠淋巴管起始于黏膜绒毛中央的乳糜管，中央乳糜管的起始部为盲端，向下穿过黏膜肌层进入黏膜下层形成淋巴管丛。其管腔较大，内皮细胞间隙宽，无基膜，故通透性大。淋巴液经乳糜管汇集于肠系膜根部的淋巴结，再经肠系膜上动脉周围淋巴结、腹主动脉前的腹腔淋巴结而至乳糜池。

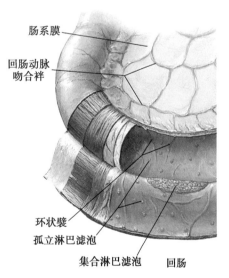

肠系膜

回肠动脉吻合袢

环状襞
孤立淋巴滤泡
集合淋巴滤泡　　回肠

图4-2　小肠肠壁淋巴滤泡

小肠接受自主神经支配。交感神经的内脏神经以及部分迷走神经纤维在腹腔动脉周围及肠系膜动脉根部组成腹腔神经丛和肠系膜上神经丛，然后发出神经纤维至肠壁。交感神经兴奋使小肠蠕动减弱，血管收缩；迷走神经兴奋使小肠蠕动增强，肠腺分泌增加，并使回盲部括约肌松弛。小肠的痛觉由内脏神经的传入纤维传导。

Note

二、小肠的生理

(一) 小肠的消化吸收功能

小肠是食物消化和吸收的主要部位。生理情况下,肠道内有很多细菌,在肠梗阻或炎症状态下,肠道内细菌数量会显著增多。因此,在防御肠源性感染方面,肠屏障具有关键作用,这是肠道所具有的特定功能,它能阻止肠道内细菌、毒素溢至肠道外。除胰液、胆汁和胃液可继续在小肠内起消化作用外,小肠黏膜腺体也可分泌含有多种酶的碱性肠液,其中最主要的是肠肽酶,其能将多肽分解为可被肠黏膜吸收的氨基酸。食糜在小肠内分解为葡萄糖、氨基酸、脂肪酸后,即被小肠黏膜吸收。小肠黏膜上约有 500 万个绒毛,每个绒毛被柱状上皮细胞多层覆盖,含有一个毛细胞血管袢和淋巴管,因而使吸收面积大为增加,构成约 $10m^2$ 的吸收面积。葡萄糖、氨基酸及 40% 的脂肪酸由毛细血管吸收,经门静脉到达肝。其余 60% 的脂肪酸则由乳糜管吸收,到达乳糜池和胸导管。除食物外,小肠还吸收水、电解质、各种维生素,以及包括胃液、胆汁、胰液、肠液和脱落的消化道上皮细胞所构成的大量内源性物质。男性成人这些内源性物质的液体量估计每天达 8000ml 左右,因此小肠疾病如肠梗阻或肠瘘发生时,可引起严重的营养障碍和水、电解质平衡失调。

小肠被大量切除后,营养的吸收将受到影响,吸收最差的是脂肪,其次是蛋白质,碳水化合物是易被吸收的营养物质。根据临床实践,空肠与回肠保留 100cm 以上,并保留回盲部,经过机体的代偿,仍足以维持所需营养的消化、吸收。末端回肠对蛋白质、脂肪、碳水化合物有良好的吸收功能,并具有对某些微量物质(铜、维生素 B_{12})与胆汁的特定吸收功能。因此切除大量小肠后,虽然切除的长度相当,但营养障碍在回肠被切除的病例较为明显。

(二) 小肠的运动

小肠运动形式主要有:①紧张性收缩,使小肠保持一定的形状和位置,并使肠腔内保持一定压力,有利于消化和吸收;②分节运动,其作用是使食糜与消化液充分混合,增加食糜与肠黏膜的接触,促进肠壁血液淋巴回流,这都有助于消化和吸收;③蠕动,其作用是将食糜向远端推送一段,以便开始新的分节运动。

1. 紧张性收缩　紧张性收缩是小肠其他运动形式的基础,当小肠紧张性降低时,肠壁给予小肠内容物的压力小,食糜与消化液混合不充分,食糜的推进也慢。反之,当小肠紧张性升高时,食糜与消化液混合充分而加快,食糜的推进也快。

2. 分节运动　分节运动是一种以环行肌为主的节律性收缩和舒张的运动,主要发生在食糜所在的一段肠管上。进食后,有食糜的肠管上若干处的环行肌同时收缩,将肠管内的食糜分割成若干节段。随后,原来收缩处舒张,原来舒张处收缩,使原来每个节段的食糜分为两半,相邻的两半又各自合拢来形成若干新的节段,如此反复进行。分节运动的意义在于使食糜与消化液充分混合,并增加食糜与肠壁的接触,为消化和吸收创造有利条件。此外,分节运动还能挤压肠壁,有助于血液和淋巴的回流。

3. 蠕动　小肠的蠕动通常重叠在节律性分节运动之上,两者经常并存。蠕动的意义在于使分节运动作用后的食糜向前推进,到达一个新肠段,再开始分节运动。小肠蠕动的速度很慢,约 1~2cm/s,每个蠕动波只把食糜推进一段短距离后即消失。此外,小肠还有一种传播速度很快,传播距离较远的蠕动,称为蠕动冲。它可把食糜从小肠始端一直推送到小肠末端,有时还可至大肠。在十二指肠与回肠末端常常出现与蠕动方向相反的逆蠕动。食糜可以在这两段内来回移动,有利于食糜的充分消化和吸收。

小肠除有消化吸收和运动功能外,胃肠道大量内分泌细胞还具有分泌激素的功能,它们能摄取胺前体物质,脱羧后产生多肽激素,它们和胰腺的内分泌细胞同属胺前体摄取和脱羧作用 (amine precursor uptake and decarboxylation, APUD) 系统。目前已知的肠道内分泌激素有生长抑素、促胃液素、胆囊收缩素、胰液素、胃动素、抑胃多肽、神经降压素、胰高血糖素等。它们的生理功能有的比较明确,有的尚不完全清楚。这些激素具有调节消化道功能的作用。

(俞金龙)

第二节 肠 梗 阻

一、概述

肠梗阻(intestinal obstruction)是指各种原因引起的肠内容物运行障碍,是外科常见病症,约占外科急腹症的20%。肠梗阻病因多样,临床过程复杂。肠梗阻发作时,由于肠内容物通过受阻,引起肠管局部和全身的一系列病理生理改变,产生腹胀、腹痛、恶心呕吐及排便障碍等各种临床症状。经及时治疗大多病情能逆转,如病情严重或延误诊治,最终可发生肠壁缺血坏死,导致休克和毒血症,危及患者生命。

(一)病因

肠梗阻的病因众多,临床表现复杂。为帮助诊断和制订治疗方案,临床上将肠梗阻分为以下几个类型:

1. 按肠梗阻发生的原因分类

(1) 机械性肠梗阻:是由于肠管机械性堵塞或受压所致,为最常见的类型。其主要病因有:①肠管受压,如粘连带压迫、肠管扭转、肿瘤压迫或腹股沟疝嵌顿等。②肠腔堵塞,如粪块、大胆石、柿石和异物等。在20世纪蛔虫病高发,蛔虫团堵塞也曾经是肠梗阻的常见病因,随着环境卫生条件和健康保健意识的提高,肠道蛔虫症已显著减少。③肠壁病变,如肿瘤、先天性肠道闭锁、炎症性狭窄等。在某些疾病,如肠道肿瘤,可以单独或相继发生肠腔狭窄、堵塞和压迫现象。19世纪至20世纪初,腹股沟疝曾是机械性肠梗阻的最主要病因,之后由于择期疝修补术的普及,疝已下降为肠梗阻的第三位病因,而肠粘连成为目前肠梗阻最多见的病因。另一方面,肿瘤和炎症性肠病等引起的肠梗阻的发病率也出现了增高的趋势。

(2) 动力性肠梗阻:动力性肠梗阻属功能性肠梗阻,由肠壁肌肉功能紊乱引起。在神经反射或毒素刺激的作用下,肠壁肌肉可被抑制而出现麻痹性肠梗阻,亦可因兴奋而发生痉挛性肠梗阻,但肠管本身并无器质性病变和狭窄。麻痹性肠梗阻(paralytic ileus)较为常见,多继发于急性弥漫性腹膜炎、腹部大手术、腹膜后血肿或感染、电解质紊乱以及使用某些药物(麻醉剂、抗抑郁药和抗癌药)之后的不良反应。痉挛性肠梗阻较少见,可见于一些肠道功能紊乱、某些药物反应和慢性铅中毒等。

(3) 血运性肠梗阻:继发于急性肠系膜血管缺血性疾病,由于肠管血运障碍致使肠蠕动功能丧失,不能正常转运肠内容物。肠系膜血管的闭塞一般是由于血管栓塞或血栓形成而引起,罕见情况下由动脉夹层造成。随着人口老龄化和动脉硬化等疾病的发病率上升,血运性肠梗阻的发病率已有明显上升趋势,此种肠梗阻容易发生肠壁血运障碍和肠坏死,临床上应予以重视。

2. 按肠壁有无血运障碍分类

(1) 单纯性肠梗阻(simple intestinal obstruction):仅有肠内容物通过受阻,而无肠管壁血运障碍。

(2) 绞窄性肠梗阻(strangulated intestinal obstruction):在肠梗阻发生过程中同时出现肠壁血运障碍。主要是由于肠系膜动脉受压、血栓形成或栓塞等原因引起。

3. 按梗阻部位分类
分为高位小肠、低位小肠和结肠梗阻,后两种肠梗阻也可统称低位肠梗阻。

(1) 高位小肠梗阻:一般发生在十二指肠及空肠。

(2) 低位小肠梗阻：一般发生在远端回肠。

(3) 结肠梗阻：大多发生在左半结肠，以乙状结肠或乙状结肠与直肠交界处好发。

4. 按发病过程的快慢分类　分为急性和慢性肠梗阻。

5. 按梗阻的程度分类　分为不完全性和完全性肠梗阻。不完全性肠梗阻时，部分肠内容物仍可通过梗阻部；完全性肠梗阻时，肠内容物已完全不能通过梗阻部，两者在一定条件下可以互相转化。若有一段肠袢两端完全阻塞，如肠扭转、结肠肿瘤等，则称闭袢性肠梗阻，也属完全性肠梗阻。而结肠肿瘤引起的肠梗阻，即使在发病早期仅有一端肠腔发生完全阻塞，但由于其近端存在回盲瓣，致使肠内容物不能向小肠反流，使得结肠成为一个闭袢，发展成闭袢性肠梗阻。由于盲肠壁较薄，又是压力作用的集中点，因此，在闭袢情况下容易发生盲肠穿孔。

肠梗阻的病因不同，其梗阻类型也有所不同，但肠梗阻的类型并非固定不变。因为肠梗阻的发生发展往往是一个不断变化的动态过程，不同类型的肠梗阻之间可以存在着一定的关联，并且有可能在疾病的进程中发生演变和转化。这种转化可以是可逆也可是不可逆的，如机械性肠梗阻在早期大多是单纯性和不完全性肠梗阻，当肠管内压力持续增高、肠腔过度扩张，则可转变为麻痹性肠梗阻。在此阶段，若能积极治疗，尚有逆转可能，若病情进一步加重，则可发展为完全性肠梗阻甚至是绞窄性肠梗阻。而一旦发生绞窄性肠梗阻，则进入了不可逆转的病理阶段。特别要注意的是，单纯性肠梗阻进展到了一定的程度，就有可能在短时内迅速演变成不可逆的绞窄性肠梗阻，产生严重的后果。血运性肠梗阻继发于肠系膜血管闭塞，早期即开始有肠管血运障碍，若不迅速恢复血供，容易迅速发展为绞窄性肠梗阻。

(二) 病理生理

肠梗阻发生后，由于肠内容物通过障碍，肠管局部和机体全身相继发生一系列的病理和病理生理变化，产生各种临床病征。此种变化可因肠梗阻的类型不同而有所差异，其中以机械性肠梗阻的演变发展过程较为典型。

1. 肠管局部病理生理改变　机械性肠梗阻发生后，一方面，由于肠内容物在病变梗阻部位受阻，梗阻部位以上肠段的蠕动代偿性增强，以克服梗阻障碍运行肠内容物；另一方面，梗阻部以上肠腔内因大量气体和液体的积贮而膨胀，肠梗阻部位愈低、梗阻时间愈长，肠管膨胀程度也就愈严重。肠管内气体来源主要是咽下的气体，其余是来自消化过程中食物被细菌分解所产生的气体，以及自血液弥散到肠腔中的氮气等气体。肠管内的液体小部分由口腔摄入，大部分是积存在肠腔的消化液。正常小肠压力为 2~4mmHg(0.267~0.533kPa)，发生小肠梗阻时，梗阻近端的肠内压力可以升至 10mmHg(1.33kPa)以上，在肠蠕动时，压力可高达 20~30mmHg(2.67~4kPa)。由于强烈的肠蠕动，患者出现程度不同的肠绞痛。肠内压增高持续到一定的时间和程度，就会造成肠壁肌肉的麻痹，肠蠕动转为逐渐减弱，肠鸣音也相应减少。当肠管内压力继续增高，可造成肠壁的血液循环障碍，最终引起肠壁坏死。

2. 全身病理生理改变　主要由于体液丧失、肠膨胀、毒素吸收和感染所致。

(1) 体液丧失和体液失调：体液丧失和体液失调是肠梗阻的重要病理生理改变，肠梗阻往往导致体液丧失并由此而引起水、电解质紊乱与酸碱平衡失调。正常人胃肠道 24 小时内分泌 8~10L 消化液，其中 100~200ml 最终被排出体外，而绝大部分被再吸收到血液中，以维持体液的动态平衡。急性肠梗阻患者，由于不能进食及频繁呕吐，从而大量丢失胃肠液。肠道消化液的电解质成分与血浆相似，因此肠液的丢失就相当于血浆丢失。肠梗阻时，由于肠管内压力增高和肠管水肿，影响肠黏膜的吸收功能，而梗阻部位以上的肠壁静脉回流受阻，黏膜分泌及渗出增多，更加重体液的丢失。若有肠绞窄情况发生，还会发生肠壁通透性增加和腹腔渗液，甚至丢失血液，直接导致血容量减少。低位肠梗阻时，虽然呕吐程度不及高位肠梗阻患者严重，但大量肠液潴留在肠腔内不被吸收，等同于丢失体液，从而导致有效循环血容量减少。

伴随着胃肠液的丢失，尚会发生电解质和酸碱平衡失调，其性质和程度可因梗阻部位的不同而有所差别。若十二指肠第一段发生梗阻,丢失的消化液主要是含高浓度氢离子和氯离子的胃液,从而产生代谢性低氯碱中毒。多数的小肠梗阻,丢失的主要为碱性或中性肠液,钠和钾离子的丢失较氯离子为多,容易产生代谢性酸中毒和低钾血症,严重缺钾可引起肠麻痹,加重肠腔膨胀,并可出现肌无力和心律失常。

(2)感染和毒素吸收:在梗阻以上的肠道,肠内容积聚,造成细菌过度繁殖和菌群失调,并产生多种强烈的毒素。由于肠壁的血运障碍,肠黏膜屏障受到破坏,从而容易发生肠道细菌移位和毒素吸收,并有可能发生假膜性肠炎,在此病理变化过程中,抗生素的使用是重要的诱发因素。当发展到绞窄性肠梗阻时,更会因为肠管坏死或穿孔,导致严重的腹膜炎和全身感染中毒。

(3)休克和多器官功能障碍:在肠梗阻发展的后期,因上述严重的脱水、电解质紊乱、酸碱平衡失调以及感染中毒等情况,引起休克等严重后果。由于肠腔膨胀和腹腔积液使腹内压持续增高,可以造成腹腔间隔室合征(abdominal compartment syndrome,ACS)。而肠坏死穿孔,则继发急性弥漫性腹膜炎(见第十六章急性化脓性腹膜炎),全身中毒症状尤为严重,最终导致多器官功能障碍综合征(multiple organ dysfunction syndrome,MODS)和死亡。

(三)临床表现

1.症状

(1)腹痛:肠梗阻的患者大多有腹痛,特别是机械性肠梗阻发生时,由于强烈的肠蠕动,出现典型的阵发性腹部绞痛,大多在脐周中腹部,可偏于梗阻所在的位置。腹痛发作时可伴有肠鸣音亢进,自觉有"气块"在腹中窜动,并受阻于某一部位。如果腹痛的间歇期不断缩短,甚至发展为持续性的剧烈腹痛,则应该警惕绞窄性肠梗阻的可能。血运性肠梗阻由于肠系膜血管缺血,常出现与体征不相符合的剧烈腹痛。但麻痹性肠梗阻可以腹痛轻微,表现为腹部胀痛不适,而无机械性肠梗阻的阵发性绞痛发作。

(2)呕吐:肠梗阻可发生严重的恶心和呕吐。在早期,呕吐呈反射性,呕吐物为食物或胃液。此后,呕吐因梗阻部位高低而有所不同,一般是梗阻部位愈高,呕吐出现愈早、愈频繁。高位肠梗阻时呕吐频繁,呕吐物主要为胃及十二指肠内容物,可含有胆汁。低位肠梗阻时,部分肠内容物已被上端小肠吸收,呕吐出现迟而次数少,呕吐物量小但可呈粪样。结肠梗阻时,呕吐到晚期才出现。麻痹性肠梗阻时,呕吐多呈溢出性。若呕吐物呈棕褐色或血性,则往往是肠管血运障碍的表现。

(3)腹胀:腹胀一般在梗阻发生一段时间后出现,其程度与梗阻部位有关。高位肠梗阻腹胀一般不明显,但有时因胃膨胀而表现为局限性上腹部隆起。低位肠梗阻,尤其是麻痹性肠梗阻者,腹胀显著,遍及全腹。结肠梗阻时,由于回盲瓣的存在,梗阻以上结肠形成闭袢而膨胀,肠袢内肠内容受阻积蓄,因此,低位结肠梗阻者腹周膨胀表现显著。闭袢性肠梗阻和肠扭转时,腹部隆起往往有不均匀和不对称的特点。

(4)停止排气排便:完全性肠梗阻发生后,患者停止肛门排气排便。但在梗阻早期,尤其是高位肠梗阻,梗阻以下肠腔内尚有残存粪便和气体,患者仍有可能排便,在灌肠后也能排出粪便。由于肠梗阻发生时反射性肠蠕动增加,少数患者甚至可有腹泻表现,因此,不能根据有排气排便而完全否定肠梗阻的存在。在绞窄性肠梗阻、肠套叠和肠系膜血管闭塞性疾病时,则可排出血性或黏液样粪便。

2.体征

(1)一般情况:在肠梗阻早期,特别是单纯性肠梗阻患者,全身情况多无明显改变。在梗阻晚期,因频繁呕吐等原因,患者出现明显的脱水征,如唇干舌燥、眼窝内陷和皮肤弹性降低等。

单纯性肠梗阻,在早期脱水不严重时,心率可正常。随后的心率加快与低血容量及脱水严重程度正相关。绞窄性肠梗阻时,由于毒素的吸收,心率明显加快。在肠梗阻早期,体温可正常或略有升高,而在肠绞窄和肠坏死时体温则明显升高。肠梗阻腹部膨胀严重时或在绞窄性肠梗阻感染中毒情况下,患者出现呼吸急促等反应。

(2)腹部体征:肠梗阻多因胃肠胀气而表现为腹部膨隆。机械性肠梗阻时常可见肠型和蠕动波,肠扭转和闭袢性肠梗阻时腹胀多不对称,麻痹性肠梗阻时腹胀均匀弥漫。手术瘢痕的存在常提示粘连性肠梗阻的可能。查体时尚需注意是否有腹壁疝存在,特别是在肥胖患者,因为皮下脂肪过多容易忽略腹股沟疝。

单纯性肠梗阻时,因肠管膨胀可有轻度压痛,但无腹膜刺激征。绞窄性肠梗阻时,因肠壁坏死和渗出,出现固定压痛和腹膜刺激征,具有压痛的包块常为发生绞窄的肠袢。肿瘤或蛔虫性肠梗阻时,有时可在腹部触及包块或条索状团块。

因肠腔膨胀积气,叩诊常为鼓音。绞窄性肠梗阻时,腹腔有渗液,移动性浊音可呈阳性。

机械性肠梗阻时,肠鸣音亢进,有气过水声或高调金属音。麻痹性肠梗阻时,肠鸣音减弱或消失。

对于肠梗阻诊断,直肠指检是一种简便易行而又十分重要的临床检查方法,如触及肿块,应考虑直肠肿瘤、极度发展的肠套叠的套头或低位肠腔外肿瘤。

(四)辅助检查

1.实验室检查　单纯性肠梗阻的早期,各项实验室检查无明显异常。随着病情发展,因体液丧失和中毒,出现血液浓缩现象,红细胞计数、血红蛋白值及血细胞比容升高,尿比重也有增高。当病情发展出现肠绞窄时,白细胞计数和中性粒细胞计数明显增加。血气分析、血电解质和尿素氮、肌酐测定可反映相关的酸碱平衡失调、电解质紊乱和肾功能状况,并指导相应的治疗。呕吐物和粪便检查发现有大量红细胞或隐血阳性时,应考虑有肠管血运障碍情况。

2.影像学检查

(1)X线检查:在肠梗阻发生3~6小时后,X线检查即可显示肠腔内积气,立位或侧卧位拍片可见胀气肠袢及数量不等的气液平面。根据梗阻严重程度的不同,小肠梗阻X线平片的诊断敏感性为59%~93%。但早期和轻度的肠梗阻可以不出现肠腔积气和气液平面,因此,无上述X线征象也不能完全排除肠梗阻的可能。不同部位的肠梗阻,X线表现也有相应的特点,如空肠黏膜环状皱襞可显示"鱼肋骨刺"状(图4-3),回肠黏膜则无此表现,结肠胀气可显示结肠袋形。高位肠梗阻液平数量少,常位于上腹部(图4-3);低位小肠梗阻液平数量多,范围较广,呈阶梯状,

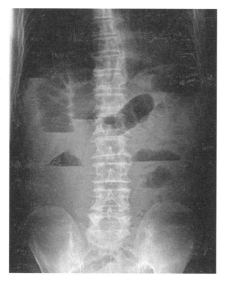

图4-3　腹部平片:高位肠梗阻
中上腹少数液平,空肠黏膜显示出"鱼肋骨刺"状皱襞

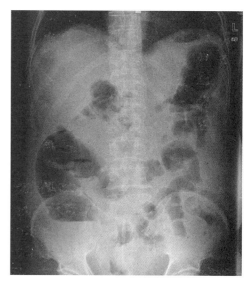

图4-4　腹部平片:低位肠梗阻(结肠癌)
小肠、结肠均有积气、扩张,右下盲肠及左上结肠脾曲显示结肠袋形,可见气液平面

主要分布在腹中部,可以延伸到右下腹,而结肠内无积气。结肠梗阻时,扩大的肠袢分布在腹部周围,可见结肠袋(图4-4)。因此,X线平片也可用于定位诊断。当怀疑肠套叠、乙状结肠扭转或结肠肿瘤时,可做钡剂灌肠等检查。

在新近的国际肠梗阻诊疗指南中,水溶性造影剂被推荐用于胃肠造影,一般采用2%~4%含碘造影剂口服或经胃肠减压管注入,适用于临床不能确诊存在肠梗阻的病例,或判断不全梗阻患者接受保守治疗的效果及预后,若造影剂在24小时内到达结肠,提示肠梗阻得到缓解,预后良好。

(2)CT:CT已逐渐应用于肠梗阻诊断,并获得了高级别循证医学证据的支持。目前CT诊断肠梗阻的敏感性为80%~90%,特异性为70%~90%。此外,CT检查对于明确梗阻病因、部位以及判断肠绞窄等方面均可发挥较大作用(图4-5),其中,对于发现肠壁缺血的敏感性达到85%~100%。在有条件的医院,CT已被选为肠梗阻的必需检查项目。

(3)超声:作为简单方便的检查方法,超声也可用于肠梗阻的辅助检查,可以发现肠管扩张和积气积液,彩色多普勒超声检查可发现肠系膜血管血栓等病变。但超声检查易受气体干扰,使其使用受到限制。

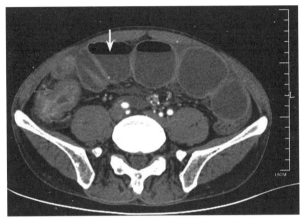

图4-5 CT增强扫描:克罗恩病引起肠梗阻
回盲部及末端回肠肠管壁不规则增厚(红色箭头),浆膜面不规则,局部肠管周围有渗出。小肠明显积气积液而扩张,可见气液平面(黄色箭头)

(五)诊断

根据临床表现和辅助检查常可作出相应的诊断,但肠梗阻往往临床表现复杂,变化迅速。因此,在肠梗阻诊断过程中,需反复观察病情,及时确定和修正诊断,特别是注意明确下列有关肠梗阻的类型、性质和程度等问题,以指导和调整治疗方案。

1. 有无肠梗阻　典型肠梗阻具有腹痛、呕吐、腹胀和停止肛门排气排便四大症状,腹部可见肠型或蠕动波,听诊有肠鸣音亢进等。但需注意,肠梗阻有时可不完全具备这些典型表现,特别是某些绞窄性肠梗阻的早期,可能与输尿管结石、卵巢囊肿蒂扭转、急性坏死性胰腺炎等混淆,甚至误诊为一般肠痉挛,尤应警惕。X线等检查对诊断有较大帮助。

2. 判定肠梗阻类型　临床上机械性肠梗阻最多见,大多数患者症状典型,但在肠梗阻的早期腹胀可不显著。麻痹性肠梗阻无阵发性绞痛和肠蠕动亢进等表现,常有肠蠕动减弱或消失,腹胀显著,X线检查可显示大肠和小肠全部充气扩张,而机械性肠梗阻的肠胀气仅限于梗阻以上的部分肠管。粘连性肠梗阻多有既往手术史,在病程上常有慢性反复发作情况。绞窄性肠梗阻大多发病急骤凶险,常有心血管基础疾病。

3. 明确有无绞窄发生　因为绞窄性肠梗阻预后凶险,必须及早进行手术治疗,所以判定是否存在绞窄极为重要。有下列表现者,应考虑绞窄性肠梗阻的可能:①发病急骤,起始即为持续性剧烈疼痛,或在阵发性加重之间仍有持续性疼痛,有时出现腰背部痛,早期即出现呕吐,并且剧烈而频繁;②病情发展迅速,早期出现休克,抗休克治疗后改善不显著;③有明显腹膜炎体征,体温上升、脉率增快、白细胞计数增高;④腹胀不均匀对称,腹部有局部隆起或触及有压痛的肿块(胀大的肠袢);⑤X线检查见孤立而固定的突出胀大肠袢、假肿瘤状阴影或肠间隙增宽和腹腔积液;⑥CT检查发现肠壁积气,肠系膜静脉与门静脉内出现气体影,增强扫描时发现肠系膜动、静脉血栓形成。

4. 了解梗阻位置　高位小肠梗阻的特点是呕吐发生早而频繁,腹胀不明显。低位小肠梗阻的特点是腹胀明显,呕吐出现晚而次数少,并可呕吐粪样物。结肠梗阻与低位小肠梗阻的临床表现很相似,鉴别较困难。X线和CT检查常对于肠梗阻定位有很大帮助。在空肠梗阻,可见"鱼肋骨刺"状扩张空肠环形皱襞,结肠梗阻时可有扩大的结肠袋形。高位梗阻者,往往只有上腹部少量液平,低位回肠梗阻者常显示多量液平,呈阶梯状排列,从中腹部延伸到右下腹,而结肠内无积气。结肠梗阻时,胀气的结肠袋状肠襻阴影分布在腹部外周,并且在梗阻部位突然中断,其中以盲肠胀气最显著,小肠内胀气可不明显。

5. 判断梗阻程度　不完全性梗阻呕吐与腹胀都比较轻或无呕吐,X线所见肠襻充气扩张不明显,而结肠内仍有气体存在。完全性梗阻呕吐频繁,如为低位完全性梗阻,往往腹胀明显,可完全停止排便排气。腹部X线检查见梗阻以上肠襻明显充气扩张,梗阻以下结肠内无气体。完全性梗阻容易发展成绞窄性梗阻。

6. 分析梗阻原因　临床上引起肠梗阻的原因众多,应根据患者年龄、病史、体征、影像学检查等几方面综合分析病因。在临床上粘连性肠梗阻最为常见,多发生在既往有腹部手术、损伤或炎症史的患者。嵌顿性或绞窄性腹外疝也是较常见的肠梗阻原因,所以机械性肠梗阻的患者应仔细检查可能发生腹外疝的各个部位。结肠梗阻多系肿瘤所致,需特别提高警惕。新生儿则以肠道先天性畸形为主。老年患者,有高血压和动脉硬化病史,特别是出现与体征不符的剧烈腹痛时,应考虑急性肠系膜血管缺血性疾病的可能。

（六）治疗

肠梗阻的治疗原则是解除梗阻和纠正肠梗阻引起的全身生理紊乱,分为非手术治疗和手术治疗两大类,具体治疗方法需根据肠梗阻的病因、类型、部位和患者的全身情况而制定。

1. 非手术治疗　非手术治疗包括基础治疗和缓解梗阻的各种措施。非手术治疗期间应密切观察病情,发现有疾病恶化征象应及时转为手术治疗。对于急性完全性肠梗阻,保守治疗一般不宜超过24~48小时,若不能有效解除梗阻,往往需要手术治疗。但在确认无绞窄和腹膜炎情况下,尚有可能再恰当延长保守治疗的时间。

（1）基础治疗:对于肠梗阻患者,无论后续采用非手术或手术治疗,均需首先进行基础的处理。对于非手术治疗的患者,基础治疗已属主要的治疗措施,可以有效地帮助患者度过急性发作期而获得缓解的机会。对于最终需手术治疗的患者,基础治疗也是一种必不可少的术前准备内容。

1) 胃肠减压:是治疗肠梗阻的重要方法之一。通过胃肠减压吸出胃肠道内的气体和液体,可以减轻腹胀,降低肠腔内压力,改善肠壁血液循环,减少肠腔内的细菌和毒素,有利于改善局部病变和全身状况。一般情况下,可使用鼻胃管减压引流,对于低位肠梗阻,在减压效果不佳时,可选用较长的鼻肠管,其长度达到3m,头端带有薄膜囊可注入气体或液体。较早使用的有M-A管（Miller-Abbott tube）,因为操作上难以通过幽门,已较少使用。现在临床上使用更多的是一种改良的肠梗阻导管,为三腔管道结构,含有前后水囊。在胃镜或X线引导下操作,将导管通过幽门而插入十二指肠或更远端,随后借助水囊重力和肠蠕动的动力下行至接近梗阻部位的肠管,这样可以有效地吸引肠道内容物,降低肠腔压力。常可改善病情,对部分患者可达到避免手术或充分术前准备的目的,其确切的疗效尚有待进一步的循证医学研究结果来证实。

2) 解痉止痛和镇静等对症治疗:应用山莨菪碱等抗胆碱药可使平滑肌松弛,解除痉挛和梗阻。对于肠梗阻的腹痛,并不禁忌使用止痛剂,但应遵循急腹症治疗的原则,在达到止痛效果的同时,避免掩盖对肠绞窄和腹膜炎的判断。如果手术指征已确立,术前准备期间使用止痛药物,可以有效地减轻患者痛苦。

3) 纠正水、电解质紊乱和酸碱失衡:在肠梗阻治疗中,纠正水、电解质紊乱和酸碱失衡是十分重要的措施。补液量和种类需根据呕吐情况、缺水体征、血液浓缩程度、尿量和尿比重,并结合血清钾、钠、氯和血气分析监测结果而定。单纯性肠梗阻,特别是早期,上述生理紊乱较易纠正。在单纯性肠梗阻晚期和绞窄性肠梗阻,尚需输给血浆、全血或血浆代用品,以补偿丧失至肠腔或腹腔内的血浆和血液。

4) 防治感染和中毒:应用抗肠道细菌,包括抗厌氧菌的抗生素。一般单纯性肠梗阻并不需使用,但对单纯性肠梗阻晚期,特别是绞窄性肠梗阻以及手术治疗的患者,应该使用足量的抗生素。

(2) 缓解梗阻:非手术方法解除梗阻,主要适用于一些单纯性肠梗阻、粘连性肠梗阻、麻痹性或痉挛性肠梗阻、粪块或蛔虫等堵塞引起的肠梗阻、肠结核等炎症性疾病引起的不完全性肠梗阻、早期肠套叠等。除了前述胃肠减压之外,针对不同的病因尚有采用低压空气或钡灌肠、经乙状结肠镜插管和腹部按摩等多种复位方法,在临床实践中已有成功的经验。在药物方面,生长抑素可显著减少胃肠道分泌,减轻梗阻近端肠腔内消化液的淤积,从而减轻肠腔的扩张,有利于肠壁水肿的消退和肠梗阻的缓解。口服或胃肠道灌注植物油和一些中药能起到治疗作用。近年来,水溶性造影剂的应用受到了重视,此类造影剂进行消化道造影不但可以帮助诊断肠梗阻,高渗性的造影剂本身也能够促进不全性小肠梗阻和麻痹性肠梗阻的缓解。在非手术治疗期间,必须严密观察,若症状和体征不见好转或反有加重,特别是出现腹膜刺激征和发热、心动过速、白细胞升高等中毒症状,即应转为手术治疗。

2. 手术治疗 手术治疗主要用于解除梗阻和处理腹膜炎等情况。手术适应证是各种绞窄性肠梗阻,各种肿瘤、重度粘连、严重的炎症性疾病和先天性肠道畸形引起的肠梗阻,以及非手术治疗无效的肠梗阻。由于急性肠梗阻患者病情紧急,而全身情况又往往比较严重,因此常需遵循抢救患者的手术原则:在最短手术时间内,以最简单方法解除梗阻或恢复肠腔的通畅,若有肠绞窄肠穿孔,尚需充分清理和引流腹腔。根据梗阻的病因、性质、部位及患者全身情况,肠梗阻手术大体上可归纳为下述 4 种类型:

(1) 解除梗阻病因:如粘连松解术、肠切开异物取出术、肠套叠或肠扭转复位术等,一般不需切除肠段。

(2) 肠切除肠吻合术:当肠梗阻是由肠管肿瘤和炎症性狭窄等原因引起,或局部肠段已经失活坏死,为解除肠梗阻、去除梗阻病因和控制病情,应做肠切除和肠吻合术。对于绞窄性肠梗阻,应争取在肠坏死以前解除梗阻,尽早恢复肠管血液循环,避免肠坏死或减少坏死的范围。正确判断肠管的生机对于外科手术十分重要。若在手术中解除了梗阻原因后仍有下列表现,则说明肠管已无生机:①肠壁已呈黑色并塌陷;②肠管麻痹扩大,失去张力和蠕动能力,对刺激无收缩反应;③相应的肠系膜终末小动脉无搏动。如有可疑,可用等渗盐水纱布热敷,或用 0.5% 普鲁卡因溶液做肠系膜根部封闭等。观察 10~30 分钟,倘若仍无好转,说明受累肠段已坏死,应做肠切除术。若肠管生机一时难以确定,特别当病变肠管过长,切除后会有导致短肠综合征(short bowel syndrome,SBS) 的危险,则可将其回纳入腹腔,缝合腹壁,于 18~24 小时后计划性地再次剖腹探查 ("second look" laparotomy)。但在此期间内必须严密观察,一旦病情恶化,即应及时再次剖腹手术,加以处理。

(3) 短路手术:当引起梗阻的原因难以解除,病变肠段又不能切除时,如肿瘤广泛侵犯周围组织,或肠粘连广泛而难以分离时,则可游离梗阻部位远、近端肠管,做肠肠短路吻合术,旷置梗阻部位。

(4) 肠造口或肠外置术:如梗阻部位病变复杂,或患者一般情况差,难以耐受复杂手术时,可采用这类术式解除梗阻。主要适用于低位肠梗阻,如急性结肠梗阻。对单纯性结肠梗阻,一般采用梗阻近侧(盲肠或横结肠)造口,以解除梗阻。如已有肠坏死,则切除坏死肠段后将两断端外置做双腔造口术,以后二期手术,进行造口回纳或再解决结肠病变。

二、粘连性肠梗阻

粘连性肠梗阻(adhesive intestinal obstruction)是由肠粘连或腹腔内粘连带所致。临床上最为常见,国内统计占全部肠梗阻的 40% 以上,在西方国家甚至可达 60%~70%。

（一）病因和病理生理

肠粘连和腹腔内粘连带形成可分先天性和后天性两种。先天性者较少见,可因发育异常或胎粪性腹膜炎所致。后天性者远为多见,常由于腹腔内手术、炎症、创伤、出血、异物等引起,其中以手术后所致的粘连性肠梗阻最多。虽然肠粘连在手术后普遍存在,但只有在一定的条件下才会引起肠梗阻。常见的原因有：①肠袢间紧密粘连成团或固定于腹壁,使肠腔变窄或影响了肠管的蠕动和扩张；②肠管因粘连牵扯扭折成锐角(图 4-6)；③粘连带压迫肠管(图 4-7)；④肠袢套入粘连带构成的环孔,形成内疝(图 4-8)；⑤因肠袢以粘连处为支点发生肠扭转等。由于上腹部的肠管相对较为固定,而下腹部和盆腔内肠管活动度较大,因此,下腹部和盆腔手术后肠粘连的发生率要高于上腹部手术。除了上述病理基础以外,肠梗阻的发生常有一些发病诱因,如肠道功能紊乱、暴饮暴食、突然改变体位等。鉴于手术创伤与肠粘连的发生直接相关,以下措施有助于减少粘连的形成:手术中应贯彻微创和损伤控制的理念,注意保护健康组织,尽量减少腹膜撕裂和缺损,缩短肠管暴露和接触空气时间。关腹前彻底止血、冲洗清除积血和可能存在的异物。术后早期活动,促进肠蠕动恢复。临床试验显示,术中腹腔内使用生物膜等制剂可以降低肠粘连的发生率。

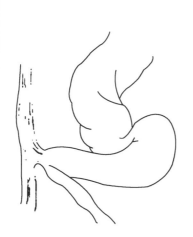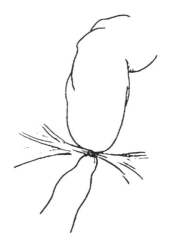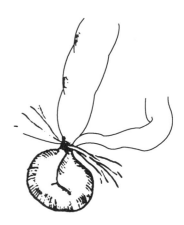

图 4-6 粘连牵扯肠管扭折成锐角 　　图 4-7 粘连索带压迫肠管导 　　图 4-8 肠袢套入,形成内疝
　　　　　　　　　　　　　　　　　　　　　致肠梗阻,梗阻近端肠管扩张

（二）临床表现和诊断

急性粘连性肠梗阻主要表现为小肠机械性肠梗阻,患者通常有腹腔手术、创伤或感染病史。既往有慢性肠梗阻症状和多次急性发作者多为广泛粘连引起的梗阻；长期无症状而突然发作急性肠梗阻,腹痛等症状较重,出现腹部局部压痛,甚至腹肌紧张者,考虑是粘连带等引起的肠扭转和绞窄性肠梗阻。手术后近期发生的粘连性肠梗阻应与手术后肠蠕动功能失调和麻痹性肠梗阻相鉴别,肠蠕动功能失调多发生在手术后 3~4 天,当肛门恢复排气排便后,症状即逐渐自行消失。而麻痹性肠梗阻的鉴别通常需排除机械性肠梗阻因素存在,在临床表现上往往缺乏急性粘连性肠梗阻的肠绞痛症状和体征。

（三）治疗

治疗粘连性肠梗阻首先是要区别肠梗阻是单纯性还是绞窄性,是完全性还是不完全性。因为手术治疗并不能消除粘连,相反,术后还可能形成新的粘连,所以对单纯性肠梗阻和不完全性梗阻,特别是广泛性粘连者,一般选用非手术治疗。又如术后早期炎性肠梗阻,除纤维素性粘连以外,尚与术后早期腹腔炎症反应有关,此时既有肠壁水肿和肠腔狭窄,又存在炎症引起的局部肠动力性障碍,一般应采用非手术治疗,近年报道使用生长抑素对这类肠梗阻有良好的疗效。

粘连性肠梗阻如经非手术治疗不见好转甚至病情加重,或怀疑存在绞窄性肠梗阻时,须及早手术,以免发生肠坏死。对反复频繁发作的粘连性肠梗阻也应考虑手术治疗。

手术的方式应按粘连的具体情况而定:①粘连带和小片粘连,可施行简单的切断和分离。②广泛粘连不易分离,且容易损伤肠壁浆膜和引起渗血或肠瘘,并再度引起粘连,所以对那些并未引起梗阻的部分,不应强行分离。如因广泛粘连而屡次引起肠梗阻者,可选择小肠插管内固定排列术(图 4-9),即经胃造瘘或空肠造瘘插入肠梗阻导管,将其远端插至回肠末端或盲肠,然后将小肠顺序折叠排列,借胃肠道内的导管达到内固定的目的,以避免术后梗阻的再发生。这种内固定手术可使小肠接近生理性排列,术后复发和并发症较少。③若有一组肠袢紧密粘连成团而引起梗阻,且不能分离,可将此段肠袢切除作一期肠吻合;倘若无法切除,则作梗阻部位近、远端肠段侧侧吻合的短路手术,或在梗阻部位以上切断肠管,远断端闭合,近断端与梗阻以下的肠管作端侧吻合。需要注意

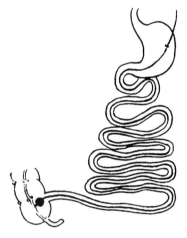

图 4-9 小肠插管内固定排列术

的是,粘连性肠梗阻可以发生在多处肠管,手术中应注意探查。近年来,腹腔镜技术也被应用于肠梗阻手术,已有临床研究显示,肠粘连索带松解等腹腔镜手术安全有效,并有创伤小和术后恢复快等优点。

三、肠扭转

肠扭转(volvulus)是肠管的一段肠袢沿一个固定点旋转,常造成肠梗阻。最多发生在小肠,其次是结肠,属闭袢性肠梗阻,可在短期内发生肠绞窄、坏死,病死率达 15%~40%。

(一) 病因和病理生理

肠扭转的发生常常与局部的解剖结构特点和有关病理改变有关,如肠袢及其系膜过长、系膜根部附着处过窄或粘连收缩靠拢、手术后局部粘连、肠系膜肿瘤等,并因肠内容重量骤增、肠管动力异常以及突然改变体位等诱因而引发。肠扭转部分一般在其系膜根部,沿系膜长轴旋转,以顺时针方向多见,一般在扭转达到 180°~360°以上时才会造成梗阻。临床上扭转程度轻者在360°以下,严重者扭转可达 2~3 转,形成闭袢性肠梗阻,此时肠系膜血管同时受压,极易发展成绞窄性肠梗阻。常见的肠扭转有部分小肠、全部小肠和乙状结肠扭转,罕见情况下也有发生盲肠扭转。

(二) 临床表现

肠扭转表现为急性机械性肠梗阻,根据其发生的部位,临床上有不同特点。

1. 小肠扭转 急性小肠扭转多见于青壮年,常有饱食后剧烈活动等诱因,儿童患者常与先天性肠旋转不良等有关。临床上多为高位小肠梗阻,表现为突然发作剧烈腹部绞痛,部位多在脐周,常为持续性疼痛阵发性加重,疼痛可牵涉至腰背部,腹膜炎时则有全腹疼痛。患者往往不敢平卧,喜取胸膝位或蜷曲侧卧位。呕吐频繁,腹胀不显著或者在某一部位腹胀特别明显,可以没有高亢的肠鸣音。腹部有时可扪及具压痛的扩张肠袢。病程稍晚,患者极易发生休克。腹部X线检查符合闭袢性和绞窄性肠梗阻的表现,另外,还可见空肠和回肠换位,或排列成多种形态的小跨度蜷曲肠袢等特有的征象。

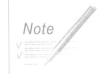

2. 乙状结肠扭转 多见于男性老年人,常有便秘习惯,或以往有多次腹痛发作经排便、排气后缓解的病史。临床表现为中下腹急性阵发性绞痛,有明显腹胀,排气排便停止,而呕吐一般不明显。体检可见不对称性腹胀,常有压痛,扭转早期肠鸣音活跃,扭转肠袢绞窄坏死时出现腹膜炎和休克。如作低压灌肠,灌入液往往不足 500ml。X 线平片显示腹部偏左巨大的马蹄状双腔充气肠袢,可自盆腔直达上腹或膈肌,立位可见两个液平面,降、横、升结肠和小肠可有不同程度的胀气。钡剂灌肠 X 线检查见钡剂充盈乙状结肠下部,扭转部位钡剂受阻,逐渐变细,钡影尖端呈"鸟嘴"形或螺旋形狭窄。

3. 盲肠扭转 盲肠扭转罕见,约占全部肠梗阻的 1%,好发于 40 岁以下的成年女性,也属闭袢性肠梗阻,容易发生肠绞窄。临床表现为低位机械性肠梗阻,出现中腹或右下腹急性腹痛,右中下腹可触及具压痛的囊性包块。X 线腹平片显示盲肠显著扩张且有液气平面,灌肠造影显示钡剂通过升结肠受阻征象。

(三)治疗

肠扭转是一种较严重的机械性肠梗阻,常可在短时期内发生肠绞窄、坏死,病死率较高,一般应该及时手术治疗,仅全身情况良好、无腹膜刺激征的早期肠扭转患者可接受初步的对症保守疗法。

1. 扭转复位术 将扭转的肠袢按其扭转的相反方向回转复位。复位后如肠系膜血液循环恢复良好,肠管未失去生机,可以考虑进一步解决预防复发的问题。对于移动性盲肠引起的盲肠扭转,可将盲肠与侧腹壁缝合固定。过长的乙状结肠可将其平行折叠,固定于降结肠内侧,也可行二期手术,切除过长的乙状结肠。

2. 肠切除术 适用于已有肠坏死的情况,小肠应做一期切除吻合。对于结肠和盲肠,特别是病情严重、有穿孔或弥漫性腹膜炎者,切除坏死肠段后一般将断端做肠造口术,二期手术做肠吻合术。

四、肠套叠

肠套叠(intussusception)是指一段肠管套入与其相连的肠管腔内。绝大多数肠套叠是近端肠管向远端肠管内套入,逆性套叠较罕见。肠套叠可导致肠内容物通过障碍,是小儿肠梗阻的主要原因。

(一)病因和病理生理

肠套叠分原发性和继发性两类。原发性肠套叠多发于婴幼儿,80% 发生于 2 岁以下的儿童,肠管本身无病理变化。因为小儿肠蠕动活跃,容易肠功能失调,在添加辅食和更换食品时,可因肠蠕动紊乱而发生肠套叠。小儿上呼吸道或胃肠道感染时,常引起肠系膜淋巴结肿大,也可能影响肠管的正常蠕动而导致肠套叠。继发性肠套叠多见于成人,肠管本身多已存在器质性疾病,如良恶性肿瘤、息肉、结核、粘连以及梅克尔憩室,这些病变影响肠管的正常蠕动,从而诱发肠套叠。腺病毒感染时,显著肿胀肥大的回肠远端可以作为套叠的起点。肠蛔虫症、痉挛性肠梗阻有时也是发病的诱因。胃肠道的任何部位均可发生肠套叠,可以根据套叠发生的部位分为小肠套小肠(小肠套叠)、回肠套盲肠(回盲部套叠)(图 4-10)、回肠套结肠、结肠套结肠(结肠套叠)等类型,其中以回盲部套叠最常见,小肠套叠较少见。被套入的肠段进入鞘部后,其顶点可继续沿肠管推进,肠系膜也被牵入,肠系膜血管受压迫,造成局部循环障碍,逐渐发生肠管水肿,肠腔阻塞,套入的肠段发生绞窄而坏死,鞘部扩张并可发展为缺

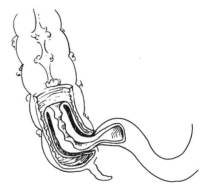

图 4-10 回盲部套叠(回肠套入盲肠)

血性坏死,甚至穿孔而导致腹膜炎。

(二)临床表现和诊断

幼儿肠套叠常有三大典型临床表现,即腹痛、血便和腹部肿块,表现为突然发作的剧烈阵发性腹痛,患儿阵发哭闹不安、面色苍白、出汗,伴有呕吐和果酱样血便。腹部体检查常可触及表面光滑的腊肠形肿块,常位于脐右上方,稍可活动,而右下腹则有空虚感。成人肠套叠临床表现可不典型,多呈不完全性肠梗阻,腹痛症状较轻,阵发性,较少发生血便。套叠常可自行复位,往往表现为慢性反复发作,需与各种慢性腹痛相鉴别,特别是要注意去发现引起肠套叠的肠管病变。

空气或钡剂灌肠 X 线检查可见空气或钡剂在套叠处受阻,阻端呈"杯口状",或呈"弹簧"状阴影。CT 检查对于诊断成人继发性肠套叠可提供有价值的线索。

(三)治疗

原发性肠套叠早期可用灌肠法复位,常用空气、氧气或钡剂灌肠,复位效果可达 90% 以上。但发病已超过 48 小时或怀疑有肠坏死者禁忌使用。空气压力一般先用 60mmHg(8.0kPa),经肛管灌入结肠内,在 X 线透视再次明确诊断后,继续注气加压至 80mmHg(10.6kPa)左右,直至套叠复位。如果套叠不能复位,或灌肠复位后出现腹膜刺激征及全身情况恶化,应行手术治疗。手术方法应根据探查情况决定,肠管情况良好者适合行手法复位。若手法复位失败,可切开外鞘颈部,松解紧缩环,将套入肠管复位,然后修补肠壁。对手术复位失败、肠壁损伤严重或已有肠坏死者,可行一期肠切除吻合术。如果患儿全身情况不良,则可先切除坏死肠管,或断端造口,以后再行二期肠吻合术。成人肠套叠多有引起套叠的病理因素,一般主张手术治疗。

五、功能性肠梗阻

功能性肠梗阻一般是指肠壁神经肌肉活动紊乱,导致肠内容物不能通过,而肠腔内外并无机械性梗阻因素,因此也称为假性肠梗阻(pseudoobstruction)。功能性肠梗阻可分为麻痹性和痉挛性两种,麻痹性肠梗阻是由于肠壁肌肉运动受抑制而失去蠕动能力,肠腔内容物不能被运行向下,亦称无动力性肠麻痹。痉挛性肠梗阻是因肠壁肌肉强烈收缩,不能正常蠕动运送肠内容物。

(一)病因和病理生理

肠管是一条肌性管道,肠管的运动通常依赖肠管平滑肌和神经电活动。支配肠管的神经有外来的交感神经、副交感神经和肠管自身的壁内神经丛。交感神经发自脊髓胸 5 至腰 2 段的侧角,副交感神经主要来自脑干发出的迷走神经,支配远端结肠的副交感神经则来自脊髓骶部发出的盆神经。如果各种原因影响上述肠道自主神经系统的生理平衡、肠道局部神经的传导或平滑肌的收缩,肠壁肌肉就会被抑制而丧失蠕动能力或因肌肉兴奋而发生肠管痉挛,两者均会导致肠梗阻。

1. **麻痹性肠梗阻(paralytic ileus)** 麻痹性肠梗阻相对较为常见,发生于急性弥漫性腹膜炎、腹部大手术、腹膜后出血或感染、电解质紊乱和药物作用等,由于肠壁肌肉运动受抑制而失去蠕动能力。

(1)术后麻痹性肠梗阻:一些手术以后可出现肠梗阻,这种肠梗阻无机械性梗阻的因素存在。其发病一般认为与下列原因有关:

1)手术后交感神经系统兴奋,此种术后神经反射可抑制胃肠道蠕动。

2)手术中的机械性刺激,术中肠管及其系膜受牵拉刺激后肠蠕动功能暂时丧失或肠蠕动不协调。

3)手术引起的组织创伤、腹腔积血、无菌性炎症和免疫反应,激活肠道肌层中性粒细胞释放大量炎性介质,导致肠壁炎症水肿和肠道蠕动抑制。另有一些患者在术后肠功能恢复后再次出现肠梗阻,其主要原因是肠壁炎症造成的肠蠕动减弱,其次是肠壁水肿引起的肠腔阻塞,也被称为术后早期的炎性肠梗阻,是一种动力性与机械性同时存在的肠梗阻。

4)腹膜后血肿、炎症,手术后全身性或腹腔内感染,也可引起反射性肠麻痹。

5)肠道缺血、麻醉、镇静等药物作用。

6)合并糖尿病酮症、尿毒症和代谢性酸中毒,低钾、低钠和低镁血症。

7)脊柱、盆腔手术对神经的直接影响。

(2)非手术麻痹性肠梗阻:与手术无直接关系,但病理生理机制可与术后麻痹性肠梗阻相似。常见于以下原因:

1)电解质紊乱、尿毒症等代谢紊乱。

2)全身性或腹腔内感染炎症、重金属中毒,如败血症、腹腔内脓肿、重症胰腺炎及肾盂肾炎、肺炎等。

3)中枢神经、肠平滑肌或肠管肌间神经丛等病变,如脊髓炎、系统性硬化症、结缔组织病、淀粉样变性、帕金森病和结肠神经节细胞缺乏症等。

4)药物作用,如镇静剂、抗抑郁和抗癌药等。

2. 痉挛性肠梗阻 此种肠梗阻十分少见,一般是由于外伤、炎症或异物等刺激等引起,也可见于如一些肠道功能紊乱、某些药物反应和慢性铅中毒等。

(1)肠管刺激:肠腔内的异物、寄生虫、炎症、刺激性食物、肠壁溃疡及血运障碍等,有时可引起肠壁痉挛和梗阻。

(2)神经丛反射:腹部的外伤等,通过腹腔神经丛及肠系膜神经丛的反射作用,可引起肠管痉挛。

(3)中枢神经作用:脑肿瘤、脑脓肿、癔症甚至精神过度紧张等原因,偶尔也可通过中枢神经的作用,导致肠痉挛。

(二)临床表现和诊断

功能性肠梗阻患者主要有腹胀等症状,常与机械性梗阻表现相似。除痉挛性肠梗阻外,腹痛相对轻微,通常无绞痛样发作,这与机械性肠梗阻不同。患者可有或无恶心呕吐,仍可有肛门排气排便,这也助于鉴别诊断。麻痹性肠梗阻肠鸣音极度减弱或消失。痉挛性肠梗阻肠壁肌肉强烈收缩,常可闻及肠鸣音亢进,甚至气过水声。在肠梗阻的早期可无全身症状,腹胀严重者可引起呼吸和心跳加快以及少尿,伴有反复呕吐者,可产生脱水及电解质紊乱表现。X线腹部平片显示小肠和结肠可有少量气液平面存在,CT及肠道造影有助于诊断和鉴别诊断。

(三)治疗

治疗上依赖非手术疗法,主要是采用补液、营养支持和胃肠减压等对症处理,控制相关的感染、水电解质和酸碱平衡失调等问题。药物方面上有用胍乙啶等交感神经抑制剂或新斯的明等拟胆碱剂,但疗效有限。生长抑素被认为对术后麻痹性肠梗阻有治疗作用。另外,也有使用灌肠、肛管排气和腹部按摩等方法。在经胃肠减压等治疗失败或不能排除绞窄性肠梗阻等情况下,也可考虑行剖腹探查和肠减压造瘘术。

六、血运性肠梗阻

血运性肠梗阻继发于急性肠系膜血管缺血性疾病(acute mesenteric ischemia),由于肠管血运障碍而发生肠麻痹和肠梗阻。这种缺血的主要原因是肠系膜血管栓塞或血栓形成,罕见情况下由动脉夹层造成。此外,血运性肠梗阻的病因还包括以肠系膜动脉痉挛为主的非闭塞性肠系膜血管缺血(nonocclusive mesenteric ischemia)。

(一)病因和病理生理

肠系膜血管阻塞后,受累肠管缺血。若不及时纠正,因肠黏膜不易耐受缺血而坏死脱落,继而肠壁充血水肿,血液淤滞,血浆渗至肠壁,肠壁发生出血性梗死。肠壁坏死后,肠腔扩张,肠壁浆膜失去光泽直至呈暗黑色。肠管缺血时,肠蠕动消失,迅速出现血运性肠梗阻。

1. **肠系膜上动脉栓塞** 最常见,约占急性肠系膜血管缺血性疾病的50%。栓子多来自心脏(40%),如心肌梗死后的壁栓、心房颤动附壁血栓、心瓣膜病和心内膜炎赘生物和人工瓣膜置换术后的血栓等,也可来自主动脉壁的粥样斑块。动脉栓塞的发生亦与肠系膜上动脉的解剖结构有关,肠系膜上动脉腹主动脉呈锐角分出,管腔较粗,走行与腹主动脉平行,脱落的栓子易于进入。栓塞可发生在肠系膜上动脉出口处,引起屈氏韧带(Treitz ligament)以下全部小肠和右半结肠的缺血坏死。更多见的栓塞部位于肠系膜上动脉远侧较窄处,其中较常见的发生在中结肠动脉发出口处以下,可引起大部分小肠坏死。

2. **肠系膜上动脉血栓形成** 大多在动脉硬化性阻塞或狭窄的基础上发生,常会涉及整个肠系膜上动脉,但也有较局限者。

3. **肠系膜上静脉血栓形成** 肠系膜上静脉血栓形成占全部肠系膜血管缺血性疾患的5%~15%,可继发于肿瘤、腹腔感染、肝硬化门静脉高压血流淤滞、真性红细胞增多症、高凝状态和外伤或手术造成血管损伤等。使用口服避孕药者占年轻女性肠系膜上静脉栓塞患者的9%~18%。

4. **非闭塞性肠系膜血管缺血** 占急性肠系膜血管缺血性疾病的20%~30%。往往发生于心力衰竭的老年人或ICU患者,起病多与低血容量性休克、充血性心力衰竭、主动脉供血不足、头颅损伤、使用血管收缩剂和洋地黄中毒等有关。肠系膜上动脉本身并无阻塞,但其主干或其分支有普遍或节段性痉挛,肠系膜血管血流下降,肠壁血管床呈收缩状态。若持续时间稍长,即使原发因素能够去除,但系膜血管仍会持续收缩,容易导致肠坏死甚至穿孔和腹膜炎。

(二)临床表现和诊断

急性肠系膜血管缺血性疾病常常是一种凶险的外科急症,病死率极高。临床表现与血管阻塞的性质、部位、范围和发生的缓急相关。阻塞发生越急,范围越广,病情也就越严重;动脉阻塞又较静脉阻塞发病急骤而严重。肠系膜上动脉栓塞和血栓形成的临床表现大致相仿;但肠系膜上动脉血栓形成的患者,常先有数日至数周的慢性肠系膜上动脉缺血的征象,即饱餐后腹痛和慢性腹泻等肠道吸收不良症状。肠系膜上静脉血栓形成的患者,早期可有轻度全腹痛或腹部不适的症状。不论动脉或静脉血栓形成,发病大多凶险急骤,均表现为突发的剧烈腹部绞痛,此种腹痛的严重程度与患者轻微的体征明显不相称,是此病的一个重要特点。患者伴有恶心呕吐和腹泻等胃肠道排空症状,呕吐频繁或呈持续性,呕血和便血常见。体检见上腹部平坦、柔软,可有轻度压痛,肠鸣音活跃或正常。以上腹痛特点、胃肠道排空症状,再加上患有器质性心脏病或心房颤动、动脉瘤等心血管疾病的现象,即构成典型的肠系膜上动脉栓塞"Bergan 三联征"。发病早期全身改变不明显,如果血管闭塞范围广泛,也可较早出现休克。随着肠坏死和腹膜炎的发生发展,腹胀渐趋明显,肠鸣音消失,出现腹部压痛、腹肌紧张等腹膜刺激征,腹腔穿刺也可抽出血性液。在病程早期即有明显白细胞计数升高,常达$20 \times 10^9/L$以上,代谢性酸中毒常较明显。

本病的诊断除依靠病史和临床表现以外,影像学检查可以提供十分重要的客观依据。腹部X线平片可显示受累小肠、结肠轻度或中度扩张胀气。梗阻后期由于肠腔和腹腔内大量积液,平片可以显示腹部密度普遍增高。彩色多普勒超声检查可发现肠系膜血管血栓,但易受肠道气体干扰。CT和CT血管造影(CT angiography,CTA)是较好的检查方法,不仅可以显示肠系膜血管病灶(图 4-11),还能帮助确定受累肠管的范围。此外,CT还可以排除其他导致腹痛的疾病。磁共振成像(MRI)也有较高的敏感性和特异性,但其检查过程较为复杂,临床实际应用受到限制。选择性肠系膜上动脉数字减影血管造影(digital subtraction angiography,DSA)目前仍然是诊断急性肠系膜动脉缺血的"金标准",诊断准确性高,能显示阻塞位置、有无侧支循环存在,也有助于鉴别血管栓塞、血栓形成或痉挛,并且能够为介入溶栓提供条件。但DSA属有创操作,通常

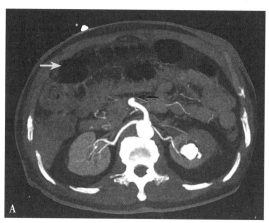
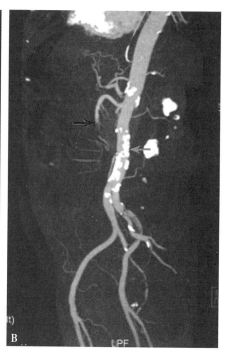

图 4-11　肠系膜上动脉阻塞

A. CT 血管造影（CTA）示肠系膜上动脉阻塞（红色箭头），小肠积气（黄色箭头）；B. CT 血管造影（CTA）示肠系膜上动脉阻塞（红色箭头），主动脉钙化斑（绿色箭头）

不作为首选检查。

（三）治疗

急性肠系膜血管缺血性疾病进展迅速，预后凶险。诊断明确后应及早治疗，包括全身支持和手术治疗。初始治疗均是液体复苏和维持循环稳定，有明显肠管缺血表现者应给予广谱抗生素。对于肠管尚未坏死、动脉造影证实肠系膜上动脉分支栓塞、远端侧支循环存在的患者，可肌内注射罂粟碱扩张肠系膜血管及解除肠管痉挛，全身肝素抗凝，同时去除诱发疾病，如治疗心律失常等。肠系膜上动脉栓塞可行取栓术。肠系膜上动脉血栓形成可选择内膜切除或动脉搭桥，动脉阻塞不严重者可先采用抗凝溶栓等非手术疗法。肠系膜上静脉血栓形成患者，诊断明确后即应开始抗凝治疗，有腹膜炎体征者须紧急手术，肠切除的范围应包括有静脉血栓形成的全部肠系膜，以防术后静脉血栓继续发展。

随着近年来介入治疗技术的发展，可以通过介入插管持续输注罂粟碱和尿激酶等进行解痉溶栓治疗，对治疗肠系膜血管血栓已有成功的报道，但其确切的治疗效果尚需进一步的临床试验证实。

（陈　力）

第三节　短肠综合征

一、概述

短肠综合征（short bowel syndrome，SBS）是指大段的小肠切除使得小肠吸收面积极度减少，残留的功能性肠管不能维持患者营养需要的吸收不良综合征。临床以严重的体重减轻、腹泻、多种维生素缺乏症、进行性营养不良和水、电解质代谢紊乱为特征。患者生存质量及预后取决于小肠切除的长度、部位、是否保留回盲瓣以及残留小肠的适应过程是否良好。目前主要采用对症营养支持治疗，部分病例也是小肠移植的适应证，该病病死率较高。

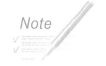

二、病因与发病机制

(一) 常见病因

1. 成人 多种原因可导致成人短肠综合征(表 4-1)。肠系膜相关疾病及急性肠扭转导致大范围小肠坏死切除是常见病因(75% 或更多)。常见导致肠系膜血管栓塞或血栓形成的高危因素有:高龄、长期存在充血性心力衰竭、动脉粥样硬化及心脏瓣膜疾病,长期利尿剂的应用,高凝状态,口服避孕药。

2. 儿童 儿童短肠综合征的病因见表 4-1。先天性疾病主要为小肠闭锁、中肠旋转不良导致的小肠异位固定或异常扭转,可发生于子宫内或出生后任何时间;新生儿期坏死性小肠炎被认为是新生儿短肠综合征的主要原因。先天性巨结肠累及小肠也是出生后发生短肠综合征较少见的原因。

表 4-1 短肠综合征常见病因

成人	儿童
小肠血管损害	先天性疾病
肠系膜上动脉血栓栓塞	血管栓塞
肠系膜上静脉血栓形成	小肠闭锁
小肠嵌顿性疝	中肠旋转不良
手术切除或改道	肠壁缺损
小肠扭转致肠坏死切除	出生后常见病因
腹部损伤所致肠袢切除术	坏死性小肠炎
空回肠短路的减肥手术	中肠节段性扭转
小肠疾病	炎症性肠病
Crohn 病	静脉血栓
放射性肠炎	动脉血栓或栓塞
原发性或继发性小肠肿瘤	外伤

(二) 发病机制

成人小肠的长度约 5~6m,存在个体差异。小肠广泛切除后,参与肠腔内物质吸收的肠黏膜表面积减少,食物在肠段中通过的时间也会缩短,从而导致短肠综合征发生。其严重程度取决于下列因素:①切除肠管的范围;②切除肠管的部位;③是否保留回盲瓣;④残留肠管及其他消化器官(如胰和肝)的功能状态等。

1. 切除肠管的范围 关于 SBS 残留小肠长度的标准,说法不一。目前认为,肠黏膜无病变的患者,如果保留回盲瓣及部分结肠,50~70cm 的小肠肠管可维持机体所需营养;结肠切除者则需保留 110~150cm 小肠肠管方可;而对于肠黏膜有病变的患者,如 Crohn 病、放射性肠炎患者,则需要保留更多肠管。

2. 肠管切除的部位 小肠切除的部位对患者术后代谢的影响也很重要。正常情况下脂肪、蛋白质、碳水化合物、矿物质、水溶性维生素的消化吸收在十二指肠和空肠中进行,维生素 B_{12}、结合型胆盐、胆固醇在回肠吸收。由于近端小肠也是胆囊收缩素、促胰液素合成及释放的场所,切除该段小肠会导致胆汁和胰液分泌减少,从而进一步加重了肠内容转运、吸收障碍。当切除近端小肠后,正常的回肠将代替全部吸收功能,回肠切除后造成的代谢紊乱明显重于空肠。

3. 是否保留回盲瓣 回盲瓣缺失可使大量的结肠内容物进入小肠,增加小肠内细菌的污染,产生类似"盲袢综合征"的系列表现。另外,研究表明,保留完整的回盲瓣能延长小肠内容物

Note

的通过时间,增加残留小肠黏膜与营养物质的接触及吸收时间,切除回盲瓣可使上述功能发生障碍,进一步加重腹泻。

4. 残留肠管和其他消化器官的状态 例如患者由于 Crohn 病、胃肠淋巴瘤、放射性肠炎等疾病而行小肠切除术,因其疾病本身的功能性损害仍然存在,残留肠管的吸收功能将进一步减少。

三、病理生理

残留肠道的适应能力:广泛切除后残余肠道代偿能力非常强大,表现为肠腔周径变大、肠管延长、肠壁变厚、肠腺陷凹加深,肠壁微绒毛过度增生肥大、高度增加。另外,肠道细胞增殖转化加速、细胞数量增加,肠管运动减缓,从而增加吸收面积,延长排空时间。

随着以上形态学和功能的变化,肠道的吸收功能随之增加,对脂肪、内因子和碳水化合物的吸收改善,特别是葡萄糖、胆酸和钙的吸收等营养物质吸收增加。吸收功能的增加是随着单位长度上皮细胞量或黏膜重量的增加而增加,而非每个细胞吸收功能的加强。

小肠切除术后适应性改变一般在术后几个月至一年内完成,且受多因素影响:①碳水化合物、脂肪酸、纤维素、谷氨酰胺等食物营养物质及非营养性物质与残余肠管的接触;②胆汁和胰液刺激;③表皮生长因子及胰岛素样生长因子等肠外生长因子、肠道激素等的作用;④剩余小肠血流的增加等。以上因素对小肠上皮细胞增生及功能适应性变化起着重要作用。例如,小肠内营养物质对维持肠黏膜的增生是必需的,而非营养物质增加不会刺激肠黏膜发生增生性变化。研究显示,接受全胃肠道外营养的短肠综合征患者,尽管其肠壁会有增生性变化,但肠道不会产生适应性改变(如小肠绒毛高度、陷凹深度、黏膜细胞 DNA 量等)。

小肠切除后也会导致机体出现相应生理代谢功能改变,例如:①胃酸分泌增多:广泛小肠切除术后患者促胃液素分解代谢降低、抑制促胃液素活性的相关胃肠激素变化导致血浆促胃液素水平增高,从而导致胃酸分泌过多。过多的胃酸也会使小肠腔内 pH 下降,直接影响胰腺外分泌消化功能,加重营养物质吸收不良。②胆盐代谢异常:胆盐的肠 - 肝循环减少,"胆汁酸池"缩小,结合胆盐的缺乏,使胆汁的正常构成改变,胆汁中胆固醇的饱和度增加而溶解力下降,易形成胆结石。③小肠细菌过度生长:小肠切除术后空回肠短路,未保留回盲瓣者可能会导致结肠细菌大量反流入小肠致盲袢内淤积增加,以及残留小肠的动力学变化,以上都可能是引起小肠细菌过度繁殖的原因。

四、临床表现

短肠综合征的临床过程可划分为 3 个阶段。

(一)急性反应期

小肠广泛切除术后的 1~3 个月。主要临床表现:①营养不良:因为能量摄取不能适应机体的需求,成人主要表现为消瘦、虚弱无力、水肿、疲劳、情绪不好等,儿童患者常发育迟缓。②腹泻:在术后 2~3 周内失水和电解质紊乱最为明显,每天从大便中丢失液体约 2.5~5L,临床上可表现为程度不同的吸收不良性腹泻和脂肪泻。吸收不良性腹泻的特点是肠内容物由未吸收的电解质和食物成分组成,其渗透压及电解质含量高于血浆,禁食后腹泻症状可随之减轻。脂肪泻者粪便色淡,呈灰白色油脂状,伴有恶臭,所含脂肪能漂浮于水面,患者常伴有腹胀、腹痛。③感染:长期蛋白质缺乏,会影响机体内抗体的合成,免疫功能低下,容易发生感染。④消化性溃疡:约半数患者可能由于手术后应激状态和肠抑胃肽、胰泌素、缩胆囊素分泌减少而引起胃酸分泌在短期内显著增加,可加重吸收不良和并发消化性溃疡。⑤抽搐:钙、镁吸收不良可引起神经肌肉兴奋性增强而导致肢体抽搐。

常见体征:皮下脂肪、骨骼肌显著消耗,出现消瘦,部分患者出现"皮包骨"、"舟状腹"或"蛙

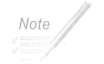

状腹",患者毛发稀少,皮下脂肪萎缩、皮肤松弛,下肢或全身水肿,睑结膜苍白呈贫血貌,常有低血压,低体温和心动过速。

(二)功能代偿期

术后的数周至 1 年。患者小肠适应改变逐渐完善,可进行肠内营养。主要临床表现:①腹泻:仍然常见,但较前期症状减轻。②营养不良及其并发症加重:体重减轻、乏力、倦怠、贫血、低蛋白血症及水肿、低钙等营养物质吸收不良的表现趋于明显;另外,因为长期维生素的吸收障碍,部分患者出现维生素 A 缺乏相关的角膜干燥、视力减退、红视和绿视现象;因为维生素 D 和蛋白质的吸收不良出现手足搐搦症及代谢性骨病,继而导致骨痛和自发性骨折;维生素 E 缺乏可致近端肌肉萎缩;维生素 K 缺乏可引起凝血机制障碍,产生紫癜、瘀点或全身性出血倾向;长期 B 族维生素的缺乏常出现周围神经炎。

(三)适应期(稳定期)

一般肠切除术一年后,剩余小肠有效面积代偿性进一步增加,与患者机体代谢相适应,从而取得相对平衡,稳定在相对低水平,但有些患者这种平衡易被内在的或外源性的因素所打破,尤其是小肠切除过长者可能无法获得长久的适应期,结果病情日益加重,出现严重的营养不良,甚至死亡。

消化性溃疡较常见,患者常有腹痛、反酸、烧心及腹胀症状。主要与该阶段胃酸持续高分泌状态有关。但随着时间延长,此种胃酸高分泌状态将会有所缓解。

常存在小肠细菌过度生长,患者因此会出现腹泻加重,包括脂肪泻和水样泻,常有腹胀、腹痛、恶心、呕吐等消化道症状,肠鸣音活跃。由于食物被细菌过度分解,粪便多恶臭。

患者胆系结石及泌尿系结石发病率增高。因胆盐代谢异常,患者胆石病的发病率高于正常人群的 3 倍。另外,因结肠中钙流失增多,结肠易吸收游离草酸盐,在泌尿系形成草酸盐结石,因此短肠综合征患者合并尿路结石者很多。

五、辅助检查

(一)实验室检查

1. 血常规检验　血红蛋白降低,患者可有缺铁性贫血或巨细胞性贫血。

2. 粪常规检验　患者粪便中常可见脂肪球和未消化的食物残渣。粪便涂片及苏丹Ⅲ染色后显微镜检查是筛选粪便脂肪的一种相对简单和直接的方法,为定性试验。

3. 血液生化检查　可有电解质紊乱及酸碱平衡失调,如低氯、低钠、低钾血症及代谢性碱中毒等。碱性磷酸酶常增高,血清白蛋白减低,胆固醇等脂类含量降低,血清叶酸和维生素 B_{12} 水平也常降低。血清白蛋白水平可初步评价患者机体的营养状况:轻度、中度、重度营养不良时血清白蛋白的范围分别为 30~35g/L、21~30g/L、小于 21g/L。

4. 凝血功能检查　凝血酶原时间延长,有出血倾向。

5. 脂肪吸收不良试验　①粪脂肪定性:苏丹Ⅲ染色。②粪脂定量试验:绝大多数患者都存在脂肪泻,可通过粪脂定量试验来证实。一般采用 Van de Kamer 测定法,患者高脂饮食(每日摄入脂类 100g 以上),收集 24 小时粪便进行定量分析,24 小时粪脂肪量大于 6g 或吸收率小于 95% 为可认为有脂肪吸收不良。③^{14}C- 甘氨胆酸 - 呼吸试验:短肠综合征患者口服 ^{14}C 甘氨胆酸后,胆酸不能像正常人一样多数在回肠被吸收,而是在结肠被细菌分解代谢为 CO_2,故通过呼吸和粪便排出体外的 $^{14}CO_2$ 达正常 10 倍以上,该试验诊断脂肪吸收不良的价值较肯定,较粪脂定量方法简便,但同样不能提示吸收不良的病因,且假阳性较高。④血清胡萝卜素浓度测定:胡萝卜素是维生素 A 的前身,血清胡萝卜素含量可间接反映脂肪吸收情况,正常值大于 100IU/dl,短肠综合征患者常低于正常值。

6. 右旋木糖吸收试验　木糖在体内不被代谢,由尿中被排出,在肾功能正常条件下木糖吸

Note

收排泄量可反映小肠吸收功能,大段小肠切除后,血或尿中木糖浓度显著降低。

7. 维生素 B_{12} 吸收试验   即 Schilling 试验,主要用来判断维生素 B_{12} 缺乏的病因。先肌内注射维生素 B_{12} 1000μg,使体内储存达饱和,1 小时后口服钴标记的维生素 B_{12},然后收集 24 小时尿液,检测尿液放射性含量,回肠切除后,尿内钴标记的维生素 B_{12} 排出量降低。

8. 必要时可做胰腺外分泌功能检查,方法分为直接分泌试验和间接分泌试验,来判断患者是否存在胰液分泌不足,胰酶的缺乏会导致患者对食物中脂肪和蛋白质的消化和吸收障碍进一步加重。

9. 十二指肠引流液检查可直接患者测定胆酸、胰脂酶及胰蛋白酶含量,疑有小肠上部细菌过度繁殖可做小肠液细菌培养和菌落计数。

(二)影像学检查

1. X 线钡餐   可明确残留小肠的长度、钡剂排空时间、肠黏膜皱襞的情况,多次检查可作对比观察。

2. 内镜检查   内镜下可观察残留肠道黏膜的形态,必要时可做肠黏膜活检,观察肠黏膜镜下微形态变化,并排除其他小肠广泛病变导致的营养吸收不良,如 Crohn 病、放射性肠炎等。

3. 其他   腹部 B 超、腹部平片和 CT 扫描等其他腹部影像学检查,有助于排除胰腺疾病导致的胰源性吸收不良。

六、诊断及鉴别诊断

诊断短肠综合征应具备下列 3 个基本条件:①小肠广泛切除的病史;②吸收不良的临床表现;③吸收不良的实验室证据。

血常规、电解质酸碱平衡、负氮平衡、血浆蛋白、脂类、凝血酶原、胰腺功能以及 X 线钡餐等影像学检查可提供营养和胆盐代谢、胰腺功能、肠黏膜增生等方面的资料,以帮助判断营养物质缺乏的程度以及明确是否存在胃酸分泌过多、胆盐缺乏、细菌过度繁殖和胰腺功能受损等诸多不利因素以便及时对症治疗。

本病主要应与其他原因引起的吸收不良相鉴别。病史、小肠黏膜内酶活性测定、新型小肠内镜检查加活检或胶囊内镜检查、血清学测定(酶及电解质)、淋巴管造影等对其鉴别均有帮助。有关甲状腺和肾上腺功能检查可排除继发性内分泌疾病所致的吸收不良。

七、治疗

短肠综合征的治疗应根据其手术类型、并发症的防治以及术后的病理生理特点来施行,随其临床分期的不同采用不同的营养支持治疗策略:急性反应期以肠外营养维持水电解质平衡为主;功能代偿期采用肠外营养与逐步增加肠内营养相结合的治疗;适应期使患者逐步过渡到肠内营养为主。另外,一些特殊营养物质的应用,以及外科手术治疗方法在临床上也受到越来越多的重视。

(一)非手术治疗

1. 急性反应期

(1)选择肠外营养,补充足够的能量,维持机体的水、电解质和酸碱平衡:应仔细记录 24 小时出入量、连续的血浆电解质检查结果、体重下降情况为补充水电解质和营养物质提供依据。术后 24~48 小时补充的液体应以生理盐水、葡萄糖溶液为主,亦可予一定量氨基酸及水溶性维生素。原则上氮源的供给应从小量开始,逐步加大氨基酸的入量使负氮逐步得到纠正。术后 2~3 天可开始全胃肠外营养(TPN),成分应有糖、蛋白质、脂肪、电解质、溶性维生素、水溶性维生素及微量元素等,所需热量和蛋白质要根据患者的体重临床状态及活动的多少仔细计算,热量主要由葡萄糖及脂肪提供。过量的葡萄糖会转化为脂肪沉积在肝脏,加重肝衰竭的危险。空肠

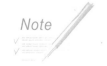
Note

短于 50cm 的患者还应注意补充铁、钾。

(2) 防治并发症:①防治感染:针对肠源性感染的可能性,应选择抗厌氧菌和需氧菌的抗生素,当患者持续发热,应及时行 B 超或 CT 检查,以早期发现腹部脓肿并有效处理。②控制腹泻:禁食及胃肠外营养可抑制胃肠道蠕动和分泌,延缓胃肠道的排空,从而减轻腹泻的程度。腹泻严重难以控制者,可应用生长抑素和合成类似物(如奥曲肽 50mg 2~3 次 / 天皮下注射)可明显抑制胃肠道的分泌,减轻腹泻及减少电解质的丢失。③抑制胃酸过多:术后胃酸分泌过多可应用 H_2 受体阻断剂或质子泵抑制剂,如法莫替丁、奥美拉唑等,亦可防治应激性溃疡、吻合口溃疡。

2. 功能代偿期

(1) 肠内营养:患者肠道功能初步恢复后,应尽早经口或管饲进行肠内营养支持,及时、合理的肠内营养可促进肠道功能恢复,改善患者生存质量。食物对肠道的刺激可促进残存小肠黏膜增生、肥大,增加刷状缘的酶活性,促进小肠功能代偿。

肠内营养的使用需遵循循序渐进的原则,在逐渐增加肠内营养供给量的同时逐渐减少肠外营养供给量,最终达到完全肠内营养。早期一般以单纯葡萄糖液、单纯盐溶液试食,以确定患者肠道是否通畅及其适应能力。随后可用无蛋白、无脂肪流食作为过渡,少量多餐,增加对肠道的刺激。待肠道适应后,可用要素饮食,遵循剂量由少到多、浓度由稀到稠、速度由慢到快的原则,最终进食高蛋白、高碳水化合物、低脂肪的少渣软食。需管饲者可将食物制成匀浆膳。对肠内营养无法提供或提供不足的能量和营养素,如维生素 B_{12}、必需脂肪酸、脂溶性维生素、铁、钙、镁、锌等应经静脉及时补充。

(2) 特殊营养物质的应用:一些含有氨基酸如谷氨酰胺的要素饮食在促进残留小肠的适应性代偿有很重要的作用。谷氨酰胺对肠黏膜具有营养作用,是肠黏膜细胞的条件必需氨基酸,可防止肠黏膜萎缩,预防肠道细菌移位,促进残存小肠的代偿性增生,增加小肠黏膜的厚度和重量,增强残存肠道黏膜的吸收功能。

3. 适应期 此期残存小肠功能已得到最大代偿,通常能耐受口服普食,但仍有 30% 的患者在此阶段仍存在营养吸收不良的现象,需定期测定血浆维生素、矿物质及微量元素浓度,及时补充调节治疗。

(二) 手术治疗

短肠综合征患者无绝对手术适应证,仅对小肠适应性变化长时间无改善的患者可考虑外科治疗。外科治疗的目的是通过增加肠吸收面积或减慢肠运输时间以延缓食糜排空来增加小肠的吸收能力,但每种术式均有许多复杂的并发症,且手术治疗效果不恒定,应慎重考虑才能施行。

1. 减慢肠运输的手术方式

(1) 小肠肠段倒置术:将一段小肠倒置吻合使倒置的肠管呈逆蠕动,能减慢肠运输和改变肌电活动,有利于营养物质的吸收。倒置肠段的理想长度成人为 10~15cm,婴儿为 3cm,倒置肠段为末段小肠。

(2) 结肠间置术:利用结肠蠕动缓慢且肠段蠕动冲击少见的特点,将结肠间置于空肠或回肠间,延长肠运输时间。有同向及逆向蠕动间置结肠两种手术方式,间置入结肠的范围以 8~24cm 为宜。

(3) 小肠瓣或括约肌再造术:适用于广泛切除小肠同时又切除了回盲部的患者。一般手术部位在残留小肠的末端,通过人为制造小肠末端一定程度的不全机械性肠梗阻,起到减慢肠运输的作用,还可预防结肠内容物逆行性反流而导致的小肠细菌过度生长。

(4) 制造重复循环肠襻:以此延缓食糜排空。

2. 增加肠吸收面积的手术方式

(1) 小肠缩窄延长术:将一段小肠沿长轴切开一分为二,注意保持各自的血供,分别缝合成

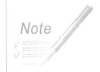

为两个细的肠管,该手术方式适合肠段扩张的患者,特别是患儿,但有吻合处多发粘连及狭窄等潜在并发症。

(2) 小肠黏膜补片修补术:在空肠上做一切口,以结肠浆膜、腹壁肌瓣或假体材料等作补片,新生黏膜从空肠切缘上长出并覆盖结肠黏膜等补片,增加肠道吸收面积及消化酶的产生,但这种方法尚处于实验研究阶段。

3. 小肠移植手术　对于需要永久性完全依赖肠外营养的短肠综合征患者,小肠移植是最理想和最有效的方法。但由于该手术成功率不高,存在较多并发症,目前在临床上尚不能广泛开展。小肠移植手术常见并发症有:移植免疫排斥反应,移植小肠功能不能恢复,以及脓毒血症、多源性感染等。但未来随着小肠移植技术的日趋完善,无疑将给严重的短肠综合征患者带来长期存活的希望。

八、预后

影响小肠广泛切除术后患者的预后的有关因素中,最重要的是手术切除范围和切除小肠的部位,也与患者结肠保留的情况、是否切除回盲瓣及术后处理是否得当有直接关系,其次,还和病因及患者手术时的全身情况有关。手术时尽可能地保留小肠足够长度对预后非常重要。

(柴宁莉)

附:小肠移植

(一) 概述

小肠移植(small bowel transplantation)是指将异体的一段小肠通过血管吻合、肠道重建的方式移植给由于各种原因而切除或损毁了大部或全部小肠患者的一门外科技术,是治疗短肠综合征或不可逆转肠衰竭疾病较为理想的治疗手段。小肠是人体内最大的淋巴库且为有菌的空腔脏器,移植免疫反应较其他脏器移植更为强烈和复杂,既有排斥反应,又有移植物抗宿主反应,与此同时肠源性感染发生率高,严重影响了小肠移植的临床应用,一直是临床上难度最大的移植手术之一。

小肠移植始于 20 世纪初期,但其发展远远落后于其他器官和组织移植的发展水平。1905年,Carrel 首先报道了小肠移植技术,1959 年,Lillehei 完成了首例犬小肠移植手术,1964 年,Deterling 首次为一婴儿施行同种异体小肠移植手术(母亲为供体),但因排斥等问题困扰而失败,其后均未获得成功。20 世纪 80 年代初,免疫抑制剂环孢素 A(CsA)应用于临床后,促进了肾、肝、心等器官移植的临床应用,并有长期存活的患者,但是小肠移植患者的存活率仅在 0%~28%,移植肠的存活率在 0%~11%,小肠移植的疗效徘徊不前,不能令人满意。1988 年,德国 Deltz 成功进行的首例人体单独小肠移植,被公认是第 1 例成功的临床小肠移植。直到 20 世纪 90年代,FK506(tacrolimus)应用于临床小肠移植领域后,小肠移植的成功率与存活率才有所提高。参照 2007 年第 10 届小肠移植国际讨论会上小肠移植登记处(Intestine Transplant Registry, ITR)的资料显示,2005 年至 2007 年全球进行的单独和联合小肠移植患者的 1 年存活率已达到 80%~90%。我国临床小肠移植工作起步较晚,南京军区总医院于 1994 年完成国内首例尸体来源的单独小肠移植,到目前为止,总计完成不到 30 例,与北美相差较远。

(二) 分类

小肠移植根据小肠来源的不同可分为尸体供肠小肠移植和活体供肠小肠移植两种。与尸体供肠小肠移植相比,活体小肠移植具有许多优点:活体供肠具有较高的组织相容性,可以减少免疫抑制剂的用量,从而减少感染发生的机会;而且人体小肠的代偿性功能好,获取部分小肠对供者的健康不至于有较大的影响,较肝、肾等亲体供给更为合适;活体小肠移植可选择手术时

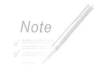

机,在供体、受体均处于最佳状态时施行手术,手术成功率高;受体、供体手术协同进行,可以最大程度地减少冷缺血时间,有利于术后移植肠管功能的恢复。但也因取材受限而具有吻合血管易狭窄并形成血栓等缺点。

根据移植内容不同,小肠移植分为 3 个主要类型:

1. 单纯小肠移植　主要适用于单纯小肠功能缺失的患者。单独小肠移植采用门静脉回流符合解剖生理,门静脉血中的肝营养物质对维持肝细胞的结构、功能以及再生能力具有重要作用。

2. 肝 - 小肠联合移植　适用于伴肝衰竭的小肠功能缺失的患者。目前多应用保留十二指肠的整块肝脏小肠联合移植术,供者的十二指肠及胰头一并植入,保留了供者胆管系统的完整性,简化手术操作,成功率较高。

3. 多脏器联合移植　适用于由吸收、动力和血管病损引起的广泛胃肠道病变合并肝衰竭者。如肝先天性 S 蛋白合成障碍并发肠系膜血管栓塞、全肠道神经源性或肌源性运动障碍合并肝衰竭的患者。由于技术原因,含有肝脏的多脏器联合移植叫作完全多脏器联合移植,不含肝脏的叫作改良多脏器联合移植。

(三) 小肠移植的适应证和禁忌证

1. 适应证

(1) 不可逆小肠功能衰竭。

(2) 肠蠕动失调症。

(3) 小儿疾病:主要是小儿先天性、多发性小肠闭锁症以及小肠无神经节综合征、腹裂、肠扭转、坏死性肠炎、先天性肠表皮黏膜疾病等。

(4) 成人疾病:主要有短肠综合征(肠系膜血管性疾病、肠扭转疾病、外伤等造成小肠坏死,施行广泛小肠切除所致)、广泛严重肠粘连、假性肠梗阻,Crohn 病、先天性巨结肠所致的肠运动功能不良,Gardner 综合征、放射性小肠炎、坏死性小肠、结肠炎、肠系膜根部肿瘤及家族性息肉病等。

2. 禁忌证　除了器官移植共同的绝对禁忌证外,小肠移植是一项难度极大的临床治疗技术,手术、排斥反应、感染及药物不良反应对小肠移植术后患者的生存和重要脏器功能影响极大。因此,如果等待小肠移植患者的全身一般状况和重要脏器功能不能耐受小肠移植的治疗,这部分患者便具有禁忌证。小肠移植的禁忌证随着技术的进步和改良而逐渐减少,绝对禁忌证包括全身性肿瘤、转移性疾病、获得性免疫缺乏综合征、心肺功能不全、无法控制的感染等;相对禁忌证通常包括体重(轻于 5kg 的婴儿)、年龄和既往腹部多种手术史等因素。

(四) 手术时机

肠功能衰竭的另一种维持生存的治疗方式是全肠外营养(total parenteral nutrition,TPN),随着 TPN 广泛应用于临床,客观上延缓了人们对小肠移植临床应用探索的紧迫性。小肠移植最初的适应证是肠衰竭性家庭肠外营养(home parenteral nutrition,HPN),并反复出现感染、肝衰竭或失去静脉通道的建立,而如今有了很大的变化。由于小肠移植疗效的提高,对不可逆肠衰竭患者尽早行小肠移植,这是因为不论是小肠移植的医疗费用还是疗效均优于出现肠衰竭行 TPN 后再行小肠移植。一旦短肠综合征患者的残存小肠康复治疗和非移植的外科手术治疗失败,并无法摆脱 TPN 而生存,就应尽早接受小肠移植治疗,小肠移植的手术时机正从过去不可逆肠衰竭合并 TPN 支持失败患者的救命治疗措施,转变为尽早接受小肠移植能提前获益并显著提高生活质量的一种治疗手段。

(五) 术前评估和处理

术前需对患者的既往病史进行详细了解,尤其是对一个漫长、复杂治疗过程的详细了解,通过实验室和特殊检查,对目前患者的身体状态进行评估,以了解患者进行小肠移植手术时可能

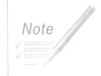

遭受的风险。病史采集应重点采集导致小肠广泛切除的原发病的诊断、既往手术史、营养支持的方式以及评估全身营养、各重要器官的功能状况。术前常规检查除一般检查外，还包括感染性疾病的筛查、免疫学以及营养指标的测定。特殊检查应了解患者的腹腔内状况和腹腔大血管的解剖和功能，为小肠移植做准备。

多数等待小肠移植的患者术前营养状态差，应在术前积极改善患者的全身及各重要器官的功能状况，术前营养支持的目的是维持并改善患者的营养状态。除此之外，应妥善处理 TPN 所致的各种并发症包括胆汁淤积、非结石性胆囊炎，以及长期 TPN 所致的凝血功能障碍。如术前发现腹腔感染或肠外瘘的存在，应积极处理包括放置腹腔引流。

（六）手术步骤

1. 供者手术　活体小肠移植需连带一定长度的肠系膜上动、静脉；尸源性供肠可保留肠系膜上静脉蒂或门静脉蒂，肠系膜上动脉尽量游离足够长度或带腹主动脉蒂；肝 - 肠和腹腔多脏器移植时，供者器官切取按原位灌注、葡萄簇状整块切取的原则进行，腹主动脉片（蒂）切取时应同时保存肠系膜上动脉和腹腔干孔以方便血管吻合。

2. 受者手术

（1）血管吻合：供肠肠系膜上动脉 - 受者腹主动脉或髂总动脉端侧吻合。静脉重建根据回流途径主要分为供肠肠系膜上静脉 - 受者下腔静脉或髂总静脉端侧吻合、供者肠系膜上静脉 - 受者门静脉（或肠系膜上静脉、脾静脉）端侧吻合两种。

（2）肠管吻合：近端供受者肠管端 - 端吻合；远端造瘘供术后定期内镜组织学检查，6~12 个月后关闭，还可辅加供者远端肠管 - 受者肠管侧端吻合；近端肠管置入空肠饲管供术后应用免疫抑制剂和早期胃肠内营养。

（七）术后处理

1. 一般处理　术后患者置于移植监护病房，进行重要脏器功能支持和维护、详细监测、记录生命体征和液体出入量。密切观察移植肠腹壁造口的颜色及造口量的变化，高度重视移植肠血管并发症的发生。观察有无腹腔出血、淋巴漏、消化道吻合口瘘等外科并发症的发生。术后早期应严密监测排斥反应的发生，联合应用窄谱、强效抗细菌、真菌和病毒药物预防感染的发生。

2. 营养支持　在移植肠功能恢复之前，TPN 维持受者的主要营养需求，随着移植肠功能的逐渐恢复，受者逐步过渡到肠内营养维持。患者生命体征平稳即可开始肠外营养支持，随着肠功能的恢复，在受者肠道能耐受、营养状态维持良好的前提下，逐渐增加肠内营养量，相应减少静脉营养量，并最终摆脱静脉营养。

3. 免疫抑制　小肠移植与其他实体器官移植比较，面临着更大免疫学挑战。小肠属于高免疫源性器官，移植物表现为高度的嵌合性和免疫原性，导致排斥的发生率极高。强效免疫抑制药物已将排斥反应的致死率大幅降低，但至今尚无一个标准的临床免疫抑制药物方案。目前大部分小肠移植中心常使用单克隆或多克隆抗体进行预处理的诱导治疗。最常用的诱导药物是抗胸腺细胞球蛋白（ATG）、人源化的白介素 -2 受体单克隆抗体（daclizumab）、人源化的抗 CD52 单克隆抗体（campath-1H）等。目前普遍应用免疫抑制维持方案以 FK506 和激素为基础，联合应用西罗莫司（雷帕霉素，Rapamycin）等。

（八）常见并发症

1. 出血　小肠移植术后有较高的出血风险，直接原因可以是血管未结扎或结扎脱落、创面渗血、凝血机制障碍和吻合口出血等。一旦确诊急性出血，积极采取快速输血，补充凝血因子，应用止血药物，不能改善病情者，应积极进行外科手术干预。

2. 吻合口瘘　移植肠的肠道往往愈合能力差，消化道吻合口瘘的发生率较高。腹痛、腹胀、发热，腹腔引流管甚至切口有肠内容物流出即可诊断。首先应加强消化液的引流通畅，胃肠减

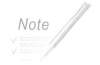

压,营养支持并且全身抗感染治疗。

3. 血管并发症　主要是血栓形成,虽然发生率不高,但后果严重。动脉吻合口血栓形成,可致小肠坏死,静脉吻合口血栓形成,大量暗红色血性渗液从肠壁渗出。一旦确诊,应积极手术切除已坏死肠段,并准备再次小肠移植。

（杨　扬）

第四节　小肠肿瘤

一、概述

小肠占胃肠道总长的 70%~80%,但小肠肿瘤的发病率仅占胃肠道肿瘤的 5%。小肠肿瘤发病率低可能与小肠内容物通过快、小肠黏膜细胞更新快、小肠内容物为碱性液状、肠壁内含有较高 IgA、小肠内细菌含量低等因素有关。

二、病因

小肠肿瘤的确切病因目前尚不清楚。有学者认为某些胆酸如去氧胆酸、原胆酸等及其在细菌作用下的一些降解产物有致癌作用,故在十二指肠慢性炎症的基础上,经过胆汁中某些致癌物质的作用,可导致癌的发生。目前较为一致的看法有:①小肠腺瘤样息肉、腺癌和某些遗传性家族性息肉病关系密切;②厌氧菌可能在一部分小肠肿瘤中起一定作用;③免疫增生性小肠疾病(immuno proliferative small intestinal disease,IPSID)被认为是淋巴瘤的癌前病变,各方面的证据均提示感染可能在 IPSID 淋巴瘤的发生发展中起着重要作用;④炎症性肠病具有发展为小肠恶性肿瘤的倾向性;⑤一些疾病如 Crohn 病、神经纤维瘤病、某些回肠手术术后与腺癌的发生有关,另一些疾病如结节性淋巴样增生、艾滋病则与非霍奇金淋巴瘤有关;⑥化学性致癌剂如二甲基肼、氧化偶氮甲烷在小肠肿瘤的发生中可能起一定的作用。

三、病理

小肠肿瘤可来自小肠的各类组织,如上皮、结缔组织、血管组织、淋巴组织、平滑肌、神经组织、脂肪等,因此小肠肿瘤可以是各种类型。良性肿瘤较常见的有腺瘤、平滑肌瘤、纤维瘤、血管瘤等。恶性肿瘤以淋巴肉瘤、腺癌、平滑肌肉瘤、类癌等比较多见。此外,小肠还有转移性肿瘤,可由胰、结肠和胃癌直接蔓延,也可以从远处经淋巴管或血行播散而来,如卵巢癌、黑色素瘤等。

小肠肿瘤在肠壁的部位可分为腔内、壁间或腔外三型。以突入肠腔内的腔内型较为多见,呈息肉样,也可沿肠壁浸润生长,引起肠腔狭窄。较大的肿瘤组织内可因血液循环障碍出现坏死,并引起溃疡及肠道出血或穿孔。

四、临床表现

小肠肿瘤的临床表现很不典型,一般与肿瘤的类型、部位、大小、性质、是否有梗阻、出血和转移有关。因此小肠肿瘤的症状常表现为以下一种或几种:腹痛、肠道出血和贫血、肠梗阻、腹内肿块、肠穿孔、消化道症状、发热、消瘦和体重减轻等。

1. 腹痛　最常见,部分原因是由于肠梗阻所致,另外,肿瘤的牵拉及其引起的肠管蠕动失调、瘤体发生中心坏死所引起的炎性反应、溃疡、穿孔等,都可以引起腹痛。可为隐痛、胀痛、持续性剧痛或间歇性挛性疼痛。肠梗阻腹痛多呈间歇性剧痛发作,常伴有恶心呕吐。持续性剧痛常见于肿瘤中心坏死、溃破引起的腹膜刺激和炎症。

2. 肠道出血和贫血　出血一般是肿瘤在发生溃疡或表面糜烂后出现的症状。约 1/3 的小肠良性肿瘤有出血,其中以平滑肌瘤和血管瘤比较多见,而来自腺瘤者较少。约有 1/4 左右的小肠腺癌有柏油样便。恶性淋巴瘤发生出血者较少,平滑肌肉瘤最易出血。小肠肿瘤出血一般不明显,大多为间歇性少量柏油样便,少数为大量出血;十二指肠肿瘤大出血时可以有呕血。出血可致患者产生贫血的临床表现,小肠癌和恶性性淋巴瘤患者常有明显的贫血。

3. 肠梗阻　是小肠肿瘤较常见的并发症。多因肿瘤所引起的肠套叠、肠管挛缩、狭窄或扭转等所致。另外,当向肠外生长的巨大良性肿瘤如肌瘤、神经纤维瘤等压迫肠道时,也可产生慢性梗阻症状,但是少见。肠套叠是引起急性肠梗阻的常见原因,多见于良性肿瘤。恶性肿瘤以慢性不全性肠梗阻较常见。约 2/3 的小肠腺癌发生肠梗阻症状。恶性淋巴瘤发生梗阻症状者亦多见。

4. 腹内肿块　部分患者腹部可触及肿块,以向肠腔外生长的肿瘤为多见。肿块的硬度可以从柔软到坚硬不等,有时为囊性。一般说来,良性肿瘤偏软,恶性较硬。表面可光滑、不平或分叶状;活动度往往较大,而且位置不定。临床触诊有时可触及肿块,而有时又触不到,这种特点值得注意,需多次反复检查,方能确定腹部有无肿块存在。触不到肿块也不能排除小肠肿瘤。良性肿瘤患者多数触不到肿块。能触到者多为平滑肌肉瘤、纤维瘤、大的淋巴瘤或肿瘤引起的肠套叠。约 1/3 的小肠癌和半数恶性淋巴瘤及平滑肌肉瘤可触到肿块。当恶性肿瘤侵犯邻近器官粘连成内瘘时,其肿块边界往往不清并且活动度低。

5. 穿孔　在小肠良、恶性肿瘤中均可能发生,但在恶性肿瘤中更多见。常发生于溃疡型腺癌和平滑肌肉瘤。肠穿孔可以是急性的,引起弥漫性腹膜炎;也可以是慢性的,形成局限性脓肿和肠瘘。

6. 消化道症状　有时小肠肿瘤会引起类似溃疡病的上腹部不适和疼痛,同时伴有恶心、腹胀和消化不良等现象;有恶心及呕吐者约占半数,而便秘者亦属常见。此外,不少患者可有腹泻,以恶性淋巴瘤患者为多见。其主要原因有:小肠恶性肿瘤中合并慢性溃疡性结肠炎、局限性肠炎、乳糜泻等;肠系膜被肿瘤浸润增厚,可影响脂肪吸收而发生脂肪泻;空肠黏膜绒毛萎缩致吸收障碍;小肠肿瘤与结肠直肠形成瘘等。

7. 发热　可以是小肠恶性淋巴瘤的首发症状,其次以平滑肌肉瘤较多见,而癌症较少见,热型不规则。发热的原因部分是由于肿瘤中心坏死、溃破感染,或穿孔后引起腹膜炎或脓肿所致。

8. 消瘦和体重减轻　多见于恶性肿瘤患者。常与食欲减退、消化不良、腹泻、肠梗阻、慢性失血及发热等有关,晚期肿瘤患者可出现恶病质。

9. 其他　有时因肿瘤累及肠系膜根部淋巴结,可压迫静脉而发生下肢水肿;也可因腹膜的累及和营养障碍而有腹水症状;肿瘤并大出血时可致休克;肿瘤位于十二指肠壶腹部周围时,可出现梗阻性黄疸或胆道感染等表现。

五、辅助检查

1. X 线钡餐　口服大量钡剂往往使小肠影像重叠,检出率不高,分次口服少量钡剂,在逐段连续仔细观察下可提高检出率。

2. 钡剂灌肠　如钡剂能进入末段回肠,有时可显示末段回肠肿瘤,但发现率很低。

3. 十二指肠镜　对诊断十二指肠局部肿瘤的正确率甚高。

4. 小肠镜　可检出部分上段空肠的病变,但对整个小肠的检查尚受限。

5. 胶囊内镜　胶囊内镜的问世,为小肠疾病的诊断带来了一次革新。胶囊内镜大小约为 2cm×1cm,吞服胶囊内镜后,穿着数据记录仪背心,经检测确认胶囊进入小肠后即可离开医院。整个检查过程需要 8~10 小时。检查后胶囊自肛门自行排出。数据记录仪中的图像资料最终下载至工作站中,并由相关软件进行处理。胶囊内镜具有检查安全、无创、依从性好的特点,

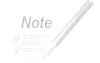

对小肠黏膜、黏膜下血管及黏膜隆起性病变检出率达 86.8%,对原因不明消化道出血诊断率在 60%~70%,对 Crohn 病的诊断率为 65%。但其也具有不能进行病理检查及不能进行内镜下治疗的缺点。

6. 选择性肠系膜血管造影　对血管丰富或有出血的病变,或是在肠壁上占有较大部位的病变可以显示出来。

7. 5- 羟色胺　由于类癌患者血中 5- 羟色胺升高,故对怀疑类癌的病例,测定患者尿中的 5- 羟色胺的降解物 5- 羟吲哚乙酸,有助于确定肿瘤的性质。

8. CT、MRI　对小肠肿瘤的诊断帮助不大。

六、诊断及鉴别诊断

多数小肠肿瘤患者,不论良恶性,多因腹痛和黑便或便血来诊。如初步检查排除了常见的病因,或全面检查仍未能作出诊断,应考虑到有小肠肿瘤的可能而做进一步检查。

有消化道出血,出血量估计每分钟超过 3~5ml 者,可做选择性腹腔和肠系膜上动脉造影,以对出血病灶定位。疑为十二指肠肿瘤时,除十二指肠造影外,可做十二指肠镜检查,直接了解病变部位、大小、形态,并做活组织检查。虽然现在已有小肠镜问世,但尚未在临床得到广泛应用。

不少小肠肿瘤通过以上种种检查仍未能明确诊断,必要时可考虑剖腹探查。

小肠肿瘤主要表现为腹痛、恶心、呕吐、胃肠道出血、腹部肿块、贫血、体重减轻等。

应与下列疾病相鉴别:

1. 结肠癌　症状除了腹痛、腹部肿块之外,还有排便习惯与粪便性状的改变,这与小肠肿瘤有所不同,较容易区分。

2. 肠套叠　本病多数患者为 2 岁以下的儿童,发病突然,主要表现为腹痛、呕吐、便血、腹部腊肠样包块。

3. 消化性溃疡　上腹部疼痛是溃疡病最常见的症状之一,常见有节律性、周期性和长期性的特点,疼痛的性质常为隐痛、灼痛、胀痛、饥饿痛或剧痛,以阵发性中等度钝痛为主,亦有持续性隐痛者,能为碱性药物和食物暂时缓解。

七、治疗

诊断一旦确立,应早期手术切除。较小肿瘤可行局部肠切除。小肠恶性肿瘤手术需对病变肠段及区域淋巴结进行较广泛的切除、清扫。如为十二指肠恶性肿瘤,则多需做十二指肠胰头切除;如小肠肿瘤局部固定无法切除,可做旁路手术以解除或预防梗阻。

1. 小肠良性肿瘤的治疗　手术切除病灶是唯一有效的治疗方法,可预防因肿瘤引起的肠套叠、肠梗阻等并发症。根据肿瘤大小和在肠壁的位置确定切除范围。肿瘤小、带蒂、位于系膜对侧者,可行肠壁楔形切除,或切开肠壁,切除肿瘤,横行缝合肠壁切口。肿瘤较大或位于肠壁系膜缘,可行肠段切除;距回盲瓣 5cm 以上的回肠良性肿瘤,可保留回盲瓣;不足 5cm 者做回盲部切除。肠套叠如无明显粘连,复位后肠管亦无血液循环障碍,按上述原则处理。如套叠肠段粘连严重,不宜勉强复位,应将套叠肠段连同肿瘤一并切除。肿瘤较大,有坏死或合并溃疡,该区肠系膜淋巴结肿大,难与恶性肿瘤鉴别者,按术中冰冻病理结果进行相应处理。

2. 小肠恶性肿瘤的治疗　以手术切除为主,切除范围应包括肿瘤两侧各 10cm 的肠管,清扫区域淋巴结。位于距回盲瓣 20cm 以内的回肠恶性肿瘤,行右半侧结肠切除,以利于清除该区引流淋巴结。对腹腔内转移的病例,只要病灶可切除,患者一般情况良好,仍应切除原发灶。

3. 其他　一般状况差的患者,手术前、后应行营养支持,纠正水、电解质紊乱,对提高患者耐受手术能力和机体免疫功能,减少术后并发症,降低手术死亡率有重要意义。放疗、化疗对小肠恶性淋巴瘤有较好疗效,对其他恶性肿瘤则疗效不肯定。

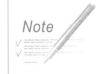

八、预后

小肠良性肿瘤除少数死于肿瘤并发症外,绝大多数手术效果好。小肠恶性肿瘤预后较差,腺癌预后最差,肉瘤、恶性淋巴瘤次之。腺癌 5 年生存率约为 20%,恶性淋巴瘤约为 35%,平滑肌肉瘤约为 40%。

(俞全龙)

第五节 肠 瘘

一、概述

肠瘘是指肠与其他器官,或肠与腹腔、腹壁外有异常的通道。肠瘘有外瘘和内瘘之分。肠瘘穿破腹壁与外界相通的称为外瘘,如管状瘘、唇状瘘;与其他空腔脏器相通,肠内容物不流出腹壁外者称为内瘘,如胆囊十二指肠瘘、胃结肠瘘、肠膀胱瘘等。内瘘的症状与治疗根据所穿通的不同的空腔脏器而异。小肠 - 小肠内瘘可不出现症状,高位小肠与结肠的瘘可导致腹泻和营养不良,肠管与其他空腔脏器如胆囊、膀胱、阴道等的内瘘则都有相应的临床表现,主要是感染。由于内瘘在临床肠瘘所占比例不大,且症状各异,治疗亦随所在脏器而异,相同之处不多,本节主要介绍肠外瘘。

二、病因

肠外瘘多数是并发症,继发于手术、损伤、炎症、感染等,还可有少数属于先天性畸形。肠外瘘的病因有:

1. 先天性畸形   由于卵黄管未闭可在脐部发生肠外瘘;而卵黄管肠端未闭但腹壁端已闭者则成为梅克尔憩室(Meckel diverticulum),先天性肠瘘为数极少。

2. 手术   是造成肠瘘的主要原因。多见于胃肠和胆道手术;肾、输尿管手术与妇科手术也可并发肠外瘘,多为术中意外所致。

3. 损伤   肠损伤经初步处理后,因感染或组织缺血,或是处理时有遗漏,损伤处可破溃成瘘;放射治疗后,肠道损伤致瘘,可以在放射后早期,也可在后期发生。

4. 肿瘤、炎症   肿瘤穿破成瘘多发生于结肠;炎性病变如 Crohn 病、Behcet 病、溃疡性结肠炎也可溃破导致肠瘘。肠结核以及腹腔内感染也有引起肠壁坏死穿孔形成肠瘘的可能。

三、病理生理

肠外瘘发生后机体可出现一系列病理生理改变,主要有:①大量肠液丢失于体外,引起脱水,电解质和酸碱平衡紊乱,严重时可导致周围循环和肾衰竭。②小肠一天的分泌物中含有 70g 蛋白质或 12g 氮,正常情况下以氨基酸的形式被重吸收。肠外瘘时蛋白质大量丢失且不能经胃肠道补充营养,加之患者因感染而处于高分解代谢状态,故可迅速出现营养不良,若无适当的营养治疗,最终可出现恶病质。③含有消化酶的肠液外溢,引起瘘周围皮肤和组织的腐蚀糜烂,继发感染和出血,并可引起腹腔内感染。

四、临床表现

肠外瘘的临床症状可分为两个阶段:第一阶段是创伤、手术后短期内,或是炎性肠病发生穿孔的早期,肠内容物尚未溢出至腹腔外;但肠液已外溢至腹腔,导致弥漫性或局限性腹膜炎的症状,如发热、腹胀、腹部有压痛、腹肌紧张、肠鸣音减弱或消失,甚至腹腔内出现积液的症状。经过剖腹探查引流或腹部切口感染、破裂后；或是从原置有的腹腔引流管中出现肠液,患者将出现第二阶段的症状。第二阶段的症状将随肠液的流出量与腹腔内感染的程度,处理是否适当而有明显的差异,轻者仅有少量肠液从瘘管流出,重者则可导致严重的内稳态失衡、重度营养不良、腹腔内感染、脓肿以及多系统器官功能障碍。第二阶段概括起来可以有下列五方面的症状。

1. 瘘口局部的症状 腹壁瘘口可分为两类,一类是肠壁瘘口与腹壁破口之间有一段距离,或已有周围组织包裹形成管状,称为管状瘘;另一类是肠壁瘘口与腹壁瘘口紧贴在一起,肠黏膜与腹壁组织愈着形成唇状,称唇状瘘。前一类有自行愈合的可能,但肠液先流至腹腔而后溢出腹壁外,易有腹腔内感染。唇状瘘的肠液直接流至腹腔外,腹腔内感染较轻,但肠液流出量大,而且无自愈的可能;肠液内含有消化酶,可腐蚀肠外的组织。因此,十二指肠、高位空肠等高位瘘流出的肠液有较强的腐蚀性,腹壁瘘口周围的皮肤被肠液侵蚀造成糜烂,导致剧烈的疼痛、红肿。

2. 内稳态失衡 由于大量的肠液丢失,可以导致水、电解质紊乱,最多见的是低钾、低钠,尤其以高位、高流量瘘为明显。在失水与电解质丧失的同时,易有酸碱失衡,酸血症多于碱血症,再由于不能进食,机体脂肪分解、酮体生成增加更加重了酸血症。但当瘘口的位置甚高、胃液的丢失量大,则可有代谢性碱中毒,或是感染较重而有脓毒症时,患者呼吸加快,出现呼吸性碱中毒。因此,在肠外瘘患者,水、电解质与酸碱的紊乱是明显的。

3. 营养缺乏 在肠外瘘的初期,营养不良的现象不一定明显,但是,在腹腔感染较重、不能进食的时间较长后便可迅速出现营养不良,主要表现为体重减轻,皮下脂肪与肢体肌肉明显减少,如不能得到及时的补充,营养不良的情况将逐渐加重。

4. 感染 肠外瘘发生后如未能及时将溢出的肠液引流至腹腔外时,将发生弥漫性或局限性腹膜炎,有明显的腹部症状。有时腹腔虽经引流,但不够彻底,则可反复出现腹腔内残留脓肿。腹腔感染严重时,可继发全身性感染即脓毒症,或是多器官功能障碍综合征甚至衰竭。当前,感染是导致肠外瘘患者死亡的主要原因,可占死亡患者的80%~90%。

5. 多器官功能障碍综合征(multiple organ dysfunction syndrome,MODS) 肠瘘最严重的结果是多器官功能障碍。多器官功能障碍的主要原因是腹腔感染。也可由重度营养不良,免疫功能下降导致的全身性感染、肺炎而引起。肠外瘘易有急性呼吸窘迫综合征、黄疸等器官功能障碍的症状,应激性溃疡、胃肠道黏膜糜烂出血者亦不少见。在最终死亡的患者中,多器官衰竭者占80%。

五、辅助检查

1. 瘘管造影 从瘘口部直接注入造影剂摄片是一个简易而有效的诊断方法。这种造影既可以显示瘘管的走行,又可观察造影剂进入肠管的情况,还可显示肠壁瘘口间有无脓腔、瘘管是否完整等。

2. 胃肠道钡剂检查 胃肠道钡剂检查的目的不在于诊断有无瘘,而是为了判断瘘口所在位置、瘘上下端肠管通畅情况等。

3. 腹部CT、B超检查 腹腔脓肿中,肠袢间与隐匿部位的脓肿难以定位,CT检查有利于诊断。B超检查常因腹内肠胀气而影响结果。

六、诊断及鉴别诊断

发现创面(如感染的切口、引流管孔)有肠液、气体逸出,有时还可见到肠管或肠黏膜,肠外瘘的诊断即已明确。为进一步明确诊断,有时需进行一些特殊的检查,包括:①口服亚甲蓝,仔细观察创口或引流管,及时记录亚甲蓝的排出时间及排出量,可初步估计瘘口大小和部位,此检查适用于肠外瘘形成初期。②瘘管造影,此检查适用于瘘管已经形成的病例,有助于明确瘘的

Note

部位、大小,瘘管的长度、走行及脓腔范围。但有时因注入的造影剂过少或是瘘管较窄细,阻力较大,造影剂不易进入而显影不完整,瘘口所在的肠管不能清晰显示。③胃肠道钡剂造影,依不同情况选用全消化道造影、钡剂灌肠或同时结合瘘管造影,以了解全消化道情况,尤其是瘘远端肠管有无梗阻。④腹部 CT、B 超检查,定位诊断较为困难。膈下、盆腔等部位脓肿的症状、体征较明显,也可由腹部平片获得诊断,但肠祥间与隐匿部位的脓肿难以定位,CT 检查有利于诊断。B 超检查常常因腹内肠胀气而影响结果。⑤其他,因肠外瘘常伴有内稳态失衡、营养不良及器官功能损害,因此,除明确有无瘘以外,还应对内稳态、营养情况及肝、肾、心、肺等重要器官进行检查,明确有无改变或功能损害,避免因未察觉这些方面的病理生理改变而治疗失败。

七、治疗

1. 纠正内稳态失衡　发生瘘以后尤其是高流量的瘘(空腹时,肠液流出量 >500ml/24h),可以迅速发生内稳态失衡。应根据肠液的流失量及时从静脉补给适量的液体与电解质。流量大者单是肠液的流失量就可达 5000~6000ml,这时每日的液体需要量可以达到 7000~8000ml 或更多。这时有必要采用腔静脉置管输液,既能保证液体的输入,又可输入需要量的电解质如氯化钾等。

2. 控制感染　感染是导致肠外瘘治疗失败的主要原因。因此,当发现有肠外瘘时即应重视感染的控制,即要及时地将漏出的肠液引流至体外。当出现腹膜炎时,宜及时行剖腹探查术,清除腹腔内的肠液及内分泌物。如腹腔内病变严重,肠液污染的范围广,或是因严重的腹腔内积液或肠腔内高度胀气、腹内压 >20cmH_2O,出现急性腹腔间室综合征这一危及生命的并发症时,可以考虑行腹腔造口术,有利于观察与再引流。待腹腔感染已基本控制后行二期缝合。如已有腹壁切口裂开,则不必勉强将其缝合关闭而应任其敞开引流,以后再行缝合。其效果较将切口缝合后再引流好,因为缝合后常有残余脓肿形成,反复出现腹膜炎、脓毒症,虽经多次剖腹,效果仍然不佳。腹腔造口或裂开的切口敞开后,可有体液丧失过多与暴露肠祥穿孔形成新瘘的不良后果,但细致的监护与处理能预防这些不良后果的发生。

3. 瘘口局部的处理　瘘口局部处理的好坏可以直接或间接影响治疗的效果。良好的瘘口局部处理可获得减轻瘘周围皮肤糜烂、疼痛,减少周围组织的侵蚀、出血等并发症;有利于控制感染,减少肠液的流失,利于维持内稳态以及营养供给的效果。常用的瘘口局部处理方法有:

(1) 双套管负压引流:这是最基本而重要的瘘口处理方法,能及时将溢出的肠液引流到体外,在不存在影响自愈的因素下,60%~70% 的管状瘘经有效引流后可以愈合。空肠瘘、回肠瘘与结肠瘘自然愈合的平均时间分别为 3~4 周、4~6 周与 6~8 周。

(2) 水压、管堵、黏合胶堵:在有些病例,为让患者起床活动,减少护理工作量,恢复口服饮食,可采用水压、管堵、黏合胶堵等外堵的方法。

(3) 硅胶片内堵:唇状瘘经负压引流后,肠黏膜与皮肤愈着,不能自愈。因无瘘管,水压、管堵、黏合等方法均不能应用。由于肠壁瘘口就暴露在腹壁表面,因此可采用硅胶片内堵的方法。硅胶片系中心部较厚(2~3mm)而周围部分甚薄(0.3~0.5mm),直径 3.0~9.0cm(或更大),特制的圆形片,卷成筒状置入瘘内,后任其弹起成瓦筒状而将瘘口严密堵住,不再有肠内容物流出,或仅有少量黏液漏出,每日更新 1 次敷料即可。如漏出量较多,还可加用负压吸引。内堵效果良好的患者可以恢复日常饮食,暂行出院待情况好转后再返院接受手术治疗。这一方法的应用已使许多唇状瘘的患者能采用胃肠道营养支持。

4. 营养支持　对于肠液流出量大的患者,营养支持是治疗的一个重点。营养不良是肠外瘘患者治疗失败的一个主要原因。营养支持可采取肠内与肠外的途径。

在瘘发生的初期,为减少肠液的流出量与控制感染、补充丢失的液体量与电解质等,宜采用肠外输注的途径。待患者的内稳态等稳定后,再开始营养支持。全肠外营养支持用于肠外瘘患

Note

者,除有供给全部营养的优点外,还可减少胃肠道分泌液体量的 50%~70%,利于肠瘘的自行愈合。在小肠瘘的患者可加用生长抑素或生长抑素的类似物,可明显减少胃肠液的分泌。

肠内营养可随患者的情况加以选择,肠瘘口小、流量少的患者可采用口服或鼻饲少渣的要素膳。在高位或低位小肠瘘,瘘的远端肠管或近端肠管有足够的长度供消化吸收之用,则可经高位瘘管直接插入导管,或在高位空肠造口插管灌入管饲饮食、要素膳或匀浆饮食等,能获得较好的营养支持效果。必要时,在某些高位肠管几近断裂的唇状瘘,可以采用收集上端肠管流出的肠液并与管饲饮食混合后从远端肠管灌入,称为回收并灌入法,亦能获良好效果。总之肠内营养有较多的优点,应首选,并尽量应用这一途径。

5. 重要器官功能的维护 当前,有 1/2~2/3 的死亡患者最终出现多器官功能衰竭(multiple organ failure,MOF),MOF 主要是由于腹腔感染所造成,但是,在肠外瘘患者,营养不良是促进 MOF 的一个重要因素。临床上易表现有器官功能障碍的是肺与肝,从治疗开始即应重视器官功能的维护,减少其他损害器官的因素也是很重要的,如行肠外营养时,注意碳水化合物供给量,不要因 CO_2 产生过多而加重肺功能的负荷或者因能量过多而损害肝功能。选用抗生素时注意肾毒的危害性等。

6. 手术治疗 分为辅助性手术与确定性手术。剖腹探查、引流、肠造口等辅助性手术,可按需要随时施行。而为消除肠瘘而施行的修补、切除等确定性手术的时机选择取决于腹腔感染的控制与患者营养状况的改善,一般在瘘发生后 3~6 个月进行。常用的手术有:①肠瘘局部肠袢切除吻合术;②肠管部分切除吻合术;③带蒂肠浆肌层片覆盖修补术;④瘘口部肠外置造口术;⑤肠旷置术。

(俞金龙)

第六节 先天性小肠闭锁和狭窄

一、概述

先天性小肠闭锁(congenital intestinal atresia)和先天性小肠狭窄(congenital intestinal stenosis)是引起新生儿肠梗阻最常见的原因。该病的发病率变化很大,从 1/300 到 1/20 000。国内报道其发病率为 0.69/10 000,男女比例为 1.25:1。空回肠闭锁较十二指肠或结肠闭锁更多见。

虽然早在 1911 年就有人完成了先天性小肠闭锁的手术,但在其后相当长的时间内该病的病死率一直很高。1950 年后,随着手术技术的改进及新生儿监护的进步,该病的治疗效果才得以提高,目前小肠闭锁的存活率已超过 90%。

先天性肠狭窄较肠闭锁少见,其预后亦较好。

二、病因

先天性肠闭锁的病因尚不明确,有以下几种学说:

(一)肠管空化障碍学说

胚胎发育第 5 周时原始肠管已形成一个贯通的管腔,此后肠管上皮细胞增生致使管腔阻塞,以后在闭塞的管腔内出现很多空泡,并逐渐扩大融合,到 12 周时肠腔又贯通。如果在肠管的再通阶段发育停止即形成闭锁,如管腔贯通不全则形成狭窄。1910 年,Johnson 解剖人类胚胎时发现食管、十二指肠及空肠近端数厘米出现上述充实期,但空肠下段和回肠在胚胎发育过程中,并无暂时充实期。

(二)血管或肠管损伤学说

有人在对小肠闭锁肠管进行病理解剖后发现小肠闭锁可能与胚胎时期肠管血供受损有关,

其后在动物实验中发现肠扭转、肠套叠和干扰局部肠段的血管供应可导致胎狗肠闭锁。引起胎儿肠道局部血液循环发生障碍的原因有:①机械性作用如肠扭转、肠套叠;②血管分支畸形、缺如;③胎儿期炎症,如胎粪性腹膜炎、胎儿坏死性小肠炎。由于血运障碍导致肠管的缺血坏死,坏死肠管被吸收、修复而形成肠闭锁或肠狭窄。

三、病理

小肠闭锁和狭窄可以发生在小肠的任何部位,10%~15% 的病例为多发性闭锁或狭窄。

(一)分型

根据病理可以将肠闭锁和狭窄进行如下分型:

1. **肠狭窄**　多见于空肠上段和十二指肠,近端扩张和远端变细的肠管连续,肠系膜完整,狭窄常呈隔膜状,中央有一个 2~3mm 的小孔,回肠偶见局限性环状狭窄,肠管长度正常。

2. **肠闭锁**

(1)肠闭锁Ⅰ型:肠管外形连续性未中断,仅在肠腔内有一个或偶尔多个隔膜使肠腔完全闭锁,肠管长度正常。

(2)肠闭锁Ⅱ型:闭锁两侧均呈盲端,其间有一条纤维索带连接,其毗邻的肠系膜正常或有一个"V"形缺损,肠管长度通常正常。

(3)肠闭锁Ⅲ型:近、远侧盲端完全分离,无纤维索带相连,毗邻的肠系膜有一"V"形缺损,整个小肠长度变短。

(4)闭锁Ⅳ型:多发性闭锁,可包括Ⅰ~Ⅲ型闭锁,各闭锁段间多有索带相连,酷似一串香肠。小肠长度通常变短。

(二)病理改变

肠闭锁近侧肠管因长期梗阻而发生显著扩张,肠管直径可达 3~5cm,肠壁肥厚,血运不良呈暗紫色,缺乏蠕动功能。闭锁远端肠管异常细小,其直径不到 4~6mm,肠管完全萎陷,肠腔内无气体,仅有少量黏液。闭锁肠管可在产前发生穿孔,导致胎粪性腹膜炎。如同时有胎粪性腹膜炎,除上述病理改变之外,尚有广泛的肠粘连和钙化的胎粪。

四、合并畸形

患儿可合并其他畸形,常见的是胎粪性腹膜炎,其次是肠旋转不良、肠扭转、胎粪性肠梗阻、腹裂、脐膨出、肠重复畸形、肛门闭锁、先天性巨结肠等。其他可有心血管畸形、泌尿系统畸形、马蹄内翻足、脑发育不全等。

五、临床表现

(一)肠闭锁

1. **羊水过多**　由于小肠梗阻,胎儿吞咽羊水减少,导致母体羊水过多。

2. **呕吐**　呕吐多于第一次喂奶后或生后第一天出现。高位空肠闭锁呕吐出现早,而远段回肠低位闭锁呕吐晚,多于生后 2~3 天出现。呕吐出现后呈进行性加重,吐出量较多,为黄色液体。较晚时低位闭锁呕吐物可呈粪便样并带臭味。

3. **腹胀**　腹胀程度与闭锁的位置和就诊时间有关。闭锁的位置越低、就诊时间越晚,腹胀就越重;反之则较轻。低位肠闭锁时往往可见到扩张的肠袢。

4. **胎便排出异常**　正常新生儿多于生后 24 小时内排出墨绿色胎粪,48 小时内总量为l00~200g。肠闭锁的病儿出生后多无胎粪排出,或仅排出少量灰白色或青灰色黏液样物,为闭锁远段肠管的分泌物和脱落的细胞。如出现肠管缺血,可能有血便排出。

5. **全身情况**　生后最初几小时,病儿全身情况尚好,以后由于呕吐频繁,很快出现脱水,往

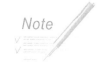

往往伴有吸入性肺炎,全身情况迅速恶化。如同时有肠穿孔腹膜炎,因发生气腹,腹胀更加明显,腹壁水肿发红,同时有呼吸困难和中毒症状。

（二）肠狭窄

临床症状视狭窄的程度而有不同。少数显著狭窄的病例,出生后即有完全性肠梗阻的表现,与肠闭锁很难区别。多数为慢性不完全性肠梗阻,表现为反复间歇性呕吐,呕吐物为黄绿色液。腹胀程度视狭窄部位而定。高位狭窄腹胀限于上腹部,低位狭窄则全腹膨胀。如患儿就诊较晚,可出现消瘦、营养不良、贫血等。

六、诊断

新生儿出现持续性呕吐,进行性腹胀以及无正常胎粪排出,即应怀疑肠闭锁。可进行如下检查以明确诊断:

1. 产前 B 超检查　很多患儿通过产前 B 超检查显示扩张和梗阻的胎儿肠管可以诊断。当母亲妊娠期有羊水过多史,应反复进行 B 超检查。

2. 腹部 X 线检查　可以显示扩张的肠袢和气液平面。高位肠闭锁腹部立位平片可以显示有扩张的胃、十二指肠及空肠形成的"三泡征",低位小肠闭锁显示较多的扩张肠袢,有较多的液平面。

3. 钡灌肠检查　显示胎儿型结肠确定肠闭锁的诊断,并可以除外结肠闭锁、先天性巨结肠或肠旋转不良。

七、鉴别诊断

各种原因引起的新生儿肠梗阻与肠闭锁临床表现相似,需要与肠闭锁鉴别。

1. 先天性巨结肠　也可出现胎便排出异常、腹胀、呕吐等症状,但直肠指检可诱发排气、排便,钡灌肠显示结肠呈痉挛性狭窄,结肠灌洗后腹胀可明显减轻。但低位回肠闭锁与全结肠无神经节细胞症有时临床鉴别困难,有时需剖腹探查明确诊断。

2. 胎粪性腹膜炎　由于胎儿期肠穿孔、胎粪流入腹腔而引起麻痹性肠梗阻或粘连性肠梗阻,临床表现与肠闭锁或肠狭窄相似,但腹部平片显示多个液平面或出现钙化影,有时患儿有腹膜炎体征。鉴别困难时需剖腹探查。

八、治疗

该病需及时手术治疗。

（一）术前准备

术前准备是保证手术成功的必不可少的条件。病情越重,术前准备越有必要。准备包括胃肠减压、保暖、输液、纠正低血容量和水电解质失衡,待患者平稳后立即手术。

（二）手术方法

1. 肠切除肠吻合术　治疗小肠闭锁,以切除近侧膨大的盲端,做端 - 端吻合术最为理想。如果肠管的长度充足(>75cm+ 回盲瓣),一般需要切除 15~20cm,用注射器向闭锁远端萎陷处的肠管腔内注入生理盐水,直至直肠充盈为止以除外多发闭锁;远侧盲端需切除 2~4cm,应自系膜缘开始,向系膜对侧缘呈 45° 斜行切除,以增大其口径,必要时可适当剪开系膜对侧的肠壁,使两断端的口径比较一致,做端 - 端吻合。吻合时应用无损伤线单层缝合。如果肠闭锁合并小肠长度明显变短者,为了减少短肠综合征的发生,只切除小段无张力的扩张肠管,将近端扩张肠管尾状成形或折叠缝合后与远端肠管吻合。

2. 隔膜切除术　空肠上段隔膜闭锁或狭窄的病例,可行隔膜切除术,方法简单,效果良好。

3. 肠造瘘术　如果腹腔有污染、胎粪性腹膜炎,或肠管的活性不确定,一期吻合不安全的患

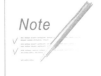
Note

儿可行肠造瘘术。

4. 腹腔镜手术　近年来也有应用腹腔镜辅助完成手术的报告,适用于无严重腹胀的患儿。应用腹腔镜将闭锁的肠段通过脐部扩大套管孔提出腹腔,完成肠切除吻合术。

（三）术后处理

术后应将病儿置于保温箱内,维持恒定的温度和湿度并给氧。保持胃肠减压通畅,由于吻合口和远端小肠狭小,功能恢复较慢,故常需较长时间的禁食。当减压量减少、颜色变清亮,无腹胀,患儿排便后,可以逐渐开始喂养。

（四）手术并发症

1. 吻合口梗阻　可分为功能性和机械性梗阻,前者常由近端肠管蠕动不良引起,后者可因吻合时内翻组织过多或吻合口成角所致。如保守治疗后肠梗阻不缓解,则需再次手术。

2. 吻合口瘘　较严重的并发症,一旦发生需及时再次手术。

3. 短肠综合征　由于肠管发育不良,肠管长度往往较正常短,若合并有肠坏死,切除肠管后则易于发生短肠综合征。常需长时期的肠内、肠外营养支持,有时还需行小肠延长术。

九、预后

近年来由于生后早期诊断,新生儿重症监护、麻醉和手术技术水平的提高、静脉营养的应用使小肠闭锁的成活率明显提高,目前手术后存活率约 90%。造成死亡主要原因是败血症、短肠综合征、严重心脏畸形、早产低体重儿、吻合口瘘等。

（冯杰雄）

第七节　先天性肠旋转不良

先天性肠旋转不良（congenital intestinal malrotation）是婴儿先天性肠梗阻的常见病因,系胚胎期肠管发育过程中,中肠以肠系膜上动脉为轴心的正常旋转运动发生障碍,使肠道位置发生变异,肠系膜附着不全,导致十二指肠受压、中肠扭转等病变。

一、胚胎学

正常胚胎肠道旋转和附着过程包括两部分,胚胎 1 个月（约 5mm 长）时已形成分为前肠、中肠、后肠的单一管道的原始肠道,有一条共同的肠系膜,第 5 周时中肠呈一矢状的垂直肠样,近端位于肠系膜上动脉之上,远端在肠系膜上动脉之下。

旋转主要是近端的十二指肠空肠祥及远端盲肠结肠祥发生的运动。十二指肠空肠祥的运动开始时位于肠系膜上动脉上方或前方,先逆时针旋转 90° 到肠系膜上动脉的右侧,再旋转 90° 到该动脉的下方,最后旋转 90° 跨越脊柱向上,十二指肠空肠连接部位于脊柱和肠系膜上动脉的左侧及十二指肠的稍上方区域,最终形成 Treitz 韧带。盲肠结肠祥最初位于肠系膜上动脉下方,同样逆时针旋转 90° 至肠系膜上动脉左侧,再旋转 90° 至动脉上方,最终向下旋转 90° 至动脉右侧,最后左侧结肠位于肠系膜上动脉左侧,横结肠跨越肠系膜上动脉,右结肠和定位于右髂窝处的盲肠位于右侧。

当肠旋转开始时,肠管向腹腔外迁移进入脐带基部。大约孕 10 周时,肠管返回腹腔,继续旋转和固定,升结肠与降结肠系膜附着于两侧后腹壁:小肠系膜由 Treitz 韧带开始,由左上腹斜向右下腹与后腔壁融合,十二指肠空肠祥的固定在早期完成,但结肠的固定则直至妊娠末期才完成。

二、病理

肠旋转不良的病理类型复杂,主要的病理改变为腹膜索带压迫十二指肠、肠扭转以及空肠

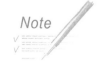

近端膜状粘连。

1. 腹膜索带(Ladd索带)压迫十二指肠　　几乎所有肠旋转不良病例均存在腹膜索带压迫十二指肠的病理表现。由于胚胎期盲肠旋转运动受挫,盲肠停留在右上腹、中腹或左腹,由盲肠和升结肠发出的腹膜索带跨越十二指肠第二部或第三部前面附着于右侧后腹壁而压迫十二指肠。有时盲肠停留在十二指肠前造成十二指肠梗阻。

2. 肠扭转　　由于小肠乃至盲肠、升结肠系膜游离、肠管仅以肠系膜上动脉基底部狭窄的系膜根部连接于后腹壁,使小肠(中肠)容易环绕系膜根部发生顺时针方向扭转(即与正常肠旋转运动相反的方向扭转)形成急性高位小肠梗阻,严重者发生肠绞窄及肠坏死。肠绞窄在新生儿病例尤为常见。

3. 空肠近端膜状粘连　　当十二指肠空肠袢存在旋转不良,空肠起始部有多数膜状粘连缠绕,空肠受压扭曲造成高位小肠梗阻。

4. 盲肠位置正常的肠旋转不良　　临床上多数肠旋转不良病例盲肠异位,但有5%~32%肠旋转不良者其盲肠位置正常。这类型病理表现包括:盲肠位于右下腹部、右半结肠游离、由升结肠或肝曲发出腹膜索带压迫十二指肠,有的病例十二指肠空肠曲移位至肠系膜上动脉的前方或右侧,空肠起始部广泛粘连。

5. 肠反向旋转　　本畸形发生率约占肠旋转不良的4%,其病理表现特殊。胚胎期中肠退回腹腔之际应该由空肠领先,若由盲肠领先退回腹腔则出现肠反向旋转畸形。由于盲肠首先退回腹腔,导致中肠正常的逆时针方向旋转变为顺时针方向旋转,使十二指肠空肠曲和盲肠的位置发生颠倒,盲肠错误地经肠系膜上动脉后方旋转到右下腹,造成动脉跨越于横结肠前面,后者受压迫形成结肠梗阻。另外右半结肠系膜游离可引起肠扭转。

6. 并存畸形　　据统计肠旋转不良有20%~25%并存消化道其他畸形。以十二指肠闭锁或狭窄最多见;其次为环状胰腺,空、回肠闭锁,肥厚性幽门狭窄,膈疝,先天性巨结肠症,胃、肠神经分布异常及乳糜腹等。

三、临床表现

肠旋转不良以男性多见,多数在新生儿期出现消化道梗阻,但有20%左右的病例在婴幼儿期甚至成年才出现症状。

1. 新生儿肠旋转不良　　往往因腹部索带压迫十二指肠和并发中肠扭转,均表现为急性高位肠梗阻。典型的症状是出生后有正常胎粪排出,出生后3~5天突然发生大量胆汁性呕吐,排便减少或便秘。少数在第一次喂奶后发生呕吐。这种呕吐常因喂奶后肠蠕动加剧引起肠扭转。肠扭转较轻时,可在体位改变或肠蠕动时自然复位,呕吐症状减轻或消失,但不久症状复发,呈间歇性不全性肠梗阻发作。如肠扭转持久而绞窄则呕吐频繁且呈喷射状。呕吐物为咖啡样物乃至呕血,如出现便血则表示已发生肠绞窄。肠系膜上动脉栓塞导致肠坏死和穿孔时,则出现腹膜炎、高热、脱水、酸中毒,病死率极高。

发病初期腹部阳性体征不多,有的患儿上腹部膨隆或出现胃蠕动波,但在剧烈呕吐后,腹部反而平坦、柔软,无压痛及肿块,直肠指检可有少量粪便排出,可能因此而漏诊,以致延误诊断。殊不知新生儿排过正常胎粪,又突然呕吐大量胆汁而腹部体征不多者,正是肠旋转不良早期症状的特征。晚期的肠扭转病例,整个肠腔积气扩大而表现腹部膨隆,一旦发生肠坏死或穿孔,腹部呈高度腹隆,腹肌紧张,全腹压痛,肠鸣音消失,全身中毒症状严重,病死率极高。

2. 婴儿和儿童肠旋转不良　　表现为各种不同程度的肠梗阻症状。这些病理改变包括索带压迫、小肠或盲肠扭转、十二指肠旁窝或结肠系膜内疝。患儿在新生儿期有过程度较轻的胆汁性呕吐并自愈,症状可反复发作,表现有间歇性呕吐、腹胀、便秘。有的患儿从几个月或几岁后逐渐出现间歇性呕吐胆汁。年龄较大的患儿病程较长,其特点为间歇性痉挛性腹痛和呕吐。如发生中肠或盲肠扭转、内疝等完全性肠梗阻时,则出现腹部剧烈绞痛、频繁呕吐及便秘。盲肠、升结肠扭转或肠反向扭转则有低位肠梗阻的症状。

3. 乳糜腹   肠旋转不良是小儿急慢性乳糜腹的病因之一。由于小肠或中肠扭转,汇集于肠系膜根部的淋巴干发生阻塞形成淋巴管内高压,甚至导致淋巴管破裂,而引起乳糜腹。在非外伤性乳糜腹患儿中半数以上由肠旋转不良引起,必须施行 Ladd 手术彻底解除肠系膜的淋巴管阻塞并修补淋巴漏。

四、诊断

新生儿有过正常胎粪排出,突发胆汁性呕吐的高位肠梗阻症状应考虑肠旋转不良。婴儿和儿童确诊须依靠 X 线检查。

1. 腹部平片   典型病例显示胃和十二指肠扩大,且有液平面,小肠内仅有少量气体,有时表现为"双气泡"征,与十二指肠闭锁很难鉴别。

2. 钡剂灌肠检查   对肠旋转不良的诊断具有决定性意义,可见盲肠位置异常。异位盲肠可位于右上腹或中上腹部,或大部分结肠在左侧腹部互相重叠等。但是盲肠位置正常也不能排除肠旋转不良,少数病例盲肠、升结肠较为游离,钡灌肠时有过多的钡剂灌入,加上重力因素,以致盲肠处于右下腹部的位置。肠旋转不良畸形也可局限于十二指肠空肠袢,而盲肠旋转正常。

3. 上消化道碘水造影或钡餐检查   钡餐适用于病程较长、症状间歇性发作的年龄较大的婴儿和儿童。钡餐检查可见胃和十二指肠扩大、钡剂滞留或通过缓慢,十二指肠位置异常或十二指肠空肠袢位于右侧腹部垂直下行时即可确诊。

4. 超声检查   其特异性的征象是肠管、肠系膜以及肠系膜上静脉围绕肠系膜上动脉顺时针旋转而成的"漩涡征"。

5. CT   CT 检查可发现小肠肠袢及水肿的肠系膜向肠系膜上动脉根部盘旋聚集,形成"漩涡征",为特征性表现,受累肠管表现为排列异常,扭转开始后近端肠管充气积液扩张,紧邻漩涡缘呈"鸟嘴状",还可以发现肠系膜上动、静脉换位征。

五、鉴别诊断

先天性肠旋转不良、十二指肠闭锁或狭窄、环状胰腺均表现高位肠梗阻,且兼患两种畸形的病例绝非罕见。因此,三者的鉴别有时颇为困难。一般说来,有肠旋转不良的患儿出生体重多在 2500~3000g,而十二指肠闭锁或狭窄的患儿多在 2500g 以下。出现呕吐的时间以十二指肠闭锁和环状胰腺最早,大多在生后 1~2 天以内。十二指肠狭窄及未完全闭锁的环状胰腺开始呕吐的时间在出生后 3~4 天,呕吐程度不如闭锁者剧烈。肠旋转不良病儿呕吐发生时间较迟,且多呈间歇性,钡餐检查时肠旋转不良和肠扭转的病变多局限于十二指肠第三段,而十二指肠本身的畸形则见于该肠的第二段。

并发肠扭转出现便血和腹膜炎征象时,需与新生儿坏死性小肠结肠炎鉴别。后者发病急骤、病势凶猛,起病即伴有高热或体温不升,腹泻、腹胀,1~2 天内就出现严重的中毒症状。

六、治疗

绝大多数病例均须手术治疗,少数未成熟儿和病程较缓慢的轻型病例在密切观察下采用保守治疗。

1. Ladd 手术   传统的 Ladd 手术治疗效果满意。肠扭转复位切开腹膜后,将全部肠管提出切开口外,将扭转肠管完全复位,系膜根部完全展平,充分显露腹腔内全部病理情况。松解十二指肠前腹膜索带,肠旋转不良病例均存在腹膜索带,术中应彻底切除及松解。肠扭转复位后即可看到盲肠、升结肠到右侧后腹壁间有一层膜状组织连接,即腹膜索带,它跨越并压迫十二指肠

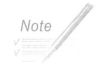

第三部。剪开该膜状组织,然后钝性分离腹膜索带附着点,以及十二指肠与升结肠间所有的粘连组织,使盲肠、升结肠与十二指肠完全分开。但在解剖分离粘连时应避免损伤肠系膜上动脉。然后将盲肠置于左上腹部,使全部结肠置于左侧腹部,小肠则置于右侧腹部。为避免日后发生阑尾炎时诊断困难,应切除阑尾。松解空肠上段膜状组织压迫和屈曲,盲肠和结肠全部推至左侧腹腔,探查十二指肠空肠袢与肠系膜上动脉的关系,如发现该肠袢位于动脉前面则必须将覆盖并缠绕空肠上段的粘连组织切开分离。将空肠第一段推移到脊柱右侧,使它与十二指肠成直线状相连,方能解除梗阻。

2. **肠反向旋转的处理**　　由于肠系膜上动脉跨越并压迫横结肠造成右半结肠梗阻,可做升结肠与左侧横结肠的侧侧吻合或回肠横结肠吻合术。也有人主张做右半结肠切除回肠横结肠吻合术。

3. **并发畸形的处理**　　术中尚需排除其他并发畸形。最常见的为十二指肠闭锁或狭窄,为了排除这种畸形可经口下胃管插入空肠上段,或做胃切开术置导管插入空肠探查,均可明确有无畸形并存。如发现有威胁生命的畸形并存,应同时矫治。

4. **腹腔镜手术**　　随着腹腔镜技术的发展,已经出现腹腔镜手术治疗肠旋转不良的报道,但对手术操作技巧要求高。对于急性扭转已经合并严重腹胀的患者不宜使用。

七、预后

肠旋转不良患儿最主要的死因为肠扭转导致小肠广泛坏死和穿孔。无合并其他严重先天性畸形者,大多预后良好。

(冯杰雄)

第八节　坏死性肠炎

一、概述

坏死性肠炎(necrotizing enterocolitis)是一种好发于小肠的以广泛出血、坏死为特征的肠道急性蜂窝织炎,既往又称急性出血坏死性肠炎、急性出血性空肠炎、出血性小肠炎、肠坏疽等,近年来统一称作坏死性肠炎。多急性起病,全年皆可发生,以春秋季节发病为多。儿童和青少年较成人多见。本病曾有两次大规模暴发,一次发生于第二次世界大战后的德国,另一次在20世纪60年代,发生于巴布亚新几内亚,均因进食了未煮熟或变质的肉类引起。我国四川、云南、贵州、江苏、浙江、江西、山东等省曾有报告,但以辽宁和广东两省报道的病例数最多,农村的发病数显著高于城市。主要临床表现为腹痛、腹胀、呕吐、腹泻和便血,重症者可出现麻痹性肠梗阻、小肠穿孔、急性腹膜炎、败血症和中毒性休克等。

二、病因

本病的病因尚未完全阐明。近十几年来,国内外文献多倾向于细菌(主要为产气荚膜梭菌)感染所致。产气荚膜梭菌(*Clostridium perfringens*)是厌氧菌的一种,可分为A、B、C、D、E、F六型。现认为本病的发病与产生β毒素的Welchii梭菌(C型产气荚膜梭菌)有关,β毒素可致肠道组织坏死,产生坏疽性肠炎。研究发现,本病发病率颇高的巴布亚新几内亚高原地区居民肠腔内蛋白酶浓度低下,这和低蛋白饮食以及当地作为主食的甘薯中所含的耐热性胰蛋白酶抑制因子有关。在动物实验中,经胃管灌注Welchii梭菌液的动物并不致病,但若同时灌注含有胰蛋白酶抑制因子的生甘薯粉或生大豆粉则可致病,并产生与坏死性肠炎相似的组织病理学改变。动物实验还证明,含有胰蛋白酶的狗胰提取液能防止或减轻本病的发生和进展。以上事实提示本病

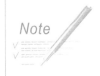

的发生除了进食污染有致病菌的肉类食物外,也可与饮食因素有关。如饮食习惯突然改变,从多吃蔬菜转变为多吃肉食,使肠内生态学发生改变,有利于 Welchii 梭菌的繁殖;或如饮食以甘薯为主,肠内胰蛋白酶抑制因子的大量存在,使 β 毒素的破坏减少。

三、病理

本病主要病理改变为肠壁小动脉内类纤维蛋白沉着、栓塞而致小肠出血和坏死。病变部位以空肠及回肠为多见且严重;有时也可累及十二指肠、结肠及胃;少数病例全胃肠道均可受累。病变常呈节段性,可局限于肠的一段,也可呈多发性。病变常始于黏膜,表现为肿胀、广泛性出血,皱襞顶端被覆污绿色的假膜,但病变与正常黏膜分界清楚。病变可延伸至黏膜肌层,甚至累及浆膜。病变肠壁明显增厚、变硬、严重者可致肠溃疡和肠穿孔。镜下可见病变黏膜呈深浅不一的坏死改变,轻者仅及绒毛顶端,重者可累及黏膜全层。黏膜下层除有广泛出血外,亦可有严重的水肿和炎症细胞浸润。肌层及浆膜层可有轻微出血。肠平滑肌可见肿胀、断裂、玻璃样变及坏死。血管壁则呈纤维素样坏死,也常有血栓形成。肠壁肌神经丛细胞可有营养不良性改变。除肠道病变外,尚可有肠系膜局部淋巴结肿大、软化;肝脏脂肪变性、急性脾炎、间质性肺炎、肺水肿等;个别病例尚可伴有肾上腺灶性坏死。

四、临床表现

(一) 症状

起病急,发病前多有不洁饮食史。受冷、劳累、肠道蛔虫感染及营养不良为诱发因素。

1. 腹痛　起病急骤,突然出现腹痛,常为首发症状,多在脐周。病初常表现为逐渐加剧的脐周或中上腹阵发性绞痛,其后逐渐转为全腹持续性痛并有阵发性加剧。

2. 腹泻、便血　粪便初为糊状而带粪质,其后渐为黄水样,继之呈白水状或呈赤豆汤和果酱样,甚至可呈鲜血状或暗红色血块,粪便少而且恶臭。无里急后重。便血是本病的特征之一,出血量多少不定,轻者可仅有腹泻,或仅为粪便隐血阳性而无便血;严重者一天出血量可达数百毫升。腹泻和便血时间短者仅 1~2 天,长者可达 1 个月余,且可呈间歇发作,或反复多次发作。腹泻严重者可出现脱水和代谢性酸中毒等。

3. 恶心、呕吐　常与腹痛、腹泻同时发生。呕吐物可为黄水样、咖啡样或血水样,亦可呕吐胆汁。

4. 全身症状　起病后即可出现全身不适、软弱和发热等全身症状。体温一般在 38~39℃,少数可达 41~42℃,但发热多于 4~7 天渐退,而持续 2 周以上者少见。

(二) 体征

有时可有腹部饱胀、肠型。脐周和上腹部可有明显压痛。早期肠鸣音可亢进,而后可减弱或消失。

(三) 并发症

可见肠系膜局部淋巴结肿大、软化;肝脏脂肪变性、急性脾炎、间质性肺炎、肺水肿;个别尚可伴有肾上腺灶性坏死。严重者可有肠梗阻、肠穿孔、休克和弥散性血管内凝血等并发症。

五、辅助检查

(一) 血象

外周血白细胞增多,甚至可高达 $40 \times 10^9/L$ 以上,以中性粒细胞增多为主,常有核左移。红细胞及血红蛋白常降低。

(二) 粪便检查

外观呈暗红或鲜红色,或隐血试验强阳性,镜下见大量红细胞,偶见少量或中等量脱落的肠

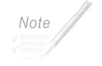
Note

黏膜。有条件可做粪便产气荚膜梭菌培养和内毒素检测。

(三) X线检查

早期腹部平片可见局限性小肠积气及液平面,进一步进展则可表现为肠麻痹或轻中度肠扩张,肠腔内多个细小液平面。急性期禁行钡剂造影和钡剂灌肠检查,以免诱发肠穿孔。

(四) 腹部 CT 检查

腹部 CT 检查是对怀疑本病的理想检查手段,可以避免钡剂灌肠或肠镜检查可能导致的肠穿孔。CT 可很好地显示出肠壁厚度及水肿情况,还能明确有无并发症(如腹腔脓肿),并能发现少量的肠腔外气体而提示存在穿孔,或发现坏死性小肠结肠炎所伴存的肠壁内积气,也可用来监测治疗效果。

六、诊断及鉴别诊断

诊断主要根据临床症状。突发腹痛、腹泻、便血及呕吐,伴中等度发热,或突发腹痛后出现休克症状,应考虑本病的可能。腹部 X 线平片和腹部 CT 有助于诊断。

依据临床表现可分为 5 型:

1. 胃肠炎型 见于疾病的早期,有腹痛、水样便、低热,可伴恶心、呕吐。

2. 中毒性休克型 出现高热、寒战、神志淡漠、嗜睡、谵语、休克等表现,常在发病 1~5 天内发生。

3. 腹膜炎型 有明显腹痛、恶心呕吐、腹胀及急性腹膜炎征象,受累肠壁坏死或穿孔,腹腔内有血性渗出液。

4. 肠梗阻型 有腹胀、腹痛、呕吐频繁,排便排气停止,肠鸣音消失,出现鼓肠。

5. 肠出血型 以血水样或暗红色血便为主,量可多达 1~2L,有明显贫血和脱水。

本病需与中毒性菌痢、细菌性食物中毒、过敏性紫癜、克罗恩病、急性重症溃疡性结肠炎、绞窄性肠梗阻、肠套叠、阿米巴肠病以及肠息肉病等鉴别。

七、治疗

本病治疗以非手术疗法为主,强调全身支持疗法、纠正水电解质紊乱、缓解中毒症状、积极防治中毒性休克和其他并发症。必要时予以手术治疗。

(一) 非手术治疗

1. 一般治疗 腹痛、便血和发热期应完全卧床休息和禁食。直至呕吐停止、便血减少、腹痛减轻方可进少量流质饮食,以后逐渐加量。禁食期间应静脉输入高营养液,如 10% 葡萄糖、复方氨基酸和水解蛋白等。过早进食可能导致疾病复发,但过迟恢复进食又可能影响营养状况,延迟康复。

2. 纠正水电解质紊乱 本病失水、失钠和失钾者较多见。可根据病情酌定输液总量和成分。

3. 抗休克 坏死性肠炎易发生休克,是引起患者死亡的主要原因。早期发现休克并及时处理休克是治疗本病重要环节,应迅速补充血容量,改善微循环。除补充晶体溶液外,应适当输血浆、新鲜全血或人血白蛋白等胶体液,以提高治疗效果。血压不升者可配合血管活性药物治疗,如 α- 受体阻断剂、β- 受体兴奋剂或山莨菪碱等均可酌情选用。

4. 抗生素 控制肠道内感染可减轻临床症状,常用的抗生素包括氨苄西林、庆大霉素、卡那霉素、舒氨西林、头孢他啶或多黏菌素和头孢菌素等,一般选两种联合应用。有休克时抗生素应用时间一般不少于 1 周,并应根据病情变化及时调整。

5. 肾上腺皮质激素 可减轻中毒症状,抑制过敏反应,对纠正休克也有帮助,但有加重肠出血和诱发肠穿孔之危险。一般应用不超过 3~5 天,均由静脉滴入。儿童用氢化可的松每天 4~8mg/kg 或地塞米松 1~2.5mg/kg;成人用氢化可的松 200~300mg/d 或地塞米松 5~20mg/d。

6. 对症疗法　严重腹痛者可给予盐酸哌替啶止痛;腹胀者可予以胃肠减压和服用中药小承气汤(大黄、厚朴、枳壳);高热、烦躁者可给予吸氧、解热药、镇静药或予物理降温。

7. 其他治疗　采用 Welchii 梭菌抗毒血清静脉滴注,有较好疗效。补充胰蛋白酶可水解 β 毒素,减少其吸收。

(二) 手术治疗

经内科治疗无效,出现下列情况时可考虑手术治疗:①肠穿孔、明显腹膜炎征象,或腹腔穿刺有脓性或血性渗出液者;②严重腹胀、肠梗阻现象,经胃肠减压及其他内科治疗不能解除者;③反复大量肠出血,内科治疗不能止血或出现失血性休克者;④中毒性休克,采用中西医结合治疗后血压不能稳定,提示肠道内毒素持续吸收者;⑤诊断不明确,不能排除其他急需手术治疗的急腹症。手术方法:①肠管尚无坏死或穿孔者,可予普鲁卡因肠系膜封闭,以改善病变肠段的血液循环;②病变严重而局限者可做肠段切除并吻合;③肠坏死或肠穿孔者,可做肠段切除、穿孔修补或肠外置术。

八、预后

本病的病死率直接与败血症、DIC、腹腔积液、极低体重儿有关,一般为 20%~40%。手术治疗后出现短肠综合征、吸收不良综合征等并不多见。若获得良好近期治疗效果,则一般远期预后也较好,少有长期后遗症。

(冉志华)

本章小结

1. 肠梗阻是急腹症,小肠运动性改变和食物不能顺利通过是肠梗阻的基本病理。肠梗阻主要表现为腹痛、腹胀、呕吐、肛门停止排便、排气。治疗以解除梗阻和纠正梗阻引起的全身生理紊乱为原则,分为非手术治疗和手术治疗两大类,具体治疗方法需根据病因、类型、部位和患者的全身情况而定。

2. 短肠综合征是由于小肠长度的减少以至于不能充分吸收营养而产生。症状包括腹泻、液体和电解质缺失和营养不良。治疗早期以控制腹泻、维持水电解质平衡和肠外营养为主;后期可逐渐增加肠内营养。

3. 小肠肿瘤较罕见,发病率仅占胃肠道肿瘤的 5%。诊断一旦确立,应早期手术切除。较小肿瘤可做局部肠切除。小肠恶性肿瘤需在切除病变肠段的同时清扫区域淋巴结。

4. 肠外瘘以医源性因素多见。主要并发症为败血症,水、电解质紊乱,瘘口周围皮肤坏死和营养不良。治疗原则为控制外溢肠液,控制感染,防治水、电解质紊乱,保护皮肤和充分的营养支持。

5. 先天性小肠闭锁和狭窄主要表现为肠梗阻症状,这是新生儿肠梗阻的重要原因。诊断一经确立,需及时手术治疗。

6. 先天性肠旋转不良是在胚胎期中肠发育过程中,以肠系膜上动脉为轴心的旋转运动不完全或异常所致,引起出生后肠梗阻或肠扭转。绝大多数病例需要手术治疗,少数未成熟儿和病程较缓慢的轻型病例可在密切观察下采用非手术治疗。

7. 坏死性肠炎是一种好发于小肠的急性出血坏死性炎症,病变主要在空肠或回肠,偶尔也可累及结肠。本病病因不明。多急性起病,春秋季节多发。临床表现为腹痛、腹泻、便血、恶心、呕吐,甚至发热等全身症状。治疗上强调全身支持疗法,纠正水、电解质紊乱,缓解中毒症状,积极防治中毒性休克和其他并发症,必要时予以手术治疗。

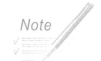

思考题

1. 简述肠梗阻的分类及诊断要点。
2. 手术中预防粘连性肠梗阻的措施有哪些?
3. 简述短肠综合征的治疗措施。
4. 简述肠瘘的治疗措施。
5. 简述坏死性肠炎的主要病理改变和诊断要点。

参考文献

1. 吴孟超,吴在德. 黄家驷外科学. 第 7 版. 北京:人民卫生出版社,2008.

2. 黎介寿. 肠外瘘. 北京:人民军医出版社,1995.

3. 萧树东,江绍基. 胃肠病学. 上海:上海科学技术出版社,2001.

4. 陈灏珠,林果为,王吉耀. 实用内科学. 第 17 版. 北京:人民卫生出版社,2013.

5. Cm T. Sabiston Textbook of Surgery. 16th ed. Philadelphia:WB Saunders Company,2001.

6. Niqhtinqale JM. The short bowel syndrome. Eur J Gastroenterol Hepatol,1995,7(6):514.

7. Vanderhoof JA,Langnas AN. Short bowel syndrom in children and adults. Gastroenterology, 1997,113(pp):1767-1778.

8. Goulet O,Jan D,Brousse N,et al. Intestinal transplantation. J Pediatr Gastrenterol Nutr,1997, 25(pp):1-11.

9. Tarr PI. Escherichia coli O157:H7:clinical,diagnostic,and epidemiological aspects of human infection. Clin Infect Dis,1995,20(1):1-8.

10. Caplan MS,Jilling T. New concepts in necrotizing enterocolitis. Curr Opin Pediatr,2001,13 (2):111-115.

11. Gates RH. Infectious disease secrets. Philadelphia:Hanley &Belfus,Inc,1998.

12. Uzal FA,McClaneB. Recent progress in understanding the pathogenesis of Clostridium perfringens type C infections. Vet Microbiol,2011,153(1-2):37-43.

13. Stern LE,Erwin CR,O'Brien DP,et al. Epidermal growth factor is critical for intestinal adaptation following small bowel resection. Microsc Res Tech,2000,51(2):138-148.

Note

第五章 阑尾疾病

第一节 解剖生理概要

阑尾是附着于盲肠末端内侧的长条形管状器官,长度约 6~8cm,直径 0.5~0.8cm。阑尾腔的远端为一盲端结构,近端则与盲肠腔联通,两者交界处有一个半月形的黏膜皱襞,称为 Gerlach瓣。如果该黏膜瓣缺失或关闭不全,则粪便可以进入到阑尾腔内,成为阑尾"肠石"的核心。成人的阑尾腔直径一般约为 0.2~0.4cm,其基底部可能更为细小,但在婴幼儿则基底部常常较宽,呈现漏斗形。

阑尾壁的结构与盲肠壁基本相同,两者的差异在于阑尾壁的纵形肌平均分布在环形肌的外侧,而盲肠壁的纵形肌则集合成三条纵带,但其纤维仍与结肠带相延续。因此沿着结肠带向回盲部追踪,可到达阑尾根部,这是手术中寻找阑尾的一种常用方法。当阑尾壁的肌层组织在局部较薄弱时,此处便可形成黏膜憩室,在发生炎症时容易穿孔,导致炎症向腹腔扩散。

阑尾系膜为两层腹膜包绕阑尾形成的三角形皱襞,呈三角形,是末段回肠系膜的延续,系膜内有阑尾的血管、淋巴管和神经组织通过。

阑尾动脉是回结肠动脉的一个分支,沿回肠末段的后面向阑尾走行,沿途分出几支终末血管。当阑尾发生扭转或炎症时,造成血运障碍导致阑尾坏死。阑尾静脉则引流至回盲静脉后再注入肠系膜上静脉。化脓性阑尾炎并发静脉炎时,带细菌的栓子能经门静脉上行入肝,从而引起门静脉炎和肝脓肿。

阑尾有丰富的淋巴组织(图 5-1),在黏膜下层有许多的淋巴滤泡集合,壁内有丰富的淋巴网,常沿阑尾系膜血管的方向汇入回盲角处之回盲肠淋巴结,也可以汇入盲肠后的淋巴结。

阑尾神经源于肠系膜上动脉周围的交感神经。

阑尾基底与盲肠的相对关系虽固定不变,但因盲肠本身在体内的位置可有很多变异,阑尾系膜的宽窄又有较大差别,故阑尾在腹腔内的实际位置和活动范围也就有很大的变化。阑尾在腹腔内的位置主要取决于盲肠的位置,盲肠一般位于右侧髂窝内。故阑尾的基底部通常在麦氏

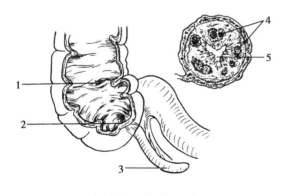

图 5-1 阑尾的解剖
1.回盲瓣;2.阑尾开口;3.阑尾;4.淋巴组织;
5.阑尾腔

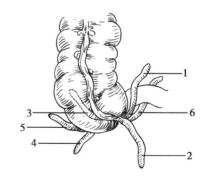

图 5-2 阑尾的解剖位置
1.回肠前位;2.盆位;3.盲肠后位;4.盲肠下位;
5.盲肠外侧位;6.回肠后位

（Mc Burney）点上,即右髂前上棘与脐部的连线中外 1/3 处,但实际上阑尾基底的位置也可以略有高低或偏左、偏右。

阑尾的位置最常见的有下列几种(图 5-2):

盲肠内侧:阑尾在发育过程中,因阑尾内侧壁相对固定,外侧壁发育较快,就使得阑尾转向内后侧,位于末段回肠的前方或后方,尖端指向左上方。

盲肠下方:阑尾下垂指向髂窝或者盆腔。

盲肠后位:阑尾在盲肠和升结肠的后面,尖端指向上方。在此位置的阑尾大多数还在腹膜的前面,称为盲肠后阑尾。

（马庆久）

第二节 急性阑尾炎

一、概述

急性阑尾炎是外科急腹症中最为常见的疾患,目前急性阑尾炎的病死率较过去已经有了很大的下降,但是随着社会老龄化的进程,老年人急性阑尾炎的比例也有较大幅度的增加,诊断有时比较困难,处理上也比较复杂,严重并发症时有发生,由于诸多并发症的存在,总体病死率仍然在 0.1%~0.5% 左右。

二、发病机制

急性阑尾炎的本质是阑尾壁的化脓性感染,其发病机制主要有以下几种:

(一)阑尾腔梗阻学说

该学说认为阑尾腔的机械梗阻是诱发急性阑尾炎的最基本原因。由于阑尾腔细小、狭长,当阑尾腔阻塞时,阑尾分泌的黏液不断堆积,引起腔内压力逐渐升高,导致阑尾血运障碍,最终可造成阑尾的坏死和穿孔。引起阑尾腔梗阻的常见原因有肠石阻塞、阑尾壁中淋巴滤泡增生、阑尾腔炎性狭窄及盲肠和回盲部病变。

(二)细菌感染学说

部分阑尾炎术后标本显示阑尾腔梗阻不明显,此时的阑尾炎可能与细菌直接感染有关。正常阑尾腔中定植有各种肠道细菌,一旦有黏膜的破损,细菌就会进入阑尾壁引起急性炎症,最终演变成急性化脓性阑尾炎。细菌也可以经血液循环到达阑尾。身体远隔部位的化脓性感染,如化脓性扁桃体炎、疖、痈等在特定情况下,细菌栓子进入血液循环,经阑尾动脉到达阑尾壁定植,在身体抵抗力下降的条件下发展成化脓性感染。

三、病理与转归

(一)病理

从病理学角度上通常将急性阑尾炎分为急性单纯性阑尾炎、急性化脓性阑尾炎和坏疽性阑尾炎三种类型。这些不同类型可以是急性阑尾炎在其病变发展过程中不同阶段的表现,也可以是不同病因引起的不同的病理结果。

1. 急性单纯性阑尾炎 病变主要局限于黏膜和黏膜下层。表现为阑尾轻度肿胀,浆膜充血,常因附有少量纤维素样渗出物而失去光泽。镜下,阑尾壁各层组织均有水肿和中性粒细胞浸润,其中以黏膜和黏膜下层最为明显,黏膜表面可出现小溃疡和出血点,阑尾腔内可有少量渗出液。此型一般为急性阑尾炎的早期变化。

2. 急性化脓性阑尾炎 也称蜂窝织炎性阑尾炎。此型病变累及阑尾壁全层。阑尾显著肿

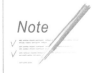
Note

胀,浆膜高度充血,表面常有较多纤维素样渗出物和脓苔,阑尾周围也常有少量脓性渗出物。阑尾与周围组织此时已稍有粘连,有时阑尾完全被大网膜包裹。镜下,阑尾各层组织除有大量多核白细胞浸润外,常见有小脓肿形成,黏膜表面的溃疡和坏死更加严重,阑尾腔内充满稀薄的脓液。其脓液细菌培养常呈阳性,常为链球菌和结肠杆菌的混合感染,偶尔也可能得到上述两种细菌任何一种的单纯培养阳性,少数蜂窝织炎性病变和特别严重的病例还可能培养出某种厌氧菌,特别是产气荚膜杆菌。这些细菌大多数是肠腔内的定植菌,但链球菌则有可能是从扁桃体或身体其他部位的感染灶经由血液到达阑尾的。

3. 坏疽性阑尾炎　阑尾壁全层坏死,坏死的范围可局限于部分管壁或累及整个阑尾。局部坏死多见于肠石等梗阻所致阑尾炎,坏死常发生于梗阻的远端,或是在肠石嵌顿之处,而广泛的坏死则多为急性化脓性蜂窝织炎性的病变,后期伴有阑尾的高度肿胀,炎症波及阑尾的血管有血栓形成,使阑尾的血供发生障碍,整个阑尾坏死,坏死部分呈黑色或绿色,极易发生穿孔,黏膜大部分已经糜烂,腔内充满了血性脓液。阑尾周围通常会有脓性渗出液和大网膜包裹的现象,脓液的细菌培养多呈阳性。

（二）转归

各型阑尾炎根据其病情的早晚、诊断治疗是否及时、所采取的治疗手段是否合理以及患者自身免疫状况,可以有下列几种不同转归:

1. 炎症消退　一般急性单纯性阑尾炎通过抗生素治疗后炎症可以逐渐消退。但当诊治较晚,阑尾黏膜已有溃疡形成时,即使炎症消退,也会因瘢痕收缩使阑尾腔狭窄而导致阑尾炎复发。

2. 阑尾周围脓肿　小部分急性化脓性阑尾炎经积极抗生素治疗也可以使炎症消退,但是大多数经过网膜包裹会发展成局限性脓肿,虽然脓肿最终可以消退,但常会留有管腔的部分或完全梗阻,可以在其梗阻的远端形成黏液囊肿,也可以由于阑尾腔的部分梗阻、粘连、扭曲等导致慢性阑尾炎反复发作。

3. 阑尾穿孔　急性化脓性阑尾炎和坏疽性阑尾炎易发生阑尾穿孔。穿孔大多发生在病程的晚期,但个别病例特别是梗阻性阑尾炎在病程的早期即可发生穿孔。根据穿孔形成的早晚以及炎症是否局限,阑尾穿孔可以有两种不同的结果:

（1）阑尾周围脓肿:多由于穿孔前的炎症刺激使得大网膜、周围肠管将阑尾包裹,则穿孔后感染局限于阑尾周围形成脓肿。约有10%的急性阑尾炎在就诊时便已形成阑尾周围脓肿。主要表现为右下腹边界清楚的压痛性肿块。多数病例经过抗生素治疗、理疗、热敷等措施后,脓液可以吸收,炎症和肿块逐渐消散;少数病例可因脓肿破溃造成弥漫性腹膜炎;个别病例脓肿穿破到邻近器官,如子宫、肠袢、膀胱、阴道、腹壁形成各种内瘘、窦道等慢性感染性病变。

（2）弥漫性腹膜炎:急性阑尾炎至阑尾穿孔是一个渐进发展的病理过程,在穿孔前机体会经历一系列防御性的变化,所以阑尾穿孔引起的弥漫性腹膜炎较胃、十二指肠溃疡或外伤引起的急性胃肠穿孔少见。但如遇有阑尾腔高度梗阻,或肠石直接嵌压在阑尾壁上,致使阑尾穿孔早期发生,由于阑尾周围尚无足够的炎症粘连反应,穿孔后大多数会导致急性弥漫性腹膜炎。婴幼儿时期阑尾的壁较薄,盲肠游离度大,加之大网膜发育不完全,故发生阑尾炎时不仅容易发生穿孔,而且穿孔后脓液容易迅速扩散形成弥漫性腹膜炎。其他情况,比如阑尾已经发生炎症水肿,此时再口服泻药、不适当的检查和引流增加肠道内压力和肠道的活动度,破坏了局部的防御功能,使已经形成的局限性感染进一步扩散成弥漫性腹膜炎。

弥漫性腹膜炎病情严重,患者此时已经发展成全身性感染,中毒和脱水、电解质紊乱现象普遍存在,有全腹性的腹壁强直和压痛,常常伴有肠麻痹和腹胀、呕吐等症状。如处理不及时,病死率很高,即使经过积极地治疗后全身感染症状得以控制,也常会遗留盆腔脓肿、膈下脓肿或肠袢间脓肿等后续并发症。需要多次穿刺或手术引流,也可能会形成肠粘连、肠瘘、腹壁窦道等复杂的慢性感染。

四、临床表现

(一)症状

急性阑尾炎起病急骤,常由饮食不当、生活不规律或精神情绪剧烈变化等因素的诱导下,突然发生腹部疼痛和不适,同时会有全身乏力、腰腿酸痛、食欲不振、头痛、便秘等早期症状。

1. **转移性右下腹疼痛**　腹痛是急性阑尾炎最常见、最早出现的症状。典型的腹痛发作始于上腹部或脐周围,有时为阵发性,并常伴有恶心和呕吐,经过几个小时或十几小时后,腹痛即转移至右下腹,同时腹痛也由间断性或阵发性变成持续性。腹痛部位的转移是急性阑尾炎特征性的表现,约有 70%~80% 的患者有转移性右下腹疼痛。但是也应该指出,仍然有不少患者其腹痛一开始就定位在右下腹,特别是复发性的阑尾炎患者。

关于转移性右下腹疼痛的机制,一般认为,早期的上腹部疼痛或脐周疼痛是内脏神经的反射痛,由于定位不准确,患者不能准确描述疼痛部位,而后期的右下腹疼痛是因阑尾炎症发展至浆膜进而刺激壁腹膜所致,壁腹膜的神经支配来自于体神经,定位比较准确,感知疼痛也比较强烈。

腹痛的程度与阑尾炎病变的严重性之间并无直接关联。疼痛突然减轻一般提示阑尾腔梗阻解除或者炎症正在消退,但有时也因为阑尾腔内压力过大或组织缺血坏死,神经末梢失去了感知和传导疼痛的能力,腹痛也可以减轻。阑尾穿孔后腔内压力的突然释放也可以使腹痛有所减轻。

2. **胃肠道症状**　恶心、呕吐、便秘、腹泻等胃肠道症状是急性阑尾炎常见的表现。恶心、呕吐见于病程早期,可能是由于阑尾炎症反射性地引起胃痉挛的缘故,这对于判断阑尾炎还是胃肠道以外疾病引起的腹痛很重要。到病程晚期患者出现的恶心、呕吐、食欲不振、腹胀、便秘等消化道症状是由腹膜炎引起的肠麻痹所致,非常普遍。

3. **全身反应**　全身症状一般并不显著,发热虽然常有,但一般并不高,通常在 38℃左右,超过 38.5℃的病例少见,寒战极为罕见,如果出现寒战且体温超过 38.5℃以上多表明有腹膜炎或栓塞性门静脉炎等较为严重的并发症,诊断时要加以警惕。

(二)体征

体征在诊断上比症状更重要。它的表现决定于阑尾的部位、位置的深浅和炎症的程度。常见体征有下列几类:

1. **患者的体位**　患者来医院时常见有弯腰行走的现象,而且往往用双手捂住右下腹部。卧位时常采取右侧髋关节屈曲位。

2. **局部压痛**　为壁腹膜受到炎症刺激的表现,是急性阑尾炎最常见也是最重要的体征。根据阑尾所在位置的不同,不同部位可以有特殊压痛,临床上有多种方法可以测试。

(1) 右下腹压痛(图 5-3):一般阑尾炎均位于右下腹髂前上棘内侧附近,故在麦氏点上常有固定的压痛。但实际上阑尾炎的压痛点有时并不一定在麦氏点上,例如有时压痛最明显处是在 Lanz 点上,即在左、右两个髂前上棘间连线之右侧 1/3 处,而有时则在 Sonnenberg 点上,即右侧髂前上棘与脐连线和腹直肌外缘的交叉点上。虽然压痛的位置可能略有偏移,但一般总在麦氏点附近,至少是在右下腹部有一个局限性的压痛点,表示发炎阑尾的位置即在此处。压痛点具有重要的诊断价值,即使是患者自我感觉腹痛还在上腹部或脐周围,医生体检时往往已经能发现右下腹部有压痛点的存在,常

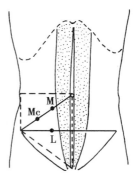

图 5-3　阑尾炎压痛点
M:Morris 点;Mc:Mc Burney
点;L:Lanz 点。点线围成
的四边形为 app 压痛区

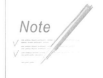

依此可获得早期诊断。至于炎症已扩散到阑尾以外,甚至已经穿孔而有弥漫性腹膜炎时,虽然腹壁的压痛范围也随之有所扩大,但阑尾部位的压痛仍然最为显著,由此可以推断腹膜炎的真正病因。

(2) 反跳痛:身体肥胖和腹肌发达的患者,或许阑尾的位置较深且处于盲肠后位时,腹壁的压痛可能不太显著。但如用手指在阑尾部位逐渐缓慢地深压,然后迅速放松手指,患者感到剧烈疼痛,称之为反跳痛阳性,又称 Blumberg 征,更进一步证明有腹膜刺激征的存在,在阑尾炎的诊断上具有重要意义。

(3) Rovsing 征:用手按压左下腹降结肠,肠内的积气将被挤入到盲肠内,并窜入阑尾腔,刺激发炎的阑尾,引起右下腹的疼痛,称为 Rovsing 征阳性。Rovsing 征阳性表示炎性病变与结肠或盲肠有关,一般即是急性阑尾炎,可以与输尿管结石等部位相类似的疼痛相鉴别,也具有一定的诊断意义。但如果结肠内有粪块、肿瘤或其他异物阻塞,或阑尾根部已有穿孔时,虽然压迫降结肠也不能驱使气体窜入阑尾腔内引起刺激性腹痛,则为 Rovsing 征阴性,故 Rovsing 征阴性不能排除急性阑尾炎的诊断。

(4) 直肠内触痛:如果阑尾的位置比较低而位于盆腔内者,腹壁的压痛可能不明显,而行直肠指诊时,往往可以发现直肠前壁右侧有触痛,有时甚至可以触及到肿胀的阑尾,有条索样的感觉。

右下腹的压痛和反跳痛、Rovsing 征阳性或直肠指诊的阳性发现,被视为急性阑尾炎最常见的体征,对于每一个疑似急性阑尾炎的患者,上述检查为必不可少的步骤。

(5) 腰大肌试验和直腿抬高试验:有时阑尾位于盲肠后位,因此前腹壁的压痛不甚明显,致使诊断发生困难。此时可令患者取左侧卧位,使右腿伸直或过度后伸,发炎的阑尾在盲肠后位,则腰大肌将受到刺激而使患者感到疼痛。再令患者平卧位,检查者用手指按压在右侧腰部的压痛点,则患者在伸直膝关节并将右腿抬高时感到疼痛加重。上述试验均提示阑尾位于盲肠后位。

(6) 闭孔内肌试验:若发炎的阑尾指向盆腔且较长,则闭孔内肌的肌膜将受到刺激、粘连,此时令患者平卧位、右腿屈曲并内旋髋关节,将引起腰部的疼痛。

腰大肌试验和闭孔内肌试验,只有在阑尾发炎的条件下刺激并粘连到相应的肌肉时才有阳性表现。因此,一般阑尾炎于前腹壁已有明显压痛者,腰大肌试验和闭孔内肌试验已无必要。即使是盲肠后位阑尾或深达盆腔的阑尾,如果没有直接刺激到腰大肌和闭孔内肌,试验也将是阴性,因此阴性的试验也并不能排除急性阑尾炎的诊断。唯有当上述试验阳性同时其他临床征象也阳性的试验才有肯定的临床诊断价值。

3. 腹肌紧张　腹肌紧张是壁腹膜受到炎症的刺激、腹肌反射性地收缩的结果,为机体的一种防御反射反应。当阑尾的炎症尚未累及到阑尾的浆膜时,一般不会出现显著的腹肌紧张表现,出现明显的腹肌紧张,则表示炎症已经扩散到阑尾的浆膜及其周围,多见于阑尾周围炎症较重、坏疽性阑尾炎或阑尾穿孔。腹肌紧张一般较阑尾病灶的局部压痛出现晚,但腹肌紧张与腹壁压痛、反跳痛出现的部位是大致相同的。腹壁压痛最显著的部位也为腹肌紧张最明显的区域,而紧张的范围则要比腹壁压痛的范围大。体检时应以轻柔的手法自腹壁的无疼痛的部位开始,左右、上下相互比较方能于病变部位感知到腹肌紧张的存在。身体肥胖、年老体弱、腹肌薄弱的患者腹肌紧张的感觉不明显。腹壁感觉过敏、少年儿童,受到小的刺激也能引起显著的腹肌收缩反应,或有主动的防御性紧张,有时很难与病理性腹肌强直相鉴别,检查者需要有一定的技巧,耐心仔细地检查方能去伪存真得出正确的结论。

五、辅助检查

(一)实验室检查

白细胞计数可升高至 $(10\sim15)\times10^9/L$ 甚至以上,中性粒细胞比例 85% 以上,少数患者白细

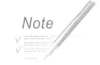

胞无明显升高,多见于单纯性阑尾炎或老年体弱患者。白细胞计数高于 $20 \times 10^9/L$ 以上者,大多表示阑尾已有穿孔、腹膜炎、门静脉炎等并发症的存在。尿液检查一般无阳性发现,如尿红细胞、白细胞阳性则提示输尿管结石可能,对鉴别诊断有一定帮助。但需注意的是,少数急性阑尾炎患者可因炎症累及邻近的输尿管和膀胱而出现尿白细胞和红细胞阳性。

(二)影像学检查

1. X 线检查　一般在急性阑尾炎的诊断方面并无大的帮助,但有时在鉴别诊断上能够除外其他急腹症,例如胃、十二指肠溃疡的穿孔,急性胆囊炎,急性胰腺炎,肠梗阻等。

2. 超声检查　超声检查对急性阑尾炎的诊断意义高于 X 线,用超声对右下腹进行检查从纵断面上可以看到管状,横断面上可以看到"靶环"或"同心圆"状的阑尾图像,在急性阑尾炎时,可以看到管腔扩大、管壁增厚,有明显的水肿征象,部分患者可以看到肠石形成的强回声团。用超声探头对局部施加压力可引起疼痛。已经发展到阑尾周围炎的患者可以探测到较大的炎性包块。

3. CT 检查　CT 检查在急性阑尾炎很少应用,其诊断意义也非常有限。偶尔在 CT 扫描中可以看到增粗、肿大的阑尾。

六、诊断及鉴别诊断

(一)诊断

急性阑尾炎的临床诊断主要依据病史、临床症状、体征和实验室检查。转移性右下腹痛、右下腹固定的压痛或伴有反跳痛、肌紧张、炎症反应表现(白细胞升高、体温升高等)是诊断典型急性阑尾炎的主要依据。

但也有部分病例,由于临床表现并不典型,诊断也相当困难,有时甚至容易发生误诊、误治,产生严重的并发症,甚至死亡。

(二)鉴别诊断

需与急性阑尾炎相鉴别的疾病较多,大多数引起"腹痛"症状的疾病,均需与急性阑尾炎进行鉴别。

1. 消化性溃疡急性穿孔　溃疡穿孔后消化液沿着结肠旁沟流入右侧髂窝内,可引起剧烈腹痛,而且疼痛有转移性特点,酷似急性阑尾炎。但溃疡病穿孔患者多有慢性溃疡病史,穿孔常发生在溃疡活动期。其腹痛虽然也具有自上腹向右下腹转移的特点,但腹痛发生迅速、剧烈,扩散的范围广泛。腹部压痛、肌紧张和反跳痛的范围和程度都比阑尾炎更严重,因溃疡穿孔后腹腔内有游离气体,叩诊时可有肝浊音界消失,X 线透视膈下有游离气体。

2. 急性胆囊炎　典型的急性胆囊炎不难与急性阑尾炎相鉴别,但是当胆囊肿大、下垂时,其疼痛和压痛的位置可达脐部以下,而腹肌紧张也累及到右下腹,高位阑尾炎疼痛和压痛的位置也可达右上腹,极易与急性胆囊炎的症状和体征混淆。特别是急性阑尾炎并发门静脉炎,患者肝大且有黄疸,此时两者之间的鉴别诊断就更加困难。

一般急性胆囊炎患者过去曾有类似发作的病史,伴有胆管结石的还可能有黄疸史,患者平时经常有上腹部不适、消化不良、厌食油腻等,超声影像检查会发现肿大的胆囊、胆囊壁增厚水肿、胆结石强回声及声影等特有表现,对诊断有很大帮助。

3. Meckel 憩室炎　Meckel 憩室炎与阑尾炎的位置相近,因此急性阑尾炎与急性憩室炎的临床症状大致相似,鉴别非常困难。临床上如诊断急性阑尾炎而手术中发现阑尾正常者,应立即检查末段回肠至少 100cm,以确定有无 Meckel 憩室炎的存在,以免遗留病变造成严重后果。

憩室炎一般在发病伊始就感到右下腹疼痛,无急性阑尾炎的转移性右下腹疼痛的特点。腹痛的位置在脐附近,压痛点也在脐旁,均与典型的急性阑尾炎麦氏点的疼痛和压痛点稍有不同。

4. 急性肠穿孔　伤寒、痢疾、局限性肠炎、溃疡性肠炎、食物中的锐利残渣等均能引起小肠穿孔,而穿孔的位置大多数在末端回肠100cm内,与阑尾的部位很近,临床症状也是右下腹疼痛、压痛和腹肌紧张,很容易被误诊为急性阑尾炎穿孔。但上述病变在穿孔前有各自原发病的表现:伤寒有长程发热、头痛、疲倦、食欲不振等;痢疾有发热、腹泻、黏液脓血便等。穿孔时引起的腹痛非常突然,始于右下腹,很快扩散成弥漫性腹膜炎,腹腔里往往有大量液体和游离气体,不少病例在术前是可以作出正确诊断的。如术前诊断为急性阑尾炎术中发现阑尾病变与实际腹膜炎程度不符,应扩大探查的范围以求真正病因。

5. 宫外孕破裂　宫外孕破裂通常有腹腔内出血,招致腹膜刺激症状,引起突发的下腹部疼痛,很容易误诊为急性阑尾炎。如出血量大,患者很快就会有失血性休克的表现(面色苍白、脉搏细数、血压下降、腹腔内有移动性浊音),诊断并不困难。如出血量少,患者仅有右下腹的局部刺激症状,容易和阑尾炎混淆,此时要仔细询问月经史,有无不规则的阴道出血、无避孕措施的性交史等。必要时请妇科会诊,行妇科检查,阴道后穹隆穿刺抽血,诊断也容易确定。

6. 卵巢囊肿扭转　右侧的卵巢囊肿如发生蒂部扭转,囊肿的血供中断,囊肿发生绞窄、坏死,产生右下腹剧痛,坏死后的渗出液体引起强烈的腹膜刺激症状,右下腹的压痛、腹肌紧张和反跳痛均很明显,与阑尾炎的症状相似。

与急性阑尾炎相比,卵巢囊肿扭转所产生的腹痛发作来势更加突然和猛烈,性质为阵发性的绞痛,伴有面色苍白、脉率加速,有时甚至有早期休克的表现(强烈疼痛刺激的反应)。体检时除了有压痛、腹肌紧张、反跳痛外,有时可以扪及到包块。妇科检查会有更特异的发现。

7. 肺炎或胸膜炎　右下叶肺炎或胸膜炎有时可以引起右侧腹部的牵涉痛,甚至腹壁可以有肌紧张的现象,特别是在病变的早期,肺炎的阳性体征尚未显现,容易与急性阑尾炎相混淆,特别是儿童需要加以鉴别。

8. 急性胃肠炎　急性胃肠炎有腹痛、恶心、呕吐、腹泻等消化道症状,偶尔还会有腹部触痛,而急性阑尾炎有时也有腹泻,这给鉴别诊断造成困难。

急性胃肠炎的患者在发病前大多数可以追溯到饮食不当或饮食不洁的线索。症状虽也以腹痛、呕吐、腹泻三联征为主,但通常以腹泻和呕吐更为突出,有时在腹痛之前已有呕吐和腹泻,急性胃肠炎的腹痛有时也很剧烈,但范围更广,部位也不固定,没有转移性右下腹痛的特点。腹痛的特点常为阵发性绞痛伴有排便感,排便后腹痛减轻。体征是鉴别诊断的重点,急性胃肠炎的患者无明显的腹膜刺激征,听诊时有肠鸣音亢进,特别是伴有阵发性绞痛时肠鸣音亢进更明显,急性阑尾炎患者肠蠕动减慢。直肠指诊也无阳性发现。

9. 急性肠系膜淋巴结炎　本病有时与急性阑尾炎很难鉴别,有时在左右为难之际,医生宁愿选择剖腹探查而避免延误急性阑尾炎的治疗,特别是在儿童,因为阑尾炎发展得非常快,穿孔后炎症不易被局限,延误治疗后果严重。

急性肠系膜淋巴结炎有几个特点可供鉴别诊断参考:①常见于儿童,3岁以后发病多;②曾有类似腹痛的病史;③有呼吸道感染症状在先;④起病初期即有高热,呕吐少见;⑤腹痛开始即在右下腹,压痛范围广,靠近脊柱侧明显,可触及多个肿大淋巴结;⑥腹肌紧张和反跳痛不明显。

10. 输尿管结石　盲肠后位的阑尾炎与右侧输尿管结石的症状很相似,都是右腰部疼痛。但是典型的输尿管结石在腰部和右下腹疼痛的同时常伴有血尿,输尿管结石的疼痛一开始就在右侧腰部,剧烈的绞痛难以忍受,疼痛向右大腿内侧和阴囊放射,右腰部有明显的叩击痛,无右下腹压痛、肌紧张和反跳痛。泌尿系统症状:尿频、尿急、尿痛、血尿是鉴别的关键。尿常规:尿中有红细胞、白细胞。超声检查:发现结石强回声,肾盂、输尿管扩张等。X线检查:90%患者可在平片上发现阳性结石影像。

七、治疗

急性阑尾炎一旦诊断确立,绝大多数病例采取手术治疗,但少数老年患者伴有严重的代谢

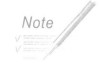
Note

性疾病及心、肺、肾、脑等重要器官功能不全，不能耐受手术或已有阑尾周围脓肿形成的情况下，也可采取非手术治疗，而阑尾切除术是治愈阑尾炎的唯一手段。

（一）非手术治疗

非手术治疗的主要措施包括禁食，胃肠减压，抗生素治疗，卧床休息，补充热量、水、电解质及维持体液、内环境平衡等措施，使炎症逐渐消退、局限，病情得以缓解。

（二）手术治疗

临床确诊的阑尾炎无论是单纯性、化脓性还是坏疽性，在没有形成阑尾周围脓肿、患者重要生命器官功能良好没有手术禁忌证时，阑尾切除术是治疗的"金标准"。

1. 阑尾切除术（开腹）

（1）适应证：全部急、慢性阑尾炎，经非手术治疗效果不佳者，是阑尾切除术的主要指征。有阑尾穿孔病史或阑尾脓肿未能切除而实行引流的患者，应在引流术后 3~6 个月内将阑尾切除，遗留有腹壁瘘管、窦道者一并切除。阑尾的黏液囊肿、良性及恶性肿瘤也是阑尾切除的适应证。

（2）术前准备：确立诊断后，即可给予吗啡 10mg，东莨菪碱 0.3mg，以减轻患者的疼痛、缓解焦虑、减少呼吸道分泌物。手术前禁止经口进食、饮水。如有脱水、酸中毒等内环境紊乱，需予以纠正，术前应用抗生素。

（3）麻醉选择：开腹阑尾切除术可以酌情选择局部麻醉、硬膜外麻醉，经腹腔镜阑尾切除术和儿童手术选择全麻。

（4）切口部位：常用的有下列几种：①麦氏（Mc Burney）切口：此为阑尾手术最常用切口。皮肤切口在右髂前上棘与脐部连线的中外 1/3 交界处，并与之相垂直，长约 6~8cm，切口的 1/3 在连线的上方，2/3 在连线的下方。②右下腹旁正中或经腹直肌切口：当阑尾的位置比较靠近中线或深入到盆腔时，可采用右侧旁正中或经腹直肌切口。诊断不肯定而需要较大范围探查者，切口也以近中线纵行切口为宜。儿童多采用纵行切口。③腹直肌旁（Battle）切口：一般能够获得很好的显露。但切口较短时显露较腹直肌或旁正中切口差，切口较长者又会损伤多数的腹直肌运动神经，有造成腹直肌萎缩的可能，目前这种切口已基本弃用。

（5）手术步骤（图 5-4）

1）寻找阑尾：切开腹膜进入腹腔后，将小肠向左内侧推开找到盲肠，沿结肠带向远端追踪找到阑尾。

2）处理阑尾系膜：用 1~2 把组织钳提起阑尾（不要直接夹阑尾），显露阑尾系膜，在阑尾系膜的无血管区用血管钳穿过系膜，以一根 2 号丝线在系膜根部结扎系膜，而后用两把血管钳夹住系膜并切断，靠近阑尾侧以 1 号丝线结扎，系膜根部再以 1 号丝线贯穿缝合结扎一道，确保系膜血管不会出血。

3）处理阑尾根部：在距盲肠壁 0.5cm 处用血管钳轻轻挤压阑尾根部然后以丝线结扎，在距结扎线远侧 0.5cm 处切断阑尾，残端以碘酊、乙醇涂擦消毒。

4）荷包缝合包埋阑尾残端：在距阑尾根部结扎线 1cm 的盲肠壁以 1 号丝线做荷包缝合，针距约 3mm（避开阑尾系膜），将阑尾残端包埋于荷包内，荷包不宜过大，以避免形成死腔。

（6）术后处理：单纯性阑尾炎于切除术后采用半坐位，术后 24 小时禁饮食，禁食期间应静脉补充生理需要量的水、电解质，待肠道蠕动功能恢复后逐渐恢复正常饮食。抗生素治疗，一般采用对革兰阴性杆菌敏感的二代头孢和甲硝唑治疗，治疗时间 3~5 天。术后如有呕吐、腹胀、肠功能恢复不良，应给予静脉营养补充水、电解质等维持内环境平衡。腹胀严重者应行胃肠减压术。术后三日无大便者应给予通便灌肠（甘油、液状石蜡）。因腹腔内感染较重或有弥漫性腹膜炎术后留有引流者，视引流物的量和性质决定何时拔除，一般在术后 24~48 小时可去除引流管。

（7）阑尾切除术后并发症

1）切口感染：为阑尾术后最常见的并发症。多发生于化脓性阑尾炎、坏疽性阑尾炎及合并

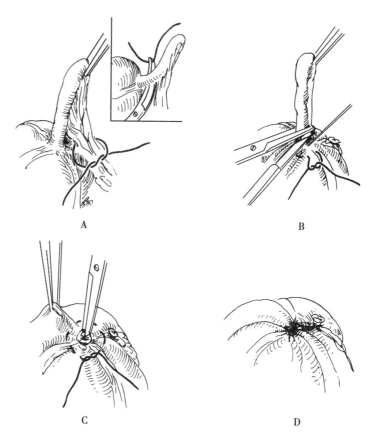

图 5-4　阑尾切除术示意图
A. 阑尾系膜结扎；B. 切断系膜作荷包缝合；C. 阑尾切除，残端内翻；D. 收紧荷包线结扎

阑尾穿孔者。表现为术后数日出现体温升高、切口胀痛，切口局部红肿，压痛明显，甚至有波动感。感染多发生在皮下组织层，但有时也可在腹外斜肌腱膜下或更深的位置。处理原则：于压痛或波动最明显处拆除部分缝线，排除脓液，敞开引流。必要时可用生理盐水等进行冲洗，引流的同时清除伤口内缝线等异物。预防的关键在于术中保护切口创缘、避免污染。近年来，随着外科技术的提高及有效抗生素的使用，此类并发症较前已明显减少。

2）腹膜炎及腹腔内脓肿：术前即存在阑尾化脓、穿孔及阑尾周围脓肿者术后易并发腹膜炎或腹腔脓肿。表现为术后体温持续不降或继续升高，有腹痛、腹胀和全身中毒症状，腹部检查有压痛和腹肌紧张，超声波检查腹腔有积液或脓腔，诊断性穿刺抽出脓液。此类并发症一经发现应立即考虑穿刺引流或切开引流，务必使引流彻底，并按照腹膜炎的处理原则进行适当的全身支持治疗，根据细菌培养和药敏试验结果合理选用有效抗生素治疗。

3）粪瘘：阑尾切除后有时会形成粪瘘，粪瘘分早期和晚期两种。早期粪瘘常发生在术后3~5 天。此类粪瘘多因阑尾基底部炎症水肿较重、组织脆弱或有部分坏死，致使阑尾根部结扎缝合不牢靠所致，也可因腹腔引流物放置不当、引流物过硬压迫肠壁坏死形成粪瘘。晚期粪瘘大多数发生在阑尾伤口愈合以后。此类粪瘘少数因对阑尾周围脓肿分离、引流不彻底，致阑尾残端愈合不良形成，其他情况因肠道的原有病变（局限性肠炎、肠结核、放线菌病、肿瘤等）造成肠道穿孔而形成粪瘘。

多数粪瘘形成时感染已经局限于盲肠周围，不会造成水、电解质、酸碱平衡紊乱。早期瘘经保守治疗多数可以自愈。特殊病因所致的晚期瘘往往经久不愈，要经过仔细的影像学和病理学检查确定病因、病变范围后，方可制订完善的治疗方案。

4）出血：阑尾术后的出血可发生在两个部位：①腹腔内出血。最常见的原因是手术切除阑

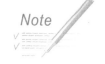

尾时的剥离面渗血,这种出血多能自行停止。上述情况下,阑尾残端结扎不牢可导致出血,经非手术治疗多能自行停止;但阑尾系膜血管结扎不牢引起的出血,有时出血量较大,甚至导致失血性休克,则需要手术止血。当患者术后有腹痛、腹胀、休克、贫血表现时,应考虑腹腔内出血的可能,此时应行腹腔穿刺以明确诊断,尽早再次手术止血。②腹壁出血。阑尾切口附近有腹壁下动脉,如不慎损伤又没有可靠缝合或结扎,术后可在腹膜外形成较大血肿,患者术后伤口胀痛、局部肿胀、贫血要考虑到切口血肿的可能,尽早行超声检查明确诊断,及时手术清除血肿缝扎血管,切口妥善引流。

5) 切口疝:是术后晚期并发症。阑尾切除多采用麦氏切口,该切口对腹壁的神经和肌肉损伤小,切口疝的发生概率较低。但对于老年患者、切口感染、切口放置引流的患者较易发生切口疝。对切口疝的处理原则是无张力修补,修补手术要在感染完全控制至少三个月后方能进行。

6) 肠粘连、肠梗阻:阑尾切除术后在右下腹切口附近形成肠粘连是很难避免的,但肠粘连不一定有临床症状,只有当粘连造成肠道的完全或不全梗阻的情况下才会出现临床症状:腹痛(阵发性绞痛)、腹胀、呕吐、肛门停止排气、排便等典型的机械性肠梗阻的表现。多数患者经禁食、胃肠减压、静脉液体治疗症状可以缓解,但容易反复发作,对发作频繁、症状较重者采取手术治疗,松解粘连的肠管。

2. 腹腔镜阑尾切除术　　腹腔镜手术技术已经在腹部外科普遍应用,目前阑尾切除术有超过半数是在腹腔镜下完成的,腹腔镜阑尾切除的手术原理、适应证、禁忌证、手术步骤同开腹阑尾切除术基本一致。腹腔镜阑尾切除术的近期和远期的优势都比较明显,近期优势包括手术创伤更小、寻找阑尾更方便、疼痛轻、康复快、切口感染率低,便于腹腔内大范围的探查;远期优势包括伤口的疼痛和腹壁疝的发生率低、腹腔粘连轻、肠梗阻的发生率低、造成育龄期妇女不孕症的发生率低。

(三)阑尾周围脓肿的治疗

急性阑尾炎发作后,右下腹出现肿块是阑尾周围炎或阑尾穿孔所致的网膜、肠管包裹阑尾形成的炎性包块,是机体对炎症的防御反应。阑尾周围炎性肿块形成后由于阑尾包裹其中,此时切除阑尾比较困难,强行分离会造成肠管损伤、肠瘘等严重并发症,此阶段以保守治疗为主:①全身支持、扶正疗法:休息并给予足够的热量、营养增强免疫力;②抗生素治疗:选用对革兰阴性菌和厌氧菌敏感的抗生素;③硫酸镁局部湿热敷、理疗,加快炎症的吸收和消退。经保守治疗,绝大多数患者的炎性包块逐渐吸收、缩小至完全消退,少数患者肿块液化形成脓肿,部分脓肿也能吸收消退,个别脓肿破裂、扩散形成弥漫性腹膜炎、膈下脓肿,或发冷、发热等全身中毒症状较重者,需要手术引流。近年来随着腹腔镜技术在急性阑尾炎手术中的广泛应用,很多学者提出,利用腹腔镜对阑尾周围脓肿进行早期处理,可以大大加快疾病的愈合进程,减少二期处理的麻烦。

(马庆久)

第三节　慢性阑尾炎

一、概述及分类

(一)原发性慢性阑尾炎

患者无急性发作病史,但阑尾腔有肠石、蛔虫卵、阑尾扭曲等因素造成阑尾腔狭窄,发生机械性的刺激或慢性炎症可引起相应临床症状。

(二)复发性慢性阑尾炎

急性阑尾炎或阑尾周围脓肿经保守治疗或自行痊愈后,因阑尾壁纤维组织增生、管腔狭窄或闭塞,炎症所致的阑尾与腹壁、肠管、网膜的粘连致使阑尾扭曲、挛缩等改变,造成阑尾腔排泄不畅,常有轻度炎症反复发作史。

二、临床表现

(一)症状

右下腹疼痛:常描述为较轻的疼痛或隐痛,曾有或未曾有过右下腹疼痛急性发作的病史,仅有轻度的右下腹疼痛,伴有不同程度的消化不良,食欲减退,体重减轻,一般健康状况不佳,经反复检查无其他疾病的证据,可能有慢性阑尾炎的存在。腹痛可因运动、长久站立或行走而引起,常因疼痛紧压右下腹部。

(二)体征

右下腹部有轻微的压痛或深压痛。

三、诊断

(一)病史

应该详细、系统地询问和分析病史,排除其他疾病的可能性,如胃、十二指肠慢性溃疡,慢性胆囊炎胆结石,慢性结肠炎,盆腔炎及回结肠的结核、肿瘤等。由于慢性阑尾炎的症状和体征不典型,使用"排除法"诊断非常重要,目的是避免遗漏其他重要病变,特别是胃肠道的肿瘤。

(二)查体

主要是右下腹的轻微压痛,麦氏点为著,除此无其他征象。若阑尾无粘连、不固定,则随阑尾的移位,压痛点随之改变,即"移动性压痛"。若触及有腹部肿块、腹壁肌肉痉挛及腹肌紧张等,提示可能有其他病变,诊断需慎重。

(三)X 线钡剂胃肠造影

观察阑尾的形态、位置、活动度、有无充盈缺损、充盈不良、不显影、分节现象等。阑尾弯曲或固定伴有压痛,但压痛随着阑尾位置的改变而改变,此为慢性阑尾炎的重要征象。X 线钡剂检查的另外一个重要目的是排除其他疾病。

四、治疗

慢性阑尾炎常有急性发作的可能,一经确诊,原则上应行阑尾切除术。若诊断有疑问,不宜立即行阑尾切除术,应先治疗重点怀疑的疾病,治疗无效再考虑行阑尾切除术。手术建议在腹腔镜下进行,若术中发现阑尾外观正常,则应探查回肠末段 100cm 范围,以及小肠系膜、盲肠、胆囊等,女性患者还应探查子宫、附件、盆腔,这样可以弥补临床诊断上的证据不足。盲目切除阑尾效果不佳,术后多数患者的原有症状还在,甚至反而加重。

(马庆久)

第四节　特殊类型的阑尾炎

一、小儿急性阑尾炎

儿童时期的急性阑尾炎发病率远远低于青壮年,但由于种种原因,1 岁以内婴儿的急性阑尾炎几乎 100% 发生穿孔,两岁以内阑尾穿孔发生率在 70%~80%,到 5 岁阑尾炎的穿孔率仍在 50% 以上,由此可见小儿阑尾炎患儿的病情远较成年人重、病情发展快、穿孔率高、病死率高,因此有必要列专题讨论。

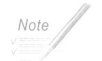

（一）小儿阑尾炎的特点

1. 发病率低，病死率高，比成年人高 10 倍以上。

2. 腹痛不典型、不被重视、容易误诊误治，小儿经常腹痛，家长容易忽略，误以蛔虫、肠炎、积食、便秘等内科疾病进行治疗，延误病情。

3. 小儿阑尾壁薄，发育不完善，极易发生坏死、穿孔。

4. 儿童大网膜发育尚不完善，一旦阑尾穿孔，防御和局限炎症的能力很差，易迅速扩散成弥漫性腹膜炎，加之儿童腹膜吸收能力强，大量的毒素被吸收，很容易演变成全身炎症反应综合征、严重的代谢紊乱，甚至造成患儿短期内死亡。

（二）诊治策略

1. 提高警惕，婴幼儿无法自己提供病史，发现小儿腹痛、呕吐、腹泻、发热首先要想到急性阑尾炎的可能。

2. 对有腹痛、呕吐、腹泻、发热的患儿要严密诊察，特别是腹部压痛、腹肌紧张需要医生反复耐心检查，认真体会。

3. 小儿急性阑尾炎发病前常有上呼吸道感染的病症，对咳嗽、发热继而发生腹痛的患儿也要警惕急性阑尾炎的可能，应予密切观察。病毒性上呼吸道感染，一般白细胞计数升高不明显，而急性阑尾炎是化脓性感染，白细胞总数和中性粒细胞比例都会有显著升高。反复检查有逐渐升高的趋势要考虑急性阑尾炎的可能。

4. 对可疑腹膜炎患儿需常规做腹腔穿刺，若抽出少许腹腔积液，通过涂片检查，可以查到白细胞、脓细胞和细菌，对确立诊断有很大帮助。

5. 小儿急性阑尾炎需要和肺炎、急性肠系膜淋巴结炎、肠套叠、急性胃炎、肠道蛔虫病等疾病鉴别。

6. 小儿急性阑尾炎一经确诊，应早期行阑尾切除术。小儿急性阑尾炎全身反应重，因呕吐、腹泻、高热等容易造成脱水和酸碱平衡紊乱，精确缜密的抗生素和液体治疗也是非常重要的，需要与儿科医生合作，纠正各种生理紊乱确保患儿的安全。

二、老年急性阑尾炎

老年人急性阑尾炎的发病率虽然不高，但老年人一旦发生急性阑尾炎，对健康、生命的威胁远比青壮年急性阑尾炎大。

（一）老年人急性阑尾炎的特点

1. 老年人系统并发症多，特别是心脑血管疾病、糖尿病，发生阑尾炎后，阑尾坏死、穿孔的概率大，病情严重，进展快。

2. 老年人机体免疫力下降，负氮平衡，修复能力差，局限炎症的能力差，炎症易于扩散，由局部感染发展成全身感染。

3. 术后并发肠系膜血管血栓形成、下肢静脉血栓形成、切口感染、切口裂开、腹腔脓肿、肺炎肺不张、呼吸衰竭、多脏器功能障碍的概率高。

（二）临床表现

老年患者对腹痛的反应能力差，症状和体征都表现得比较轻，这往往与急性阑尾炎的实际病变程度不相符，很多患者病情发展至阑尾穿孔，腹膜炎已经很明确，仍然无明显自觉症状。

总之，老年阑尾炎患者临床症状不明显，不典型。腹部不适、便秘、腹胀等普通胃肠道症状没有特异性，故急性阑尾炎发生后往往不会引起患者的重视，不愿意主动去医院就诊，以致诊断延误，从而老年急性阑尾炎并发穿孔、阑尾周围脓肿、局限性腹膜炎乃至弥漫性腹膜炎的病例远远多于青壮年的急性阑尾炎。

鉴别诊断：老年人常患有心脑血管疾病、糖尿病、高血压、肾脏疾病、腹胀便秘等胃肠道疾病、前列腺增生、慢性胆囊炎等,这些疾病的症状都可以和急性阑尾炎相混淆,增加了诊断方面的困难。正确的诊断是建立在全面细致的病史和查体上的,只要提高警惕并且有足够的耐心,漏诊、误诊的风险也是可以规避的。

(三) 治疗

急性阑尾炎的一般治疗原则同样适用于老年患者。诊断明确的阑尾炎,有化脓、坏死、穿孔趋势的,必须手术治疗,年龄本身并非手术治疗的禁忌证,相反,如不及时手术阻断炎症的继续发展,对老年人的生命威胁更大。老年人身体的免疫力、修复能力差,术后并发症多,故对老年人的阑尾切除术要就简避繁,手术操作简单实用,凡发现阑尾坏死、粘连、脓肿形成,不必勉强分离,增加损伤、耗费时间,单纯放置引流多能解决问题。术后注意预防肺部并发症、血栓性并发症。

三、孕妇急性阑尾炎

孕妇患急性阑尾炎的患病率与相同年龄组的未孕者基本相同,但妊娠期患急性阑尾炎的病死率比常人高 10 倍。

(一) 孕妇急性阑尾炎的特点

1. 随着子宫的逐渐增大,盲肠和阑尾的位置也随之改变,因此病变的疼痛和压痛的部位也是随着妊娠月份的增加而有所不同的。

2. 妊娠后期,盆腔器官充血,不仅阑尾发炎的概率增多,由于增大的子宫影响机体对炎症的局限能力,炎症的发展速度较快,坏死、穿孔的发生率比常人要高。

3. 由于大网膜和小肠被增大的子宫推挤到一侧,子宫和胎儿的活动又比较频繁,阑尾穿孔后,炎症很难被局限,常会引起弥漫性腹膜炎,病情的危险性增加,还容易引起早产。

(二) 临床表现

1. 妊娠早期的急性阑尾炎,其临床表现与一般急性阑尾炎相同。但到妊娠中后期,由于子宫的增大,阑尾位置的改变,腹部疼痛和压痛的部位也逐渐升高,至妊娠后期因阑尾往往为胀大的子宫所覆盖,腹前壁的触痛可能不明显,而后腰部可能有触痛。

2. 由于子宫胀大的原因,阑尾相对地在腹腔的深处,腹肌紧张不易被查出。有时阑尾已经穿孔并发弥漫性腹膜炎,但因子宫已经将前腹壁撑起,前腹壁可能没有压痛,也可能没有腹肌紧张和反跳痛,压痛也仅限于子宫两侧。因此妊娠后期阑尾炎的体征表现多不典型,一般较实际病情表现的轻,容易延误诊断。

3. 正常孕妇的白细胞计数也常在 $10 \times 10^9/L$ 以上,红细胞沉降率通常也偏高,因此这些实验室检查的结果的参考价值也不及一般患者。体温和脉率的增快提示有腹膜炎存在的可能。

(三) 诊断要点

由于妊娠的存在,急性阑尾炎的诊断和鉴别诊断有一定困难,延误诊断的危险性较一般患者大,不仅阑尾炎的穿孔率高,而且穿孔后发生弥漫性腹膜炎的可能性也大,既影响孕妇的安全,又关系到胎儿的生命,因此早期诊断及时处理非常重要,特别是妊娠后期,要注意到增大子宫的影响因素,对诊断会有所帮助。

1. 详细询问病史,以除外妊娠本身可能发生的并发症。如腹痛自上腹部或脐周开始数小时后转移至右下腹,或过去曾有急性阑尾炎发作的病史,则急性阑尾炎的可能性很大。

2. 注意妊娠后期腹部压痛点的位置一般较高,整个体征的表现比实际的病理变化轻。检查腹部时,应注意压痛点的位置与子宫胀大后阑尾和盲肠的相对位置是否一致。

3. 诊断不能肯定时一定要重复检查、跟踪检查,不能随意放过任何一个疑似急性阑尾炎的孕妇,若发现右下腹有腹膜炎的征象,急性阑尾炎的可能性很大;若子宫两侧均有腹膜刺激征,则预示着阑尾已经穿孔,并有弥漫性腹膜炎存在,如能在超声引导下抽取少量腹腔积液进行涂

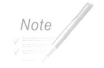

片检查,发现脓细胞或细菌,有助于急性阑尾炎穿孔的诊断。

(四) 治疗

孕妇患上急性阑尾炎,不仅是一个外科问题,也是一个产科问题,因此在诊断和处理上,外科医生应与产科医生密切合作,通过会诊、讨论,全面考虑影响母子安危的各方面的因素,作出正确、合理的判断。如是选择保守治疗还是手术治疗、胎儿会不会流产或早产、胎儿能否存活等问题。

1. **妊娠初期** 妊娠后 1~3 个月孕妇的急性阑尾炎,治疗原则与一般阑尾炎患者相同,以手术切除阑尾为宜。有人主张对症状较轻者采取保守治疗措施,理由是此时胚胎尚未很好固定,手术刺激有可能引起流产。但从长远和全局考虑应该意识到:①妊娠初期子宫不大,阑尾切除术一般刺激不到子宫,引起流产的概率并不大;②即便万一流产,对孕妇的危害也不大;③即使非手术治疗可以治愈,但距离分娩时间还很长,难保在这段时间内阑尾炎不会再发,一旦复发,处理上要复杂得多。

阑尾切除仍采用麦氏切口,避免刺激子宫,术后以纱布蘸净阑尾周围的渗液和积脓,尽量避免腹腔引流,以免引起流产。注意观察有无流产征兆,请妇科医生配合保胎、安胎治疗。

2. **妊娠中期** 怀孕 4~7 个月的孕妇,如患急性阑尾炎,症状轻的采取保守治疗,症状严重的也应手术治疗。一般而言,此时的阑尾切除术,难免对子宫会有刺激,而一旦早产对母体影响较大,胎儿也很难存活,如若保守治疗能使炎症消退,即使阑尾炎再发也已临近分娩或分娩以后,此时对胎儿和母体的影响均比较小。

但必须强调,症状严重的妊娠中期的阑尾炎,也应及时行手术治疗,对有阑尾穿孔、弥漫性腹膜炎的患者则必须手术治疗。

手术治疗是控制感染的最主要手段。持续存在的阑尾和腹腔的化脓性感染是对子宫的最大的刺激因素,手术的刺激远低于炎症的刺激,故妊娠中期的阑尾炎选择手术治疗不要过于保守。手术切口一般采用右侧经腹直肌纵行切口,便于显露手术视野,操作要轻柔,阑尾切除后,尽量用纱布蘸干阑尾周围渗液或脓液,避免冲洗腹腔和在腹腔内放置引流。术后要注意观察有无早产症候。

3. **妊娠晚期** 怀孕 8 个月以上的孕妇发生急性阑尾炎时,诊断一经确立,基本上采取手术治疗。手术后即使发生早产,婴儿绝大多数都能健康存活,对孕妇的影响也不大。相反,如果对阑尾炎处理不及时、不果断,任其发展成阑尾穿孔、弥漫性腹膜炎,对孕妇和胎儿都有生命危险。

对已经临产的孕妇发生的急性阑尾炎,究竟是先处理阑尾还是先接生婴儿,要看当时的具体条件,由产科医生和外科医生协商进行。

(马庆久)

第五节　阑尾肿瘤

阑尾肿瘤属于胃肠道肿瘤的一部分,理论上所有发生在小肠、结肠的肿瘤,均可在阑尾上发生,如癌、类癌、间质瘤等。

一、阑尾类癌

类癌在胃肠道任何部位均可发生,但发病率最高的部位就是阑尾。

(一) 病理

类癌细胞呈小椭圆形,细胞核大而圆,细胞质中含有某种酶颗粒,用硝酸银溶液可将其染成黑色,故类癌又称嗜银细胞癌。类癌细胞不仅在形态上有癌细胞的特征,而且像癌细胞一样有浸润和转移的现象,但恶性程度比较低,如能及时完整地切除,预后良好。

阑尾类癌一般多累及阑尾远端部分,致阑尾尖端肿大成一硬块,其切面呈灰白色或黄色。癌细胞主要是在黏膜和黏膜下层,偶尔可侵入肌层或浆膜下层。少数病例可有区域淋巴结或肝脏转移,但此病即使转移,其病程进展也比较缓慢,长期存活的病例并不少见。

(二) 临床表现

类癌患者并无特殊的临床表现,肿瘤位于阑尾尖端时,有时会引起阑尾黏液囊肿,位于阑尾根部时,因阻塞阑尾腔会引起急、慢性阑尾炎的发作。而事实上多数的阑尾类癌是手术切除后的病理诊断。

(三) 治疗

类癌局限于阑尾本身者,行单纯阑尾切除即可。若肿瘤已侵犯盲肠壁或有区域淋巴结转移,行右半结肠根治性切除。

二、阑尾癌

阑尾癌是非常少见的,其表现形式有两种不同类型:

1. 囊肿型阑尾癌　即阑尾恶性黏液囊肿。其外观上与良性阑尾黏液囊肿无大差异,但囊内的上皮细胞在病理切片中可见有乳头状的增生突起。这种恶性的黏液囊肿上皮细胞有时可以直接浸润到肠壁的浆膜上,并继续分泌黏液,形成腹膜的假黏液瘤。病理切片可见在大团的黏液中有少量上皮细胞或腺样结构悬浮,或者在上皮囊肿内有大量黏液积滞。这种病变与卵巢的假黏液性囊性乳头状癌很相似。当病变局限在阑尾本身时,单纯阑尾切除已达治愈目的,不必行右半结肠切除。

2. 结肠型阑尾癌　此型阑尾癌最为罕见,其病变同结肠的一般腺癌一样,在黏膜上有溃疡或菜花样肿物形成,到晚期有局部淋巴结转移或远处转移。治疗同右半结肠癌,行右半结肠切除术。

(马庆久)

本章小结

1. 急性阑尾炎是最常见的外科急腹症,其本质是阑尾壁的急性化脓性感染,病理学上可分为急性单纯性阑尾炎、急性化脓性阑尾炎和坏疽性阑尾炎。典型的阑尾炎表现为转移性右下腹痛,恶心、呕吐等胃肠道症状,发热等全身反应,以及右下腹压痛、反跳痛和肌紧张等体征。实验室检查可有白细胞计数升高。需与其他急腹症进行鉴别。一旦确诊,首选手术治疗;不能耐受手术或已有阑尾周围脓肿者,也可采取非手术治疗。

2. 慢性阑尾炎常表现为右下腹轻微疼痛及压痛,诊断需排除消化性溃疡、慢性胆囊炎、慢性结肠炎及肠结核、肠肿瘤等。治疗以手术为主。

3. 小儿急性阑尾炎发病率低,表现不典型,发生后易穿孔;老人急性阑尾炎并发症多,炎症易扩散而出现全身感染;妊娠期急性阑尾炎的腹痛部位因妊娠月份而异,发生阑尾坏死、穿孔比例高,炎症常难以局限,易引起弥漫性腹膜炎。

4. 阑尾肿瘤是肠道系统肿瘤的一部分,治疗原则是阑尾切除术或右半结肠切除术。

思考题

1. 在急性阑尾炎的鉴别诊断中,特别强调的是与哪一类疾病鉴别?

2. 小儿急性阑尾炎有哪些特点?

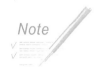

3. 妊娠哪个时期的急性阑尾炎需要优先考虑保守治疗?

参考文献

1. 陈孝平,汪建平. 外科学. 第 8 版. 北京:人民卫生出版社,2013.

2. 张启瑜. 钱礼腹部外科学. 北京:人民卫生出版社,2006.

3. 余世耀,施诚仁,潘伟华,等. 儿童急性阑尾炎若干临床问题 20 年回顾分析. 中华小儿外科杂志,2004,25(2):112-114.

4. 刘卫国,张建立,丁连安,等. 腹腔镜手术一期治疗阑尾周围脓肿可行性探讨. 中华全科医师杂志,2012,11(6):461-462.

Note

第六章　结、直肠及肛管疾病

第一节　解剖生理概要

一、结、直肠及肛管解剖

(一) 结肠

广义的结肠包括盲肠、升结肠、横结肠、降结肠、乙状结肠和直肠。成人结肠全长约150cm(120~200cm)。结肠各部的直径不一,自盲肠的7.5cm依次减为乙状结肠末端的2.5cm。结肠有三个显著的外观特征:纵行肌层不如小肠的分布均匀,聚集成三条大致等距离的结肠带;结肠带之间,肠壁呈囊状膨隆,形成许多结肠袋,在X线片上和手术时,均借此与小肠相互区别;在结肠带附近的肠管表面附着有许多脂肪组织称为肠脂垂。

1. 盲肠　盲肠为广义结肠的起始部,位于右髂窝内,下端为盲囊,长约5~7cm。三条结肠带在盲肠发出阑尾处开始,沿盲肠的前、后和外侧面行走。回肠末端进入盲肠处,有黏膜和环行肌形成回盲瓣,回盲瓣具有括约肌的作用,可以防止结肠内容物反流入回肠。由于它的存在,结肠梗阻易发展为闭襻性肠梗阻。另一方面,相对于已切除回盲瓣的短肠综合征,残留回盲瓣的相同长度的短肠综合征的预后较好。结肠各部位出血均有可能使整个结肠腔内见到血液,但一般不会有血液进入回肠,因此结肠镜可以有效鉴别结肠出血与小肠或上消化道出血。

盲肠通常位于右髂窝,在髂肌表面,但有时也可遇见高位盲肠,在髂窝上方、右肾前面或肝下面;或低位盲肠,在髂窝最下部或越过界线下降入小骨盆;还有罕见的盲肠左位。盲肠位置的改变使阑尾炎临床诊断的难度增加。

盲肠以回盲瓣为界与升结肠相延续。

2. 升结肠　升结肠位于腹腔右侧,在盲肠与结肠肝曲之间,通常其前面和两侧覆盖有腹膜,后面无腹膜仅借疏松结缔组织与腹后壁相连,故后面如受伤穿破时,可引起腹膜后感染。结肠右曲(肝曲)为升结肠上部向下向前并向左续接横结肠而成,位于肝右叶下面与右肾下极前面之间,其内侧邻接胆囊底和十二指肠降部。升结肠外侧有右结肠旁沟,连通膈下间隙和盆腔。

升结肠与横结肠延续段称为结肠肝曲。

3. 横结肠　最长,由右季肋部结肠肝曲开始,向左至左季肋部结肠脾曲。横结肠完全覆盖有腹膜,并借横结肠系膜附着于腹后壁。系膜的中间长而左右两侧较短,使横结肠的中部呈弓形下垂。其最低点可低至脐或脐以下。横结肠及其系膜将腹腔分为结肠上区和下区。横结肠的前面有胃结肠韧带和大网膜附着,后面邻接十二指肠降部、胰头、十二指肠空肠曲和小肠襻,上有肝、胆囊、胃大弯、胰尾和脾。

横结肠与降结肠延续段称为结肠脾曲,肝曲和脾曲是结肠相对固定的部位。结肠脾曲的位置比肝曲高而深,角度较锐。

4. 降结肠　起自结肠脾曲,沿腹腔左侧向下,至髂嵴移行为乙状结肠。降结肠前面通常覆盖有小肠襻和大网膜,后面与腹后壁及左肾外侧缘邻接。

和升结肠一样,降结肠大多数都是前面和侧面覆盖有腹膜,故无系膜;其后壁穿孔时可引起

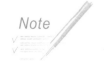

腹膜后感染。

5. **乙状结肠** 为降结肠的延续,自左侧髂嵴至第三骶椎水平,续接直肠。乙状结肠也具有系膜。肠管的形状、位置和长度个体差异较大。当乙状结肠过长,特别是系膜根部较窄时,则容易发生肠扭转。

结肠的肠壁分为黏膜层、黏膜下层、肌层和浆膜层。结肠的黏膜下层较薄且较疏松,同时,结肠的肌层菲薄,因此在行结肠内镜黏膜下剥离术(endoscopic submucosal dissection,ESD)治疗时,黏膜下水垫消退较快,又极易切穿肠壁,故肠道 ESD 难度明显大于胃和食管。

升结肠和降结肠均为腹膜间位器官,其位置较固定,活动度较小。而乙状结肠和横结肠则为腹膜外位器官,活动度较大。故在做结肠镜检查时,如何通过活动度较大的肠腔,并将其缩短,然后再顺利进入较固定的肠腔是顺利完成结肠镜检查的关键。同时,不同节段的结肠,其肠腔内的形态也略有不同。一般将结肠镜送入肛门后,即可见较为宽大的直肠壶腹部肠腔,可见三条横行皱襞。继续进镜见肠腔明显变细并见明显转弯,表明进入乙状结肠,可见有半月形皱襞突起,肠腔形态不规则,可呈新月形或椭圆形等。乙状结肠与降结肠交界处可见肠腔急行转向。进入降结肠见肠腔呈圆筒隧道样或呈钝角向上的正三角形状。至接近脾曲,可见肠腔向左急行转向,右侧多可见黏膜呈青蓝色。横结肠为结肠内管腔最长部分,内镜下肠腔多呈倒三角形,因横结肠下垂,肠腔多呈弯曲状。进镜至肝曲,肠腔出现又一个急行转弯,局部肠黏膜因贴近肝脏而呈明显青蓝色。结肠镜转过肝曲进入升结肠,可见肠腔明显增宽,肠腔多呈顶角向上的正三角形形态。继续进镜即可见升结肠与盲肠移行部的回盲瓣,再向下即可见呈一盲袋状的粗大的盲肠,黏膜皱襞不规则,呈倒"Y"或倒"V"字形。于回盲瓣下方约 3cm 处可见阑尾开口,其表面为 Gerlach 瓣覆盖,其形态各异,多数呈圆形或新月形,亦可见裂隙状、隆起乳头状等。经过回盲瓣,内镜可进入回肠末端,可见肠腔明显变细,无皱襞,黏膜红润呈毯绒状,可见隆起的淋巴滤泡(图 6-1)。

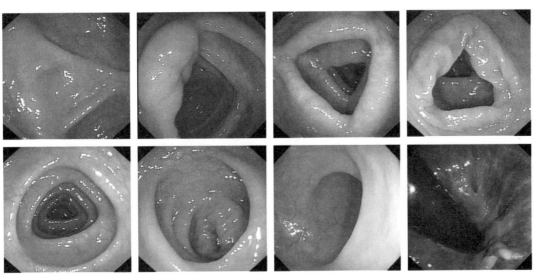

图 6-1 内镜下各部分结肠形态
盲肠、回盲瓣、升结肠、横结肠
降结肠、乙状结肠、直肠、肛管

但是,内镜下肠腔的形态受多种因素的影响,插镜的深度也会有很大的变动,因此,在内镜下判定病变的位置要十分慎重,需要综合多项检查手段来确定病变的准确位置。

结肠的血液供应 结肠的血液供应分为两部分,右半结肠为肠系膜上动脉供应,左半结肠为肠系膜下动脉供应。

肠系膜上动脉发出:①回结肠动脉,供应回肠末端、盲肠和阑尾以及升结肠下1/3。因为回结肠动脉的回肠支和肠系膜上动脉的回肠动脉之间的吻合,一般都不够充分,所以手术时回结肠动脉如果被切断,则需要同时切除回肠末端,以免它发生缺血性坏死。②右结肠动脉,供应升结肠上2/3。③中结肠动脉,供应横结肠。

肠系膜下动脉发出:①左结肠动脉,供应降结肠;②乙状结肠动脉,一至数支,供应乙状结肠。

结肠的静脉   注入肠系膜上、下静脉。肠系膜上静脉和动脉伴行;而肠系膜下静脉则在脊柱左侧、腹膜后结缔组织中上升,注入肠系膜上静脉和脾静脉汇合处,也可以注入脾静脉或肠系膜上静脉。肠系膜上静脉和脾静脉合成门静脉。

结肠的淋巴结   结肠的淋巴结可分4群:①结肠上淋巴结,细小,在肠壁表面或在肠脂垂内;②结肠旁淋巴结,沿升、降结肠内侧缘和横结肠、乙状结肠的系膜缘排列,在各条细小的直动脉之间;③结肠中间淋巴结,沿右结肠动脉、中结肠动脉和左结肠动脉排列;④结肠中央淋巴结(终末淋巴结),位于肠系膜上、下动脉的根部。结肠的淋巴管与结肠的血管伴行。

结肠的神经   右半结肠由腹腔神经节和肠系膜上神经节发出的交感神经纤维,以及由迷走神经发出的副交感神经纤维,共同组成的肠系膜上丛支配。左半结肠由肠系膜下丛的交感神经和来自盆神经(骶神经的脏支)的副交感神经支配。

(二)直肠和肛管

1. 直肠   位于盆腔的后部,平骶岬处上接乙状结肠,沿骶、尾骨前面下行,穿过盆膈转向后下,至尾骨平面与肛管相连。直肠的经过并非上下垂直,在矢状面上,它有两个弯曲,上一个称骶曲,凸侧向后,与骶骨前面弧度一致;下一个称会阴曲,凸侧向前。在额状面上,直肠还有侧曲,即直肠上、下部凸向右侧,而中部凸向左侧。在进行结肠镜检查时须注意直肠的位置及其弯曲,以免损伤肠壁。

直肠上、下端较窄,下端膨大为直肠壶腹。直肠上1/3的前面及两侧覆盖有腹膜,中1/3仅前面有腹膜,下1/3则全无腹膜。上段直肠前面的腹膜反折成直肠膀胱陷凹或直肠子宫陷凹。如该陷凹有炎性液体或腹腔肿瘤盆底种植转移时,直肠指诊可以帮助诊断;如有盆腔脓肿,可穿刺或切开直肠前壁进行引流。

直肠黏膜较厚,有3个半月形的皱襞,称为直肠横襞(或Houston瓣)。在进行结肠镜检查时,这些横襞也常常是导致结肠镜初学者进镜困难的主要原因,应该用内镜头端轻轻拨开这些横襞,即可通过直肠。同时应动作轻柔,以免使之受损。

2. 肛管   为直肠在盆膈以下的部分,其出口为肛门,平时关闭,排便时其直径可达3cm。

直肠下端由于与口径较小且呈闭缩状态的肛管相接,直肠黏膜呈现8~10个隆起的纵行皱襞,称为肛柱。肛柱基底之间有半月形皱襞,称为肛瓣。肛瓣与肛柱下端共同围成的小隐窝,称肛窦。窦口向上,肛门腺开口于此。窦内容易积存粪屑,易于感染而发生肛窦炎。肛管与肛柱连接的部位,有三角形的乳头状隆起,称为肛乳头。肛瓣边缘和肛柱下端共同在直肠和肛管交界处形成一锯齿状的环形线称齿状线。

齿状线是直肠与肛管的交界线。胚胎时期齿状线是内、外胚层的交界处,故齿状线上、下的血管、神经及淋巴来源都不同,是重要的解剖学标志。其重要性有以下几方面:①齿状线以上是黏膜,受自主神经支配,无疼痛感;齿状线以下为皮肤,受阴部内神经支配,痛感敏锐。故内痔的注射及手术治疗均需在齿状线以上进行,无麻醉情况下累及齿状以下部分时将引起剧烈疼痛。②齿状线以上由直肠上、下动脉供应;齿状线以下属肛管动脉供应。③齿状线以上的直肠上静脉丛通过直肠上静脉回流至门静脉;齿状线以下的直肠下静脉丛通过肛管静脉回流至腔静脉。④齿状线以上的淋巴引流主要入腹主动脉旁或髂内淋巴结;齿状线以下的淋巴引流主要入腹股沟淋巴结及髂外淋巴结。

白线位于齿状线和肛缘之间,是内括约肌下缘与外括约肌皮下部的交界处,外观不甚明显,直肠指诊时可触到一浅沟。

肛管肌 肛管内括约肌为肠壁环肌增厚而成,属不随意肌,受自主神经支配,可协助排便,无括约肛门的功能。肛管外括约肌是围绕肛管的环形横纹肌,属随意肌,分为皮下部、浅部和深部。皮下部位于肛管下端的皮下,肛管内括约肌的下方;浅部位于皮下部的外侧深层,而深部又位于浅部的深面,它们之间有纤维束分隔。

肛提肌 是位于直肠周围并与尾骨肌共同形成盆膈的一层宽薄的肌,左右各一,对于承托骨盆的内脏、帮助排粪、括约肛管有重要作用。

肛管直肠环 由肛管内括约肌、直肠肌纵肌的下部、肛管外括约肌的深部和邻近的部分肛提肌(耻骨直肠肌)纤维共同制成的肌环,绕过肛管和直肠分界处,在直肠指诊时可清楚扪到。此环是括约肛管的重要结构,如手术时不慎完全切断,可引起大便失禁。

3. 直肠肛管周围间隙 在直肠和肛管周围有数个间隙,是感染的常见部分。在肛提肌以上的间隙有:①骨盆直肠间隙:在直肠两侧,左右各一,位于肛提肌之上,盆腔腹膜之下;②直肠后间隙:在直肠与骶骨间,与两侧骨盆直肠间隙相通。在肛提肌以下的间隙有:①坐骨肛管间隙:位于肛提肌以下,坐骨肛管横隔以上,相互经肛管后相通;②肛门周围间隙,位于坐骨肛管横隔以下至皮肤之间,左右两侧也与肛管后相通(图6-2)。

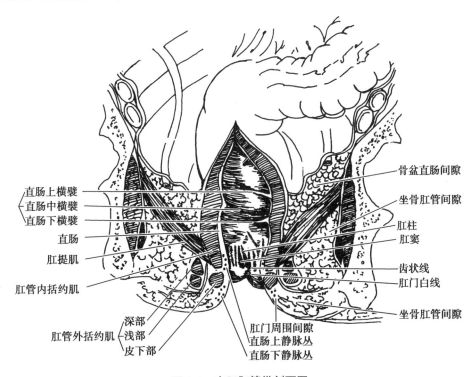

图 6-2 直肠肛管纵剖面图

直肠肛管的血管 齿状线以上的供应动脉主要来自肠系膜下动脉的终末支直肠上动脉,其次为来自髂内动脉的直肠下动脉和骶正中动脉。齿状线以下的血液供应为肛管动脉。它们之间有丰富的吻合。直肠肛管有两个静脉丛。直肠上静脉丛位于齿状线上方的黏膜下层,经肠系膜下静脉回流入门静脉。直肠下静脉丛位于齿状线下方,在直肠、肛管的外侧汇集成直肠下静脉和肛管静脉,分别通过髂内静脉和阴部内静脉回流到下腔静脉。

直肠肛管的淋巴 直肠肛管的淋巴引流亦是以齿状线为界,分上、下两组。上、下组淋巴网有吻合支,因此,直肠癌有时可转移到腹股沟淋巴结。

直肠肛管的神经 以齿状线为界,齿状线以上由交感神经和副交感神经支配。直肠的副交感神经对直肠功能的调节起主要作用,来自盆神经。齿状线以下的肛管及其周围结构,主要由阴部神经的分支支配。其感觉纤维异常敏感,故肛管的皮肤为"疼痛敏感区"。肛周浸润麻醉时,特别是在肛管的两侧及后方要浸润完全。

二、结、直肠及肛管生理

(一)结肠的主要生理功能

1. 结肠的吸收功能　结肠对食物无消化作用,且主要的营养物质和大部分水和电解质已在小肠吸收,进入结肠的基本上是食物残渣。虽然如此,结肠可吸收肠内容物中的水分和电解质,也能吸收葡萄糖、电解质和部分胆汁酸,参与机体对水、电解质平衡的调节。

2. 结肠的运动功能　结肠有非推进性节段性收缩和推进性转运性收缩。前者,结肠内容物被揉挤而向相反方向往返运动,可促进肠内容物的水分和盐类被结肠黏膜吸收。后者的作用是使肠内容物从结肠近端向远端推送。

结肠有一种进行很快,且前进很远的集团运动,常始于横结肠,可推动肠内容物快速移动直达乙状结肠或直肠,刺激直肠壁的机械感受器而产生便意。这种蠕动常在饭后或胃内充满食物时发生,称为胃-结肠反射。

3. 结肠的分泌功能　结肠黏膜含有大量杯状细胞,能分泌保护肠黏膜和润滑粪便的黏液。还能分泌数种胃肠激素。

4. 结肠内的细菌　正常情况下,肠道内细菌的数量很多并且比较恒定。结肠内的细菌主要为厌氧和兼厌氧的。结肠内的共生菌能产生维生素 K 和维生素 B 复合物,并由肠黏膜吸收。

(二)直肠、肛管的主要生理功能

直肠可吸收少量的水、盐、葡萄糖和一部分药物,也能分泌黏液以利排便。

肛管的主要功能是排泄粪便。排便时,结肠蠕动,贮存于乙状结肠内的粪便下行进入直肠,使直肠壶腹膨胀,引起便意和肛管内括约肌反射性松弛,并松弛肛管外括约肌,同时屏气增加腹压,使粪便排出体外。

(刘冰熔)

第二节　结、直肠及肛管检查方法

一、检查体位

患者的体位对直肠肛管检查很重要,体位不当可引起患者不适或漏诊,所以应根据患者的身体情况或检查的要求选择不同的体位(图 6-3)。

1. 左侧卧位　患者左侧卧,右腿向腹部屈曲,左腿伸直,臀部靠近检查台右边。医师位于患者背后进行检查。此体位适用于病重、年老体弱或女患者,也是肛肠手术的常用体位。

2. 胸膝位　患者双膝跪于检查床上,头颈部及前胸部垫枕,双前臂屈曲于胸前,臀部抬高。是检查直肠肛管最常用的体位。此体位肛门部显露清楚,肛门镜与硬式乙状结肠镜插入方便,亦是前列腺按摩的常规体位,但不能持久,因此病重及年老体弱的患者不宜采用。

3. 截石位　患者仰卧于专用检查床上,双下肢抬高并外展,屈髋屈膝,放在支腿架上,是直肠肛管手术的常用体位,双合诊检查亦选择该体位。

4. 折刀位　患者俯卧于手术床上,两手放在身体两侧,头下垫一个 8~10cm 厚的软枕头,两肩部各垫一软垫,骨盆处垫一软枕头以抬高臀部。臀部放在手术床的连接处,两腿稍外展分开,髋部下垂 45°,在膝、踝部用软垫垫好。用两块宽约 3cm 的长胶布贴在肛门两侧,将臀部牵开,完全暴露肛门。此体位显示肛管手术野清楚,术者操作方便,患者舒适,适用于肛管直肠小手术及检查。

5. 蹲位　取下蹲大便姿势,用于检查内痔、脱肛和直肠息肉等。蹲位时直肠肛管承受压力

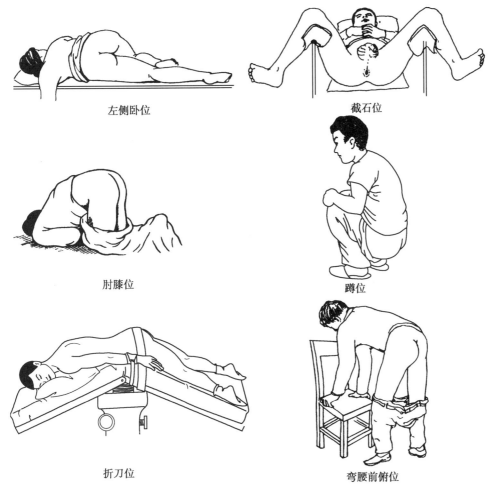

左侧卧位　　　　　　　　　截石位

肘膝位　　　　　　　　　蹲位

折刀位　　　　　　　　　弯腰前俯位

图 6-3　直肠肛管检查体位

最大,可使直肠下降 1~2cm,因此可见到内痔或脱肛最严重的情况。

6. 弯腰前俯位　双下肢略分开站立,身体前倾,双手扶于支撑物上,该方法是肛门视诊最常用体位。

二、肛门视诊

肛门视诊常用体位有弯腰前俯位、左侧卧位、膝胸位和截石位。用双手拇指或示、中、环三指分开臀沟,观察肛门处有无红肿、血、脓、粪便、黏液、瘘口、外痔、疣状物、溃疡、肿块及脱垂等,以便分析判断病变性质。视诊有时可发现很有诊断价值的佐证。肛瘘可见瘘管外口或肛周沾有粪便或脓性分泌物;肛门失禁可观察到肛门松弛;血栓性外痔可见暗紫色的圆形肿块,与周围分界清楚;疣状物或溃疡常为性病或特殊感染;肛裂在肛管后正中处可见条形溃疡或前哨痔;肛周脓肿可见炎性肿块。分开肛门后,嘱患者用力屏气或取蹲位,有时可使内痔、息肉或脱垂的直肠从肛门脱出。肛门视诊是诊断肛裂、环状痔和直肠脱垂的首选,尤其是蹲位并用力做排便样动作,对诊断环状内痔很有价值。

三、直肠指诊

直肠指诊是简单而重要的临床检查方法,应在视诊之后进行,不仅能诊断肛门、直肠的疾病,对盆腔的其他疾病,如阑尾炎、髂窝脓肿、前列腺与精囊病变、子宫及输卵管的病变等也是重要的诊断方法,尤其是对及早发现肛管、直肠癌意义重大。据统计 70% 左右的直肠癌可在直肠指诊时被发现,而 85% 的直肠癌延误诊断病例是由于未行直肠指诊。

进行一次有效的直肠指诊,同时患者不感觉到疼痛,要求在检查前做好解释,不应在患者没有思想准备的情况下贸然进行。婴儿不论多小行直肠指诊亦无困难。

直肠指诊时应注意几个步骤:①右手戴手套或指套涂以润滑剂,首先进行肛门周围指检,肛管有无肿块、压痛,皮下有无疣状物,有无外痔等;②测试肛管括约肌的松紧度,正常时直肠仅能伸入一指并感到肛门环缩,在肛管后方可触到肛管直肠环;③检查肛管直肠壁有无触痛、波动、肿块及狭窄,触及肿块时要确定大小、形状、位置、硬度及能否推动;④直肠前壁距肛缘 4~5cm,男性可扪及直肠壁外的前列腺,女性可扪及子宫颈,不要误认为病理性肿块;⑤根据检查的具体要求,必要时做双合诊检查;⑥抽出手指后,观察指套,有无血迹或黏液,若有血迹而未触及病变,应行乙状结肠镜检查。

经直肠指诊可发现的常见病变包括:

1. 内痔　内痔多较柔软不易扪及,如有血栓形成,可扪及硬结,有时有触痛、出血。

2. 肛瘘　沿瘘管外口向肛门方向延伸,双指合诊常可扪及条索状物或瘘内口处小硬结。

3. 直肠息肉　可扪及质软可推动的圆形肿块,多发息肉者可扪及大小不等的质软肿块,移动度大的息肉多可扪及蒂部。

4. 肛管、直肠癌　在肛管或示指可及的直肠内,可扪及高低不平的硬结、溃疡或菜花状肿物,肠腔可有狭窄,指套上常有脓血和黏液。

5. 其他疾病　如前列腺炎、盆腔脓肿、急性附件炎、骶前肿瘤等;此外,如在直肠膀胱陷凹或直肠子宫陷凹触及硬节,应考虑腹腔内肿瘤的种植转移。

四、肛门镜检查

肛门镜(亦称肛窥)的长度一般为 7cm,内径大小不一。用于低位直肠病变和肛门疾病的检查,能了解低位直肠癌、痔、肛瘘等疾病的情况。肛门镜检查时多选膝胸位或其他体位。肛门镜检查之前应先做肛门视诊和直肠指诊,如有局部炎症、肛裂、妇女月经期或指诊时患者已感到剧烈疼痛,应暂缓肛门镜检查。肛门镜检查的同时还可进行简单的治疗,如取活组织检查等。

检查方法:右手持镜,拇指顶住芯子,肛门镜尖端涂以润滑剂。左手分开臀沟,用肛门镜头轻压肛门片刻再缓慢推入。先朝脐孔方向,通过肛管后改向骶凹,将肛门镜全部推进后拔出芯子。拔出芯子后要注意芯子有无血迹。调好灯光,缓慢退出,边退边观察,观察黏膜颜色,有无溃疡、出血、息肉、肿瘤及异物等。在齿状线处注意有无内痔、肛瘘内口;肛乳头,肛隐窝有无炎症等。

肛门周围病变的记录方法:视诊、直肠指诊和肛门镜检查发现的病变部位,一般用时钟定位记录,并表明体位。如检查时取膝胸位,则以肛门后方中点为 12 点,前方中点为 6 点;截石位则记录方法相反。有的学者建议病变部位采用"右前方""左侧方"等来记录,因为不管采取任何体位,患者的左后方仍然是左后方。

五、乙状结肠镜检查

乙状结肠镜长约 25~30cm,分为硬式乙状结肠镜和软式乙状结肠镜(包括纤维乙状结肠镜、电子乙状结肠镜),是诊断直乙状结肠疾病的重要方法,并可进行活组织检查。检查前为便于观察应予以灌肠,患者取膝胸位或左侧卧位,先做直肠指诊,了解有无直肠狭窄,缓慢插入 8~10cm后,取出镜芯,在光源直视下看见肠腔再推进,切忌暴力,必要时可注气扩充肠管后再推进。当直肠有急性感染,肛管有疼痛疾病,腹腔有广泛粘连,妇女经期及严重的心、肺、脑等疾病的患者,暂不做乙状结肠镜检查。如果检查不慎,镜头可能会撕裂直肠黏膜,可能会造成少量或中量的出血。过量注入气体可能会引起腹痛和腹胀症状。总体来说,乙状结肠镜检查是安全的,只有很少的患者发生穿孔、出血等并发症。

六、结肠镜检查

结肠镜主要包括以下4种类型:纤维结肠镜、电子结肠镜、超声结肠镜以及电子变焦结肠镜,其中电子结肠镜应用最为广泛。大多数结肠癌是由结肠息肉等癌前病变进展导致的,并且早期结肠癌可行内镜下治疗,因此,结肠镜检查对于减少结肠癌发病率具有重要意义。结肠镜配合病理检查是诊断大肠肿瘤的标准方法,在结肠镜下可观察结肠肿瘤的部位、形态等生物学特点,同时可获取瘤体标本,为肿瘤分期及外科手术治疗提供重要依据,结肠癌术后随访是早期发现肿瘤复发的重要手段。随着结肠镜检查技术及相关配套器械的发展,结肠镜也逐渐在外科手术的术前、术中辅助治疗中得到更加广泛的应用。

结肠镜检查的适应证包括:①便血或黏液便已除外肛门疾患,原因不明确;②腹痛、腹泻反复发作;③钡剂灌肠或临床高度怀疑结肠恶性肿瘤;④钡剂灌肠发现回盲部病变而不能明确性质;⑤结肠息肉或溃疡性结肠炎为明确其病变范围;⑥结肠息肉需经结肠镜摘除;⑦术中对大、小肠病变不能明确定位,或大、小肠多发性息肉需经术中结肠镜摘除;⑧假性结肠梗阻需经结肠镜减压解除梗阻;⑨肠套叠、肠扭转需明确诊断及复位;⑩大肠癌或大肠息肉术后复查;⑪大肠病变需要定期观察。

禁忌证:①腹膜炎或怀疑有肠穿孔、肠粘连;②有严重的心血管疾病;③妊娠;④衰竭患者;⑤有精神症状等不能配合。

注意事项:①有腹水及出血性疾病,以及曾行过盆腔手术或患有盆腔炎者,应谨慎操作;②需做息肉切除者,应检查凝血酶原时间及血小板;③月经期间最好不检查;④溃疡性结肠炎及痢疾急性期,不要勉强向纵深插入;⑤装有心脏起搏器者,如需高频电摘除息肉,应谨慎行事。

结肠准备:进行彻底的程序性的结肠准备对于安全、有效地完成内镜检查是绝对必要的。另外,排空结肠可减轻穿孔时腹腔污染程度。口服泻药是目前最常用的清洁肠道的方法。常用的口服泻药包括:

1. 聚乙二醇电解质散剂　通常在口服后4小时内出现腹泻,可快速清洁肠道。不产生可爆炸氢气,不影响电凝、电切手术。

2. 50%硫酸镁溶液　为容积性泻药,口服时不易被肠道吸收,增加肠道渗透压而导致腹泻,从而达到清洁肠道的作用。肠道出血患者、孕妇、经期妇女禁止使用硫酸镁导泻。

3. 磷酸钠盐　为磷酸氢二钠和磷酸二氢钠复方制剂,在肠道内形成高渗环境。单剂量或多剂量给药时无水分吸收,钠吸收也最小,对正常人及限制食盐的患者无伤害。

另外,对于不能口服泄剂的患者及只需观察直乙结肠的患者,可使用生理盐水或温水行清洁灌肠。

七、影像学检查

①钡剂灌肠或气钡双重造影检查对肛管齿状线附近的病变无意义,对结、直肠内的肿瘤以及憩室、直肠黏膜脱垂等病变有重要诊断价值;②腔内超声检查可以观察直肠壁厚度及各层结构,直肠癌时可清楚地显示直肠壁受累的层次;③CT对直肠癌的诊断、分期、有无淋巴转移以及向外侵犯的判断有重要意义;④MRI在判断直肠肛管癌浸润扩散范围、正确分期以及术后复发的鉴别诊断方面较CT优越;在肛瘘、直肠肛管周围脓肿的诊断上有着更明显的优势;⑤PET并非结直肠癌的常规检查方法,但对肿瘤复发、转移的诊断有重要价值。

八、直肠肛管功能检查

1. 直肠肛管测压　直肠肛管测压是通过生理压力测试仪检测肛管直肠内压力和肛管直肠间的生理反射,从而获得实际测量时的有关肌肉活动资料,以了解肛管直肠功能状态。肛管括约肌损伤、排便不能节制的患者,常有肛管静息压和肛管缩窄压下降;先天性巨结肠症患者,直肠肛管抑制反射消失;耻骨直肠肌肥厚患者常有括约肌功能长度增加。测压对肛裂和患者选择括约肌切断术或扩肛术有一定意义,肛管静息压低则不应行该项手术。在行括约肌重建术时,术前、术后均行应肛肠测压。

2. 直肠感觉试验　检查包括直肠扩张试验和直肠黏膜电感觉试验。直肠内容物对直肠壁感受器的刺激是引起排便反射的启动因素,该项检查可以检测排便反射弧的感受器及感觉传导是否正常,适于慢性便秘和结、直肠炎患者的检查。便秘患者表现为直肠感受性低,结、直肠炎患者表现为直肠敏感性增加。

3. 模拟排便试验

(1) 球囊逼出试验:在受试者直肠壶腹置入球囊,并向球囊内注入 50ml 温水后嘱受试者将球囊排出,如受试者不能将球囊排出,可再注入温水 50ml,至 200ml 仍不能排出,结束试验。通过本试验可了解直肠排空功能,排空功能正常的人,可排出 50ml 的球囊。此检查对出口处便秘诊断有一定价值。

(2) 球囊保留试验:将球囊置入受试者直肠壶腹,用泵以每秒 60ml 速率向球囊注水,正常人均能保留不断扩张球囊至直肠最大耐受量水平(产生盆底不适或疼痛),而肛门失禁患者在未达到直肠耐受量水平前已将球囊排出。该项检查主要用以检测粪便控制功能。

4. 排粪造影　是一种专门研究功能性出口梗阻所致便秘的 X 线检查方法。所谓功能性出口梗阻指只有排粪过程中才表现出来的直肠、肛管一系列功能异常,包括耻骨直肠肌肥厚、肛管内括约肌失弛缓症、直肠黏膜脱垂、内套叠、直肠前突、盆底及会阴下降等,这些功能性异常若应用结肠气钡双对比造影或纤维结肠镜检查均无发现。排粪造影是诊断功能性梗阻所致便秘的重要检查手段。

5. 盆底肌电图检查　此检查有助于评价盆底肌肉神经支配情况和分析大便失禁原因。

(黄宗海)

第三节 乙状结肠扭转

一、概述

乙状结肠扭转(sigmoid volvulus)是指乙状结肠以其系膜为中轴发生旋转,导致肠管部分或完全梗阻。乙状结肠是结肠扭转最常见的发生部位,据国外资料统计,乙状结肠扭转占 65%~80%,盲肠扭转占 15%~30%,横结肠扭转占 2%~5%。升、降结肠是腹膜间位器官固定于后腹壁,故不易发生扭转。老年人常有慢性便秘,乙状结肠扩张延长,较容易发生扭转,有资料显示 60 岁以上老年人是年轻人发病率的 20 倍。

二、病因

乙状结肠发生扭转常常是下列三个因素同时存在:

1. 解剖因素　①肠管有较大的活动度;②肠系膜较长,但系膜根部较窄,对造成扭转起着支点作用。

2. 物理因素　如饱餐后、肠腔内常有粪便积存等。

3. 动力因素　由于重力作用,体位突然改变或强烈的肠蠕动可诱发扭转。

三、病理

肠扭转大多是按顺时针方向旋转,少数按逆时钟方向。扭转超过 180°可造成肠梗阻;超过

360°则肠壁血运可能受到影响,如不及时治疗,可导致肠壁坏死穿孔。乙状结肠扭转属闭袢性梗阻(图6-4),肠袢的近、远端均被闭塞,腔内气、液体积聚,压力增高。此时即使肠系膜血管并未被拧闭,也会因肠管的极度扩张而影响肠壁血供,发生肠坏死和穿孔。病程久者,梗阻以上的结肠和小肠都有不同程度的积液和积气,全腹的膨胀也更加严重。

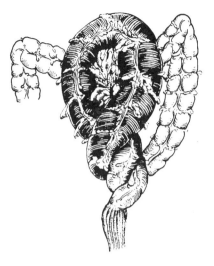

图6-4　乙状结肠扭转

四、临床表现

主要症状为腹痛和进行性腹胀。临床上分为亚急性(约80%)和急性(20%)两类。

亚急性乙状结肠扭转多见于老年男性,常有慢性便秘史,并随排便排气而腹痛自行消失的病史。发病大多缓慢,主要表现为中下腹部的持续性隐痛、阵发性加剧和进行性腹胀。查体可见腹部明显膨隆,不对称,有时可触及有压痛的囊性肿块,无显著腹膜刺激征,主要为低位不完全性肠梗阻或完全性肠梗阻的表现。如果腹痛加重或转为持续性,伴有体温升高和脉率加快,腹部出现腹膜刺激征,则表明已存在肠绞窄。

急性乙状结肠扭转多见于青年人,起病急骤,剧烈腹痛,呕吐出现早而频繁,主要为典型的绞窄性低位肠梗阻的表现,查体可发现急性腹膜炎体征。

五、辅助检查

1. 腹部平片　腹部X线平片可见左腹部有一马蹄状巨大的双腔充气肠袢,圆顶向上,双肢向下,立位可见两个液平面,范围可从盆腔到上腹部,甚至达膈下。肠袢显著增粗,直径可达15~20cm。近端结肠及小肠也会有不同程度的积气。

2. 钡剂灌肠　钡剂在直肠与乙状结肠交界处受阻尖端呈锥形或呈"鸟嘴"样螺旋形狭窄,这是乙状结肠扭转的典型影像学表现。患者有腹膜刺激征时常提示肠壁可能已出现缺血坏死,应禁行此项检查,以免引致肠壁破裂穿孔。

3. 电子结肠镜　对疑为乙状结肠扭转者可明确诊断,并可同时对肠扭转进行复位。急性乙状结肠扭转的临床表现常与其他严重急腹症混淆,术前不易区别,常需急诊手术探查。

六、诊断及鉴别诊断

(一)诊断

根据病史、临床表现以及影像学检查进行判断。老年男性患者,有长期便秘或既往有类似腹痛史,此次起病急骤,有典型的低位肠梗阻表现,如左下腹绞痛腹胀、呕吐等表现,体检见明显腹胀,左下腹可扪及到扭转的肠曲等,应考虑乙状结肠扭转。

(二)鉴别诊断

1. 小肠扭转　该病多发于青壮年,常在饱餐后弯腰等剧烈活动时发生;腹痛为突发性剧烈绞痛,部位多在下腹部及脐周围,可伴有腰背放射痛;早期即出现频繁反射性呕吐,呕吐物为胃及十二指肠内容物;全小肠扭转腹胀可不明显,但很快出现休克表现;部分小肠扭转,较早出现明显腹胀,呈渐加重趋势;X线表现可见小肠袢积气扩张,呈梯状排列的数个巨大液面。

2. 粘连性肠梗阻　该病多有腹部手术史或腹膜炎史,发作次数较多。

3. 急性肠系膜血管病变　可能有心脏病史,为持续性中腹部弥漫性疼痛,常有背部放射痛;血便及腹膜炎症状,病情迅速恶化。

Note

4. 结肠癌　该病发病缓慢,逐渐出现便秘,但以大便次数明显改变为主,可伴有腹泻及脓血便,反复发生;一般无剧烈腹痛及呕吐;体检腹部有时可触及质地较硬的肿块。

七、治疗

应按肠梗阻治疗原则进行处理,包括禁食、胃肠减压、解痉止痛、纠正水、电解质平衡失调,防治休克及抗生素预防治疗等。

(一)非手术治疗

适用于全身情况良好,临床症状较轻的早期扭转患者和年老体弱患者,在无绞窄性肠梗阻表现时试用非手术复位。具体方法有:

1. 温盐水低压灌肠法　将 37℃的生理盐水加少量肥皂水灌进直肠和乙状结肠,压力不可过高,但该法成功率不到 5%。

2. 乙状结肠插管法　将乙状结肠镜插至梗阻部位后,将一长约 60cm 的肛管润滑后插入扭转部位到达扩张肠曲的闭袢内,可见大量气体、粪便涌出。该法盲目性小,安全性大,操作熟练者成功率可达 80%~90%。

3. 电子结肠镜复位　直视下边充气边缓慢插入结肠镜,将镜头插入扭转上方的肠袢内,以盐水冲洗,吸出气体和粪便,使扭转复位,并可检查扭转上下方的肠壁情况。如黏膜完好,可在乙状结肠内放置肛管固定于肛门周围。此法盲目性小,比较安全,成功率也很高。

由于非手术复位的复发率为 55%~90%,且一旦出现绞窄性乙状结肠扭转,病死率为 50%~70%,故复位后应尽早施行择期手术治疗。

(二)手术治疗

1. 适应证　对复杂的乙状结肠扭转合并有腹膜炎、肠坏死、休克者;非手术疗法无效,病程超过 48 小时,有肠坏死趋势者;手术复位后再次复发,或非手术治疗复位后,由于乙状结肠冗长,为了防止复发施行根治性乙状结肠切除术。

2. 手术原则　如有肠坏死,或积粪较多,污染严重,患者一般情况较差,可行病变肠段切除、近端结肠造口术(Hartmann 手术);如患者一般情况尚好,术中能较好地灌洗结肠,可行乙状结肠切除并一期吻合;非手术复位成功后可择期行腹腔镜下乙状结肠切除术。

(黄宗海)

第四节　结、直肠息肉与息肉病

一、结、直肠息肉

结、直肠息肉(polyps of colon and rectum)是结、直肠黏膜表面隆起性病变的临床诊断。结、直肠息肉仅表示肉眼外观,并不说明病理性质。

(一)病理

病理上常将息肉分为肿瘤性息肉和非肿瘤性息肉。肿瘤性息肉有恶变倾向。非肿瘤性息肉包括增生性(化生性)息肉、炎性息肉、错构瘤性(幼年性、Peutz-Jeghers)息肉等(图 6-5)。

1. 腺瘤性息肉　腺瘤性息肉是最常见的结、直肠良性上皮性肿瘤,根据其组织学结构可以分成三种类型,即管状腺瘤、绒毛状腺瘤及管状绒毛状腺瘤。

(1)管状腺瘤:是消化道息肉最常见的一种,由增生的黏膜腺上皮构成。为单个或多个,圆形或椭圆形的息肉,表面光滑或有分叶,大多有蒂,一般不超过 2cm,色暗红,易出血。组织学表现为多数管状腺体,上皮排列规则,分化好,偶有异型性,核分裂也多。

(2)绒毛状腺瘤:又称乳头状腺瘤,较管状腺瘤少见,发病率与管状腺瘤相比约为 1∶(6~10)。

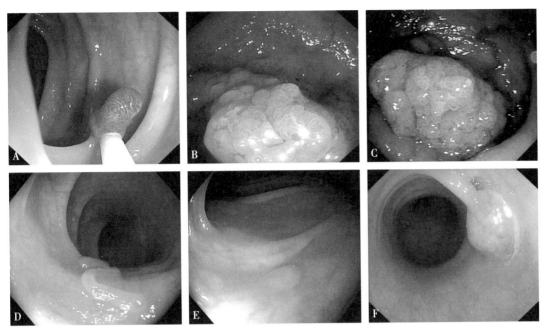

图 6-5　内镜下各种结、直肠息肉的形态
A. 管状腺瘤；B. 管状绒毛状腺瘤；C. 绒毛状腺瘤；D. 炎症性息肉；E. 增生性息肉；F. 错构瘤

常为单发，基底宽，一般无蒂。表面呈暗红色，粗糙或呈绒毛状突起或小结节状，质软易碎，触之能活动，如触及硬结或固定，则表示有癌变可能。组织学表现为上皮呈乳头状或绒毛状增生、隆起，中心为血管结缔组织间质，上皮细胞多呈明显不典型增生。癌变发生率要比管状腺瘤大 10 倍以上。

（3）管状绒毛状腺瘤：是同时具有上述两种结构的腺瘤，其发病率随诊断标准而有出入。因此，不少病理学家认为管状腺瘤与绒毛状腺瘤仅是一种腺瘤的不同生长类型，而不是不同的病变。混合型腺瘤的癌变发生率介于管状腺瘤与绒毛状腺瘤之间，其生物学行为随着乳头状增生的增加而逐渐接近绒毛状腺瘤。

2. 增生性息肉　最常见的一种结、直肠息肉，又名化生性息肉。分布以远侧结肠和直肠为多，一般均较小，直径很少超过 1cm，在直径小于 0.5cm 的小息肉中，90% 为增生性息肉。其外形为黏膜表面的一个小滴状凸起，表面光滑，基底较宽。此种息肉是由增大而规则的腺体形成，腺体上皮细胞增多造成上皮皱缩呈锯齿形，细胞核排列规则，其大小及染色质含量变化很小，核分裂象少见。增生性息肉一般不会恶变，恶变仅偶见于其中含有腺瘤成分的混合型增生性息肉。

3. 炎症性息肉　又名假息肉，是肠黏膜长期慢性炎症引起的息肉样肉芽肿。这型息肉多见于溃疡性结肠炎、慢性血吸虫病、阿米巴肠炎及肠结核等的病变肠道中。常为多发性，直径常在 1cm 以下。外形多较窄、长，蒂阔而远端不规则。有时呈桥状，两端附着于黏膜，中段游离。组织学表现为纤维性肉芽组织，上皮成分亦可呈不典型增生。

4. 幼年性息肉　90% 发生于 10 岁以下儿童，以男孩多见。外观为圆球形或卵圆形，表面光滑。90% 生长于距肛门 25cm 的范围以内，多数小于 1cm 直径，绝大多数有蒂，约 25% 为多发性。组织学上表现为分化好而大小不规则的腺体，并有较多炎性细胞浸润，有时表面有溃疡形成。

结、直肠腺瘤的癌变率主要与组织学分型、瘤体大小及上皮异型增生有关。文献报道，管状腺瘤癌变率 <5%，管状乳头状腺瘤为 23%，但乳头状腺瘤癌变率为 30%~70%。腺瘤直径在 0.5cm 者癌变率 ≤0.1%，<1cm 为 1%~3%，1cm~2cm 为 10%，而 >2cm 者为 30%~50%。癌变率在轻度上皮异型增生者低，重度者可达 27%。据估计，其癌变的时间约为 5~15 年。炎症性息肉，很少有癌变。研究证明幼年性息肉属于错构瘤，此息肉一般不发生癌变。

Note

（二）临床表现

结、直肠息肉大多无临床症状,常在体格检查或因其他症状进行结肠镜或其他下消化道影像学检查时发现。部分病例是当发生并发症时才被发现。

除幼年性息肉多见于 10 岁以下儿童尤其是 5 岁以下小儿外,其余结、直肠息肉多见于 40 岁以上的成人,男性稍多。部分病例可以具有以下的一个或几个症状:

1. 便血　便血以直肠和左侧结肠息肉较多见,尤以绒毛状腺瘤及幼年性息肉较多见,常常呈鲜红色,有时甚至可引起贫血。便血可因部位及出血量而表现不一,高位者粪便中混有血,直肠下段者粪便外附有血,出血量多者为鲜血或血块。儿童期无痛性便血,以直肠和左侧结肠息肉引起者最为多见。

2. 粪便改变　结、直肠息肉可以造成较多黏液排出,有时息肉为多发性或体积较大时,亦可引起腹泻或造成排便困难。

3. 腹痛　比较少见,有时较大息肉可以引起肠套叠,以致肠梗阻造成腹痛,以盲肠息肉多见。

4. 息肉脱垂　在直肠内具有长蒂的息肉可以在排便时脱出肛门外,呈现红色,樱桃状,便后自行缩回。此种症状小儿比较多见。

（三）诊断

多数结、直肠息肉并无特殊症状,因此,患者多是在健康体检时行结肠镜或 X 线钡灌肠检查时被发现。炎症性息肉主要表现为原发疾病,如溃疡性结肠炎、肠结核、克罗恩病及血吸虫病等的症状。儿童息肉常因患儿便血或有息肉脱出肛门外而就诊。

对有相关症状考虑可能为结、直肠息肉的患者应进行相应的临床检查。对怀疑为直肠部息肉需做直肠指诊。结肠镜检查是诊断结、直肠息肉的最主要方法。对结肠镜检查所发现的息肉行活组织检查十分重要。X 线钡灌肠检查对部分患者可以作为一个检查手段。钡灌肠检查比较易行,患者更易耐受,并发症也少,但容易漏诊。X 线检查时如发现息肉,尤其是当息肉为广基的,或直径大于 2cm,或表面有溃疡形成,或有浸润现象时,都应高度疑为恶性,应建议患者再作结肠镜检查。

（四）治疗

结、直肠息肉的治疗主要根据其病理类型、大小、是否有蒂及其恶性潜能来选择治疗方式。由于结肠镜下治疗技术的广泛应用,息肉所在的部位已基本不成为影响治疗方式的因素了。近年来由于结肠镜下治疗技术的飞速发展,已使绝大多数的结、直肠息肉可以内镜下进行治疗,使开腹手术大为减少。

炎性息肉以治疗原发肠病为主;增生性息肉症状不明显者,不需特殊治疗。

1. 内镜下治疗　腺瘤型息肉、黏膜内癌,甚至有蒂的浸润癌,其未侵犯血管时,均可进行内镜下局部切除。

（1）有蒂息肉:可用圈套器自息肉蒂根部电灼切除。部分蒂较粗大的息肉,可内镜下应用尼龙绳确切结扎(或止血夹夹闭)息肉根部,然后在结扎(夹闭)处以上行电凝切除术,从而避免出血而保证患者的安全。根据病理切片检查,若为良性或是黏膜内癌,或是浸润癌而尚未侵犯血管,可以不再进一步处理。

（2）广基息肉:对良性或直径小于 2cm 的广基息肉,可行电活检钳灼除,或行内镜下黏膜切除术(endoscopic mucosa resection,EMR)切除病变。对直径大于 2cm 的广基息肉,则需行内镜黏膜下剥离术(endoscopic submucosal dissection,ESD)切除病变(图 6-6)。应用 ESD 技术,甚至可以切除直径 10cm 左右的侧向发育肿瘤。但对于侵犯肠管全周的侧向发育肿瘤,则一定要考虑肿瘤切除后有引起肠腔狭窄的可能性。

2. 外科手术治疗　对于内镜及放大内镜检查,或经内镜下注水(浮起征试验)或超声内镜检查确定病变已侵犯黏膜下层深层或固有肌层的病变,则应选择外科手术切除治疗。

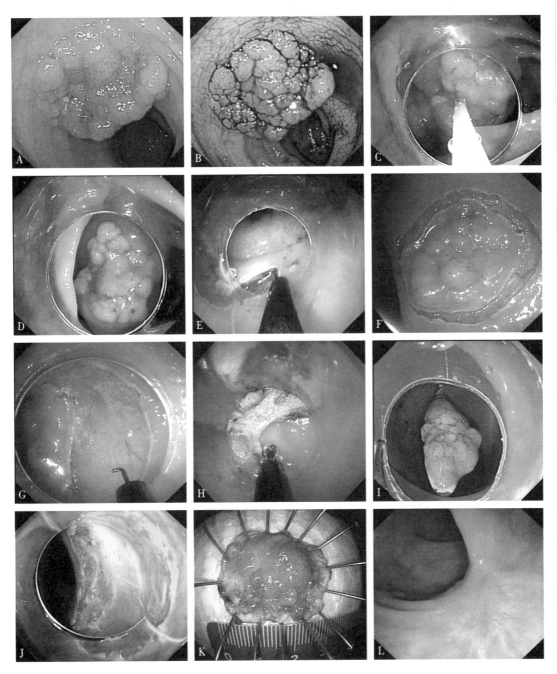

图 6-6　ESD 过程

A. 大肠侧向发育肿瘤普通内镜下表现;B. 亚甲蓝染色,清晰显示出病灶边缘和表面结构;C、D. 息肉基底部注射生理盐水,息肉抬举征阳性;E、F. 距息肉边缘 0.5cm 处用 Hook 刀切开息肉周围黏膜;G、H. 借助透明帽在黏膜下层逐渐剥离息肉,图为 Hook 刀和 IT 刀剥离黏膜下层;I. 将息肉最终切除;J. 病变剥离后创面;K. ESD 切除的标本;L. 术后 2 个月复查切除后创面,愈合的良好

(1) 对于直肠下端距肛缘 5cm 以内息肉可行经肛门切除。在骶管麻醉下进行,扩张肛门后,用组织钳将息肉拉出,对带蒂的良性息肉,结扎蒂部,切除息肉;对广基息肉,应切除包括息肉四周的部分黏膜,缝合创面;若属绒毛状腺瘤,切线距腺瘤缘应不少于 1cm。此术式因显露受到限制,偶尔造成分块切除和切除不准确等。

(2) 肛门镜下显微手术(transanal endoscopic microsurgery,TEM)技术:是一种经肛门插入显微手术用肛门镜,通过电视屏幕,放大观察手术野,应用专用手术器械镜下局部切除距肛缘

5~20cm 直肠息肉病变的外科手术方法。与结肠镜下切除相比较,优点是切除后创面可缝合,对术后出血、穿孔等并发症处理较为得心应手。缺点是视野受限,操作欠方便,需多人配合,费用较高等。该方法曾多用于直肠良性息肉的治疗,但与软式内镜相比没有优势。

(3) 对于高位的已为浸润癌的广基息肉,应按结、直肠癌手术原则处理。

对于不同的息肉患者,应根据不同治疗方法的优缺点,选择合适的治疗方法。相比开腹手术切除息肉,经结肠镜切除息肉的并发症发生率低、术后恢复快,是今后发现及处理结、直肠息肉的发展方向。

(五) 预后

经治疗后容易复发的是腺瘤,据多数报道,复发的可能性在长期随诊时为 30%~60%。术后头一年内,复发的危险性是正常同年龄人群的 16 倍,直至 4~6 年后,多数患者才与一般人群相似。并且已有再发者,其第二次复发的机会仍有 1/3 左右。尤其是直径大于 2cm 的较大腺瘤、绒毛状腺瘤、多发腺瘤、不典型增生严重的腺瘤复发率更高,应按高危组人群定期随诊。

目前多数人主张,腺瘤摘除后一年,应做结肠镜检查一次,发现息肉及时处理。如检查阴性,改为每三年检查一次,连续两次阴性可以延长至五年检查一次。对于高危组患者,术后应每半年检查一次,一年后每年一次,连续两次阴性后,改为每三年一次,连续两次阴性才可延长至五年检查一次。

附:大肠侧向发育型肿瘤

(一) 概述

大肠侧向发育型肿瘤(laterally spreading tumor, LST)最早由工藤进英提出。由于该肿瘤极少向肠壁深层垂直侵犯,而主要沿黏膜表面呈侧向浅表扩散,故称之为侧向发育型肿瘤。

LST 内镜下易漏诊,病理亚型较多,形态多样,发生途径不详,但与结、直肠癌关系密切。目前认为 LST 的特点为:直径 10mm 以上,侧向扩展而非垂直生长,具有比息肉状腺瘤更高的恶性潜能,多发生在直肠、乙状结肠和盲肠。据报道,动态观察良性病变可在 3 年内发展为进展期结、直肠癌。

(二) 诊断

其内镜下主要表现为黏膜局限性色泽变化,如淡红、褪色、局部易出血、局部血管透见像消失、局部变形及局部无名沟中断等。

一旦发现这些可疑征象,则须行黏膜染色。主要用 0.4% 靛胭脂喷洒于可疑病变上,以烘托出微小平坦、凹陷型病变。这种染料的优点是染色后可将病变范围内表面形态清楚显示,且染料不被黏膜吸收。现代内镜的电子染色,使对 LST 的检查更为方便、简洁、准确。

(三) 治疗

一旦发现 LST 病变,不主张行组织活检,主要原因是组织活检不能反映病变全貌,同时还因为活检后易造成病变组织破坏导致与黏膜下层或肌层粘连,从而造成肿瘤组织剥离困难,易导致肿瘤组织残留。目前主要的内镜治疗方式有内镜下黏膜切除术、分片黏膜切除术和内镜黏膜下剥离术。限制选择内镜下手术的因素是黏膜下注射后病灶隆起的情况,而不是病灶本身的大小。如果黏膜下注射不能使病变黏膜隆起,或仅部分隆起,提示病变与固有肌层粘连则建议选择外科手术治疗。

二、结、直肠息肉病

临床上将多发性结、直肠息肉数目多于 100 颗称之为结、直肠息肉病(polyposis of colon and rectum)。

按照胃肠道累及的程度、伴随的肠外表现、有无遗传倾向及其不同的遗传方式和息肉的大体与组织学表现而分类。一般可分为腺瘤性息肉综合征与错构瘤性息肉综合征两大类。

（一）腺瘤性息肉综合征

特点是多发性腺瘤伴有结肠癌的高发率。主要有以下三种：

1. 家族性结肠息肉病　一种常染色体显性遗传性疾病，男女患者具有相同的遗传性，有病家族成员之子代 50% 可得此病，外显率达 95%。约 1/3 的患者无家族史，为自发性突变基因形成之新病例，其往下一代遗传的可能性仍相同。全结肠与直肠均可有多发性腺瘤，多数有蒂，乳头状较少见。开始时为广基，以后逐渐增大后成为有蒂息肉，大小自数毫米至 5cm 以上，多数小于 1cm。腺瘤数量可自 300~3000 个，平均约为 1000 个，300 个以下者很少见。一般在 9~10 岁时开始发现息肉，20 岁后就有大量息肉出现，多发生于远侧部结肠和直肠，小肠一般并无病变。

本病的主要危险性是癌变，一旦结、直肠息肉出现，100% 会癌变，一般在 40 岁以后都先后演变成癌。癌变往往为多中心性，癌变的平均年龄为 39 岁，比一般人群的结、直肠癌平均发病年龄提前 15~20 年左右。死亡平均年龄为 42 岁。

其组织结构与一般腺瘤无异。

大多数患者可无症状。最早的症状为腹泻，也可有腹绞痛、贫血、体重减轻和肠梗阻。但有明显症状时常常已发生癌变。诊断主要依靠结肠镜检查，可见到多数密布的息肉；活组织检查为腺瘤，并多数具有明显的家族史。对患者家族成员应该主动进行检查，以便获得早期诊断。有人认为在出现症状后，约有 65.2% 的病例已有癌变发生，但主动进行检查时，癌变仅占 7.5%。

患者应尽早做全结肠切除与回肠 - 肛管吻合术或回肠 - 直肠吻合术。术后仍需定期做结肠镜检查，如发现新的息肉可给予内镜下治疗。

2. Gardner 综合征　是一种伴有骨和软组织肿瘤的肠息肉病。一般认为由常染色体显性遗传引起，此病多在 30~40 岁出现，其息肉性质和分布与家族性结肠息肉病相似，但息肉数目较少（一般 <100），体积较大。也有高度癌变的倾向，但癌变年龄稍晚一些。其主要包括三大症状：①结、直肠息肉病；②骨瘤，多发生于颅骨及下颌骨，往往为多发性，约 3/4 患者可在下颌骨内发现骨瘤，常常可以发现于结、直肠息肉出现前；③皮肤及皮下组织病变，可为皮脂囊肿、脂肪瘤、纤维肉瘤、平滑肌瘤等，常发生于面部，背部，四肢，多至 20 个以上，可以发生于结、直肠息肉出现前。此外，这些患者也有甲状腺、肾上腺、十二指肠壶腹部癌变的倾向。

一般认为其真正发病年龄可能比家族性结肠息肉病早，因为在儿童期往往已出现结肠外病变，如表皮样囊肿、骨瘤等。本病往往易被忽视，待以后发现结肠息肉后才获得诊断。遇到患者有任何一种结肠外病变时，应考虑到有结肠息肉病的可能性，一旦诊断明确，应与家族性结肠息肉病一样，对其家族成员进行检查。

3. Turcot 综合征　是一种遗传性疾病，较少见。其特征是患者有家族性结肠腺瘤病伴有其他脏器的肿瘤，通常是伴有中枢神经系统的肿瘤，如脑或脊髓的胶质母细胞瘤或髓母细胞瘤，因此也有胶质瘤息肉综合征之称。多见于 10~30 岁的年轻人，结肠息肉数常少于 100 个。随时间推移，其恶变率几乎为 100%。

对于腺瘤性息肉综合征患者，其治疗原则都相同，即将可能发生癌变的肠管全部切除。最好在发现本病后，没有结、直肠癌形成前，进行预防性切除。

对于已确定诊断为家族性结肠息肉病的患者，其下一代及同代兄弟姐妹均应做结肠镜检查，每年 1~2 次，从 12 岁至 60 岁以上。

（二）错构瘤性息肉综合征

包含一组疾病，其特点是某些肠段被一些组织无规律的混合体所累及，具有非肿瘤性但有肿瘤样增殖的特征。

1. Peutz-Jegher 综合征（黑色素斑胃肠多发性息肉综合征，PJS）　本病是由 Peutz 及 Jegher 两人分别在 1921 年及 1949 年报道，具有三大特征：①多发性胃肠道息肉；②特定部位的皮肤及黏膜的黑色素斑点；③遗传性。

　　Peutz-Jegher综合征比较少见，据估计发病率约为家族性结肠息肉病的1/10。多数在成年后发病，诊断时平均年龄为22.5岁，报道的最低年龄为2岁。本病为常染色体显性遗传，男女均可得病，向下一代遗传之机会亦相等，但临床上仅半数病例有家族史。

　　皮肤及黏膜的黑色素斑在出生后不久即可出现，以后逐渐增多，但很少引人注意。斑点平坦，呈黑色或棕黑色，边缘清楚，直径1~2mm左右。黑斑好发于口唇周围皮肤、口唇及颊部黏膜，亦可发生于手掌、指、足跖、趾等处。色素斑至青年期最明显，至年长后口唇部色素斑可逐渐消退，但颊黏膜的色素斑多不消退。

　　息肉发展至一定阶段后就可产生慢性小肠套叠，引起反复发作的阵发性腹痛、不完全梗阻等症状。息肉亦可造成消化道出血及贫血的症状。息肉可为有蒂或广基，大小不一，多数1~4cm。组织学结构是错构瘤，主要表现为黏膜肌层之树枝样分叉，覆盖正常之黏膜上皮，无不典型增生，有较多杯状细胞，并有黏液分泌。

　　本病应做定期长期随诊，以便发现胃肠道内外的恶性肿瘤。对较大及有症状之息肉，应经内镜摘除，或手术切除。

　　由于病变广泛，无法手术根治。现一般可在较大医院行内镜下结、直肠及回肠末端息肉治疗。当并发肠道大出血或肠套叠时，可做部分肠切除术。随着小肠镜的应用越来越广泛，相信对这一疾病的治疗会有较大改观。

　　2. 幼年性息肉综合征　可以有或无家族遗传性。病变部位可以发生于全胃肠道，最常见于直肠。约20%左右的患者可以伴有其他先天性异常，如先天性心脏病、肠旋转不良、梅克尔（Meckel）憩室等。其组织学结构与单发的幼年性息肉相似，同样具有蒂及表面容易形成溃疡的两大特点。因此容易引起消化道出血、肠套叠、肠梗阻、腹痛及自行脱落等症状。

　　幼年性息肉综合征包括下列三种息肉病：

　　（1）幼年性结肠息肉病（juvenile polyposis coli，JPC）：平均发病年龄是6岁。无家族史。主要临床表现是消化道出血，常伴有贫血、低蛋白血症、营养不良和生长迟缓。还常伴有先天性畸形，如肠旋转不良、脐疝和脑水肿等。可与腺瘤性息肉同时存在。

　　（2）家族性幼年性结肠息肉病（familial juvenile polyposis coli，FJPC）：有家族史，系常染色体显性遗传。症状以直肠出血、直肠脱垂和生长迟缓为常见。大部分患者的息肉呈典型的错构瘤特征，但少数合并存在腺瘤性息肉。有恶变可能。

　　（3）家族性全身性幼年性息肉病（familial generalized juvenile polyposis，FGJP）：有遗传性。息肉除结、直肠外，还有胃或空肠息肉，单独或与结、直肠息肉并存，部分患者合并或单独存在胃、十二指肠、胰或结肠癌。有人认为此病与上述FJPC可能是同一疾病。

　　幼年性结肠息肉病的组织学结构是错构瘤，应该无恶性潜能。但Morson认为至少应与其来源组织即结肠黏膜的癌发病率一样，由于息肉数量多，可能会有更大的恶性潜能，因此发生腺瘤或癌亦无足为奇。

　　3. Cronkhite-Canada综合征　早期认为属腺瘤性息肉，现认为是错构瘤性的。主要特点有：①整个胃肠道都有息肉；②外胚层变化，如脱发，指甲营养不良和色素沉着等；③无息肉病家族史；④成年发病。

　　症状以腹泻最为常见，排便量大，并可含脂肪或便中带血，大多数患者有明显体重减轻，其次为腹痛、厌食、乏力、呕吐、性欲和味觉减退。几乎均有指（趾）甲的改变、脱发、色素沉着。实验室检查有贫血、低白蛋白血症、吸收不良和电解质紊乱的表现。有恶变可能，虽有经治疗存活10年以上的病例报告，但一般说来本病病情重，预后差。死因多为营养不良、恶病质、心力衰竭、肺炎、败血症、休克等。

　　治疗主要是对症处理、补液、补充营养物质、保持水电解质平衡，少数患者应用皮质激素、抗生素和外科大量切除肠段使病情得到缓解。但一般说来外科手术仅适用于严重的并发症,如大量出血、脱垂、肠套叠、肠梗阻和明显恶变者或病变肠段较短者。

(刘冰熔)

第五节 结 直 肠 癌

一、概述

结直肠癌(colorectal cancer)是常见的恶性肿瘤。结直肠癌发病明显呈现出城市高于农村、高收入地区高于低收入地区、男性高于女性、老年人高发的特征。在东南沿海的一些大城市,结直肠癌发病率正在逼近居首位的肺癌,如上海市 2007 年发病率已超过胃癌,达 54.28/10 万,接近肺癌的 60.94/10 万。与此同时,美国结直肠癌发病率和死亡率呈现出了下降的趋势。流行病学方面,中国人结直肠癌与西方人比较有 3 个特点:①直肠癌比结肠癌发病率高,比例为 1.5∶1;②中低位直肠癌所占直肠癌比例高,约为 70%,因此大多数直肠癌可在直肠指诊时触及;③青年人(<30 岁)比例较高,占 12%~15%。但近几十年来,随着人民生活水平的提高及饮食结构的改变,结肠癌比例亦逐渐增多。直肠癌的发病率比较稳定,而结肠癌的发病率上升较快。

二、病因

结直肠癌的发病原因尚未完全阐明。但从流行病学的观点看,结直肠癌的发病与社会环境、生活方式(尤其是饮食习惯、缺乏体力活动)、癌前病变、遗传因素等有关。

1. 饮食与致癌物质　统计资料表明,结直肠癌高发国家的人均动物蛋白质、动物脂肪的摄入量与结直肠癌发生呈正相关。高脂、高蛋白食物能使粪便中甲基胆蒽物质增多;动物实验已表明甲基胆蒽可诱发结直肠癌。饮食纤维与结直肠癌的发病率也有密切关系;调查资料显示,结直肠癌高发地区人群每天平均粪便重量比低发区轻;饮食纤维中的戊糖具有很强的吸水能力,所以高纤维饮食的摄入可增加粪便的体积重量,使得粪便通过肠道速度加快,减少肠道中有害物质的形成及活性,缩短致癌物质与肠黏膜的接触时间。

2. 结、直肠的慢性炎症　如溃疡性结肠炎、血吸虫病使肠黏膜反复破坏和修复而癌变。

3. 遗传因素　结直肠癌是一类遗传学背景比较突出的恶性肿瘤,10%~15% 的结直肠癌患者为遗传性结直肠肿瘤,属于常染色体显性遗传病,常见的有家族性腺瘤性息肉病(familial adenomatous polyposis,FAP) 和遗传性非息肉病性结直肠癌(hereditary nonpolyposis colorectal cancer,HNPCC)。FAP 多通过染色体不稳定途径的机制发病,而 HNPCC 则为错配修复基因突变引起,其中大部分与 *MSH1* 及 *MSH2* 突变有关。在散发性结直肠癌患者家族成员中结直肠癌发病率亦高于一般人群。

4. 癌前病变　如结直肠腺瘤,尤其是绒毛状腺瘤更为重要。人们已逐渐接受了结直肠癌并非在结、直肠黏膜上突然发生的观点,而是具有“正常黏膜 - 腺瘤 - 癌变”这种顺序发展的规律。

5. 其他　既往患结直肠癌的人群再次罹患的风险较正常人高。在曾患乳腺癌、卵巢癌和宫颈癌的女性患者中,发生结直肠癌的风险亦较正常人高。妇科肿瘤患者接受过放疗者发生结直肠癌的机会较正常人高 2~3 倍,且 40 岁以后逐年上升。

三、病理

(一) 大体分型

1. 隆起型　肿瘤的主体向肠腔内生长,多见于右半结肠,特别是盲肠。肿瘤成结节状、息肉

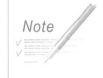

状或菜花状隆起,有蒂或者广基。肿瘤与周围组织界限常较清楚,浸润较为表浅局限。因肿瘤体积较大,表面易溃烂、出血、感染、坏死,肿瘤表面坏死形成浅表溃疡形如盘状者,又称盘状型,其特点为肿瘤向肠腔做盘状隆起,边界清楚、广基,其底部一般高于周围肠黏膜。隆起型结直肠癌生长相对缓慢,向周围肠壁侵犯发生晚,浸润性小,转移较迟,多为分化较高的腺癌。

2. 溃疡型　最为常见。其特点是向肠壁深层生长并向周围浸润。此型肿瘤中央形成较深的溃疡,溃疡底部深达或超过肌层。根据溃疡外形及生长情况又可分为2个亚型:①局限溃疡型:溃疡外观呈火山口状,中央坏死凹陷,可有持续脱落的坏死组织并感染,溃疡边缘肿瘤组织呈围堤状隆起,边界多清楚;②浸润溃疡型:主要向肠壁内深层呈浸润性生长,肿瘤中央坏死形成基底部大的深溃疡,溃疡边缘略呈斜坡状隆起,不形成围堤状,与周围正常组织分界不清。

3. 浸润型　肿瘤沿肠壁弥漫性浸润生长,常累及肠壁大部或全周使局部肠壁增厚,常伴有纤维组织异常增生,使肠管周径明显缩小,形成环状狭窄。肿瘤表面常有出血、坏死、溃疡形成,近端肠管呈代偿性肥厚扩张。常见于左半结肠癌,特别好发于乙状结肠和直肠 - 乙状结肠连接部。该类型癌转移发生早。

4. 胶样型　肿瘤外形各异,可呈隆起、溃疡或弥漫浸润型,但外观及切面呈半透明胶冻状,切面有大量黏液,质软,镜下为黏液腺癌或弥漫浸润的印戒细胞癌。此型较少见,在结肠癌中仅占 5%,常与溃疡性结肠炎有关,主要发生于直肠,多见于青年人,预后较差。

(二)组织学分类

1. 腺癌　结直肠腺癌细胞主要是柱状细胞、黏液分泌细胞和未分化细胞,进一步分类主要为管状腺癌和乳头状腺癌,占 75%~85%,其次为黏液腺癌,占 10%~20%。

(1) 乳头状腺癌:乳头状腺癌癌组织呈粗细不等的乳头状结构,乳头内间质少,癌细胞呈柱状,可有不同的分化程度。

(2) 管状腺癌:为最常见的组织学类型。癌细胞呈腺管或腺泡状排列。根据其分化不同可分为 3 个亚型:①高分化腺癌:癌组织由大小不一的腺管构成。癌细胞分化良好,呈柱状单层排列,多位于底部。②中分化腺癌:癌细胞分化较差,大小不一致,呈假复层。细胞核大,位置参差不齐。胞质少,不能见到胞质带。癌细胞构成大小不一,有形态不规则的腺管结构,部分癌细胞可呈实性条索或团块状结构。③低分化腺癌:癌细胞中腺管结构不明显,仅小部分(1/3)可呈腺管样结构。癌细胞大多形成大小不一、形态不规整的实性癌巢。癌细胞分化差,异型性更明显。

(3) 黏液腺癌:由分泌黏液的癌细胞构成,癌组织内有大量黏液为其特征,恶性程度较高。

(4) 印戒细胞癌:肿瘤由弥漫成片的印戒细胞构成,胞核深染,偏于胞质一侧,似戒指样,恶性程度高,预后差。

2. 腺鳞癌　亦称腺棘细胞癌,肿瘤由腺癌细胞和鳞癌细胞构成。其分化多为中度至低度。腺鳞癌和鳞癌主要见于直肠下段和肛管。较少见。

3. 未分化癌　肿瘤细胞较小,形态均匀一致,核深染,细胞核大,胞质少,细胞弥漫成片或成团,无腺上皮分化,预后差。

(三)组织学分级

结直肠癌的组织学类型对预后有一定的影响,同一肿瘤内也可以由两种以上组织学类型癌组成。就组织学类型而言,一般认为乳头状腺癌及管状腺癌的预后比黏液腺癌要好,未分化癌的预后最差。国际上比较常用的病理组织学分级法是 Broder 分级法:1 级指 2/3 以上癌细胞分化良好,属高分化低度恶性;2 级指 1/2~2/3 癌细胞分化良好,为中等分化,一般恶性;3 级指癌细胞分化良好者不足 1/4,属低分化,高度恶性;4 级指未分化癌。一般记录如下:

组织学分级(G):

Gx　分化程度不能被评估

G1 高度分化

G2 中度分化

G3 低度分化

G4 未分化

组织学分级在结、直肠恶性息肉的治疗决策中起重要作用。恶性息肉的定义是肿瘤侵犯黏膜下层(pT1),对恶性息肉患者,如果结肠镜下息肉切除完全且组织学特征良好,则不需对有蒂或无蒂息肉进一步进行手术治疗。组织学特征良好指组织学分级 1 级或 2 级,无血管淋巴侵犯,且结肠镜下切缘阴性。对于有蒂或无蒂的息肉来说,不良的组织学特征为:肿瘤组织学分级为 3 级或 4 级,血管淋巴侵犯,或切缘阳性。

(四) 扩散和转移

1. 直接浸润 结直肠癌可向三个方向浸润扩散,即肠壁深层、环状浸润和沿纵轴浸润。结肠癌向纵轴浸润一般局限在 5~8cm 内;直肠癌向纵轴浸润发生较少。多组大样本临床资料表明:直肠癌标本向远侧肠壁浸润超过 2cm 的在 1%~3%。下切缘无癌细胞浸润的前提下,切缘的长短与 5 年生存率、局部复发无明显相关性,说明直肠癌向下的纵向浸润很少,这是目前保肛手术的手术适应证适当放宽的病理学依据。癌肿浸润肠壁一圈需 1~2 年,与肿瘤分化、年龄等因素相关。直接浸润可穿透浆膜层侵入邻近脏器如肝、肾、子宫、膀胱等。下段直肠癌由于缺乏浆膜层的屏障作用,易向四周浸润,侵入附近脏器如前列腺、精囊、阴道、输尿管等。

2. 淋巴转移 为主要转移途径。引流结肠的淋巴结分为 4 组:①结肠上淋巴结,位于肠壁,常沿肠脂垂分布;②结肠旁淋巴结,沿边缘血管弓和从弓上发出的短直终末血管排列;③中间淋巴结,分布于边缘血管弓和结肠血管根部之间;④中央淋巴结,位于肠系膜上、下动脉根部的周围,前者汇合升、横结肠的淋巴引流,后者汇合降、乙状结肠的淋巴引流,再引流至腹主动脉周围的腹腔淋巴结。通常淋巴转移呈逐级扩散。直肠癌的淋巴转移分三个方向:向上沿直肠上动脉、腹主动脉周围的淋巴结转移;向侧方经直肠下动脉旁淋巴结引流到盆腔侧壁的髂内淋巴结;向下沿肛管动脉、阴部内动脉旁淋巴结到达髂内淋巴结。大宗病例统计表明直肠癌以向上、侧方转移为主,很少发生逆行性的淋巴转移。齿状线以下的淋巴引流有两条途径:向周围沿闭孔动脉旁引流到髂内淋巴结;向下经外阴及大腿内侧皮下入腹股沟浅淋巴结。齿状线周围的癌肿可向侧方、下方转移,向下方转移可表现为腹股沟淋巴结肿大。淋巴转移途径是决定直肠癌手术方式的依据。

3. 血行转移 癌肿侵入静脉后沿门静脉转移至肝,也可转移至肺、骨和脑等。结直肠癌手术时有 10%~20% 的病例已发生肝转移。结直肠癌导致肠梗阻和手术时的挤压,易造成血行转移。

4. 种植转移 腹腔内播散,最常见为大网膜的结节和肿瘤周围壁腹膜的散在砂粒状结节,亦可融合成团块继而全腹腔播散。在卵巢种植生长的继发性肿瘤,称 Krukenberg 肿瘤。腹腔内种植播散后产生腹水。结直肠癌如出现血性腹水多为腹腔内播散转移。直肠癌种植转移的机会较少,种植转移是癌肿浸润穿透肠壁浆膜层后癌细胞脱落而造成。由于直肠相对固定、游动性小,所以癌肿穿透肠壁全层后多发生与邻近脏器的直接浸润。切口种植、吻合口种植、会阴部复发亦属种植转移的一个类型。

5. 前哨淋巴结 1977 年,Cabana 用淋巴管造影证实引流原发肿瘤的第一个淋巴结是最可能发生肿瘤转移的淋巴结,称为前哨淋巴结(sentinel lymph node,SLN)。在结直肠癌根治性切除术时,因淋巴清除是按淋巴引流的区域规范化清扫的,故前哨淋巴结在结直肠癌手术中的意义值得探讨。

(五) 局部复发

直肠癌的局部复发包括吻合口的复发和手术产生的种植、残留而复发。吻合口的复发多为切除肠段不够,残留癌组织而引起,另外,直肠癌手术过程中挤压脱落的癌细胞在吻合时种植于吻合口而致复发,吻合前大量蒸馏水或碘伏液冲洗远端肠腔应有益处。盆腔内的复发与手术时的种植或转移淋巴结的残留有关。Heald 于 1982 年提出全直肠系膜切除是指完整切除盆筋膜脏层所包裹的直肠背侧脂肪及其结缔组织、血管和淋巴组织。大部分直肠癌局部侵犯和淋巴转移都局限在直肠系膜内,残存的直肠系膜是直肠癌术后局部复发的重要原因。盆腔内复发常引起剧烈、难以耐受的疼痛,生活质量极差,为了减轻患者死亡之前的痛楚,应尽量争取姑息性切除。

四、临床表现

结直肠癌的临床表现与结直肠肿瘤发生的部位、病理学特性,以及病程的早晚、有无并发症有很大关系。一般来说,结直肠癌生长较为缓慢,从肿瘤发生至产生临床症状时,肿瘤已经历了较长时间的生长和发展。早期肿瘤发生时,大约需 620 天才能形成肿块,以后大约在 18 个月内可以环腔生长。在其生长的过程中,会出现不同的临床症状。总之,结直肠癌的临床表现有以下一些不同的特点:大便习惯和性状改变、腹痛和腹部不适、腹部包块、肠梗阻症状、腹膜炎表现、慢性消耗性表现、肿瘤局部浸润和转移的临床表现等。不同部位发生的肿瘤临床表现如下。

(一)右半结肠癌的临床表现

1. 腹痛 右半结肠癌有 70%~80% 患者有腹痛,多为隐痛。

2. 贫血 因癌灶的坏死、脱落、慢性失血而引起,有 50%~60% 的患者血红蛋白低于100g/L。

3. 腹部肿块 腹部肿块亦是右半结肠癌的常见症状,腹部肿块同时伴梗阻的病例临床上并不多见。

(二)左半结肠癌的临床表现

1. 便血、黏液血便 70% 以上可出现便血或黏液血便。

2. 腹痛 约 60% 出现腹痛,腹痛可为隐痛,当出现梗阻表现时,亦可表现为腹部绞痛。

3. 腹部肿块 40% 左右的患者可触及左侧腹部肿块。

(三)直肠癌的临床表现

1. 直肠刺激症状 便意频繁,排便习惯改变,便前有肛门下坠感,伴里急后重、排便不尽感,晚期有下腹痛。

2. 肠腔狭窄症状 癌肿侵犯致肠管狭窄,初时大便变形、变细,严重时出现肠梗阻表现。

3. 癌肿破溃感染症状 大便表面带血及黏液,甚至脓血便。

直肠癌症状出现的频率依次为便血 80%~90%;便频 60%~70%;便细 40%;黏液便 35%;肛门痛 20%;里急后重 20%;便秘 10%。癌肿侵犯前列腺、膀胱时,可出现尿频、尿痛、血尿等表现;侵犯骶前神经可出现骶尾部持续性剧烈疼痛。

五、辅助检查

(一)大便潜血试验

粪便潜血试验为常用的结直肠癌筛查方法,阴性结果不能简单的排除结直肠肿瘤的存在,阳性结果需要进一步深入检查以明确诊断。

(二)肿瘤标志物

血清肿瘤标志物检测已成为肿瘤患者早期诊断的重要辅助检查手段之一,在结直肠癌的辅助诊断、判断肿瘤治疗效果和预后及监测肿瘤复发和转移等方面均有较大的实用价值。

癌胚抗原(carcinoembryonic antigen,CEA)是对结直肠癌诊断和术后监测较有意义的肿瘤标志物。但敏感性较低,对于早期结肠癌诊断价值不大,对中晚期结肠癌具有一定诊断价值。血清 CEA 水平与 TNM 分期呈正相关,TNM I 期、II 期、III 期、IV 期患者的血清 CEA 阳性率依次分别为 25%、45%、75% 和 85% 左右。CEA 主要用于术后随访和监测复发、转移,但对术前不伴有CEA 升高的结直肠癌患者术后监测无重要意义。

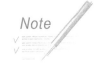
Note

其他肿瘤标志物包括 CA19-9、CA242、CA50、CA72-4、SIMA 以及 TPS 等,也用于结肠癌的诊断;AFP 常用以鉴别原发性肝癌与结直肠癌肝转移,后者 AFP 值往往正常。

（三）内镜检查

内镜检查包括直肠镜、乙状结肠镜和结肠镜检查。大多数结肠癌是由结肠息肉等癌前病变进展导致的,并且早期结肠癌可行内镜下治疗,因此结肠镜检查对于减少结肠癌发病率具有重要意义。结肠镜配合病理检查是诊断结直肠肿瘤的标准方法,在结肠镜下可观察结肠肿瘤的部位、形态等生物学特点,同时可获取瘤体标本,为肿瘤分期及外科手术治疗提供重要依据,结肠癌术后随访是早期发现肿瘤复发的重要手段。一般主张行全结肠镜检查,可避免遗漏同时性多原发癌和其他腺瘤的存在。直肠指诊与全结肠镜检查是结直肠癌最基本的检查手段。

（四）影像学检查

随着放射诊断设备的不断发展,结直肠癌的影像学检查也在发生变化。20 世纪使用传统的 X 线检查方法,即结直肠的钡剂灌肠造影,之后使用气钡双重造影法延续至今,现仍为结直肠癌影像学检查的主要方法。20 世纪末期随着多排 CT、磁共振（MRI）的迅速发展增加了结直肠癌检查的方法,使之成为结直肠癌影像学检查的重要方法。

1. 气钡灌肠造影　是了解结直肠癌的较好方法之一,能够清楚显示肿瘤的部位、大小、形态、与周围组织的关系,但对低位直肠癌的诊断意义不大。除疑有结肠坏死、穿孔及严重肛裂疼痛不能灌肠外,一般无禁忌证。该法为从肛管内先向直肠内注入高浓度、低黏度流动性好的钡剂,再注入空气,转动患者体位,使全部结肠呈现气体与钡剂双对比影像。

2. 腔内超声　超声内镜（endoscopic ultrasonography,EUS）可以通过内镜直接观察消化道腔内的形态改变,准确定位并进行实时超声扫描以获得管道层次的组织学特征及周围邻近脏器的超声图像。超声内镜可以准确提供肿瘤大小及组织来源等信息。超声结肠镜具有普通肠镜和超声功能,仪器尖端配有转换装置,不仅可以观察结肠肿瘤侵犯的层次,同时还可判断有无淋巴结转移。这些对术前诊断、选择手术方案、预后判断均有重大意义。

3. CT　与结肠镜和钡灌肠不同,CT 的重要价值在于判定癌肿是否穿透肠壁、是否侵及邻近器官、有无并发症、有无淋巴结和远处转移等,也可判断肝、腹主动脉旁淋巴结是否有转移。是术前常用的检查方法,为选择合理的治疗方案提供依据。

原发癌灶的基本 CT 征象主要包括肠壁增厚、腔内肿块、肠腔狭窄、肠壁异常强化等。

4. MRI　对直肠癌的 T 分期及术后盆腔、会阴部复发的诊断较 CT 优越。直肠癌术前行 MRI 检查的目的不在于据此作出定性诊断,而在于了解病变侵犯范围、浸润深度及直肠周围结构受累情况,准确进行肿瘤分期,对临床制订治疗方案、手术计划及对术后进行疗效观察意义重大。术后 MRI 检查意义则在于鉴别肿瘤复发与纤维瘢痕。

磁共振成像（MRI）T 分期是依据肿瘤浸润到肠壁不同层及相关肠周筋膜来判断的。

T1 期:肿瘤未超过黏膜下层,与邻近黏膜下层的高信号相比肿瘤呈相对低信号;

T2 期:肿瘤信号侵及肌层,肌层与黏膜下层间分界消失;

T3 期:肿瘤信号穿透肌层,侵入肠周脂肪,肌层与周围脂肪间分界消失;

T4 期:肿瘤信号侵犯周围脏器和盆壁结构。

5. 正电子发射计算机断层显像（positron emission computed tomography,PET-CT）　并非结直肠癌的常规检查方法,但其对肿瘤复发诊断有重要价值。

六、诊断及鉴别诊断

（一）诊断

结肠癌早期症状多不明显,易被忽视。对有下列任何一组症状的患者都应警惕患结肠癌的可能,并应及时做进一步的检查:①原因不明的贫血、乏力、消瘦、食欲减退或发热;②出现便血

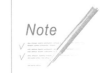

或黏液血便;③排便习惯改变、腹泻、便秘或腹泻与便秘交替,或呈便频、排便不尽感,或进行性排便困难、粪便变细等;④沿结肠部位的腹部隐痛、不适,或间歇性腹胀,排气后减轻;⑤发现沿结肠部位的腹部包块。

直肠癌根据病史、体检、影像学和内镜检查不难作出临床诊断,准确率亦可达95%以上。但多数病例常有不同程度的延误诊断,一般在临床上应对大便带血的患者予以高度警惕,不要轻率地诊断为"痢疾""内痔"等,必须进一步检查以排除肿瘤的可能性,对直肠癌的早期诊断,必须重视直肠指检、直肠镜或结肠镜等检查方法的应用。

（二）鉴别诊断

结直肠癌应与结、直肠息肉以及大肠恶性淋巴瘤、克罗恩病、溃疡性结肠炎、肠结核和结直肠血吸虫病肉芽肿等疾病相鉴别。临床鉴别要点包括病史长短、临床表现以及辅助检查所见的病变部位、形态和范围。最可靠的鉴别诊断是经内镜取活组织病理检查。必要时可行 PET-CT 检查。

（三）临床分期

结直肠癌的分期是指导治疗、判断预后的最重要指标之一,目前国内外公认的结直肠癌分期标准为 2010 年修改的国际抗癌联盟(UICC)和美国肿瘤联合会(AJCC)联合制定的 TNM 分期。该分期系统根据肿瘤的大小(tumor)、淋巴结(node)、远处转移(metastasis)的情况进行区分,较 Dukes 分期系统更为详尽并易于统一,该系统不断更新并有详细的系统使用说明及规则解释以保证该分期在全球应用的一致性。

1. TNM 分期系统(2010 年,第 7 版)T、N、M 的定义

原发肿瘤(T)

Tx　原发肿瘤无法评估

T0　无原发肿瘤证据

Tis　原位癌:局限于上皮内或侵犯黏膜固有层

T1　肿瘤侵犯黏膜下层

T2　肿瘤侵犯固有肌层

T3　肿瘤穿透固有肌层到达浆膜下层,或侵犯无腹膜覆盖的结直肠旁组织

T4a　肿瘤穿透脏腹膜

T4b　肿瘤直接侵犯或粘连于其他器官或结构

区域淋巴结(N)

Nx　区域淋巴结无法评估

N0　无区域淋巴结转移

N1　1~3 枚区域淋巴结转移

N1a　1 枚区域淋巴结转移

N1b　2~3 枚区域淋巴结转移

N1c　浆膜下、肠系膜、无腹膜覆盖结肠 / 直肠周围组织内有肿瘤种植(tumor deposit,TD),无区域淋巴结转移

N2　4 枚或以上区域淋巴结转移

N2a　4~6 枚区域淋巴结转移

N2b　7 枚或以上区域淋巴结转移

远处转移(M)

M0　无远处转移

M1　有远处转移

M1a　远处转移局限于单个器官或部位(如肝、肺、卵巢、非区域淋巴结)

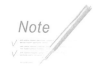

M1b 远处转移分布于 1 个以上的器官 / 部位或腹膜转移

2. Dukes 分期 1932 年被首次提出,以后出现不少改良 Dukes 分期法。Astler-Coller 改良 Dukes 分期的主要内容:

Dukes A 期:病变局限于黏膜或黏膜下层;

Dukes B1 期:病变侵入黏膜肌层;

Dukes B2 期:病变侵及肠壁全层或邻近组织,但能完整切除,无淋巴结转移;

Dukes C1 期:病变限于肠壁内,伴有淋巴结转移;

Dukes C2 期:病变侵及肠壁全层,伴有淋巴结转移;

Dukes D 期:有远处转移或侵及邻近脏器不能完整切除。

3. TNM 分期系统具体期别及与其对应的 Dukes 分期(表 6-1)

表 6-1 TNM 分期(第 7 版)与 Dukes 分期比较

期别	T	N	M	Dukes	MAC
0	Tis	N0	M0	—	—
I	T1	N0	M0	A	A
	T2	N0	M0	A	B1
IIA	T3	N0	M0	B	B2
IIB	T4a	N0	M0	B	B2
IIC	T4b	N0	M0	B	B3
IIIA	T1~2	N1/N1c	M0	C	C1
	T1	N2a	M0	C	C1
IIIB	T3~4a	N1/N1c	M0	C	C2
	T2~3	N2a	M0	C	C1/C2
	T1~2	N2b	M0	C	C1
IIIC	T4a	N2a	M0	C	C2
	T3~4a	N2b	M0	C	C2
	T4b	N1-2	M0	C	C3
IVA	任何 T	任何 N	M1a	—	—
IVB	任何 T	任何 N	M1b	—	—

注:Dukes 是原始 Dukes 分期,MAC 是改良 Astler-Coller 分期

七、治疗

(一) 手术治疗

手术切除仍然是结直肠癌的主要治疗方法。结肠癌手术切除的范围应包括肿瘤在内的足够的两端肠段,一般要求距肿瘤边缘 10cm,还应包括切除区域的全部系膜。直肠癌切除的范围包括癌肿在内的两端足够肠段(低位直肠癌的下切缘应距肿瘤边缘 2cm)、全部直肠系膜或至少包括癌肿下缘下 5cm 的直肠系膜、周围淋巴结及受浸润的组织。其具体要求是:①直视下锐性解剖直肠系膜周围盆筋膜壁层和脏层之间无血管的界面;②切除标本的直肠系膜完整无撕裂,或在肿瘤下缘 5cm 切断直肠系膜。由于近年来保留盆腔自主神经(pelvic autonomic nerve preservation,PANP)、全直肠系膜切除术(total mesorectal excision,TME)等新观念的融入,以及直肠癌浸润转移规律的重新认识和吻合器的广泛使用,使直肠癌手术得到了不断完善和发展,低位直肠癌的保肛率也较以往明显提高,有效降低了直肠癌局部复发率,提高了患者的生存率和术后生活质量。

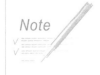

1. 结直肠癌的内镜治疗　①套圈切除:适用于有蒂、亚蒂或无蒂的早期结直肠癌;②黏膜切除:包括内镜下黏膜切除术(endoscopic mucosal resection,EMR)和内镜黏膜下剥离术(endoscopic submucosal dissection,ESD),主要用于切除消化道扁平息肉、T1 期肿瘤;③经肛门内镜显微手术(transanal endoscopic microsurgery,TEM):适用于距肛门 16cm 以内的早期直肠癌。优点是切除后创面可以缝合,避免了术后出血、穿孔等并发症。在完成上述内镜下局部治疗后,应当高度重视对切除肿瘤基底面的病理学检查,若发现癌细胞,提示体内癌组织残余,需要再次进行根治性手术治疗。

2. 右半结肠癌的手术　适用于盲肠、升结肠、结肠肝曲部癌以及阑尾腺癌。无法切除时可行回 - 横结肠侧侧吻合,解除梗阻。右半结肠切除术(right hemicolectomy)的范围包括末端回肠 10~15cm,盲肠、升结肠、横结肠右半部及部分大网膜和胃网膜血管;切断及切除回结肠动静脉、右结肠动静脉、中结肠动静脉右支及其伴随的淋巴结(图 6-7)。对于结肠肝曲的癌,除上述范围外,还需切除横结肠和胃网膜右动脉组的淋巴结。

3. 横结肠癌的手术　由于横结肠肝曲、脾曲癌在治疗上分别采取右半结肠切除术和左半结肠切除术,所以从治疗角度看,横结肠癌主要指横结肠中部癌。手术方式为横结肠切除术(transverse colon resection),切除范围包括横结肠及其系膜、部分升结肠和降结肠、大网膜(图 6-8)。倘若因切口两端张力大而不能吻合,对偏左侧的横结肠癌,可切除降结肠,行升结肠、乙状结肠吻合术。

4. 左半结肠癌的手术　适用于结肠脾曲、降结肠和乙状结肠癌。其常规手术方式是左半结肠切除术(left hemicolectomy)。部分乙状结肠癌如癌肿小,位于乙状结肠中部,而且乙状结肠较长,也可行单纯乙状结肠切除术。常规的左半结肠切除术的切除范围应包括横结肠左半、降结肠和乙状结肠及其相应的系膜、左半大网膜(图 6-9)。

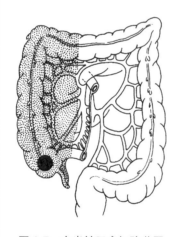
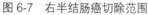
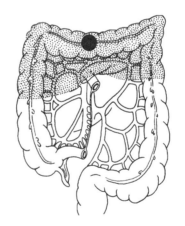
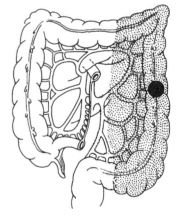

图 6-7　右半结肠癌切除范围　　　　图 6-8　横结肠癌切除范围　　　　图 6-9　左半结肠癌切除范围

5. 直肠癌的手术　直肠癌根据其部位、大小、活动度、细胞分化程度等有不同的手术方式:

(1) 局部切除术:是指完整地切除肿瘤及其周围 1cm 的全层肠壁。它区别于传统的直肠癌根治术。手术仅切除肿瘤原发病灶,不行区域淋巴结清扫。多用于早期癌,亦有根治性切除的含义。

直肠癌具备如下条件者可考虑做局部切除:①肿瘤位于直肠中下段;②肿瘤直径在 2cm 以下,占肠壁周径应 <30%;③大体形态为隆起型,无或仅有浅表溃疡形成;④肿瘤 T 分期为 T1 期;⑤组织学类型为高分化、中分化腺癌者。

(2) 腹会阴联合直肠癌切除术(abdominoperineal resection,APR):即 Miles 手术,是在 1908 年由 Miles 在其观察和总结直肠癌转移规律的基础上提出的一种经典直肠癌术式,切除范围包括乙状结肠及其完整系膜、直肠及全部系膜、肛提肌、坐骨肛门窝内脂肪组织、肛管和肛门周围

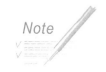

3cm 范围以上皮肤,并于肠系膜下动静脉根部进行结扎切断,清扫肠系膜下动脉根部和周围淋巴结,于左下腹壁做永久性结肠造口(图 6-10)。

适用于肿瘤距肛缘上 5cm 以下、肛门外括约肌受侵者、已有肛门功能障碍的低位直肠癌者,保肛术后局部肿瘤复发能切除者,或肛管及肛门周围癌。

(3)直肠低位前切除术(low anterior resection,LAR):即经腹直肠癌切除术即 Dixon 手术(图 6-11)。是由 Dixon 于 1948 年提出的一种术式,已有 60 余年历史。该手术是将直肠癌肿根治性切除后作乙状结肠与直肠端 - 端吻合,其最突出的优点是比较符合生理功能要求、手术操作较简单。但最大的缺点是对肥胖、骨盆狭小、超低位者吻合操作比较困难。前切除术根据其吻合口的位置,吻合口在腹膜反折以上的称为高位前切除术,吻合口在腹膜反折以下的称为低位前切除术,若吻合口在肛提肌上缘与齿状线之间则称为超低位前切除术。该手术术后大部分患者均能保持正常的排便控制功能,被认为是比较理想的术式,是目前应用最多的直肠癌根治术,原则上适用于腹膜反折以上的直肠癌。大样本的临床病理学研究提示,直肠癌向远端肠壁浸润的范围较结肠癌小,只有不到 3% 的直肠癌向远端浸润超过 2cm。是否选择 Dixon 手术,主要取决于患者的全身情况、肿瘤分化程度、浸润转移范围及肿瘤下缘距齿状线的距离。应在术前做好评估,正确判断肿瘤浸润、进展的程度并结合术中具体情况个体化对待。一般要求癌肿距齿状线 5cm 以上,远端切缘距癌肿下缘 2cm 以上,以能根治、切除癌肿为原则。由于吻合口位于齿状线附近,在术后的一段时期内患者出现大便次数增多,排便控制功能较差,可通过行结肠"J"形贮袋改善排便功能。

(4)经腹直肠癌切除、近端造口、远端封闭手术:即 Hartmann 手术,适用于全身一般情况很差,不能耐受 Miles 手术或急性梗阻不宜行 Dixon 手术的直肠癌患者(图 6-12)。

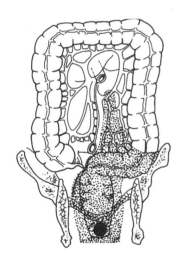
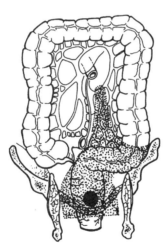
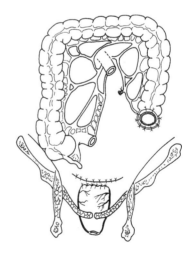

图 6-10 Miles 手术   图 6-11 Dixon 手术   图 6-12 Hartmann 手术

(5)全盆腔脏器切除术(total pelvic exenteration,TPE):是指在男性整块切除直肠、膀胱、输尿管下段、前列腺和精囊;女性整块切除直肠、膀胱、输尿管下段、子宫和阴道。盆腔脏器切除术范围广、创伤大,是一种破坏性极大、很复杂的手术。泌尿系重建一般采用回肠代膀胱,消化道重建一般采用永久性乙状结肠造口,术后生活质量明显下降。故应严格掌握手术适应证,以获得较好的治疗效果。主要适用于:①直肠癌侵及膀胱三角区、前列腺和后尿道,尚能整块切除且无远处转移者;②膀胱癌侵及直肠或子宫癌侵及膀胱和直肠,而能够整块切除者。

直肠癌根治术有多种手术方式,但经典术式仍然是 Miles 手术和 Dixon 手术。许多学者曾经将 Dixon 手术改良成其他术式(如各种拖出式吻合),但由于吻合器可以完成直肠、肛管任何位置的吻合,所以其他各种改良术式在临床上已较少采用。

Note

随着外科治疗水平的不断提高与发展,结直肠癌的治疗目标已从单纯的"根除癌肿,挽救生命"转变为越来越重视生命质量。这也促使外科医师积极将腹腔镜这一微创技术引入结直肠癌的手术治疗。而腹腔镜结、直肠手术相比传统手术,具有以下优点:①术后疼痛明显减轻;②伤口愈合时间缩短;③腹壁切口明显缩小;④术后肠道功能恢复较快;⑤恢复正常活动较快;⑥患者自身免疫的影响较小。

近年来一系列的高级别循证医学证据也已证实腹腔镜结肠癌根治术在肿瘤根治性和远期疗效方面与开腹手术并无差异,因此,目前腹腔镜技术已经在结肠癌手术中确立了重要地位。美国 NCCN(The National Comprehensive Cancer Network)在 2013 年版的结肠癌临床实践指南中明确指出,由经验丰富的外科医师进行操作的腹腔镜辅助结肠癌手术已被纳入治疗结肠癌的手术方式中。英国 NICE(National Institute for Health and Clinical Excellence)亦明确推荐将腹腔镜或腹腔镜辅助手术作为结直肠癌病例的可选的手术方案。在我国,2010 年前卫生部医疗服务标准专业委员会也已制定了《结直肠癌诊断和治疗标准》,其中亦将腹腔镜结直肠癌手术纳入,作为治疗的标准方案之一。

但是也应当看到,腹腔镜结、直肠手术虽在技术上已臻成熟,并已获得高级别循证医学证据的支持,但其普及程度仍有待进一步扩大。腹腔镜技术在今后相当长一段时间内作为微创结直肠外科手术中的主流技术,仍需进一步推广与发展。

(二)结直肠癌的新辅助治疗

新辅助治疗目的在于提高手术切除率,提高保肛率,延长患者无瘤生存期。推荐新辅助放化疗仅适用于距肛门 <12cm 的直肠癌。除结肠癌肝转移外,不推荐结肠癌患者术前行新辅助治疗。

1. 直肠癌的新辅助放化疗

(1) 直肠癌术前治疗推荐以氟尿嘧啶类药物为基础的新辅助放化疗。

(2) T1~2N0M0 或有放化疗禁忌的患者推荐直接手术,不推荐新辅助治疗。

(3) T3 和(或)N+ 的可切除直肠癌患者,推荐术前新辅助放化疗。

(4) T4 或局部晚期不可切除的直肠癌患者,必须行新辅助放化疗。治疗后必须重新评价,并考虑是否可行手术。

新辅助放化疗中,化疗方案推荐首选持续灌注 5-FU,或者 5-FU/LV(左亚叶酸钙),或者卡培他滨单药。建议化疗时限 2~3 个月。

2. 结直肠癌肝转移新辅助化疗　结直肠癌患者合并肝转移和(或)肺转移,可切除或者潜在可切除,推荐术前化疗或化疗联合靶向药物治疗:西妥昔单抗(推荐用于 K-ras 基因状态野生型患者),或联合贝伐珠单抗。

化疗方案推荐 FOLFOX(奥沙利铂 + 氟尿嘧啶 + 醛氢叶酸),或者 FOLFIRI(伊立替康 + 氟尿嘧啶 + 醛氢叶酸),或者 CapeOX(卡培他滨 + 奥沙利铂)。建议治疗时限 2~3 个月。

治疗后必须重新评价,并考虑是否可行手术。

(三)结直肠癌辅助治疗

Ⅰ期(T1~2N0M0)或者有放化疗禁忌的患者不推荐辅助治疗。

1. 结直肠癌辅助化疗

(1) Ⅱ期结直肠癌的辅助化疗:Ⅱ期结直肠癌患者,应当确认有无以下高危因素:组织学分化差(Ⅲ或Ⅳ级)、T4、血管淋巴管浸润、术前肠梗阻/肠穿孔、标本检出淋巴结不足(少于 12 枚)。

1) Ⅱ期结直肠癌,无高危因素者,建议随访观察,或者单药氟尿嘧啶类药物化疗。

2) Ⅱ期结直肠癌,有高危因素者,建议辅助化疗。化疗方案推荐选用 5-FU/LV、卡培他滨、5-FU/LV/奥沙利铂或 CapeOx 方案。化疗时限应当不超过 6 个月。有条件者建议检测组织标本 MMR(错配修复)或 MSI(微卫星不稳定性),如为 dMMR 或 MSI-H,不推荐氟尿嘧啶类药物的单药辅助化疗。

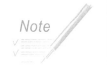

(2) Ⅲ期结直肠癌的辅助化疗：Ⅲ期结直肠癌患者，推荐辅助化疗。化疗方案推荐选用5-FU/CF、卡培他滨、FOLFOX 或 FLOX（奥沙利铂＋氟尿嘧啶＋醛氢叶酸）或 CapeOx 方案。化疗不应超过6个月。

2. 直肠癌辅助放化疗　T3~4 或 N1~2 距肛缘≤12cm 的直肠癌，推荐术前新辅助放化疗，如术前未行新辅助放疗，建议辅助放化疗，其中化疗方案推荐氟嘧啶类单药。

（四）介入治疗

介入治疗（interventional therapy）具有基于先进影像诊断方法的精确性，其微创性治疗手段丰富多样，能解决很多内、外科传统方法难以解决的临床问题。20 世纪 80 年代后期以来，结直肠癌的介入治疗应用进展较快。其中，对肿瘤进行选择性动脉插管化疗灌注、栓塞治疗肿瘤导致的肠道出血和应用支架治疗结直肠癌导致的肠梗阻是比较成熟的辅助治疗方法，已成为目前以手术为主的结直肠癌临床综合治疗中不可缺少的一部分。

（五）中医中药治疗

中医学有完整的理论思想体系，中医药治疗结直肠癌是在其理论指导下进行的，中西医治疗结直肠癌各有优势，应根据患者自身及肿瘤情况的不同，选择手术、中西医结合、中医药等治疗方法，制订出最佳方案，争取取得最佳结果。中医药很少单纯应用于结直肠癌的治疗，主要是配合其他方法进行治疗，如与手术配合、与化疗配合、与放疗配合等。单纯使用中药治疗只限于几种特定条件，如疾病晚期已失去手术机会，患者及家属均同意放弃放化疗治疗；患者患结直肠癌后，拒绝手术及放化疗治疗，坚决要求单纯应用中药治疗；由于经济条件有限，只能应用中药维持治疗。

（六）免疫治疗

分为特异性主动免疫治疗、特异性被动免疫治疗和非特异性生物反应调节剂三类。特异性主动免疫治疗是采用肿瘤细胞或其特异性抗原来免疫患者，使其产生或增强特异性免疫力。特异性被动免疫治疗是将人癌细胞的抗血清输注给患者。特异性细胞免疫治疗是给宿主输注特异性的免疫活性细胞或其产物，又称过继免疫治疗。非特异性免疫治疗是通过增加患者的总体免疫功能来达到治疗的目的。早在 20 世纪 70 年代，非特异性免疫刺激剂卡介苗就用于结直肠癌的治疗；90 年代，左旋咪唑与 5-FU 合用成为治疗中晚期结直肠癌的标准疗法；IL-2、干扰素、单克隆抗体 17-1A 等的临床应用均得到一定效果，它们在临床上的推广应用还有待于进一步的研究。

（七）基因治疗

结直肠癌的基因治疗是手术化疗和放疗的有效补充，目前基因疗法治疗结直肠癌尚处于实验阶段，结直肠癌在细胞因子基因治疗、自杀基因治疗、抑癌基因治疗抗血管内皮生长因子（VEGF）基因治疗及反义基因治疗方面均取得较大进展，显示结直肠癌的基因治疗有者良好的应用前景，它们为结直肠癌的彻底治愈带来希望。但目前基因治疗亦存在不少问题，如目的基因靶向性差、基因表达不稳定且水平低、作为载体的病毒可能与内源性病毒重组而损害机体、技术要求高以及费用昂贵等，均限制了其临床应用。

八、预后及随访

结肠癌根治性切除术后 5 年生存率一般为 60%~80%，直肠癌为 50%~70%。TNM Ⅰ期患者根治性切除术后的 5 年生存率可达 90% 以上，而Ⅳ期的患者的 5 年生存率小于 5%。

结直肠癌患者施行根治性手术后，应进行随访监测。目前主要的随访手段有：通过医患接触了解病情；检测血清肿瘤标志物；复查 CT/MRI 等扫描了解有无局部复发或肝转移；检查胸片或 B 超了解肝、肺情况；结肠镜及 PET-CT 检查。对于Ⅰ~Ⅲ期患者接受成功的治疗后（即无肿瘤残存）的监测包括：每 3~6 个月行 1 次病史询问和体格检查并持续 2 年，然后每 6 个月 1 次，至

Note

满 5 年;如果临床医生认为(一旦复发)患者适合接受积极的根治性手术且肿瘤为 T2 或以上,应行基线检测 CEA,然后每 3~6 个月 1 次,持续 2 年,随后 5 年内每半年 1 次。结肠镜检查推荐在手术切除后 1 年内进行(如果术前因为梗阻没有行肠镜检查者在 3~6 个月时进行)。推荐 3 年后重复肠镜检查,然后每 5 年检查 1 次;一旦肠镜发现晚期腺瘤(绒毛状息肉,息肉 >1cm 或高级别上皮内瘤变),则应 1 年内重复肠镜检查。如果患者发病年龄 <50 岁则应行更频繁的肠镜检查。Ⅱ期及Ⅲ期患者推荐最初的 3~5 年每年行胸 / 腹 / 盆腔 CT/MRI 检查,PET-CT 不推荐作为术前检查或随访监测的常规检查。

(黄宗海)

第六节 直肠肛管周围脓肿

一、概述

直肠肛管周围脓肿(anorectal abscess)是一种常见的外科感染性疾患,是指直肠肛管周围软组织内或其周围间隙内的感染发展形成的脓肿。多数脓肿在破溃或切开引流后常形成肛瘘。脓肿是肛管直肠周围炎症的急性期表现,而肛瘘则为其慢性期表现。常见的致病菌有大肠埃希菌、金黄色葡萄球菌、链球菌和铜绿假单胞菌,偶有厌氧性细菌和结核杆菌。

二、病因

直肠肛管周围组织有丰富的蜂窝状脂肪组织,故易在肛腺感染的基础上导致直肠肛管脓肿,常见的原因如下:

(一) 感染性因素

直肠肛管周围脓肿绝大部分由肛腺感染引起。肛腺开口于齿状线和肛窦内,腹泻、便秘时易发生肛窦炎,由于肛窦开口向上,感染延及肛腺后易发生括约肌感染,感染进一步扩散从而形成脓肿。

(二) 手术后因素

临床上可见到手术后出现肛周感染而形成的直肠周围脓肿,如肛门直肠术、尿道术、会阴部手术、尾骶骨骨髓炎术等手术后感染以及产后会阴破裂感染引起的脓肿。

(三) 医源性因素

临床上由于医源性因素引起直肠肛管周围脓肿的常见情况如下:

1. 内痔注射疗法,因操作不当或药剂不洁导致感染,进而形成黏膜下脓肿。

2. 乙状结肠镜检查时,出现结肠穿孔,造成化脓性腹膜炎,引起直肠后间隙脓肿。

3. 肛周局部麻醉或药物局部注入后吸收不良,出现肛周感染而形成脓肿。

(四) 其他

炎症性肠病(克罗恩病、溃疡性结肠炎)、结核、异物损伤、周围组织手术、恶性肿瘤及身体虚弱、抵抗力低下、营养不良,都是引发肛门直肠周围脓肿的原因。

三、病理

感染大多是从直肠肛管壁内直接蔓延或经淋巴管向外传播所致,其中隐窝炎为直肠肛管周围脓肿最主要的病源。隐窝炎延及肛腺后首先易发生括约肌间感染。直肠肛管周围间隙为疏松的脂肪组织和结缔组织,感染极易蔓延、扩散。

根据直肠肛管潜在腔隙对脓肿进行分类,通常分为骨盆直肠间隙脓肿、直肠后间隙脓肿、坐骨肛管间隙脓肿、肛管周围脓肿、肛管后间隙脓肿、括约肌间脓肿、黏膜下脓肿及高位肌间

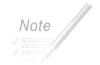

脓肿。其中,肛管周围脓肿为最常见的类型,而肛提肌以上的各型脓肿远少于肛提肌以下的脓肿。感染在一个区域形成脓肿之后,如不及时处理,可进一步累及其他区域,以致直肠肛管周围可有两个或两个以上的脓肿同时存在,彼此之间仅有一个狭小的连通,形成所谓"哑铃样"(图 6-13)。

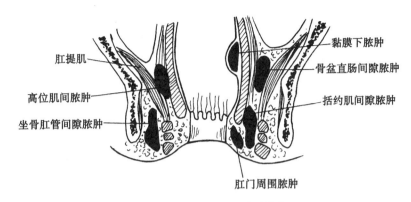

图 6-13 直肠肛管周围脓肿的位置

四、临床表现

(一) 症状与体征

直肠肛管周围的脓肿因位置不一,故临床表现也各有不同,下面就不同部位的脓肿分别叙述。

1. 肛管周围脓肿 肛管周围皮下脓肿最常见。多数由于肛管内皮肤破损(隐窝炎或肛裂),致感染经外括约肌皮下部向外扩散而成。常位于肛管后方或侧方皮下部,一般不大。疼痛、肿胀和局部压痛为主要表现。疼痛为跳动性,坐下、咳嗽或排便时加重。如脓肿位于肛门前方,可能引起小便不适或小便滞留现象。检查时感染区有明显红肿,有硬结和压痛,脓肿形成时可有波动感,穿刺时抽出脓液,全身感染症状不明显。直肠指诊常呈阴性。

2. 坐骨肛管间隙脓肿 又称坐骨肛门窝脓肿,也比较常见。多为隐窝炎引起的一种继发感染;也可由直肠肛管周围脓肿扩散而成。该处间隙较大是肛提肌下方较大的空隙,故形成的脓肿亦大,症状明显。早期局部体征不明显,最初表现为肛门处不适,或轻微痛,继之发冷、发热。疼痛加重,为持续性跳痛,坐立不安,排便或行走时疼痛加剧,可有排尿困难和里急后重。局部触诊或肛门指诊时患侧有深压痛,甚至波动感。如不及时切开,脓肿多向下穿入肛管周围间隙,或坐骨直肠间隙的对侧发展,形成复杂的马蹄形脓肿。故如穿刺时引流液超过 90ml 时,多表示脓肿已累及对侧或向下穿入。

3. 骨盆直肠间隙脓肿 又称骨盆直肠窝脓肿,较为少见。在肛提肌上方,腹膜下方,可在直肠和直肠侧韧带后方,膀胱、前列腺、子宫或子宫阔韧带的前方。位置较深,可穿破直肠和阴道,也可穿破坐骨肛门窝,并穿出体外。此脓肿常常由直肠炎、狭窄、溃疡和外伤所致。

患者早期就有全身中毒症状,如发热、寒战、全身疲倦不适。局部体征不明显,表现为会阴部胀感,便意不尽,排尿不适。会阴部检查多无异常,直肠指诊可在直肠壁上触及肿块隆起,有压痛和波动感。诊断主要靠穿刺抽脓,经直肠以手指定位,从肛门周围皮肤进针。必要时做直肠超声检查或 CT 检查予以证实。

4. 其他 有直肠后间隙脓肿、肛管后间隙脓肿、括约肌间脓肿、黏膜下脓肿及高位肌间脓肿。由于位置较深,局部症状大多不明显,主要表现为会阴、直肠坠胀感,排便时疼痛加重,患者同时有不同程度的全身感染症状。直肠指诊可触及疼痛性肿块。特别是当患者出现与临床表现不相称的疼痛时,需要考虑括约肌间脓肿的存在。

（二）常见并发症

1. 肛瘘　直肠肛管周围脓肿经手术治疗后，有部分会形成肛瘘。根据直肠肛管周围脓肿的分类不同，肛瘘的形成原理也不尽相同。肛周脓肿患者如术中未发现脓腔内口存在，则有可能导致肛瘘的发生，坐骨肛管间隙脓肿的患者因手术方式的选择也会导致肛瘘的发生，需隔 3~6 周再次行瘘管切除术。

2. 复发　坐骨直肠间隙脓肿和括约肌间脓肿患者切开和引流后再发脓肿的概率可达 89%。既往行脓肿切开术的患者因为自然保护屏障受损而复发率更高。肛门直肠周围脓肿复发的原因包括脓肿邻近的解剖间隙遗留感染灶、初发脓肿引流时存在未诊断的瘘管和脓肿、脓肿引流不完全等。

3. 失禁　脓肿切开引流时由于医源性括约肌损伤或不恰当的伤口护理可造成失禁。术前控便功能处于临界状态的患者，引流肛周脓肿或肛管后深间隙脓肿时，外括约肌浅部不恰当切开可导致大便失禁。引流肛提肌上间隙脓肿时，如果耻骨直肠肌不恰当地切开也可导致大便失禁。

五、诊断

根据患者疼痛、肿胀、发热等典型症状和直肠指诊的检查情况，一般不难诊断。局部穿刺抽出脓液可以确诊。

在诊断上需要明确两点：①脓肿与肛门括约肌的关系；②有无感染内口及内口至脓肿的通道。所以，必要时采取直肠超声和 CT 检查协助诊断。MRI 检查也可明确与括约肌的关系及有无多发脓肿，部分患者可观察到内口。

六、治疗

（一）治疗原则

处理直肠肛管周围脓肿的基本方法是切开和引流。采取抗生素治疗、温水坐浴、局部理疗、口服缓泻剂或液状石蜡以减轻排便时的疼痛等非手术治疗方法可缓解症状。

（二）手术治疗

1. 脓肿切开引流　是治疗直肠肛管周围脓肿的主要方法，诊断明确后，即应手术切开引流。因脓肿部位的不同而采取不同的手术方式。①肛周脓肿可以在局麻下进行。于波动最明显处做放射状切口，边缘修剪以保证引流通畅，无需填塞。②坐骨肛管间隙脓肿，因术中进行脓腔探查，故要在全麻或椎管内麻醉下进行。在压痛或波动感最明显处做一平行于肛缘的弧形切口，切口应足够长，且距离肛缘至少 3cm，避免损伤括约肌。脓液排出后应探查脓腔，明确脓腔壁是否完整，或是否穿破其与其他腔隙相通，也可分离脓腔中可能存在的纤维间隔。术后留置引流条或引流管，包裹敷料不宜太紧。③骨盆直肠脓肿确诊后，需及时切开引流，但因脓肿形成的来源不同，切开部位也不同：源于括约肌间的感染，应行相应部位直肠壁切开引流，若经坐骨肛管间隙引流，日后易出现肛管括约肌外瘘；源于经括约肌肛瘘的感染，应经会阴引流，若经直肠壁切开引流，易导致难以治疗的肛管括约肌上瘘；其他部位的脓肿，若位置较低，在肛周皮肤上直接切开引流；若位置较高，则应在肛门镜下切开直肠壁或经阴道后穹隆切开引流。

2. 脓肿切开并挂线手术　在波动处切开脓肿，探查脓腔后，寻找内口，在内口与切开脓腔之间的括约肌上挂线，既可达到引流目的，又可预防医源性肛瘘的发生。

3. 导管引流　对于无严重脓毒症或严重全身疾病的患者也可考虑应用导管引流，应用这种技术重要的是使穿刺口尽量靠近肛管，将来如果形成肛瘘，可使肛瘘手术的皮肤切口最小化。

（李　强）

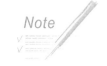
Note

第七节　痔、肛裂、肛瘘

一、痔

(一) 概述

痔(haemorrhoids)为肛门最常见的良性疾病。肛垫的支持结构、静脉丛及动静脉吻合支发生病理性改变或移位称为内痔(internal haemorrhoid);齿状线远侧皮下静脉丛的病理性扩张或血栓形成为外痔(external haemorrhoid);内痔通过丰富的静脉丛吻合支和相应部位的外痔相互融合为混合痔(mixed haemorrhoid)。痔的确切发病率很难确定,其发病率在 4.4%~86% 之间波动。

痔的血供包括痔上动脉终末支和痔中动脉的一些分支,更远侧部分也接受痔下动脉的分支血供。

齿状线内侧的肛管由交感神经和副交感神经支配,通过非胆碱能和非肾上腺素能介质而起作用,因此,齿状线内侧的肛管对针刺、刀切等刺激不敏感。齿状线远端肛管,接受躯体神经支配,因此远端肛管和外痔对触觉、痛觉、冷热刺激以及张力刺激敏感。

(二) 病因

痔的病因尚未能全面了解,但一般认为有其根本的内因,也有诱发的外因,目前主要的两大学说为肛垫下移学说和静脉曲张学说。

1. 肛垫下移学说　肛垫是肛管黏膜下组织及齿状线上区黏膜局部增厚所致,是人体解剖的正常结构,主要结构成分是黏膜上皮,血管和纤维肌性组织。肛垫上皮具有一定的免疫及内分泌功能。肛垫内微循环系统调节障碍,导致肛垫内吻合血管支扩张、充血,继而缺氧、代谢紊乱、乳酸堆积,出现糜烂坏死而出血。肛垫的支持组织包括 Treitz 肌及联合纵肌为轴心的纤维肌性复合体,随年龄增加而老化松弛,此时如肛管阻力增加,用力排便使腹内压增高时,肛垫充血肿胀加重,Treitz 肌断裂致使痔脱垂。

2. 静脉曲张学说　门脉系统属支的直肠上静脉系统内无静脉瓣膜,以及人体持久直立可使静脉内血液回流不畅,血液淤积,是造成静脉内压力增高的解剖因素;静脉壁有先天性薄弱,致不能耐受脉管内的较高压力而逐渐扩张,被认为是形成痔的一个内因。门静脉高压、腹内压增加、营养不良以致静脉平滑肌无力、直肠肛管及肛周的感染引起的炎症反应导致静脉弹性组织逐渐纤维化等都是易引起痔出现的因素。

3. 其他因素　目前尚无确切证据证明遗传可致痔的发生,但痔患者的家族史较常见。便秘、腹泻和排便困难可能在痔发生方面起重要因素。西方学者也提出低纤维饮食及某些行为方式如长时间如厕也会引起痔的发作。

(三) 病理

根据其所在部位不同,痔可分为 3 类:

1. 内痔　临床最为常见,位于齿状线上方,表面被直肠黏膜所覆盖。常见于直肠下端的左侧、右前侧和右后侧,被称为母痔。根据内痔的脱垂程度,又将内痔分为 4 度:Ⅰ度:无痔脱出;Ⅱ度:排便时有痔脱出,便后可自行回纳;Ⅲ:内痔脱出,需用手还纳;Ⅳ度:痔脱出不能还纳或还纳后又脱出。

2. 外痔　位于齿状线下方,表面覆盖以肛门皮肤。外痔又可分为结缔组织性外痔、血栓性外痔、静脉曲张性外痔和炎性外痔。

3. 混合痔　内痔通过静脉丛和相应部分的外痔静脉丛相互融合而形成,位于齿状线上、下,表面被直肠黏膜和肛管皮肤覆盖。内痔发展到Ⅱ度以上时多形成混合痔。

混合痔逐步发展,周围组织被破坏和发生萎缩,肥大的肛垫逐渐增大、下移、脱出到肛门外。

当脱出痔块在肛周呈梅花状时,称为"环形痔"。脱出痔若被痉挛的括约肌嵌顿,以致发生水肿、淤血甚至坏死,临床上称为嵌顿性痔或绞窄性痔。

（四）临床表现

1. 便血　一般是排便后出血,也有排便前出血或粪便表面附有少量血液。色鲜红,量可多可少,有滴血、射血、便纸上带血或附有血块。便血原因主要是曲张的痔静脉受干燥粪便的擦伤而破裂出血。但如发现血便,即血与大便混合的血便,则应重点考虑结直肠恶性肿瘤。内痔的血便也可表现为镜下潜血阳性。内痔出血可引发贫血,但如贫血较为严重,也应检查整个消化道。

2. 痔脱出　第二、三、四期的内痔或混合痔可出现痔脱出。由于痔体积增大,支持黏膜结缔组织网退化、断裂、失去弹性,黏膜增大肥厚,当排便用力时,粪便往下挤压,迫使痔核脱出肛外,开始时可能是单个痔核脱出,以后逐渐发展为全部痔核脱出。

3. 疼痛与不适　单纯性内痔无疼痛感,有时仅感觉肛门有下坠不适。如果内痔脱出后发生嵌顿、水肿,或者伴发血栓、炎症时,在发病的最初 1~3 天,患者疼痛剧烈,坐立不安,行动不便。

4. 瘙痒　部分患者还可出现黏液溢出症状,主要是由于痔经常脱出,直肠黏液长期受到刺激,分泌物增多,加上括约肌松弛,而使黏液流出肛门,刺激肛门周围皮肤,引起瘙痒。

（五）诊断及鉴别诊断

痔的诊断主要靠肛门直肠检查。首先做肛门视诊,对患者肛门、会阴、肛周、骶尾部进行视诊,除Ⅰ度内痔外,其余类型的痔都可在肛门视诊下见到,血栓性外痔表现为肛周暗紫色椭圆形肿物,表面皮肤水肿、质硬、压痛明显。对有脱出者,最好在蹲位排便后立即观察,可清晰见到痔的大小、数目及部位。直肠指诊虽对内痔诊断意义不大,但也应进行,可了解直肠内有无其他病变,如低位直肠癌、直肠息肉、脓肿等。肛门镜检查可确诊,特别是Ⅰ度内痔,通常需要肛门镜检查进行确诊。肛门镜检不仅可见到痔的情况,还可观察到直肠黏膜有无充血、水肿、溃疡、肿块等。

痔的诊断不难,但仍需要与其他疾病相鉴别,特别是结直肠恶性肿瘤的临床表现与痔较为相似。

1. 直肠癌　临床上常将直肠癌误诊为痔而延误治疗,主要原因是仅凭症状诊断,未进行直肠指诊和直肠镜检查。癌肿形状不规则,呈菜花状,表面不整齐,质较硬,常有出血和恶臭脓性分泌物。经活体组织检查,可以进行鉴别诊断。

2. 直肠息肉　肛门指检可触及球状肿物,较硬,有蒂;若是无蒂息肉,在直肠内可触及丛生颗粒,低位有蒂息肉,触及活动度大,便时易脱出肛门外,可伴有便血症状。

3. 直肠脱垂　直肠黏膜、肛管或直肠全层脱出。脱出成环状,表面光滑,常有由肛门向外而具有多层次的黏膜皱襞。无静脉曲张,出血也较少。肛门指诊可发现肛管括约肌不松弛。

常见肛门症状的鉴别诊断详见表 6-2。

表 6-2　肛门症状的鉴别诊断

症状	鉴别诊断
疼痛	血栓性外痔、肛裂、脓肿、肛瘘、肛门瘙痒、肛管直肠克罗恩病、肛门痉挛、脓肿
便血	内痔或外痔、肛裂、肛瘘、肛乳头肥大、息肉、肛管癌或结直肠癌、溃疡性结肠炎、克罗恩病、感染性结肠炎、血栓性破裂、直肠脱垂
肛门瘙痒	内痔脱垂、肛瘘、肛门失禁、肛门疣、直肠脱垂、肛门瘙痒症、肛乳头、皮炎、饮食因素
肛周包块	血栓痔或内痔脱出、肛周脓肿、肛管癌、息肉或肛乳头脱垂、皮赘、肿瘤脱垂、直肠脱垂、肛门疣

（六）治疗

治疗应遵循以下原则进行:①无症状的痔无需治疗;②有症状的痔无需根治;③以非手术治疗为主。

1. **非手术治疗** 在痔的初期和无症状静止期的痔,进行饮食调节和生活习惯改善,就可控制痔的症状。具体做法为增加纤维素食物及水的摄入,改变不良的大便习惯,保持大便通畅。应该鼓励患者在 3~5 分钟内解完大便,擦拭肛门情况也应注意,过度擦拭肛门会造成局部损伤,从而加重症状。热水坐浴可以改善局部血液循环。血栓性外痔有时经局部热敷、外敷消炎止痛药物后,疼痛可缓解而不需手术。嵌顿痔初期也可采用一般治疗,用手轻轻将脱出的痔块推回肛门内,阻止其再脱出。

2. **注射疗法** 治疗Ⅱ度、Ⅲ度出血性内痔的效果较好。注射硬化剂的作用是使痔和痔周围产生无菌性炎症反应,黏膜下组织纤维化,使肛垫固定、悬吊于内括约肌上。用于注射的硬化剂很多,常用的有 5% 苯酚植物油、5% 鱼肝油酸钠、5% 盐酸奎宁尿素水溶液、4% 明矾水溶液等。

注射方法为肛周局麻下使肛管括约肌松弛,插入肛门镜,在齿状线上痔的上方刺入黏膜下层约 0.5cm,抽吸无血后即可注射 2~3ml。注射后轻轻按摩注射部位。避免将硬化剂注入黏膜层,会导致黏膜坏死;当硬化剂注入黏膜层时,黏膜立即变白,应将针进一步插深。如果一次注射效果不够理想,可在 1 个月后重复一次。如果痔较多,也可分 2~3 次注射。

3. **红外线凝固疗法** 适用于Ⅰ、Ⅱ度内痔者。通过红外线照射使痔黏膜下纤维而硬化、萎缩,通过固定肛垫起治疗作用。但因复发率高,目前临床上应用不多。

4. **胶圈套扎疗法** 可用于Ⅱ、Ⅲ度内痔。方法是将特制的胶圈套入内痔的根部,使其缺血、坏死脱落,一般不需麻醉,7~10 天痔块即可坏死脱落,对多个痔块应行分期套扎,避免出现明显不适感觉及剧烈的炎症反应。应注意痔块脱落时,有时可发生继发性出血。

5. **手术疗法** 当保守治疗效果不满意、痔脱出严重、套扎治疗失败时,手术切除痔是最好的方法。

(1) 痔切除术:主要适用于Ⅱ度、Ⅲ度、Ⅳ度内痔和混合之痔的治疗。痔切除的主要目的为切除痔块,以期达到根治的效果。根据不同手术方式对创面是否缝闭或缝闭多少分为开发式手术、半闭合式手术和闭合式手术。其中开放式手术以传统的外剥内扎术为主,半闭合式手术则以各种改良的外剥内扎术为主,闭合式手术方式主要是痔切除一期间断缝合术、痔环切缝合术,但均因术后存在较多的并发症,临床应用局限。目前,国内通常采用如下方法:

取侧卧位、截石位或俯卧位,骶管麻醉或局麻后,扩肛后显露痔块,在痔块基底部两侧皮肤上做"V"形切口,分离至显露肛管外括约肌。钳夹、贯穿缝扎后并切除痔核。齿状线以上的黏膜先予以缝合;齿状线以下的皮肤切口不予缝合,创面用凡士林油纱布填塞。嵌顿性痔可行急诊切除,方法同择期手术。

(2) 吻合器痔上黏膜环形切除术(procedure for prolapse and hemorrhoids,PPH):主要适用于Ⅲ~Ⅳ度内痔、环形痔和部分Ⅱ度大出血内痔。其方法是利用痔吻合器,将齿线上方 2cm 以上的直肠黏膜环形切除 2~3cm,然后将远近端黏膜吻合,以消除脱垂,同时起到向上悬吊和牵拉的作用,此外,切断了痔的动脉血供,术后痔将因缺血而变小。其优点为不破坏齿线和肛垫,不会形成肛门缩窄,术后排便感觉和控制功能基本不受影响,疼痛较轻,恢复较快。国内外已有大宗病例报道,取得较好的临床效果。

(3) 血栓外痔剥离术:用于治疗血栓性外痔。在局麻下将痔表面的皮肤行梭形切除,摘除血栓,伤口内填入油纱布,不缝合创面。对于急性血栓性外痔的处理要根据患者的疼痛情况以及就诊时间来决定,而不是根据血栓的大小作为手术的适应证。

(4) 超声多普勒引导下痔动脉结扎术(Doppler guided hemorrhoid artery ligation,DG-HAL):借助超声多普勒引导,确定痔动脉,并进行痔上动脉分支结扎。通常需要识别并缝扎 4~6 条动脉,缝扎完成后进行痔或黏膜的固定。首先固定痔的顶部,再从近到远的进行贯穿缝合。最后将近端与远端缝合线打结,将痔固定在肛管壁。但是这种术式目前缺乏远期随访数据,因此,该术式仍需要进一步研究。

二、肛裂

(一) 概述

肛裂（anal fissure）是齿状线以下肛管皮肤层裂伤后形成的缺血性溃疡。方向与肛管纵轴平行，长 0.5~1.0cm，呈梭形或椭圆形，常引起肛周剧痛。多见于青、中年人，绝大多数肛裂位于肛管的后正中线上，也可在前正中线上，侧方出现肛裂极少。若侧方出现肛裂，原因可能为炎症性肠病（克罗恩病、溃疡性结肠炎）、梅毒、结核、白血病、癌症、HIV 等。

(二) 病因

肛裂的病因主要有以下几种：

1. **外伤** 为最重要的因素，常见的致伤因素为硬结的粪便，其余的如异物、手术、指检或内镜检查等均可引起肛管皮肤损伤，女性在分娩后，亦有将近 10% 的患者发生肛裂。这主要是由于解剖上的特点，肛管后方的皮肤在肛门扩张时最易遭受创伤或发生撕裂，故形成的肛裂多在肛管后方。

2. **血栓性外痔** 如继发感染常形成溃疡。

3. **隐窝感染** 自隐窝向下蔓延形成肛管皮下脓肿，表面的皮肤如自行破溃或受伤破裂也可形成溃疡面。

4. **特异性感染** 如结核、梅毒、克罗恩病等病变。

(三) 病理

急性肛裂可见裂口边缘整齐，底浅，呈红色并有弹性，无瘢痕形成。因括约肌痉挛或粪便摩擦可导致溃疡转为慢性，底部有较多的灰白色纤维坏死组织，底深不整齐，常可见到肛内括约肌；边缘增厚纤维化、肉芽灰白。在溃疡的最下端，皮肤常因炎症、水肿及静脉、淋巴回流受阻而形成袋状皮垂向下突出于肛门外，状似外痔，常称为"前哨痔"，而肛裂之上端因肛门瓣和肛乳头水肿，形成肥大的乳头，与肛裂相接。肛裂、前哨痔、乳头肥大常同时存在，称为肛裂"三联征"。

(四) 临床表现

疼痛、便秘、出血为肛裂的典型临床表现，此外，也可出现肛门分泌物、肛门瘙痒等。

1. **疼痛** 疼痛多剧烈，有典型的周期性。肛裂的疼痛表现为排便时由于肛裂内神经末梢受刺激，立刻感到肛门烧灼样或刀割样疼痛，便后数分钟可缓解，随后因肛管括约肌收缩痉挛，再次出现排便后疼痛，此期可持续半到数小时，这种现象称为肛裂疼痛周期。急性肛裂疼痛可能是短暂的，慢性肛裂疼痛可以持续数小时甚至数天。

2. **便秘** 疼痛感觉呈刀割样，故肛裂患者常惧怕排便，久而久之引起便秘，便秘又加重肛裂，形成恶性循环。

3. **出血** 排便时常在粪便表面或便纸上见到少量血迹，或滴鲜血，大量出血少见。

(五) 诊断

根据典型的临床表现，肛门检查时发现的肛裂"三联征"，不难作出诊断。但应注意与其他疾病引起的肛周溃疡相鉴别，如克罗恩病，溃疡性结肠炎、结核、肛周肿瘤、艾滋病、梅毒、软下疳等引起的肛周溃疡，必要时可以取活组织做病理检查以明确诊断。

(六) 治疗

1. **治疗原则** 治疗的目的在于减少疼痛和促进创面愈合。急性肛裂多可自愈，急性或初发的肛裂可采用坐浴和润便的方法治疗；慢性肛裂可用坐浴、润便加以扩肛的方法；经久不愈、保守治疗无效、且症状较重者可采用手术治疗。

2. **非手术治疗** 原则是解除括约肌痉挛、止痛，帮助排便，中断恶性循环，促使局部愈合。具体措施：①多进食蔬菜、水果和富含膳食纤维的食物，保持大便松软、通畅，口服缓泻剂，防止大便干燥。②局部温水坐浴，保持局部清洁，缓解内括约肌痉挛或用 1∶5000 高锰酸钾温水坐浴，

Note

10~15 分钟,每日便后坐浴一次。③扩肛:局麻下适当用力使 肛管逐渐扩张至 4~5 指,维持扩张 5 分钟,解除肛门括约肌痉挛。但此法复发率高,可并发出血、肛周脓肿、大便失禁等。

3. 手术治疗

(1) 肛裂切除术:在局麻或腰麻下,将肛裂下缘前哨痔、肥大的肛乳头、肛裂溃疡及周围不健康的组织全部切除,必要时切断部分外括约肌皮下部及浅部,创面敞开引流。缺点为愈合较慢,可导致肛门脓肿、肛门狭窄和肛门失禁等。

(2) 肛管内括约肌切断术:内括约肌是远端直肠环形肌层的集聚,并且提供 50%~80% 的肛管静息压。肛管内括约肌为环形的不随意肌,其痉挛收缩是引起肛裂疼痛的主要原因。内括约肌切开术降低了肛管静息压,阻断内括约肌痉挛,给肛裂愈合提供了机会。手术方法是在肛管一侧距肛管 1~1.5cm 做小切口达括约肌下缘,确定括约肌间沟后分离内括约肌至齿状线,剪断内括约肌,然后扩张至 4 指,电灼或压迫止血后缝合切口,可一并切除肥大乳头、前哨痔,肛裂在数周后自行愈合。该方法治愈率高、愈合快,但手术不当可导致肛门失禁。

(3) 肛管移动皮瓣成形术:即肛裂切除术后,通过移动肛周皮肤来覆盖肛管缺损,来恢复肛管得容量和伸展性。主要用于顽固性慢性肛裂,肛门溃疡高度瘢痕增生经久不愈,肛管高度狭窄,伸展性差。术式有长方形皮瓣和上窄下宽形皮瓣,切除肛裂同时切断内括约肌和外括约肌皮下部的环形四层肉束的内两层肉束,缝合固定皮瓣,必要时应做减压切口。由于一期覆盖了肛裂切除后的创面,术后疼痛轻、治愈快、复发少,并发症也较少,但偶有术后肛门失禁发生。

三、肛瘘

(一) 概述

肛瘘(anal fistula)是肛管或直肠与肛周皮肤相通的肉芽肿性管道,由内口、瘘管、外口三部分组成。内口常位于直肠下部或肛管,多为一个;外口在肛周皮肤上,可为一个或多个。经久不愈或间歇性反复发作为其特点,是常见的直肠肛管疾病之一,任何年龄都可发病,多见于青壮年男性。

(二) 病因

肛瘘的病因比较多,其中最主要的是肛周脓肿。

1. 肛周脓肿　脓肿形成后,脓肿向皮肤或黏膜侵犯、破溃或手术切开排脓后,随脓液流出脓腔逐渐萎缩,脓腔壁结缔组织增生,出现直或弯的管道,形成肛瘘。

2. 直肠肛管损伤　当直肠肛管因肛裂、外伤、会阴部手术导致局部皮肤黏膜破损时,细菌侵入伤口局部反复感染可以形成皮下肛瘘。

3. 其他　结核、溃疡性结肠炎、克罗恩病、恶性肿瘤、肛管外伤感染也可引起肛瘘,但较为少见。

(三) 病理

大部分肛瘘由直肠肛管周围脓肿引起,因此内口多在齿状线上肛窦处,脓肿自行破溃或切开引流处形成外口,位于肛周皮肤上。由于外口生长较快,脓肿常假性愈合,导致脓肿反复发作破溃或切开,形成多个瘘管和外口,使单纯性肛瘘成为复杂性肛瘘。瘘管由反应性的致密纤维组织包绕,近管腔处为炎性肉芽组织,后期腔内可上皮化。

肛瘘的分类方法很多,临床上较为重要的有以下两种:

1. 按瘘管位置高低分类　①低位肛瘘:瘘管位于外括约肌深部以下。又可分为低位单纯性肛瘘和低位复杂性肛瘘。②高位肛瘘:瘘管位于外括约肌深部以上。可分为高位单纯性肛瘘和高位复杂性肛瘘。此方法临床较为常用。

其中,凡肛瘘既有原发口又有继发口,称完全性瘘。如一个原发口在肠壁上,一个继发口在皮肤上者,称为内外瘘(亦称单纯性瘘),最为常见。如果原发口和继发口均在肠壁上者,称为全内瘘,较少见。肛瘘仅有一个口而另一个口已经愈合者,称为不完全瘘或单口瘘,实际上仅是一

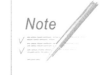

个窦道。如外口已闭合或仅剩内口者,称为单口内瘘。如内口已闭合仅剩外口者,称为单口外瘘。肛瘘由两个以上内口或两个以上外口,致瘘道呈分叉状者,称为复杂性瘘。

2. 按瘘管与括约肌的关系分类　①肛管括约肌间型:约占肛瘘的 70%,多因肛管周围脓肿引起。瘘管位于内外括约肌之间,内口在齿状线附近,外口大多在肛缘附近,为低位肛瘘。②经肛管括约肌型:约占 25%,多因坐骨肛管间隙脓肿引起,可为低位或高位肛瘘。瘘管穿过外括约肌、坐骨直肠间隙,开口于肛周皮肤上。③肛管括约肌上型:为高位肛瘘,较为少见,约占 4%,瘘管在括约肌间向上延伸,越过耻骨直肠肌,向下经坐骨直肠间隙穿透肛周皮肤。④肛管括约肌外型:最少见,仅占 1%。这类肛瘘常因外伤、恶性肿瘤、克罗恩病引起,治疗较为困难。

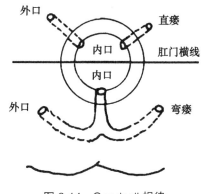

图 6-14　Goodsall 规律

根据 Goodsall 规律,凡是肛瘘外口位于通过肛门中心之横线后方者,则其内口亦多在直肠肛管之后方,瘘道多成弯形;若外口在此横线前方者,其内口亦多在直肠肛管前方,瘘道大多数是直型,但是亦有例外(图 6-14)。

(四) 临床表现

1. 症状

(1) 溢脓:肛瘘形成后,肛门周围经常有脓液溢出,新形成的肛瘘或炎症急性发作期的瘘管脓液较多,臭味较重,颜色黄且黏稠,随着瘘道周围组织激化和脓液的排出,脓液会逐渐减少,时有时无,变成稀薄的白色脓液,如果脓液突然增多,有可能是有新的脓腔和瘘管形成。

(2) 硬结:多数可在肛门周围摸到条索状硬结,如果炎症急性发作时肛瘘外口封闭,还可扪及较大的肿块。

(3) 疼痛:肛瘘一般无疼痛,只有在引流不通畅,脓液积存在管腔内时局部出现肿胀疼痛。

(4) 瘙痒:因肛门内分泌物增多或肛门周围脓液的刺激,常导致肛门周围皮肤瘙痒或肛周湿疹。

(5) 其他:肛周明显疼痛时,可伴有发热、寒战、乏力等全身感染症状,脓肿穿破或切开引流后,症状缓解。

2. 体征

(1) 查体:可发现肛周皮肤上有单个或多个外口,其呈红色乳头状隆起,挤压时有脓液或血性分泌物排出。

(2) 直肠指诊:在内口处有轻度压痛,有时可扪及硬结样内口及索样瘘管,且左右不对称。当触及后方或侧方质硬条索时,提示肛管后间隙或蹄铁瘘。

3. 常见并发症

(1) 便失禁:肛瘘切除术后便失禁的发生取决于术中切断多少肌肉以及原来存在的括约肌损伤和肛管瘢痕。

(2) 复发:肛瘘复发的主要原因在于没有准确找到内口或没有正确处理侧方或上方的继发瘘管。不能找到内口可能由于瘘管迂曲、内口自然愈合以及微小内口所致。继发瘘管易被忽略。为避免肛瘘切开术式切口提前愈合,应使切口外部宽度为内部的 2 倍,使内部切口提前愈合。

(五) 辅助检查

1. 肛门镜检　手术前应行肛门镜检,镜检有时可发现内口,也可排除潜在的直肠肛管病变如直肠炎或肿瘤。当以上检查仍不能确定内口时,可以考虑瘘管外口注入亚甲蓝溶液、碘油,CT 扫描,直肠腔内超声以及 MRI 检查。

2. 瘘管造影　自瘘外口注入 1~2ml 亚甲蓝溶液,同时在肛管直肠内放置一白色纱布条。若纱布条上染有蓝色,即可肯定存在内口,从黏膜染色出也可以确定内口位置。碘油造影操作与亚甲蓝类似,并用透视观察碘油走行。但要注意,亚甲蓝和碘油瘘管造影作为侵入性检查,有可能导致脓毒血症的散播,要密切观察患者情况。

3. CT 检查 可帮助评估炎性肠病患者直肠感染的程度,但对瘘管和肛提肌的关系却不能分辨。

4. 直肠腔内超声 能够发现大部分的括约肌间和经括约肌的瘘管,但对于表浅的瘘管、括约肌外以及括约肌上的瘘管或者继发的肛提肌上和肛提肌下瘘管辨识能力有限。

5. MRI 检查 能够提供括约肌的多维影像,可较易鉴别肛提肌上下病变,也能精确地描绘原发瘘管和继发扩展的病变部位。特别注意,对于复杂、多次手术、病因不明的肛瘘患者,MRI检查是必要的,可以了解瘘管的位置、数量、走行。

(六) 诊断

结合病史、临床表现,以及影像学检查,通常可以确诊。

(七) 治疗

1. 治疗原则 肛瘘难以自愈,不治疗会反复出现直肠肛管周围脓肿,因此绝大多数需手术治疗。手术的基本原则是消除瘘管,防止复发以及保护括约肌功能。

直肠肛管周围脓肿切开引流术后,一般需要隔一段时间待急性炎症消退后,方可行肛瘘根治术。慢性肛瘘急性发作期也应先行热水坐浴和抗菌药物治疗,必要时先做切开引流至急性炎症消退后再行根治手术。

2. 非手术治疗 采取堵塞法,0.5% 甲硝唑、生理盐水冲洗瘘管后,用生物蛋白胶自外口注入。治愈率较低,约为 25%。该方法无创伤、无痛苦,对单纯性肛瘘可采用。最近亦有用动物源生物条带填充在瘘管内,疗效尚待观察。

3. 手术治疗

(1) 瘘管切开术:适用于低位瘘,手术可在骶管麻醉或局部麻醉下进行。先找到内口,用探针从外口插入经瘘管在内口穿出;然后在探针上切开瘘管,将瘘管完全切开,使之成为一个 "V" 行敞开的创面,从基底逐渐长平、愈合。因瘘管在外括约肌深部以下,切开后只损伤外括约肌皮下部和浅部,不会出现术后肛门失禁。

(2) 挂线疗法:适用于距肛缘 3~5cm 内,有内外口的低位单纯性肛瘘或高位单纯性肛瘘,或作为复杂性肛瘘切开、切除的辅助治疗。用橡皮筋或丝线穿过瘘管、扎紧,使其发生压迫、缺血、坏死,如同切割,每 3~5 天要拉紧结扎线一次。挂线疗法的优点是既有切割作用,又有引流作用,在切割的同时基底部创面逐渐愈合,不易发生肛门失禁。此法操作简单、出血少、引流充分、换药方便。

(3) 切开加挂线:适用于高位复杂瘘(尤其是跨越外括约肌的管道),先将外管切开,然后用挂线法处理内管。

(4) 肛瘘切除术:适用于低位单纯性肛瘘。切开瘘管并将瘘管壁全部切除至健康组织,创面不予缝合;若创面较大,可部分缝合,部分敞开,使创面由底部向外生长直至愈合。

(李 强)

第八节 直 肠 脱 垂

一、概述

直肠脱垂(rectal prolapse)是指肛管、直肠、乙状结肠黏膜或全层下移突入肛管或脱出肛门。直肠脱垂分两型,一型是指直肠黏膜脱垂,又称为不完全脱垂;二型指的是直肠全层脱垂,包括黏膜层和肌层。所谓直肠内脱垂是指排便过程中近端直肠黏膜层或全层套叠入远端直肠或肛管,而未脱出肛门的一种功能性疾病,又称隐匿性脱垂;外脱垂则指脱垂的黏膜或全层肠壁脱出肛门,在肛门口可见脱垂的组织。实际上,内脱垂可视为外脱垂发展过程中的早期现象。

直肠脱垂在成人中女性较常见,约占80%~90%,这可能是由于女性的分娩、长期用力排便和从解剖学角度而言女性有更加宽大的骨盆。在女性,直肠脱垂的发病率随年龄的增长而增加,而在男性脱垂的患者年龄大约在20~40岁之间,呈现年轻化趋势,且男性通常存在发病诱因(如肛门闭锁或既往手术史)。

二、病因

直肠脱垂的病因尚不完全清楚,可能与下列因素有关:

(一)解剖因素

先天性骶骨发育不全,无正常的弯曲度而呈垂直状,直肠与直肠床之间活动度增加,直肠稳定性失调;此外,肛提肌和其他盆底肌先天性发育不全、老年性松弛萎缩、神经营养不良、长期营养缺乏等因素,可引起直肠的支持组织松弛;手术、外伤损伤肛门直肠周围肌肉及神经都可减弱直肠周围组织对直肠的固定、支持作用,使直肠易于脱出。

(二)腹内压增高

如尿道狭窄、膀胱结石、前列腺肥大等并发的排尿困难,重体力劳动,顽固性便秘,慢性腹泻,多胎产妇等可引起腹压增加、膈肌下降,压迫腹腔脏器,推压乙状结肠和直肠向下移位,促使直肠向下脱垂。

(三)其他

内痔、直肠息肉经常性脱出,向下牵拉直肠黏膜,诱发黏膜脱垂。引起直肠完全脱垂有以下两种学说:

1. 滑动疝学说　直肠脱垂的发病初期,指诊可以摸到疝,直肠脱垂是疝的发生过程,开始是直肠膀胱或子宫凹陷沿直肠向下通过盆底成为滑动性疝,当腹内压力增大时直肠前壁沿这个凹陷向下滑动,以致脱出到肛门外。当腹腔内向下的压力增加时,直肠前陷凹构成疝囊,腹腔内早期可直接压迫直肠前壁,将其推入直肠腔内,经肛管向外脱出。

2. 肠套叠学说　Broden及Theuarkauf等分别通过直肠、乙状结肠、道格拉斯陷窝、阴道和膀胱腔内注入造影剂,用特殊摄影技术观察直肠脱垂时内脏运动情况,发现脱垂开始时先是直肠在距肛缘6~8cm处为起点发生套叠,而受累的肠管并非单纯只有直肠前壁,而是整个直肠一圈肠壁向下套叠下降,当其尖端降至直肠下端后,即经肛门向外脱出。故认为直肠脱垂始于肠套叠,在腹内压增加、盆底松弛等因素的影响下,套叠部分不断下移,最后出现直肠脱出肛门。

三、病理

不完全脱垂是直肠下部黏膜与肌层分离,向下移位,形成皱折。有的是部分黏膜脱垂,而有的是全周黏膜下脱改变。如果脱出于肛门,其突出黏膜常形成环状,色紫红,有光泽,表面有散在出血点。脱出时期长,黏膜增厚,紫色状及可伴糜烂。完全脱垂者呈椭圆形,而且脱出较长。由于括约肌收缩,静脉回流受阻,黏膜红肿及糜烂。如在脱出后长时间未能复回,肛门括约肌受刺激收缩持续加强,肠壁可因血液循环不良发生坏死、出血及破裂等。

无论是不完全的或完全的脱垂,最多受累者是直肠,有时肛管也可能随直肠一同脱出至肛门口外,特别是直肠壁全层脱垂时更有可能,肛管括约肌因持续性伸展可发生肛门失禁,失禁后会进一步加重脱垂。

四、临床表现

直肠脱垂早期症状可以不典型,包括有肛门不适和排便不尽感。直肠脱垂的临床症状主要有:

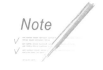

1. 脱出 脱出是直肠脱垂的主要症状,排便时肛门有肿物向外脱出,便后可自行还纳。若病情继续发展,肿物脱出渐频,体积增大,便后需用手托入肛门内,伴有排便不尽感。最后在咳嗽、喷嚏甚至行走时亦可脱出,而且不容易复位,需要用手去推,或者卧床休息后才能复位。

2. 坠胀 直肠脱垂发生黏膜下脱而导致直肠或者结肠套叠,压迫至肛门,出现坠胀感,有时还会出现臀部和腰骶部坠胀。

3. 潮湿 肛门括约肌比较松弛,收缩无力,常有黏液自肛门内流出,出现潮湿感。直肠脱垂后如果没有及时复位,可发生充血、水肿或糜烂现象,黏液刺激周围的皮肤可导致皮肤瘙痒现象发生。

4. 出血 直肠脱垂一般不会出现出血现象,只是在便秘、粪便比较干燥,损伤黏膜时发生。一般表现为粪便带血或者便纸上有血,出血量比较少。

五、诊断

临床诊断将直肠外脱垂分为三度:Ⅰ度:排便后腹内压增高时直肠黏膜下移脱出肛门外长度小于 3cm,便后自行还纳,肛门括约肌功能良好;Ⅱ度:排便时直肠全层脱出肛门外长度为 4~8cm,需用手还纳,肛门松弛,脱出黏膜圆锥形,出现环状;Ⅲ度:肛管、直肠、部分乙状结肠脱出肛门外,肛门括约肌松弛,大便失禁。

检查时嘱患者下蹲后用力屏气,使直肠脱出。若为直肠部分脱垂,可见圆形、红色、表面光滑的肿物,黏膜皱襞呈“放射状”,肛门指检仅触及两层折叠的黏膜,可感到肛管括约肌收缩无力,嘱患者用力收缩时,仅略有收缩感觉;若为完全性直肠脱垂,则一般伴有乙状结肠脱垂,而肛管可以同时脱出或不脱出,此时脱垂的长度多较长,前壁的脱出常较后壁多,其翻出在肛门以外的黏膜呈“同心环”皱襞(图 6-15),脱出的部分为两层肠壁折叠,触诊较厚;直肠指诊时见肛门口扩大,感到肛管括约肌松弛无力;如肛管未随同脱出,则可在脱出肿物基底部与肛管壁之间,扪及环状深沟。

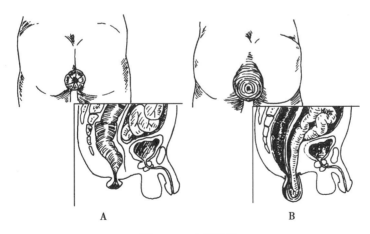

图 6-15 直肠脱垂
A. 直肠黏膜脱垂;B. 直肠完全脱垂

乙状结肠镜可见到远端直肠充血、水肿。排便造影检查时可见到远端乙状结肠和近端直肠套入远端直肠内。由于慢性脱垂通常会损害肛门内括约肌从而导致肛管静息压减弱,因此可以运用肛门测压术,来判断肛门括约肌受损程度,有利于制订合理的外科治疗方案。

单纯直肠脱垂的诊断并不难,往往根据病史及症状即可作出初步判断。但究竟是黏膜脱垂或肠壁全层脱垂,则在诊断时需加以鉴别,因治疗上两者往往采取不同方式。此外,与肠套叠之脱垂亦需加以鉴别。表 6-3 可以作为鉴别依据。

 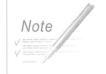

表 6-3   肛门脱出与肠套叠脱出的鉴别

鉴别要点	直肠黏膜脱垂	肠壁全层脱垂	肠套叠脱垂
病因	主要由于直肠支持组织松弛	主要由于直肠前陷窝腹膜反折过深	主要由于肠管蠕动功能紊乱
性别、年龄	以老年及多产妇女最为常见	以儿童为多	多为 12 岁儿童
发病情况	起病后经常发作	起病缓慢，经常发作	起病急，多为初发
脱垂情况	便时脱出，便后回复，脱出一般不超过 5cm，肛管大多也有脱出	便后回复比较困难，脱出较长，可达 20cm，肛管可以有翻出	套入部分甚少脱出肛门外，已脱出者也不能推之回缩，肛管不翻出
肠梗阻症状	多无梗阻症状	一般也无急性症状	有腹痛、呕吐等急性梗阻症状
肛门情况	括约肌多松弛，常伴有内痔	肛门多松弛	正常
脱出情况	肛管大多翻出。翻出黏膜呈放射状，翻出黏膜四周等长，不伴有滑动疝，脱出者为两层黏膜，扪之不厚。黏膜脱垂如包括肛管，则手指不能伸入。用手顶住直肠前壁，不能完全防止脱出	肛管不一定翻出。翻出黏膜呈同心环，翻出肠管前壁较长，翻出肛管前壁可能成囊状，内含肠袢，脱出者为两层肠壁，扪之较厚。用手指自肛门前缘伸入，一般 3~5cm 即可探达脱出的底部。复位后用手指顶住直肠前壁，即可防止脱出，顶住后壁则不能防止	肛管不翻出。黏膜急性水肿充血，不见皱襞。脱出肠管四周等长，不伴有滑动疝。脱出之套入部分甚厚，手指能自肛管伸入，但一般摸不到套叠的颈部

六、治疗

直肠脱垂的治疗，取决于患者的年龄、脱出的类型以及脱出的程度等因素，主要是消除直肠脱垂的诱发因素；幼儿直肠脱垂以保守治疗为主；成人的黏膜脱垂多采用硬化剂注射治疗；而完全性直肠脱垂则以手术治疗为主。

（一）一般治疗

幼儿直肠脱垂有自愈的可能，应注意缩短排便时间，便后立即将脱出的直肠复位，取俯卧位，用胶布固定双臀等。成人应积极治疗便秘、咳嗽等引起腹内压增高的疾病，以避免加重脱垂程度和手术治疗后复发。

（二）注射治疗

注射治疗仅适用于黏膜的脱垂，将硬化剂注射到脱垂部位的黏膜下层内，在局部可使蛋白质、胶体变性凝固，形成凝固性坏死、瘢痕增生，黏膜与肌层产生无菌性炎症，形成较强的粘连而达到治疗目的。常用硬化剂为 5% 苯酚植物油和 5% 盐酸奎宁尿素水溶液。注射治疗对儿童与老人疗效尚好，但在成年人容易复发。

（三）手术治疗

成人完全性直肠脱垂的手术方法很多，总体原则如下：①切除脱垂的多余肠段；②缩小肛门；③加强、重建和盆底成形；④经腹部对脱垂肠段进行悬吊和固定；⑤闭合、抬高直肠前陷凹；⑥修补会阴滑疝。手术途径有 4 种：经腹部、经会阴、经腹会阴和经骶部，前两种途径应用较多。

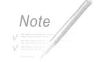

男性患者在接受经腹部手术时容易导致神经受损从而引起性功能障碍,因此,应谨慎选择这种术式。而单纯在会阴部切除脱垂之肠管很少能获得永久性疗效,经腹行直肠前陷凹之闭锁或肠管固定,再并行会阴部修补,疗效较好。

1. 经会阴部手术

(1) 经会阴直肠乙状结肠部分切除术(Altemeier术):将脱垂的直肠尽力下拉后,在距齿状线约1~2cm处的直肠腔内做一环形切口,该切口需切断脱垂直肠的外层,在完成全层切口后,直肠在逐渐分离及结扎直肠系膜并逐渐向近端推进的过程中,从体内脱出。

(2) 经会阴直肠黏膜切除肌层折叠术(Delorme术):该术式对于低位较小的脱垂(脱垂肠段约5cm)或是局限于肠壁内的直肠全层脱垂(如前壁)是比较理想的。将脱垂的直肠全部脱出,然后在距齿状线约1cm处环形切开黏膜层,将黏膜层与黏膜下层由肌层(肠壁固有肌层)分离。在向脱垂顶端剥离的过程中可以向黏膜下注射肾上腺素盐水,从而促进剥离的进行,剥离的范围是从脱垂顶端到肛管黏膜,然后将剥出的黏膜离断。

直肠黏膜脱垂还可采用传统的痔环形切除或吻合器痔上黏膜环形切除术(procedure for prolapse and hemorrhoids,PPH)的方法切除脱垂黏膜。年老、体质虚弱者不能耐受其他经会阴部手术者,可简单地行肛门环缩术,即用金属线或涤纶带在皮下环绕肛门,2~3个月后取出皮下埋置物,使肛门缩小以阻止直肠脱垂。该术式并非为了纠正直肠脱垂症状,而是用来使肛门变得足够狭窄从而使脱垂的直肠保持在肛门上方。

2. 经腹部手术

(1) 经腹部直肠固定、乙状结肠切除术:该术式已成为完全性直肠脱垂最常用的术式之一,其主要包含4个必要的步骤:①术中完全游离直肠到肛提肌,并保持直肠后壁筋膜完整;②使直肠保持向上的张力并用缝合线将直肠固定于骶骨岬正下方的骶骨骨膜上;③消除道格拉斯窝;④切除乙状结肠并进行断端吻合。

(2) 经腹部直肠固定术:该术式游离直肠及固定的方式同前所述,据研究,单纯的缝合固定直肠而不伴有乙状结肠切除也是一种治疗直肠脱垂的有效术式。由于单纯地行直肠固定而不伴切除会使患者便秘加重,所以该术式主要用于治疗不伴便秘的直肠脱垂患者。

(3) 腹腔镜手术:随着腹腔镜手术广泛应用于临床,在腔镜下采取了直肠悬吊术、直肠固定术和切除固定术等多种方法。腹腔镜手术具有技术操作简易、术中出血少、术后肠功能恢复快、住院时间短及并发症少等优点。但有关长期复发率和功能结果的评估还需多中心的研究。

(李　强)

第九节　肛管及肛周恶性肿瘤

肛管及肛周恶性肿瘤少见,约占全部结直肠癌的2%~5%。肛管癌是指发生在齿状线上方1.5cm处至肛缘的恶性肿瘤,其发生与人乳头瘤病毒(HPV)感染有关。肛管癌主要有鳞状细胞癌、基底细胞癌、一穴肛原癌和恶性黑色素瘤;而肛周癌是指发生在肛缘外,以肛门为中心直径约为6cm圆形区域内的恶性肿瘤,肛周癌主要包括鳞状细胞癌、Bowen病、Paget病和基底细胞癌。肛管癌的发病率约为肛周癌的4~7倍,女性多见,约为男性的2~5倍;而肛周癌男性多见。肛周癌的预后一般较肛管癌好,广泛的外科切除是治疗肛周癌的主要手段。

一、鳞状细胞癌

(一)概述

鳞状细胞癌(squamous cell carcinoma,SCC)约占肛管及肛周恶性肿瘤的85%,主要位于肛管下半部和肛门周围皮肤,包括大细胞角化、大细胞非角化和基底细胞型三种组织类型。肛管鳞状细胞癌的发病率是肛周鳞状细胞癌的 5 倍,癌肿边缘隆起、溃疡,有些呈斑块状或结节状,少数可呈菜花状。其主要临床表现有便血、肛门疼痛、里急后重、肛周肿胀感、排便习惯改变等,有时以腹股沟淋巴结肿大为首要症状。

（二）临床分期

鳞状细胞癌的分期是基于肿瘤的大小和淋巴结转移的程度,肛周皮肤的淋巴结通路是到达股淋巴结和腹股沟淋巴结,随后扩散到髂总淋巴结。血管通路是通过直肠下静脉。淋巴结转移与肿瘤的大小和分化程度密切相关,详见表 6-4。

表 6-4　美国癌症联合委员会（AJCC）对鳞状细胞癌的分期

原发肿瘤（T）	
T_X	原发肿瘤无法评估
T0	没有原发肿瘤证据
Tis	原位癌[Bowen 病、高级别鳞状上皮内病变（HSIL）、肛门上皮内瘤变Ⅱ~Ⅲ（AIN Ⅱ~Ⅲ）]
T1	肿瘤最大直径≤2cm
T2	肿瘤最大直径 2~5cm
T3	肿瘤最大直径≥5cm
T4	肿瘤侵犯周围器官,例如阴道、尿道、膀胱等;肿瘤直接侵犯直肠壁、直肠周围皮肤、皮下组织、括约肌不属于 T4
淋巴结（N）	
N_X	区域淋巴结无法评估
N0	没有区域淋巴结转移
N1	直肠周围淋巴结转移
N2	单侧的髂窝淋巴和(或)腹股沟淋巴结转移
N3	转移至周围直肠和腹股沟淋巴结和(或)转移至双侧髂窝淋巴结和(或)腹股沟淋巴结
远处转移（M）	
M0	无远处转移
M1	有远处转移

肿瘤分期				
0	Tis	N0	M0	
Ⅰ	T1	N0	M0	
Ⅱ	T2,3	N0	M0	
Ⅲa	T1,2,3	N1	M0	或 T4 N0 M0
Ⅲb	任何 T	N2,3	M0	或 T4 N1 M0
Ⅳ	任何 T	任何 N	M1	

（三）治疗

治疗传统上为外科手术治疗,包括对较小尺寸肿瘤行广泛性局部切除和对较大的、浸润性肿瘤行经腹会阴直肠联合切除术 + 腹股沟淋巴结清扫术和术前术后的放化疗等。局部切除手术适用于不能耐受腹部手术、拒绝行永久结肠造口或是肿瘤较小、高分化的患者。

由于鳞状细胞癌对放疗敏感,可以进行外部电子束辐射、近距离放射治疗或是两者联合应用。疗效与照射剂量相关,剂量越高,疗效越好,但当照射剂量大于 40Gy 时,放射相关并发症的发生率也会随着剂量的增加而增加,严重的晚期并发症包括肛门坏疽、狭窄、溃疡、腹泻、大便失禁、膀胱炎、尿道狭窄和小肠梗阻,如引起明显的排便功能障碍可能需行结肠造口治疗。目前除了治疗 T1 期的肿瘤外,放疗很少单独使用。而化疗能够在保存肛门括约肌功能、避免行结肠造

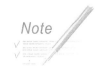

口的前提下达到相同的局部控制效果和 5 年生存率，已成为肛门鳞状细胞癌的标准治疗方案。

二、基底细胞癌

基底细胞癌（basal cell carcinoma，BCC）发病率仅次于鳞状细胞癌，但只占所有基底细胞癌的 0.1%，其病因可能与放射线、慢性刺激、感染、外伤或烧伤史有关。肛周基底细胞癌多发生在肛缘，肿瘤常呈扁平肥厚状或息肉状，通常不产生溃疡。以男性多见（60%~80%），平均年龄为 65~75 岁，大约 1/3 的患者有过其他部位的基底细胞癌病史。

肿瘤的平均直径小于 2cm，但最大可超过 10cm 并侵犯肛管，临床症状可能为红色斑丘疹、结节、斑块或是溃疡，它们多为可移动且在皮肤表面，具有低度侵袭性和转移潜能。治疗上多选择广泛的局部切除以确保适当的切缘，适用于小于 2cm 的病变，较大的病变切除时需要植皮，或是使用 Mohs 显微手术来保留未受侵犯的组织，侵犯到肛管的病变最好行放疗或行腹会阴联合切除。

三、恶性黑色素瘤

恶性黑色素瘤（malignant melanoma）恶性程度高，非常少见，约占所有肛门直肠恶性肿瘤的 0.5%~5%，来源于肛门黏膜与皮肤的交界区的上皮细胞，女性、白种人、60 岁左右的人群多发。大多数黑色素瘤都是含色素的，早期多呈息肉状突起，而较大的病变多有溃疡、边缘隆起并向直肠穹窿内生长。早期的病变易与血栓性痔相混淆，组织学检查可鉴别。黑色素瘤的血行转移多向远处部位如肝、肺以及骨髓转移，而淋巴结转移则多向髂外淋巴结和腹股沟淋巴结转移。

肛门直肠出血是黑色素瘤最常见的症状，也可伴有肛门疼痛、排便习惯改变以及里急后重感。肛门肿物且腹股沟淋巴结无明显异常是其最常见的体征。

唯一能够治愈肛门直肠黑色素瘤的方法是外科切除，但是由于预后较差，超过 35% 的患者出现远处转移，手术治疗也一直存在争议。若肿瘤较大、无法达到切缘阴性（1~2cm）、侵犯括约肌复合体或局部切除会导致大便失禁，则应行根治性的腹会阴联合切除术，辅以化疗和免疫治疗，提高手术疗效。肛门内超声和前哨淋巴结活检能指导该病的治疗。

四、腺癌

腺癌（adenocarcinoma）肛管的腺癌可分为 3 种类型：①来源于肛管上端交界区的黏膜层，与直肠腺癌难以区分；②来源于肛腺的基底部，底部为分泌黏蛋白的柱状上皮；③在慢性肛瘘基础上癌变，临床较少见。腺癌约占所有肛门肿瘤的 5%~19%，与肛周鳞癌相比更具侵袭性。肛门腺癌的平均发病年龄为 59~71 岁，发病率没有性别差异。

临床上主要表现为疼痛、硬结、脓肿/瘘管或是出现可触及的肿块，其他症状包括出血、瘙痒、渗液、脱垂和体重减轻等。由于腺癌单独行放化疗的疗效比鳞癌要差，治疗上主要以手术治疗为主，对于小的、高分化的，且未侵犯括约肌复合体的"直肠型"肿瘤，广泛的局部切除是可行的，其他都需要腹会阴联合切除术。

五、Paget 病

肛周 Paget 病较为罕见，多见于 70 岁以上老年人，发病率无性别差异。组织结构学上，Paget 细胞有较大、圆形、偏心、浓染的细胞核，灰白染色的有液泡的细胞质，由于其内含有大量的黏蛋白，同时在黏蛋白胭脂红染色、细胞角蛋白 7 染色法中均为阳性。乳腺内和乳腺癌的 Paget 病组织学特征相似，但乳腺内的 Paget 病都表现为相关的浸润癌，而在肛周的 Paget 病只有不到一半（30%~44%）表现为浸润性腺癌。

Paget 病最常见的临床表现为难治性的瘙痒，伴有出血、可触及的肿块、腹股沟淋巴结肿大、体重减轻、肛门排气和便秘。症状持续的中位时间为 3 年。病变多为溃疡样或斑片样的渗出,1/3 侵犯整个肛门,易与高级别鳞状上皮内病变、克罗恩病、尖锐湿疣、化脓性汗腺炎、肛周瘙痒和鳞状细胞癌相混淆,须通过病理活检来明确诊断。肛周 Paget 病患者中内脏相关恶性肿瘤的发病率明显升高,最常见的部位包括胃肠道、肛门、皮肤、前列腺、颈部和鼻咽部。

肛周 Paget 病的治疗取决于是否出现侵犯和其他相关的肛门直肠恶性疾病。对于没有周围侵犯的病变可以行局部切除治疗。为了达到切缘阴性,通过显微镜确定病变侵犯的范围十分重要。对于已经有周围侵犯的患者,则应行根治性手术或辅助治疗,病变具有侵袭性或是伴有肛门直肠恶性疾病的患者应行腹会阴联合的根治性切除;若腹股沟淋巴结阳性,则应行腹股沟淋巴结清扫术。

六、一穴肛原癌

一穴肛原癌(cloacogenic carcinoma)又称移行细胞一穴肛原性癌(transitional-cloacogenic carcinoma),约占直肠肛管肿瘤的 1%,好发于 40~60 岁,女性较多见。齿状线上方狭窄的环形区域有柱状上皮、鳞状上皮、异型上皮或三种混合上皮。发生在该处移行上皮的癌肿即为一穴肛原癌,其大体形态分为斑块状、结节状、息肉状或溃疡状。早期症状以便血、肛门坠胀及肛管肿块为主,直肠指诊时,多在齿线处可触及不规则结节。活组织检查需与鳞状细胞癌、基底细胞癌及腺癌相鉴别。一穴肛原癌恶性程度高,转移早而快,预后不良。围绕着肛管和直肠蔓延,广泛侵及肛管及直肠周围组织,多发生在肛管前壁,常侵犯阴道、前列腺、尿道和膀胱。最容易侵犯直肠周围的淋巴结和骶淋巴结,远处可转移到肝和肺。

早期应行腹会阴联合切除术,如有腹股沟淋巴结转移,应附加腹股沟淋巴结清扫术。高分化、无侵犯的小病灶也可做广泛局部切除,术后辅助放化疗可改善手术效果。

(李　强)

第十节　先天性巨结肠

一、概述

先天性巨结肠(congenital megacolon)又称肠管无神经节细胞症(aganglionosis)。Hirschsprung 于 1886 对该病进行了详细的描述,所以人们又常称之为赫尔施普龙病(Hirschsprung disease,HD)。该病发病率约为 1∶5000,男多于女,男女之比约为(3~5)∶1。

1948 年,Swenson 等首先用钡剂灌肠检查证实巨结肠远端狭窄,并采用直肠切除、结肠拖出与肛管吻合术治疗 HD,取得良好效果。半个多世纪以来,几个经典术式如 Swenson 手术、Duhamel 手术、Soave 手术及其各种改良术式使 HD 的手术疗效日益改善。近年来,经肛门巨结肠根治手术及腹腔镜巨结肠根治术相继开展,进一步减少了创伤,使治疗效果有了进一步提高。

二、病因

(一)神经嵴细胞移行障碍

由于神经嵴细胞迁移失败造成远端肠管无神经节细胞,迁移障碍发生得越早,无神经节肠段越长。

(二)基因突变

1992 年,Martucciello 等发现一例全结肠型 HD 患者 10 号染色体长臂上出现缺陷,之后学者证实其为 *RET* 基因突变。目前已发现的与 HD 可能相关基因有 *GDNF*、*NRTN*、*ECE1*、*EDN3*、*EDNRB*、*SOX10*、*ZFHX1B*、*PHOX2B*、*KIAA1279* 等。有基因突变的患儿多为家族性、全结肠型或

Note

长段型;短段型、散发性突变率低。与 HD 关系较密切的主要分布在两个受体/配体系统,即 GDNF/RET 和 EDN3/EDNRB 系统。

（三）肠神经系统发育的内在环境因素

1. 细胞外基质　胞外基质中的层粘连蛋白和IV型胶原是有助于神经移行和神经细胞生长的两种重要糖蛋白,如果这些蛋白大量积累在细胞外空间,则可阻止神经节细胞的移行。

2. 黏附分子　在胚胎发育中对神经细胞移行和神经细胞定居在特定部位都具有重要作用。对 HD 检测发现其神经黏附分子减少并使细胞黏附性丧失。

3. 缺血、缺氧因素　临床与动物实验均已证实,神经系统对缺氧最为敏感,一旦破坏就很难再生。肠壁神经缺氧约 1~4 小时将被损坏。

4. 毒素、炎症因素　Chagas 病主要由于感染枯西锥体鞭毛虫所致,因该虫产生毒素引起消化道神经节细胞萎缩变性而导致发生巨结肠。

（四）遗传

在全部巨结肠病例中有家族史者约占 1.5%~7%。家族病例中长段型明显增多。无神经节肠管越长,同胞患病概率越大。病变在乙状结肠的 HD 患儿家族发病率为 3.6%~5.7%;在全结肠型 HD 中家族发病率为 15%~21%;而全肠管无神经节细胞症患儿家族发病率高达 50%。

三、病理

（一）按病理改变分型

HD 典型的病理表现为远端的狭窄段和其近端的扩张段。远端狭窄肠管细小,与扩大结肠连接部形成漏斗状的移行区。扩张段多位于乙状结肠,严重者可波及降结肠、横结肠,甚至小肠。

1. 神经节细胞缺如　狭窄段肌间神经丛（Auerbach 丛）和黏膜下神经丛（Meissner 丛和 Henley 丛）内神经节细胞缺如,外源性神经纤维增粗,数目增多,排列整齐呈波浪形。移行段和扩张段结肠内神经节细胞也可能缺乏、变性、发育异常,以及出现神经节细胞减少等表现。

2. 胆碱能神经系统异常　病变肠壁中有大量节前胆碱能神经增生、增粗,肠壁组织中的乙酰胆碱含量高出正常 1~3 倍,乙酰胆碱酯酶活性也相应增强。大量胆碱能神经递质作用于肠平滑肌的胆碱能神经受体,引起病变肠管持续性强烈收缩,这是造成无神经节细胞病变肠管痉挛收缩的主要原因。

3. 肾上腺素能神经（交感神经）异常　在无神经节细胞段交感神经纤维数量是增加的,但排列混乱,而且对肾上腺素的敏感性也并没有因为数量的增加而增加。

4. 非肾上腺能非胆碱能神经异常　病变的肠段中发现脑肠肽、血管性肠肽、脑啡肽减少,而神经肽增多。

5. Cajal 细胞异常　Cajal 间质细胞（interstitial cells of Cajal,ICC）是胃肠慢波活动的起搏细胞。有研究发现,在 HD 的狭窄段 ICC 的数目减少。

（二）按病变范围分型

1. 超短段型　病变局限于直肠远端,临床表现为内括约肌失弛缓状态,新生儿期狭窄段在耻尾线以下。

2. 短段型　病变位于直肠近、中段,相当于第 2 骶椎以下,距肛门距离不超过 6.5cm。

3. 常见型　无神经节细胞区自肛门开始向上延至第 1 骶椎以上,到乙状结肠以下。

4. 长段型　病变延至降结肠或横结肠。

5. 全结肠型　病变波及全部结肠及回肠,距回盲瓣 30cm 以内。

6. 全肠型　病变波及全部结肠及回肠,距回盲瓣 30cm 以上,甚至累及十二指肠。

上述分型方法有利于治疗方法的选择,并对手术效果的预测和预后均有帮助。以上各型中常见型占 75% 左右,其次是短段型,全结肠型约占 3%~10%。

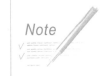

四、临床表现

(一) 症状

1. 不排胎便或胎便排出延迟　正常新生儿出生 24 小时内排胎粪,2~3 天后排黄色大便。所有新生儿期排便延迟或不排胎便的患儿均应怀疑 HD。由于胎粪不能排出,患儿发生不同程度的梗阻症状,如呕吐、腹胀,往往需要经过洗肠或其他处理后方可排便。数日后症状复发,再次出现停止排便。

2. 腹胀　新生儿 HD 都有不同程度的腹胀,腹胀程度与病变的程度以及有无进行有效处理有关。患儿腹部呈蛙形,早期突向两侧,继而全腹胀大。腹胀严重时隔肌上升,影响呼吸。

3. 呕吐　新生儿 HD 呕吐者不多,但长段型及全结肠型 HD 由于肠梗阻较重,可以在早期出现呕吐,呕吐物为奶汁,甚至胆汁或粪渣。

4. 一般情况　小儿全身情况不良,病程越长,小儿状况越差。患儿可出现消瘦、贫血、低蛋白症引起全身水肿、皮下脂肪菲薄等营养不良的表现。

(二) 体征

腹部膨隆明显,腹壁变薄,缺乏皮下脂肪,并显示静脉曲张。稍有刺激即可出现粗大的肠型及肠蠕动波。听诊时肠鸣音亢进。直肠肛管指诊对于诊断新生儿 HD 至关紧要,不但可以查出有无直肠肛门畸形及肛门狭窄,当拔除手指后,由于手指的扩张及刺激,常有大量粪便、气体排出呈"爆炸样",腹胀立即好转。如有上述情况,应首先考虑 HD 的可能。

五、诊断

(一) X 线检查

X 线检查包括平片和钡剂灌肠,能提供非常有价值的资料。

1. 直立前后位平片　腹部平片上可发现低位性肠梗阻、淤胀扩大的结肠及液平,这种积气的肠段往往从骨盆开始,顺乙状结肠上行,而其远端则一直未见气体。

2. 钡剂灌肠　典型的 HD 行钡灌肠检查可见狭窄段、移行段及扩张段。对部分新生儿 HD,因结肠被动性扩张尚不明显,与狭窄段对比差异不大。

(二) 直肠肛门测压

直肠肛管抑制反射(RAIR)对 HD 诊断有重要价值,90% 以上的 HD 患儿 RAIR 消失。然而正常新生儿,特别是早产儿,由于肠神经未发育完全,可在生后数天内不出现内括约肌松弛反射。所以如果首次检查阴性者,应在 7~14 天再次检查以肯定诊断。

(三) 直肠黏膜吸引活检组织化学检查

乙酰胆碱酯酶(AChE)定性检查:乙酰胆碱酯酶阳性的副交感神经纤维通常于靠近黏膜肌处分支最为丰富,用特制黏膜吸取钳,在距肛门 3cm、6cm 各取一块组织检查时,可见直径增粗、数目众多的阳性纤维。

六、治疗

(一) 治疗原则

1. 患儿一般情况差、梗阻症状重、合并小肠结肠炎或合并严重先天性畸形,尤其是全结肠型者,宜暂行肠造瘘,控制感染,加强支持治疗并给予静脉全营养,待一般情况改善,约于 6~12 月后再行根治手术。

2. 若患儿一般情况良好、诊断明确,短段型或常见型者可行一期根治术。

(二) 先天性巨结肠根治手术

1. 经肛门巨结肠手术　手术方法为经肛门剥离直肠黏膜、切除远端病变肠管、近端结肠拖

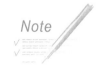

出与肛管吻合。此手术不必开腹,损伤小、出血少,术后次日即可进食。

2. 直肠黏膜剥除、鞘内结肠拖出术(Soave 手术)　此术式是开腹后剥离直肠黏膜,结肠经直肠鞘内拖出与肛管吻合。该手术对盆腔干扰少,但直肠黏膜如剥离不完整可引起感染及脓肿。

3. 拖出型直肠结肠切除术(Swenson 手术)　此手术的特点是经腹腔游离直肠,在腹腔内切断直肠上端切除扩大结肠。封闭两端断端,然后将直肠内翻结肠由直肠腔内拖出肛门外进行环状吻合。

4. 结肠切除、直肠后结肠拖出术(Duhamel 手术)　切除扩张结肠,直肠于腹膜反折下方切断,直肠近端缝合关闭;分离直肠后骶前间隙至直肠肛管交界处(即齿状线水平);会阴手术组扩肛后,于齿状线上方 0.5cm 切开直肠后壁,将保留的近端结肠从此切口拖出,结肠后壁与直肠切口远端吻合,直肠后壁与结肠前壁用结肠夹钳夹固定。

5. 回肠降结肠侧侧吻合术(Martin 术)　本手术主要用于全结肠型巨结肠,切除升结肠、横结肠,回肠游离,由直肠骶前间隙拖出至肛门口。回肠、降结肠均在系膜及血供对侧纵形剖开,将两肠管前后壁对齐缝合两层,形成一新的肠腔。回肠后壁与肛管吻合,其前壁与直肠后壁钳夹。

6. 直肠肛管背侧纵切、鸡心领形斜吻合术(简称心形吻合术)　即直肠背侧纵行劈开至齿线而不切除内括约肌,然后将拖出的正常结肠与直肠肛管做鸡心领式斜吻合术。其目的在于防止切除内括约肌过多或过少,防止术后引起污粪、失禁或便秘,以及内括约肌失弛缓症和减少小肠结肠炎等。

7. 腹腔镜巨结肠根治手术　腹腔检查确定狭窄的长度、扩张段近段的位置以及需切除结肠的长度并做缝线标记,必要时需行术中活检冰冻切片检查。超声刀游离结肠系膜,在接近标记处肠管时,保留肠侧血管弓,紧靠肠壁向盆腔游离,避免损伤输尿管。会阴部操作同开腹手术。

(三) 并发症的预防及处理

1. 小肠结肠炎　小肠结肠炎(enterocolitis,EC)可出现在 HD 患儿病程中的任何阶段,表现为腹泻、发热、腹胀、大便腥臭等。小肠结肠炎的发病率为 12%~58%。小肠结肠炎是引起 HD 死亡最多见的原因。一旦发生小肠结肠炎,可用药物保留灌肠,同时全身使用广谱抗生素。保守治疗无效、腹胀严重、并发穿孔时,需行肠造瘘术。

2. 吻合口瘘　吻合口瘘发生率为 3.4%~13.3%,是根治术早期最严重的并发症,往往造成盆腔脓肿、腹膜炎,甚至危及生命。吻合口瘘原因较多,有吻合口肠管血供不良、盆腔感染、钳夹过高、夹钳脱落过早、吻合口愈合不良等。腹腔引流、禁食、抗感染不能控制者,应及时行回肠造瘘。

3. 吻合口狭窄　早期可能是由于吻合口的水肿所致,但术后瘢痕挛缩环形狭窄更为多见。早期扩肛可预防该并发症的发生。

4. 直肠回缩　最主要的原因是近端结肠游离长度不够。可先暂行肠造瘘术,再根据情况选择手术方式。

5. 输尿管损伤　包括术中及迟发性损伤。手术中局部解剖不清以及操作粗暴是其最主要的原因。一旦发现右输尿管损伤的情况,应立即修补或端 - 端吻合,并放支架管。

6. 伤口感染、裂开　新生儿腹壁薄,术后腹胀、感染均可增加裂开的可能性。腹腔镜手术的开展大大降低了此并发症的发生率。

7. 尿潴留　主要是因为盆腔广泛分离,盆丛神经受损,尿潴留多数可在 3~5 天内恢复,少数持续时间较长。预防这一并发症的方法主要是减少盆腔损伤。一旦发生尿潴留,应留置导尿管,定时钳夹开放,辅以针灸、理疗等措施,多可顺利恢复。

8. 术后肠梗阻　根治术后发生肠梗阻的原因多为术后肠粘连、内疝、肠扭转等。可先行胃肠减压、禁食、中药灌胃等治疗,如保守治疗无效,需及时剖腹探查。术后晚期出现梗阻者,如保守治疗无效,则需及时手术。

9. 盲袋和闸门症状群　盲袋和闸门为 Duhamel 手术特有并发症,发生率占 6%~17.5%,直

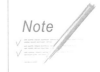

肠结肠间隔钳夹过低,隔前直肠形成盲袋,隔本身下垂形成闸门。遇此情况需重新钳夹去除直肠结肠间隔,保持排便通畅。

10. 污粪、失禁　根治术后污粪的发生率很高,有学者报告可高达 32%~80%。轻者偶有发生,重者每晚出现,甚至肛门失禁,失去控制能力。污粪多数在半年后好转,一年左右痊愈。晚期仍有污粪者占 20.5%,失禁者约占 10%。内括约肌切除过多是引起这一并发症的常见原因。

11. 便秘复发　便秘复发的原因很多,主要有病变肠管切除不足、肠炎反复发作、内括约肌痉挛和吻合口狭窄、合并神经系统病变等,需针对原因进行相应处理。

（冯杰雄）

第十一节　先天性直肠肛管畸形

一、概述

先天性直肠肛管畸形(congenital anorectal malformations)是常见的消化道畸形,发病率约为 1/1000~1/5000,男多于女,男女之比约为 3∶1。

我国早在明代就有肛门闭锁的手术记载,17 世纪 Paulus Aegineta 采用会阴部切开、术后扩张术治疗该畸形,但术后长期遗留肛门排便功能障碍、失禁等后遗症。1953 年,Stephen 提出耻骨直肠肌对术后排便控制功能起着关键作用,其后 DeVries 和 Peña 报告后矢状入路治疗高位及中位肛门闭锁,从而改善了该病的预后。近年来,腹腔镜成功应用于该病的治疗,但远期疗效尚待随访。

二、病因和分类

(一) 胚胎学

常用尿直肠隔在第 4~8 周向泄殖腔移行受阻来解释先天性直肠肛管畸形的形成。4~6 周时尿直肠隔从头端向尾端生长,将原肠分隔为前方的泌尿生殖窦和后方的肛门直肠。最后尿直肠隔与泄殖腔膜融合,而融合的部位形成会阴体。

尿直肠隔是由两部分中胚层构成:中线的 Tourneux 褶和两侧的 Rathke 褶。与肛管上 2/3 不同,肛管下 1/3 来源于外胚层,称作肛凹或肛道。8 周时,肛膜吸收,肛凹与下降的后肠融合形成齿状线。

如果 Rathke 褶没有形成,将导致下段尿直肠隔分隔受阻。在男性,将形成直肠尿道前列腺部瘘,而在女性则将形成一穴肛畸形。Tourneux 褶和 Rathke 褶同时发生发育障碍将导致直肠膀胱颈瘘。Tourneux 褶和 Rathke 褶的排列异常可导致直肠尿道球部瘘和低位阴道或前庭瘘。外胚层来源的肛凹没有与中胚层融合,这样就可产生肛门直肠畸形而没有瘘。肛凹形成但肛膜未吸收或吸收不完全将形成直肠闭锁或肛门狭窄。外胚层和中胚层融合处(会阴体水平)的中胚层异常将导致肛门开口异位,也称直肠会阴瘘。

(二) 分类

1970 年,国际上将肛管直肠畸形分为高位、中位、低位,至今仍对选择治疗方法具有普遍指导意义。1984 年,由 Stphens 等将高、中、低位类型及合并瘘管狭窄等加以汇总分类,现称之为 Wingspread 国际分类法(表 6-5)。此分类法更加详细全面,目前已为小儿外科广泛采用。新分类法将原高位畸形中的直肠膀胱瘘及一穴肛纳入少见畸形。低位畸形中将膜状闭锁省略,将会阴、阴道瘘或肛门异位均列入皮下瘘管。

上述分类将先天性肛门直肠畸形分为高、中、低三种类型,对指导诊断与治疗有一定的作用。但该分类也存在分类复杂、遗漏一些畸形等缺点。Peña 从临床实用出发,将其简化后提出

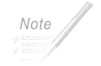

表 6-5　肛门直肠畸形 Wingspread 分类(1984)

女性	男性
(一) 高位	(一) 高位
1. 肛门直肠发育不全	1. 肛门直肠发育不全
(1) 合并直肠阴道瘘	(1) 合并直肠尿道前列腺瘘
(2) 无瘘	(2) 无瘘
2. 直肠闭锁	2. 直肠闭锁
(二) 中间位	(二) 中间位
1. 直肠前庭瘘	1. 直肠尿道球部瘘
2. 直肠阴道瘘	2. 无瘘
3. 无瘘	
(三) 低位	(三) 低位
1. 肛管前庭瘘	1. 肛门皮下瘘
2. 肛门皮下瘘	2. 肛门狭窄
3. 肛门狭窄	
(四) 一穴肛畸形	(四) 少见畸形
(五) 少见畸形	

了一个新的分类方案(表 6-6)。

表 6-6　先天性肛门直肠畸形的 Peña 分类

男	女	男	女
不需行结肠造瘘		直肠膀胱颈瘘	直肠阴道瘘
直肠会阴瘘	直肠会阴瘘		一穴肛畸形
需行结肠造瘘		无瘘	无瘘
直肠尿道瘘	直肠前庭瘘	直肠闭锁与狭窄	直肠闭锁与狭窄

　　2005 年,在德国 Krichenbeck 举行的肛门直肠畸形治疗标准会议上,与会人员讨论后认为 Wingspread 分类和 Peña 分类都有各自的优点,但也同时存在一些不足,于是决定将两者合并重新提出了新的分类。该分类不再根据性别分组,因为患儿性别对术式的选择影响不大,进一步简化了肛门直肠畸形的分类(表 6-7)。

表 6-7　先天性肛门直肠畸形的 Krichenbeck 分类

主要类型	少见类型
会阴(皮肤)瘘	袋状结肠
直肠尿道瘘	直肠闭锁或狭窄
前列腺部瘘	直肠阴道瘘
球部瘘	"H" 形瘘
直肠膀胱瘘	其他
前庭瘘	
一穴肛	
无瘘	
肛门狭窄	

Note

(三)合并畸形

由于尾端组织(肛门直肠、泌尿生殖系、骶尾椎及骶神经)的发育具有一致性,所以在发生先天性直肠肛管畸形时可合并这些组织的发育缺陷,从而构成先天性直肠肛管畸形的合并畸形。

在这些合并畸形中以泌尿生殖系的合并畸形最多见,发病率为 20%~54%,包括肾缺失、发育不良或马蹄肾、膀胱输尿管反流、肾积水、尿道下裂及阴囊分叉畸形等。泌尿生殖系畸形的发病率与肛门直肠畸形的位置高低有密切的联系,位置越高,越易合并泌尿生殖系畸形。所以对高位畸形患儿应常规行泌尿生殖系 B 超检查,以早期发现并处理这些畸形。

骶椎畸形也较为常见,表现为骶椎数目减少和发育不良。虽然计数婴儿骶椎的数目有一定困难,但可通过测量骶椎比率来反应骶椎的发育状况。在常规的前后位片上,通过髂峰的最高处作一条线(A线),再经过髂后下棘作一条线(B线),通过骶骨最低点作与A、B线平行的一条线(C线)。正常情况下 BC∶AB 约为 0.74,但在高位无肛时此比例可降至零。此比率与预后有关,比率越低,预后越差。

神经系统合并症包括脊髓栓系、髓腔狭窄、脊髓纵裂、脊髓脊膜膨出、神经源性膀胱等。

食管闭锁、十二指肠闭锁、房间隔或室间隔缺损、Fallot 四联症及先天性巨结肠也是常见的合并畸形,在诊断时要注意排除这些合并畸形的存在。

三、临床表现

肛门外完全闭锁者发现并不困难,往往在产科医师检查时即可诊断。不同畸形类型其症状的轻重或出现早晚会有不同。完全性肛门闭锁及男婴合并直肠膀胱或直肠尿道瘘者,往往出生后即有低位性肠梗阻症状。新生儿腹部膨胀逐渐加重不排大便,继之呕吐,数天后可吐出粪汁,甚至产生吸入性肺炎,严重者可因乙状结肠坏死穿孔、腹膜炎而死亡。在合并较大瘘管和肛门狭窄病例,根据瘘管之粗细其症状发展各异,往往在数月后因增加饮食后出现婴儿排便困难,形成肠石,以致发生慢性肠梗阻和继发性巨结肠。

1. 高位畸形　约占 40%。直肠盲端位于肛提肌以上,男婴多于女婴。多数合并瘘管,由于瘘管较细,几乎全部出现低位梗阻症状。此类患儿也常合并脊椎和泌尿系畸形,以及支配盆腔的肌肉神经发育不良,影响术后肛门控制功能。患儿除无肛门外,局部轻度凹陷,皮肤着色较深,触摸肛门部,患儿啼哭时无冲击感。合并直肠膀胱或尿道瘘者,则出现尿粪混合排出,前者排尿全部混浊,后者则仅有少量粪渣出现,不与尿液混合。

2. 中间位畸形　约占 20%。无瘘管者直肠盲端在尿道球海绵肌边缘或阴道下端附近,并处于耻骨直肠肌包绕之中;有瘘管者男婴开口于尿道球部,女婴开口于阴道下段或前庭部,也称舟状窝瘘。新生儿期常可维持排便,无梗阻症状。

3. 低位畸形　约占 40%。直肠盲端已通过耻骨直肠肌环,闭锁位置较低。如完全闭锁,婴儿啼哭时肛门部向外膨出,触之有冲动感。如为膜状闭锁,则可看见蓝色薄膜覆盖肛门。低位畸形也常出现肛门狭窄、肛门前移或直肠阴囊根部瘘管以及舟状窝、阴唇后联合瘘管等。

四、诊断

其检查方法有以下数种,主要目的在于了解直肠盲端距肛门皮肤的距离、骶骨是否有畸形,以及括约肌群发育情况、瘘管与其他器官的关系等。

1. 倒立侧位片及骶骨拍片　在确定直肠盲端位置时,可采用倒立位拍片检查。一般须在出生 12 小时后拍片,如时间过早,则出生后吞下气体尚未到达直肠,容易发生误差。X 线片上从耻骨联合中心至骶尾关节作一连线,即 PC 线。然后在坐骨骨化阴影最下缘定为 I 点。通过 I 点划一线与 PC 线平行,即为 I 线。最后在 PC 线与 I 线之间划一虚线称为 M 线。直肠盲端位于PC 线以上称为高位,直肠盲端位于 I 线以下为低位,盲端位于两线之间为中间位。中间位又可根据 M 线分为中间偏高或中间偏低，以便预计手术之难度及术后的效果。腰骶椎拍片可了解骶骨是否有缺损等异常。

2. 尿道直肠造影　插入导尿管，注入造影剂，可显示直肠尿道瘘管的部位，如为直肠膀胱瘘，可见膀胱内有液平面。

3. 瘘管造影　有会阴或舟状窝瘘者可插管造影，以了解瘘管长度、走向及直肠扩张情况。

4. 超声波检查　超声检查肛门皮肤距直肠盲端距离可为手术进路方法提供有价值的资料。

5. CT 及 MRI 检查　不但可以提供直肠盲端距肛门的距离、直肠扩张情况，更重要的是可以显示括约肌群的发育情况。同时可以显示瘘管的粗细走向及其开口于阴道、尿道的部位。并可预测术后排便的控制能力。

五、治疗

(一) 手术治疗

先天性直肠肛管畸形由于病理解剖复杂（直肠盲端位置之高低、合并瘘管与否、瘘管粗细和位置等有较大变异），手术时间和手术方式的选择需根据不同病理类型而有所不同。

1. 低位型合并直肠舟状窝瘘、直肠会阴瘘、肛门狭窄和瘘管较粗者可先行扩张，扩张器逐渐加大以保证排便通畅，待 6~12 个月后根据情况决定采用肛门移位或整形术。

2. 低位无肛未合并瘘管者或瘘管极细无法维持排便排气者，可行会阴肛门成形术。

3. 中间位无肛可行骶会阴肛门成形术。

4. 高位无肛，患儿一般情况差，合并有严重先天性畸形如先天性心脏病、食管闭锁等，或因技术困难，为保证术后有良好的排便功能，应先行结肠造口术。如情况良好，可行骶会阴肛门成形术或腹腔镜下腹骶会阴肛门成形术。

(二) 常见并发症的处理

1. 肛门狭窄　肛门狭窄是先天性直肠肛管畸形术后最多见的并发症之一，其主要原因为：术后未坚持肛门扩张、直肠末段坏死、直肠回缩、吻合口裂开后瘢痕愈合等。以上诸多原因除手术时预防外，一旦出现狭窄应及时治疗，否则将形成继发性巨结肠。狭窄较轻者可行扩张治疗，如狭窄段较短，仅为肛门口之环形瘢痕，可将瘢痕切除整形，施行 "Z" 形手术以扩大肛门周径。如已继发巨结肠且保守治疗无效，则需手术切除扩张之结肠。

2. 尿道损伤　由于尿道与直肠盲端距离极近，直肠尿道瘘者两者常为共壁，分离十分困难。尤其是经会阴肛门成形术，为了将直肠分离至足够长度，在直肠前牵拉使尿道损伤或剪断。即使经骶会阴手术，亦常有损伤尿道的危险。为了预防这一并发症，术前应放置带金属芯的导尿管，以便术时探触辨认。骶部手术应切开直肠盲端，在直视下修补瘘口。一旦损伤尿道应立即修补，留置导尿管，并做膀胱造瘘，术后 2 周拔除导尿管试验排尿。证明无漏尿者再拔除造瘘管。尿道损伤如果手术时未发现或修补不良漏尿者，再次修补非常困难且复发率高。

3. 肛门括约肌损伤　高、中位畸形经会阴肛门成形术时为扩大视野、暴露直肠，可能会将外括约肌撕裂。预防此并发症的方法是选择适当手术进路，高、中位畸形切忌由会阴部手术。术时亦需经常用电刺激仪刺激，了解外括约肌的部位、分布和发育情况，并充分加以利用。

4. 黏膜外翻　黏膜外翻的原因多为直肠保留过长或直肠与周围肌肉固定不良，有时瘢痕狭窄使肛门不能关闭，黏膜难以回缩，此时应切除多余瘢痕，必要时切除多余黏膜。

5. 瘘管复发　瘘管复发的原因多为术前未明确诊断，术中未加以处理。有人报告约 90% 以上患儿合并有瘘管。因此术前必须详细询问病史及检查。术中处理不当，瘘管修补不佳或直肠回缩，瘘口感染亦可引起复发。再次修补瘘管后应留置导尿管，必要时膀胱造瘘，使尿流通畅，保证局部在无张力情况下生长愈合。

6. 污粪失禁　污粪失禁是多见而严重的并发症，尤以高位畸形者多见，其发生率约占

80%~90%。造成污粪失禁的原因有外括约肌损伤、直肠回缩、瘢痕形成、耻骨直肠肌未予充分利用、骶神经及肌肉发育不良等。

　　大便失禁的处理见图6-16。

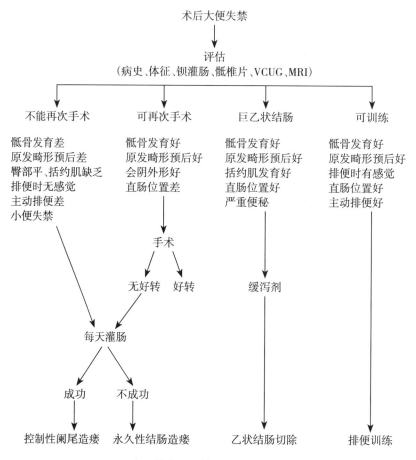

图6-16　先天性直肠肛管畸形术后大便失禁的处理

（冯杰雄）

本章小结

　　1. 乙状结肠扭转多见于老年人，以腹痛和进行性腹胀为主要表现，多有长期便秘或类似腹痛病史。非手术治疗原则同肠梗阻，若合并有腹膜炎、肠坏死、休克者，或非手术治疗无效时，应考虑手术治疗。

　　2. 结、直肠息肉包括肿瘤性息肉和非肿瘤性息肉，肿瘤性息肉有恶变倾向。患者大多无临床症状，常在结肠镜或X线钡剂灌肠检查时发现。治疗方法的选择需根据息肉病理类型、大小、是否有蒂等决定。

　　3. 我国直肠癌发病率高于结肠癌，但近年来结肠癌比例逐渐增多。早期无明显症状，肿瘤生长到一定程度可出现腹痛、腹部包块、便血、贫血、便意频繁、排便习惯和粪便性状改变及里急后重等临床表现，可因肿瘤部位不同而表现不同。诊断需结合实验室检查、内镜和影像学检查结果。治疗以手术为主，可配合化疗、放疗等，以提高治疗效果。

　　4. 直肠肛管周围脓肿常有疼痛、肿胀、发热等表现，具体因脓肿位置不同而异。脓肿破溃可形成肛瘘。临床表现结合直肠指诊常不难诊断。局部穿刺抽出脓液可确诊。治疗以切开、引流为主,同时配合抗感染等治疗。

5. 痔可分为内痔、外痔和混合痔。常表现为便后出血,一般通过肛门直肠检查可作出诊断,但需排除结直肠癌可能。无症状者无需治疗,以非手术治疗为主。

6. 肛裂以疼痛、便秘、出血为典型临床表现,根据临床表现、肛门检查常可作出诊断,治疗以减少疼痛和促进创面愈合为原则。

7. 肛瘘由内口、瘘管和外口组成。表现为肛门周围溢脓、硬结、疼痛和瘙痒,经久不愈或间歇性反复发作。手术治疗以消除瘘管、防止复发以及保护括约肌功能为原则。

8. 直肠脱垂早期表现为肛门不适和排便不尽感,随着病情加重,可引起肛门失禁。治疗以消除诱因为主,幼儿以非手术治疗为主,成人可采用硬化剂注射治疗,完全脱垂则需手术治疗。

9. 肛管及肛周恶性肿瘤较少见,广泛的外科切除是主要治疗手段。

10. 先天性巨结肠患儿常表现为呕吐、腹胀、胎便排出延迟或不排胎便,在控制感染、改善一般情况后需手术治疗。

11. 先天性直肠肛管畸形常合并泌尿系统、骶尾椎及骶神经的发育缺陷,其临床表现、手术方式因畸形的不同类型而异。

思考题

1. 结直肠疾病常用的辅助检查手段有哪些? 各自的优点和局限性是什么? 如何合理地选择不同的检查手段?

2. 结合结直肠的解剖和生理特点,想一想结直肠有哪些疾病,应如何诊断?

3. 举例说明结直肠良性肿瘤和恶性肿瘤的治疗方法,并说明选择相应治疗方法的原因。

参考文献

1. 陈孝平,汪建平. 外科学. 第 8 版. 北京:人民卫生出版社,2013.

2. Ali Nawaz Khan. Sigmoid Volvulus Imaging. UK.［Medscape］.［Apr 16 2013］.

3. Tomislav Dragovich. Colon Cancer. USA.［Medscape］.［Sep 17,2014］.

4. Burt Cagir. Rectal Cancer. USA.［Medscape］.［Mar 25,2014］.

5. Scott C Thornton. Hemorrhoids. Yale University School of Medicine.［Medscape］.［Updated:Sep 12,2012］.

6. Steven R Brownl. Surgery for faecal incontinence in adults. South Yorkshire,UK.［trip］.［6 Mar 2013］.

7. Winston W Tan. Malignant Melanoma. Mayo Clinic Florida.［Medscape］.［Updated:Apr 10,2014］.

8. Klein JW. Common anal problems. Med Clin North Am,2014,98(3):609-623.

9. Andre Hebra. Anorectal abscess. South Carolina.［Medscape］.［Jun 19,2014］.

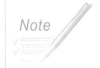
Note

第七章　炎症性肠病

第一节　克罗恩病

一、概述

克罗恩病(Crohn disease,CD)是一种胃肠道慢性肉芽肿性炎症,病变可累及胃肠道各个部位,而以末端回肠及其邻近结肠为主,呈节段性或跳跃式分布,具有透壁性病变和反复发作的特点。CD 发病率在种族和地域分布上存在显著差异,且随时间迁移而变化。在北美,CD 发病率约为 3.1/10 万 ~20.2/10 万,患病率约为 201/10 万。相比西方国家而言,亚洲国家的发病率较低,然而近些年来,包括我国在内的一些发展中国家 CD 发病率有迅速上升趋势。虽然缺乏确切的流行病学数据,但根据对我国 29 省(市)5 年报道资料系统分析,推算 2003 年至 2007 年我国的 CD 发病率及患病率分别为 1.21/10 万与 2.29/10 万,均比既往数据(0.28/10 万与 1.38/10 万)明显升高。

二、病因

CD 的病因尚未完全明确,普遍的观点认为 CD 的发病是外界环境作为始动因素导致易感人群对肠腔内微生物产生过度的炎症反应。

(一) 遗传因素

早期的家族聚集性和双胞胎一致性研究均提示 CD 存在遗传易感性。2001 年人们发现了 CD 的第一个易感位点 *NOD2* 基因(又称 *CARD15* 基因),其三个主要的多态性位点(Arg702Trp、Gly908Arg 和 Leu1007fsinsC)与欧美人群显著相关,而在亚洲人群中未得到证实。随后的研究还发现自噬基因 *ATG16L1* 和 *IRGM* 与 CD 的发病相关,而 *IL23R* 基因的突变则为 CD 的保护因素。近年来,全基因组关联研究(genome-wide association study,GWAS)成为了深入研究 CD 的有效手段。一项 GWAS 相关荟萃分析发现了与 CD 关联的 71 个遗传易感位点,譬如 *NOD2*、*ATG16L1*、*IRGM*、*NALP3*、*IL-23R*、*IL-10*、*IL-27*、*PTPN2* 和 *FUT2* 等,它们涉及细菌的识别、自噬、内质网应激、上皮功能障碍、T 细胞分化、氧化应激和黏膜免疫等。

(二) 环境因素

IBD 的发病率逐年上升提示环境因素在 IBD 发病中起了重要的作用。流行病学研究报道了许多的保护因素和危险因素,其中值得一提的是吸烟人群的 UC 发病率较低,而 CD 的发病率更高,并且吸烟的 CD 患者病程中手术率和术后复发率更高。另外,母乳喂养被认为是 CD 的保护因素。

(三) 微生物

许多病原体被认为是 CD 的致病细菌。1913 年,Dalziel 发现人类特发性肉芽肿性肠炎(现称 CD)与约尼病(Johne disease)相像,而后者为发生在反刍动物的肉芽肿性肠病,多由副结核分枝杆菌所致。因此人们推测副结核分枝杆菌也可能为 CD 的致病菌,然而目前仍无定论。最新研究表明,黏附侵袭性大肠埃希菌(adherent-invasive *E. coli*,AIEC)也可能是一个潜在的 CD

Note

致病细菌。

近些年来,许多研究提示正常存在的肠道菌群在 CD 发病中发挥着重要的作用。譬如许多 IBD 遗传易感的动物模型在无菌环境下不会发生肠道炎症或者延迟出现 IBD 表型,一旦恢复肠道菌群,则出现了肠道炎症。另一方面粪便移植可以治疗 CD 也是强有力的证据。基于第二代测序手段研究也发现,相比健康人,CD 患者出现肠道微生物多样性的减少以及失衡,厚壁菌减少,拟杆菌增加。

(四) 免疫反应

极化的单层肠上皮细胞、杯状细胞分泌的黏液层以及上皮之间的紧密连接被认为是肠黏膜免疫系统的第一道防线。当一些致病因子使得肠通透性增加,肠腔内抗原就会进入肠黏膜内,进而被上皮内和固有层黏膜的多种先天性免疫细胞通过 Toll 样受体(Toll-like receptor,TLR)和 NOD 样受体(nucleotide binding domain like receptor,NLR)所识别,从而激活先天免疫反应。然而一些 CD 患者存在 NOD2 基因多态性,因此存在异常的先天性免疫,从而增加微生物侵入的机会。

肠腔内微生物进入固有层后激活 T 细胞,使之释放细胞因子如肿瘤坏死因子 α 和 γ 干扰素等,使肠道产生炎症。一般认为适应性免疫系统的失衡在 CD 中的作用不是启动炎症,而是介导或维持肠道炎症,其表现为效应 T 细胞(如 Th1 和 Th17 细胞)和天然 Treg 细胞与诱导性 Treg 细胞的失衡。总的说来,CD 是一种典型的 Th1 型反应。

三、病理

CD 好发于末端回肠和邻近结肠,以回结肠同时累及者最多,其次局限在小肠,主要在回肠,以末端回肠为主,结肠单独累及次之。上消化道单独累及少见,多伴有末端回肠或结肠病变。

大体形态有如下特点:①病变呈节段性或跳跃性,病变浆膜侧可见充血或炎性渗出物,病程长者可发生粘连;②肠壁增厚和肠腔狭窄;③早期 CD 呈阿弗他样溃疡,逐渐进展为融合的线性溃疡;④溃疡将周围水肿黏膜分隔成卵石样外观的小岛;⑤小肠 CD 易在系膜对侧出现脂肪包绕。

组织学典型的镜下改变包括:①以淋巴细胞和浆细胞为主的慢性炎症细胞浸润,以固有膜底部和黏膜下层为重,常见淋巴滤泡形成;②隐窝结构异常,腺体增生,个别隐窝脓肿,黏液分泌减少不明显,可见幽门腺化生或帕内特细胞化生;③节段性、透壁性炎症;④活动期有深入肠壁的裂隙状溃疡,周围重度活动性炎;⑤非干酪样坏死性肉芽肿见于黏膜内、黏膜下、肌层甚至肠系膜淋巴结;⑥黏膜下层水肿和淋巴管扩张,晚期黏膜下层增宽或出现黏膜与肌层融合(图 7-1)。

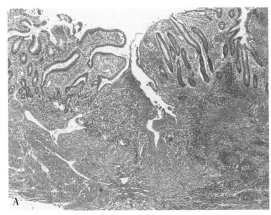
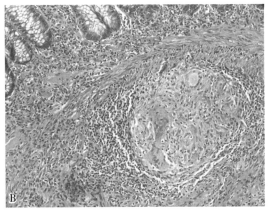

图 7-1 克罗恩病组织病理
A. 黏膜全层炎及裂隙状溃疡(HE 染色,×40 倍);B. 非干酪样坏死性肉芽肿(HE 染色,×200 倍)

四、临床表现

CD 好发于青年,根据我国统计资料发病高峰年龄为 18~35 岁。起病多数缓慢,病程呈慢性经过,多表现为长短不等的发作期与缓解期交替,有终生复发倾向。少数呈急腹症样急性起病。临床表现呈多样化,症状也轻重不一,包括消化道表现、全身性表现、肠外表现及并发症。

(一)症状

1. 消化道表现　消化道表现主要有慢性腹泻和腹痛。慢性腹泻为最常见的症状,粪便多为糊状,偶见肉眼脓血,里急后重感较 UC 少见。腹泻的严重程度与肠道累及范围和严重程度存在一定的相关性。腹泻的发生与黏膜炎症渗出、细菌过度生长以及结肠动力障碍有关。而腹痛为另一常见症状,约 70% 的患者诊断前就存在,多位于右下腹或脐周围,间歇性发作,常为痉挛性阵痛或肠鸣。多为进餐后加重,排便或肛门排气后缓解。腹痛的发生机制目前尚不明确,目前认为肠内容物通过狭窄的肠段时激活肠壁牵张受体(stretch receptors),导致腹痛,甚至呕吐,而肠段浆膜层炎症将导致内脏痛。另外,CD 患者的肠肌丛的神经节数量和大小增加也可能提示神经功能紊乱,从而导致腹痛。

瘘管形成是 CD 的透壁性表现,也是其临床特征之一。免疫激活触发释放各类蛋白酶和基质金属蛋白酶,从而直接损害组织,形成窦道,进而穿透邻近组织。瘘分内瘘和外瘘,前者可通向其他肠段、肠系膜、膀胱、输尿管、阴道、腹膜后等处,后者通向臀部、大腿部、腹壁或肛周皮肤等。约 15%~35% 的 CD 患者出现肛周瘘管,其他肛周病变包括肛周脓肿、皮赘、肛裂等。需要注意的是肛周脓肿和肛周瘘管可为少部分 CD 患者的首诊表现。

2. 全身表现　全身性表现主要有体重减轻、发热、食欲不振、疲劳、贫血等,青少年患者可见生长发育迟缓。

广泛的小肠病变或切除(肠吸收不良)、炎症肠段(丢失过多)以及药物治疗可导致一些特殊营养因子(如铁、叶酸、维生素 B_{12}、钙、镁、锌和脂溶性维生素等)的缺乏,然而值得关注的是部分患者担心腹痛而害怕进食导致摄入过少。

与疾病活动相关的发热多为低热,与促炎症因子释放增加有关。当高热出现时需要考虑是否存在感染因素。

3. 肠外表现　肠外表现可有关节炎、坏疽性脓皮病、眼虹膜睫状体炎、小胆管周围炎、硬化性胆管炎、慢性活动性肝炎及慢性胰腺炎,淀粉样变性或血栓栓塞性疾病亦偶可见。

(二)体征

部分患者查体可触及腹部包块,常位于右下腹与脐周,多由于肠粘连、肠壁增厚、肠系膜淋巴结肿大、内瘘或局部脓肿而形成。当患者出现肠道狭窄所致的不完全性肠梗阻时也可见肠型及蠕动波、肠鸣音亢进等。体重下降也是本病常见的体征。

(三)并发症

常见的有腹腔脓肿、肠狭窄和梗阻,较少见的有消化道大出血、急性穿孔,病程长者可发生癌变。

肠外并发症可有胆囊炎、胆石症(可能与末端回肠病变引起胆盐吸收障碍有关)、尿路结石(脂肪吸收不良使肠内草酸盐吸收过多所致)、脂肪肝(营养不良及毒素作用所致)及吸收不良综合征(小肠吸收面积明显减少所致)等。此外,CD 患者血液凝固性可增高,可伴有全身血栓形成或肠微栓塞。

五、辅助检查

(一)实验室检查

血液检查中可见异常包括贫血、炎症指标[C- 反应蛋白(C-reactive protein,CRP)和血沉]上升、血清铁下降,电解质紊乱(腹泻引起)、白蛋白降低(炎症及营养物质吸收障碍引起)和维生素缺乏。CRP 水平与疾病活动程度相关。粪便钙卫蛋白和乳铁蛋白可以用于判断肠道炎症。p-ANCA 和 ASCA(ASCA⁺/p-ANCA⁻)可以用于鉴别 CD 和溃疡性结肠炎(ulcerative colitis,UC),但临床意义有限。Anti-OmpC 可用于辅助诊断。如果患者存在腹泻时,应该进行大便培养和寄生虫检测,必要时行难辨梭菌毒素检测。

（二）内镜检查

1. 肠镜检查　结肠镜检查和活检应列为 CD 诊断的常规首选检查,镜检应达末段回肠。具特征性的内镜表现为非连续性病变、纵行溃疡和卵石样外观(图 7-2)。

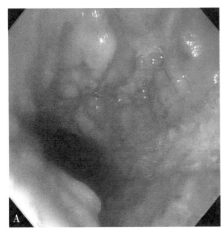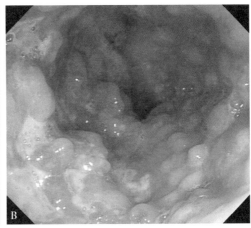

图 7-2　克罗恩病结肠镜下表现
A.纵行溃疡;B.卵石样外观

2. 小肠胶囊内镜检查　主要适用于疑诊 CD 但结肠镜及小肠放射影像学检查阴性者。对发现小肠黏膜异常相当敏感,但对一些轻微病变的诊断缺乏特异性,且有发生滞留的危险。

3. 小肠镜检查　主要适用于其他检查(如小肠胶囊内镜或放射影像学)发现小肠病变或尽管上述检查阴性而临床高度怀疑小肠病变,需进行确认及鉴别者;或已确诊 CD 需要气囊辅助小肠镜检查以指导或进行治疗者。该检查可直视下观察病变、取活检及进行内镜下治疗,但为侵入性检查有一定并发症的风险。小肠镜下 CD 病变特征与结肠镜所见相同。

4. 胃镜检查　少数 CD 病变可累及食管、胃和十二指肠,但一般很少单独累及。目前推荐胃镜检查应列为 CD 的常规检查,尤其是有上消化道症状者。

（三）影像学检查

1. CT 或磁共振肠道显像(CT/MR enterography,CTE/MRE)　根据胃肠道造影剂的引入方式的不同,将插管法称为肠道造影,口服法称为肠道显像。CTE 或 MRE 是迄今评估小肠炎性病变的标准影像学检查,该检查可反映肠壁的炎症改变、病变分布的部位和范围、狭窄的存在及其可能的性质(炎症活动性或纤维性狭窄)、肠腔外并发症如瘘管形成、腹腔脓肿或蜂窝织炎等。活动期 CD 典型的 CTE 表现为肠壁明显增厚、肠黏膜强化、"木梳征"和"靶征"等。CD 慢性期或静息期,由于全肠壁纤维化及瘢痕形成则使受累肠壁不可逆增厚、肠壁轻度均一增强或不增强(图 7-3)。MRE 对评估小肠炎性病变的精确性与 CTE 相似,优势在于无放射线暴露。

2. 钡剂灌肠及小肠钡剂造影　钡剂灌肠和插管法小肠钡剂灌肠为既往检查 CD 的两种方法。近些年来,钡剂灌肠已被结肠镜检查所替代,小肠钡剂造影已被 CTE 或 MRE 代替。

3. 腹部超声检查　CD 的 B 超表现为肠壁的增厚和僵硬,蠕动减少、系膜纤维脂肪增生、淋巴结增大等,然而诊断准确性较低。B 超对发现瘘管、脓肿和炎性包块具有一定价值。

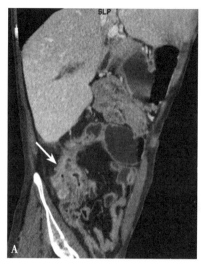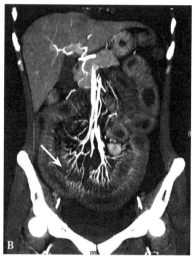

图7-3　克罗恩病CT肠道显像
A.肠壁增厚伴肠腔狭窄;B."木梳征"

六、诊断及鉴别诊断

(一)诊断

CD缺乏诊断的"金标准",诊断需要结合临床表现、内镜、影像学和病理组织学进行综合分析并随访观察,同时排除一些症状相似的疾病后才能作出诊断。有时鉴别诊断困难,需手术探查才能获得病理诊断。诊断标准可参考世界卫生组织(WHO)所提出的6个诊断要点(表7-1)。

表7-1　世界卫生组织推荐的克罗恩病诊断标准

项目	临床	放射影像	内镜	活检	切除标本
① 非连续性或节段性改变		+	+		+
② 卵石样外观或纵行溃疡		+	+		+
③ 全壁性炎性反应改变	+	+	+		+
	(腹块)	(狭窄)*	(狭窄)		
④ 非干酪性肉芽肿				+	+
⑤ 裂沟、瘘管	+	+			+
⑥ 肛周病变	+			+	+

* 应用现代技术CTE或MRE检查多可清楚显示全壁炎而不必仅局限于发现狭窄

具有①、②、③者为疑诊;再加上④、⑤、⑥三者之一可确诊;具备第④项者,只要加上①、②、③三者之二亦可确诊。

(二)疾病评估

一个完整的CD诊断应该包括疾病的病变范围、临床类型及并发症、病情分期和严重程度。因此一旦诊断确定,应根据蒙特利尔分类法对患者进行分型和简化CD活动指数(CDAI)进行疾病严重程度评估,并且筛查肠外表现以及相关的自身免疫性疾病。简化CDAI法,又称Harvey-Bradshaw指数,在临床应用较为简便,计算方法见表7-2。

(三)鉴别诊断

CD的诊断为排他性诊断,常见的需要鉴别的疾病有溃疡性结肠炎、肠结核、肠淋巴瘤、肠道白塞病和其他肠道炎症等。

表 7-2　简化 CDAI 计算法

项目	分数
一般情况	0:良好;1:稍差;2:差;3:不良;4:极差
腹痛	0:无;1:轻;2:中;3:重
腹泻	稀便每日 1 次记 1 分
腹块	0:无;1:可疑;2:确定;3:伴触痛
伴随疾病(关节痛、虹膜炎、结节性红斑、坏疽性脓皮病、阿弗他溃疡、裂沟、新瘘管及脓肿等)	每种症状记 1 分

<4 分为缓解期;5~8 分为中度活动期;≥9 分为重度活动期

1. 溃疡性结肠炎　鉴别要点详见本章第二节溃疡性结肠炎。

2. 肠结核　肠结核患者可能既往或现有肠外结核,临床表现少有肠瘘、腹腔脓肿和肛周病变,内镜检查病变节段性不明显,溃疡多为环行,浅表而不规则。组织病理学特征对鉴别诊断最有价值,肠壁和肠系膜淋巴结内大而致密且融合的干酪样肉芽肿和抗酸杆菌染色阳性是肠结核的特征。不能除外肠结核时应行抗结核治疗,亦可做结核菌培养、血清抗体检测、采用结核特异性引物行 PCR 检测组织中结核杆菌 DNA 或特异性 IFN-γ 的检测等。

3. 肠道恶性淋巴瘤　小肠恶性淋巴瘤多见于回肠末端,进展相对较快。肠瘘、肛周病变及口、眼和骨关节病少见。无裂隙样溃疡和鹅卵石征。CT 可见腹腔淋巴结肿大。病理可见淋巴瘤样组织而无非干酪样肉芽肿。内镜活检及组织病理学检查是确诊的依据,反复、多块、深取活检至关重要。

4. 肠道白塞病　推荐白塞病国际研究组的诊断标准。①反复发生口腔溃疡,过去 12 个月内发病不少于 3 次;②反复发生生殖器溃疡;③眼病;④皮肤病变;⑤皮肤针刺试验阳性(无菌穿刺针刺入患者前臂,24~48 小时后出现 >2mm 的无菌性红斑性结节或脓疱);⑥血管病变。

七、治疗

(一) 治疗目标
诱导缓解和维持缓解,促进黏膜愈合,改变自然病程,改善生存质量。

(二) 一般治疗
吸烟者必须戒烟。推荐患者每日摄入高热量、高蛋白、低脂肪、富含维生素及必需微量元素的饮食,避免粗纤维食物。适量的体育锻炼和健康的起居习惯对维持缓解、预防复发也有很大帮助。

(三) 营养支持治疗
CD 患者合并营养不良比溃疡性结肠炎患者更为多见,活动期合并营养不良比缓解期更为普遍。CD 营养不良的原因主要包括三大类:摄入不足、消耗和丢失过多以及药物不良反应。

营养支持治疗应该作为 CD 治疗的一个重要组成部分。营养支持不但能够改善患者营养状况,提高生活质量,减少手术并发症,还能诱导和维持 CD 缓解,促进黏膜愈合,改善自然病程。

营养支持治疗目前适用于如下 CD 人群:营养不良或有营养不良风险的患者,合并营养摄入不足、生长发育迟缓及停滞的儿童和青少年患者,围术期患者,儿童和青少年活动期 CD 诱导缓解,药物治疗无效或禁忌(如激素无效、不耐受或骨质疏松)的成人活动期 CD 等。

营养途径遵循"只要肠道有功能,就应该使用肠道,即使部分肠道有功能,也应该使用这部分肠道"的原则,首选肠内营养。

(四) 药物治疗
药物的选择依赖于疾病活动度、病变部位、疾病严重程度、既往用药史以及结合患者本身的意愿。升阶梯和降阶梯为目前存在两种治疗策略,然而从改变 CD 的自然病程来看,5- 氨基水杨酸和糖皮质激素皆不能改变 CD 的自然病程,因此更倾向于降阶梯策略。强调早期治疗和个体化治疗,以期让患者获得最大的获益。目前大多数共识建议使用传统的"升阶梯治疗"原则,而对具有预测"疾病难以控制"高危因素的患者,宜予以早期积极的治疗,即治疗一开始给予英利西或激素联合免疫抑制剂(硫嘌呤类药物或甲氨蝶呤)。

1. 氨基水杨酸类制剂　美沙拉嗪 3~4g/d 可用于轻中度回肠、回结肠或结肠 CD 治疗,但疗效可能有限。柳氮磺吡啶(sulfasalazine,SASP)(3~4g/d,分次口服)可用于结肠型,由于不良反应发生率高,限制其临床应用。美沙拉嗪通过作用于肠道炎症黏膜,抑制引起炎症的前列腺素合成及炎性介质白三烯的形成,从而对肠黏膜起一定的抗炎作用。

2. 糖皮质激素　传统的激素制剂依然是治疗中至重度复发性 CD 的主要药物,但是不宜长期使用,宜与免疫制剂联合使用。泼尼松的剂量为 0.75~1.0mg/(kg·d)。经泼尼松 0.75mg/(kg·d)治疗超过 4 周,疾病仍处于活动期,可以认为激素无效。激素依赖的定义为:①激素治疗 3 个月后,泼尼松不能减量至 10mg/d(或布地奈德低于 3mg/d),但没有疾病复发的体征、症状。②在停用激素 3 个月内,临床症状复发过一次。布地奈德用于回 - 盲肠及升结肠 CD,比传统激素的全身毒性低,疗效相当。然而对远端结肠炎疗效欠佳。

3. 免疫抑制剂　激素无效或激素依赖时加用硫嘌呤类药物,但起效慢(硫唑嘌呤要在用药达 12~16 周才达到最大疗效),因此其作用主要是在激素诱导症状缓解后,继续维持撤离激素的作用。常用的硫嘌呤类药物有硫唑嘌呤(azathioprine,AZA)和 6- 巯基嘌呤(6-mercaptopurine,6-MP),所推荐剂量分别为 1.5~2.5mg/(kg·d) 和 0.75~1.5mg/(kg·d)。

硫嘌呤类药物的不良反应发生率可达 20%~28%,包括胃肠道反应(恶心、呕吐)、头晕、骨髓抑制、肝功能损害、胰腺炎等。需要监测外周血常规和肝功能等。当硫嘌呤类药物不耐受时,也可以考虑使用甲氨蝶呤(methotrexate,MTX),尤其适用于伴有关节病变的 CD 患者。其肌肉或皮下注射的生物利用度优于口服。

4. 生物制剂　常用抗 TNF-α 单抗,如英利西和阿达木单抗。英利西单抗(infliximab,IFX)是我国目前唯一批准用于 CD 治疗的生物制剂,为人鼠嵌合型抗 TNF-α 的单克隆抗体。IFX 用于激素及上述免疫抑制剂治疗无效或激素依赖者,或不能耐受上述药物治疗者以及瘘管型 CD。使用方法为:第 0、2、6 周以 5mg/kg 剂量诱导缓解,随后每隔 8 周给予相同剂量的维持治疗。其不良反应主要为过敏及机会性感染。是否增加淋巴瘤或其他恶性肿瘤发病风险目前不确定。在使用 IFX 前需要注意是否存在禁忌证,如感染、充血性心力衰竭、恶性肿瘤病史、神经系统脱髓鞘病变和对鼠源蛋白成分过敏等。而结合我国国情,特别需要注意患者是否合并现症或潜在的结核分枝杆菌感染和乙型肝炎病毒感染。

5. 其他　环丙沙星和甲硝唑仅用于有合并感染者。沙利度胺、益生菌、干细胞等治疗 CD 的价值尚待进一步研究。

6. 缓解期药物治疗　使用氨基水杨酸制剂诱导缓解后仍以氨基水杨酸制剂作为缓解期的维持治疗。氨基水杨酸制剂对激素诱导缓解后维持缓解的疗效未确定。AZA 是激素诱导缓解后用于维持缓解最常用的药物,能有效维持撤离激素的临床缓解或在维持症状缓解下减少激素用量。AZA 不能耐受者可试换用 6-MP。硫嘌呤类药物无效或不能耐受者,可考虑换用 MTX。使用 IFX 诱导缓解后应以 IFX 维持治疗。

（五）外科手术治疗及术后复发的预防

1. 外科手术治疗　大部分患者在病程中需要接受至少一次外科手术,然而手术治疗只能延缓临床症状,并不能从本质上治愈疾病。因此手术治疗目的是解除症状,预防和延缓术后复发。鉴于术后复发率高,专科医师应在 CD 治疗过程中慎重评估手术的必要性,并与外科医师和患者充分沟通,力求在最合适的时间施行最有效的手术。

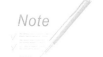

外科手术指征主要包括纤维性狭窄所致的肠梗阻、药物治疗无效的瘘管、穿孔、腹腔内脓肿、大出血、癌变和内科治疗无效等。由于 CD 常合并营养不良、感染，常使用免疫抑制剂或糖皮质激素，手术风险显著增加。如果手术时机选择不当，不但增加手术风险，而且缩短术后缓解时间，容易复发。因此，把握手术时机在 CD 的外科治疗中显得尤其重要。围术期尽量纠正贫血、液体丢失、电解质紊乱和营养不良。大部分患者需要全胃肠外营养（total parenteral nutrition，TPN）和肠道休息。停用免疫抑制剂，激素需要逐渐减量。

手术治疗 CD 的手术方式主要为病变肠段切除和改道术。目前认为回结肠切除术采用器械吻合发生的吻合口瘘明显低于手工吻合。发生吻合口瘘风险较高的情况有长期使用激素、营养不良、低蛋白血症（白蛋白 <30g/L）、贫血（Hb<10g/ml）、急诊手术和存在脓肿或瘘管等。免疫抑制剂和生物制剂的作用目前还不清楚。

2. 术后复发的预防　CD 肠切除术后复发率相当高，其高危因素包括吸烟、肛周病变、穿透性疾病及有肠切除术史等。对有术后早期复发的高危因素患者宜尽早（术后 2 周）予积极干预。必须戒烟，美沙拉嗪、硫嘌呤类药物、咪唑类抗生素及英利西对预防内镜及临床复发有一定疗效。嘌呤类药物疗效略优于美沙拉嗪，但因不良反应多，适用于有术后早期复发高危因素的患者。术后半年及 1 年后定期行肠镜复查，根据内镜复发与否及程度给予或调整药物治疗。

（六）肛瘘的处理

CD 肛瘘可以同时伴有肛周脓肿、肛裂、肛门失禁或肛管直肠狭窄，局部疼痛轻微或无痛，剧烈的疼痛提示有潜在的感染。

临床常用的局部检查方法有麻醉状态下探查、磁共振成像、肛管直肠腔内超声或经皮肛周超声、瘘管造影、超声内镜，联合多种检查手段有助于提高诊断的准确性。肛瘘分为单纯性肛瘘和复杂性肛瘘，又可细分为高位和低位肛瘘（Parks 分类），有利于指导外科治疗手段的选择。

肛瘘的近期治疗目标是脓肿引流及缓解症状，长期目标是瘘管愈合、提高生活质量和避免直肠切除等。

无症状的单纯性肛瘘无需处理。有症状的单纯性肛瘘以及复杂肛瘘首选抗生素如环丙沙星和（或）甲硝唑治疗，并以硫嘌呤类药物作为维持治疗。英利西单抗和阿达木单抗对肛瘘愈合的疗效较为显著。生物制剂与硫嘌呤类联合应用较单药治疗效果更佳，尤其是合并活动性肠道 CD 的患者。有症状的肛瘘患者通常伴有肛周脓肿，肛周脓肿手术引流有助于减少由于使用免疫抑制剂引发感染相关并发症的风险。对于并发直肠炎的肛瘘患者宜采用脓肿引流和非切除性挂线疗法，当内镜下确认直肠炎缓解后才考虑的其他手术方式。其他有症状的单纯性肛瘘可以接受挂线疗法或肛瘘切开术，复杂性肛瘘可以接受长期挂线引流的姑息性治疗。少数广泛进展型复杂性 CD 肛瘘，药物和挂线引流治疗无效，为控制肛周感染，需接受肠造口术或直肠切除术。

八、预后

本病病程长，急性期与缓解期交替，病情迁延不愈。随访发现约 50% 的患者在 10 年后发展为狭窄性或穿透性病变。多数患者在其病程中因出现并发症而手术治疗，甚至多次手术治疗，预后不佳。结肠累及 CD 发生结直肠癌的风险类似与 UC，年轻时起病、广泛性病变和病程持续久等增加其癌变风险。因此对病程超过 10 年的 CD 患者应加强监测，具体可参照 UC，视情况每 1~3 年行 1 次肠镜检查，尽可能早期发现癌变和及时治疗。

（舟志华）

Note

第二节　溃疡性结肠炎

一、概述

溃疡性结肠炎(ulcerative colitis,UC)又称慢性非特异性结肠炎,是一种病变主要局限于大肠黏膜和黏膜下层为特征的慢性非特异性肠道炎症性疾病。多累及直肠和乙状结肠,也可延伸至降结肠甚至整个结肠。UC 的流行病学与种族和地域相关。北美 UC 年发病率为(2.2~14.3)/10 万,患病率为(37.5~229)/10 万;亚洲较西方国家低,UC 的年发病率为(1.0~2.0)/10 万,患病率为(4.0~44.3)/10 万。2006 年中国炎症性肠病协作组多中心回顾性调查了 1990~2003 年覆盖中国 11 省市 23 家医院的 3100 例 UC 病例,粗略推算我国的 UC 患病率约为 11.6/10 万,而且内镜检出病例数确有逐渐增加的趋势。

二、病因

UC 的病因及发病机制至今也尚未明确,与 CD 类似,目前认为可能为遗传、免疫、微生物和环境等多种因素的综合作用所致。

(一) 遗传因素

众多的证据提示遗传因素在 UC 中发挥重要的作用,譬如种族间有明显发病率差异、家庭聚集倾向性和同卵双生子的患病率明显高于异卵双生子等。传统的连锁分析认为 UC 的易感基因主要位于第 1、2、3、5、6、7、10、12 和 17 号染色体。其中第 7 号染色体的多药耐药基因 1(multidrug resistance 1,*MDR1*)的 C3435T 多态性与 UC 相关,该基因在肠上皮高度表达,其产物 P-糖蛋白为肠道屏障功能的重要组成。GWAS 相关荟萃分析发现 UC 的易感位点达到 47 个,包括 IL1R2、IL8RA、IL8RB、IL7R、IL12B、DAP、PRDM1、JAK2、RF5、GNA12 和 LSP1 等。其中有 28 个位点为 UC 和 CD 所共有,譬如 IL-23 通路、NKX2-3、IL-10、SMAD3、STAT3、ZMIZ1 和 c-REL 等。

(二) 环境因素

流行病学研究报道发达国家的 UC 发病率高于发展中国家,城市居民的 UC 发病率高于农村地区。有学者推测发达国家良好的卫生环境使得儿童期肠道免疫系统接受的外源性刺激减少,进而影响了其黏膜免疫系统的成熟,当后期再接触一些感染性病原体时会产生过度的免疫反应。目前报道的 IBD 环境因素较多,其中最典型的例子是吸烟,与正在吸烟的人群相比,不吸烟的人群患 UC 的概率要高 2~6 倍。其他保护因素有阑尾切除和母乳喂养,而口服避孕药则为可能危险因素。

(三) 微生物

与正常人群相比,既往患有胃肠道感染的人群发生 UC 的概率升高一倍之多,由此表明急性胃肠道感染导致肠道菌群紊乱,从而触发易感人群的慢性肠道炎症。虽然多种病原体(包括分枝杆菌和病毒等)可能涉及炎症性肠病的发病,然而与 CD 一样,目前还未能从 UC 患者中分离到特异性的致病菌。

(四) 免疫反应

与 CD 一样,免疫反应在 UC 的致病中扮演了重要的角色。众多证据支持 UC 是一种非典型的 Th2 型反应,由非典型的天然杀伤 T 细胞产生的 IL-5 和 IL-13 介导。研究表明肠道黏膜免疫的多个层面可能发生缺陷,譬如黏蛋白 2 合成减少和功能缺陷等可导致上皮屏障功能破坏,Toll 样受体多态性则改变人体对肠道共生菌的先天性免疫反应能力。

三、病理

病变位于大肠,呈连续性非节段性分布。主要病变在直肠和乙状结肠,其次为左半结肠,全结肠受累者少；个别患者可累及回肠末端，过去曾被称为"倒灌性回肠炎"。

UC 的基本病理变化如图 7-4 所示，主要表现为：①腺体紊乱、破坏，基底膜断裂、消失；②多种炎性细胞浸润；③隐窝脓肿形成；④黏膜下层水肿和纤维化；⑤上皮再生。

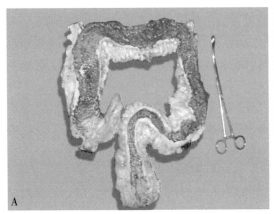
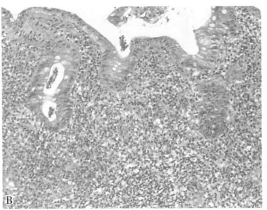
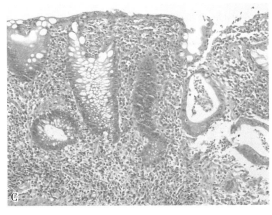

图 7-4　溃疡性结肠炎大体及组织病理
A. 溃疡性结肠炎手术切除大体标本；B. 隐窝破坏减少（HE 染色，×200 倍）；C. 隐窝脓肿（HE 染色，×200 倍）

活动期黏膜呈弥漫性炎症反应，固有膜内弥漫性淋巴细胞、浆细胞、单核细胞等细胞浸润是 UC 的基本病变，活动期出现大量中性粒细胞和嗜酸性粒细胞浸润。大量中性粒细胞浸润发生在固有膜、隐窝上皮（隐窝炎）、隐窝内（隐窝脓肿）及表面上皮。当隐窝脓肿融合溃破，黏膜出现广泛的小溃疡，并可逐渐融合成大片溃疡。肉眼观见黏膜弥漫性充血、水肿，表面呈细颗粒状，脆性增加，糜烂及溃疡。由于结肠病变一般局限于黏膜与黏膜下层，很少深入肌层，所以并发结肠穿孔、瘘管或周围脓肿少见。少数重症患者病变涉及结肠全层，可发生中毒性巨结肠，肠壁重度充血、肠腔膨大、肠壁变薄，溃疡累及肌层至浆膜层，常并发急性穿孔。

结肠炎症在反复发作的慢性过程中，黏膜不断破坏和修复，至正常结构破坏。显微镜下见隐窝结构紊乱表现为腺体变形、排列紊乱、数目减少等萎缩改变，伴杯状细胞减少和帕内特细胞化生。可形成炎性息肉。由于溃疡愈合瘢痕形成，黏膜肌层及肌层肥厚，使结肠变形缩短。结肠袋消失，甚至肠腔缩窄。少数患者发生结肠癌变，病程大于 20 年的患者发生结肠癌风险较正常人增高 10~15 倍。

四、临床表现

临床表现为腹泻、腹痛、黏液脓血便和里急后重等。病程长，病情轻重不一，常反复发作。可发生在任何年龄，多见于青壮年，性别无明显差异。

（一）症状

起病多缓慢，少数急性起病。病程可为持续性，或呈发作期和缓解期交替的慢性过程。饮食失调、劳累、精神刺激、感染、外科手术、精神创伤、甲状腺功能亢进等常为发病或病情加重的

Note

诱发因素。临床表现与病变范围、临床分型及病期等有关。

1. 腹部症状

(1) 腹泻:腹泻主要与炎症导致大肠黏膜对水钠吸收障碍以及结肠运动功能失常有关。黏液脓血便、水样便、黏液便、稀便等粪便性状的异常极为常见,尤以黏液脓血便为本病活动期的重要表现,也常是轻型患者唯一的症状。大便次数及便血的程度一般反映了病情的轻重。轻者每日排便 2~4 次,便血轻或无;重者每日 10 次以上,脓血显见,甚至大量便血。粪质亦与疾病轻重有关,多数为糊状,重者可为稀水样。病变若局限在直肠者,可见鲜血附于粪便表面;若病变扩展至直肠以上者,则血混于粪便之中。

(2) 腹痛:轻型及缓解期患者可无此症状。一般腹痛为轻度或中度,多为痉挛性疼痛,常局限于左下腹或下腹部,亦可涉及全腹。有疼痛—便意—排便后缓解的规律,常有里急后重。若发生中毒性结肠扩张或炎症波及腹膜,有持续性剧烈疼痛。

(3) 其他:重症患者可有食欲不振、恶心、呕吐、上腹部饱满等症状。

2. 全身症状　一般出现在中、重型患者,常有发热、心率加快、衰弱、消瘦、贫血、低蛋白血症、水和电解质紊乱、营养障碍等表现。若患者出现高热,多提示并发症或见于急性重症患者。

3. 肠外症状　本病可伴发多种肠外表现,包括外周关节炎、结节性红斑、巩膜外层炎、前葡萄膜炎、坏疽性脓皮病、口腔复发性溃疡等。这些肠外表现,在结肠炎控制或结肠切除后可缓解或恢复。骶髂关节炎、强直性脊柱炎、原发性硬化性胆管炎及少见的淀粉样变性、急性发热性嗜中性皮肤病等,可与 UC 共存,但与 UC 本身的病情变化无关。

(二) 体征

轻、中型患者除下腹可稍有压痛外,多无其他体征。重症患者可有腹胀、腹肌紧张、腹部压痛和反跳痛。部分患者可触及乙状结肠或降结肠。若患者出现腹肌紧张、反跳痛,且肠鸣音减弱,应注意中毒性巨结肠、肠穿孔等并发症。

(三) 并发症

1. 中毒性巨结肠　多见于重症 UC 患者。约 5% 的重症 UC 患者可出现中毒性巨结肠,此时结肠病变广泛而严重,累及肌层与肠肌神经丛,肠壁张力减退,结肠蠕动消失,肠内容物与气体大量积聚,致急性结肠扩张,一般以横结肠为最严重。常因低钾、钡剂灌肠、使用抗胆碱能药物或阿片类制剂而诱发。临床表现为病情急剧恶化,中毒症状明显,体温升高。X 线腹部平片可见肠腔加宽、结肠袋形消失等。易并发急性肠穿孔,预后很差。

2. 直肠、结肠癌变　本病有 5%~10% 发生癌变,多见于广泛性结肠炎、幼年起病而病程漫长者。

3. 其他　可伴大肠出血、肠穿孔、肠梗阻。结肠大出血发生率约 3%,肠穿孔多与中毒性巨结肠有关。肠梗阻少见,发生率远低于 CD。

五、辅助检查

(一) 血液检查

血红蛋白在轻型患者多正常或轻度下降;中重度患者轻或中度下降,甚至重度降低。白细胞计数在活动期可有增高。血沉和 C-反应蛋白增高是活动期的标志。严重或病情持续患者可有血清白蛋白降低、电解质紊乱、凝血酶原时间延长。

(二) 粪便检查

肉眼观察常有黏液脓血便。显微镜检查见红细胞、白细胞,急性发作期可见巨噬细胞。粪便病原学检查是本病诊断的一个重要步骤,需反复多次进行(至少连续 3 次),其目的是排除感染性结肠炎。检查内容包括:①常规致病菌培养,排除痢疾杆菌和沙门菌等感染,根据情况选择特殊细菌培养以排除空肠弯曲菌、艰难梭状芽胞杆菌、耶尔森杆菌、真菌等感染;②取新鲜粪便,注

Note

意保温,找溶组织阿米巴滋养体及包囊;③有血吸虫水接触史者作粪便集卵和孵化以排除血吸虫病。

（三）自身抗体检测

近年来研究发现,血中外周型抗中性粒细胞胞质抗体（p-ANCA）和抗酿酒酵母抗体（ASCA）可能分别为 UC 和 CD 的相对特异性抗体,同时检测 2 种抗体有助于 UC 和 CD 的诊断和鉴别,但是在国人中两种抗体的敏感性和特异性尚待进一步研究。

（四）结肠镜检查

该检查是本病诊断和鉴别诊断的重要手段之一。应做全结肠及回肠末端检查,直接观察肠黏膜变化,取活检,并确定病变范围。本病病变呈连续性、弥漫性分布,内镜下所见特征性病变有:①病变明显处见弥漫性糜烂或多发性浅溃疡。②黏膜粗糙不平,呈细颗粒状,弥漫性出血、水肿,黏膜血管模糊,质脆、易出血,可附有脓血性分泌物。③慢性病变见假息肉及桥状黏膜,结肠袋往往变钝或消失(图 7-5)。结肠镜检查遇肠腔狭窄镜端无法通过时,要高度注意癌变,可应用钡剂灌肠检查或 CT 或磁共振成像结肠显像显示镜端未及部位。

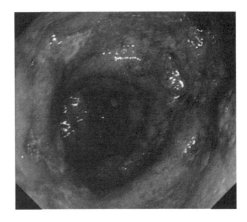

图 7-5　溃疡性结肠炎结肠镜下表现

（五）X 线钡剂灌肠检查

X 线征主要有:①多发性浅溃疡,表现为管壁边缘毛糙呈毛刺状或锯齿状,以及小龛影或条状存钡区,亦有炎症息肉而表现为多个小的圆形或卵圆形充盈缺损;②黏膜粗乱或有细颗粒改变;③结肠袋消失,肠壁变硬,肠管缩短、变细,可呈铅笔状。结肠镜检查可以取代钡剂灌肠检查。没条件行结肠镜检查的单位可行钡剂灌肠检查。重症患者一般不宜做钡剂灌肠检查,以免加重病情或诱发中毒性巨结肠。

六、诊断及鉴别诊断

（一）诊断

UC 缺乏诊断的"金标准",主要结合临床表现、内镜和病理组织学进行综合分析。在排除细菌性痢疾、阿米巴痢疾、慢性血吸虫病、肠结核等感染性肠炎,以及克罗恩病、缺血性肠炎、放射性肠炎等基础上,具有持续或反复发作腹泻和黏液血便、腹痛,伴(或不伴)不同程度的全身症状者,并具有上述结肠镜检查特征性改变中至少 1 项及黏膜活检或具有上述 X 线表现或典型 X 线钡剂灌肠检查表现者也可诊断本病。具有上述典型临床表现者为临床疑诊,安排进一步检查。同时具备上述结肠镜和(或)放射影像特征者,可临床拟诊。如再加上上述黏膜活检组织病理学特征和(或)手术切除标本病理检查特征者,可以确诊。初发病例如临床表现、结肠镜及活检组织学改变不典型者,暂不确诊 UC,应予随访。

一个完整的诊断应包括其临床类型、病情严重程度、病变范围、病情分期及并发症。

（二）鉴别诊断

1. 慢性细菌性痢疾　常有急性细菌性痢疾的病史。抗生素治疗有效。粪便检查可分离出痢疾杆菌,结肠镜检查时采取脓性分泌物培养,阳性率较高。

2. 慢性阿米巴肠炎　病变主要侵犯右半结肠,亦可累及左半结肠,呈散在性,溃疡较深,溃疡间黏膜多属正常。粪便及结肠镜检查可找到溶组织滋养体或包囊。血清抗阿米巴抗体阳性。高度疑诊病例行抗阿米巴治疗可能有效。

3. 血吸虫病　有疫水接触史,常有肝脾大,粪便检查可发现血吸虫卵,孵化毛蚴阳性,直肠镜检查在急性期可见黏膜黄褐色颗粒,活检黏膜压片或组织病理检查发现血吸虫卵。血清血吸虫抗体阳性。

4. 克罗恩病 鉴别要点详见表 7-3。

表 7-3 溃疡性结肠炎和克罗恩病的鉴别要点

鉴别要点	溃疡性结肠炎	克罗恩病
症状	脓血便多见	有腹泻但脓血便较少见
病变分布	病变连续	呈节段性
直肠受累	绝大多数受累	少见
肠腔狭窄	少见,中心性	多见,偏心性
内镜表现	溃疡浅,黏膜弥漫性充血水肿、颗粒状、脆性增加	纵行溃疡、卵石样外观,病变间黏膜外观正常(非弥漫性)
活检特征	固有膜全层弥漫性炎症、隐窝脓肿、隐窝结构明显异常、杯状细胞减少	裂隙状溃疡、非干酪性肉芽肿、黏膜下层淋巴细胞聚集

5. 大肠癌 多见于中年以上。直肠触诊可触及包块。结肠镜及 X 线钡剂灌肠检查对诊断有价值,活检可确诊。需注意与 UC 引起的结肠癌变区别。

6. 肠易激综合征 常有结肠外的神经症症状。粪便中可有黏液,但无脓血。显微镜检查示正常或仅见少量白细胞。结肠镜及 X 线钡剂灌肠检查可见肠激惹征象,但无器质性病变。精神紧张可诱发或使症状加重。

7. 其他 肠结核、真菌性肠炎、抗生素相关性肠炎(包括假膜性肠炎)、缺血性结肠炎、放射性肠炎、嗜酸性粒细胞性肠炎、过敏性紫癜、胶原性结肠炎、白塞病、结肠息肉病、结肠憩室炎以及人类免疫缺陷病毒感染合并的结肠病变应与本病鉴别。还要注意,结肠镜检查发现的直肠轻度炎性改变,如不符合 UC 的其他诊断要点,常为非特异性,应认真寻找病因,观察病情变化。

(三)临床分型

按本病病程、程度、范围及病期进行综合分型。

1. 临床类型 ①初发型:指无类似病史而首次发作者;②慢性复发型:临床上最多见,发作期与缓解期交替。

2. 临床严重程度 ①轻型:通常只累及结肠远端,腹泻每日 4 次以下,无发热、脉速,贫血和便血轻或无,血沉正常;②中型:介于轻、重型之间,腹泻每日 4 次以上,仅伴轻微全身症状;③重型:腹泻每日 6 次以上,多为肉眼脓血便,体温 >37.5℃,脉搏 >90 次 / 分,血红蛋白 <100g/L,血沉 >30mm/h,体重短期内明显减轻。

3. 根据病变范围分型 可分为直肠炎、左半结肠炎(结肠脾曲以远)、全结肠炎(病变扩展至结肠脾曲以近或全结肠)。

4. 根据病情分期 可分为活动期和缓解期。

七、治疗

(一)治疗目标

控制急性发作和维持缓解,促进黏膜愈合,防治并发症,改善患者生存质量。

(二)一般治疗

重症患者和急性发作期患者应卧床休息,密切观察病情变化。精神过度紧张者可适当给予镇静剂。应给予易消化、少纤维、高营养饮食,补充多种维生素,避免食用牛奶等乳制品。发作期应给予流质饮食,严重者应禁食,通过静脉给予营养治疗,使肠道得到休息。腹痛或腹泻明显者使用抗胆碱能药物或止泻药地芬诺酯(苯乙哌啶)或洛哌丁胺(易蒙停)宜慎重,特别是大剂量使用在重症患者中可能诱发中毒性巨结肠。

（三）药物治疗

1. 常用药物

（1）氨基水杨酸制剂：柳氮磺吡啶（SASP）是治疗本病的常用药物。该药适用于轻、中型或重型经糖皮质激素治疗已有缓解者。用法为活动期每日 4g，分 4 次口服；维持剂量每日 2~3g 分次口服，并应补充叶酸。不良反应主要分为 2 类：①剂量相关不良反应，如恶心、呕吐、食欲减退、头痛、可逆性男性不育等，餐后服用可减轻消化道不良反应；②属于过敏，如有皮疹、粒细胞减少、自身免疫性溶血、再生障碍性贫血等，因此服药期间必须定期复查血象，一旦出现此类不良反应，应改用其他药物。

新型氨基水杨酸制剂剔除了引起大多数常见不良反应的磺胺吡啶部分，同时仍能将 5- 氨基水杨酸运送至小肠和结肠的病变区。这类制剂有美沙拉嗪、奥沙拉嗪，对治疗轻至中度的结肠炎有效，而且能维持缓解，疗效与 SASP 相仿，但降低了不良反应，适宜于对 SASP 不能耐受者。其中近年来临床使用较多为美沙拉嗪。美沙拉嗪在成人 UC 活动期用法为每日 4g，维持剂量为活动期剂量的一半或全量维持，维持 3~5 年或更长。主要的不良反应有过敏反应，个别患者可出现血尿素氮升高、胰腺炎、头晕、头痛、定向力障碍，有报道偶见胆汁淤积性黄疸及可能的肝细胞损害。

（2）糖皮质激素：是目前控制病情活动的有效药物。作用机制为非特异性抗炎和抑制免疫反应。一般适用于氨基水杨酸制剂治疗无效、急性发作期或重症患者。按泼尼松 0.75~1mg/（kg·d）（其他类型全身作用激素的剂量按相当于上述泼尼松剂量折算）给药。重症患者可予甲泼尼龙 40~60mg/d，或氢化可的松 300~400mg/d，剂量再大不会增加疗效，但剂量不足亦会降低疗效。达到症状完全缓解开始减量，每周减 5mg，减至 20mg/d 时每周减 2.5mg 至停用。注意减药速度不宜太快，以防反跳。减药期间应加用氨基水杨酸制剂或免疫抑制剂逐渐接替激素治疗。布地奈德为新型糖皮质激素，主要在肠道发挥作用，全身不良反应明显减少。

（3）免疫抑制剂：硫唑嘌呤或巯嘌呤可试用于对糖皮质激素治疗效果不佳或对糖皮质激素依赖的慢性活动性患者，加用这类药物后可逐渐减少糖皮质激素用量甚至停用。剂量为硫唑嘌呤 1.5~2.5mg/（kg·d）或巯嘌呤 0.75~1.5mg/（kg·d），分次口服，维持用药时间尚未达成共识。严重不良反应主要是骨髓抑制和肝功能损害等。

环孢素 A 起效快，主要适用于对大剂量静脉滴注糖皮质激素无反应的急性重症 UC 患者，连续静脉滴注环孢素 A 能诱导缓解，使 80% 的患者避免施行手术。待症状缓解改为口服继续使用，6 个月内逐渐过渡到巯嘌呤类药物维持治疗。由于可发生严重的并发症（如肾脏毒性、癫痫发作、机会性感染），所以一般不常规应用环孢素 A 治疗。

（4）英利西单抗（infliximab，IFX）：IFX 治疗是目前较为有效的诱导及维持缓解的药物。使用方法为：第 0、2、6 周以 5mg/kg 剂量诱导缓解，随后每隔 8 周给予相同剂量的维持治疗。关于 IFX 治疗的注意事项、禁忌证及其不良反应详见本章第一节。

2. 治疗原则 药物的选择依赖于疾病活动度，病变部位，疾病严重程度，既往用药史以及结合患者本身的意愿。

轻至中度活动性 UC 的治疗主要针对疾病累及的部位合理使用药物。针对于溃疡性直肠炎患者，宜使用 5-ASA 栓剂；当病变局限在直肠及乙状结肠时，应使用灌肠剂。也可以联合口服与局部用 5-ASA 制剂，甚至局部或口服激素治疗。针对于左半结肠炎、广泛结肠炎和全结肠炎患者，联合 5-ASA 口服和直肠局部用药可以使疾病得到缓解，无效时可考虑口服激素。

重症患者应入院治疗，及时纠正水、电解质紊乱；贫血严重者可输血；低蛋白血症可输入人血白蛋白。抗生素治疗对一般患者并无指征。但重症患者有继发感染时应积极抗菌治疗，可予以广谱抗生素。重度 UC 患者首选静脉使用激素。针对静脉用足量激素治疗 5~7 天无效者，可予以免疫抑制剂或者生物制剂作为"挽救治疗"。环孢素 A（CsA）是一种"挽救治疗"的方案，起效快，短期有效率较高，但需定期监测血药浓度和不良反应。其他"挽救治疗"的方法包括使用生物制剂如英利西单抗，内科治疗无效者应及时转手术治疗。

缓解期远段结肠炎以美沙拉嗪局部用药为主，由氨基水杨酸制剂或糖皮质激素诱导缓解后以氨基水杨酸制维持，选用诱导缓解剂量的全量或半量的 5-ASA 制剂。由硫嘌呤类药物或英利西诱导缓解后以原剂量维持。

（四）外科手术治疗及术后复发的预防

多数轻症患者病变局限于直肠和乙状结肠，经休息、饮食控制和药物等内科治疗可以得到缓解。但对于病情严重、病变范围广泛和出现某些严重并发症者常需外科手术治疗。

绝对指征：大出血、穿孔、癌变以及高度疑为癌变。相对指征：①积极内科治疗无效的重度UC，合并中毒性巨结肠内科治疗无效者宜更早行外科干预；②内科治疗疗效不佳和（或）药物不良反应已严重影响生存质量者，可考虑外科手术。

紧急手术通常采用回结肠双造瘘术。选择性根治术有两类，一种是全结直肠切除，回肠造口术；第二种是结直肠切除，回肠贮袋 - 肛管吻合术（IPAA）。IPAA 是近年来手术治疗 UC 颇受推崇的方法，其特点是切除全结肠及直肠中上段，剥除直肠下段黏膜，充分游离末段回肠，使回肠末端能顺利地拉至盆腔，经直肠肌鞘与肛管吻合。IPAA 既能保留较好的排尿功能及男性性功能，又因其贮袋的贮粪功能可减少排便次数，生活质量较好，患者易于接受。并发症有肠梗阻、盆腔脓肿、会阴 - 贮袋瘘、贮袋炎等。

八、预后

本病一般呈慢性过程，大部分患者反复发作。重度患者、有并发症以及年龄大于 60 岁者，预后不良。慢性持续活动或发作频繁者，预后也较差。病程长者，癌变危险性增加，应注意随访。起病 8~10 年的所有 UC 患者均应行一次肠镜检查以确定当前病变范围。如为广泛结肠型，则从此隔年肠镜复查，达 20 年后每年肠镜复查；如为左半结肠型，则从起病 15 年开始隔年肠镜复查；如为直肠型，无需肠镜监测。合并原发性硬化性胆管炎者，从该诊断确立开始每年肠镜复查。

（冉志华）

本章小结

炎症性肠病的发病率在我国逐年升高，人们对该类疾病的认识也从陌生到熟悉。炎症性肠病病因不明，为遗传、环境和微生物等多因素所致免疫紊乱的胃肠道慢性非特异性炎症。好发于青壮年。克罗恩病可累及从口腔至肛门的全消化道，但以末端回肠及其邻近结肠多见，病变累及黏膜全层。临床表现以慢性腹泻和腹痛多见，可伴瘘管和肛周病变。内镜下具有非连续性病变、纵行溃疡和卵石样外观等特征性的表现，需与肠结核、肠淋巴瘤和肠白塞病相鉴别。相比之下，溃疡性结肠炎则多累及直肠和乙状结肠，甚至全结肠，病变局限于黏膜和黏膜下层。临床表现为腹泻、腹痛、黏液脓血便和里急后重等，结肠镜检查病变呈连续性分布。当炎症性肠病诊断确定后，需考虑疾病的病变范围、临床类型及并发症、病情分期和严重程度，以助于治疗方法的抉择。治疗上，克罗恩病以营养支持治疗以及糖皮质激素、免疫抑制剂和生物制剂为主；而溃疡性结肠炎的主要治疗药物有氨基水杨酸制剂、糖皮质激素和免疫抑制剂。

思考题

1. 简述溃疡性结肠炎和克罗恩病的鉴别要点。
2. 溃疡性结肠炎和克罗恩病的常见并发症有哪些？
3. 试述克罗恩病的世界卫生组织推荐诊断标准。
4. 简述简化 CD 活动指数（CDAI）。
5. 试述克罗恩病术后复发的预防。
6. 阐述 UC 的基本病理变化。

参考文献

1. 郑家驹,史肖华,竺霞霜,等. 我国克罗恩病不同年代发病率及患病率的比较. 中华内科杂志,2011,50:597-600.
2. 中华医学会消化病学分会炎症性肠病学组. 炎症性肠病诊断与治疗的共识意见(2012). 中华内科杂志,2012,51(10):818-831.
3. 中华医学会消化病学分会炎症性肠病学组. 炎症性肠病营养支持治疗专家共识(2013). 中华内科杂志,2013,52(12):1082-1087.
4. 葛均波,徐永健. 内科学. 第 8 版. 北京:人民卫生出版社,2013.
5. Baumgart DC,Sandborn WJ. Crohn's disease. Lancet,2012,380(9853):1590-1605.
6. Langner C,Magro F,Driessen A,et al. The histopathological approach to inflammatory bowel disease:a practice guide. Virchows Arch,2014,464(5):511-527.
7. Martin ST,Vogel JD. Restorative Procedures in Colonic Crohn Disease. Clin Colon Rectal Surg,2013,26(2):100-105.
8. Hesham W,Kann BR. Strictureplasty. Clin Colon Rectal Surg,2013,26(2):80-83.
9. Lu KC,Hunt SR. Surgical management of Crohn's disease. Surg Clin North Am,2013,93(1):167-185.
10. Gecse KB,Bemelman W,Kamm MA,et al. A global consensus on the classification,diagnosis and multidisciplinary treatment of perianal fistulising Crohn's disease. Gut,2014,63(9):1381-1392.
11. Langner C,Magro F,Driessen A,et al. The histopathological approach to inflammatory bowel disease:a practice guide. Virchows Arch,2014,464(5):511-527.
12. Ordás I,Eckmann L,Talamini M,et al. Ulcerative colitis. Lancet,2012,380(9853):1606-1619.

第八章　肠结核和结核性腹膜炎

第一节　肠　结　核

一、概述

肠结核(intestinal tuberculosis,ITB)是结核分枝杆菌侵犯肠道引起的慢性特异性感染,绝大多数继发于肺结核,特别是开放性肺结核。该病在发展中国家较常见,以往少见于欧美等国,但近年随着艾滋病患者增加、免疫抑制剂等广泛应用,肠结核在发达国家也有增加的趋势。该病多发生在青壮年,40岁以下占91.7%,男性多于女性,约为1.75∶1。

二、病因及发病机制

肠结核一般由人型结核杆菌引起,偶有因饮用带菌牛奶或乳制品而发生牛型结核分枝杆菌感染,结核杆菌侵犯肠道的主要途径如下:

(一)胃肠道

胃肠道是肠结核的主要感染途径。原有开放性肺结核患者,因经常吞咽含有结核菌的自身痰液而继发感染;或经常与肺结核患者密切接触,又忽视消毒隔离措施可引起原发性肠结核;或食用未经消毒或带菌的牛奶。结核杆菌被食入后,因其具有含脂外膜,多数不被胃酸杀灭。病菌到达肠道(特别是在回盲部)时,含有结核杆菌的食物已成食糜,有较大机会直接接触肠黏膜,同时因回盲部存在着生理性潴留及逆蠕动,更增加感染机会,加之回盲部有丰富的淋巴组织,对结核的易感性增加。因此,回盲部是肠结核的好发部位,但胃肠道其他部位也可受累。

(二)血行播散

血行播散也是肠结核的感染途径之一。常见于粟粒型肺结核经血行播散而侵犯肠道。

(三)邻近结核病灶播散

肠结核还可由腹腔内结核病灶直接蔓延而引起,如输卵管结核、结核性腹膜炎、肠系膜淋巴结核等。此种感染系通过淋巴管播散。

结核病是人体和结核分枝杆菌相互作用的结果,当入侵的结核杆菌数量较多、毒力较强,而机体免疫功能降低、肠道功能紊乱时,容易发病。

三、病理

肠结核好发于回盲部,其次为升结肠、空肠、横结肠、降结肠、阑尾、十二指肠及乙状结肠等处,偶有位于直肠者。结核菌侵入肠道后,其病理变化由人体对结核杆菌的免疫力与过敏反应的情况而定。当机体过敏反应强时,病变往往以渗出为主;当感染细菌量多、毒力大时,可有干酪样坏死(图8-1),形成溃疡,成为溃疡型肠结核(约占60%);若感染较轻、机体免疫力(主要是细胞免疫)较强时,则表现为肉芽组织增生和纤维化,成为增生型肠结核(约占10%)。兼有这两种病变者并不少见,称为混合型或溃疡增生型肠结核(约占30%)。

（一）溃疡型病变

结核杆菌侵入肠壁后，首先肠壁集合淋巴组织有充血、水肿及渗出等病变，进一步发生干酪样坏死，随后形成溃疡并向周围扩展，溃疡边缘可不规则、深浅不一，有时可深达肌层或浆膜层，甚至累及周围腹膜或邻近肠系膜淋巴结。溃疡底部多有闭塞性动脉内膜炎，所以很少引起大出血。溃疡型肠结核常与肠外组织粘连，因此肠穿孔发生率低，但可发生慢性穿孔形成腹腔内包裹性脓肿或肠瘘。肠结核的溃疡可随肠壁淋巴管扩展，多呈环状。在修复过程中，因有大量纤维组织增生和瘢痕形成，易导致肠腔环形狭窄。

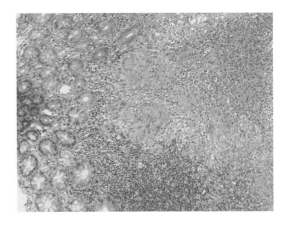

图 8-1　肠结核的组织学表现

（二）增生型病变

常见于盲肠，有时可累及末段回肠和升结肠。初期局部水肿、淋巴管扩张。慢性期有大量结核性肉芽组织和纤维组织增生，局部肠壁增厚、僵硬，亦可见肿块样突入肠腔，上述病变可致肠狭窄，甚至引肠梗阻。

四、临床表现

多数起病缓慢，病程较长，多见于中青年，女性稍多于男性。疾病早期缺乏特异症状，但随病情进展可有以下几种表现：

1. 腹痛　一般为隐痛或钝痛，多位于右下腹，是肠结核好发于回盲部之故，而小肠结核疼痛则多在脐周。如果发生不全性肠梗阻，则可为持续性疼痛、阵发性加剧，伴肠鸣活跃，排气后缓解。有时进餐可诱发腹痛和排便，排便后腹痛缓解。此为进食引起胃回肠反射或胃结肠反射所致，促发病变肠段痉挛或蠕动增强。

2. 腹泻与便秘　腹泻是溃疡型肠结核的主要症状之一。排便次数因为病变范围和严重程度不同而异，一般每日 2~4 次，重者可达每日 10 余次。不伴里急后重，粪便多为糊状，一般无黏液、脓血，重者可含少量黏液及脓液，血便较少见。有时会出现腹泻与便秘交替，与病变引起的胃肠功能紊乱有关。增生型肠结核多以便秘为主要表现。

3. 腹部肿块　常位于右下腹，一般比较固定，中等硬度，有时表面不平，可有轻压痛。主要见于增生型肠结核，也可见于溃疡型肠结核合并局限性腹膜炎，病变肠段和周围组织粘连，或合并肠系膜淋巴结核等，均可形成肿块而扪及。

4. 全身症状及肠外结核表现　结核毒血症引起的全身症状多见于溃疡型肠结核，表现为不同热型的长期发热，伴盗汗，可有乏力、消瘦、贫血，随病程进展而出现维生素缺乏等营养不良的表现。可同时存在肠外结核特别是活动性肺结核的表现。增殖型肠结核病程较长，全身情况一般较好，无发热或时有低热，多不伴肠外结核表现。

5. 并发症　以肠梗阻多见，可有慢性穿孔、瘘管形成，肠出血较少见，偶有急性肠穿孔。可因合并结核性腹膜炎而出现相应的临床表现。

五、辅助检查

1. 血常规与血沉　白细胞总数一般正常，红细胞及血红蛋白常偏低，呈轻、中度贫血，以溃疡型患者为多见。在活动性病变患者中，血沉常增快。

2. 粪便检查　溃疡型肠结核粪便多为糊状，一般无肉眼黏液和脓血，但镜下可见少量脓细

Note

胞和红细胞。

3. 结核菌素试验（PPD）　PPD 皮试或血 PPD 抗体阳性有助于诊断，但阴性不能排除本病。

4. γ 干扰素释放试验（interferon gamma release assays,IGRAs）　通过检测结核分枝杆菌感染后致敏 T 淋巴细胞分泌特异性的细胞因子 IFN-γ 来诊断是否存在结核感染，包括 QFT-GIT 和结核感染 T 细胞斑点试验（T-SPOT），这是目前公认为诊断结核感染较为敏感和特异的方法，在鉴别活动性与潜伏性结核感染、结核发病风险的预测、抗结核治疗的疗效监测等方面具有重要的临床应用价值。

5. X 线检查及腹部 CT　X 线钡餐造影或钡剂灌肠检查对肠结核诊断具有重要意义。在溃疡型肠结核，钡剂于病变肠段呈激惹征象，充盈不佳，排空很快，而在病变上下肠段则充盈良好，称为 X 线钡影跳跃征象或 Stierlin 征。增殖型肠结核可见假息肉形成、肠腔不规则狭窄及变形。回盲瓣受累，升结肠缩短变形使盲肠上提，回肠盲肠正常角度消失，末段回肠与盲肠同时受累是肠结核的特点，有重要的鉴别诊断价值。腹部 CT 平扫可见肠壁增厚、局限性狭窄、肠管僵硬等，增强扫描时动脉期病变呈现中度强化，常常伴有肠系膜淋巴结增大。

6. 结肠镜检查　可直接观察全结肠和末段回肠（图 8-2B），并可行活检。病变主要在回盲部（图 8-2A），内镜下可见病变黏膜充血水肿、糜烂、溃疡形成，溃疡常呈环形、边缘呈鼠咬状。此外，还可见大小不等的炎性息肉、肠腔变窄等。活检找到干酪样肉芽肿或抗酸杆菌具有确诊意义。

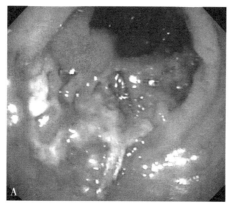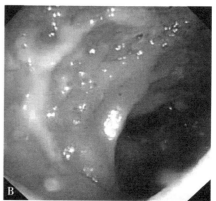

图 8-2　升结肠近回盲部（A）及末段回肠（B）

见多个大小不等的环形溃疡，病变之间黏膜正常

六、诊断及鉴别诊断

（一）诊断

典型病例诊断并不困难，如有以下情况应考虑本病：①青壮年患者，原有肠外结核，特别是开放性肺结核，或原发病灶好转而一般情况及消化道症状加重；②有腹痛、腹泻或腹泻便秘交替等消化道症状；③有发热、盗汗、纳差、消瘦等全身症状；④腹部特别是右下腹压痛、肿块或不明原因的肠梗阻表现；⑤X 线钡餐提示回肠激惹、跳跃征或充盈缺损、狭窄等表现；⑥结肠镜见右半结肠为主的炎症、溃疡、瘢痕，回盲部畸形、溃疡以及回肠的炎症、溃疡等；⑦病理活检发现干酪性肉芽肿等结核特征改变或抗酸染色发现抗酸杆菌。不典型病例，高度怀疑尚不能确诊者可给予诊断性抗结核治疗 4~6 周以助确诊。不能除外肠癌、肠道恶性淋巴瘤者应考虑早期剖腹探查。

（二）鉴别诊断

肠结核主要表现为腹痛、大便习惯改变、腹部包块等，因此易与多种肠道疾病混淆，主要应与以下疾病鉴别：

1. 克罗恩病　由于具有慢性腹泻、腹痛、包块、发热、营养障碍等相似临床表现,临床常不易鉴别,综合分析有助于不典型者的鉴别诊断(表8-1)。

表 8-1　肠结核与克罗恩病的鉴别

鉴别要点	肠结核	克罗恩病
结核病史	常有	常无
肠外结核	伴有	不伴
病程	缓慢,多为进行性	更慢,波动性
瘘管、器官脓肿、肛门病变	少见	多见
活动性便血	少见	多见
X 线	回盲部病变为主,多非节段性	末端回肠病变为主,节段性
结肠镜	回盲瓣呈唇形,不规则溃疡,环行分布多见	节段性、铺路石样改变,非对称性,纵形溃疡,裂沟多见
黏膜活检特征	大、致密且融合的肉芽肿伴干酪样坏死,黏膜下层闭锁,抗酸染色查见 TB	小、松散而分散的非干酪样肉芽肿、裂隙状溃疡,黏膜下层增宽,淋巴细胞积聚,抗酸染色未查见 TB
TB-PCR	阳性	阴性
T-SPOT	阳性	阴性
抗结核治疗	有效	无效

2. 肠道恶性淋巴瘤　具有发热、腹痛、肠道溃疡等症状,应与肠结核鉴别。肠道淋巴瘤有以下特点可作鉴别:①青年男性多见,病程短,进展快,发热、贫血、体重下降明显;②便血、腹块多见;③ X 线或结肠镜可见病变广泛,溃疡偏大而不规则,极少有狭窄或梗阻表现;④抗结核治疗无效;⑤活检可发现大而不规则的淋巴细胞浸润,免疫组化和分子病理学技术可证实其恶性克隆。

3. 阿米巴或血吸虫性结肠炎　常有可疑的感染史。常见脓血便。粪便常规或检查可找到病原体。结肠镜检查有助鉴别诊断。相应的特效治疗有明显疗效。

4. 升结肠癌　发病年龄比肠结核偏大,常在 40 岁以上。可能以腹泻、贫血为主要表现,病情进行性发展,可有腹块、出血、梗阻表现。但无肠外结核史,发热、盗汗等结核中毒症状少见。结肠镜及病理活检可资鉴别。

5. 溃疡性结肠炎　如有倒灌性回肠炎,鉴别稍难。但本病以便血为主,结肠镜可发现左半结肠黏膜炎症等典型大体改变,可以鉴别。

6. 其他　如小肠吸收不良综合征、肠易激综合征、慢性阑尾炎和肠套叠也应注意鉴别。

七、治疗

肠结核的治疗目的是消除症状、改善全身情况、促使病灶愈合及防治并发症。与肺结核一样,均应强调早期、联合、适量及全程用药。

1. 休息与营养　合理的休息与营养应作为治疗结核的基础。活动性肠结核应强调卧床休息,减少热量消耗,改善营养,增加机体抗病能力。

2. 抗结核药物治疗　是本病治疗的关键。抗结核药物选择、用法详见本套教材《呼吸系统疾病》第十三章肺结核。过去抗结核药物治疗要求 1~1.5 年,由于有效杀菌剂的问世,合理的联合用药使疗效提高,现多主张 6~9 个月短程治疗,效果甚佳。治疗方案可选用 2 个月的强化期和 4~6 个月的继续期化疗方案,即 3~4 种药联合 2 个月,继以 2 药合用 4 个月,如 2SHRZ/4HR 或 2EHRZ/4HR,亦可用 2SHR/6HR 或 2HRZ/4HR。应注意强化期和维持治疗阶段都必须含有两种杀菌剂。

Note

不少患者病程长,治疗不正规,纤维病变妨碍药物渗入,影响疗效,因此对这些病例认真分析主要病变性质或治疗失败原因,适当更换方案或新药,必要时延长疗程。

3. 对症处理　腹痛可用颠茄、阿托品或其他抗胆碱药物。不完全性肠梗阻有时需行胃肠减压,并纠正水、电解质紊乱。有贫血及维生素缺乏症表现者,对症用药。

4. 手术治疗　手术治疗的适应证包括:①完全性肠梗阻,或部分性肠梗阻经内科治疗未见好转者;②急性肠穿孔,或慢性肠穿孔瘘管形成经内科治疗未闭合者;③肠道大量出血经积极抢救未能有效止血者;④诊断困难需剖腹探查者。

八、预后

肠结核的预后取决于早期诊断和及时治疗,病变处于渗出阶段时,经积极治疗可完全痊愈,预后良好。肠结核有时与炎症性肠病、肠道淋巴瘤不易鉴别,如治疗不及时可导致肠穿孔或肠道大出血等,则预后欠佳。

(王春晖)

第二节　结核性腹膜炎

一、概述

结核性腹膜炎(tuberculous peritonitis)又称腹膜结核,是由结核分枝杆菌引起的慢性弥漫性腹膜感染,可以累及腹膜腔、肠系膜及大网膜,约占腹部结核的31%~58%。本病可见于任何年龄,以青壮年多见,一般以35~45岁年龄段最多。本病好发于女性,男女之比约为1:(1.8~2)。营养不良、酗酒、使用激素或免疫抑制剂、慢性肾衰竭行腹膜透析患者及艾滋病患者易患本病,结核占全世界HIV相关死亡的13%。

二、病因及发病机制

本病由结核分枝杆菌感染腹膜引起,多继发于肺结核或体内其他部位结核病。结核分枝杆菌感染腹膜的途径以腹腔内的结核病灶直接蔓延为主,肠系膜淋巴结结核、输卵管结核、肠结核等为最常见的直接原发病灶。少数病例由血行播散引起,常可发现活动性肺结核(原发感染或粟粒性肺结核)、骨关节结核或睾丸结核,并可伴结核性多浆膜炎、结核性脑膜炎等。有时腹腔内干酪坏死病灶破溃可导致急性弥漫性腹膜感染。

三、病理

根据本病的病理解剖特点,可分为渗出、粘连、干酪三型,以前两型为多见。在本病发展的过程中,上述两种或三种类型的病变可并存,称为混合型。

(一) 渗出型

本型最常见,腹膜不同程度充血水肿,表面覆盖纤维蛋白渗出物,有许多黄白色或灰白色细小结节,随着病程发展可融合成较大的结节或斑块。腹腔内有浆液纤维蛋白渗出物积聚,腹腔积液少量至中等量,呈草黄色,有时可为淡血性,偶见乳糜性腹腔积液。

(二) 粘连型

以肉芽组织增生为主,大量纤维组织增生导致腹膜、肠系膜明显增厚。肠袢相互粘连,并和其他脏器紧密缠结在一起,肠管常因受到压迫与束缚而发生肠梗阻。大网膜也增厚变硬,卷缩成团块,严重者肠腔完全闭塞。本型常由渗出型在腹腔积液吸收后逐渐形成,但也可因起病隐袭,病变发展缓慢,病理变化始终以粘连为主。

（三）干酪型

以干酪坏死病变为主(图 8-3)，肠管、大网膜、肠系膜或腹腔内其他脏器之间相互粘连，分割成许多小房，小房腔内有混浊脓性积液，干酪坏死的肠系膜淋巴结参与其中，形成结核性脓肿。小房可向肠管、腹腔或阴道穿破而形成窦道或瘘管。本型多由渗出型或粘连型演变而来，是本病的重型，常有并发症。

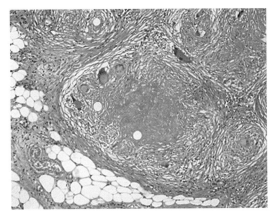

图 8-3 结核性腹膜炎组织病理表现

腹膜组织中可见肉芽肿性炎症，肉芽肿中心有典型干酪样坏死，坏死组织旁聚有多核巨细胞

四、临床表现

结核性腹膜炎的临床表现因病理类型及机体反应性的不同而异。一般起病缓慢，早期症状较轻；少数起病急骤，以急性腹痛或骤起高热为主要表现；部分患者起病隐袭，无明显症状，仅因和本病无关的腹部疾病行手术进入腹腔时，才被意外发现。临床出现发热、腹痛、腹水时要考虑本病。大多数患者缺乏典型的临床表现，可与肠外结核并存。

（一）症状

1. 全身症状 结核毒血症常见，主要是发热与盗汗。热型以低热与中等热为最多，约 1/3 患者有弛张热，少数可呈稽留热。高热伴有明显毒血症者，主要见于渗出型、干酪型，或见于伴有粟粒型肺结核、干酪样肺炎等严重结核病的患者。由于慢性消耗以及结核毒血症所致的食欲不振、能量摄入不足，半数以上患者有体重下降、倦怠疲乏，后期有营养不良，表现为消瘦、水肿、贫血、舌炎、口角炎等。此外，育龄期女性常出现停经及不育。

2. 腹胀 起病时常有腹胀，可见于 2/3 的病例。腹腔积液型早期有胃肠功能紊乱，以后随腹腔积液增多腹胀明显。粘连型可致肠胀气或不全性肠梗阻，也可有腹胀伴腹痛。

3. 腹痛 早期腹痛不明显，常由于腹膜炎症、腹膜与肠袢粘连、不全性肠梗阻等引起，故多见于粘连型。疼痛性质一般较轻，多为慢性隐痛、钝痛与胀痛，常局限于脐周或某一部位，也可波及全腹。当并发肠结核、肠系膜淋巴结结核、肠粘连或不完全性肠梗阻时，可出现阵发性绞痛。偶可表现为急腹症，系因肠系膜淋巴结结核或腹腔内其他结核的干酪样坏死病灶溃破引起，也可由肠结核急性穿孔所致。

4. 腹泻与便秘 腹泻常见，一般每日不超过 3~4 次，粪便多呈糊样，不含脓血或黏液，无里急后重感。腹泻的具体机制尚不清楚，可能与腹膜炎所致的功能紊乱、部分溃疡型肠结核或干酪样坏死病变引起的肠管内瘘等因素有关。约 6.2%~19.6% 的患者出现便秘，多见于粘连型。极少数表现为腹泻与便秘交替。

（二）体征

1. 腹部膨隆 多见于渗出型，有时见于粘连型，见于 43.9%~95.2% 的患者。依病理和临床类型而不同。腹腔积液依腹腔渗出液量出现不同程度的腹部膨隆，表现为对称性、弥漫性膨隆，伴有移动性浊音阳性等腹腔积液征。粘连型可因腹膜肠袢粘连团块出现局限性膨隆。

2. 腹部柔韧感 以粘连型为主。由于腹膜遭受长期轻度刺激或粘连，腹部触诊有如揉面团样，又称为揉面感或柔韧感。需要注意的是，揉面感不是结核性腹膜炎的特有体征，血性腹腔积液、腹膜转移癌时均可出现。约 40%~60% 患者出现腹部压痛，局限性或弥漫性，程度不一，通常无肌紧张及反跳痛。

3. 腹部肿块 以粘连型或干酪型多见，常位于脐周，也可见于其他部位。肿块多由增厚的大网膜、肿大的肠系膜淋巴结、粘连成团的肠曲或干酪样坏死脓性物积聚而成，其大小不一，边

Note

缘不整,表面不平,有时呈结节感,活动度小。并发肠粘连或肠梗阻时,可见蠕动波、肠型。

4. 腹腔积液　患者常有腹胀感,可由结核病毒血症或腹膜炎伴有肠功能紊乱引起,不一定有腹腔积液。结核性腹膜炎的腹腔积液以少量至中量多见,少量腹腔积液在临床检查中不易查出,因此必须认真检查。

5. 其他　肝大并不少见,平均有 28.2% 的结核性腹膜炎患者有肝脏长大,可由营养不良所致脂肪肝或肝结核所致。

(三)并发症

并发症以肠梗阻为常见,多发生在粘连型。肠瘘一般多见于干酪型,往往同时有腹腔脓肿形成。

五、辅助检查

(一)实验室检查

1. 血常规　大约 50%~60% 患者可有轻度至中度贫血,多见于病程较长而病变活动的患者,特别是干酪型或有并发症者。贫血常为正细胞正色素性。白细胞计数大多正常,可轻度升高或降低,分类淋巴细胞增高。腹腔结核病灶急性扩散或在干酪型腹膜炎患者,白细胞计数可明显升高。

2. 红细胞沉降率　大多数结核性腹膜炎患者红细胞沉降率可显著增快,多数不超过 50mm/h,与病情严重程度一致,临床上往往作为结核病情活动的简易指标。但应注意部分患者血沉可正常。

3. 血清 CA125　是高分子糖抗原,多数卵巢上皮肿瘤血清 CA125 升高。近年发现,某些结核性腹膜炎患者血清 CA125 水平可显著升高。因此,当 CA125 明显升高时,除外肿瘤及肝硬化,应考虑结核性腹膜炎的可能。此外,结核性腹膜炎抗结核治疗后 CA125 可降至正常水平,故 CA125 对判断抗结核治疗的疗效价值大于良恶性病变的鉴别。

4. γ 干扰素释放试验　目前常用的方法包括 QFT-GIT 和 T-SPOT(详见本章第一节)。

5. 腹腔积液检查　包括:①常规化验:腹腔积液外观草黄色且混浊,静置后有自然凝固块,少数为淡血色,偶见乳糜性,比重一般超过 1.018,蛋白质含量在 30g/L 以上,白细胞计数超过 500×10^6/L,以淋巴细胞为主,符合渗出液特点。若合并肝硬化腹腔积液,则腹腔积液比重、蛋白定量、细胞计数均低于典型改变,甚至接近漏出液,使诊断困难,此时检测血清 - 腹腔积液白蛋白梯度有助诊断。②腺苷脱氨酶(ADA):ADA 是嘌呤代谢中催化腺苷和脱氧腺苷脱氨生成次黄苷和脱氧次黄苷的一种核苷氨基水解酶,在 T 细胞中较高,与其增殖分化有关。结核性腹膜炎腹腔积液 ADA 值显著高于其他病因引起的腹腔积液。若以 >30U/L 为临界值,诊断敏感性及特异性均超过 90%。腹腔积液 ADA 测定对诊断结核性渗出液明显高于组织活检和细菌培养。③结核菌检查:腹腔积液浓缩涂片抗酸染色阳性率比较低(<5%),结核菌培养阳性率也不高。聚合酶链反应(PCR)能够检出标本中 3~1000 个细菌,但不能区分结核菌的死活状态,同时存在假阳性。

(二)结核菌素试验

目前国内均采用结核菌素纯蛋白衍生物(purified protein derivative,PPD)。通常将 PPD(1∶2000)0.1ml(5IU)注入左前臂内侧上中三分之一交界处皮内,局部形成皮丘。48~96 小时(一般为 72 小时)观察局部硬结大小,有无水疱或破溃坏死。判断标准:<5mm 为阴性(-),5~9mm 为阳性(+),10~19mm 为中度阳性(++),≥20mm 或不足 20mm 但有水疱或坏死为强阳性(+++)。阳性反应表示感染,3 岁以下婴幼儿可按活动性结核病论,成人强阳性提示活动性结核病可能,但在粟粒性结核或重型患者,本试验可呈阴性。故阴性不能排除诊断。

(三)影像学检查

1. 超声检查　少量腹腔积液需靠超声检查发现,并可提示穿刺抽腹腔积液的准确位置。对腹部包块性质鉴别有一定帮助。

2. X 线检查　腹部 X 线平片检查有时可见到钙化影,提示钙化的肠系膜淋巴结结核。胃肠X线钡餐检查可发现肠粘连、肠结核、肠瘘、肠腔外肿块等征象,对本病诊断有辅助价值。

3. CT检查 腹部断层显像可显示薄而规则的网膜线覆盖渗出液(37%)、肠管粘连、肠系膜改变(98%)、肠管、网膜局限性增厚(50%)、壁腹膜轻度而平滑增厚、淋巴结肿大(31%)、脾大与脾钙化等腹内结核征象,但非特异性,其诊断价值应结合临床评价。目前认为没有一项放射学检查方法能够提供结核性腹膜炎的所有临床改变,CT与超声联合检测是诊断结核性腹膜炎重要的影像学方法,而X线钡剂造影可估价肠道受累范围,对外科手术提供决策依据。

(四)核素扫描

结核性腹膜炎时,^{67}Ga在腹部呈弥漫性或局灶性聚集,而在肝内聚集减少。经抗结核治疗后,^{67}Ga聚集消失。^{67}Ga扫描不仅有助于结核性腹膜炎的诊断,而且可判断抗结核治疗的效果。

(五)腹腔镜检查

腹腔镜检查虽然有创,但可以直视腹膜病变并针对性取活检,诊断结核性腹膜炎的敏感性为93%、特异性为98%。该法被认为是可疑结核性腹膜炎患者的首选检查方法,可见腹膜增厚、肉芽肿样改变及粟粒样结节等(图8-4)。需注意的是,腹腔镜下观察到的肉芽肿样改变,也可见于结节病、克罗恩病及腹膜癌症播散等,因此需要结合病理检查。腹腔镜检查在腹膜有广泛粘连者属禁忌。

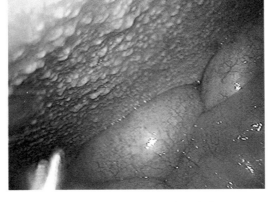

图 8-4 腹腔镜下结核性腹膜炎表现
腹膜增厚充血,广泛密集分布白色粟粒状小结节

六、诊断及鉴别诊断

(一)诊断

有以下情况应考虑本病:①中青年患者,有结核病史,伴有其他器官结核病证据;②发热原因不明2周以上,伴有腹痛、腹胀、腹腔积液、腹部包块或腹壁柔韧感;③腹腔积液为渗出液性质,以淋巴细胞为主,普通细菌培养阴性;④X线胃肠钡餐检查发现肠粘连等征象;⑤结核菌素(PPD)皮肤试验呈强阳性。参照Lingenfelser等归纳的诊断标准,具备下列条件之一可确诊:①腹膜活检组织学证明干酪性肉芽肿;②腹膜组织、腹腔积液涂片抗酸杆菌阳性和(或)腹腔积液、组织结核菌培养阳性;③抗结核治疗有效,经临床、放射学、超声等证实其治疗效果且无复发。不典型病例,主要是有游离腹腔积液病例,行腹腔镜检查并做活检,符合结核改变可确诊。有广泛腹膜粘连者腹腔镜检查属禁忌,需结合超声、CT等检查排除腹腔肿瘤,有手术指征者剖腹探查。

(二)鉴别诊断

1. 以腹腔积液为主要表现时

(1)腹腔恶性肿瘤:包括腹膜转移癌、恶性淋巴瘤、腹膜间皮瘤等。临床不时会见到肿瘤原发灶相当隐蔽而已有广泛腹膜转移的病例,此时与结核性腹腔积液鉴别有相当困难。腹腔积液细胞学检查若找到癌细胞,腹膜转移癌可确诊。可同时通过超声、CT等检查寻找原发灶;对未找到癌细胞而鉴别有困难者,腹腔镜检查多可明确诊断。

(2)肝硬化腹腔积液:腹腔积液为漏出液,且伴有失代偿肝硬化典型表现,鉴别无困难。当肝硬化合并结核性腹膜炎时,因后者临床表现不典型且腹腔积液可接近漏出液,则容易漏诊或不易原发性细菌性腹膜炎鉴别。如患者腹腔积液以淋巴细胞为主,普通细菌培养阴性,特别是有结核病史、接触史或伴有其他器官结核病灶,要考虑肝硬化合并结核性腹膜炎的可能,必要时行腹腔镜检查。

(3)其他疾病引起的腹腔积液:结缔组织病、Meigs综合征、Budd-Chiari综合征、缩窄性心包

Note

炎等。

2. 以腹部包块为主要表现时

（1）腹腔肿瘤：结核性腹膜炎粘连型、干酪型均可在腹部触及粘连包块，有时与肿瘤不易鉴别。但结核患者发病年龄较轻，病程缓慢，全身状况较好，腹部包块触诊质地不十分硬、叩诊可呈鼓音。超声或 CT 可见非实质性包块，其中有气体或肠管影像。

（2）炎性包块：急性阑尾炎、克罗恩病肠穿孔、内瘘等形成局部粘连的炎性包块与腹膜结核易于混淆，大多数可通过分析病史和辅助检查确诊，有时需要剖腹探查。

3. 以发热为主要表现时　结核性腹膜炎有时以发热为主要症状而腹部体征不明显，需要与引起长期发热的其他疾病鉴别。

4. 以急性腹痛为主要表现时　结核性腹膜炎可因干酪样坏死灶溃破而引起急性腹膜炎，或因肠梗阻而发生急性腹痛，此时应与常见外科急腹症鉴别。注意询问结核病史、寻找腹膜外结核病灶、分析有无结核毒血症等以避免误诊。

七、治疗

本病治疗的关键是及早给予合理、足够疗程的抗结核化学药物治疗，以期消除症状、避免复发和防止并发症的目的。注意休息和加强营养，以调整全身情况和增强抵抗力是重要的辅助治疗措施。

（一）支持治疗

在急性发作期或病情严重时，均应卧床休息，给予营养丰富、易消化、少渣、无刺激性的饮食。注意维生素、叶酸、钙、镁等的补充，同时要纠正低蛋白血症。

（二）抗结核化学药物治疗

应遵循早期、联合、适量、规律及全程的治疗原则。各种抗结核药物的选用、剂量、不良反应等参见本套教材《呼吸系统疾病》第十三章肺结核。结核性腹膜炎更强调联合（三或四联）、规则（不间断连续用药）、全程（足够疗程）的治疗。治疗过程中应注意耐药性和不良反应，根据疗效与机体反应，适时调整用药。常用药物包括异烟肼（INH）300mg/d、利福平（RFP）450mg/d、吡嗪酰胺（PZA）1~2g/d、乙胺丁醇（EMB）750mg/d 或链霉素（SM）0.75~1g/d。可选用下列治疗方案：

2HRZE（S）/4HR：药名前数字代表药物月数，括号内代表备选药物，即每天连续服用异烟肼、利福平、吡嗪酰胺、乙胺丁醇或链霉素 2 个月，然后服用异烟肼和利福平 4 个月；2HRZE（S）/4H$_3$R$_3$：右下角数字代表每周服药的次数，未标注表示每日服药，即每天连续服用异烟肼、利福平、吡嗪酰胺、乙胺丁醇或链霉素 2 个月，后 4 个月服用异烟肼和利福平，每周 3 次；2H$_3$R$_3$Z$_3$E$_3$（S$_3$）/4H$_3$R$_3$。

（三）治疗中特殊问题的处理

1. 激素的应用　尚有争议，目前一般认为，对高热、中毒症状严重的病例，在联合、足量、规则治疗的同时，为控制中毒症状与炎性渗出、防止将来纤维化粘连等并发症，可给予肾上腺皮质激素治疗。

2. 结核性腹膜炎合并肝硬化　大多数抗结核药物对肝脏有一定毒性，为坚持规则抗结核药物治疗，应尽可能选用肝脏毒性低的药物，或适当减少用药剂量，如尽可能减少 INH 与 RFP 的合用。对有肝脏病史的患者，含氧氟沙星的抗结核治疗方案对结核性腹膜炎有效。

3. 手术治疗的选择　腹膜结核由于内科抗结核治疗可获得满意疗效，一般不需要手术治疗。手术治疗的指征如下：①并发完全性急性肠梗阻，或不完全性慢性肠梗阻经内科治疗（如禁食、胃肠减压、胃肠外高营养和抗结核治疗等）无效；②急性肠穿孔或腹腔脓肿经抗生素治疗未见好转者；③肠瘘经抗结核化疗与加强营养而未能闭合者；④本病诊断有困难，与腹腔肿瘤或急腹症无法鉴别而需剖腹探查时。

八、预后

在抗结核药物应用前,本病病死率可达 60%。自使用抗结核药物治疗后,本病可治愈。预后与病理类型有关:腹腔积液型者较好,粘连型者次之,干酪型者最差。如有严重并发症(严重肺结核或粟粒结核合并结核性腹膜炎),则预后较差。

(王春晖)

本章小结

本章介绍了结核病在消化系统的两种主要表现形式,即结核性腹膜炎和肠结核。消化系统是肺外结核最常累及的部位,结核杆菌感染是其共同的病原学基础。因此,肠结核和结核性腹膜炎发病机制及病理生理有许多共同之处,主要区别在于肠结核一般局限于肠道,以回盲部病变为主;结核性腹膜炎则表现为腹腔弥漫性病变。少数情况下,两种疾病可能同时存在。由于结核杆菌是共同的病原菌,两种疾病存在一些共同临床表现,比如长期发热伴盗汗、乏力、消瘦、贫血等中毒症状。因病变累及的部位及解剖学特征差异,肠结核临床表现为腹痛、腹部包块、腹泻与便秘等;结核性腹膜炎主要表现为腹胀、腹痛、腹腔积液及腹部柔韧感等。肠镜检查结合病理活检是诊断肠结核的重要手段之一,而腹水检查是诊断结核性腹膜炎的重要手段,抗酸染色发现结核杆菌是两者确诊的依据。除 PPD 试验外,结核杆菌 PCR、结核 T-SPOT 试验等新的检测手段有利于临床诊断。无论是肠结核还是结核性腹膜炎,其治疗方案与肺结核的治疗类似,一般主张 3~4 种抗结核药物联合应用。如果治疗及时,预后均较好,合并有肠梗阻、肠穿孔或消化道大出血患者,可考虑手术干预。

思考题

1. 简述肠结核的发病机制。
2. 简述肠结核病理类型与临床表现的关系。
3. 如何鉴别肠结核与克罗恩病?
4. 简述结核性腹膜炎的临床表现、诊断要点和治疗方案。
5. 肠结核和结核性腹膜炎的手术治疗的指征有哪些?

参考文献

1. 唐承薇,程南生. 消化系统疾病. 北京:人民卫生出版社,2011.

2. Donoghue HD,Holton J. Intestinal tuberculosis. Curr Opin Infect Dis,2009,22:490-496.

3. Kim YS,Kim YH,Lee KM,et al. Diagnostic guideline of intestinal tuberculosis. Korean J Gastroenterol,2009,53:177-186.

4. Yönal O,Hamzaoğlu HO. What is the most accurate method for the diagnosis of intestinal tuberculosis? Turk J Gastroenterol,2010,21:91-96.

5. Sanai FM,Bzeizi KI. Systematic review:tuberculous peritonitis-presenting features,diagnostic strategies and treatment. Aliment Pharmacol Ther,2005,22:685-700.

6. González-Martín J,García-García JM,Anibarro L,et al. Consensus document on the diagnosis,treatment and prevention of tuberculosis. Arch Bronconeumol,2010,46:255-274.

7. Guirat A,Koubaa M,Mzali R,et al. Peritoneal tuberculosis. Clin Res Hepatol Gastroenterol,2011,35:60-69.

Note

第九章　功能性胃肠病

第一节　功能性消化不良

一、概述

消化不良发病非常普遍,消化不良在普通人群中占 19%~41%,因症状严重、频发,或疑病而就诊。消化不良患者中有约 50% 可发现器质性病灶,被称为器质性消化不良,未发现生化、组织学异常的患者即为功能性消化不良(functional dyspepsia,FD)。FD 患者主要指有上腹部疼痛或烧灼感、餐后上腹饱胀和早饱感,也可伴食欲不振、嗳气、恶心或呕吐等,经检查排除引起这些症状的器质性疾病的一组临床综合征。

二、病因及发病机制

FD 的病因尚不明确,可能是多种因素综合作用的结果。

(一)幽门螺杆菌(Hp)感染

Hp 感染是否是 FD 的发病因素,仍然有不同意见。Hp 感染使促胃液素分泌增加、促使胃黏膜上皮细胞凋亡、损害胃黏膜屏障,导致慢性胃炎。有研究发现 Hp 感染与患者胃排空减慢、内脏感觉过敏等临床症状无相关性。

(二)精神与应激

FD 患者负性生活事件发生频率高于正常健康人,如家族成员患病、伤亡,提高应激事件的承受能力将降低个性异常和消化不良症状的频率。FD 患者存在个性异常,约 50% 存在焦虑、抑郁的心理障碍,抗抑郁及抗焦虑治疗有助于症状的缓解。

(三)遗传因素

FD 发病呈家族聚集现象提示遗传因素可能参与发病。多个基因多态性位点被发现与 FD 发病相关,如 GNB3825、CCK-1 内含子 1-779TC、辣椒素/辣椒素受体(TRPV1 通道)等。日本人群中发现 GNB3825T 纯合子与上腹痛综合征(epigastric pain sydrome,EPS)亚型 FD 发病相关,IL-17F、MIF 的基因多态性与 EPS 亚型关系密切。

(四)免疫因素

有胃肠道感染史人群 FD 发生的风险为正常人群的 5.2 倍。部分患者血浆中存在抗胃黏膜上皮细胞的自身抗体,但我们的研究并未发现患者血清中存在抗肌间神经丛抗体,表明肠神经系统神经递质改变与免疫无关。FD 患者十二指肠的嗜酸性粒细胞增多,且与 PDS 亚型中早饱患者的内脏敏感性增高有关。

(五)胃酸分泌功能

FD 患者胃酸大多在正常范围内,但应激时胃酸有间歇性升高,与应激时 CRF 升高有关。约 36% 功能性消化不良患者的十二指肠对胃酸敏感性增加,酸灌注十二指肠可引起临床症状。

(六)消化道运动功能

40%~66% 的 FD 患者有消化道运动的异常,如胃排空减慢、胃电节律紊乱、胃 MMC 减少或缺如、胃底适应性容纳舒张功能减弱、胃窦动力降低、胃-幽门-十二指肠协调运动减弱、小肠MMC减少、小肠消化间期突发性无传导的收缩活动、胆囊运动异常等。近端胃容纳性舒张功能减弱与早饱关系较密切，腹胀、餐后上腹饱满提示患者可能存在消化道运动紊乱。

（七）内脏感觉

FD患者存在两种内脏传入功能异常，一种是不被察觉的反射传入信号（肠胃抑制反射），而另一种为感知信号（机械性扩张），两种异常可单独存在，也可同时出现于同一患者。

FD患者内脏感觉过敏最明显的表现为近端胃对机械扩张的敏感性增加，患者是否可能有躯体及内脏感觉过敏并存尚无定论。FD患者十二指肠盐酸灌注可诱导恶心症状，提示对酸高敏感，在胃扩张时，灌注脂肪诱发恶心和降低出现腹胀和不适的压力阈值。FD患者摄入辣椒素后较健康人更易产生症状。

三、临床表现

FD并无特征性的临床表现，病程迁延，症状多反复发作，可以某一症状为主，也可有多个症状的重叠。目前尚未发现某一症状与某一病理生理改变有特定的关联。

（一）上腹痛、上腹烧灼感

64%~85%的患者有上腹痛，但上腹痛无明确的规律性。上腹痛呈间断性，可伴有或不伴有烧灼感，疼痛常因进餐诱发或缓解，但也可发生于空腹状态。上腹痛综合征患者可有酸分泌增高，而酸敏感性增加也是造成症状的原因，酸除可直接引起疼痛外，还可刺激胃肠肌层引起平滑肌张力增加、加快运动，产生痛觉。

（二）餐后饱胀不适、早饱

餐后饱胀即食物长时间存留于胃内引起的不适感。约70%~80%的患者出现早饱，早饱即进少量食物后即有饱感，患者摄入食物的容量远远小于平时。

餐后不适综合征患者以餐后腹胀不适、早饱为主要表现，症状多在进食后加重，过饱时会出现胀痛、恶心，甚至呕吐。动力学检查约50%~60%患者存在胃近端和远端收缩，或适应性容纳舒张功能障碍，或胃电活动的异常。

（三）其他

包括上腹胀、恶心、呕吐、嗳气等，但不是FD的特异性症状。还可能与GERD和IBS等其他功能性胃肠病有症状重叠。

四、辅助检查

（一）立即进行检查的指征

出现报警症状和体征的患者应立即进行全面的体格检查，并根据不同的情况选择必要的排除器质性疾病的检查。"报警症状和体征"包括：①年龄40岁以上，近期出现症状；②近期出现消瘦、体重下降>3kg；③贫血、呕血或黑便；④黄疸；⑤发热；⑥吞咽困难；⑦腹块；⑧症状进行性加重；⑨内科治疗无效。

无报警症状和体征、无心理异常的患者可给予2~4周的经验性治疗，如无明显效果，也应进行检查，以确立有无器质性消化不良。如患者心理压力大、情绪不稳定，有焦虑、抑郁、疑病等情况时，即使无报警症状和体征也有必要选择排除器质性疾病的检查，以缓解患者的顾虑。

（二）胃肠功能检查

多数患者通过症状诊断后即进行治疗，如要进一步确定患者的胃肠病理生理改变应行胃排空、胃电图、胃肠道压力测定、胃感觉功能、胃分泌功能检查、幽门螺杆菌等检查。

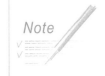

五、诊断及鉴别诊断

（一）FD 诊断

诊断标准见表 9-1。

表 9-1　功能性消化不良的罗马Ⅲ诊断标准

功能性消化不良的诊断标准（必须包括）：
①有以下症状≥1 项：a. 餐后饱胀；b. 早饱感；c. 上腹痛；d. 上腹烧灼感
②无可以解释上述症状的结构性疾病的证据
餐后不适综合征
　必备以下 1 项或 2 项：①摄入常量食物后感到饱胀，每周发作数次；②早饱感使其不能完成平常食量，每周发作数次
　支持诊断的条件：①上腹胀或餐后恶心或过度嗳气；②患者可同时存在上腹痛综合征
上腹痛综合征
　必备以下所有条件：①至少中等程度的上腹部疼痛或烧灼感，每周至少 1 次；②疼痛为间断性；③不放射或不出现于腹部其他区域/胸部；④排便或排气后不缓解；⑤不符合胆囊或 Oddi 括约肌功能障碍的诊断标准
　支持诊断的条件：①疼痛可为烧灼样，但不向胸骨后传导；②疼痛常因进餐诱发或缓解，但也可发生在空腹状态；③可同时存在餐后不适综合征

* 诊断前症状出现至少 6 个月，近 3 个月符合以上诊断标准

（二）分型

FD 患者临床表现个体差异大，根据 FD 患者的主要症状特点、与症状相关的病理生理学机制、症状的模式将 FD 分为 2 个亚型（表 9-1），即餐后不适综合征（postprandial distress syndrome，PDS）和上腹痛综合征（epigastric pain syndrome，EPS）。临床上两个亚型常有重叠，在以研究为目的时应进行较严格的亚型分类。

（三）鉴别诊断

鉴别诊断时应注意：①胃肠道器质性疾病，包括胃食管反流病、器质性胃和十二指肠疾病、慢性肝病、胆石症、胰腺炎消化道肿瘤、感染等；②其他功能性胃肠病，如功能性烧心、慢性便秘和肠易激综合征等；③其他系统疾病伴随消化不良症状，包括内分泌疾病、慢性阻塞性肺病、慢性肾功能不全、结缔组织疾病或影响神经肌肉功能的慢性疾病状态。

六、治疗

FD 尚未发现确切的病因、特异性的病理生理改变和病理学上的异常，故治疗也无特定的对每位患者均有效的方法。

（一）一般治疗

建立良好的生活习惯，避免饮食不规律，避免烟、酒、刺激性食物。进食后消化不良症状加重者，在不改变热量基础上，减少食入容量，减少脂肪成分。尽量避免服用非甾体类抗炎药物（NSAIDs），对于无法停用 NSAIDs 者应同时服用 PPI。

（二）精神心理调整

FD 患者安慰剂治疗有效率可达 40%~60%，精神心理调整是治疗中的重要环节，应根据不同的特点进行心理治疗，部分患者需辅以抗精神病药物。

心理治疗的成功在于医者高度的责任感和同情心，使患者有充分的信任感。应同患者一起仔细寻找可能的心理刺激因素，耐心解释这些因素在疾病发生发展中的作用，使患者认识到调整生理秩序、稳定心理情绪在消除症状中的重要作用。

暗示常有意想不到的疗效，是 FD 治疗中常用的心理治疗手段，医师的权威性、患者的信任

Note

感、先进检查技术、安慰剂治疗都可产生暗示效果。放松训练、自我锻炼、瑜伽、催眠、音乐等疗法也有明显的效果。

对于精神过度紧张者,必须在心理治疗基础上,给予适量的抗精神病药物,告诫患者按医嘱用药。

(三) 抗酸剂和抑酸剂

抗酸剂治疗 FD 与安慰剂疗效相近。抑酸剂 H_2 受体拮抗剂治疗 FD 的报道较多,非进餐相关的 EPS 亚型,治疗上应以降低胃内酸度、减少胃酸刺激为主,高剂量抑酸剂在控制 FD 症状方面并不优于标准剂量的抑酸剂,故推荐使用标准剂量的抑酸剂 8 周。

(四) 胃黏膜保护剂

部分 FD 患者可能存在胃黏膜屏障功能的减弱,临床上应用胃黏膜保护剂也较多见。这类药物主要有胶体铋、硫糖铝、米索前列醇、替普瑞酮、膜固思达等,但目前多数资料显示这类药治疗 FD 疗效与安慰剂基本相同。

(五) 抗幽门螺杆菌

国外对 Hp 感染提出"检查 - 治疗"策略,对未行检查的消化不良患者先通过非侵入手段了解有无 Hp 感染,如阳性即行根除治疗,但根除 Hp 后症状相对危险度仅减少 9%。我国 Hp 感染率高,是否对 FD 患者也进行根除治疗需要大样本研究支持,目前认为对 FD 的患者根除 Hp 主要是预防消化性溃疡、NSAIDs 胃黏膜损害、胃癌的发生。

Hp 根除方案与消化性溃疡相同,但研究发现 Hp 根除治疗对 FD 患者的症状改善效果相对较弱且根除成功率低于消化性溃疡,故选择根除方案应当充分考虑每个患者的个体情况。

(六) 促动力药物

与进餐相关的 PDS 亚型,对抑酸治疗反应较差,治疗上应以调节胃肠动力为主,首选促动力药。

多数报道认为促动力药对 FD 的治疗作用优于安慰剂,药物包括甲氧氯普胺、多潘立酮、莫沙比利、伊托必利等。

甲氧氯普胺作用于延髓化学感受触发区及外周多巴胺受体,通过拮抗多巴胺受体而发挥促动力作用,因它能通过血 - 脑脊液屏障作用于锥体外系,所以 30% 患者出现锥体外系反应。多潘立酮中枢抗多巴胺作用罕见,可促进固体和液体胃排空、抑制胃容纳舒张、协调胃窦 - 十二指肠运动,从而缓解消化不良症状,作用优于安慰剂。成人剂量 10mg,每天 3 次,餐前 15~30 分钟,疗程 2 周。需要指出的是,西方研究发现年龄大于 60 岁的患者每天用药剂量大于 30mg 可能会增加严重室性心律失常和心源性猝死的危险。

莫沙比利是 5-HT_4 受体激动剂,可增加胃窦收缩、改善胃窦 - 十二指肠协调运动、加速胃排空。成人剂量 5mg,每天 3 次,餐前 15~30 分钟,疗程 2~4 周。

伊托必利具有阻滞多巴胺 D_2 受体和抑制乙酰胆碱酯酶的双重作用,增强胃和十二指肠运动,促进胃排空。成人剂量 50mg,每天 3 次,疗程 2~4 周。

(七) 调整内脏感觉阈

fedotozine 为外周阿片 Kappa 受体激动剂,可调节整个消化道内脏感觉,提高正常人对胃扩张的感觉阈,从而缓解消化不良症状,特别是上腹痛、早饱、腹胀、恶心,较安慰剂为优。每次 30mg,每天 3 次,疗程 4~6 周。

5-HT_3 受体拮抗剂阿洛司琼(alosetron)可改善 FD 的早饱、餐后腹胀等症状,效果优于安慰剂。增强胃底适应性舒张功能的药物 5-$HT_{1B/D}$ 受体激动剂舒马曲坦(sumatriptan)能改善早饱的症状,抑制胃底适应性容纳舒张功能的药物可诱导正常人产生早饱的症状,丁螺环酮(buspirone)也有类似的作用。

七、预后

FD 为慢性病程,病情时好时坏,但多数无明显发展,仅少数患者症状持续难愈,影响生活质

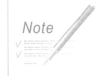

量,甚至干扰日常活动,部分患者可能出现行为学异常和躯体化反应,影响心身健康。Talleyl 对 111 例 FD 患者追踪 17 个月,发现 67% 患者腹痛症状间断性发作、3% 持续存在、30% 患者无明显症状,内镜追踪发现 3 例发展为消化性溃疡。10 年的追踪报道说明 FD 症状稳定,患其他疾病的比例与人群相近,但值得提出的是有 30% 患者数年后具有典型的肠易激综合征表现。

(侯晓华)

第二节　肠易激综合征

一、概述

肠易激综合征(irritable bowel syndrome,IBS)的临床特征为腹痛或腹部不适伴有排便习惯改变,但缺乏形态学和生化指标的异常。尽管是功能性疾病,但耗费了大量的医疗资源,对患者生活质量影响的严重程度并不比器质性疾病低。

IBS 流行病学研究结果存在社会、环境和文化差异,也与采用不同诊断标准有关。欧美 IBS 的人群发病率约为 5%~22%,美国、英国、西班牙较高,意大利、法国、丹麦和瑞士低于 10%。亚洲国家包括中国、日本、韩国、新加坡和印度其发病率为 6%~11.5%,我国为 5.7%~7.3%,消化专科就诊的 IBS 为 10%~30%。发病年龄多在 30~50 岁之间,西方国家女性较男性 IBS 发病率更高,大约(2.0~2.5):1,但亚洲的一些研究显示男性 IBS 发病率较女性稍高或男女无差异,我国人群 IBS 发病率女性略高于男性,但就诊患者女性明显高于男性,东西方发病的差异可能与种族或文化相关。

二、病因及发病机制

IBS 病因仍不明确,发病机制复杂,涉及众多因素,而不同亚型的发病机制也不相同,目前认为是多因素综合作用的结果。

(一)心理社会因素

IBS 患者具有很高的神经质水平,神经质被认为是 IBS 最明显的病理性人格特征。童年时期的创伤性经历(主要是虐待史和母爱剥离)是成年人 IBS 发生的独立危险因素,童年时期通过社会学习获得疾病行为也与成年后 IBS 的发生明显相关。我们最近的研究发现父母的不良养育方式(惩罚、过度保护和忽视)增加了儿童 IBS 的发病率。

生活中的慢性应激也与 IBS 的发生、临床表现相关,主要指负性生活事件、日常生活的压力。IBS 存在多种精神心理共病,如焦虑、抑郁等,这些精神心理共病是 IBS 的危险因素,并且预示着患者更差的生活质量和预后。

(二)脑 - 肠轴失调

中枢神经系统对肠道传入信号的处理及对肠神经系统的调节异常与 IBS 的发病有关。脑 - 肠轴失调包括中枢神经系统异常、自主神经系统异常和肠神经系统异常。如 IBS 患者直肠扩张刺激增加前中部扣带回皮质(ACC/MCC)、前额叶皮质(PFC)、岛叶皮质(IC)及丘脑等区域活动性,以 ACC 最为显著,而且与正常对照组比较,IBS 患者上述区域对疼痛刺激的反应更加明显。自主神经系统异常表现在 IBS 患者交感神经活动增加,副交感神经活动减弱,便秘型 IBS 患者存在胆碱能神经功能紊乱。动物实验发现肠神经系统可塑性以及 ENS 相关的神经递质如 5-HT 存在异常。脑 - 肠轴失调可能导致胃肠动力紊乱,参与内脏高敏感发生,社会心理因素会导致脑 - 肠轴失调。

(三)遗传及基因多态性

单卵双胞胎 IBS 发生较双卵双胞胎高,IBS 患者伴有多种功能蛋白的基因多态性改变,目前

Note

较明确的有神经递质代谢或转运蛋白如 5-HT 转运体和受体基因多态性、炎症因子基因多态性等。在 IBS 人群 5-HT 转运酶(serotonin transporter,SERT)和 G 蛋白 β_3(GNB$_3$)多态性发生率与正常对照组比较有明显差异,我国广州 IBS 患者 5-HT 转换酶多态性较正常对照组也明显增高。

(四)免疫紊乱

IBS 患者有外周和肠道局部免疫失调,更多表现为肠道局部免疫紊乱。空肠、回肠、结肠肥大细胞数量明显增加,脱颗粒增加,其分泌的介质如组胺、类胰蛋白酶增加,而 IBS 患者嗜铬细胞增加也会使 5-HT 分泌增加,IBS 患者直肠巨噬细胞来源的 IL-1β 表达明显增加。这些因子会作用于肠道平滑肌、ENS,从而影响肠道生理功能。在腹泻型和混合型 IBS 患者升结肠、横结肠、降结肠和直肠上皮内淋巴细胞数量明显增加,小肠黏膜固有层 T 淋巴细胞数量增多。

(五)肠道菌群紊乱

IBS 患者肠道菌群失调,主要表现为肠腔益生菌数量减少,如双歧杆菌和乳酸杆菌,而肠杆菌数量增多,双歧杆菌 / 肠杆菌比值降低,并且黏膜菌群中类杆菌和梭菌增多而拟杆菌减少。补充益生菌后患者的症状明显改善,病理生理学功能恢复,充分说明肠道菌群紊乱在 IBS 发病中的作用。

肠道菌群的另外一个方面是小肠细菌过度生长(small intestinal bacterial overgrowth,SIBO),SIBO 与腹胀和排便异常等症状有关。口服不吸收的抗生素利福昔明后,大部分患者乳果糖氢呼气试验结果恢复正常,腹胀随之缓解。

(六)胃肠动力障碍

胃肠动力异常被认为是 IBS 症状发生的重要病理生理机制。

1. 结肠运动异常   IBS-C 表现为结肠传输时间延长,而 IBS-D 结肠传输时间缩短;IBS-D 患者结肠收缩运动频率和高幅推进收缩波(high amplitude propagated contraction,HAPC)增加,而 IBS-C 患者则减少;IBS 患者袋状往返运动的频率明显增加,说明 IBS 患者结直肠抑制反射受损;部分患者出现餐后结肠推进性蠕动增加,乙状结肠动力增加。

2. 小肠运动异常   IBS-D 患者小肠内容物转运速度加快,而 IBS-C 患者小肠转运速度减慢,小肠通过时间延长。IBS-D 患者消化间期移行性复合运动(MMC)周期较正常人缩短,而 IBS-C 患者则明显延长。此外,相当多的患者有丛状收缩,在 IBS-D 及 IBS-C 两种亚型均有发生。

3. IBS 食管和胃运动异常   IBS 患者动力异常主要位于大肠和小肠,有部分研究显示 IBS 患者食管和胃也存在动力异常,如下食管括约肌(LES)压力较低、食管体部重复性收缩和自主收缩增多、食管下段对气囊扩张的耐受性差、近端胃舒张功能受损、胃排空异常等,与 IBS 患者伴发上消化道症状重叠有关。

(七)内脏高敏感性

内脏高敏感性是指内脏组织对刺激的感受性增强,可以出现对化学或机械刺激的敏感,表现为疼痛阈值的下降,即痛觉过敏,甚至在生理状态下不引起痛觉的刺激也能诱发疼痛,即痛觉异常。IBS 患者存在肠道、脊髓和大脑三个层面的敏感性增高。直肠气囊扩张试验表明 IBS 患者痛阈下降,对直肠扩张等机械性刺激敏感性增高。刺激直肠 IBS 患者出现感觉的腹部皮肤发射区较正常人增大,说明脊髓敏感性增加。IBS 患者直肠扩张后大脑活动反射区域及范围如扣带皮质区、岛叶等对直肠扩张的反应表现出更高的兴奋性,表明中枢敏感性增高。

(八)肠道感染和炎症

约 30%~40% IBS 患者有胃肠道急性感染的病史,称之为感染后 IBS(post- infectious irritable syndrome,PI-IBS)。可能的机制与以下因素有关:①遗传性因素:如编码肠黏膜屏障和天然免疫相关基因 *TLR9*、*IL6* 和 *CDH1* 为患者发展为 PI-IBS 独立危险因素;②心理社会因素:被认为是患者在肠道急性感染恢复后发展为感染后肠易激综合征独立危险因素之一,尤其是存在疑病症和负性生活事件的患者;③感染源因素:空肠弯曲杆菌感染后发展为 PI-IBS 的危险性较沙门菌感

Note

染后要高,而我国志贺痢疾杆菌感染是 IBS 发生的危险因素,南亚(印度、巴基斯坦)寄生虫感染是 IBS 的危险因素;④抗生素使用:有研究发现,急性沙门菌肠炎患者使用抗生素后有 17.6% 会发展为 PI-IBS,而未使用抗生素患者 PI-IBS 发病率仅为 9.3%;⑤性别和年龄:女性更易在急性肠炎后发展为 PI-IBS,年龄超过 60 岁患者发展为 PI-IBS 风险低于 60 岁以下的患者。

三、临床表现

(一)症状

IBS 的临床特征是慢性、反复发作的腹痛或者腹部不适,同时伴有排便习惯的改变,起病隐匿,病程为 6 年至数十年,症状易迁延不愈,可严重影响患者生活质量,但对患者生命无影响。

1. 腹痛　腹痛为 IBS 突出的临床表现,进食后可能会加重,主要位于左下腹、脐周或下腹部,疼痛程度不等。性质可为痉挛性痛,也可表现为隐痛、刺痛,可放射至腰背部、季肋部或会阴部,腹痛多在排便或排气后明显缓解或减轻。

2. 腹部不适　即腹部难以用腹痛来形容的不适感,但不是腹胀,腹部不适的部位不固定,程度不一。

3. 排便习惯与大便性状改变　根据 IBS 患者不同的亚型,排便习惯改变可以表现为腹泻、便秘、腹泻和便秘交替,或腹泻向便秘转换等。大便性状可表现为稀水样或糊状、干球粪或硬粪。

4. 其他腹部症状　可能表现还有排便紧迫感、排便费力、排便不尽感、腹胀或者大便带黏液。也有相当多的患者可出现烧心、反流、上腹痛、上腹灼热、早饱、餐后腹胀、恶心、呕吐等上消化道症状。

5. 胃肠外症状　IBS 患者存在较多的胃肠外症状,包括头痛、疲劳、肌痛、性交困难、尿频、尿急、排尿不尽感、头晕等症状,严重患者同时存在精神心理异常如焦虑、抑郁等。胃肠外的症状与他们伴有的神经精神异常有关,也可能与这部分患者并存纤维性肌痛、慢性盆腔痛和慢性疲劳综合征有关。

(二)体征

IBS 患者多无明显的阳性体征,部分患者可能有腹部轻压痛。

四、辅助检查

对于有报警症状如便血、贫血、消瘦、腹部包块、夜间腹泻、腹痛、年龄 40 岁以上以及新出现的症状,有结肠癌、乳糜泻及 IBD 家族史的患者,需要进行相关检查,排除器质性疾病。

血常规、血生化检查了解肝功能、肾功能和血糖情况。多饮、多食、出汗、消瘦等可行甲状腺功能检查以排除甲状腺疾病。对于腹泻型和混合型 IBS,可行血清抗肌内膜抗体和谷氨酰胺转移酶抗体水平定性检测,以排除乳糜泻的可能性。可行粪便相关检查以排除细菌感染、寄生虫感染。腹部超声、腹部或盆腔 CT、全消化道造影可以排除腹部器质性疾病。

对于新近出现症状的 IBS 患者,年龄 40 岁以上并有结直肠癌家族史的患者,或者在随诊过程中消化道症状有变化,症状加重以及出现报警症状的患者应行结肠镜检查排除结肠器质性疾病。对于 40 岁以下,有典型 IBS 症状以及无报警症状的患者不推荐常规检查结肠镜。对怀疑有乳糖不耐受的患者可行呼气氢试验,呼气氢试验在小肠细菌过度生长诊断中有一定作用,但不作为 IBS 诊断的常规检查。呼气氢试验还可以了解肠道对单糖的耐受情况(如乳糖不耐受、果糖不耐受)、了解肠道传输时间等。

五、诊断及鉴别诊断

(一)诊断

IBS 的诊断是以症状为基础的,详细的病史询问和细致的系统体格检查在 IBS 的诊断和鉴

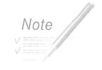

别诊断中至关重要,目前采用罗马Ⅲ标准(表 9-2)。支持诊断的症状有:①排便频率异常:每周排便少于 3 次,或每日排便多于 3 次;②粪便性状异常:干球粪或硬粪,或糊状粪 / 稀水粪;③排便费力;④排便急迫感、排便不尽、排黏液以及腹胀。

表 9-2　IBS 的罗马Ⅲ诊断标准 *

反复发作的腹痛或不适 **,最近 3 个月内每个月至少有 3 天出现症状
合并以下 2 条或多条:
1. 排便后症状缓解
2. 发作时伴有排便频率改变
3. 发作时伴有大便性状(外观)改变

* 诊断前症状出现至少 6 个月,近 3 个月符合以上标准
** 不适意味着感觉不舒服而非疼痛

根据患者粪便性状的不同,罗马Ⅲ诊断标准进一步将 IBS 分为 4 种亚型,分别为 IBS 便秘型、IBS 腹泻型、IBS 混合型、IBS 未定型(表 9-3)。根据 Bristol 粪便性状量表分型:1 型:分散的干球粪,如坚果,很难排出;2 型:腊肠状,多块的;3 型:腊肠样,表面有裂缝;4 型:腊肠样或蛇状,光滑而柔软;5 型:柔软团块,边缘清楚(容易排出);6 型:软片状,边缘毛糙,或糊状粪;7 型:水样粪,无固形成分。1~2 型为便秘,6~7 型为腹泻,不少亚洲患者认为 3 型也属便秘。

表 9-3　IBS 的罗马Ⅲ亚型分类标准

1. 便秘型 IBS(IBS-C)块状 / 硬便 >25%,且稀 / 水样便 <25%
2. 腹泻型 IBS(IBS-D)稀 / 水样便 >25%,且块状 / 硬便 <25%
3. 混合型 IBS(IBS-M)稀便和硬便均 >25%
未定型 IBS(IBS-U)排便性状改变未达到上述三型要求

(二)鉴别诊断

需要与 IBS 进行鉴别的疾病主要是引起腹痛、腹部不适和排便习惯改变的胃肠道或者全身性器质性疾病。

需要鉴别的疾病有:①肠道感染性疾病:如肠道寄生虫感染(血吸虫肠病、阿米巴痢疾、贾第虫病)、病毒感染(HIV 及相关的感染、病毒性胃肠炎)、慢性细菌性感染;②食物与饮食:一些食物或者饮食因素可引起 IBS 样的症状,如乳糖不耐受,果糖不耐受,油腻食物,饮酒,咖啡因,食物过敏等;③其他功能性胃肠病:如功能性腹痛、功能性消化不良、功能性腹泻 / 便秘等;④炎症性肠病或其他器质性胃肠病:如克隆恩病、溃疡性结肠炎、显微性肠炎、胶原性肠炎、乳糜泻、缺血性肠炎、肠梗阻、胰腺功能不全、胆汁酸相关的疾病以及胃切除术后相关的术后综合征等;⑤妇科相关的疾病:需要与妇科疾病如子宫内膜异位症,痛经,卵巢癌等进行鉴别;⑥神经系统疾病:需要与神经系统相关的疾病如脊髓病变、多发性硬化、帕金森病等进行鉴别;⑦内分泌或者代谢性疾病:一些内分泌或者代谢性疾病也会长期表现为胃肠道症状,如甲状腺疾病、糖尿病、胰腺内分泌肿瘤、高钙血症、卟啉病等;⑧精神类疾病:因相当多的 IBS 患者存在胃肠外症状,如头痛、头晕、焦虑等,需要与精神类疾病如惊恐障碍、躯体化症状以及焦虑障碍等进行鉴别;⑨药物相关的胃肠道症状:不少药物可以导致腹痛、腹泻等,如抗生素、化疗药物、阿片制剂、抗抑郁药、非甾体类抗炎药、抑酸药以及降压药等。

六、治疗

目前尚无一种方法或药物有肯定的疗效,主要是个体化对症处理。治疗目的是消除患者顾虑,减轻或缓解症状,减少发作的频率及程度,提高生活质量。

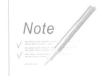

（一）一般治疗

首先应该建立良好的医患关系,安慰和建立良好的医患关系是有效、经济的治疗方法,也是所有治疗方法得以有效实施的基础。在对 IBS 患者问诊时应详细耐心,与患者建立良好的联盟,共同应对疾病。用患者能够理解的语言,向患者进行充分的解释,回答患者关心的问题,对患者进行支持,给患者以希望。嘱患者调整生活方式,建立规律的排便习惯。

（二）饮食治疗

约70%左右的 IBS 患者认为饮食可加剧其胃肠道症状,饮食种类或方式的改变可改善症状。饮食治疗是以患者自己感受为依据的,即患者应该避免或减少诱发 IBS 症状的食品。已有的研究表明可能与以下饮食有关:过度饮食、油腻食物、奶制品、碳水化合物、咖啡因、乙醇以及高蛋白食物。

对 IBS 患者推荐增加饮食中纤维素的摄入,尤其是便秘型 IBS 患者,可改善 IBS 患者的肠道功能,但不可溶的纤维素能导致腹胀和腹部不适的症状,从而加重 IBS 患者的症状,而可溶性纤维素及车前草能改善 IBS 患者的症状。

西方研究发现某些特定的碳水化合物摄入如乳糖、乳果糖或其他可酵解的低聚糖、双糖、单糖及多元醇(被称为 FODMAPs)与 IBS 症状相关,低 FODMAPs 饮食可能会减轻 IBS 症状。FODMAPs 饮食在小肠吸收少,分子小而具有渗透活性,可被肠道细菌利用并发酵产生气体,从而导致 IBS 症状。

（三）药物治疗

药物选择方案主要是对症治疗。

1. 便秘型 IBS 的药物治疗

（1）纤维素和膨胀剂:补充纤维素通常作为便秘型 IBS 而平时纤维素摄入不足的首要措施,包括欧车前、甲基纤维素和多羧钙。

（2）轻泻药:渗透性轻泻药如聚乙二醇、乳果糖,刺激性的轻泻药如比沙可啶,对慢性便秘的患者疗效明确,需要注意不良反应如腹胀、腹痛、电解质紊乱和腹泻。

（3）5-HT$_4$ 受体激动剂普卢卡必利:普卢卡必利对慢传输便秘患者有治疗作用,该药选择性强、不良反应少、对肠道的促动力作用强。

（4）氯离子通道激动剂:鲁比前列酮(lubiprostone)是前列腺素的衍生物,能选择性激活氯离子通道,促进氯离子、钠离子和水转运至肠腔,目前在美国已经用于慢性便秘及便秘型 IBS 的治疗。主要的不良反应为恶心、腹泻和腹痛。胃肠道梗阻和孕妇患者禁用。

（5）其他可能对便秘型 IBS 有效的药物:如鸟苷酸环化酶受体激动剂利那洛肽(linaclotide)、胆汁酸转运蛋白抑制剂等已完成临床研究,前者正在国内进行临床多中心的研究试验。

2. 腹泻型 IBS 的药物治疗

（1）止泻药:对腹泻型 IBS 患者可选用止泻药如洛哌丁胺,减少大便次数,使大便成形,其主要机制是作用于肌间神经丛阿片受体,减慢结肠传输,但不能缓解患者腹痛症状。

（2）5-HT$_3$ 拮抗剂:能抑制胃肠道动力、减少内脏敏感性和腹痛,如阿洛司琼,但因其能导致便秘、缺血性肠炎等较严重的不良反应,限制了其临床应用。

（3）利福昔明:作为广谱抗生素,很少被肠道吸收,对革兰阳性和阴性的厌氧菌及需氧菌均有作用。多中心试验提示,短期内使用能缓解 IBS 患者的腹泻、腹胀症状,2015 年被美国 FDA 批准用于治疗非便秘型 IBS 患者。

3. IBS 患者腹痛的治疗

（1）解痉药:解痉药如匹维溴铵、曲美布丁、东莨菪碱、美贝维林、阿尔维林可以短期内缓解 IBS 患者腹痛的症状,但长期效果尚不明确。

（2）抗抑郁药物:抗抑郁药可以降低内脏敏感性,从而缓解腹痛,同时处理 IBS 患者并存的心理障碍,常用的药物包括三环类抗抑郁药、选择性 5-HT 再摄取抑制剂(SSRIs)。

4. 益生菌　有研究表明,常用的益生菌如双歧杆菌和乳酸杆菌可以减少 IBS 患者腹痛、腹胀、排便不尽感等症状,对腹泻患者的效果得到认可,但针对不同亚型患者选取哪种益生菌尚不明确。

5. 心理行为学治疗　认知行为治疗(CBT)、心理治疗、催眠疗法和应激处理能改善 IBS 的症状,提高 IBS 患者的生活质量,可用于难治性 IBS 患者和作为药物治疗的辅助治疗。

七、预后

IBS 病程长,反复发作,但预后一般较好,大部分患者在 12 个月内症状消失,并很少引起新的疾病。然而持续性的腹部症状的预后较差,约 5%~30% 的患者在 5 年后仍有症状。提示预后不好的危险因素包括严重心理障碍、病程长和有既往手术史等。

(侯晓华)

第三节　功能性便秘

一、概述

功能性便秘(functional constipation,FC)患者具有便秘症状,但肠镜等检查未发现胃肠道有结构性异常,主要由胃肠道动力功能降低及直肠肛管不协调运动所致。临床上表现为排硬便或干球便、排便次数减少、排便困难,后者包括排便费力、排便不尽感、直肠肛门梗阻感/阻塞感、辅助排便等。

便秘可发生于不同年龄阶段,随着年龄增长,患病率增加。女性便秘患者多于男性。便秘患病率还受社会经济条件、精神心理压力、地理及生活习惯等因素影响,低收入、文化程度不高的人群便秘发病率高。运动量少的人群便秘患病率亦高。西方人群便秘患病率从 1.9% 到 28% 不等,多数报道为 10%~20%。流行病学调查显示我国便秘患病率多在 3%~5%,五市居民人群调查显示约 6% 的人受功能性便秘困扰,香港人群便秘患病率为 14%。

二、病因及发病机制

(一)生活习惯

便秘患者可有饮食量减少、低热量饮食、低植物纤维素饮食、进食无规律、不吃早餐、液体的摄入量少等习惯。不良的排便习惯与便秘关系密切,如不定时排便、抑制正常便意、排便姿势不恰当、排便注意力不集中,不良的排便习惯可能造成直肠敏感性减弱、排便反射被抑制、胃肠通过时间延长等。

(二)精神心理因素

工作压力大、精神紧张、心理压力大的人群易患便秘,不少功能性便秘患者有抑郁、焦虑等心理障碍。

(三)胃肠激素及神经递质

慢性便秘患者兴奋性胃肠激素(胃动素和促胃液素)降低,血浆和肠道黏膜组织 P 物质浓度降低,结肠 5-HT$_3$ 和 5-HT$_4$ 受体表达下调,而抑制性神经功能增强,如一氧化氮能纤维增加、分布密集。

(四)胃肠道动力异常

①结肠传输时间延长:结肠蠕动功能下降,特别是长距离推进性蠕动的数量减少和幅度降低,无力将大便及时地推送至直肠,粪便在结肠存留时间延长,水分吸收增加,大便干结;②直肠

动力减弱：直肠推力是人体克服肛门括约肌阻力将粪便逼出直肠的动力；③小肠运动异常：小肠消化间期移行性复合运动（migrating motor complex，MMC）周期延长、传导速度降低；④上消化道动力异常：便秘患者不仅存在结直肠动力异常，还同时存在食管、胃等上消化道动力异常，表现为食管排空、胃排空、胆囊排空异常。

（五）直肠肛管运动不协调

排便时耻骨直肠肌或肛门外括约肌不松弛为排便障碍的主要原因，此时直肠 - 肛管的压力梯度为负值，直肠的推力无法克服耻骨直肠肌或肛门外括约肌收缩所增加的阻力，无法将粪便排出体外。

（六）直肠感觉异常

部分便秘患者存在直肠感觉迟钝，直肠球囊扩张时初始感觉阈值、排便阈值及最大耐受容量升高，直肠壁受压力刺激引起便意的阈值增高，无法发放排便冲动，从而产生便秘。

（七）分泌功能异常

患者对钙离子相关的氯离子促分泌素组胺和卡巴胆碱的反应性显著降低，存在钙离子相关的氯离子分泌障碍。而结肠细菌消化食用纤维形成的挥发性脂肪酸和胆盐衍化的脱氧胆酸减少，它们刺激结肠的分泌、抑制水与电解质吸收的作用降低，从而引起便秘。

三、临床表现

FC 患者表现为排硬便或干球便、排便次数减少（通常每周排便次数不超过 3 次）、排便费力、排便不尽感、直肠肛门阻塞感、手法辅助排便等，有的患者还表现为排便时间延长（大部分患者排便时间在 15 分钟以上）、便量减少、便意缺乏、大便不能完全排空、排黏液便等，有的患者还可出现腹胀、恶心、嗳气等消化不良症状。

多数患者体征不明显，部分患者在左下腹可扪及痉挛收缩的肠管或充满粪团的肠管。

四、辅助检查

肠道动力和肛门直肠功能检测所获得的数据虽不是慢性便秘临床诊断必需的资料，但对科学评估肠道和肛门直肠功能、功能性便秘分型、治疗方法选择、疗效评估非常重要。

（一）肠传输试验

临床上采用 X 线法及核素扫描法测定结肠通过时间。核素法价格昂贵，难以普及。不透 X 线标志物法简易、价廉、安全，被国际认可。随同标准餐摄入不透 X 线标志物，拍摄腹部平片，根据标志物的分布计算结肠传输时间和排出率，判断是否存在结肠传输延缓，也可初步了解是否存在排便障碍（曾称出口梗阻型便秘），需进一步行直肠肛门功能检查。

（二）直肠肛门测压

肛门直肠测压能评估肛门直肠的动力、协调运动和感觉功能、监测用力排便时盆底肌有无不协调性收缩、是否存在直肠压力上升不足、是否缺乏肛门直肠抑制反射等。

（三）球囊逼出试验

通过测定肛门直肠对球囊（水囊或气囊）的排出时间，可以初步判断患者有无排便障碍。正常人在 60 秒内排出球囊，超过 60 秒即为异常。此方法简单、易行，但球囊排出时间正常并不能完全排除盆底肌不协调收缩的存在。

（四）排粪造影

排粪造影通常是采用 X 线造影技术，将一定剂量的钡糊注入直肠，模拟生理性排便活动，动态观察肛门直肠的功能和解剖结构变化，测定静坐、提肛强忍、力排各时相的肛门直肠角（近似直肠轴线与肛管轴线的夹角）、肛上距（肛管直肠接合部中点至耻尾线的垂直距离）、乙耻距（乙状结肠至耻尾线的垂直距离）。该检查主要用于鉴别便秘系功能性，还是器质性疾病所致，如直肠

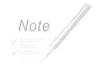

黏膜脱垂、内套叠、直肠前突、肠疝(小肠或乙状结肠疝)、盆底下降综合征等。磁共振排粪造影具有能同时对比观察盆腔软组织结构、多平面成像、分辨率高、无辐射等优点。对难治性排便障碍型便秘,排粪造影是外科决定手术治疗方式的重要依据。

（五）其他

肌电图可记录结肠及肛门括约肌的肌电活动,FC 最常见的肌电图改变为耻骨直肠肌矛盾收缩。会阴神经潜伏期检查可了解有无神经损伤。肛门测压结合腔内超声检查能显示肛门括约肌有无局部张力缺陷和解剖异常,为手术定位提供线索。

此外,FC 患者常伴睡眠障碍、焦虑抑郁情绪,特别是在经调整生活方式和经验治疗仍不能缓解便秘症状时,应特别注意对精神心理及睡眠状况的评估,分析判断心理异常和便秘的因果关系。

五、诊断及鉴别诊断

（一）功能性便秘的诊断

FC 的诊断首先应排除器质性疾病和药物因素导致的便秘,且符合罗马Ⅲ FC 的诊断标准(表 9-4)。

表 9-4　罗马Ⅲ:功能性便秘的诊断标准 *

1. 必须包括下列 2 项或 2 项以上:
 a. 至少 25% 的排便感到费力
 b. 至少 25% 的排便为干球粪或硬粪
 c. 至少 25% 的排便有不尽感
 d. 至少 25% 的排便有肛门直肠梗阻感 / 堵塞感
 e. 至少 25% 的排便需要手法辅助(手指协助排便、盆底支持)
 f. 每周排便少于 3 次

2. 不用泻药时很少出现稀粪

3. 不符合肠易激综合征的诊断标准

* 诊断前症状出现至少 6 个月,且近 3 个月症状符合以上诊断标准

（二）功能性便秘的分型

根据患者肠道动力和肛门直肠功能改变特点将 FC 分为 3 型。

1. 慢传输型　结肠传输延缓,主要症状为排便次数减少、粪便干硬、排便费力。

2. 排便障碍型　即出口梗阻型便秘,主要表现为排便费力、排便不尽感、排便时肛门直肠堵塞感、排便费时、需要手法辅助排便等。诊断应在符合 FC 的基础上有肛门直肠排便功能异常的客观证据(表 9-5)。

3. 混合型　患者同时存在结肠传输延缓和肛门直肠排便障碍的证据。

表 9-5　罗马Ⅲ:功能性排便障碍的诊断标准

必须符合功能性便秘的诊断标准
在反复尝试排便过程中,至少包括以下 2 项:
 球囊逼出试验或影像学检查证实有排出功能的减弱
 压力测定、影像学或肌电图检查证实盆底肌肉不协调性收缩(如肛门括约肌或耻骨直肠肌)、或括约肌基础静息压松弛率小于 20%
 压力测定或影像学检查证实排便时直肠推进力不足

（三）严重程度判断

根据相关症状及其对生活质量的影响,便秘分为轻度、中度和重度。轻度是指便秘症状较轻,

Note

不影响日常生活,通过整体调整及短时间用药即可恢复正常排便;重度者便秘症状重且持续,严重影响工作和生活,需用药物维持治疗,不能停药或药物治疗无效;中度者介于轻度和重度之间。

(四)功能性便秘的鉴别诊断

许多疾病及药物均可以引起便秘。对近期内出现便秘、便秘症状或便秘伴随症状发生变化的患者,鉴别诊断尤为重要。应详细询问用药史,对疑为系统性疾患如甲状腺疾患、糖尿病、结缔组织病等导致便秘的患者,应进行有关生化学检查。重度便秘需排除肠道器质性疾病,如假性肠梗阻。对年龄 >40 岁、有警报征象(包括便血、粪便隐血阳性、贫血、消瘦、明显腹痛、腹部包块,有结、直肠息肉史和结直肠肿瘤家族史)者,应行结肠镜影像学检查。

六、治疗

FC 治疗目的是缓解症状,恢复正常肠动力和排便生理功能。治疗应遵循个体化原则,根据病情轻重采取分层治疗原则。

(一)调整生活方式

调整生活方式包括增加高纤维食物摄入量、多饮水、多运动、建立良好的排便习惯等。目前还没有足够的研究数据支持改变生活方式的整体效果。早期研究显示,增加纤维素摄入可以增加排便次数,特别是对于平时纤维素摄入量少的患者效果明显,推荐每日摄入膳食纤维 25~35g;研究发现饮水量少者更易患便秘,推荐每天至少喝水 1.5~2.0L;适度运动可以改善便秘症状,尤其对于久病卧床及少动的老人更有益;结肠动力在晨醒、餐后最为活跃,建议患者在晨起或餐后2 小时内尝试排便,排便时应集中注意力。

(二)药物治疗

1. 通便药　通过调整生活方式症状无法改善的患者,给以药物治疗。选择通便药治疗时,应根据循证医学证据(表 9-6),同时考虑药效、安全性、药物依赖性以及价效比,避免长期服用刺激性泻剂。

(1)容积性泻药:通过滞留粪便中的水含量、增加粪便体积而起到通便作用,主要用于轻度便秘,服药时应同时补充足够的液体。常用药物有欧车前、聚卡波非钙、麦麸等。用法:甲基纤维素 1.5~5g/d;聚卡波非钙 1g/ 次,3 次 / 天;欧车前 600~900mg/d。

(2)渗透性泻药:在肠内形成高渗状态,吸收水分,增加粪便体积,刺激肠道蠕动,可用于轻、中度便秘。临床上常用的有聚乙二醇 4000 散(每次 10g,1~2 次 / 天)、不被吸收的糖类如乳果糖(每次 10~15g,3 次 / 天)、盐类泻药如硫酸镁(每次 10~20g,1 次 / 天)。聚乙二醇口服后不被肠道吸收代谢,其钠含量低,不引起肠道净离子的吸收或丢失,不良反应较少。乳果糖在肠道中被分解为乳酸和醋酸,可促进肠道生理性细菌的生长。过量应用盐类泻药可引起电解质紊乱,老年人、心功能不全、肾功能不全者特别应慎用。

(3)润滑性泻药:通过润滑肠道及减少结肠对水分的吸收,利于粪便排出。包括开塞露、矿物油、液状石蜡(每次 10~30ml)等。

(4)刺激性泻药:作用于肠神经系统增强肠道动力和刺激肠道分泌。包括比沙可啶(每次 5~10mg,1 次 / 天)、酚酞、蒽醌类药物和蓖麻油(每次 10~30ml,1~2 次 / 天)等。短期服用比沙可啶是安全有效的。因在动物试验中发现酚酞可能有致癌作用,该药已撤出市场。动物试验发现长期使用刺激性泻药可引起不可逆的肠神经损害,长期使用蒽醌类泻药可引起结肠黑变病,建议短期、间断使用这类泻药。

2. 促动力药　普卢卡必利作为高选择性 5-HT₄ 受体激动剂增加肠道动力,2mg/d 可以获得比较好的疗效。普卢卡必利对正常传输和慢传输便秘患者均有治疗作用,其中对慢传输患者治疗效果更明显。

3. 其他药物　鲁比前列酮为局限性氯离子通道激活剂,选择性活化位于胃肠道上皮尖端管

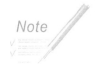

腔细胞膜上的 2 型氯离子通道（CIC-2），增加肠液的分泌和肠道的运动性，增加排便，每次 24μg，2 次 / 天。利那洛肽（鸟苷酸环化酶兴奋剂）可以活化肠道上皮局部的 GC-C 受体，使肠道内液体分泌量增多，肠道蠕动增加。阿片受体拮抗剂（溴甲纳曲酮、alvimopan、NKTR 118）抑制肠道神经递质释放，减少阿片类药物引起的便秘；alvimopan 选择性地阻断吗啡的外周作用，却不降低中枢拮抗作用。益生菌通过增强肠道菌群，可能有调节胃肠运动功能、缓解便秘症状的作用。

表 9-6　便秘药物的循证医学证据

药物		证据等级和推荐水平
容积类轻泻剂	欧车前	Ⅱ级，B 级
	聚卡波非钙	Ⅲ级，C 级
	麦麸	Ⅲ级，C 级
	甲基纤维素	Ⅲ级，C 级
渗透性泻剂	聚乙二醇	Ⅰ级，A 级
	乳果糖	Ⅱ级，B 级
刺激性泻剂	比沙可啶	Ⅱ级，B 级
	番泻叶	Ⅲ级，C 级
促动力剂	普卢卡必利	Ⅰ级，A 级

摘自世界胃肠组织全球指南　便秘：全球的观点（2010）

（三）精神心理治疗

合并精神心理障碍、睡眠障碍的患者应给予心理指导、认知治疗等；有明显心理障碍的患者可予以抗抑郁焦虑药物治疗；对严重精神心理异常的患者应转至精神心理专科进行治疗。

（四）生物反馈

通过直肠肛管测压使患者了解自己的排便生理学异常，训练患者协调盆底肌群与直肠的运动，从而纠正异常的排便生理。生物反馈是盆底肌功能障碍所致便秘的有效治疗方法，对于混合型便秘患者先给予生物反馈治疗，无效时加用泻剂。研究显示，生物反馈治疗能持续改善患者的便秘症状、心理状况和生活质量。推荐 2~3 次 / 周，30~60 分 / 次，疗程 3~6 个月。

（五）其他治疗方法

电针刺激能改善慢传输型便秘患者的症状、生活质量和焦虑抑郁状态。有研究报道，骶神经刺激可以改善经保守治疗无效、无肛门括约肌解剖改变的顽固性便秘患者症状。

（六）手术治疗

FC 经过一段时间严格的非手术治疗无效时，可考虑手术治疗，但一定要掌握好手术适应证。慢传输型便秘患者，可选择结肠全切除术、结肠次全切除术、结肠旷置术或末端回肠造口术。排便障碍型便秘患者主要手术方式有 PPH 手术、经腹直肠悬吊术、STARR 手术、Bresler 手术，以及传统经直肠或者阴道直肠前突修补术。

七、预后

FC 的预后与患者对治疗的顺应性、病理生理改变有关，心理障碍、长期服用刺激性泻剂影响预后。排便障碍型对治疗的反应好，而慢传输型，尤其是右半结肠通过时间延长，疗效差。

FC 对机体有一定的危害。有人报道排便频率每周少于 3 次是大肠癌发生的危险因素之一，男性 FC 患者易患远端结肠癌，而女性患者则更易患近端结肠癌。FC 患者易发生结肠憩室，便秘所致结肠憩室多见于老年人。FC 可增加女性患者患乳腺癌的危险性，严重便秘患者，尤其是排便障碍型排便时费力，加重了心脏负担及脑供血不足。

（侯晓华）

本章小结

1. 功能性胃肠病患者有消化道症状,但无器质性病理改变。
2. 确诊功能性胃肠病应排除器质性疾病,目前以罗马Ⅲ标准为临床诊断手段。
3. 治疗以对症处理为主,遵循个体化原则。

思考题

试述常见功能性胃肠病的诊断标准。

参考文献

1. 中华医学会消化病学分会胃肠动力学组.中国消化不良的诊治指南.中华消化杂志,2007,27(12):832-834.

2. 中华医学会消化病学分会胃肠动力学组.中国慢性便秘的诊治指南.中华消化杂志,2013,33:291-297.

3. 中华医学会消化病学分会胃肠动力学组.肠易激综合征的诊治指南.中华消化杂志,2008,28:38-40.

4. Drossman DA. Rome Ⅲ: The functional gastrointestinal disorders. 3rd ed. Degnon Associates, Inc, 2006.

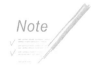
Note

第十章 肝脏疾病

第一节 解剖生理概要

一、肝脏的位置、形态

肝脏主要由肝细胞、细胞间质及其所属的胆管、血管、淋巴管及神经等组成。位于右上腹横膈下,是人体最大的消化腺。正常成人的肝脏重量男性为 1200~1600g,女性为 1100~1300g,相当于体重的 1/50。小儿肝脏可达体重的 1/20。肝脏呈不规则的楔形,红褐色,质软而脆,表面光滑。肝脏上面膨隆,与膈肌接触,称为膈面。膈面上有矢状位的镰状韧带附着,将肝脏分为左、右两叶。右叶厚而大,左叶薄而小。膈面后部腔静脉沟有下腔静脉通过。肝脏下面与一些腹腔脏器邻接,称为脏面。脏面中部有左右纵沟及横沟,略呈"H"形。横沟称为肝门或第一肝门,包含了门静脉、肝固有动脉、肝管、神经及淋巴管。左侧纵沟窄而深,沟前部有肝圆韧带,沟后有静脉韧带。右侧纵沟阔而浅,前部有胆囊窝容纳胆囊,后部有下腔静脉沟通过下腔静脉,临床上将此沟上端称为第二肝门。

从体表投影看,肝上界与膈穹隆一致,成人肝的上界一般在右锁骨中线交于第 5 肋水平。肝大部分为肋弓所覆盖,仅在腹上部左、右肋弓之间露出 3~5cm,贴靠腹前壁。所以,正常成人在右肋缘下不易触及肝下界。但瘦长体型、腹壁松软者,在深吸气时可在右肋缘下触及肝下缘,不超过 1cm,剑突下不超过 3cm。由于肝上面借冠状韧带连于膈,故当呼吸时,肝可随膈的运动而上下移动,升降可达 2~3cm。当腹上部以及右季肋区如受到暴力打击或肋骨骨折时,可导致肝脏破裂。

肝的邻近脏器:左叶上膈面邻近心包和心脏,右叶上膈面邻近右胸膜腔和右肺,因此肝右叶脓肿有时侵蚀膈面而波及右胸膜腔和右肺。右叶后缘内侧邻近食管,左叶下面接触胃前壁,方叶下接触幽门,右叶下面前边接触结肠肝曲,中部近肝门处邻接十二指肠,后边接触肾和肾上腺。

二、肝脏的分叶、分段

肝以肝内血管和肝内裂隙为基础,可分为五叶、四段,即左内叶、左外叶、右前叶、右后叶、尾叶;左外叶又分为左外叶上、下段,右后外又分为右后叶上、下段。

肝内管道系统有两个,一个是 Glisson 系统(肝门静脉、肝动脉、肝管在肝内的分支和属支被结缔组织纤维鞘所包绕形成),另一个是肝静脉系统。

三、肝脏的组织学

肝脏被许多条韧带固定于腹腔内,肝脏表面被灰白色的肝包膜包裹着。门静脉、肝动脉、肝管、淋巴管和神经,以及少量结缔组织从肝门进入肝内,将肝实质分成许多具有相似形态和功能的基本结构单位,称为肝小叶(hepatic lobule)。其呈多面棱柱形,大小不均,平均长约 2mm,宽约 1mm,正常成人约有 50 万 ~100 万个肝小叶。

肝小叶中心为中央静脉,周围是肝细胞排列不规则、相互连接的板状结构,称为肝板。中央静脉位于肝小叶中央,沿长轴走行,管壁薄,有肝血窦开口。肝板由肝细胞单行排列,沿中央静脉放射状排列,呈凹凸不平的板样结构。肝板间充填着肝血窦。肝小叶之间以结缔组织分隔。相邻肝小叶间的特定区域内,集中了小叶间动脉、小叶间静脉、小叶间胆管、小淋巴管和神经纤维,称为门管区或汇管区。每个肝小叶周围有3~4个门管区。肝血窦位于肝板与肝板间的陷窝内,并通过肝板上的孔彼此吻合成网状管道。由肝血窦内皮细胞、库普弗细胞(Kupffer cell)、大颗粒淋巴细胞组成。在内皮细胞与肝细胞之间有一狭长的间隙,称为窦周隙或 Disse 隙。

四、肝脏的血液循环

肝脏的血流量极为丰富,约占心输出量的 1/4。每分钟进入肝脏的血流量为 1000~1200ml。肝脏的血液供应的 3/4 来自门静脉,1/4 来自肝固有动脉。门静脉的终支在肝内扩大为静脉窦,它是肝小叶内血液流通的管道。肝动脉是来自心脏的动脉血,主要供给氧气;门静脉收集消化道的静脉血,主要供给营养。

(一)肝固有动脉

肝固有动脉是肝脏的营养血管,主要供给氧气。行于肝十二指肠韧带内,分为左、右支,分别进入肝左、右叶,在肝内分为各级分支至小叶间动脉,将血注入肝血窦。

(二)门静脉

门静脉是肝的功能血管,把来自消化道含有营养的血液送至肝血窦,是肝脏血液的主要来源(约占 70%)。门静脉由肠系膜上静脉和脾静脉(含肠系膜下静脉)汇合而成。其始端是胃、肠、脾脏、胰腺、肝外胆管等器官的毛细血管网,终端入肝后再反复分支最后汇入肝血窦,因此是介于两端毛细血管间的静脉系。门静脉存在分流现象,即门静脉血液进入肝脏之前并未充分混匀,来自肠系膜上静脉的血液大部分经门静脉右支进入右肝,而肠系膜下静脉和脾静脉血液,多经门静脉左支进入左肝。因此,临床上出现肠系膜上静脉管理区域病变多累及右肝,肠系膜下静脉管理区域病变累及左半肝。门静脉系统在体内属于独立的循环系统,但它与体静脉系统之间有广泛的侧支循环。当门静脉高压时,经肝脏的血流受阻,侧支循环开放,门静脉系统的血液可分流入体静脉系统,从而出现食管胃底静脉曲张等表现。

(三)肝静脉

肝静脉起源于肝小叶中央静脉,血液流入小叶下静脉,最后汇合成肝左静脉、肝右静脉和肝中静脉,在第二肝门处直接注入下腔静脉。肝静脉系统壁薄,没有静脉瓣。肝静脉阻塞可发生在肝静脉的任何部位,但常见于肝静脉汇入下腔静脉的入口处。阻塞常由血栓引起,但有时也因癌栓或增生性炎症遗留的纤维索、纤维网、纤维膜所致。急性期表现为肝淤血、肝大。慢性期可发生肝纤维化和结节样再生,从而使正常肝脏结构丧失。此外,可发生门静脉高压从而导致脾大和门体分流,而且 20% 的患者可继发门静脉血栓形成。由于肝尾叶血流直接汇入下腔静脉而通常不受影响,后期肝尾状叶可代偿性增大。

五、肝脏的功能

肝脏是体内新陈代谢最活跃的器官,也是进行生物转化的器官。肝脏的主要功能是进行糖的分解、贮存糖原,参与蛋白质、脂肪、维生素、激素的代谢,解毒,分泌胆汁,吞噬、防御功能,制造凝血因子,调节血容量及水电解质平衡,产生热量等。在胚胎时期肝脏还有造血功能。据估计,在肝脏中发生的化学反应有 500 种以上,肝脏可以将体内新陈代谢产生的有毒物质或代谢废物,转化为无毒或低毒的物质,经过胆道系统或尿液、粪便等途径排出体外。

(一)蛋白质代谢

肝脏具有很强的蛋白质合成能力,也是蛋白质分解的主要器官。由消化道吸收的氨基酸在肝脏内进行蛋白质合成、脱氨、转氨等作用,合成的蛋白质进入血液循环供全身器官组织需要。除 γ 球蛋白外,90% 的血浆蛋白是肝脏合成的,其中合成量最多的是白蛋白。白蛋白只在肝脏合成,成人肝脏每天合成的白蛋白约 12g,是血浆的主要载体蛋白,可运输胆红素、长链脂肪酸、胆汁酸盐、类固醇激素、金属离子、药物等不易溶于水的物质。测定血浆白蛋白水平可反映肝脏的合成功能,当肝细胞受损时,白蛋白合成能力下降,可出现低白蛋白血症,表现为水肿、腹水等症状。另外,肝脏还合成了大量凝血因子(Ⅴ、Ⅶ、Ⅸ、Ⅹ、Ⅺ、Ⅻ等),当发生肝脏疾病时,肝细胞合成凝血因子减少,同时肝细胞灭活已活化的凝血因子的功能减退,可出现出血倾向。

肝脏是体内多数氨基酸分解代谢的重要器官。肝脏将氨基酸代谢产生的有毒的氨,通过鸟氨酸循环转化成无毒的尿素,经肾脏排出体外。所以肝病时尿素合成能力下降,可致血氨浓度升高,从而引起神经精神症状。

（二）糖类代谢

糖在体内储存的形式是糖原。合成糖原的器官主要有肝脏、肌肉和肾脏,前两者含量最高,肾脏糖原的含量最少。肝脏合成分解糖原及糖异生的作用可维持血糖浓度的恒定。进食后,小肠吸收的葡萄糖,由门静脉到达肝脏,一部分被肝细胞摄取,转变为肝糖原,储存在肝脏中。另一部分由肝静脉进入血液循环,运输到全身各组织器官,供其使用。空腹时,血糖水平下降,肝糖原分解,生成葡萄糖补充血糖,首先供心、脑、肾等重要器官使用。当饥饿 10 多个小时或剧烈运动、长时间劳动后,储存的肝糖原绝大部分已被消耗,肝脏供应血糖的主要途径为糖异生。其过程是将甘油、乳酸、丙酮酸、氨基酸等非糖类物质转变为葡萄糖或糖原。当肝功能严重损害时,肝脏在糖类代谢中的作用降低,血糖的稳定能力下降,饥饿时容易发生低血糖,且糖异生能力下降,对乳酸的处理能力下降,可造成乳酸水平升高,故不宜使用大量乳酸类药物。

（三）脂类代谢

肝脏是脂类代谢的中心,能合成和储存各种脂类,也是脂类运输的枢纽。膳食中的脂类包括甘油三酯及少量的磷脂、胆固醇等。这类脂类最主要的消化场所在小肠上段。在十二指肠中的胆汁是较强的乳化剂,可增加脂类的溶解性,胰液含有胰脂肪酶催化甘油三酯水解,含有胆固醇酶催化胆固醇水解。这些催化产物体积更小（直径约 2mm）、极性更大,易被肠黏膜细胞吸收。一部分脂肪随血液循环进入肝脏,以后再转变为体脂而贮存。饥饿时,贮存的体脂可先被运送到肝脏,然后进行分解。在肝内,中性脂肪可水解为甘油和脂肪酸,此反应可被肝脂肪酶加速。甘油可用于糖异生,而脂肪酸可释放入血,与白蛋白结合形成复合物转运,在肝脏中完全氧化为二氧化碳和水,并释放出大量能量供机体利用。肝脏还是体内脂肪酸、胆固醇、磷脂合成的主要器官之一。当脂肪代谢紊乱时,可使脂肪堆积于肝脏内形成脂肪肝。肝脏借分泌到胆汁内的胆酸来调节肠管对脂类的吸收,肝脏每天合成胆酸约 4g,但是每天需要 24g 胆酸盐来乳化脂肪。因此,胆酸必须由回肠重吸收进行肝肠循环,完成 6~12 次,才能应付需要。

（四）微量元素代谢

肝脏是体内微量元素代谢的重要器官,铜蓝蛋白和血红蛋白由肝脏合成,铜和铁分别是其重要组成部分。肝脏病变时必然会影响微量元素的代谢。当系统性铜缺乏时,可引发 Menkes 病,当铜过多时,可导致 Wilson 病（肝豆状核变性）。体内缺铁时会造成免疫功能和细胞功能的广泛损伤,使淋巴细胞内 DNA 合成障碍,抗体产生受阻,白细胞和巨噬细胞杀伤能力下降。铁过多时可致血色病,当肝脏严重受累时可致肝硬化。

（五）胆汁代谢

肝细胞每天不断地分泌胆汁约 600~1000ml,胆汁中以胆汁酸盐含量最多。人类的胆汁酸主要有胆酸、鹅脱氧胆酸、脱氧胆酸,并有少量的石胆酸和微量的熊去氧胆酸。结合型胆汁酸是与甘氨酸或牛磺酸的氨基结合的胆汁酸,而游离型胆汁酸是未同甘氨酸或牛磺酸结合的胆汁酸。胆汁酸在消化过程中可促进脂类食物和脂溶性维生素在肠道的消化和吸收,并维持胆汁中胆固

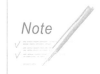

醇的可溶性状态,此外,胆汁酸还能促进胆汁分泌,具有重要的利胆作用。胆汁经胆管输送到胆囊,胆囊起浓缩和排放胆汁的功能。胆汁酸随胆汁进入肠道后,结合型胆汁酸在回肠部位主动重吸收,游离型胆汁酸在小肠各部及大肠被动重吸收。重吸收的胆汁酸经门静脉入肝,在肝细胞内,游离型胆汁酸被重新转变成结合型胆汁酸,再随胆汁排入肠腔,形成胆汁酸的肠肝循环。正常情况下,血清中胆汁酸含量很少,为 $0\sim9.67\mu mol/L$,当肝细胞损害或肝内、外胆管阻塞时,胆汁酸代谢出现异常,导致胆汁酸升高。

(六) 胆色素代谢

体内胆红素的主要来源是衰老的红细胞,占 80%~85%。胆红素难溶于水,可与血浆白蛋白结合而运输,由肝细胞摄取并进行生物转化为结合胆红素,再由肝细胞分泌进入胆管系统,随胆汁排入小肠。在回、结肠内细菌的作用下,结合胆红素还原成胆素原,大部分(80%~90%)随粪便排出,小部分(10%~20%)被肠道重吸收,经门静脉入肝,形成胆素原的肠肝循环。肝脏及胆道系统功能障碍时,可因胆红素代谢障碍而致血清胆红素浓度增高,出现高胆红素血症及黄疸。

(七) 维生素、激素代谢

肝脏是多种维生素特别是脂溶性维生素吸收、储存、转化的场所。人体 95% 的维生素 A 都贮存在肝内,维生素 K 的吸收主要通过胆汁的分泌,活性维生素 D_3 是在肝脏中转化生成的,多种维生素在肝内参与辅酶的合成。激素能影响和改变肝脏的许多重要功能,如细胞再生、蛋白质的合成、糖和脂类的物质代谢。同时肝脏对激素的代谢又有明显的影响。正常情况下血液中各种激素都保持一定含量,多数激素在发挥其生理作用后,经肝脏处理失去活性。当严重肝细胞损伤时,激素灭活障碍,体内雌激素、醛固酮和抗利尿激素灭活减少,可出现肝掌、毛细血管扩张、水钠潴留等临床表现。

(八) 生物转化功能

生物转化是指机体通过化学反应,使非营养物质的极性增加,有利于随胆汁或尿液排出体外的转变过程。肝脏对毒物、药物、激素的生物转化体现了肝脏的"解毒"功能。肝脏的生物转化反应可分为第一相反应和第二相反应。前者包括氧化、还原、水解反应,后者包括结合反应。

1. 氧化反应　肝细胞中存在不同的氧化酶系,包括微粒体氧化酶系、线粒体单胺氧化酶系和脱氧酶系。微粒体氧化酶系可催化许多毒物、药物氧化,如甲苯、苯巴比妥,使其水溶性增加易于排出体内。线粒体单胺氧化酶系可催化组胺、酪胺、尸胺、腐胺等肠道腐败产物氧化脱氨,生成相应无毒的醛类。

2. 还原反应　肝细胞中的还原反应参与的酶系包括偶氮还原酶和硝基还原酶。可还原含有硝基、偶氮基和羰基的外来化合物以及二硫化物、亚砜化合物,使其成为无毒的化合物并失去作用。

3. 水解反应　肝细胞中存在各种水解酶,如酯酶、酰胺酶、糖苷酶等,分别水解各种酯键、酰胺键、糖苷键。某些药物如普鲁卡因(酯类)、异丙乙酰胺(酰胺类)、洋地黄毒苷(糖苷类)可在肝中进行水解反应。

4. 结合反应　结合反应往往属于耗能反应,可保护机体不受外来异物毒害,维持内环境。常见的结合反应有葡糖醛酸结合、硫酸结合、乙酰基结合、甘氨酰基结合、甲基结合、谷胱甘肽结合及水化等。其中葡糖醛酸结合是肝细胞内最重要、最普通的结合反应。用葡糖醛酸类制剂(如葡醛内酯)治疗肝病,其原理就是增加肝脏的结合反应。

(九) 防御再生能力

肝脏每分钟流经肝脏的血液量高达 1000ml 以上,是最大的网状内皮细胞吞噬系统。肝静脉窦内皮层含有大量的库普弗细胞,有很强的吞噬能力,门静脉血中 99% 的细菌经过肝窦时被吞噬。因此,肝脏的防御滤过作用极为重要。肝脏有强大的再生和代偿能力。肝脏可以比较安全地耐受 50% 肝叶切除,在没有炎症、纤维化、硬化等背景的肝脏上,甚至可以耐受 75% 肝实质切除。或者受到严重伤害,残留的正常肝细胞仍能照常工作。在人类,只要尚存 300g 以上的健康肝组织,肝功能也无太大障碍。手术切除肝脏体积的 75%,4 个月左右即可恢复原来大小。

(陈世耀)

第二节 脂肪性肝病

一、概述

脂肪性肝病(fatty liver disease,FLD)是与遗传 - 环境 - 代谢应激相关的临床综合征,通常称为脂肪肝(fatty liver),定义为肝脏弥漫性脂肪浸润,可伴有肝内炎症、肝细胞坏死和凋亡、肝再生受损、肝星状细胞活化和肝纤维化形成等病理学改变。根据起病方式可分为急性、慢性两大类。急性脂肪肝非常少见,多为小泡性脂肪肝,可见于妊娠期发病、四氯化碳中毒、药物性肝脏损害等。慢性脂肪肝最常见,近年发病率不断增加,临床上脂肪肝通常指慢性脂肪肝,病理上多为大泡性或以大泡性为主的混合性脂肪肝,病因主要包括长期乙醇摄入、肥胖及代谢综合征等。根据是否大量饮酒可分为酒精性脂肪性肝病(alcoholic fatty liver disease,简称酒精性肝病)和非酒精性脂肪性肝病(non-alcoholic fatty liver disease,NAFLD)。

脂肪性肝病现已成为西欧、美国、澳大利亚、日本第一大慢性肝病以及肝酶异常的重要病因,普通成人 NAFLD 患病率高达 20%~33%,我国随着生活水平的提高 NAFLD 也呈明显上升趋势,患病率约 15%~25%。据统计所示,在过去的 7~10 年,中国发达地区成人脂肪肝患病率大概增加了一倍。

(一)病因

在脂肪肝的发生发展过程中,引起肝细胞脂肪变性的特定性因素很多,大致可分为营养性、化学性、内分泌代谢性、生物性、遗传性、免疫性以及精神、心理和社会性因素等几大类。

1. **营养性因素** 营养不良性脂肪肝主要因为饮食中蛋白质摄入不足,或者摄入氨基酸不平衡,如缺乏必需氨基酸如精氨酸、亮氨酸、异亮氨酸等。多发生于发展中国家或经济落后地区,婴幼儿最为多见。营养过剩性脂肪肝可导致肥胖,多由于长期能量摄入超量所致。肥胖症现已成为发达国家和富裕地区脂肪肝的重要病因,体重指数和腰围与脂肪肝及脂肪性肝炎的发生发展有明显的关系。另外,长期接受全胃肠外营养,成人多发生肝细胞脂肪变和脂肪性肝炎,儿童(婴儿为主)则发生胆汁淤积。

2. **化学性因素** 某些亲肝毒物(苯、二氯乙烷、二氯乙烯、钡盐、砷、溴苯、磷、铬等)、药物(糖皮质激素、四环素、雌激素类制剂、三苯氧烷、门冬酰胺酶、甲氨蝶呤等)、乙醇等均可诱发脂肪肝。嗜酒指男性饮酒折合乙醇量 >80g/d 或女性 >40g/d,持续饮酒 5 年以上。嗜酒是欧美国家脂肪肝和肝硬化最常见的病因。

3. **内分泌代谢因素** 许多内分泌代谢疾病可引起肝细胞脂肪变性。如临床上约 40% 的非胰岛素依赖性糖尿病患者合并脂肪肝,且大多为中度或中度以上脂肪肝,可能与肥胖和运动不足有关。高甘油三酯血症可见于脂肪肝患者,常伴随肥胖和糖尿病。代谢综合征多有家族史,可出现肥胖、高血压、高胰岛素血症、高脂血症以及脂肪肝,血脂异常多表现为甘油三酯和高密度脂蛋白胆固醇下降。高脂饮食、含糖饮料以及乙醇中毒均可诱发高脂血症,进而参与脂肪肝的发生。

4. **生物性因素** 嗜肝病毒、某些细菌等病原微生物及寄生虫感染可引起肝细胞变性坏死及炎症。近来研究发现,丙型肝炎病毒感染可引起大泡性肝细胞脂肪变性,丁型肝炎病毒感染可引起小泡性肝细胞脂肪变性。

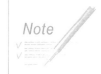

5. 遗传因素 遗传因素致病主要是通过遗传物质基因突变或染色体畸形发生的。可见于肝豆状核变性(Wilson disease)、半乳糖血症、肝糖原贮积症、果糖耐受不良、尿素循环酶先天性缺陷等疾病。另外,某些遗传易感性疾病如肥胖、2 型糖尿病、原发性高脂血症易发生脂肪性肝疾病,可能与胰岛素抵抗相关的遗传易感性有关。嗜酒性酒精性肝病的发生也与遗传因素有一定的关系。

6. 其他 慢性心肺功能衰竭以及睡眠呼吸暂停综合征通过缺血、缺氧导致肝细胞脂肪变性和坏死。此外,现代化的工作和居住环境、多坐少动的生活方式、高脂肪高热量的膳食结构以及生活懒散等因素与肥胖及脂肪肝的发生有关。另外,各种工业化学制剂及药物可能导致更多脂肪肝的发生。

(二) 临床表现

1. 肝内脂肪沉积本身的临床表现。

2. 原发疾病和(或)伴随疾病的表现,如代谢综合征及其相关的心脑血管疾病。

3. 脂肪性肝炎、肝硬化、肝癌及其相关肝衰竭和门静脉高压症的表现。

二、酒精性脂肪性肝病

(一) 概述

酒精性脂肪性肝病(以下简称酒精性肝病,alcoholic liver disease,ALD)是由长期大量饮酒所致的慢性肝脏疾病。酒精性肝病的基本病变包括脂肪变、炎症、纤维化。病情的演变起初多为轻症酒精性肝病,进而发展为酒精性脂肪肝、酒精性肝炎、酒精性肝纤维化,最终为酒精性肝硬化。

(二) 病因

酒精性肝病发病机制解说众多,主要有以下几个:

1. 乙醇(酒精)的代谢 90% 在肝脏,酗酒和酒精性肝病与遗传易感性有关。

2. 乙醇的代谢产物为乙醛、乙酸,其氧化的代谢效应可产生自由基导致肝细胞、线粒体损伤,并诱发细胞凋亡。

3. 乙醇诱导的细胞因子可在肝脏中发挥免疫损伤和炎症反应。

4. 乙醇对转录和代谢调节因子有重要的作用。

5. 饮食和乙醇之间的相互作用在酒精性肝损伤中有重要的作用。

6. 自噬通路的减弱可促进摄入乙醇的致病作用。

7. 叶酸缺乏和肝脏甲基代谢异常可能在酒精性肝病中发挥一定作用。

8. 细胞因子在活化肝星状细胞中的作用。

(三) 病理

酗酒不但可引起肝实质细胞即肝细胞变性、坏死及炎症反应,同时也可引起肝非实质细胞,包括肝窦的库普弗细胞、内皮细胞、肝星形细胞的活化。酒精性肝病最早、最常见的病变是脂肪变性,以大泡性脂肪变为主,主要分布于小叶中央区,进一步发展呈弥漫分布。脂肪变性是可逆的,一般戒酒 2~6 周可消退。严重病变时可出现肝细胞凋亡、坏死、炎症,肝细胞骨架损伤可导致肝细胞气球样变性、Mallory 小体形成。Mallory 小体在 HE 染色中呈紫红色不规则形团块,其阳性率与日均饮酒量有关,乙醇摄入越多,Mallory 小体形成越多。故 Mallory 小体在酒精性肝病中有明确的诊断意义,其广泛形成是酒精性肝病发展为肝硬化的危险因素。酒精性肝纤维化发生较早,且较弥漫,常见窦周纤维化、汇管区及汇管区周围纤维化、中央静脉周围纤维化三类病变。

根据病变程度,可将酒精性肝病分为轻症酒精性肝病、酒精性脂肪肝、酒精性肝炎、酒精性肝纤维化、酒精性肝硬化。轻症酒精性肝病可见酒精性肝病的基本病变,如大泡性脂肪变、灶性气球样变、坏死灶伴中性粒细胞浸润及小叶中心窦周纤维化,但病变轻,肝小叶结构无变化,戒酒后可恢复。酒精性脂肪肝镜下特点是 >30% 的肝细胞发生大泡性脂肪变。酒精性肝炎由肝细胞骨架损伤、炎症、坏死和纤维化组合而成。酒精性肝纤维化可不经肝炎阶段而直接进入肝硬化，其主要病变是不同程度的窦周纤维化和终末静脉周围纤维化。酒精性肝硬化特点是典型的小结节性肝硬化，肝大，再生结节大小较一致，约为 1~3mm。

（四）临床表现

患者明确的饮酒史：每日饮用乙醇大于 80g（我国为 40g）并持续 5 年以上。其临床表现轻重不一，可从无症状单纯性肝大至出现门静脉高压和肝衰竭的征象。

轻症酒精性肝病和酒精性脂肪肝患者无明显自觉症状，偶有肝区疼痛。

酒精性肝炎患者则症状相对重，但轻重不一。轻的酒精性肝炎肝脏轻度肿大，余无明显症状。一般患者发病前往往有短期内大量饮酒史，可有食欲减退、恶心、呕吐、全身疲倦等症状。病情较重的酒精性肝炎可出现腹痛、黄疸、体重明显减轻、肝脾大和肝区压痛，甚至出现可逆性门静脉高压、腹水、胃肠道出血、肝性脑病等危重症状。

酒精性肝硬化患者平均在 50 岁左右出现症状，常于 60 岁前后死亡，猝死率高。早期常无明显不适，以后渐渐出现肝功能损害和门静脉高压的症状及体征，与其他原因导致的肝硬化症状相似。酒精性肝硬化合并肝癌的发病率很高，一旦发生肝硬化，即使戒断饮酒也不能防止肝癌的发生。

（五）辅助检查

1. 实验室检查

（1）用于筛查慢性乙醇中毒的实验室指标：主要有：①平均红细胞容积（MCV），在乙醇大量使用 6 周后升高（MCV≥95fl）；②血清天冬氨酸氨基转移酶（AST）和丙氨酸氨基转移酶（ALT），酒精性肝损伤 AST 升高程度大于 ALT，AST/ALT 比值 >2，且 AST<350IU/L；③血清 γ- 谷氨酰转移酶（GGT），早期即可升高，GGT 增高幅度通常大于碱性磷酸酶（ALP），男性灵敏度高于女性；④血清缺糖基转铁蛋白（CDT），灵敏度 69%~91%，特异度 100%，可能为当前反映慢性乙醇中毒的最为敏感的生化指标。

（2）反映病情的指标：总胆红素和凝血酶原时间（PT）检测有助于酒精性肝病的病情的判断。两者均正常或仅有胆红素轻度升高为轻度，总胆红素大于 85.5μmol/L 为中度，如同时伴有 PT 延长 4 秒以上则为重度酒精性肝炎。酒精性肝硬化时血清转氨酶正常或轻度升高，但白蛋白下降伴随球蛋白、免疫球蛋白 G 和 A 增高，PT 延长，以及血小板计数减少。

2. 影像学检查

（1）超声学检查：肝组织脂肪化达到 10% 即可发现超声异常，肝脂肪变达到 30%~50% 以上超声可准确诊断。常见诊断标准是：①肝脏回声弥漫性增强（"明亮肝"），即肝实质回声增强（回声水平肝 > 脾 > 肾）；②肝脏远场回声衰减；③肝内血管模糊，显示不清。凡具第 1 项加第 2、3 项之一项者可确诊；仅具备第 1 项者可作疑似诊断。

（2）CT/MRI：CT 平扫是观察脂肪肝的最好的方法。正常肝脏实质密度均匀，密度为 45~65Hu，稍高于脾脏密度。脂肪肝时肝细胞内脂肪含量越高，CT 值越低，严重时可呈负值。肝脏 / 脾脏 CT 值 <1，可诊断为脂肪肝。MRI 检查价格昂贵，但当 CT 难以区分肝脏恶性肿瘤还是局灶性脂肪肝或弥漫性脂肪肝伴正常肝岛时，MRI 特别是位相 MRI 可明确诊断。

（3）瞬时弹性超声：是一种新型的肝纤维化无创检测方法。利用弹性波检测肝脏硬度，从而更准确地评估肝脏纤维化程度。现已开发出一种同时定量测定肝脂肪含量的新方法，预期不久将应用于临床的诊断和评估。

3. 病理学检查 肝穿刺活检是酒精性脂肪性肝病确诊及分期的"金标准"。但病理学无法区分酒精性和非酒精性脂肪性肝病，且肝活检有创伤，存在采样误差和标本穿刺偏移现象，不同病理医生的评估结果一致性尚待提高。

（六）诊断及鉴别诊断

1. 诊断

（1）长期饮酒史：饮酒史需达到一定的饮酒年限(5 年以上)和饮酒量,乙醇量男性≥80g/d(我国 40g/d),女性≥40g/d(我国 20g/d)。疑似乙醇滥用或过量饮酒的患者,需采用合适的乙醇调查量表等进一步评估。如达到诊断标准的饮酒史,又除外病毒性肝炎或药物性肝炎、代谢障碍引起的肝损害及其他肝病,即可诊断为酒精性肝病。少数患者同时合并病毒性肝炎如乙型肝炎、丙型肝炎等。

（2）辅助检查：B 超及 CT 检查明确脂肪肝表现。各种肝功能检查发现 ALT、AST、GGT 升高,AST/ALT>2,血清甘油三酯和纤维化指标升高,凝血酶原时间(PT)延长,凝血酶原活动度(PTA)下降。PTA 在 50% 以下,白细胞升高者预后不良。另外,可有贫血、低蛋白血症、肝内胆汁淤积多以结合胆红素升高为主。诊断不确定者必要时行肝穿刺活检。

（3）合并症诊断：对确定酒精性肝病的患者,需进一步检查了解是否合并其他器官功能障碍,如心肌病、骨骼肌萎缩、胰腺功能障碍和酒精性神经毒性。

2. 鉴别诊断

（1）表现为肝大的相关疾病：酒精性肝病需与非酒精性脂肪性肝病、病毒性肝炎、血吸虫性肝病、药物性肝损伤、自身免疫性肝病、累及肝的代谢疾病和血液病、原发性肝癌、假性 Budd-Chiari 综合征等相鉴别。

（2）引起腹水的疾病：酒精性肝硬化晚期出现腹水与其他原因引起的肝硬化腹水发病机制一样。需与胆囊创伤后胆汁性腹水、肿瘤转移所致癌性腹水、黏液性水肿导致的腹水相鉴别。

（七）治疗

1. 戒酒　酒精性肝病患者需要戒酒或长时间禁酒,这是影响预后的关键性因素。戒酒对于单纯性酒精性脂肪肝绝对有效,肝内脂肪沉积一般在戒酒数周或数月内完全消退。戒酒可改善各类型酒精性脂肪肝患者的生存率,但一部分患者戒酒后脂肪性肝炎仍持续存在,并发肝硬化。

2. 营养支持　酒精性肝病患者通常合并营养不良,主要是蛋白质、维生素、热量缺乏,而营养不良又可加剧酒精性肝损伤。因此,在戒酒的基础上给予优质蛋白、高热量、低脂饮食,补充多种维生素(维生素 B 类、叶酸、维生素 A、维生素 E 等)。

3. 运动疗法　严重的酒精性肝病患者需卧床休息,病情稳定后进行非剧烈肌肉运动,增强体质。

4. 药物治疗　氧应激、脂质过氧化损伤是发病基础,N-乙酰半胱氨酸、水飞蓟宾、维生素 E 等抗氧化剂通过减少活性氧可减轻酒精性肝损伤的程度。补充多种维生素及微量元素如维生素 A-E、生物素、硒、锌、锰、铜、镁、叶酸和辅酶 Q。抗纤维化药物(秋水仙碱)、抗甲状腺药物(丙硫氧嘧啶)、多不饱和卵磷脂(多烯磷脂酰胆碱)、肝再生促进剂(胰岛素和高血糖素)等对轻症酒精性肝炎有一定的疗效,但对重症酒精性肝炎疗效不佳。糖皮质激素用于治疗重症酒精性肝炎,可缓解症状改善生化指标,但仍存在争议。另外,阿坎酸(acamprosate)可帮助戒酒。苯二氮䓬类有助于改善乙醇戒断症状。

5. 肝移植　对于满足下列条件的 Child-Pugh 分级 C 级酒精性肝硬化患者可行肝移植：禁酒 6 个月以上,情绪稳定,社会经济状况稳定,无其他酒精性器官损伤,愿意在移植术后接受心理治疗。重症酒精性肝硬化患者可考虑进行早期肝移植,但由于肝源紧张、费用昂贵等原因只能让小部分患者受益。

（八）预后

酒精性脂肪肝通过戒酒可部分恢复,预后良好。酒精性肝炎如能及时发现并戒酒治疗,大多数可改善症状,恢复正常,预后好,但如果不戒酒,可直接发展为酒精性肝硬化,死亡原因为肝

Note

功能衰减,预后差。

三、非酒精性脂肪性肝病

(一)概述

非酒精性脂肪性肝病(non-alcoholic fatty liver disease,NAFLD)又称非酒精性脂肪肝(non-alcoholic fatty liver,NAFL),是一种与胰岛素抵抗(IR)和遗传易感密切相关的代谢应激性肝损伤,病变主体多在肝小叶,以肝实质细胞脂肪变性和脂肪贮积为病理特征,但无过量饮酒史。NAFLD 疾病谱随病程的进展表现不一,主要包括单纯性脂肪肝(simple steatosis)、脂肪性肝炎(non-alcoholic steatohepatitis,NASH)、脂肪性肝纤维化和肝硬化。

NAFLD 与代谢综合征(metabolic syndrome,MS)的关系密切,甚至被认为是 MS 的肝脏表现,后者是以 IR 为中心环节,同时伴有高血糖、高血压、肥胖(或中心性肥胖)、高甘油三酯和低高密度脂蛋白 - 胆固醇等多种代谢异常的综合征。NAFLD 是 21 世纪全球重要的公共健康问题之一,亦是我国愈来愈重视的慢性肝病问题。NAFLD 的有效防治可阻止慢性肝病进展并改善患者预后。

(二)病因

2003 年,Brunt 将 NAFLD 的病因主要限于原发者,主要包括肥胖、具有胰岛素抵抗的代谢性疾病(如 2 型糖尿病、代谢综合征等)、高脂血症(主要为高甘油三酯血症)、瘦素缺乏或瘦素抵抗、遗传易感性或隐源性、特发性脂肪肝。

培养健康的行为如每日正常规律的三餐而不吃零食,保持适当的体重,不吸烟,不饮酒或少饮酒,每周 2~3 次的适量运动,适当的睡眠(每晚 7~8 小时),心理平衡与自我调适。定期体检超声(肝胆脾胰等),监测体重、腰围、血压、肝功能、血脂、血糖,以早期发现脂肪肝、糖尿病、高脂血症等病变。

(三)病理

NAFLD 在病理上特征表现:以大泡为主的混合性肝细胞脂肪变性,伴或不伴有肝细胞气球样变,小叶内混合性炎症细胞浸润以及窦周纤维化。

其系列性病变分三个阶段:从单纯的脂肪变性发展为脂肪性肝炎(NASH),最后导致肝纤维化和肝硬化。NAFLD 具有脂肪性病变的多项病理改变,如脂肪变、气球样变、Mallory 小体、炎症及纤维化,但又有许多不同之处。如脂肪变性和炎症较重,表现为大泡性脂肪变伴随小泡性脂肪变,而骨架损伤及纤维化程度较轻,进展较慢。

分级:1 级,仅有肝细胞脂肪变;2 级,肝脂肪变伴小叶内炎症;3 级,2 级加肝细胞气球样变;4 级,3 级加 Mallory-Denk 小体或肝纤维化。1 级为单纯性脂肪肝,3 级和 4 级因远期预后相似统称为 NASH,但对 2 级的归类尚有争议。

(四)临床表现

除可能有的基础疾病以及诱因的相关表现外,绝大多数 NAFLD 患者无任何症状,即使出现症状,也是非特异性的。部分患者自觉有右上腹轻度不适、隐痛或上腹胀痛、乏力等非特异症状,在儿童患者更常见。乏力可能是最常见的症状,但其程度与组织学损伤的严重程度无关。严重脂肪肝可出现瘙痒、食欲减退、恶心、呕吐等症状。进展至失代偿期的肝硬化患者可出现腹水、食管胃底静脉破裂出血、水肿以及肝性脑病的发作。黄疸常常发生于 NASH 晚期,并提示病变进展。

体格检查时,约 30%~100% 的患者存在肥胖,无痛性肝大为 NAFLD 的常见体征,呈轻至中度肿大,表面光滑,边缘圆钝,质地正常或稍硬,无明显压痛。患者可伴有脾大,小部分患者有肝掌、蜘蛛痣、腹壁静脉曲张等慢性肝病的体征。进展至肝硬化时,患者可出现黄疸、水肿、扑翼样震颤以及门静脉高压体征,甚至肌肉萎缩。

（五）辅助检查

1. 实验室检查

（1）血糖、血脂、胰岛素抵抗的检测：脂肪肝患者大多营养过剩,通常近期内体重增长和(或)体重过重、内脏性肥胖,通过测定空腹血糖、餐后 2 小时血糖,可发现空腹血糖异常、糖耐量损害、糖尿病。血脂全套检测可发现 TC、LDL-C、TG、游离脂肪酸增高,血尿酸增高。可根据空腹血糖和空腹胰岛素来计算胰岛素的抵抗。

（2）血清转氨酶检测：血清 AST 和 ALT 通常轻度升高,多在正常值上限的 2~3 倍以内,甚至仅为正常值范围高限,持续时间长,短期内无明显波动,除非肥胖者体重明显下降。通常以 ALT 升高为主,AST/ALT 比值 <1,比值 >1.3 提示并发进展性肝纤维化。

2. 影像学检查 同酒精性脂肪性肝病影像学检查。

3. 病理学检查 经皮肝穿刺活检组织学检查对于 NAFLD 的病理分型及其预后的判断非常重要,迄今尚无能够取代肝活检而准确判断肝组织炎症和纤维化程度的无创伤性诊断技术。但由于大多数 NAFLD 患者预后良好,且确诊后缺乏有效治疗措施,肝活检是否为确诊 NAFLD 的常规措施尚有争论。目前肝活检仅适用于以下特殊的临床问题：①局灶性脂肪肝或弥漫性脂肪肝伴正常肝岛难与恶性肿瘤区别；②排除某些少见的脂肪性肝疾患,如胆固醇酯贮积病、糖原贮积症、Wilson 病等；③肥胖的脂肪肝患者减少原有体重的 10% 或以上,血清转氨酶和 GGT 仍持续异常；④可疑无症状的 NASH,肝活检是唯一确诊手段；⑤任何怀疑不是单纯性肝细胞脂肪变或疑多种病因引起的脂肪肝或肝功能损害；⑥用于客观评价肝组织脂肪变性、炎症和坏死程度及其变化的诊断试验等。

（六）诊断及鉴别诊断

1. 诊断 对疑似 NAFLD 的患者可通过以下步骤来诊断：

（1）通过无创性的影像学检查明确脂肪肝的诊断：超声、CT、MRI 等。

（2）排除过量饮酒导致的酒精性肝病：至今尚无一个公认的区分酒精性肝病和 NAFLD 的饮酒阈值,事实上 NAFLD 患者即使少量饮酒也可诱发和加剧 NASH。非酒精性的范畴为：男性每周饮用乙醇量 <140g,女性 <70g。

（3）明确支持原发性 NAFLD 的病因：肥胖、糖尿病、高脂血症、高血压病等代谢综合征相关的指标。出现不明原因的血清 ALT 和(或)AST、GGT 持续升高半年以上。减肥和改善胰岛素抵抗后,异常酶谱和影像学脂肪肝改善甚至恢复正常。

（4）判断 NAFLD 的类型：根据病理改变,对其进行临床分型,以决定是否采取积极的干预和治疗措施。严重肥胖、伴有 2 型糖尿病、年龄在 45 岁以上、AST/ALT>1 是 NASH 存在的危险因素,对存在这些情况的患者应该考虑肝穿刺。以上任何一个步骤有困难者均可通过肝活检协助诊断。

2. 鉴别诊断 可导致继发性 NAFLD 的特定肝病,如病毒性肝炎(丙型肝炎多见)、自身免疫性肝炎、肝豆状核变性等肝病均可伴发肝脂肪变。全胃肠外营养、药物(糖皮质激素、胺碘酮、丙戊酸钠等)、库欣综合征、炎症性肠病等可导致脂肪肝的特殊情况。

（七）治疗

NAFLD 的主要死因为动脉硬化性血管事件,而肝脏相关死亡几乎仅见于 NASH 并发肝硬化者。为此,NAFLD 的治疗目标是控制代谢紊乱,防治糖尿病和心脑血管事件；次要目标为逆转肝细胞脂肪变,减少胆囊炎和胆石症的发生；附加要求为防治 NASH,阻止肝病进展、减少肝硬化和 HCC 发生。

1. 去除病因和诱因 肥胖是导致肝组织损害的重要危险因素,所以肥胖者控制体重,减少腰围尤为关键。具体可通过健康宣教纠正不良的生活方式和行为,如推荐中等程度的热量限制,肥胖成人每日热量摄入需减少 2092~4184kJ(500~1000kcal);改变饮食组分,建议低糖低脂的平衡膳食,增加膳食纤维含量;中等量有氧运动,每周 4 次以上,累积锻炼时间至少 150 分钟。避免体重急剧下降,禁用极低热卡饮食和空 - 回肠短路手术减肥,避免小肠细菌过度生长,避免接触肝毒物质,慎重使用可能有肝毒性的中西药物和保健品,严禁过量饮酒。

2. 改善胰岛素抵抗,纠正代谢紊乱 血管紧张素受体阻断剂、胰岛素增敏剂(二甲双胍、吡格列酮)以及深海鱼油和他汀等药物,以降低血压和防治糖脂代谢紊乱及动脉硬化。但肝功能不全患者慎用。

3. 保肝抗炎药物防治肝炎和纤维化 对于 NASH 患者,特别是肝活检提示有纤维化者,可用 1~2 种多烯磷脂酰胆碱、水飞蓟宾、甘草酸制剂、双环醇、维生素 E 等中西药物,疗程至少 1~2 年。

4. 积极处理肝硬化的并发症 根据临床需要采取相关措施,防治肝硬化门静脉高压和肝功能衰减的并发症。终末期肝病患者如 NASH 并发肝衰竭、失代偿期肝硬化以及 NAFLD 并发肝细胞癌可考虑肝移植手术治疗。

(八)预后

NASID 早期通过饮食控制和运动锻炼可完全恢复。NASH 如早期发现,经过积极的治疗多能明显改善。小部分 NASH 经过治疗仍能发展成肝硬化,甚至出现肝衰竭、并发肝细胞癌,预后不良。

(陈世耀)

第三节　自身免疫性肝炎

一、概述

自身免疫性肝炎(autoimmune hepatitis,AIH)是一种原因不明、进行性发展的肝脏慢性炎症。呈世界范围内发病,占慢性肝炎的 15%~20%,可发生于任何年龄的儿童和成人,多见于女性(男女比例为 1：3.6)。AIH 以自身免疫反应为基础,具有血清转氨酶升高、高免疫球蛋白血症和多种自身抗体,典型的组织学特征为界面性肝炎(interface hepatitis)、汇管区浆细胞浸润和纤维化改变等慢性肝脏炎症性病变。其发病过程可能涉及遗传易感性、环境诱发因素、自身抗原、免疫紊乱等多种因素之间复杂的相互作用,最终免疫耐受被打破,引起针对肝脏自身抗原的免疫反应,从而导致肝细胞的损伤、坏死及炎症,并最终进展为肝纤维化和肝硬化。近年来,随着对 AIH 研究的深入以及自身抗体和肝活检术的广泛开展,我国 AIH 患者的检出率逐渐增加。AIH 作为非病毒性慢性肝病的重要组成部分越来越受到重视。免疫抑制剂治疗能使绝大部分 AIH 患者病情得到缓解,甚至能逆转进展期肝纤维化,从而显著改善患者的生活质量和预后。

二、病因

遗传易感性被认为是主要发病基础,而病毒感染、乙醇和药物则被认为是在遗传易感性基础上的促发因素。

(一)遗传易感性

早在 1965 年,Mackay 就提出 AIH 可能存在遗传基础,目前对其遗传易感性的研究多集中在对人类白细胞抗原(HLA)基因的研究。依据 HLA-DR 单倍体不同 AIH 分为 3 种类型:①AIH-DR3 型;②AIH-DR4 型;③混合型。与 HLA-DR3 有关的 I 型 AIH 发病年龄较轻,病情进展快,常在免疫抑制剂治疗停药后复发,大多进展为肝衰竭,需肝移植;与 HLA-DR4 有关的 I 型 AIH 多发生于中老年女性,病情相对较轻,常伴有其他肝外自身免疫性疾病,免疫抑制剂反应良好,较少需要肝脏移植,但肝外自身免疫性综合征较常见。Ⅱ型 AIH 的遗传易感基因可能与

HLA-DRB1、HLA-DQB有一定的关联。有研究显示,基于HLA分型的AIH分型与基于自身抗体的分型比较,前者可能更能反映病因,更有助于对患者治疗和预后作出合理的判断。

（二）环境因素

环境中的病原体如细菌、病毒及药物、毒物等与自身免疫反应有密切的关系,具体的发病机制现在还不完全清楚。最主要的解释是分子模拟学说,外来抗原通过分子模拟自身抗原可能是免疫耐受缺乏的最主要原因,但这种机制在人类中还没有被证实。人们推测一些细菌（大肠埃希菌、金黄色葡萄球菌、沙门菌等）、病毒（麻疹病毒、巨细胞病毒、EB病毒、HBV、HCV等）和药物（干扰素、他汀类、米诺环素等）等可诱发AIH。最近,作用于DNA免疫的Ⅱ型AIH的鼠类动物模型显示作用于人类自身抗原的DNA免疫可能打破自身耐受,外来抗原和自身抗原通过分子模拟在体液和细胞免疫交互作用下引起肝脏损害。

（三）自身靶抗原

自身靶抗原是启动自身免疫级联反应的首要环节,无论是CTL细胞还是免疫球蛋白都需与自身靶抗原结合才能发生免疫损伤。表达在肝细胞表面的肝特异性膜蛋白——去唾液酸糖蛋白受体（ASGP-R）以及微粒体细胞色素P450 2D6（CYP2D6）目前被认为是相对较明确的激发AIH的抗原。抗原在遗传和诱发因素作用下激活的免疫反应十分复杂,激活的CD4+ T细胞（包括Th1和Th2）通过细胞间的黏附因子及细胞因子刺激B细胞产生多种非器官特异性自身抗体。此外,细胞因子还通过激活CD8+ T细胞介导ADCC效应杀伤肝细胞,激活TNF或Fas系统介导肝细胞凋亡,激活星状细胞促进肝纤维化的发生。Ⅱ型AIH患者中的LKM1可直接结合到肝细胞膜表面,固定补体导致ADCC。

三、病理

典型的AIH病理改变主要表现为界面炎,包括汇管和汇管周围区域的大量炎症细胞,主要为淋巴浆细胞的浸润,以及汇管周围肝细胞的碎屑样坏死,胆管常无累及。在重症病例中,可有小叶性肝炎、玫瑰花结样改变,以及汇管与汇管、汇管与中隔之间的桥接坏死。

四、临床表现

AIH多慢性起病,症状缺乏特异性,类似慢性病毒性肝炎,仅有30%的病例类似急性肝炎,但以急性肝衰竭起病的少见。主要有上腹部不适、纳差、恶心、乏力、肌肉疼痛、关节痛,部分患者有不同程度的黄疸,偶有轻度瘙痒等非特异性表现。约25%的患者可有肝外表现,如自身免疫性甲状腺炎、关节炎、溃疡性结肠炎、干燥综合征和滑膜炎等。约40%的患者没有任何症状,仅因肝酶升高而最终确诊。根据不同血清免疫学特征,临床上常将AIH分成三种不同的亚型。Ⅰ型和Ⅱ型AIH的临床表现有各自的特点,而Ⅲ型AIH除自身抗体不同外,临床表现与Ⅰ型相似。

（一）分型

不同类型AIH有各自的临床表现及血清学特征。

1. Ⅰ型　是本病最常见的类型,约占全部AIH的60%~80%,分布无地域差异,其特征为:抗核抗体（ANA）和（或）平滑肌抗体（SMA）阳性,核周型中性粒细胞胞质抗体（p-ANCA）及Anip蛋白抗体anti-actin也可阳性,高丙种球蛋白血症,女性发病多见（占71%）,激素治疗有效,易伴发甲状腺炎、溃疡性结肠炎、类风湿关节炎等肝外自身免疫疾病。此型还可进一步被分为Ⅰa和Ⅰb亚型。Ⅰa型ANA阳性,SMA也可阳性。发病年龄有双峰性,10~30岁发病者多见于HLA-DR3阳性者,30岁以后发病者多见于HLA-DR4阳性者,对免疫抑制剂疗效好,停药后不易复发;Ⅰb型SMA阳性,对治疗的反应不如前者。HCV血清学标志物的检出率在两个亚型间相当,均为14%左右。

2. Ⅱ型　相对少见,主要分布在欧洲和南美,特征性抗体为1型肝肾微粒体抗体（anti-

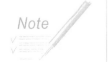

LKM1)、去唾液酸糖蛋白受体抗体（anti-ASGPR）和Ⅰ型肝细胞溶质抗原抗体（anti-LC1）。此型患者易合并溶血性贫血、1 型糖尿病、皮肤白斑病等，预后不如Ⅰ型，另外，由于此型患者 HCV 感染率高，故又可进一步分为两个亚型。Ⅱa 型不伴 HCV 感染，多为年轻女性，有家族自身免疫性疾病史，LKM-1 及 ALT 水平高，LC-1 阳性，对糖皮质激素应答好；Ⅱb 型伴有 HCV 感染，以老年男性患者为主，无家族史，LKM-1 及 ALT 水平低，使用激素可加重病情。

3. Ⅲ型 少见，SLA/LP 是此型特征性抗体，患者多为女性，其临床表现与Ⅰ型相似，故有人主张将该型归为Ⅰ型，对免疫抑制剂治疗应答良好是其重要临床特征。HCV 抗体的检出率约为11%。

4. Ⅳ型 AIH Ⅳ型 AIH 又称不明原因性肝炎。约 13% 的 AIH 患者采用标准免疫血清学方法测不到自身抗体，但患者有 AIH 的表现，如高丙种球蛋白血症、HLA 抗原表达异常、对激素治疗有效。

（二）重叠综合征

10%~20% 的 AIH 患者可同时伴有或随后发生原发性胆汁性肝硬化（PBC）或原发性硬化性胆管炎（PSC），即 AIH-PBC 或 AIH-PSC 重叠，称为重叠综合征（overlap syndrome）。

1. AMA 阳性 AIH 指血清 AMA 阳性，但 ALP、GGT 不升高，肝组织学检查显示 AIH 的病理特征。对这些患者的诊断目前尚存在争议。有学者认为，这些患者不会进展为 AIH-PBC 重叠综合征，应按单纯 AIH 病例对待。但是最近一项研究发现，部分 AMA 阳性 AIH 患者在长期的随访过程中，会逐渐出现 PBC 的特征。因此需要加强对 AMA 阳性 AIH 患者的长期随访观察。本型对免疫抑制剂治疗反应好。

2. 自身免疫性胆管炎 又称 AMA 阴性 PBC，指血清 AMA 阴性但有类似 AIH 的自身抗体，ALP、GGT 升高，肝组织学检查显示胆管异常的病理特征。此型对免疫抑制剂治疗的反应差。

3. AIH/PBC 重叠综合征 指血清 AMA 阳性，ALT、AST、ALP、GGT 均升高，肝组织学检查既可有 PBC，也可有 AIH 的特征。

4. AIH/PSC 重叠综合征 指血清可检测到类似 AIH 的自身抗体，但肝组织学检查以及胆管造影显示 PSC 的特征。

五、辅助检查

AIH 患者 AST/ALT 水平一般较胆红素和 ALP 升高更明显，血清 γ 球蛋白和 IgG 升高是一个主要特征。最近有研究认为 ALT、IgG 水平与肝脏组织活动度有相关性，其值升高反映肝脏组织炎症活动度较高，其值正常虽不能可靠地反映组织学的完全缓解，但可提示患者肝纤维化进展缓慢。自身抗体检测对 AIH 的诊断具有重要价值，其效价代表自身免疫反应的强度，分析某些抗体的动态变化水平有助于评价病情和指导治疗。

（一）自身抗体常规检测

1. ANA 及 SMA Ⅰ型 AIH 的特征性抗体。ANA 可与多种细胞核抗原反应，其单独出现率为 13%，与 SMA 的共同出现率达 54%。SMA 可与多种细胞骨架成分反应，包括肌动蛋白及非肌动蛋白，其单独出现率为 33%。

ANA 及 SMA 除见于Ⅰ型 AIH 外，也可见于 PBC、PSC、慢性病毒性肝炎、药物性肝炎、酒精性及非酒精性肝炎以及某些自身免疫病。

2. anti-LKM1 Ⅱ型 AIH 的特征性抗体，一般不与 ANA 及 SMA 同时出现。该抗体于体外可识别微粒体细胞色素 P450 酶系 2D6 分子（CYP2D6）的 4 个特定重组线性序列。约 5% 慢性丙型肝炎患者血清中也可存在低水平的 anti-LKM1。

3. p-ANCA 见于绝大多数 ANA 及 SMA 阳性 AIH，但不具有诊断特异性，可见于多种疾病。

(二) 自身抗体补充检测

在常规抗体分析后仍不能明确诊断时,可进一步分析如下抗体:

1. anti-actin　较 SMA 对 I 型 AIH 的诊断更具有特异性,但敏感性不如 SMA,故不能替代 SMA。

2. anti-LC1　对 II 型 AIH 的诊断较特异,而且监测血清变化规律还有助于评价病情及指导治疗。该抗体很少见于丙型肝炎,因此有助于 AIH 与丙型肝炎的鉴别。

3. anti-SLA/ anti-LP　对 AIH 的诊断具有高度特异性,见于 III 型 AIH。

4. anti-ASGPR　见于 85% 未经治疗的活动性 AIH 患者,可与 ANA 和 SMA 或 anti-LKM1 共同出现,除具诊断意义外,对评估病情和观察疗效也有重要意义。治疗有效时抗体水平下降乃至阴转,复发时可再出现。少数急性病毒性肝炎、PBC、某些恶性肿瘤及其他自身免疫病也可出现 anti-ASGPR,偶也见于慢性病毒性肝炎和酒精性肝病等。

六、诊断及鉴别诊断

(一) 诊断

AIH 诊断标准包括以下 5 个方面:①肝组织学:中度或重度界面性肝炎,伴或不伴小叶性肝炎或中央区-汇管区桥接坏死,不伴明显胆管病变或明确的肉芽肿或其他提示不同病因的病变;②血清生化检查:以肝细胞损伤为主,血清转氨酶水平不同程度升高,胆汁淤积性指标如血清碱性磷酸酶、血清总胆红素水平升高不明显;③血清免疫球蛋白:总血清球蛋白或 γ 球蛋白或 IgG 浓度超过正常上限的 1.5 倍;④血清抗体:ANA、SMA 或 LKM-1 滴度为 1:80 以上;⑤排除其他致病因素,如病毒感染、药物、酒精性和非酒精性肝病,血清 α-抗胰蛋白酶、铁蛋白、血清铜和铜蓝蛋白浓度正常。

1999 年,国际 AIH 小组基于多种特点建立了一项积分系统以诊断 AIH。虽然该积分系统对于诊断 AIH 有良好的敏感性和特异性,但它包括了 13 项主要临床组分,共 29 项计分等级(表 10-1)。因过于复杂而难以在临床实践中全面推广。基于这个原因,最近 IAIHG 提出了一个 AIH 简化诊断标准(表 10-2)。本简化积分系统总分为 8 分,总分≥6 分者定为 AIH "可能",≥7 分者 "确诊" AIH。

表 10-1　自身免疫性肝炎的诊断评分系统

指标	评分	指标	评分
性别		<1:40	0
女性	+2	AMA	
ALP/AST(或 ALT)比值		阳性	−4
>3	−2	病毒感染活动性标志物	
<1.5	+2	阳性	−3
γ 球蛋白或 IgG(大于正常值上限的倍数)		阴性	+3
>2.0	+3	肝毒性药物服用史	
1.5~2.0	+2	有	−4
1.0~1.5	+1	无	+1
<1.0	0	乙醇摄入量	
ANA、SMA 或 anti-LKM1 滴度		<25g/d	+2
>1:80	+3	>60g/d	−2
1:80	+2	伴随的免疫疾病	
1:40	+1	任何其他非肝免疫疾病	+2

续表

指标	评分	指标	评分
其他自身抗体		DR3 或 DR4	+1
anti-SLA/LP、LC1、p-ANCA	+2	对治疗的反应	
组织学特征		完全缓解	+2
界板性肝炎	+3	缓解后复发	+3
浆细胞浸润	+1	治疗前	
玫瑰花结	+1	确定 AIH	>15
无以上情况	−5	可疑 AIH	10~15
胆管改变	−3	治疗后	
非典型特征	−3	确定 AIH	>17
HLA		可疑 AIH	12~17

表 10-2 简化自身免疫性肝炎诊断积分系统

变量	标准	分值	备注
ANA 或 SMA	1∶40	1 分	
ANA 或 SMA	1∶80		
或 LKM-1	1∶40	2 分	多项同时出现时最多 2 分
或 SLA	阳性		
IgG	正常值上限	1 分	
	10 倍正常上限	2 分	
肝组织学	符合 AIH	1 分	界面性肝炎、汇管区和小叶内淋巴浆细胞浸润、肝细胞玫瑰样花结被认为是特征性 AIH 组织学改变,3 项同时存在时为典型 AIH 表现
	典型 AIH 表现	2 分	
排除病毒性肝炎	是	2 分	
		6 分:AIH 可能	
		7 分:确诊 AIH	

(二)鉴别诊断

应注意与 PBC、PSC、慢性病毒性肝炎相鉴别,此外,也应注意遗传性肝脏疾病(Wilson 病、α_1-抗胰蛋白酶缺乏、血色病)、药物性肝病以及系统性红斑狼疮性肝损伤。

1. 与 PBC 及 PSC 的鉴别　由于 AIH 的汇管区炎症一般不侵犯胆管系统,故除重叠综合征外,AIH 通常较易与 PBC 及 PSC 鉴别。当疾病进一步进展,肝小叶结构被破坏而伴有胆汁淤积及生化改变(ALP、GGT 升高)时则应注意鉴别。若 AMA 阳性和(或)组织学有典型改变,即可诊断 PBC;若胆管造影可见狭窄或扩张以及与正常胆管相间的串珠样改变并可除外肿瘤、结石、创伤、手术等继发原因,即可诊断 PSC。对不具上述典型表现的患者,则需依赖组织学特征及进一步的自身抗体分析进而鉴别。胆管损伤、胆管周围纤维化及汇管区胆管消失更常见于 PBC 及 PSC。

2. 急、慢性病毒性肝炎　也常发生高球蛋白血症和循环抗体的升高,但抗体滴度较低并且持续时间短暂,检测 p-ANCA 对鉴别很有帮助。

3. 酒精性脂肪性肝炎　与 AIH 均可有血清 γ-谷氨酰转移酶(GGT)升高和界板炎症,酒精性肝病患者多有 IgA 升高,25%~40% 的酒精性肝病患者可有 ANA 和 SMA 阳性,但滴度较低。

4. 药物性肝炎 多有服用特殊药物史,抗体的检测有助于鉴别诊断。

七、治疗

AIH 治疗的目标为维持血清 AST 和 IgG 水平正常,改善肝组织炎症,阻止肝纤维化进展,并获得持久缓解状态。AIH 免疫抑制剂治疗的指征:血清 AST≥10 倍正常上限(ULN)或者血清 AST≥5 倍 ULN 且血 γ 球蛋白水平≥2 倍 ULN;肝组织病理学检查发现桥接坏死或多腺泡坏死。

(一)免疫抑制剂治疗

1. 传统治疗方案及适应证 最常用的免疫抑制剂为糖皮质激素,可单独也可与硫唑嘌呤联合应用。合理治疗的缓解率达 60%~80%,甚至可逆转肝纤维化,而且对合并黄疸、食管静脉曲张破裂出血以及腹水的活动性失代偿期肝硬化患者也有效。免疫抑制剂对非活动性肝硬化效果不佳。对骨质疏松、未控制的高血压和糖尿病或既往有精神异常病史者,在权衡利弊并能严密观察病情的前提下也可选用糖皮质激素治疗,因为不能耐受治疗者的预后较差,而接受治疗后一般都可使病情得到不同程度的缓解。即便是近期内拟行肝移植的患者,若有活动性 AIH,也应进行治疗。对 AIH/PBC 重叠综合征患者可加用熊去氧胆酸(UDCA)。

2. 治疗方案和疗程 初始治疗选用泼尼松 30~40mg/d,单独应用或 30mg/d 与硫唑嘌呤 50~100mg/d 联合应用。当血清 AST 降至正常值 2 倍以内时开始以每 1~3 个月 2.5~5mg 的速度逐渐减量,直至 AST 在正常范围内的最低剂量后维持治疗。多数患者于最初治疗的几周内症状迅速缓解,血清生化学指标逐渐恢复,但也有部分患者需经过数月治疗后才有所恢复。当血清 AST 及 IgG 已在治疗后持续正常 2 年以上,可考虑停用糖皮质激素及硫唑嘌呤(药物减量及维持治疗方案见表 10-3)。肝组织学检查有助于评价疗效,但并非是必备依据。长期应用硫唑嘌呤应警惕骨髓抑制和并发肿瘤的风险。对不能耐受硫唑嘌呤者可试用 6- 巯基嘌呤。

表 10-3　AIH 免疫抑制剂治疗方案　　　　　单位:mg/d

时间	单药治疗	联合治疗	
	泼尼松	泼尼松	硫唑嘌呤
第 1 周	60	30	50
第 2 周	40	20	50
第 3 周	30	15	50
第 4 周	30	15	50
维持至治疗终点	20	10	50

3. 治疗终点的确定 应用糖皮质激素治疗后,大部分患者血清转氨酶在 6~12 周内即可降至正常,但组织学缓解一般落后于临床及实验室缓解 3~8 个月,因此在生化指标恢复正常后仍应继续治疗。目前认为经治疗后血清 AST、ALT、胆红素、γ 球蛋白水平恢复正常,肝组织学表现正常或表现为非活动性肝硬化即达到理想治疗终点。如血清 AST≤2 倍正常值,胆红素及 γ 球蛋白水平正常,组织学表现为门脉区肝炎或最低程度的活动性肝硬化则达到满意治疗终点。只有 40% 的患者能达到理想治疗终点,但一味地追求理想治疗终点可能增加治疗相关不良反应的风险。50% 的患者达到满意治疗终点后可维持缓解至少半年,因此即使未达到理想治疗终点但存在一段长时间无需治疗的疾病静止期也是可以接受的。

(二)其他治疗药物

上述标准治疗方案可使超过 80% 的患者获益。10%~15% 标准治疗失败或"无应答"的患者,可选用下列药物之一进行治疗:

1. **布地耐德**　是一种合成类固醇激素。口服后肝脏首过效应明显,因此较常规激素的全身不良反应小。其最大的优势是在药物长期维持治疗过程中可代替常规类固醇激素,以减少全身的不良反应。但是,在肝纤维化或肝硬化患者,这种效益可能难以实现。

2. **环孢素 A(CsA)**　曾经验性地用于激素耐受的 AIH 患者,证实能改善患者血生化指标及组织学炎症。可作为皮质类固醇的代替药物,用于 AIH 患者的治疗。然而,CsA 长期用药过程中的不良反应限制了其在临床上的广泛应用。

3. **FK506(tacrolimus)**　研究证实 FK506 单药应用 1 年,可使部分 AIH 患者完全缓解;当加用低剂量泼尼松或硫唑嘌呤时,短期内大部分 AIH 患者获得各项指标的改善。激素治疗无应答的 AIH 患者,采用小剂量 FK506 治疗可使血生化指标和肝内炎症明显改善。

4. **吗替麦考酚酯(mycophenolate)**　为次黄嘌呤核苷酸脱氢酶抑制剂,可选择性作用于淋巴细胞,抑制 T 和 B 淋巴细胞增殖。在不能耐受硫唑嘌呤治疗或标准治疗无应答的 AIH 患者,吗替麦考酚酯联用泼尼松可使患者血转氨酶降至正常水平。

（三）复发及治疗失败后的处理

80% 的患者在停药数月或数年后复发,再次实施免疫抑制剂治疗通常仍可获得较好疗效。对经常规方案治疗后病情无缓解且进行性加重者可再给予大剂量的免疫抑制剂治疗。泼尼松单独应用的剂量可增至 60mg/d,与其他免疫抑制剂联合应用时剂量减半。

（四）合并 HCV 感染 AIH 的治疗

到目前为止国内外尚无针对合并 HCV 感染 AIH 的明确治疗指南,针对发病机制进行干扰素联合利巴韦林的治疗有时不但未控制病情,反而使 AIH 的表现更为恶化。因此,不能仅根据发病机制对合并自身免疫现象丙型肝炎单纯确立抗病毒治疗方案,而是要根据患者的临床特征确切评价"病毒"和"自身免疫"的严重性和活动性,针对疾病主要矛盾确定以抗病毒为主,还是以免疫抑制为主的个体化治疗方案。

当需长期应用免疫抑制剂时,一定要尽可能同时采用抗病毒治疗方案,并严密监测肝功能、血清 HCV RNA 水平以及血细胞变化情况。此外,最好还要做器官移植前的有关准备。

（五）肝移植

多数 AIH 对免疫抑制剂的反应较好,进入终末期 AIH 患者并不常见。一旦因治疗失败出现肝功能失代偿,肝移植是最佳的治疗方法,而且移植后的成功率高,5 年生存率约 80%,10 年生存率几近 75%,但 AIH 复发率也高达 42%。对肝移植后复发的病例,推荐首先选用泼尼松与钙神经素拮抗剂(包括 FK506 和 CsA,优先选用 FK506)联合治疗。

（六）基因治疗

随着对该病发病机制的逐渐深入研究,一些具有靶位特异性的免疫抑制剂进入试验阶段,已知的干预试剂如封闭肽、可溶性 T 细胞抗原、细胞因子调控、T 细胞疫苗等,以期为临床提供更多有效治疗线索。

八、预后

AIH 的自发缓解率低,但经糖皮质激素及免疫抑制剂诱导缓解后可长期保持良好的生活质量,10 年生存率在 90% 以上。虽然目前对于自身免疫性肝炎的诊断确立、治疗时机、治疗方案的选择以及治疗终点的确定有一定的共识,但基于自身免疫性肝炎发病机制的复杂性以及免疫抑制剂治疗的多种不良反应,目前自身免疫性肝炎的治疗仍面临着重大挑战,进一步研究清楚自身免疫性肝炎的致病机制以及开发出不良反应较小的治疗药物将会是这一领域今后的研究重点。

（陈世耀）

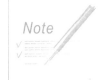

附:原发性硬化性胆管炎

(一)概述

原发性硬化性胆管炎(primary sclerosing cholangitis,PSC)是一种以胆管的进行性炎症、纤维化和多发性狭窄为主要病理特征的慢性胆汁淤积性肝病,病变通常累及肝内胆管和肝外胆管。部分患者具备典型的淤胆表现和 PSC 病理学特征,但胆管造影显示胆管正常,被定义为小胆管 PSC。大部分 PSC 患者最终将演变为终末期肝病,约 10%~30% 的患者还可并发胆管癌。PSC 的发病机制尚未阐明,可能与自身免疫功能紊乱、基因易感性以及胆管上皮细胞功能紊乱有关。

近年来由于胆管造影技术的进步,本病的诊断率不断提高。患病率在地域之间存在差异,在北欧、加拿大和美国明尼苏达州 PSC 年发病率在(0.9~1.3)/10 万之间,患病率在(8.5~13.6)/10 万之间,而在南欧、亚洲及美国阿拉斯加发病率和患病率较低。50%~70% 以上为 40 岁左右男性,在伴发 IBD 的 PSC 患者中,48%~86% 为溃疡性结肠炎,约 13% 为克罗恩病。相反,仅有2.4%~7.5% 的溃疡性结肠炎患者和 3.4% 的克罗恩病患者并发 PSC。我国尚缺乏 PSC 的流行病学资料,过去认为此病在我国并不多见,然而近年来的报告逐渐增多。

IgG4 相关性胆管炎(immunoglobulin G4-associated cholangitis,IAC)是近期备受临床关注的一类胆汁淤积性肝病,因其生物化学特点及胆管造影表现与 PSC 相似,会被认为是 PSC 的变异形式。因 IAC 对激素治疗敏感,患者预后良好,掌握 PSC 与 IAC 间的诊治及鉴别尤为重要。

(二)病因及发病机制

尽管目前对 PSC 的病因和发病机制所知甚少,但该病可能是遗传学、免疫学和非免疫学因素(如感染、毒素和化学物质等)共同作用的结果。

1. 遗传因素　PSC 患者的一级亲属中 PSC 患病率是 0.7%,是正常人群 PSC 患病危险性的 100 倍,提示遗传因素与该病的发生可能有着密切的关系。正常人胆管细胞表达 HLA-Ⅰ类分子(A、B 和 Cw),而不表达 HLA-Ⅱ类分子(DR、DQ、DP),但是 PSC 患者的胆管细胞则异常表达HLA-Ⅱ类分子。其中 HLA-DRW 与 52a 抗原及其编码基因 *DRB3*0101* 的表达见于大多数 PSC患者,且 *DRB3*0101* 阳性 PSC 患者的生存期明显低于不表达 *DRB3*0101* 的患者。此外,临床上还发现 HLA-DR4、DR3、DQ2 阳性患者疾病进展率更高。除上述遗传现象外,也有研究认为*DRB1*0301*、*DRB1*1301* 等也应是 PSC 的相关易感基因,其与 HLA 在不同地域、不同种族间的正常表达存在差异有关。HLA 分子结构在遗传上的差异与其递呈抗原进而激活 T 细胞的免疫反应密切相关。

2. 免疫因素　PSC 患者伴发 IBD 或其他自身免疫性疾病的比率很高,同时患者血清中出现多种不同的自身抗体,提示其发病与免疫因素有关。目前研究发现 PSC 患者同时存在体液免疫和细胞免疫异常。胆管上皮细胞异常表达的 HLA 分子将抗原递呈给 CD4$^+$ T 细胞,进而激活 T细胞介导的一系列免疫反应。PSC 患者血清 IgG 和 IgM 水平升高,可检测到核周型中性粒细胞胞质抗体(p-ANCA)、抗核抗体(ANA)、平滑肌抗体(SMA)等现象都说明免疫因素是该病的重要发病机制。

3. 病原体感染诱发的炎症　PSC 与 IBD 共存的现象提示感染因素可能也是 PSC 的诱发因素,因为包括感染在内的环境因素与 IBD 的发生密切相关。动物实验已表明肠腔细菌及其产生的毒素或代谢产物进入门脉系统,可激活肝脏的 Kupffer 细胞,释放炎症因子进而诱导病理损伤。然而通过病理学检查发现 PSC 患者门静脉炎并不明显,且 PSC 的发生发展与溃疡性结肠炎(UC)的严重程度无相关性,溃疡性结肠炎患者进行结肠切除后数年,仍可发生 PSC。因此门脉菌血

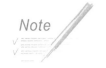
Note

症不是 PSC 产生的决定因素,肠道炎症有可能作为启动因素存在,但 PSC 的发展并不需要 UC 直接参与。

4. 胆管疾病   PSC 主要累及大胆管,侵犯胆管上皮细胞进而引起胆管上皮细胞功能紊乱,导致胆汁淤积。常出现于介入化疗、肝移植和胆囊切除术后。胆管缺血造成缺血性坏死,导致胆管纤维化和硬化,出现淤胆和 PSC 的影像学及组织学变化。

虽然各种致病因子都有可能在 PSC 发病机制中发挥作用,但不同阶段可能有一种或多种因素发挥主要作用。总之,在 PSC 的发病过程中,由于自身免疫性因素、感染、毒素或其他不明原因入侵胆管上皮细胞,作为被攻击的中心环节,胆管上皮细胞与淋巴细胞、中性粒细胞、细胞因子相互作用,并在免疫介导下引起胆管的损伤和感染,最终发病,但是并没有直接的证据表明 PSC 是自身免疫性疾病。

（三）病理

PSC 的基本病理改变是胆管黏膜下层和浆膜下层的炎症和纤维化,而后逐渐导致胆管壁的增厚、硬化、管腔狭窄,其典型的组织学特征是纤维化胆管炎,即小叶间胆管周围淋巴细胞浸润以及被纤维组织包绕呈同心圆排列的"洋葱皮"样改变,但此特征性病理改变很少见,仅见于 10% 的 PSC 患者。Ludwig 等根据肝实质受累的情况、纤维化程度及肝硬化的有无将 PSC 分为 Ⅰ~Ⅳ 期。其组织学分期如下:Ⅰ 期（门脉期）:病变仅累及门脉区胆管,不影响门脉周围的肝实质,汇管区的非特异性炎症未超过界板,尚无纤维化;Ⅱ 期（门脉周围期）:病变累及门脉周围,门脉周围纤维化,可伴或不伴有肝炎,汇管区明显扩大,可见新形成的界板,但此期尚难以辨识出胆汁性或纤维化引起的碎屑样坏死;Ⅲ 期（纤维隔形成期）:纤维化及纤维隔形成和（或）桥接状坏死,肝实质还表现胆汁性或纤维化所致的碎屑样坏死,伴有铜沉积、胆管严重受损或消失;Ⅳ 期（肝硬化期）:具有胆汁性肝硬化特征,肝实质变化一般较 Ⅲ 期更加明显,胆管常消失。

（四）临床表现

约 1/3 患者在确诊时并无 PSC 的典型临床表现,大多是因难治性溃疡性结肠炎就诊发现 ALP 升高进而被诊断。因此临床上应重视伴有 ALP 升高的溃疡性结肠炎患者。少数 PSC 患者也可合并克罗恩病,故也应重视。无 PSC 症状并不代表疾病尚处于早期,其疾病进展率与已出现典型 PSC 症状患者相似。

1. 症状及体征

（1）症状

1）起病缓慢呈隐匿性,黄疸初期呈间歇加重,后期呈慢性持续性或进行性梗阻性黄疸伴瘙痒。

2）间歇性上腹部钝痛,很少见腹部剧痛及发热征象。

3）消化道症状:纳差、乏力、恶心、呕吐、消瘦、消化不良等。

4）腹泻,偶有脓血便,似结肠炎表现。

5）晚期可出现持续性黄疸、肝脾大、腹水及上消化道出血,肝性脑病及胆汁性肝硬化和门静脉高压症。

6）可伴有与免疫相关的疾病,如甲状腺炎、红斑狼疮、腹膜后纤维硬化等。

（2）体征:可有黄疸、肝脾大等。疾病进展时也可有门静脉高压的表现。

2. 并发症及伴随疾病   PSC 可并发脂溶性维生素缺乏、脂肪泻、代谢性骨病等全身并发症以及胆结石、胆管梗阻性狭窄、细菌性胆管炎、胆管上皮癌等局部并发症。合并炎症性肠病患者并发结肠不典型增生及结肠癌的风险明显增加。除炎症性肠病外,PSC 还易伴随胰腺炎、糖尿病以及自身免疫性甲状腺炎等多种自身免疫病。

3. PSC 重叠综合征   自身免疫性肝炎（AIH）/PSC 重叠综合征患者血清中存在 ANA、SMA

等自身抗体，类似 AIH，而肝组织学检查和胆管造影显示 PSC 的特征。PSC 重叠综合征指 PSC 和其他免疫介导的肝脏疾病包括 AIH 或自身免疫性胰腺炎同时发生。包括：

（1）PSC-AIH 重叠综合征：多发病于儿童及青年人，临床表现、生化及组织学表现同自身免疫性肝炎，胆管造影显示胆管改变与 PSC 相同。

（2）自身免疫性胰腺炎-硬化性胆管炎（autoimmune pancreatitis and PSC，AIP-SC）：AIP-SC 是一种以胰管狭窄、而胰腺局灶性或广泛性的扩张、血清 IgG4 升高、浆细胞浸润为特征的疾病，糖皮质激素治疗有效。因为并不是全部患者均出现胰腺异常，故本病称为 IgG4 相关性胆管炎更合理。

（五）实验室及辅助检查

1. 实验室检查

（1）血清生化检查：PSC 患者最常见的血生化指标是 ALP 异常升高，但 ALP 正常并不能排除 PSC 诊断。大部分初诊患者的 ALP 可升高至正常值上限的 2~3 倍，但血清胆红素水平多在正常范围。胆红素水平通常上下波动，持续升高时常提示疾病进展。并发肝硬化时可有白蛋白降低和凝血酶原时间延长。血清 IgG、IgM 可升高。

（2）血清自身抗体检测：97% 的 PSC 患者血清中存在 1 个或更多的自身抗体，其中自身抗体 p-ANCA 虽然对 PSC 的诊断具有重要意义，但因其也可见于 PBC、AIH 以及溃疡性结肠炎患者，故缺少特异性。p-ANCA 与 ANA、SMA 共同出现时更具有诊断意义。

2. 影像学检查

（1）超声：约 80% PSC 患者可出现典型的超声改变。PSC 在二维超声中表现为肝内散在片状强回声。胆管壁明显增厚，呈纤维索状强回声，管腔变窄。病变累及肝内小胆管者可出现"="（等号）状强回声线，病变累及胆囊者可表现为胆囊壁毛糙、增厚。超声的优势在于可以显示 ERCP 无法显示的肝内三级胆管扩张以及门静脉高压、脾大、腹水等伴随症状。超声作为一种便捷的无创检查，可用于 PSC 的检测、分型及定期随访。超声内镜（EUS）可以提供胆管树的精细影像，是一项很有潜力的胆管检查手段。

（2）MRCP：MRCP 因具有非侵入性和良好的操作性而越来越多地被应用于 PSC 诊断。MRCP 对 PSC 的诊断阳性率可达 90%。MRCP 对显示近端胆管阻塞以及肝实质的状态较佳且具有无创的优点，故应列为首选。

（3）ERCP：目前仍然是诊断 PSC 的"金标准"。ERCP 的诊断阳性率高达 97%。PSC 典型的造影表现为胆管呈串珠样或枯枝样改变。病变通常同时累及肝内和肝外胆管，但有少部分（<25%）患者仅仅有肝内胆管病变。相反，只有极少数患者（<5%）的病变局限于肝外胆管。

3. 组织学检查　PSC 患者肝脏组织病理学检查的典型表现为洋葱皮样胆管纤维化，但肝穿刺活检的获取率仅 10% 左右，且继发性硬化性胆管炎也可出现这种病理特征。PSC 的诊断一般不依赖于肝组织学检查，但其有助于与其他疾病的鉴别和判断预后，尤其是对病变仅累及肝内小胆管而胆管造影检查完全正常的患者。

（六）诊断及鉴别诊断

1. PSC 诊断　2010 年，美国肝病研究协会（AASLD）制定的 PSC 诊疗指南中建议：①对于有淤胆生物化学表现的患者，应行 MRCP 或 ERCP 检查以明确 PSC 诊断；②当 MRCP 或 ERCP 发现典型的 PSC 表现时，不推荐肝穿刺；③如果 MRCP 和 ERCP 无明显异常发现，建议肝组织穿刺以明确有无小胆管 PSC；④如果患者伴有转氨酶异常，建议行肝组织穿刺活检以明确有无重叠综合征；⑤对于疑诊 PSC 的患者，建议检测血清 IgG4 以排除自身免疫性胰腺炎（autoimmune pancreatitis，AIP）。

2. IAC 诊断　近些年，随着对 AIP 研究的进展，人们逐渐认识到 AIP 病变不仅仅局限于胰腺，其胆管病变的表现类似 PSC，也能引起梗阻性黄疸。起初这种胆管病变被命名为 AIP 相关性硬化性胆管炎,2007 年,Bjornsso 等建议将之改为 IAC。IAC 是一类发病机制不明的硬化性胆管炎,以血清 IgG4 水平升高、胆管壁密集浸润 IgG4 阳性的浆细胞为特征。IAC 患者常伴发 AIP,且对激素治疗应答良好。早期诊断及治疗对 IAC 患者极为重要,且明确诊断有助于避免过度治疗甚至不必要的手术。

2009 年,欧洲肝病学会(EASL)在《胆汁淤积性肝病的临床指南》中指出,对 IAC 作出诊断应基于患者有典型的硬化性胆管炎的胆道影像学改变,并依据:①最近接受胰腺癌 / 胆道外科手术或胰腺腺体活组织检查,发现有 AIP/IAC 特征;或②具有典型的 AIP 影像学改变和 IgG4 升高;或③符合下述生物化学、病理学和影像诊断标准中的两项:IgG4 升高,胰腺影像学表现,其他器官的变化包括硬化性腮腺炎、腹膜后纤维化或胃肠道受累和腹部淋巴结肿大及 IgG4 阳性浆细胞浸润,胆管活检每高倍视野中 IgG4 阳性浆细胞 >10,并且予类固醇激素治疗 4 周、胆管支架拆除后,梗阻性胆汁淤积不复发,肝功能试验 <2 倍正常值上限,出现 IgG4 和 CA19-9 下降,即可诊断为 IAC。

日本 IAC 研究委员会、肝胆疾病研究委员会、日本胆道协会等工作组也从 2010 年就开始着手共同制定有关 IAC 的诊断标准,并在 2012 年推出了基于以下 4 条标准的诊断原则:①特征性胆管影像学表现:肝内和(或)肝外胆管壁增厚、弥漫或节段性狭窄。②升高的血清 IgG4 水平(≥1.35g/L)。③同时并存有 AIP、IgG4 相关的泪腺、涎腺炎或 IgG4 相关的腹膜后纤维化。④组织病理学特征性表现:a. 标志性的淋巴或浆细胞的浸润及纤维化;b. IgG4 阳性的浆细胞浸润(每高倍视野中 IgG4 阳性浆细胞 >10 个);c. 轮辐状纤维化;d. 闭塞性静脉炎。需要注意的是,尽管血清 IgG4 升高是 IAC 的特征,但单独血清 IgG4 水平升高不能作出 IAC 的诊断。目前,IgG4 水平诊断 IAC 的敏感性和特异性尚不清楚。总 IgG 水平(≥18g/L)和 IgG4(≥1.35g/L)水平增加显示出相对较高的敏感性。

因此,尽管血清 IgG4 是诊断 IAC 的敏感标志,但不是诊断 IAC 的"金标准"。其他器官的累及是诊断 IAC 的重要线索,如果胆道狭窄患者存在无法解释的胰腺疾病,需提高对 IAC 的怀疑。但是也有些 IAC 患者并没有明显的胰腺疾病的临床或影像学证据,因此,不存在胰腺疾病也不能排除 IAC 的诊断。

3. 鉴别诊断

(1) 与 IAC 相鉴别:PSC 和 IAC 虽皆属于胆汁淤积性肝病,且临床表现和影像学表现等有诸多相似之处,但仍有着各自独特的特点。鉴于两者的治疗、并发症处理及预后等存在差异,明确诊断甚至可以避免不必要的手术。发病年龄方面,PSC 好发于 25~45 岁青壮年,而 IAC 更多见于老年人(平均年龄 62 岁)。临床表现方面,虽然多数 PSC 和 IAC 患者都会出现黄疸,但 PSC 患者仍以乏力、瘙痒为主,占到 60% 以上,还可表现为右上腹痛、消瘦等,而 IAC 主要因梗阻性黄疸就诊,大部分患者没有严重的腹痛,其他器官受累时有相应表现如唾液腺肿大等。在伴发疾病方面,62.5%~90.0% 的 PSC 患者会合并炎症性肠病,而仅有 0~60% 的 IAC 并发此病,PSC 一般也不伴有胰腺病变,而 IAC 的患者却常常合并其他 IgG4 相关的疾病,如高达 92% 的 IAC 会有胰腺受累的相应表现,还常并发硬化性泪腺炎、硬化性腮腺炎、腹膜后纤维化等。病情转归方面,约 10%~30% 的 PSC 患者可能发展为胆管癌,而迄今尚未有 IAC 患者并发胆管癌的病例报道。

(2) 与继发性硬化性胆管炎(secondary sclerosing cholangitis,SSC)相鉴别:SSC 是一组临床特征与 PSC 相似但病因明确的疾病。常见病因包括胆总管结石、胆道手术损伤、肝外胆管肿瘤、肝移植相关缺血性胆管炎、肝动脉插管化疗[主要是氟尿嘧啶(5-FU)]、反复发作的胰腺炎、腹部外伤等,罕见原因有自身免疫性胰腺炎、肝脏炎性假瘤、嗜酸性细胞胆管炎、肥大细胞胆管病、门静脉高压相关胆管病变、获得性免疫缺陷综合征(AIDS)相关胆管病变、反复发作的化脓性胆管炎、囊性纤维化等。其 ERCP 造影表现为胆管呈"串珠样"或"枯枝样"改变。SSC 的临床表现和胆

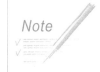

管造影表现与PSC相似,特别是PSC患者既往有胆管手术或同时患有胆道结石或胆管细胞癌时,两者的鉴别诊断有难度。因此,仔细询问病史资料和病程中是否伴发炎症性肠道疾病对于两者的鉴别尤其重要。

（七）治疗

目前尚缺乏特效的治疗方法。外科治疗的目的是引流胆汁,使胆管减压,以减轻肝脏损害。在手术探查胆道时,必须做胆管壁和肝活检,并做术中胆道造影和胆汁的需氧及厌氧菌培养。一般认为如患者经内科药物治疗后好转或已有胆汁性肝硬化者,不宜手术治疗。近年来,已有人采用经内镜或经皮肝穿刺途径做插管和胆管气囊扩张术,但成功率不高。内科治疗主要是应用熊去氧胆酸(UDCA)、激素和免疫抑制剂等,广谱抗生素能控制胆管急性炎症的发作。

1. 药物治疗　有一些免疫抑制剂和抗炎药用于治疗PSC,但没有一种药物可改变PSC的自然病程。鉴于本病的病程缓慢,常伴有自发性的加重和缓解,造成对药物疗效评估的困难。熊去氧胆酸(UDCA)是首选治疗药物,是一种亲水性胆汁酸,它是唯一一种能改善胆汁淤积的药物,可使血清中胆汁酸浓度增加20%~30%,胆汁流量增加及胆汁和尿中胆酸排泄增加,保护细胞,稳定细胞膜,改善T细胞反应,减少免疫球蛋白及细胞因子产生,取代更多有毒的疏水性内源性胆汁酸。长期应用除改善黄疸、瘙痒等症状以及血清生化指标外,甚至可使小胆管的病理损伤有所恢复。治疗剂量应个体化,一般12~15mg/(kg·d),但患者在25~30mg/(kg·d)时也能很好耐受,是否可提高疗效,还需进一步的循证医学证据。对于单用UDCA疗效不佳者,也可考虑与糖皮质激素或甲氨蝶呤等其他免疫抑制剂联合应用。

目前,免疫抑制剂及抗炎药是否对PSC有治疗作用仍有争议。较常见的免疫抑制剂有硫唑嘌呤、环孢素A、甲氨蝶呤等,抗炎药主要为糖皮质激素。单用免疫抑制剂或糖皮质激素不能阻止PSC病情进展。

2. 内镜治疗　主要用于改善由胆道机械性梗阻引起的胆汁淤积,对于临床突然出现的进行性黄疸、发热应及时进行ERCP检查,如发现胆管严重狭窄,可行气囊扩张缓解黄疸并尽量避免合并细菌性胆管炎。治疗主要包括经十二指肠镜切开Oddi括约肌、探条或气囊管扩张胆管狭窄、胆管取石、冲洗或引流、狭窄处放置内支架等措施。于气囊扩张后放置支架可延长疗效,但若长期支架置入能增加合并细菌性胆管炎的机会。术前需给予抗生素,预防继发性细菌性胆管炎。通过内镜治疗严重梗阻的同时,观察是否合并胆管细胞癌是非常必要的,因此应对可疑部位进行细胞检查和活组织病理学检查。

3. 肝移植　内科治疗无效的PSC,肝移植是唯一的选择。肝移植的适应证是:食管静脉曲张或门静脉高压性胃病引起的出血、顽固性腹水、细菌性胆管炎反复发作、肌肉进行性萎缩、肝性脑病。虽然大多数患者有黄疸,但是只有黄疸而无其他肝衰竭的征象,不是肝移植的绝对适应证。肝移植5年生存率可高达83%~88%。PSC患者做肝移植后常见的问题是移植的胆管发生狭窄。伴有IBD的患者,在肝移植成功后,其肠病的症状可改善。对合并炎症性肠病的患者由于移植后尚需长期应用免疫抑制剂,故应定期监测,警惕大肠癌的发生。

4. 并发症的治疗　皮肤瘙痒用考来烯胺(消胆胺)治疗,每次4g,3次/天。脂肪泻和维生素缺乏者应充分供给维生素A、D_3、E和K。骨质疏松者应补充钙剂和维生素、降钙素或二膦酸盐(bisphosphonates)也可以采用。胆管癌是PSC患者最严重的并发症。然而,即使进行手术或肝移植,其预后也非常差。因此,一般急性胆管癌的姑息性治疗,包括胆管狭窄部位的内镜处理、细菌性胆管炎的治疗和全身系统性的化疗。

（八）预后

PSC的疾病进展率高,不同地域文献报道的存活率有一定差异。有报道称,即使无PSC症状的患者一经确诊,7~10年的生存率仅为65%~75%;有临床表现的PSC患者随访6年后合并肝衰竭、胆管癌以及肝移植率为41%。采用UDCA或UDCA联合免疫抑制剂治疗是否可改善

PSC 的存活、降低肝移植的需求率还有待于进一步的循证医学证据。

PSC 患者的预后较差,由于病因不明、发病机制不清,所以目前尚无针对病因及发病机制治疗的特效方案。此外,目前对 PSC 的认识尚不足,且 PSC 属于少见疾病,临床上行干预性研究亦存在一定困难,仅 UDCA 的研究较为深入。目前 PSC 的治疗目的以减轻症状、早期发现并发症以及延长生存期为主,有效治疗方法的发现还有待于其发病机制的阐明。

(陈世耀)

第四节　药物性肝病

一、概述

药物性肝病亦称药物性肝损伤(drug-induced liver injury,DILI),是指在药物使用过程中,由于药物或其代谢产物引起的肝细胞毒性损害或肝脏对药物及代谢产物的过敏反应所致的疾病。据世界卫生组织(WHO)统计,DILI 已经上升为全球死亡原因的第五位。DILI 也是常见的肝病之一,其发病率仅次于病毒性肝炎、脂肪性肝病(酒精性和非酒精性)。但是由于临床表现不明显或被原发病掩盖,以及缺乏特异性诊断方法,常常被忽视或误诊。其肝脏损害的临床表现和病理类型很多,可以具有所有肝脏疾病的表现。

二、病因及发病机制

(一) DILI 常见药物

目前报道已有 1000 余种药物可导致药物性肝病,随着新药的不断问世,药物性肝病发病率会不断增加。DILI 约占药物不良反应的 6%,是药物上市后被撤回的最常见原因。文献报道 DILI 的发病率为 0.001%~0.01%,但实际临床发病率远超过此数据,这是因为不仅发现和确诊存在困难,而且能观察到的暴露人群也远不齐全和全面。在我国抗结核药导致 DILI 居首位,其他较常见的药物有抗生素、非甾体类抗炎药和抗肿瘤药等,近年来中草药所致肝损害的比例有所上升,约占 21.5%~37.7%。表 10-4 列出了可导致药物性肝病的一些常见药物。

表 10-4　DILI 常见药物

药物分类	药物名称
抗生素类药物	四环素、红霉素、磺胺、氯霉素等
抗结核药物	异烟肼、利福平、吡嗪酰胺和乙胺丁醇等
抗真菌药物	两性霉素 B、灰黄霉素、酮康唑等
肿瘤化疗药物	环磷酰胺、丝裂霉素、放线菌素 D 等
口服避孕药	甾体类避孕药
非甾体类抗炎药	对乙酰氨基酚、阿司匹林、吲哚美辛等
免疫抑制剂	硫唑嘌呤、甲氨蝶呤、环孢素 A 等
神经精神类药物	氯丙嗪、卡马西平、苯妥英钠等
麻醉药	氟烷、安氟烷、异氟烷等
循环系统药物	甲基多巴、奎尼丁、硝苯地平、胺碘酮等
降脂药	烟酸、他汀类及贝特类
口服降糖药	甲苯磺丁脲、氯磺丙脲等
中草药	苍耳子、雷公藤、千里光、火把花根、土三七、雄黄等

（二）发病机制

各种药物导致药物性肝病的发病机制不尽相同,但本质都是药物的毒性和人体功能状况、个体易感性等因素相互作用的结果。

药物在肝脏内的代谢过程一般可分为两个阶段:药物在氧化还原酶(或水解酶)作用下生成中间代谢产物,称为第一相反应;上述中间代谢产物在转移酶作用下产生水溶性高的结合产物,称为第二相反应。第一相反应可产生更具化学活性的代谢产物,大多含极性基团,如羟基(—OH)、羧基(—COOH)、氨基(—NH$_2$)或巯基(—SH)等,可对肝细胞产生损害。第二相反应可使第一相反应的代谢产物与葡糖醛酸酯、硫酸酯、谷胱甘肽及甲基、乙基等基团结合,使这些第一相反应的代谢产物灭活,增加其水溶性而排泄。

传统上认为肝脏对药物的代谢转化是肝脏的解毒作用,但这种作用是“双刃剑”。一些全身性或肝外毒性物质经肝脏生物转化可变成无毒的代谢产物,但有许多物质经过生物转化可生成毒性产物,造成肝损伤。大多数肝细胞毒素和肝致癌物必须激活成毒性或致癌性代谢产物才能发挥其毒性或致癌作用。一些肝毒性物质通过干扰肝脏的代谢活动造成损伤,而不是通过活性代谢产物造成肝损伤,如四环素、半乳糖胺和乙硫氨酸等。

造成直接肝损害的药物及其代谢产物对肝细胞及其细胞器直接发生物理化学反应,使细胞膜及膜结构受到损害,直接破坏细胞代谢的结构基础。这些药物不但引起肝脏损害,而且可以造成胃肠道、肾、胰、脑、心脏等多脏器损伤,这是对肝细胞无选择性(包括细胞器)的全面损害。近年来的细胞分子水平研究认为,某些药物在肝脏内经细胞色素 P450 酶的作用,代谢转化为活性毒性产物,如亲电子基、自由基和氧基,与蛋白质、核酸、脂质等大分子物质共价结合,造成脂质过氧化,最终导致肝细胞坏死。这类药物常见的有异烟肼、对乙酰氨基酚、溴苯、四氯化碳、氟烷等。

药物或其代谢物与肝特异蛋白质结合成为抗原,经巨噬细胞加工后,被免疫活性细胞识别,导致变态反应。肝细胞的损害可能由于 T 杀伤细胞或抗体依赖的 K 细胞(ADCC 反应)攻击所致。如有大量免疫复合物在肝组织沉着,可能造成重症肝炎。某些药物引起慢性活动性肝炎是典型的免疫反应,可在周围血内测到多种自身抗体。免疫介导肝损伤的药物包括磺胺类、氟烷类麻醉剂、替尼酸和双肼屈嗪等。肝损伤表现为肝炎、肉芽肿,可伴有发热和皮疹等。免疫介导肝毒性作用的发生率相对较低,可能是因为肝脏有耐受性,且肝脏能产生抗炎症细胞因子(如 IL-10、IL-6、IL-4 和 IL-13)和其他抑制因子(如前列腺素)。

（三）影响药物肝毒性的因素

许多因素可以影响药物在肝细胞内的代谢过程,从而影响药物对肝细胞的毒性。

1. 营养状况和饮食习惯　营养缺乏可导致细胞色素 P450 酶的活力和量降低,同样也可以导致肝细胞内具有保护作用的物质缺乏,如谷胱甘肽、维生素 C、维生素 B$_2$。肥胖者对氟烷、对乙酰氨基酚、甲氨蝶呤的易感性增加。长期饮酒可使体内谷胱甘肽消耗过多、合成不足,还可引起肝细胞内细胞色素 P450 酶功能降低,不能有效地清除体内的反应性代谢产物,因而对药物肝毒性的易感性增加。乙醇还能增加甲氨蝶呤、异烟肼、对乙酰氨基酚等药物的肝毒性。

2. 年龄　婴儿出生时第二相反应几乎缺失,故对药物毒性更敏感;老年人肝细胞内微粒体酶活性降低,肝肾功能减退,对某些药物的代谢能力下降,也容易发生药物性肝病。

3. 性别　男性的细胞色素 P450 酶的量较女性多,临床上某些药物所致的肝病女性较男性多见。妊娠可加重肝脏的负担,在妊娠期使用某些药物可诱发肝脏脂肪变性。另外,特异性变态反应所导致的药物性肝损害也多见于女性。

4. 基础疾病　多种基础疾病可以影响药物在体内的代谢。如胆道梗阻可抑制细胞色素 P450 酶系统,肝脏基础疾病使肝脏对药物的代谢能力降低,药物蓄积于肝脏更易造成肝细胞的

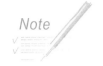
Note

损害。肾功能损害能增加对四环素、别嘌醇的易感性,风湿热及类风湿关节炎增加对阿司匹林的易感性,甲状腺功能亢进增加对四氯化碳的易感性。

5. **遗传因素** 遗传性特异体质或遗传因子的变异均可使特定人群对一些药物的敏感性增加,例如某些药物在肝细胞内代谢的第一相反应和第二相反应在不同的种族之间存在明显的差异。

(四) 药物的剂量、疗程、用药方式和联合用药

一般来说,药物剂量越大,疗程越长,肝损伤越严重。某些药物在联合应用时,其肝毒性增大。用药方式也对药物性肝损害有影响,一般每天小剂量给药的危险性大于每周 1 次大剂量给药;四环素静脉途径给药易出现肝毒性。

(五) 预防

药物性肝病是一种医源性疾病,应提高警惕,预防其发生,尽量把药物性肝病的发病率降到最低。一般应注意以下几点:

1. 注意用药安全,尽量选用肝毒性较小的药物;严格遵守药典规定的剂量、疗程,尽量避免大剂量、长疗程使用同一种药物。

2. 了解有无药物性肝病的易患因素,如患者的年龄、性别、营养状况、有无药物过敏史和过敏性疾病史,有无饮酒史、肝肾功能情况等。

3. 尽量避免同类药物的重复使用。

4. 用药期间血清转氨酶、胆红素、碱性磷酸酶等指标和肝脏影像学检查应该作为常规检查项目定期复查,以便及时发现药物性肝损害。

5. 一出现肝功能异常,应立即停药,并避免再次使用相同或化学结构相似的药物。

三、病理

药物引起的急性肝细胞损伤的典型病理表现是肝细胞变性、坏死。坏死的严重程度不一,可以是点状坏死、灶性坏死、桥状坏死、大片状坏死或弥漫性坏死。可见嗜酸性小体,汇管区和肝小叶内有多种炎症细胞浸润,Kupffer 细胞增多,有时可见纤维化,大片状坏死可伴有肝脏网状结构的塌陷。

药物引起的胆汁淤积分为 3 类:①非炎症性胆汁淤积又称单纯淤胆型,表现为肝细胞分泌胆汁异常。病理变化主要是肝小叶中心区淤胆,没有或很少有肝细胞变性、坏死,毛细胆管内有胆栓,肝细胞和 Kupffer 细胞内有色素沉着,电镜下可见毛细胆管扩张、微绒毛缩短或消失、毛细胆管周围溶酶体增多。②炎症性胆汁淤积其特征以胆汁淤积为主,伴明显的肝细胞变性、坏死,汇管区有多种炎症细胞浸润,肝细胞可见气球样变性、轻度脂肪变性、灶性坏死。③胆管性胆汁淤积较少见,损伤的特征是小叶间淤胆,并有进行性小胆管破坏、消失。

药物引起的脂肪变性分为大泡型和小泡型,前者病理改变主要是肝细胞内脂肪滴融合成大泡,占据肝细胞体积的大部分。还可见到肝细胞 Mallory 小体形成、气球样变、小叶炎症、窦周炎症和窦周纤维化等改变;后者病理改变主要是脂肪小滴在整个肝细胞内沉积,镜下肝细胞呈泡沫样改变。

药物还可引起慢性肝损害,临床过程呈慢性发展,其组织学变化类似于慢性肝炎,肝活检肝细胞局灶性变性、坏死,伴有汇管区和小叶内炎症细胞浸润,甚至可引起肝纤维化和肝硬化。

特殊类型的药物肝损害的病理学表现:①药物诱发免疫反应导致的肝损害病理改变主要是肝细胞灶性坏死、区带性坏死;②肝肉芽肿:肝活检可见炎症细胞浸润和肉芽肿形成,肉芽肿多为局灶性,全身其他组织也可有肉芽肿形成;③肝磷脂病:组织学特点与酒精性肝病相似,可见 Mallory 小体、小胆管增生、肝细胞脂肪变性、炎症细胞浸润;④肝脏紫斑病:病理学上,在肝脏表面及切面上可见大小不等的、充满血液的囊性空腔,显微镜下可见肝窦囊样扩张,Disse 间隙扩

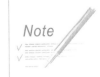

张,腔内充满红细胞和胶原纤维,还可见肝细胞灶性坏死、胆汁淤积、小胆管增生;⑤肝静脉血栓形成:病理学上可见肝小叶中央静脉扩张肝窦充血、肝小叶中央区坏死,以及肝硬化;⑥肝脏肿瘤:病理符合肝脏良性腺瘤或肝细胞癌或胆管细胞癌;⑦特发性门静脉高压症:病理特点是肝内门静脉末梢闭塞、门静脉血栓形成、汇管区纤维化。

四、临床表现

目前国际上基本达成了共识,将肝损害分为肝细胞损害型、胆汁淤积型和混合型。①肝细胞损害型:ALT≥3×ULN 且 ALT/ALP≥5;②胆汁淤积型:ALP≥2×ULN 且 ALT/ALP≤2;③混合型:ALT≥3×ULN,ALP≥2×ULN,且 ALT/ALP≤5。将药物与肝损伤的因果关系分为药物相关性肝损害、非药物相关性肝损害和不确定性 DILI 三类。DILI 多有潜伏期,用药后 2 周内发病者占 50%~70%,8 周内发病者达 80%~90%。

(一)急性肝细胞损伤

临床表现主要有乏力、纳差、恶心、呕吐、皮肤巩膜黄染等急性肝炎样症状,重者可发生急性或暴发性肝衰竭。肝脏可肿大。肝功能主要是转氨酶明显升高,碱性磷酸酶可正常或轻度升高,胆红素也有不同程度升高。若伴有胆红素明显升高,表示病情较严重。

造成急性 DILI 的药物主要有麻醉药(氟烷、恩氟烷等)、非甾体类抗炎药(对乙酰氨基酚、双氯芬酸、舒林酸等)、抗惊厥药(苯妥英钠、卡马西平、丙戊酸等)、抗微生物药(异烟肼、利福平、酮康唑、磺胺嘧啶、吡嗪酰胺等)。

(二)胆汁淤积性肝损伤

药物所致的胆汁淤积性肝损伤的临床表现与实验室检查和肝内胆汁淤积相似。皮肤瘙痒、小便发黄、皮肤巩膜黄染、纳差等症状比较明显,血清碱性磷酸酶、γ- 谷氨酰转移酶升高是突出的生化改变,转氨酶可轻度升高。药物所致的胆汁淤积性肝损伤可以分为以下 3 种类型:

1. **非炎症性胆汁淤积**　又称单纯淤胆型,此型多由雌激素、雄激素、合成类固醇类药物所致,其中甲睾酮最为常见,常在服药数月后出现黄疸。

2. **炎症性胆汁淤积**　其特征以胆汁淤积为主,此型损害除药物的毒性作用外,常有过敏反应、免疫性肝损害参与。多由氯丙嗪、依托红霉素、阿莫西林 / 克拉维酸、丙硫氧嘧啶、吡罗昔康、磺脲类、吩噻嗪类、三环类抗抑郁药等药物所致,预后一般较好。

3. **胆管性胆汁淤积**　此型较少见,临床表现与原发性胆汁性肝硬化相似。常由氟氯西林、噻苯达唑等药物所致。另外,氟尿苷经肝动脉灌注化疗后可出现一种特殊类型的药物性肝损害,氟尿苷可诱发血管炎,导致胆管缺血性损伤,造成弥漫性胆管狭窄,表现类似于原发性硬化性胆管炎。

(三)脂肪变性(脂肪肝)

药物的肝细胞毒性可导致肝内蛋白质合成受到抑制,极低密度脂蛋白减少,甘油三酯在肝细胞内堆积,形成脂肪肝。临床上患者常有乏力、右上腹隐痛等症状,可有肝大,血清转氨酶可升高。其病理变化主要有大泡型和小泡型两种类型。

1. **大泡型脂肪变性**　多为慢性,此型损害典型的是由皮质类固醇、乙醇、甲氨蝶呤、硫唑嘌呤、丝裂霉素等药物引起。

2. **小泡型脂肪变性**　此型比较少见,多为急性,与妊娠期急性脂肪肝和 Reye 综合征相似。通常伴有明显的肝细胞功能异常,并可导致暴发性肝衰竭。大剂量静脉滴注四环素,口服丙戊酸、布洛芬、吡罗昔康等药物可导致此型肝细胞损伤。

(四)慢性肝细胞损伤

一些药物导致的药物性肝损伤临床过程呈慢性发展,其临床表现、血清学改变和组织学变化类似于慢性肝炎,甚至可引起肝纤维化和肝硬化。

1. 慢性肝炎　药物引起的慢性肝损伤通常发病缓慢,可无明显症状或症状轻微。患者常有乏力、纳差、厌食、上腹不适等症状,部分患者有肝外表现,如关节痛、多毛、闭经、皮肤黏膜病变、痤疮等。血清转氨酶、胆红素、γ球蛋白升高,凝血酶原时间延长。如并发亚急性重型肝炎,可出现腹水、门静脉高压、肝性脑病和肝肾综合征。肝活检肝细胞局灶性变性、坏死,伴有汇管区和小叶内炎症细胞浸润。

2. 肝硬化　药物可以引起结节性肝硬化、胆汁性肝硬化和淤血性肝硬化。

（五）过敏反应

临床表现除肝功能损害的症状外,可有发热、皮疹、嗜酸性细胞增多、关节炎、肾炎等。

（六）特殊类型的药物性肝损害

1. 肝肉芽肿　据统计,大约1/3肉芽肿性肝炎是由药物导致的,常见的诱发药物包括奎尼丁、别嘌醇、苯妥英钠、卡马西平、磺胺类等。患者有发热、厌食、纳差、皮肤巩膜黄染、右上腹痛等症状,常伴有全身过敏和血管炎症状。

2. 肝磷脂病　服用胺碘酮、马来酸哌克昔林等药物可引起肝磷脂病,是由于药物导致溶酶体磷脂失活,磷脂分解受抑制,从而引起肝细胞内磷脂沉积。磷脂亦可在其他组织沉积。患者有转氨酶升高、肝大、皮肤病变、神经病变等表现。

3. 肝脏紫斑病　长期口服雌激素、雄激素、6-巯基嘌呤、避孕药等药物可导致该病。发病机制不清,可能是药物损伤肝窦内皮细胞,网状支架塌陷,阻塞了肝血窦血流,导致肝窦扩张。该病的发生可无临床症状,或仅有肝脏增大,但病情严重者可发生腹腔出血、肝肾衰竭,病死率较高。

4. 肝静脉血栓形成　长期口服避孕药可影响凝血机制,引起肝静脉血栓形成和栓塞、肝静脉狭窄、肝脏淤血,临床上表现为布加综合征。

5. 肝小静脉闭塞症　乌拉坦、硫唑嘌呤等药物可导致本病。病变主要累及中央静脉,肝小叶中央区肝窦充血,肝细胞坏死,之后肝硬化。

6. 肝脏肿瘤　长期口服避孕药、雄激素可引起肝脏良性腺瘤,其发生与服药时间及剂量有关。可发生肝细胞癌或胆管细胞癌。

7. 特发性门静脉高压症　长期接触石灰、硫酸铜杀虫剂均可引起本病。临床表现为门静脉高压症。

五、辅助检查

（一）实验室检查

1. AST和ALT　血清ALT水平是评价肝细胞损伤的敏感指标;80%的AST存在于线粒体,其升高反映肝细胞受损更为严重。

2. 胆红素　药物致肝细胞或胆管受损可引起胆红素升高。

3. ALP和GGT　ALP对肝细胞损伤并不敏感,但对干扰胆汁流动的肝内外因素十分敏感。当肝内合成亢进或胆汁排出受阻时,血清GGT升高。

（二）影像学检查

超声检查对肝硬化、肝脏占位性病变、脂肪肝和肝血管病变有一定的诊断价值,CT和MRI对于肝硬化和肝脏占位性病变的诊断价值优于超声。

（三）肝组织学活检

在药物性肝病的诊断中,肝组织活检主要用于排除其他肝胆疾病所造成的肝损伤。

六、诊断及鉴别诊断

药物性肝病没有特异性的诊断方法,可根据服药史、临床症状、肝生化、肝活检以及停药后

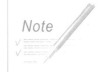

的效应作出综合诊断。急性药物性肝病常常有明确的服药史、较典型的临床症状和血清学改变，结合停用可疑药物后的效应，往往可以作出诊断。慢性药物性肝病症状隐匿，需要详细了解患者的全部用药史（包括发病前 3 个月内使用过的药物）、饮酒史、有无肝病、有无药物过敏史、有无过敏性疾病、原患疾病是否可累及肝脏等情况，根据药物接触史、临床表现、实验室检查作出诊断。

诊断药物性肝病可参考以下标准：①用药后 1~4 周内出现肝损害（肾上腺皮质激素、睾酮类等除外）；②初发症状可有发热、皮疹、瘙痒等过敏征象；③有肝细胞损害或肝内淤胆的病理改变和临床表现；④末梢血嗜酸性粒细胞超过 0.06；⑤药物淋巴细胞转化试验或巨噬细胞移动抑制试验阳性；⑥病毒性肝炎血清标志物均为阴性；⑦有 DILI 史，再次应用相同的药物可诱发。凡符合上述第①条，加② ~ ⑦条中任意两条，可考虑诊断药物性肝病。此外还需要排除其他能够解释肝损伤的病因。

本病应与病毒性肝炎、自身免疫性肝炎、原发性胆汁性肝硬化、原发性硬化性胆管炎、急性胆道梗阻、非酒精性脂肪性肝病、酒精性肝病、肝豆状核变性和血色病等相鉴别。

七、治疗

（一）停用相关药物

立即停用与肝损害相关的药物是治疗的关键。很多患者在停用相关药物后，肝功能可恢复正常。

（二）支持治疗

患者应卧床休息，有利于减轻肝脏负担，有助于肝细胞修复和再生。应补充足够的蛋白质、热量以及维生素 C、B 和 E，以利于肝细胞修复和再生。维持水、电解质和酸碱平衡。

（三）清除体内药物

胃肠道内残留的药物可以通过洗胃、导泻等方法清除。对于血液内的残留药物，根据药物在体内分布的情况，可采用血液透析、血液滤过、血液 / 血浆灌流、血浆置换及分子吸附再循环系统等人工肝脏支持治疗方法处理。

（四）药物治疗

谷胱甘肽可以保护肝细胞膜，并与药物代谢产物结合，消除脂质过氧化，减轻药物肝毒性。多烯磷脂酰胆碱是体内不能合成的必需磷脂，可以结合在肝细胞膜的结构中，有益于肝细胞的再生，改善肝脏损害的组织学变化，并改善肝功能。也可选用水飞蓟宾、腺苷甲硫氨酸等，有出血倾向者可用维生素 K_1。

有明显胆汁淤积者，可用熊去氧胆酸，其机制可能与改善肝细胞功能、扩张毛细胆管、增加胆汁酸排泄有关。常用剂量为 13~15mg/kg，每日 3 次。苯巴比妥可促进胆红素与葡糖酸、γ 球蛋白的结合，增加其转运，降低血浆胆红素浓度；还可增加细胞膜 Na^+，K^+-ATP 酶的活性。对乙酰氨基酚引起的肝坏死可用 N- 乙酰半胱氨酸解毒。

糖皮质激素用于药物性肝炎胆汁淤积治疗目前尚有争议。一般认为，糖皮质激素具有非特异性抗炎、促进某些酶的合成、促进胆汁分泌、抑制过敏和免疫反应等作用，但临床应用疗效不甚满意，且有较多不良反应，应慎重使用。可用泼尼松 30mg/d，用药 5 天如胆红素下降 40%~50%，则减量继续使用，总疗程 2 周；如用药 7 天无效，应停药。

病情严重发生肝性脑病、肝衰竭，应积极给予治疗，必要时可考虑肝移植。

八、预后

急性药物性肝损害如能及时诊断立即停药，经适当处理后大多数患者预后良好，一般 1~3 个月内肝功能逐步恢复。如有大片状或弥漫性肝细胞坏死，则预后差，可发生肝衰竭或合并肾

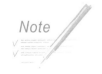

功能损害,病死率高。慢性药物性肝病由于临床表现隐匿,大多无法及时诊断,进展为肝硬化,预后较差。

(陆伦根)

第五节 慢性病毒性肝炎

一、概述

慢性病毒性肝炎(chronic viral hepatitis)由多种肝炎病毒引起以肝脏炎症和坏死病变为主并有肝炎临床表现的感染性疾病,病程超过6个月。按病原学分类目前有甲、乙、丙、丁和戊型肝炎。甲型和戊型肝炎经消化道途径传播,主要表现为急性肝炎;乙、丙和丁型肝炎主要经血液、体液等胃肠外途径传播,临床上大部分患者呈慢性感染,部分病例可发展为肝硬化、重型肝炎(肝衰竭)或肝细胞癌(hepatocellular carcinoma,HCC)。各型慢性病毒性肝炎临床表现相似,以乏力、食欲减退、厌油、肝大、肝功能异常为主,部分患者出现黄疸,但无症状感染亦不少见。

我国是病毒性肝炎的高发区。乙型肝炎传染源主要是急慢性乙型肝炎患者和病毒携带者,人类主要因含HBV血液或体液经破损的皮肤黏膜进入机体而获得感染,母婴传播也是重要的传播途径。由于实行新生儿HBV计划免疫,我国人群HBsAg携带率从1992年的9.75%下降至2006年的7.18%,5岁以下儿童的HBsAg携带率仅为0.96%。此外,HBV的传播途径亦发生了改变,母婴传播比例下降,而医源性传播、性传播及肠道外传播(如静脉内注射毒品等)明显上升。

据世界卫生组织(WHO)统计,全球HCV的感染率约为3%,估计约1.7亿人感染了HCV;我国一般人群抗HCV阳性率约为3.2%。丙型肝炎的传染源为急慢性丙型肝炎患者和病毒携带者,自1992年对献血员筛查抗HCV后,经输血和血制品传播途径得到了有效控制,目前最主要的传播方式是经破损的皮肤黏膜传播,在某些地区,因静脉注射毒品导致HCV传播占60%~90%。丁型肝炎传染源和传播途径与乙型肝炎相似,与HBV以重叠感染或同时感染形式存在,以前者为主。人类对HDV普遍易感,我国报道的HDV感染率约为1.85%~12.66%,以西南地区较高。

二、病因

慢性病毒性肝炎的病原体是肝炎病毒,目前已证实引起慢性肝炎病毒感染的病毒主要有乙、丙和丁型肝炎病毒三种。

(一)慢性乙型病毒性肝炎

由乙型肝炎病毒(hepatitis B virus,HBV)感染所致,HBV是一种DNA病毒,其基因组为环状双链HBV DNA,全长3182bp。其负链(长链)有4个主要开放读码框架(open reading frame,ORF):S、C、P和X基因区,其中S区完全嵌合于P区内,C区、P区和X区部分相互重叠,ORF重叠的结果是使HBV基因组利用率高达150%。HBV通过血液途径或破损的皮肤黏膜进入机体后,迅速通过血液到达肝脏。HBV侵入肝细胞后,部分双链环状DNA在细胞核内以负链DNA为模板延长正链以修补正链中的裂隙区,形成共价闭合环状DNA(covalently closed circular DNA,cccDNA);然后以cccDNA为模板,转录成几种不同长度的mRNA,分别作为前基因组RNA和编码HBV的各种抗原。根据HBV全基因序列差异≥8%或S区基因序列差异≥4%,目前将HBV分为A~I共9个基因型,各基因型又可分为若干基因亚型。我国HBV以C型和B型基因型为主。HBV基因型与疾病进展和治疗效果有关,与C基因型感染者相比,B基因型感染

Note

者较早出现乙型肝炎病毒 e 抗原(hepatitis Beantigen,HBeAg)血清学转换,较少进展为慢性肝炎、肝硬化和 HCC。HBV 感染人体后,肝细胞病变主要取决于机体的免疫应答,尤其是细胞免疫应答。免疫应答既可清除病毒,亦可导致肝细胞损伤,甚至诱导病毒变异。HBV 可通过多种途径达到免疫逃逸,使宿主不能清除病毒;机体免疫耐受或免疫低下时,不能产生有效的抗病毒免疫应答。从肝细胞逸出的病毒进入血液循环后,可刺激免疫系统,产生致敏淋巴细胞(细胞免疫)和特异性抗体(体液免疫)。进入血液循环的病毒被具有免疫活性的 T 淋巴细胞识别,后者致敏增生。此种致敏淋巴细胞与肝细胞膜表面的病毒抗原相结合,使致敏淋巴细胞释放出各种细胞因子,结果将病毒杀灭,肝细胞亦遭损害,引起坏死和炎症反应。免疫反应强烈的患者可能发生急性重型肝炎;细胞免疫功能低下者易演变为慢性肝炎或携带者;免疫功能正常且侵及肝细胞的病毒较多时,临床表现多为一般的黄疸型肝炎。HBV DNA 可与宿主肝细胞基因组整合,病程越长,整合的机会越多,而肝细胞内 HBV DNA 的整合与 HCC 的发生有密切关系。

HBV 感染后容易慢性化,受到病原和机体两方面因素影响。特异性细胞免疫反应是引起乙型肝炎慢性化的重要原因之一,其中细胞毒性 T 细胞(Tc)在清除肝细胞内 HBV 中起着重要作用,Tc 能识别表面附有病毒抗原的肝细胞,在巨噬细胞的协同下,攻击肝细胞使其破坏,同时杀灭肝细胞破坏时释放的 HBV。Tc 清除细胞内 HBV 的效率不仅取决于肝细胞表面病毒抗原的表达,同时也有赖于组织相容性抗原(HLA)的密度。肝细胞表面 HLA 表达的减少可能是 Tc 不能有效地清除细胞内肝炎病毒抗原的机制之一。自然杀伤细胞(NK)和干扰素在抗病毒机制中具有相当重要的作用,慢性乙型肝炎患者的 NK 活力低于正常,其干扰素产量亦低下,可能与 HBV 感染慢性化有关。此外,慢性乙型肝炎的发病亦与细胞膜成分的自身免疫反应有关,主要表现为抗肝细胞膜成分抗体的出现,这些抗体可能对肝细胞有直接的损伤作用,亦可介导抗体依赖性淋巴细胞毒(ADCC),导致肝细胞损伤。

HBV 感染的自然史一般分为免疫耐受期、免疫清除期和非活动或低(非)复制期,少数患者有再活化期。免疫耐受期的特点是乙型肝炎病毒复制活跃,血清乙型肝炎表面抗原(hepatitis B surface antigen,HBsAg)和 HBeAg 阳性,HBV DNA 呈高滴度,血清丙氨酸氨基转移酶(ALT)持续正常,肝组织学无明显异常,部分患者此期可持续存在很长时间,此期往往无需抗病毒治疗。免疫清除期表现为 HBV DNA 载量降低,血清 ALT 持续或间歇性升高,肝组织学有炎症坏死等表现,这一阶段可持续数月至数年不等,此期是抗病毒治疗的最佳时期。非活动或低(非)复制期表现为 HBeAg 阴性,e 抗体(HBeAb)阳性,HBV DNA 检测不到,血清 ALT 水平正常,肝组织学无明显炎症,此期部分患者可持续终生,但还有部分患者可自发或非自发地反复出现肝炎发作。

(二)慢性丙型病毒性肝炎

由丙型肝炎病毒(hepatitis C virus,HCV)感染所致,HCV 是一种 RNA 病毒,其基因组为单股正链 RNA,长约 9600 核苷酸。HCV 的 ORF 又可分为结构基因区和非结构基因区,分别编码结构蛋白(核心蛋白和包膜蛋白)和非结构蛋白。慢性丙型肝炎的肝细胞损伤不是 HCV 直接的细胞损伤效应,而是通过免疫介导等实现的。HCV 致肝细胞损伤有下列因素参与,其中免疫应答起更重要的作用。①宿主免疫因素:已证实肝内存在 HCV 特异性细胞毒性 T 淋巴细胞(CD8+ T 细胞)可攻击 HCV 感染的肝细胞,另外,CD4+ Th 细胞致敏后分泌淋巴因子,在协助清除 HCV 的同时,也导致免疫损伤。②HCV 直接杀伤作用:HCV 在肝细胞内复制干扰细胞内大分子的合成,增加溶酶体膜的通透性而引起细胞病变;HCV 表达产物(蛋白)对肝细胞有毒性作用,在体外表达 HCV 某些蛋白时,对宿主菌或细胞有毒性作用。③自身免疫:HCV 感染者常伴自身免疫改变,如胆管病理损伤与自身免疫性肝炎相似,常合并自身免疫性疾病,血清中可检出多种自身抗体。④细胞凋亡:HCV 感染肝细胞内有较大量 Fas 表达,同时 HCV 可激活 CTL 表达 FasL,两者结合

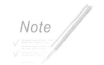

导致肝细胞凋亡。

HCV 感染后易慢性化,慢性化率高达 45%~85%。慢性化的可能原因包括:①HCV 对固有免疫反应的逃避,HCV 可以修饰细胞内环境以利于病毒自身复制,并促进其在肝脏中的持续感染。HCV 逃避固有免疫反应由多因素介导,包括破坏机体的固有抗病毒应答信号通路,逃避干扰素(IFN)介导的效应器反应及延迟适应性 T 淋巴细胞反应。②HCV 对获得性免疫反应的逃避,在机体免疫系统及药物等选择压力作用下,HCV 基因及其编码的抗原不断发生变异,产生 HCV 准毒株逃避宿主的免疫监视,这是 HCV 持续感染和慢性化的另一主要原因。③HCV 对机体免疫细胞功能的损伤,HCV 可感染外周血单核淋巴细胞,特别是 B 细胞和 T 细胞,并直接影响宿主免疫细胞的功能。④HCV 高度变异性:在其复制过程中由于依赖 RNA 的 RNA 聚合酶缺乏校正功能,复制容易出现错误;同时由于机体免疫力使 HCV 不断发生变异,甚至在同一个体出现多种病毒株,逃避宿主的免疫监视,导致慢性化。⑤HCV 对肝外细胞的泛嗜性:特别是存在于外周血单核细胞(PBMC)中的 HCV,可能成为反复感染肝细胞的来源。⑥HCV 在血液中浓度低,免疫原性弱,机体对其免疫应答水平低,甚至产生免疫耐受,造成病毒持续感染。

(三)慢性丁型病毒性肝炎

由丁型肝炎病毒(hepatitis D virus,HDV)引起,其是一种 RNA 病毒,基因组为一环状单负链 RNA,全长 1679 核苷酸。HDV 是一种缺陷性病毒,其复制需要 HBV 的辅佐。发生机制尚未完全阐明,目前认为 HDV 本身及其表达产物对肝细胞有直接作用,但缺乏证据。另外,HDVAg 的抗原作用较强,此为特异性 $CD8^+$ T 淋巴细胞攻击的靶抗原,宿主较强的免疫反应导致肝细胞损伤。

(四)预防

1. 管理传染源 慢性患者和携带者可根据病毒复制评价传染性大小。复制活跃者可酌情进行抗病毒治疗。现症感染者不宜从事食品加工、饮食服务、托幼保育等工作及参军。严格筛选献血员,不合格者禁止献血。

2. 切断传播途径 加强托幼保育单位及服务人员的监督管理。防止血液和体液传播,对献血员和血液用最敏感方法检测 HBsAg、抗 HCV,有条件时测 HBV DNA、HCV RNA。禁止阳性者献血及阳性血液的使用。阳性者的洗漱、剃须、理发工具专用。

3. 保护易感人群 接种乙型肝炎疫苗是预防和控制乙型肝炎流行的最有效方法。易感者均可接种,新生儿应进行普种,与 HBV 感染者密切接触者、医务工作者、同性恋者、药瘾者等高危人群及从事托幼保育、食品加工、饮食服务等职业人群亦是主要的接种对象。现普遍采用 0.1 个月、1 个月、6 个月的接种程序,每次注射 10~20μg(基因工程疫苗),高危人群可适当加大剂量,抗 HBs 阳转率可达 90% 以上。接种后随着时间的推移,部分人抗 HBs 水平会逐渐下降,如果少于 10mIU/ml,最好加强注射 1 次。HBV 慢性感染母亲的新生儿出生后立即注射高效价免疫球蛋白(HBIG)100~200IU 以及乙肝疫苗 10μg,出生后 1 个月重复注射 1 次,6 个月时只注射乙肝疫苗,保护率达 90% 以上。目前丙型和丁型肝炎尚缺乏特异性的免疫预防措施,因此控制传播途径至关重要。

三、病理

慢性病毒性肝炎的基本病变是弥漫性肝细胞变性、坏死,同时伴不同程度的炎症细胞浸润、间质增生和肝细胞再生。肝细胞炎症坏死、汇管区及界面炎症可导致肝内胶原为主的细胞外基质的过度沉积,肝纤维化及纤维间隔形成。如进一步进展,最终形成肝硬化,病理以肝小叶结构紊乱和假小叶形成为特征。病理改变按炎症活动度和纤维化程度进行分级(G)和分期(S),炎症活动程度分为 0~4 级(G0~4)、纤维化程度可分为 0~4 期(S0~4)(表 10-5)。

表 10-5　慢性肝炎分级、分期标准

分级	门管区及周围	小叶内	分期	纤维化程度
G0	无或轻度炎症	无炎症	S0	无
G1	门管区炎症	炎症,无坏死	S1	无或门脉区扩大(纤维化)
G2	轻度碎片状坏死	点灶状坏死或嗜酸性小体	S2	门管区周围纤维化,小叶结构保留
G3	中度碎片状坏死	重度灶性坏死	S3	纤维化伴小叶结构紊乱,无肝硬化
G4	重度碎片状坏死	桥接坏死(多小叶坏死)	S4	可能或肯定的肝硬化

四、临床表现

根据临床表现不同,临床分为轻、中、重度(表 10-6)。

表 10-6　慢性病毒性肝炎临床分度肝功能检测参考指标

项目	轻度	中度	重度
ALT 和(或)AST(IU/L)	≤3ULN	>3ULN	>3ULN
总胆红素(TB)(μmol/L)	≤2ULN	3~5ULN	>5ULN
白蛋白(A)(g/L)	≥35	32~35	≤32
白蛋白/球蛋白(A/G)	≥1.4	1.0~1.4	<1.0
γ 球蛋白	≤21	21~26	≥26
凝血酶原活动度(PTA)(%)	>70	60~70	40~60
胆碱酯酶(CHE)(U/L)	>5400	4500~5400	≤4500

ULN= 正常值上限

1. 轻度慢性病毒性肝炎　病情较轻,可反复出现乏力、食欲下降、尿黄、肝区不适、肝脾轻度大。部分可无症状和体征,肝功能仅 1~2 项轻度异常。

2. 中度慢性病毒性肝炎　症状、体征、实验室检查居于轻度和重度之间。

3. 重度慢性病毒性肝炎　有明显或持续的乏力、食欲下降、腹胀、尿黄、大便稀薄等症状,伴肝病面容、肝掌、蜘蛛痣、脾大,丙氨酸氨基转移酶(ALT)和(或)天冬氨酸氨基转移酶(AST)反复或持续升高,白蛋白降低或白蛋白/球蛋白(A/G)比值异常,γ 球蛋白明显增高。白蛋白≤32g/L,总胆红素(TB)>5 倍正常值上限(ULN),凝血酶原活动度(PTA)降至 40%~60%,胆碱酯酶(CHE)<2500U/L,四项中有一项即为重度慢性病毒性肝炎。

五、辅助检查

(一)实验室检查

1. 肝功能检查　患者可有不同程度的肝功能生化指标包括 ALT、AST、ALP、GGT、白蛋白、γ 球蛋白、胆红素、凝血酶原活动度和胆碱酯酶的异常。其异常程度与慢性病毒性肝炎的轻重相关(见表 10-6)。

2. 肝炎病毒学检测　血液学检测可见 HBV(HBsAg、HBeAg 和 HBV DNA)、HCV(抗 HCV 和 HCV RNA)和 HDV(HDVAg 和 HDV RNA)感染的证据。必要时可对 HBV 和 HCV 基因进行分型。

(二)影像学检查

常规超声、CT 和(或)磁共振对慢性病毒性肝炎诊断帮助不大,检查的主要目的是监测慢性肝炎的病情进展及发现肝脏的占位性病变如 HCC 等。近年来通过检测超声和低频弹性波的瞬

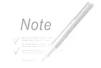

时弹性超声可以测定肝脏弹性的变化,从而反映肝硬度,有助于慢性病毒性肝炎肝硬化的早期诊断与随访监测。

(三)病理学检测

对常规临床、血液生化及影像学等检查尚不能明确诊断者,可进行肝活检组织学检查,肝脏组织学检查可对炎症活动度及纤维化程度进行评价。

六、诊断及鉴别诊断

(一)诊断

乏力、纳差、厌油、肝区不适、皮肤巩膜黄染等表现是提示病毒性肝炎的重要线索,确诊依赖于病毒病原学检测。诊断内容包括病因、临床类型及有无并发症。

1. 慢性乙型肝炎的诊断依据　有乙型肝炎或 HBsAg 阳性史超过 6 个月,现 HBsAg 和(或)HBV DNA 仍为阳性者。根据 HBV 感染者的血清学、病毒学、生化学试验及其他临床和辅助检查结果,可将慢性 HBV 感染分为:①慢性乙型肝炎(chronic hepatitis B,CHB):包括 HBeAg 阳性CHB 和 HBeAg 阴性 CHB。HBeAg 阳性 CHB 指血清 HBsAg、HBV DNA 和 HBeAg 阳性,抗 -HBe阴性,血清 ALT 持续或反复升高超过 6 个月以上,或肝组织学检查有肝炎病变。HBeAg 阴性CHB 指血清 HBsAg 和 HBV DNA 阳性,HBeAg 阴性、抗 -HBe 阳性或阴性,血清 ALT 持续或反复异常,或肝组织学检查有肝炎病变。②乙型肝炎肝硬化:包括代偿期肝硬化和失代偿期肝硬化(见本章第六节肝硬化)。③携带者:包括慢性 HBV 携带者和非活动性 HBsAg 携带者。慢性HBV 携带者指血清 HBsAg 和 HBV DNA 阳性,HBeAg 或抗 -HBe 阳性,但 1 年内连续随访 3 次以上,血清 ALT 和 AST 均在正常范围,肝组织学检查一般无明显异常。对血清 HBV DNA 较高者($>10^5$copy/ml),应动员其做肝穿刺检查,以便进一步确诊和作相应治疗。非活动性 HBsAg 携带者指血清 HBsAg 阳性、HBeAg 阴性、抗 -HBe 阳性或阴性,HBV DNA 检测不到(PCR 法)或低于正常值下限,1 年内连续随访 3 次以上,ALT 均在正常范围。肝组织学检查显示:Knodell(肝炎活动指数)HAI<4 或其他的半定量计分系统病变轻微。④隐匿性慢性乙型肝炎:血清 HBsAg阴性,但血清和(或)肝组织中 HBV DNA 阳性,并有慢性乙型肝炎的临床表现。患者可伴有血清抗 -HBs、抗 -HBe 和(或)抗 -HBc 阳性;另约 20% 隐匿性慢性乙型肝炎患者除 HBV DNA 阳性外,其余 HBV 血清学标志均为阴性。诊断需排除其他病毒及非病毒因素引起的肝损伤。血中 HBV DNA 的存在是 HBV 感染最直接、最灵敏和最特异的指标,也是抗病毒治疗的依据和疗效监测指标。

2. 慢性丙型肝炎的诊断依据　①HCV 感染超过 6 个月;②发病日期不明,也无肝炎病史,但肝脏组织病理学检查符合慢性肝炎;③根据症状、体征、实验室及影像学检查结果综合分析。3 条中任何 1 条符合均可作出诊断。血中 HCV RNA 的存在是 HCV 感染最直接、最为灵敏和最为特异的指标,也是抗病毒治疗的依据和疗效监测指标。

3. 慢性丁型肝炎的诊断依据　有现症 HBV 感染,同时血清 HDVAg 或抗 HDV-IgM 或高滴度抗 HDV-IgG 或 HDV RNA 阳性,或肝内 HDVAg 或 HDV RNA 阳性,可诊断为丁型肝炎。

(二)鉴别诊断

1. 以黄疸为主要表现　必须与溶血性、肝外胆汁淤积性黄疸鉴别。

2. 以肝功能损害为主要表现　必须与其他原因引起的肝炎鉴别。

(1) 其他病原体:其他非嗜肝病毒感染、细菌、立克次体和钩端螺旋体感染,流行性出血热、阿米巴肝病、急性血吸虫病、华支睾吸虫病等都可引起肝脏炎症,应根据原发病的临床特点和病原学检查加以鉴别。

(2) 药物引起的肝损害:有肝损害药物使用史,停药后肝功能可逐渐恢复。肝炎病毒标志物阴性有助于鉴别。

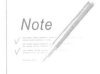

（3）酒精性肝病：长期饮酒史，肝炎病毒标志物阴性有助于鉴别诊断。

（4）自身免疫性肝病：有原发性胆汁性肝硬化（PBC）、原发性硬化性胆管炎（PSC）和自身免疫性肝炎（AIH）等。PBC 和 PSC 主要累及肝内外胆管，AIH 主要破坏肝细胞。可根据肝功能检测的特点和自身肝病抗体检测的结果或肝活检结果进行鉴别。

（5）非酒精性脂肪性肝病及妊娠急性脂肪肝：脂肪肝常继发于肝炎后或身体肥胖者，血中甘油三酯多增高，超声检查有较特异发现。妊娠急性脂肪肝多以急性腹痛起病，或并发急性胰腺炎，黄疸重，肝缩小，严重低血糖及低蛋白血症，尿胆红素阴性。

七、治疗

慢性病毒性肝炎的总体治疗目标是最大限度地长期抑制或消除 HBV、HCV 和 HDV，减轻肝细胞炎症坏死及肝纤维化，延缓和阻止疾病进展，减少和防止肝脏失代偿、肝硬化、HCC 及其他并发症的发生，从而改善生活质量和延长存活时间。慢性病毒性肝炎治疗主要包括抗病毒、免疫调节、抗炎保肝及对症治疗等，其中抗病毒治疗是关键，只要有适应证，且条件允许，就应进行规范的抗病毒治疗。

（一）一般治疗

适当休息。卧床休息可增加肝脏血流量，有助于病情改善，活动量以活动后不觉疲劳为度。禁酒，饮食应保证热量需求，适量蛋白质及维生素。慎用有损伤肝功能和增加肝脏负担的药物。

（二）药物治疗

主要包括抗病毒（针对 HBV 或 HCV 感染者）、免疫调节、抗炎保肝和对症治疗。对 HBV 或 HCV 感染者而言，抗病毒治疗是关键。

1. 抗病毒治疗

（1）HBV 抗病毒治疗：HBV 患者在有活跃的病毒复制及肝脏炎症时可开始抗病毒治疗。处于免疫应答耐受期的患者常常难以取得良好的病毒学应答，故目前不主张对这类患者进行抗病毒治疗，但应定期检测。

1）抗病毒治疗适应证：①HBV DNA ≥ 10^5copy/ml（HBeAg 阴性者 ≥ 10^4copy/ml）；②ALT ≥ 2 × ULN；如用干扰素治疗，ALT 应 ≤ 10 × ULN，血总胆红素水平 < 2 × ULN；③如 ALT < 2 × ULN，但肝组织学显示炎症坏死 ≥ G2，或纤维化 ≥ S2。

对持续 HBV DNA 阳性、达不到上述治疗标准，但有以下情形之一者，亦应考虑给予抗病毒治疗：①对 ALT > 1 × ULN 且年龄 > 40 岁者，也应考虑抗病毒治疗；②对 ALT 持续正常但年龄较大者（> 40 岁），应密切随访，最好进行肝组织活检；如果肝组织学显示炎性坏死 ≥ G2，或纤维化 ≥ S2，应积极给予抗病毒治疗；③动态观察发现有疾病进展的证据（如脾大）者，建议行肝组织学检查，必要时给予抗病毒治疗。

应注意排除由药物、乙醇和其他因素所致的 ALT 升高，也应排除因应用降酶药物后 ALT 暂时性正常。一些特殊病例如肝硬化，其 AST 水平可高于 ALT，对此种患者可参考 AST 水平。

2）抗病毒药物：目前国内外公认有效的抗 HBV 药物主要包括两大类：干扰素类和核苷（酸）类似物，各有其优缺点。前者的优点是疗程相对固定，HBeAg 血清转换率较高，疗效相对持久，耐药变异较少；其缺点是需要注射给药，不良反应较明显，不适于肝功能失代偿者。后者的优点是口服给药，抑制病毒作用强，不良反应少或轻微，可用于肝功能失代偿者，其缺点是疗程相对不固定，HBeAg 血清转换率低，停药后很难获得持久性病毒学抑制，长期应用可产生 HBV 耐药变异，随意停药后部分患者可出现病情恶化等。

目前一般认为，干扰素的基本疗程是 1 年，核苷类似物治疗疗程 1 年以上，如果 HBeAg 阳性慢性乙型肝炎患者 HBV DNA 持续阴转且有 HBeAg 血清转换并维持 1 年以上，HBeAg 阴性慢性乙型肝炎患者 HBV DNA 持续阴转并维持 1.5 年以上，可以考虑停药，但仍有部分患者复发。因此,对治疗终点的界定尚有争议。

目前在我国可用于抗 HBV 的药物主要有干扰素和核苷(酸)类似物,后者包括拉米夫定、阿德福韦酯、恩替卡韦、替比夫定和替诺福韦(表 10-7)。

表 10-7　抗 HBV 药物

药物	通用名	用法	治疗剂量	疗程
长效干扰素	聚乙二醇干扰素 α-2a	皮下注射,每周 1 次	180g	48 周
	聚乙二醇干扰素 α-2b	皮下注射,每周 1 次	1.0~1.5mg/kg	48 周
普通干扰素	重组人干扰素 α-1b	皮下注射,隔日 1 次	500 万 U	1 年
	重组人干扰素 α-2b	皮下注射,隔日 1 次	500 万 U	1 年
核苷类似物	拉米夫定	口服,每天 1 次	100mg	至少 2 年以上
	阿德福韦酯	口服,每天 1 次	10mg	至少 2 年以上
	恩替卡韦	口服,每天 1 次	0.5mg 或 1mg	至少 2 年以上
	替比夫定	口服,每天 1 次	600mg	至少 2 年以上
	替诺福韦	口服,每天 1 次	300mg	至少 2 年以上

a. 干扰素:是细胞因子类抗病毒药物,主要经诱导宿主产生细胞因子在多个环节抑制病毒复制,包括阻止病毒进入细胞,降解病毒 mRNA,抑制病毒蛋白转录,抑制病毒增强子作用,抑制病毒包装等。聚乙二醇干扰素的疗效要优于普通干扰素,不良反应也较少,在体内的半衰期明显延长,每周给药 1 次。治疗前 HBV DNA、ALT 水平及患者的性别是预测疗效的主要因素,治疗过程中检测 HBsAg 和(或)HBeAg 滴度的变化,亦可预测疗效。干扰素治疗的绝对禁忌证包括妊娠、精神病史(如严重抑郁症)、未能控制的癫痫、未戒断的酗酒、吸毒者、未经控制的自身免疫性疾病、失代偿期肝硬化、有症状的心脏病、治疗前中性粒细胞计数 $<0.1\times10^9$/L 和(或)血小板计数 $<50\times10^9$/L。干扰素治疗的相对禁忌证包括甲状腺疾病、视网膜病、银屑病、既往抑郁症史、未控制的糖尿病、高血压、总胆红素 $>51\mu mol/L$(特别是以非结合胆红素为主者)。干扰素治疗过程中应检查:①开始治疗后的第 1 个月,应每 1~2 周检查 1 次血常规,以后每月检查 1 次,直至治疗结束;②生化学指标,包括 ALT、AST 等,治疗开始后每月 1 次,连续 3 次,以后随病情改善可每 3 个月 1 次;③病毒学标志,治疗开始后每 3 个月检测 1 次 HBsAg、HBeAg、抗 HBe 和 HBV DNA 或 HCV RNA;④其他:每 3 个月检测 1 次甲状腺功能、血糖和尿常规等指标,如治疗前就已存在甲状腺功能异常或已患糖尿病者,应先用药物控制甲状腺功能异常或糖尿病,然后再开始干扰素治疗,同时应每月检查甲状腺功能和血糖水平;⑤应定期评估精神状态,对出现明显抑郁症和有自杀倾向的患者,应立即停药并密切监护。

b. 拉米夫定:患者耐受性良好,仅少数病例有头痛、全身不适、疲乏、胃痛及腹泻,个别可能出现过敏反应。有下列情况应停止治疗:①治疗无效者;②治疗期间发生严重不良反应者;③依从性差,不能坚持服药者。随用药时间的延长,患者发生病毒耐药的比例增高,1~5 年的耐药率分别为 14%、38%、49%、67% 和 69%。

c. 阿德福韦酯:对 HBV 野生株及拉米夫定耐药株均有效,在较大剂量时有一定肾毒性,主要表现为血清肌酐的升高和血磷的下降,应定期监测血清肌酐和血磷。在 HBeAg 阳性慢性乙型肝炎患者 1~5 年耐药率分别为 0、3%、11%、18% 和 29%。

d. 替比夫定:有良好的安全性,妊娠 B 级药物。常见的不良反应有头晕、头痛、疲劳、腹泻、恶心、皮疹、血淀粉酶升高、ALT 和血肌酸激酶(CK)升高。替比夫定是强效抑制 HBV 复制的药物,但耐药屏障低,耐药发生率高,1 年和 2 年的耐药发生率分别为 5% 和 15%。

e. 恩替卡韦:体内外试验显示该药对 HBV 的抑制效果优于拉米夫定和阿德福韦酯,对初治

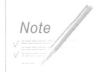

患者治疗 5 年耐药率为 1%~2%,但对已发生拉米夫定 YMDD 变异患者治疗 5 年耐药率达 40%。因此,本药用于初治患者应答较佳,可发挥强效和低耐药的优点。

f. 替诺福韦:有良好的安全性,妊娠 B 级药物。抗 HBV 活性强,肾毒性比阿德福韦酯小,耐药发生很低。因此,本药用于初治患者应答较佳,可发挥强效和低耐药的优点。

恩替卡韦和替诺福韦是强效 HBV 抑制药物,耐药屏障高,推荐作为一线抗病毒治疗药物。

(2) HCV 抗病毒治疗:目的是持续抑制或清除体内的 HCV,以改善或减轻肝损害,阻止进展为肝硬化、肝衰竭或肝癌,并提高患者的生活质量。

1) 适应证:HCV RNA 阳性,ALT 升高的患者需抗病毒治疗;ALT 水平正常和肝纤维化(F2、F3 期)的丙型肝炎患者也应该抗病毒治疗。肝硬化代偿期(Child-Pugh A 级)的丙型肝炎患者需考虑干扰素抗病毒治疗;对肝功能失代偿患者,不宜接受干扰素抗病毒治疗。

2) 药物:包括干扰素和利巴韦林,其中 IFN 是抗 HCV 的首选抗病毒药物,干扰素又有普通干扰素和聚乙二醇干扰素之分。普通干扰素隔日 1 次,而聚乙二醇化的干扰素则每周注射 1 次。近年来蛋白酶抑制剂,如索非布韦(sofosbuvir)的开发和应用,为慢性丙型肝炎的治疗带来了新的选择,并有很好的治疗应答率。

a. 聚乙二醇化干扰素(PEG-IFN):普通干扰素结合聚乙二醇基团后,其体内吸收和清除缓慢,药物半衰期延长,可每周注射 1 次。常用的聚乙二醇化干扰素(PEG interferon)有两种:PEG 干扰素 α-2a 和 PEG 干扰素 α-2b。

b. 利巴韦林:广谱抗病毒药,具有抗 DNA 和 RNA 病毒的作用,对 HCV 的作用机制尚未完全阐明。每日 800~1200mg,分 3 次口服。利巴韦林直接对抗病毒复制的作用不是很强,但可导致病毒发生致死性变异;利巴韦林能使肝细胞内的三磷酸鸟苷减少,而三磷酸鸟苷是病毒复制所必需的物质。利巴韦林也有调节免疫功能的作用。

c. PEG-IFN 与利巴韦林联合应用:是目前最有效的抗 HCV 的治疗方案;其次是普通 IFN 与利巴韦林联合疗法。IFN 单药治疗疗效较差,仅在不能使用利巴韦林的患者采用。慢性丙型肝炎治疗前应进行 HCV RNA 基因分型(1 型和非 1 型)和血中 HCV RNA 定量,以决定抗病毒治疗的疗程和利巴韦林的剂量。HCV RNA 基因为 1 型者,PEG-IFN 联合利巴韦林治疗方案:PEG-IFNα-2b 1.5mg/kg,每周 1 次皮下注射,联合口服利巴韦林 1000mg/d,至 12 周时检测 HCV RNA:①如 HCV RNA 下降幅度 <2 个对数级,则考虑停药。②如 HCV RNA 定性检测为阴转,或低于定量法的最低检测限,继续治疗至 48 周。③如 HCV RNA 未转阴,但下降≥2 个对数级,可继续治疗至 48 周;如果 24 周仍未转阴,则停药观察。HCV RNA 基因为非 1 型者,PEG-IFN 联合利巴韦林治疗方案:PEG-IFNα-2a 180μg/kg 或 PEG-IFNα-2b 1.5μg/kg,每周 1 次皮下注射,联合应用利巴韦林 800mg/d,治疗 24 周。

(3) HDV 抗病毒治疗:目前 IFNα 是唯一可供选择的治疗慢性丁型肝炎的药物,但其疗效有限,40%~70% 的患者经 900 万 U,每周 3 次,或者每日 500 万 U,疗程 1 年,才能使血清中 HDV RNA 消失,但抑制作用短暂,停止治疗后 60%~97% 患者会复发。

2. 免疫调节　免疫功能紊乱者,可采用免疫调节剂治疗,如胸腺素 α1。胸腺素主要是从猪或小牛胸腺中提取的多肽,其生物活性与胸腺素 α1 相似,用法为每日 100~160mg,静脉滴注,疗程 3 个月。胸腺素 α1 为合成肽,每次 1.6mg 皮下或肌内注射,每周 2~3 次,6 个月为 1 个疗程。

3. 抗炎保肝　应用抗 HBV 和 HCV 药物患者一般不同时应用抗炎保肝药物,因为随着 HBV 和 HCV 复制的抑制,ALT、AST,甚至 GGT 常常也会随之下降至正常。对于处于免疫耐受期肝酶学正常的 HBV 携带者,不必应用抗炎保肝治疗,这样可及时发现患者 ALT 的变化,及早采用抗 HBV 治疗。常用的保护肝细胞、减少炎症和改善肝功能的药物有甘草酸制剂、水飞蓟宾类、熊去氧胆酸、还原型谷胱甘肽和 S-腺苷甲硫氨酸等。

应用抗炎保肝治疗需注意：①抗炎保肝治疗只是综合治疗的一部分，并不能取代抗病毒治疗、病因治疗。对于 ALT 明显升高或肝组织学明显炎症坏死者，在抗病毒治疗、病因治疗的基础上可适当选用抗炎保肝治疗。②不宜同时应用多种抗炎保肝药物，因药物间相互作用常可引起不良反应，容易加重肝脏负担。③熟悉掌握各类抗炎保肝治疗药物的性能及用药注意事项，合理用药。④用药期间应定期观察患者的症状、体征和肝功能变化。

八、预后

取决于病毒和宿主等多方面因素。轻度慢性肝炎预后良好，仅少数转为肝硬化。中度慢性肝炎预后较差，较大部分转为肝硬化。重度慢性肝炎预后较差，约 50% 在 5 年内发展成肝硬化，少部分可转为 HCC，病死率达 40% 以上。对抗病毒治疗应答佳的患者预后良好。

（陆伦根）

第六节　肝　硬　化

一、概述

肝硬化（hepatic cirrhosis）是由一种或多种原因引起的，以肝组织弥漫性纤维化、假小叶和再生结节为组织学特征的进行性慢性肝病。代偿期通常无明显症状，失代偿期以门静脉高压和肝功能减退为特征，后期有多器官受累，常并发上消化道出血、肝性脑病、继发感染、肝肾综合征、肝肺综合征等而死亡。我国临床流行病学调查显示，肝硬化占所有临床发病构成比的 1.39%，占全部肝病住院病例的 51.07%。发病多集中在中青年，病情迁延，患者痛苦，家庭和社会负担沉重，是我国最严重的公共卫生问题之一。

二、病因

在我国，目前引起肝硬化的病因以病毒性肝炎为主；在欧美国家，酒精性肝硬化占全部肝硬化的 50%~90%。

1. 肝炎病毒　乙型肝炎病毒（HBV）为最常见的病因，其次为丙型肝炎病毒（hepatitis C virus, HCV）。从病毒性肝炎发展为肝硬化短至数月，长达数十年。甲型肝炎病毒和戊型肝炎病毒感染所致肝炎一般不发展为肝硬化。

2. 乙醇　长期大量饮酒导致肝细胞损害、脂肪沉积及肝脏纤维化，逐渐发展为肝硬化，营养不良、合并 HBV 或 HCV 感染及损伤肝脏药物等因素将增加酒精性肝硬化发生的风险。饮酒的女性较男性更易发生酒精性肝病。

3. 胆汁淤积　任何原因引起肝内、外胆道梗阻，持续胆汁淤积，皆可发展为胆汁性肝硬化。根据胆汁淤积的原因，可分为原发和继发性胆汁性肝硬化。

4. 循环障碍　肝静脉和（或）下腔静脉阻塞（Budd-Chiari syndrome）、慢性心功能不全及缩窄性心包炎（心源性）可致肝脏长期淤血、肝细胞变性及纤维化。最终发展为淤血性肝硬化。

5. 药物或化学毒物　长期服用损伤肝脏的药物及接触四氯化碳、磷、砷等化学毒物可引起中毒性肝炎，最终演变为肝硬化。

6. 免疫疾病　自身免疫性肝炎及累及肝脏的多种风湿免疫性疾病可进展为肝硬化。

7. 寄生虫感染　血吸虫感染在我国南方依然存在，成熟虫卵被肝内巨噬细胞吞噬后演变为成纤维细胞，形成纤维性结节。由于虫卵在肝内主要沉积在门静脉分支附近，纤维化常使门静脉灌注障碍，所致的肝硬化常以门静脉高压为突出特征。华支睾吸虫寄生于人肝内外胆管内，所引起的胆道梗阻及炎症（肝吸虫病），可逐渐进展为肝硬化。

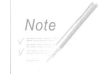

Note

8. 遗传和代谢性疾病　由于遗传或先天性酶缺陷,某些代谢产物沉积于肝脏,引起肝细胞坏死和结缔组织增生。主要有:

(1) 铜代谢紊乱:也称肝豆状核变性,是一种常染色体隐性遗传病,其致病基因定位于13q14.3,该基因编码产物为转运铜离子的 P 型 -ATP 酶。由于该酶的功能障碍,致使铜在体内沉积,损害肝、脑等器官而致病。

(2) 血色病:因第 6 对染色体上基因异常,导致小肠黏膜对食物内铁吸收增加,过多的铁沉积在肝脏,引起纤维组织增生及脏器功能障碍。

(3) α_1- 抗胰蛋白酶缺乏症:α_1- 抗胰蛋白(α_1-antitrypsin,α_1-AT)是肝脏合成的一种低分子糖蛋白,由于遗传缺陷,正常 α_1-AT 显著减少,异常的 α_1-AT 分子量小而溶解度低,以致不能被肝脏排至血中,大量积聚肝细胞内,肝组织受损,引起肝硬化。

其他如半乳糖血症、血友病、酪氨酸代谢紊乱症、遗传性出血性毛细血管扩张症等亦可导致肝硬化。

9. 营养障碍　长期食物中营养不足或不均衡、多种慢性疾病导致消化吸收不良、肥胖或糖尿病等导致的脂肪肝都可发展为肝硬化。

10. 原因不明　部分患者无法用目前认识的病因解释肝硬化的发生,也称隐源性肝硬化。注意在尚未充分甄别上述各种病因前,不宜轻易作出原因不明肝硬化的结论,以免影响肝硬化的对因治疗。

三、病理

肝脏的再生能力很大。正常肝脏切除 70%~80%,仍可维持正常生理功能;人体正常肝叶切除约 1 年后,残肝可恢复至原来肝脏的重量。肝硬化发展的基本特征是肝细胞变性坏死、再生、肝纤维化、肝内血管增殖和循环紊乱。

各种病因导致广泛肝细胞变性、坏死,肝小叶纤维支架塌陷,若病因持续存在,再生的肝细胞不沿正常支架排列,形成不规则的、结节状的肝细胞团,难以恢复正常的肝脏结构。炎症等致病因素激活肝星形细胞、促使肝细胞及胆管细胞转变为间质细胞(上皮细胞间质转化,epithelial mesenchymal transition,EMT),肝内胶原合成增加、降解减少,总胶原量可增至正常的 3~10 倍,自汇管区和肝包膜有大量纤维结缔组织增生,形成假小叶;大量胶原沉积于 Disse 间隙,导致间隙增宽,肝窦内皮细胞下基膜形成,内皮细胞的窗孔变小,数量减少甚至消失,形成弥漫性屏障,称为肝窦毛细血管化,肝血窦内物质弥散至肝细胞受阻,肝细胞缺氧和养料供给障碍,肝细胞功能减退。肝内血管增殖、扭曲、受压,血流阻力增加;肝内门静脉、肝静脉和肝动脉之间出现交通吻合支,广泛的微小动脉门脉瘘等肝内血液循环紊乱,这不仅是形成门静脉高压的病理基础,而且是加重肝细胞营养障碍、促进肝硬化发展的重要原因。

肝内血液循环阻力增加对门、体循环的不良后果为:①门静脉高压及大量来自肠道的血管活性多肽促使肝外门静脉属支增殖、扩张,门静脉属支内血容量增加,加重门静脉高压,促进多处门腔侧支循环形成或破裂出血;②机体血容量大量淤滞于门静脉属支,减少了体循环血容量,多个重要脏器动脉灌注明显不足,在肝功能减退的情况下,慢性多器官功能障碍陆续发生,导致肝硬化失代偿后多种并发症的发生。

四、临床表现

肝硬化通常起病隐匿,病程发展缓慢,临床上将肝硬化大致分为肝功能代偿期和失代偿期。

(一) 代偿期

大部分患者无症状或症状较轻,可有腹部不适、乏力、食欲减退、消化不良和腹泻等症状,多

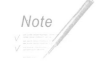

呈间歇性,常于劳累、精神紧张或伴随其他疾病而出现,休息及助消化的药物可缓解。患者营养状态尚可,肝脏是否肿大取决于不同类型的肝硬化,脾脏因门静脉高压常有轻、中度肿大。肝功能实验检查正常或轻度异常。

(二)失代偿期

症状较明显,主要有肝功能减退和门静脉高压两类临床表现。

1. 肝功能减退引起的临床表现

(1)消化吸收不良:食欲减退、恶心、厌食、腹胀,餐后加重,荤食后易泻,多与门静脉高压时胃肠道淤血水肿、消化吸收障碍和肠道菌群失调等有关。

(2)营养不良:一般情况较差,消瘦、乏力,精神不振,甚至因衰弱而卧床不起,患者皮肤干枯或水肿。

(3)黄疸:皮肤、巩膜黄染,尿色深,肝细胞进行性或广泛坏死及肝衰竭时,黄疸持续加重,多系肝细胞性黄疸。

(4)出血和贫血:常有鼻腔、牙龈出血及皮肤黏膜瘀点、瘀斑和消化道出血等,与肝合成凝血因子减少、脾功能亢进和毛细血管脆性增加有关。

(5)内分泌失调:肝脏是多种激素转化、降解的重要器官,但激素并不是简单被动地在肝内被代谢降解,其本身或代谢产物均参与肝脏疾病的发生、发展过程。

1)性激素:常见雌激素增多,雄激素减少。前者与肝脏对其灭活减少有关,后者与升高的雌激素反馈抑制垂体促性腺激素释放,从而引起睾丸间质细胞分泌雄激素减少有关。男性患者常有性欲减退、睾丸萎缩、毛发脱落及乳房发育等;女性有月经失调、闭经、不孕等症状。蜘蛛痣及肝掌的出现均与雌激素增多有关。

2)肾上腺皮质功能:肝硬化时,合成肾上腺皮质激素重要的原料胆固醇酯减少,肾上腺皮质激素合成不足;促皮质激素释放因子受抑,肾上腺皮质功能减退,促黑色生成激素增加。患者面部和其他暴露部位的皮肤色素沉着,面色黑黄,晦暗无光,称肝病面容。

3)抗利尿激素:促进腹水形成,详见本章腹水形成机制部分。

4)甲状腺激素:肝硬化患者血清总 T_3、游离 T_3 降低,游离 T_4 正常或偏高,严重者 T_4 也降低,这些改变与肝病严重程度之间具有相关性。

(6)不规则低热:肝脏对致热因子等灭活降低,还可因继发性感染所致。

(7)低白蛋白血症:患者常有下肢水肿及腹水,详见本章腹水形成机制部分。

门静脉压力持续升高超过正常值 6~10mmHg(0.8~1.3kPa) 称为门静脉高压症(portal hypertension, PH)。门静脉高压症是肝内血管阻力增加及门静脉血流增多的综合结果,肝硬化引起的门静脉高压多属肝内型。肝硬化患者的门静脉压力一般在 20mmHg 左右,机制为:狄氏间隙胶原沉积使肝窦变狭窄;肝窦毛细血管化导致肝窦顺应性减少;再生结节压迫肝窦和肝静脉系统,门静脉血流流入肝血窦时受阻及窦后肝静脉流出道受阻;缩血管激素(如5-羟色胺)作用于门静脉上受体,增加血管阻力;末端肝小动脉旁或窦周从激活的肝星状细胞转化而来的肌成纤维细胞收缩,引起血窦的直径缩小等。门静脉血栓或癌栓形成进一步加重门静脉高压。

2. 门静脉高压引起的临床表现 门静脉高压常导致食管胃底静脉曲张出血、腹水、脾大、脾功能亢进、肝肾综合征、肝肺综合征等,被认为是继病因之后的推动肝功能减退的重要病理生理环节,是肝硬化的主要死因之一。

(1)腹水:是肝功能减退和门静脉高压的共同结果,是肝硬化失代偿期最突出的临床表现,约 60% 的患者在确诊肝硬化后 10 年内出现腹水。

腹水出现时常有腹胀,大量腹水使腹部膨隆、状如蛙腹,甚至促进脐疝等腹疝形成。大量腹水抬高横膈或使其运动受限,出现呼吸困难和心悸。腹水形成的机制:①门静脉高压,腹腔内脏血管床静水压增高,组织液回吸收减少而漏入腹腔,是腹水形成的决定性因素。②有效循环血量不足,肾血流减少,肾素-血管紧张素系统激活,肾小球滤过率降低,排钠和排尿量减少。③低白蛋白血症,白蛋白低于 30g/L 时,血浆胶体渗透压降低,毛细血管内液体漏入腹腔或组织间隙。④肝脏对醛固酮和抗利尿激素灭能作用减弱,导致继发性醛固酮增多和抗利尿激素增多。前者作用于远端肾小管,使钠重吸收增加,后者作用于集合管,水的吸收增加,水钠潴留,尿量减少。⑤肝淋巴量超过了淋巴循环引流的能力,肝窦内压升高,肝淋巴液生成增多,自肝包膜表面漏入腹腔,参与腹水形成。

(2)门腔侧支循环开放:持续门静脉高压,机体代偿性脾功能亢进,出现肝内、外分流。肝内分流是纤维隔中的门静脉与肝静脉之间形成的交通支,使门静脉血流绕过肝小叶,通过交通支进入肝静脉;肝外分流主要与肝外门静脉的血管新生有关,也可使平时闭合的门-腔静脉系统间的交通支重新开放,其与腔静脉系统间形成的侧支循环,使部分门静脉血流由此进入腔静脉,回流入心脏(图 10-1)。

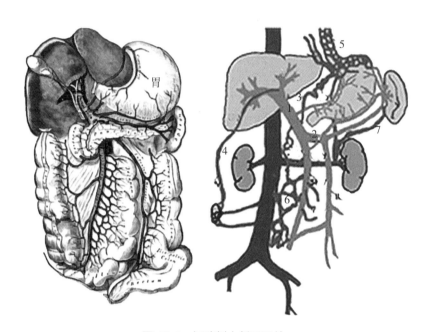

图 10-1 门腔侧支循环开放

1.门静脉;2.脾静脉;3.胃冠状静脉;4.脐静脉;5.食管胃底静脉曲张;
6.Retzius 静脉;7.脾肾分流

常见的侧支循环有:

1)食管胃底静脉曲张(esophageal-gastro varices,EGV):门静脉系统的胃冠状静脉在食管下段和胃底处,与腔静脉系统的食管静脉、奇静脉相吻合,形成食管胃底静脉曲张(见图 10-1)。其破裂出血是肝硬化门静脉高压最常见的并发症,因曲张静脉管壁薄弱、缺乏弹性收缩,难以止血,病死率高。

2)腹壁静脉曲张:出生后闭合的脐静脉与脐旁静脉于门静脉压力过高时重新开放,经腹壁静脉分别进入上、下腔静脉,位于脐周的腹壁浅表静脉可因此曲张,其血流方向呈放射状流向脐上及脐下。

3)痔静脉扩张:门静脉系统中肠系膜下静脉的直肠上静脉在直肠下段与腔静脉系统中髂内静脉的直肠中、下静脉相吻合,形成痔静脉曲张。部分患者因痔疮出血而发现肝硬化。

4)腹膜后吻合支曲张:腹膜后门静脉与下腔静脉之间有许多细小分支,称为 Retzius 静脉。门静脉高压时,Retzius 静脉增多和曲张,以缓解门静脉高压(图 10-2)。

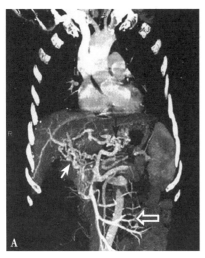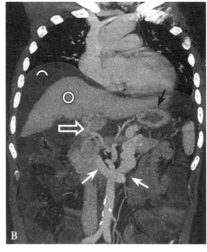

图 10-2　多种门体异常分流（CT 血管成像）

黑箭头：胃底静脉曲张（A、B）；白箭头：门静脉海绵样变（A），严重脾肾分流（B）；空箭头：Retzius 静脉曲张（A），广泛逆肝血流，致门静脉变细（B）。◎肝脏萎缩；⌒腹水

5）脾肾分流：门静脉的属支脾静脉、胃静脉等可与左肾静脉沟通，形成脾肾分流（见图 10-2）。

门静脉高压代偿性开放的上述侧支循环除了导致曲张静脉破裂出血等致命性事件，大量异常分流还使肝细胞对各种物质的摄取、代谢及库普弗细胞的吞噬、降解作用不能得以发挥，从肠道进入门静脉血流中的毒素直接进入体循环，引发一系列病理生理改变，如肝性脑病、肝肾综合征、自发性腹膜炎及药物半衰期延长等。此外，这些异常分流导致的门静脉血流缓慢，也是门静脉血栓形成的原因之一。

（3）脾功能亢进及脾大：脾大是肝硬化门静脉高压较早出现的体征。脾静脉回流阻力增加及门静脉压力逆传到脾，使脾脏被动淤血性肿大，脾组织和脾内纤维组织增生。此外，肠道抗原物质经门体侧支循环进入体循环，被脾脏摄取，抗原刺激脾脏单核巨噬细胞增生，形成脾功能亢进、脾大。脾功能亢进时，患者外周血象呈白细胞减少、增生性贫血和血小板降低，易并发感染及出血，有脾周围炎症时脾脏可有触痛。脾脏大小、活动度、质地与病程病因相关。如大结节性肝硬化者比小结节性肝硬化者脾大明显，血吸虫性肝硬化比酒精性肝硬化者脾大更为突出。

五、并发症

（一）上消化道出血

1. 食管胃底静脉曲张出血（esophagealgastricvariceal bleeding，EGVB）　门静脉高压是导致曲张静脉出血的主要原因，诱因多见于粗糙食物、胃酸侵蚀、腹内压增高及剧烈咳嗽等。临床表现为突发大量呕血或柏油样便，伴出血性休克等。

2. 消化性溃疡和急性出血性糜烂性胃炎　门静脉高压使胃黏膜静脉回流缓慢，胃、十二指肠的上皮更新机制削弱，大量代谢产物淤滞于黏膜，屏障功能受损，黏膜糜烂、溃疡甚至出血。

3. 门静脉高压性胃病（portal hypertensive gastropathy）　系胃黏膜下的动-静脉交通支广泛开放，胃黏膜毛细血管扩张，广泛渗血。发病率占肝硬化患者的 50%~80%，临床多为反复或持续少量呕血、黑便及难以纠正的贫血，少数出现上消化道大出血。

（二）胆石症

肝硬化患者胆结石发生率增高，约为 30%，且随肝功能失代偿程度加重，胆石症发生率升高。肝硬化患者胆石症发生率男女之间无显著差异，胆囊及肝外胆管结石均较常见。其病理生理机制与下列因素有关：①肝硬化时胆汁酸减少，降低了胆红素及胆固醇的溶解性，使两者容易

Note

从胆汁中结晶析出,形成胆色素和胆固醇结石;②库普弗细胞减少,细胞免疫功能降低,容易发生胆道系统感染,胆道黏膜充血、水肿、缺血、坏死、脱落,为结石提供了核心;③脾功能亢进导致慢性溶血,胆红素产生过多,胆汁中游离胆红素增加,与胆汁中钙结合形成结石核心;④雌激素灭活作用减退,增加的雌激素对缩胆囊素抵抗,胆囊收缩无力、排空障碍,有利于胆囊结石形成。

（三）感染

下列因素使肝硬化患者容易发生感染:门静脉高压使肠黏膜屏障功能降低,通透性增加,肠腔内细菌经过淋巴或门静脉进入血液循环;肝脏是机体的重要免疫器官,肝硬化使机体的细胞免疫严重受损;脾功能亢进或全脾切除后,免疫功能降低;肝硬化常伴有糖代谢异常,糖尿病使机体抵抗力降低。感染部位因患者基础疾病状况而异,常见如下:

1. 自发性细菌性腹膜炎（spontaneous bacterial peritonitis,SBP）　即因非腹内脏器感染引发的急性细菌性腹膜炎。由于腹水是细菌的良好培养基,肝硬化患者出现腹水后容易导致该病,致病菌多为革兰阴性杆菌。起病缓慢者多有低热、腹胀或腹水持续不减;病情进展快者,腹痛明显、腹水增长迅速,严重者诱发肝性脑病,出现中毒性休克等。体检发现轻重不等的全腹压痛和腹膜刺激征。腹水外观浑浊,生化及镜检提示为渗出性,腹水可培养出致病菌。

2. 胆道感染　胆囊及肝外胆管结石所致的胆道梗阻或不全梗阻常伴发感染,患者常有腹痛及发热;当有胆总管梗阻时,出现梗阻性黄疸,当感染进一步损伤肝功能时,可出现肝细胞性黄疸。

3. 肺部、肠道及尿路感染　也较常见,致病菌仍以革兰阴性杆菌常见,同时由于大量使用广谱抗菌药物及其免疫功能减退,厌氧菌及真菌感染日益增多。

（四）门静脉血栓形成或海绵样变

因门静脉血流淤滞,门静脉主干、肠系膜上静脉、肠系膜下静脉或脾静脉血栓形成,使原本肝内型门静脉高压延伸为肝前性门静脉高压,当血栓扩展到肠系膜上静脉,肠管因此显著淤血,甚至小肠坏死、腹膜炎、休克及死亡。该并发症较常见,尤其是脾切除术后,门静脉、脾静脉栓塞率可高达 25%。

门静脉血栓形成的临床表现变化较大,当血栓缓慢形成,局限于门静脉左右支或肝外门静脉,侧支循环丰富,多无明显症状,常被忽视,往往首先由影像学检查发现。急性或亚急性发展时,表现为中重度腹痛或突发剧烈腹痛、脾大、顽固性腹水、肠坏死、消化道出血及肝性脑病等,腹穿可抽出血性腹水。

门静脉海绵样变是指肝门部或肝内门静脉分支部分或完全慢性阻塞后,在门静脉周围形成细小迂曲的血管,也可视为门静脉的血管瘤（见图 10-2）。其原因与门静脉炎、肝门周围纤维组织炎、血栓形成、红细胞增多、肿瘤侵犯等有关。

（五）电解质和酸碱平衡紊乱

长期钠摄入不足及利尿、大量放腹水、腹泻和继发性醛固酮增多均是导致电解质紊乱的常见原因。低钾低氯血症与代谢性碱中毒,容易诱发肝性脑病。持续重度低钠血症（<125mmol/L）常发生在肝功 C 级的患者,容易引起肝肾综合征,预后较差。

（六）肝肾综合征

患者肾脏无实质性病变,由于严重门静脉高压,内脏高动力循环使体循环血流量明显减少;多种扩血管物质如前列腺素、一氧化氮、胰高血糖素、心房利钠肽、内毒素和降钙素基因相关肽等不能被肝脏灭活,引起体循环血管床扩张,肾脏血流尤其是肾皮质灌注不足,因此出现肾衰竭。临床主要表现为少尿、无尿及氮质血症。肝肾综合征的诊断标准:①肝硬化合并腹水;②急进型血清肌酐浓度在 2 周内升至 2 倍基线值,或 >226μmol/L（25mg/L）,缓进型血清肌酐 >133μmol/L（15mg/L）;③停利尿剂至少 2 天以上并经白蛋白扩容［1g/（kg·d）,最大量 100g/d］后,血清肌酐值没有改善（>133μmol/L）;④排除休克;⑤目前或近期没有应用肾毒性药物或扩血管药物治疗;⑥排除肾实质性疾病,如尿蛋白 >500mg/d,显微镜下观察血尿 >50 个红细胞或超声探及肾实质性病变。80% 的急进型患者于 2 周内死亡。缓进型患者临床较多见,常表现为难治性腹水,肾衰竭病程缓慢,可在数月内保持稳定状态,常在各种诱因作用下转为急进型而死亡,平均存活期约为1年。

(七) 肝肺综合征

在排除原发心肺疾患后,具有基础肝病、肺内血管扩张和动脉血氧合功能障碍者可基本明确。临床上主要表现为肝硬化伴呼吸困难、发绀和杵状指(趾),预后较差。肺内血管扩张可通过胸部CT及肺血管造影显示。慢性肝病患者具有严重低氧血症(PaO$_2$<6.7kPa)应疑诊;PaO$_2$<10kPa是诊断肝肺综合征的必备条件。

(八) 原发性肝癌

详见本章第十二节肝脏恶性肿瘤。

(九) 肝性脑病

详见本章第八节肝性脑病。

六、诊断

诊断内容包括确定有无肝硬化、寻找肝硬化原因、肝功分级及并发症。

(一) 确定有无肝硬化

临床诊断肝硬化通常依据肝功能减退和门静脉高压同时存在的证据。影像学所见肝硬化的征象有助于诊断。当肝功能减退和门静脉高压证据不充分、肝硬化的影像学征象不明确时,肝活检若查见假小叶形成,可建立诊断。

1. 肝功能减退

(1) 临床表现:包括消化吸收不良、营养不良、黄疸、出血和贫血、不孕不育、蜘蛛痣、肝掌、肝病面容、男性乳房发育、肝性脑病及食管胃底静脉曲张出血等。

(2) 实验室检查:可从肝细胞受损、胆红素代谢障碍、肝脏合成功能降低等方面反映肝功能减退。

1) 肝细胞受损:丙氨酸氨基转移酶(alanine aminotransferase,ALT)和天冬氨酸氨基转移酶(aspartate aminotransferase,AST)存在于肝细胞中,当肝细胞膜破裂时,ALT及AST将明显升高,因此,是反映肝细胞损伤的重要指标。由于AST也存在于骨骼肌、肾脏、心肌等组织中,因此血中以AST升高为主时不一定是肝细胞受损。AST在肝细胞内主要位于线粒体上,在ALT升高的同时,伴有明显的AST升高,提示肝细胞严重受损。严重肝炎时,转氨酶下降而胆红素升高,此"酶胆分离"现象,是肝细胞坏死殆尽的表现,病死率高达约90%。慢性肝病时,ALT和AST常呈轻、中度升高;肝硬化时,很多患者ALT及AST值正常,与肝纤维化、肝细胞萎缩有关。

2) 胆红素代谢障碍:胆红素是血液循环中衰老的红细胞在肝脏、脾脏及骨髓的单核-吞噬细胞系统中分解和破坏的产物。总胆红素(total bilirubin,TB)包括非结合胆红素[间接胆红素(indirect bilirubin,IB)]和结合胆红素[直接胆红素(direct bilirubin,DB)]两种形式。非结合胆红素是血红蛋白的代谢产物,肝细胞摄取后经与葡糖醛酸结合成水溶性的结合胆红素从胆道排出。上述的任何一个环节出现障碍,均可出现黄疸。血清胆红素测定有助于检出肉眼尚不能看到的黄疸,常反映肝细胞损害或胆汁淤积。尿胆红素阳性,提示血结合胆红素增高。肝脏不能处理来自肠道重吸收的尿胆原时,经尿液排出的尿胆原增加。

3) 肝脏合成功能

a. 血清白蛋白:白蛋白仅由肝细胞合成,正常成人合成白蛋白10~16g/d,血清白蛋白浓度为35~55g/L,肝脏合成功能降低时,血清白蛋白明显降低。在病情稳定时,部分患者血清白蛋白测值尚在正常范围内,经历出血、感染、手术等事件后,血清白蛋白将显著降低,甚至难以恢复正常。

b. 血浆凝血因子:绝大部分凝血因子都在肝脏合成,其半衰期比白蛋白短得多,尤其是维生素K依赖因子(Ⅱ、Ⅶ、Ⅸ、Ⅹ)。因此在肝功能受损的早期,白蛋白尚在正常水平,维生素K依赖的凝血因子即有显著降低。凝血酶原时间测定(prothrombin time,PT)、部分活化凝血酶原时间测

Note

定及凝血酶时间测定是最常用的指标。

c. 70% 的内源性胆固醇在肝脏合成,肝合成功能受损时,血胆固醇水平将降低。

2. 门静脉高压

(1) 临床表现包括脾大、腹水、腹壁静脉曲张及食管胃底静脉曲张出血等。

(2) 实验室检查:①血小板降低是较早出现的门静脉高压的信号,随着脾大、脾功能亢进的加重,红细胞及白细胞也降低。②没有感染的肝硬化腹水通常为漏出液。合并自发性腹膜炎时腹水可呈典型渗出液或介于渗出液、漏出液之间。腹水细菌培养及药物敏感试验可作为抗生素选择时参考。血性腹水应考虑合并肝癌、门静脉血栓形成及结核性腹膜炎等。

(3) 影像学检查

1)少量腹水、脾大、肝脏形态变化均可采用超声、CT 及 MRI 证实。

2)门静脉属支形态改变:门静脉高压者的门静脉主干内径常 >13mm,脾静脉内径 >8mm,多普勒超声可检测门静脉的血流速度、方向和血流量。腹部增强 CT 及门脉成像术可清晰、灵敏、准确、全面显示多种门腔侧支循环开放状态、门静脉血栓、血管海绵样变及动 - 静脉瘘等征象,有利于对门静脉高压状况进行较全面的评估。

3)门静脉造影,临床常用的门静脉造影有三种,即经脾门脉造影、经肠系膜上动脉造影和经皮经肝门静脉造影,而以后者对门静脉高压及其侧支循环的形态学与血流动力学的诊断为最佳,对胃食管静脉曲张发生部位、曲张程度的显示为其他造影法所不及。门静脉造影可同时明确门静脉血栓的范围及部位:①充盈缺损:可以是向心性的,也可以是偏心性或门静脉腔内的充盈缺损,向心性充盈缺损多为肿瘤侵蚀血管壁并沿门静脉壁浸润性生长所致;②门静脉完全中断:当门静脉完全被癌栓阻塞可表现为门静脉中断,呈杯口样,门静脉分支显影缺如;③门静脉增宽,即癌栓段门静脉管径增宽;④门静脉不显影。

(4) 胃镜:有助于明确肝硬化上消化道出血的具体原因,如食管胃底静脉曲张、门静脉高压性胃病、消化性溃疡、糜烂出血性胃炎及上消化道恶性肿瘤等(图 10-3)。

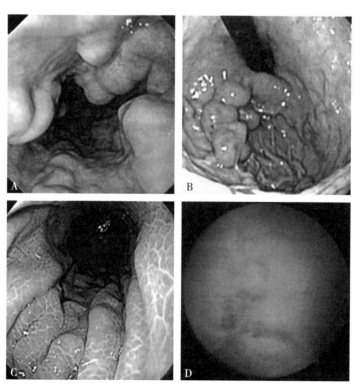

图 10-3　消化道静脉曲张及门静脉高压性胃病

A. 食管静脉曲张;B. 胃底静脉曲张;C. 门静脉高压性胃病;D. 小肠静脉曲张

(二)寻找肝硬化原因

诊断肝硬化时,应尽可能搜寻其病因,以利对因治疗(表 10-8)。

表 10-8　肝硬化病因搜寻方法

拟诊病因	搜寻方法
肝炎病毒	HBV:输血及血制品、不洁注射史,与 HBV 感染者密切接触史,家庭成员有无 HBV 感染者;HBV 抗原及抗体、HBV DNA,肝组织 HBV 免疫组化 HCV:输血及血制品、静脉吸毒、血液透析、多个性伴侣、母亲为 HCV 感染者;HCV 抗体,HCV RNA HDV:病史同 HBV;HBV+HDVAg、HDV IgM、HDV IgG、HDV RNA
乙醇	饮酒史 >5 年,乙醇量≥50~80g/d,女性略低
胆汁淤积	黄疸、瘙痒、黄瘤、TB、DB、ALP 肝内外胆管阻塞:超声、CT、MRCP、PTCD、ERCP 原发性胆汁性肝硬化:AMA-M2、ANA、SMA 原发性硬化性胆管炎:p-ANCA、MRCP、PTCD、ERCP
循环障碍	心源性:心功能不全及结核性心包炎病史;超声心动图 Budd-Chiari 综合征:增强 CT+ 肝静脉重建,下腔静脉造影
药物或化学毒物	服药史、毒物接触史
免疫疾病	自身免疫性肝炎:LSP 抗体、LMA、ANA、SMA、AMA
寄生虫感染	血吸虫:疫水接触史,影像学呈大结节样肝硬化,血吸虫皮试及抗体,直肠黏膜活检 肝吸虫:食生鱼史,慢性胆道梗阻及胆管炎史
遗传和代谢性疾病	铜代谢障碍:青少年,血铜蓝蛋白,血铜,尿铜排泄,Kayser-Fleischer 环,脑基底节受损临床症状及影像学表现 血色病:皮肤青铜色、糖尿病、肝大且硬、心功能不全;肝、皮肤活检,去铁胺试验 (1-AT 缺乏:血清水平及基因型检测)
营养障碍	病史、体检

(三)肝功能评估

上述肝功指标与肝脏的健康与否并不完全平行,因此对肝功能的评估应该结合患者的症状、体征、影像资料及病理综合判断,当确定有肝脏损伤及肝功能减退时,应注意寻找各种致病原因,并采用 Child-Pugh 评分(表 10-9)对肝功进行分级评估,便于临床诊治决策。由于肝功能分级可随病情而波动,应灵活运用。

表 10-9　肝功能 Child-Pugh 评分

观测指标	分数			分级	评分	1~2 年存活率(%)
	1	2	3	A	5~6	100~85
肝性脑病(期)	无	Ⅰ~Ⅱ	Ⅲ~Ⅳ	B	7~9	80~60
腹水	无	少	多	C	10~15	45~35
胆红素(μmol/L)	<34	34~51	>51			
白蛋白(g/L)	>35	28~35	<28			
PT(> 对照秒)	<4	4~6	>6			

七、鉴别诊断

1. 引起腹水和腹部膨隆的疾病　需与结核性腹膜炎、腹腔内肿瘤、肾病综合征、缩窄性心包

Note

炎和巨大卵巢囊肿等鉴别。

2. 肝大　应除外原发性肝癌、慢性肝炎、血吸虫病和血液病等。

3. 肝硬化并发症　①上消化道出血应与消化性溃疡、糜烂出血性胃炎、胃癌等鉴别;②肝性脑病应与低血糖、糖尿病酮症酸中毒、尿毒症等鉴别;③肝肾综合征应与慢性肾小球肾炎、急性肾小管坏死等鉴别;④肝肺综合征注意与肺部感染、哮喘等鉴别。

八、治疗

现有的治疗方法尚不能逆转已发生的肝硬化,对于代偿期患者,治疗旨在延缓肝功能失代偿进程、预防肝细胞肝癌的发生;对于失代偿期患者,则以改善肝功能、治疗并发症、延缓或减少对肝移植的需求为目标。

（一）保护或改善肝功能

1. 去除或减轻病因

（1）抗 HBV 治疗:复制活跃的 HBV 是肝硬化进展最重要的危险因素之一,对于 HBV 肝硬化失代偿患者,不论 ALT 水平如何,当 HBV DNA 阳性,均应给予抗 HBV 治疗。常用药物有阿德福韦、恩替卡韦及拉米夫定等,无固定疗程,需长期应用。失代偿期乙型肝炎肝硬化患者不宜使用干扰素。

（2）抗 HCV 治疗:适用于肝功能代偿的肝硬化患者,尽管对治疗的耐受性和效果有所降低,但为使病情稳定、延缓或阻止肝衰竭和 HCC 等并发症的发生,可在严密观察下,采用聚乙二醇干扰素 α 联合利巴韦林或普通干扰素联合利巴韦林等方案,对不能耐受利巴韦林不良反应者,可单用聚乙二醇干扰素 α 或普通干扰素 α。失代偿期丙型肝炎肝硬化患者不宜使用干扰素。

（3）针对其他病因进行治疗:详见本书有关章节。

2. 慎用损伤肝脏的药物　避免服用不必要、疗效不明确的药物,减轻肝脏代谢负担。

3. 合理的肠内营养　肝硬化时若碳水化合物供能不足,机体将消耗蛋白质供能,加重肝脏代谢负担。肠内营养是机体获得能量的最好方式,对于肝功能的维护、防止肠源性感染十分重要。只要肠道尚可用,应鼓励肠内营养,减少肠外营养。肝硬化常有消化不良,应进食易消化的食物,以碳水化合物为主,蛋白质摄入量以患者可耐受为宜,辅以多种维生素,可给予胰酶助消化。对食欲减退、食物不耐受者,可给予预消化的、蛋白质已水解为小肽段的肠内营养剂。肝衰竭或有肝性脑病先兆时,应限制蛋白质的摄入。

4. 保护肝细胞　胆汁淤积时,微创方式解除胆道梗阻,可避免对肝功的进一步损伤。由于胆汁中鹅去氧胆酸的双亲性,当与细胞膜持续接触,可溶解细胞膜。口服熊去氧胆酸可降低肝内鹅去氧胆酸的比例,减少其对肝细胞膜的破坏;也可使用腺苷甲硫氨酸等。其他保护肝细胞的药物有多烯磷脂酰胆碱、水飞蓟宾、还原型谷胱甘肽及甘草酸二铵等。保护肝细胞药物虽有一定药理学基础,但普遍缺乏循证医学证据,过多使用可加重肝脏负担。

（二）门静脉高压及其并发症的治疗

1. 腹水

（1）限制钠、水摄入:摄入钠盐 500~800mg/d(氯化钠 1.2~2.0g/d),摄入水量 <1000ml/d,如有低钠血症,则应限制在 500ml 以内。

（2）利尿:常联合使用保钾及排钾利尿剂,即螺内酯联合呋塞米,剂量比例约为 100mg∶40mg。一般开始用螺内酯 60mg/d+ 呋塞米 20mg/d,逐渐增加至螺内酯 120mg/d+ 呋塞米 40mg/d。利尿效果不满意时,应酌情配合静脉输注白蛋白。利尿速度不宜过快,以免诱发肝性脑病、肝肾综合征等。饮食限钠和使用大剂量利尿剂(螺内酯 400mg/d 和呋塞米 160mg/d),腹水仍不能缓解,在治疗性腹腔穿刺术后迅速再发者,即为顽固性腹水。

（3）经颈静脉肝内门腔分流术(transjugular intrahepatic portosystemic shunt,TIPS):TIPS 是在

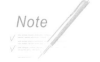

肝内门静脉属支与肝静脉间置入特殊覆膜的金属支架,建立肝内门体分流,降低门静脉压力,减少或消除由于门静脉高压所致的腹水和食管胃底静脉曲张出血(图 10-4)。腹水形成的关键在于门静脉高压,当利尿剂辅以静脉输注白蛋白利尿效果不佳时,肝功能为 B 级,TIPS 可有效缓解门静脉高压,增加肾脏血液灌注,显著减少甚至消除腹水。如果能对因治疗,使肝功能稳定或有所改善,可较长期维持疗效,多数 TIPS 术后患者可不需限盐、限水及长期使用利尿剂,可减少对肝移植的需求。

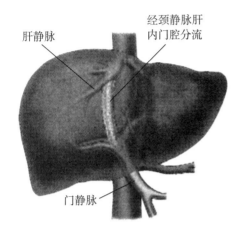
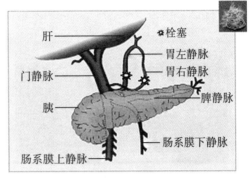

图 10-4　经颈静脉肝内门腔分流术示意图

(4) 排放腹水加输注白蛋白:用于不具备 TIPS 技术、对 TIPS 禁忌及失去 TIPS 机会时顽固性腹水的姑息治疗,一般每放腹水 1000ml 输注白蛋白 8g。该方法缓解症状时间短,易于诱发肝肾综合征、肝性脑病等并发症。

(5) 自发性腹膜炎:选用肝毒性小、主要针对革兰阴性杆菌并兼顾革兰阳性球菌的抗生素,如头孢哌酮或喹诺酮类等,疗效不满意时,根据治疗反应和药敏结果进行调整。由于自发性腹膜炎容易复发,用药时间不得少于 2 周。由于自发性腹膜炎多系肠源性感染,除抗生素治疗外,还应注意保持大便通畅、维护肠道菌群。腹水是细菌繁殖的良好培养基,控制腹水也是治疗自发性腹膜炎的一个重要环节。

2. 食管胃底静脉曲张破裂出血的治疗及预防

(1) 急性出血的治疗

1) 监护:①患者宜平卧,保持呼吸道通畅,防误吸;②监测生命体征;③暂禁食;④观察活动性出血情况。

2) 液体复苏:输液开始宜快,可选用生理盐水、林格液等,补液量根据失血量而定,必要时输血,改善组织供氧和纠正出血倾向。一般年轻且没有持续活动性出血者,血红蛋白维持在 70g/L 以上即可,老年或有明确心血管病、活动性出血者,血红蛋白应维持在 100g/L 左右。当活动性大出血时,往往需要建立多个静脉通道,迅速稳定患者的生命体征。

3) 药物:尽早给予血管活性药物,如生长抑素、奥曲肽、特利加压素及垂体加压素,减少门静脉血流量,降低门脉压,从而止血。生长抑素及奥曲肽因不伴全身血流动力学改变,短期使用无严重不良反应,成为治疗食管胃底静脉曲张出血的最常用药物。生长抑素用法为首剂 250μg 静脉缓注,继以 250μg/h 持续静脉滴注。本品半衰期极短,滴注过程中不能中断,若中断超过 5 分钟,应重新注射首剂。奥曲肽是 8 肽的生长抑素拟似物,半衰期较长,首剂 100μg 静脉缓注,继以 25~50μg/h 持续静脉滴注。特利加压素起始剂量为 2mg/4h,出血停止后可改为 1mg/ 次,每日 2 次,维持 5 天。垂体加压素剂量为 0.2U/min 静脉持续滴注,可逐渐增加剂量至 0.4U/min。该药可致腹痛、血压升高、心律失常、心绞痛等不良反应,严重者甚至可发生心肌梗死。故对老年患者应同时使用硝酸甘油,以减少该药的不良反应。

4)内镜治疗:当出血量为中等以下,应紧急采用 EVL 或内镜直视下注射液态栓塞胶至曲张的静脉。止血成功率与视野是否清楚及操作医生的技术水平有关。主要并发症为局部溃疡、出血、穿孔、瘢痕狭窄及异位栓塞等,谨慎操作及术后妥善处理可使这些并发症大为减少。

5)TIPS:在维护气道通畅、血液循环稳定基础上,根据各医院条件考虑:①补救性 TIPS,是药物联合内镜治疗失败的二线方案;②早期 TIPS,即在大量出血后的 72 小时内,将 TIPS 术作为抢救的一线方案。早期 TIPS 止血成功率≥95%,较药物联合内镜治疗能更加有效地控制致命性大出血及减少再出血,减少重症监护和住院时间,显著提高患者生存率(图 10-5)。肝硬化 Child-Pugh C 级但评分 <13 的患者,可从早期 TIPS 获益更多。

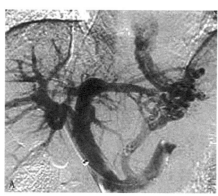
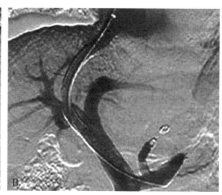

图 10-5 支架置入前(A)和支架置入后(B)

6)三腔两囊管压迫:经鼻插入三腔两囊管,进入胃腔后先抽出胃内积血,然后注气入胃囊(囊内压 50~70mmHg),向外牵引,用以压迫胃底,若未能止血,再注气入食管囊(囊内压为 35~45mmHg),压迫曲张的食管静脉,将三腔两囊管牵引固定(图 10-6)。用气囊压迫过久会导致食管或胃底黏膜糜烂,故持续压迫时间不超过 24 小时,在 12~24 小时时应放气观察,必要时可重复充盈气囊恢复牵引。该方法在抢救曲张静脉破裂出血时可暂时止血,为下一步介入治疗赢得时间。由于置管压迫期间患者痛苦大,并发症多(如窒息、吸入性肺炎

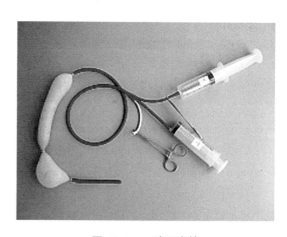

图 10-6 三腔两囊管

等)、压迫后食管黏膜广泛糜烂、失去内镜治疗机会等,一般仅在药物治疗无效时暂时使用,不作为首选方法。当患者合并充血性心力衰竭、呼吸衰竭、心律失常及不能肯定为曲张静脉破裂出血时,不宜使用。

(2)一级预防:主要针对已有食管胃底静脉曲张但尚未出血者,包括:①对因治疗。②口服 PPI 或 H_2 受体拮抗剂,减少胃酸对曲张静脉壁的损伤。③非选择性 β 受体阻断剂如普萘洛尔或卡地洛尔,该药通过收缩内脏血管,减少内脏高动力循环,治疗剂量应使心率不低于55次/分,当患者有乏力、气短等不良反应时,应停药。普萘洛尔合用 5- 单硝酸异山梨醇酯有可能更好地降低门静脉压力。④内镜结扎治疗(endoscopic vericeal ligation,EVL)可用于中度的食管静脉曲张。这是一种局部断流术,即经内镜用橡皮圈结扎曲张的食管静脉,局部缺血坏死、肉芽组织增生后形成瘢痕,封闭曲张静脉。适用于单纯食管静脉曲张不伴有胃底静脉曲张者。

（3）二级预防：指对已发生过食管胃底静脉曲张出血史者，预防其再出血。首次出血后的再出血率可达 60%，病死率 33%。因此应重视食管胃底静脉曲张出血的二级预防，开始的时间应早至出血后的第 6 天。

1）患者在急性出血期间已行 TIPS，止血后可不给予预防静脉曲张出血的药物，但应采用多普勒超声每 3~6 个月了解分流道是否通畅。

2）患者在急性出血期间未行 TIPS，1~2 年内平均再出血率为 60%，病死率可达 33%，因而曾有过急性出血的患者均应接受二级预防措施。TIPS 术后曲张静脉再出血率（9.0%~40.6%）显著低于药物及内镜治疗（20.5%~60.6%）。预防再出血的方法有：①以 TIPS 为代表的部分门体分流术；②包括 EVL、经内镜或血管介入途径向食管胃底静脉注射液态栓塞胶或其他栓塞材料的断流术；③以部分脾动脉栓塞为代表的限流术；④非选择性 β 受体阻断剂及长效生长抑素类似物调节门静脉血流量；⑤口服 PPI 或 H_2 受体拮抗剂，减少胃酸对曲张静脉壁的损伤等。

如何应用这些方法，理论上应根据门静脉高压的病理生理提出治疗策略，具体治疗措施应在腹部增强 CT 门静脉成像术的基础上（见图 10-2），了解患者门腔侧支循环开放状态、食管胃底静脉曲张程度、有无门静脉血栓、门静脉海绵样变或动 - 静脉瘘等征象，视其肝功分级、有无禁忌证及患者的意愿选择某项治疗方法。

3. 其他并发症治疗

（1）胆石症：应以内科保守治疗为主，由于肝硬化并发胆结石手术死亡率约 10%，尤其是肝功 C 级者，应尽量避免手术。

（2）感染：对肝硬化并发的感染，一旦疑诊，应立即经验性抗感染治疗。自发性细菌性腹膜炎、胆道及肠道感染的抗生素选择，应遵循广谱、足量、肝肾毒性小的原则，首选第三代头孢类抗生素，如头孢哌酮 + 舒巴坦。其他如氟喹诺酮类、哌拉西林 + 他唑巴坦及碳青霉烯类抗生素，均可根据患者情况使用。一旦培养出致病菌，则应根据药敏试验选择窄谱抗生素。

（3）门静脉血栓形成：①抗凝治疗：对新近发生的血栓应做早期静脉肝素抗凝治疗，可使 80% 以上的患者完全或广泛性再通，口服抗凝药物治疗至少维持半年。②溶栓治疗：对早期的门静脉血栓也可采用经皮、经股动脉插管至肠系膜上动脉后置管，用微量泵持续泵入尿激酶进行早期溶栓，可使门静脉再通。③ TIPS：适用于血栓形成时间较长、出现机化的患者；肠切除的适应证是肠系膜血栓致肠坏死者。两种术后均应持续抗凝，预防血栓再形成。

（4）肝硬化低钠血症：轻度者，通过限水可以改善；中至重度者，可选用血管加压素 V_2 受体拮抗剂（托伐普坦），增强肾脏处理水的能力，使水重吸收减少，提高血钠浓度。由于静脉补充 3% 的氯化钠，可能加重腹水，因此，肝硬化患者不推荐使用。

（5）肝肾综合征：TIPS 有助于减少缓进型转为急进型的概率。肝移植可以同时缓解这两型肝肾综合征，是该并发症有效的治疗方法。在等待肝移植的过程中，可以采取如下措施保护肾功能：静脉补充白蛋白、使用血管加压素、TIPS、血液透析以及人工肝支持等。

（6）肝肺综合征：吸氧及高压氧舱适用于轻型、早期患者，可以增加肺泡内氧浓度和压力，有助于氧弥散。肝移植可逆转肺血管扩张，改善氧分压、氧饱和度及肺血管阻力。

原发性肝癌及肝性脑病的处理详见本章第十二节和第八节。

（三）手术治疗

包括治疗门静脉高压的各种分流、断流及限流术，由于 TIPS 综合技术具有微创、精准、可重复和有效等优点，在细致的药物治疗配合下，已从以往肝移植前的过渡性治疗方式逐渐成为有效延长生存期的治疗方法。肝移植是对终末期肝硬化治疗的最佳选择，掌握手术时机及尽可能充分做好术前准备可提高手术存活率。

（四）患者教育

1. 休息　不宜进行重体力活动及高强度体育锻炼，代偿期患者可从事轻工作，失代偿期患者应多卧床休息。保持情绪稳定,减轻心理压力。

2. 乙醇及药物　严格禁酒。由于肝硬化不可逆转,患者乱投医现象普遍,由此常发生药物性肝损伤,使肝硬化恶化。因此不宜服用不必要且疗效不明确的药物、各种解热镇痛的复方感冒药、不正规的中药偏方及保健品,以减轻肝脏代谢负担,避免肝毒性损伤。失眠患者应在医生指导下慎重使用镇静、催眠药物。

3. 对已有食管胃底静脉曲张者,进食不宜过快、过多,食物不宜过于辛辣和粗糙,在进食带骨的肉类时,应注意避免吞下刺或骨。

4. 食物　应以易消化、产气少的粮食为主,常吃蔬菜水果,调味不宜过于辛辣,保持大便通畅,不要用力排大便。

5. 钠和水的摄入　肝硬化患者,以低盐饮食为宜;未行 TIPS 的腹水患者,每日食盐约1.5~2g/d;应同时限制水摄入,500~1000ml/d。TIPS 术后患者可不必限盐和水。

6. 避免感染,居室应通风,养成良好的个人卫生习惯,避免着凉及不洁饮食。

7. 了解自己肝硬化的病因,坚持服用针对病因的药物,如口服抗乙型肝炎病毒的药物等,病情稳定者,每半年至一年应进行医疗随访,进行相关的实验室检测和超声、CT 及 MRI 检查。

8. 有轻微肝性脑病患者的反应力较低,不宜驾车及高空作业。

9. 乙型肝炎及丙型肝炎患者可以与家人、朋友共餐。应避免血液途径的传染,如不宜共用剃须刀等可能有创的生活用品;接触患者开放伤口时,应戴手套。性生活应适当,如没有生育计划,建议使用安全套。

10. 并发肝癌时,在征得患方家属同意后,尽可能让患者知晓病情,以利于配合治疗。患者的情绪反应需要进行安抚和疏导,以理智乐观的人生态度对待疾病的预后,既要争取有利的治疗时机,也要避免不必要的过度治疗。

(唐承薇)

第七节　门静脉高压症

一、概述

门静脉正常压力为 5~10mmHg,当其高于下腔静脉或肝静脉压力 5mmHg 时,则为门静脉高压症(portal hypertension,PH),是门静脉阻力增加与门静脉系统血流量增加的综合结果。从门静脉阻力增加的病理生理角度,一般分为肝前、肝内、肝后三种类型,常见由各种肝炎导致的肝内型门静脉高压症;从门静脉血流量增加的高动力循环角度,主要有内脏血流量增加及动脉门静脉瘘。肝硬化是门静脉高压症最常见的原因。由于门静脉压力持久增高,患者临床表现为呕血、黑便、便血、贫血、腹胀、水肿等,常见体征为腹壁静脉曲张、脾大、腹水、痔静脉曲张等。有效降低门静脉压力、减少上述并发症对于改善众多肝硬化患者的生存率及生活质量具有重要意义。

二、诊断

首先确定有无门静脉高压,在此基础上应努力寻找病因,并明确是肝前、肝内抑或是肝后型。

(一) 有无门静脉高压

门静脉高压的诊断严格讲应以门静脉测压为准,当门静脉压力超过 1.33kPa(10mmHg),即可形成门静脉高压症;大于 1.6kPa(12mmHg)为形成静脉曲张或产生腹水的阈值。门静脉压力一般难以直接测定,临床上主要通过门腔侧支循环开放、脾大及腹水确定门静脉高压(图 10-7)。

1. 门腔侧支循环开放（图 10-7）

（1）食管胃底静脉曲张：可通过胃镜检查、腹部增强 CT 及门静脉造影确定。

（2）腹壁静脉曲张：腹部体检时可观察到这一体征，其血流方向以脐为中心分别向上或向下。

（3）痔静脉曲张：直肠肛门检查可发现。

2. 脾大、腹水　体检及腹部超声可以发现。

合理地使用不同的影像学手段，不仅可进一步明确门脉系统的解剖结构、侧支血管分布、有无动 - 静脉瘘及血栓存在以及周围脏器毗邻关系等，而且对合理选择临床治疗方式及疗效评价都具有重要的指导意义。

（二）门静脉阻塞的类型

1. 肝内型门静脉高压　多由门脉性肝硬化引起，应注意询问患者的肝炎病史、药物史及血吸虫感染史；体检可发现肝病面容、肝掌、蜘蛛痣、皮肤巩膜黄染、脾大、腹水、水肿等；需检测肝功能、血常规、AFP 及凝血功能等，没有感染的腹水应为漏出液；腹部超声可了解肝脾形态、测量门静脉主干的宽度及血流情况、发现腹水等，是基本的影像诊断技术。食管胃底静脉曲张是该型门静脉高压的特点。上腹部增强 CT+ 血管重建，可显示该型门静脉高压的诸多主要特征（图 10-8）。

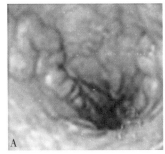
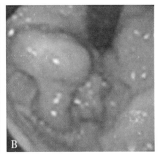
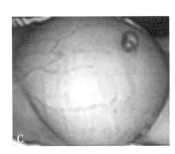
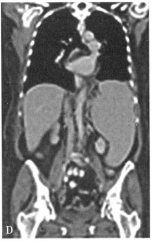

图 10-7　门静脉高压症
食管（A）、胃（B）静脉曲张；腹壁静脉曲张及腹水（C）、脾大（D）

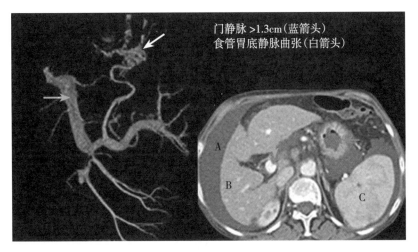

门静脉 >1.3cm（蓝箭头）
食管胃底静脉曲张（白箭头）

图 10-8　肝内型门静脉高压症
腹水（A），肝脏变形、萎缩（B），胃底静脉曲张（红箭头），脾大（C），肝内门静脉部分血栓形成（绿箭头）

Note

2. 肝前型门静脉高压　肝硬化脾切除术后、慢性胰腺炎及胰腺占位性病变常导致脾静脉受压、血栓形成,多仅有胃底静脉曲张,常称左侧门静脉高压。胃底静脉曲张破裂导致呕血、黑便是其常见症状,上腹部增强 CT+ 血管重建可发现脾静脉阻塞,诊断困难时,需要脾静脉造影方能确定。肝硬化晚期,肝内持续门静脉梗阻,门静脉血流缓慢,可逐渐发生门静脉主干血栓或海绵样变,严重者血栓可蔓延至肠系膜上、下静脉及脾静脉。除了食管胃底静脉曲张出血外,难治性腹水、肝性胸水及后续的肝肾综合征等都是临床处理的难题。腹部超声可以检出部分肝外门静脉病变,腹部增强 CT+ 血管重建则可清晰显示门静脉系统的这些病变(图 10-9)。

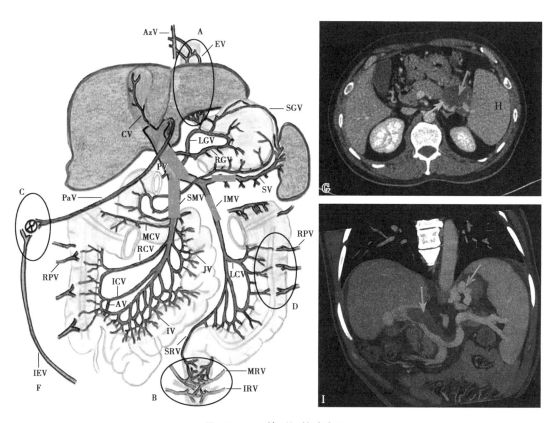

图 10-9　肝前型门静脉高压
F. 门静脉属支示意图,门腔侧支循环开放(A~D),门静脉、肠系膜上、下静脉及脾静脉血栓(红杠);G. 增强CT 示胰尾囊肿(蓝箭头)、脾静脉阻塞(橙箭头)、脾大(H);I. 增强 CT 示门静脉主干及脾静脉血栓(绿箭头),胃底静脉曲张(红箭头)

3. 肝后型门静脉高压　常有肝大、下肢水肿及腹水。来自 Budd-Chiari 综合征流行区、严重右心功能不全及心包积液病史等有助于为诊断提供线索,超声、CT 可以提示 Budd-Chiari 综合征,确诊通常需要血管造影(图 10-10)。

（三）门静脉高动力循环的类型

1. 内脏血流量增加　单独的这种情况少见,多与门静脉系统阻塞相伴存在。当门静脉系统未能获得阻力证据伴有脾大时,应注意慢性骨髓增生性疾病。

2. 动脉门静脉瘘　高压力的动脉血流直接经瘘口灌注入压力较低的门静脉,导致门静脉压力升高,出现食管胃曲张静脉破裂出血、腹水、肝萎缩及肝功能减退等。在有效控制肝硬化病因的基础上,短期内出现迅速进展的、药物难以控制的门静脉高压症状,应警惕动脉门静脉瘘的可能。增强 CT 常可发现动脉门静脉瘘,主要特点:①门静脉早显,动脉期可见周围门静脉的分支在门静脉主支之前强化;②门静脉周围分支和门静脉主支显影,而肠系膜上静脉和脾静脉尚未

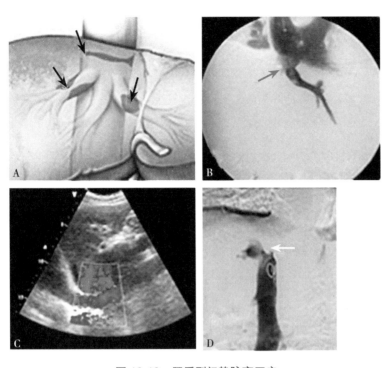

图 10-10　肝后型门静脉高压症

A. Budd-Chiari 综合征示意图,黑箭头示不同类型的下腔静脉和肝静脉阻塞;B. 血管造影,红箭头示肝静脉阻塞;C. 多普勒超声示下腔静脉阻塞;D. 血管造影,黄色箭头示下腔静脉阻塞

显示强化。了解患者消化系统的手术史,有助于建立诊断。血管造影是诊断动脉门静脉瘘的"金标准",也有助于辨别具体瘘的部位。

（四）寻找门静脉高压的病因

多种病因可增加门静脉阻力（表 10-10）和（或）门静脉系统血流量（表 10-11）,当门静脉系统的阻塞与内脏高动力循环之间失衡时,发生门静脉高压。因此,应注意从不同疾病的特点进行诊断及鉴别诊断,并注意不同个体的病理生理特点。

表 10-10　门静脉阻力增加的病因

类型		病因
肝前型		肝硬化脾切除术后、慢性胰腺炎、胰腺占位性病变等导致肝外门静脉血栓或海绵样变、脾静脉血栓及外在压迫,先天性畸形等
肝内型	窦前性	血吸虫病、结节病、骨髓增生性疾病
	窦性	慢性病毒性肝炎、酒精性肝病、药物性肝病、自身免疫性肝炎等导致的肝硬化、特发性门静脉高压
	窦后性	各种肝硬化、抗肿瘤药物所致的肝小静脉闭塞症
肝后型		肝静脉阻塞、Budd-Chiari 综合征、严重右心功能不全、缩窄性心包炎

表 10-11　门静脉血流量增加的病因

类型	病因
内脏血流量增加（高动力循环）	门静脉系统中舒血管物质增多,缩血管物质相对减少;门静脉对内源性缩血管物质的反应性降低。

Note

类型	病因
骨髓增生性疾病	真性红细胞增多症、骨髓纤维化、病因不明的髓样化生、Gaucher 病、白血病、淋巴瘤
动脉门静脉瘘	肝内：肝癌、胆管细胞癌、血管瘤、肝硬化、肝活检、射频消融、脓肿引流、胆汁引流
	肝外：继发于胆道、胰腺、胃及肠道手术后的脾动 - 静脉瘘，胃、十二指肠动 - 静脉瘘，肠系膜动 - 静脉瘘

（五）评估肝功能

门静脉高压与肝功能相互影响,当明确了某一患者门静脉高压的病理生理个性后,评估其肝功能,不仅有助于进一步验证已建立的诊断,更重要的是评估相应治疗的风险程度、成功的概率及疾病的预后。

三、治疗

根据治疗原理分为 3 类：①分流,是降低门脉压力最有效的方法；②断流,旨在堵塞或切断门腔间的异常分流,多用于食管胃底静脉曲张出血的预防和治疗；③限流,通过部分脾动脉栓塞或脾切除减少门脉系统的血流量,缓解脾功能亢进。血管介入及外科手术可实现上述三方面的治疗,内镜下食管静脉结扎、注射硬化剂等仅是一种不充分的断流,对缓解门静脉高压没有作用。

（一）药物治疗

生长抑素及其类似物、特利加压素及垂体加压素通过减少内脏血流,降低门脉压力,有助于改善门脉高动力循环状态,增加体循环血流。生长抑素及其类似物静脉持续泵入,常用于食管胃底静脉曲张出血抢救治疗,生长抑素类似物如奥曲肽等皮下注射适宜于非出血期；垂体加压素因不良反应较多而较少应用。

普萘洛尔通过减少心输出量,用于预防静脉曲张首次及再次出血。对重度门静脉高压患者,普萘洛尔减少心输出量,有可能加重脏器缺血,促进门脉高动力循环,因此,不适宜用于重症患者。理想的降低门静脉高压药物应选择性作用于内脏血管床,既能维持肝有效血流灌注和改善肝功能,又能迅速调动囤积在门静脉的淤积血流至体循环。但单一药物很难满足以上条件。

使用质子泵抑制剂或 H_2 受体拮抗剂抑制胃酸分泌,减少胃酸对曲张静脉的侵蚀作用,有助于预防出血。门静脉高压时,因门脉血流缓慢,容易发生门静脉血栓,促进凝血的药物宜慎用。门静脉高压时,肠黏膜通透性增加,肠源性感染机会增加,因此,应重视调整肠内菌群,保护肠黏膜屏障。

（二）三腔两囊管压迫止血

主要针对食管胃底曲张静脉破裂出血,用于药物治疗无效或作为内镜、介入、外科治疗前的过渡,其早期止血率 75%,再出血率达 50%,且对再出血的疗效较差,长期反复使用可产生压迫部位的组织坏死,甚至穿孔；一般放置 24 小时,不宜持续超过 3~5 天,每隔 12 小时应将气囊放空 10~20 分钟。针对一些患者来说,三腔两囊管压迫止血可视为一种"救命治疗",为进一步的有创和有效治疗赢得机会,但在撤出导管后的 24 小时内为再发出血高峰时期,所以气囊压迫情况下及时分流或断流属于明智的选择,无论是外科或血管介入分流与断流后再拔出气囊管,出血复发的概率则显著减低。

（三）内镜治疗

食管胃底静脉曲张破裂出血是 PH 最严重的致命性并发症,约半数以上的 PH 患者死于此症。内镜治疗也主要针对食管胃底静脉曲张而言,主要包含内镜下注射硬化剂治疗和食管静脉曲张的套扎治疗。

硬化剂注射治疗可将硬化剂注射于血管内或血管旁,视硬化剂的性质和操作水平与熟练程度,其注射频率和剂量也不尽相同,同时辅以组织粘合剂和凝血酶治疗。第1次硬化治疗后,再行第2、3次硬化治疗,每次硬化治疗间隔时间约1周,第1疗程一般需3~5次硬化治疗,疗程结束后1个月复查胃镜,每隔3个月复查第2、3次胃镜,6~12个月后再次复查胃镜。但该方法难免硬化剂经注射血管流入奇静脉和肺静脉,操作中宜予高度重视。

食管静脉曲张的套扎治疗,主要有单发和多发结扎皮圈。套扎术用于急性食管静脉曲张出血、外科手术后食管静脉曲张再发等。首次套扎间隔10~14天可行第2次套扎,疗程结束后1个月复查胃镜,然后每隔3个月复查第2、3次胃镜;以后每6~12个月进行胃镜检查,如有复发则在必要时行追加治疗。

无论是硬化剂注射治疗或内镜下套扎治疗,均可理解为部分性的断流治疗,对防治食管静脉曲张有效,其弊端是未能缓解门静脉高压,在出血得以有效控制期限内,对内镜治疗失败的患者应适当考虑可持续的分流治疗。

(四)血管介入治疗

影像技术的引导为门静脉高压症的治疗拓展出一片新天地,介入治疗为PH提供了一种创伤轻微、安全性高、操作简便、疗效可靠的诊治方式。其目的包括降低门静脉压力和阻断出血的血管:前者可通过经颈静脉肝内门体分流术(TIPS,也称介入分流术)和部分脾动脉栓塞术(PSE,可以理解为介入限流术)直接或间接降低门静脉的压力,后者经曲张血管的上游直接阻断食管、胃冠状静脉的发源处,亦即曲张静脉栓塞术(也称介入断流术);根据患者的具体情况,介入分流、断流或限流三种不同的处理方式可以单独实施,也可以两两组合或三种方案组合应用。

1. TIPS(见本章第六节) 于肝实质内肝静脉与门静脉间建立人工分流道,集介入穿刺、腔道成形、支架植入、栓塞等技术于一体,可同时完成门静脉系统测压、分流、断流、限流等操作,是外周血管介入最复杂的诊疗技术,属于具有挑战性的操作,由训练有素的临床医师完成;适于内镜或药物治疗失败或不适于外科分流的患者,或肝移植前的过渡治疗等。成功的TIPS不但降低门静脉压力,而且使重症患者也可耐受整个操作过程。它将传统外科的肝外分流模式改为肝内分流模式,同时又通过支架直径的控制,起到限制性分流的作用,既能降低门静脉压力,又符合人体血流动力特点,又与其他疗法具有协同作用,且不影响具备条件患者的后续肝移植治疗。分流道无功能是其主要缺陷,近年研制的带膜支架可有效降低分流道阻塞加上抗肝性脑病措施的改进,拓宽了其适应证,除了用于食管胃底静脉曲张破裂出血,还用于顽固性胸、腹水等。TIPS的绝对禁忌证:未被证实的肝硬化门静脉高压。相对禁忌证:①Child-Pugh评分>13;②肾功能不全;③严重右心衰竭;④中度肺动脉高压;⑤严重凝血障碍;⑥未控制的肝内或全身感染;⑦胆道梗阻;⑧多囊肝;⑨广泛的原发或转移性肝脏恶性肿瘤;⑩门静脉海绵样变。

TIPS术后管理包括:

(1)术后抗凝:急性血栓多在术后24小时形成,可以通过超声检查或血管造影证实,与胆瘘、高凝状态及支架选择不当有关,术后的抗凝治疗方案虽缺少临床研究证据,但多数学者建议术后短期抗凝,如低分子肝素,可减少急性血栓的发生。术后是否使用抗血小板等药物也有待进一步的临床研究。多普勒超声是TIPS术后随访分流道的首选方法,门静脉造影可确诊有无分流道失效,处理措施主要包括球囊扩张、支架植入或平行TIPS。

(2)肝性脑病:TIPS术后肝性脑病多发生在术后半年内,除与患者术前肝功状况有关外,还与术后感染、便秘、不恰当药物使用、蛋白摄入过多或过少及术后短期内脑灌注增加等因素有关,多呈良性经过,可经常规内科处理而恢复。

2. 部分脾动脉栓塞术　针对 PH 合并脾功能亢进的患者,在分流后脾功能亢进未能缓解或不适于行分流治疗的部分患者,是缓解脾功能亢进的有效手段。脾大时脾静脉回流入门静脉血流量显著增加,大量的门脉血流囤积在脾脏,血液回流速度显著减慢从而又加重门静脉高压症状与体征,脾功能亢进与门静脉高压代偿到一定程度即形成恶性循环。脾动脉栓塞术后,不仅减弱了脾大对血细胞的吞噬、破坏作用,而且使有效的脾实质减少,减少流入门静脉的血流,降低了门脉压力,减少了出血的概率。适应证:①门静脉高压所致脾功能亢进;②食管胃底静脉曲张破裂出血二级预防。并发症:①脾组织梗死吸收过程中,炎性介质的释放和对脾被膜的炎性刺激可引起机体发热和脾区疼痛,一般对症处理即可;②左胸腔积液,与脾上极栓塞后局部炎性反应累及左侧胸膜有关,多不需要特殊处理即可自行吸收;③脾脓肿,少见,主要与栓塞后感染有关,围术期恰当使用抗生素有助于其防治这一并发症,若脓肿较大或抗生素疗效差,可在超声或 CT 引导下经皮穿刺行脓肿引流。

3. 胃冠状静脉栓塞术　将导管送入门脉系统并阻断具有潜在出血风险的血管,可经皮肝穿刺途径、经自发性胃 - 肾静脉和自发性脾 - 肾静脉途径、经肝静脉穿刺门静脉途径、经皮经脾穿刺途径以及经脐静脉途径等。门静脉高压时,胃底、食管下段交通支开放,门静脉血流经胃冠状静脉,通过食管胃底静脉与奇静脉、半奇静脉的分支吻合,流入上腔静脉。此时的胃冠状静脉血流可呈离肝性血流,该离肝血流的存在是介入断流的基础,它使得经导管注入的栓塞剂能到达曲张的食管胃底静脉达到栓塞胃冠状静脉的目的。适应证:食管胃底静脉曲张破裂出血治疗或预防。并发症:异位栓塞。

（五）外科手术治疗

目前治疗门静脉高压症的手术方式可以大致分为两类:一类是通过各种不同的分流手术,来降低门静脉压力;另一类是阻断门奇静脉的反常血流,达到止血的目的。对于无黄疸和明显腹水的患者(肝功能 A、B 级)发生大出血,争取及时手术;或经非手术治疗 24~48 小时无效者即行手术治疗。

1. 分流手术（shunt operation）

（1）全门体分流术（total portosystemic shunts）:手术方式很多,全口径门体分流术,因术后肝性脑病发生率高达 30% 左右,早已弃用。现在常用的方式如下(图 10-11):

1）脾肾静脉分流术:脾切除后,将脾静脉断端和左肾静脉的侧面做吻合。

2）"限制性"侧侧门腔静脉分流术:将门静脉直接和下腔静脉行侧侧吻合(分流口径为 0.8~0.9cm)。

3）肠系膜上、下腔静脉桥式"H"形分流术:即在下腔静脉和肠系膜上静脉之间用人造血管或自体静脉(一段右侧颈内静脉)架桥吻合。

4）脾腔分流术:切除脾脏后,将近侧脾静脉断端与下腔静脉吻合,操作与脾肾分流相似,只是脾静脉需游离较长,切开后腹膜后,向内显露下腔静脉前外侧壁,然后吻合。

上述任何一种分流术,虽然一方面降低了门静脉压力,但另一方面也会影响门静脉血向肝的灌注,术后肝性脑病的发生率仍高达 10% 左右。分流术后由于肠道内的氨(蛋白质的代谢产物)被吸收后,部分或全部不再通过肝进行解毒,转化为尿素,而直接进入血液循环,影响大脑的能量代谢,从而引起肝性脑病,且病死率很高。因此,有主张做"选择性分流术",即选择性地降低食管胃底静脉曲张的压力,而不影响门静脉血向肝的灌注。

（2）选择性分流术（selective shunts）

1）选择性远端脾肾静脉分流术（Warren 手术）:不切除脾脏,而将脾静脉的远端和左肾静脉的侧面做吻合(图 10-11)。此术式在理论上虽有一定的合理性,但术后约 60% 的患者只有很少甚至无向肝血流,失去其选择性。

2）冠腔静脉分流术:是将冠状静脉的食管支主干(胃左静脉)直接或中连一段自体静脉吻

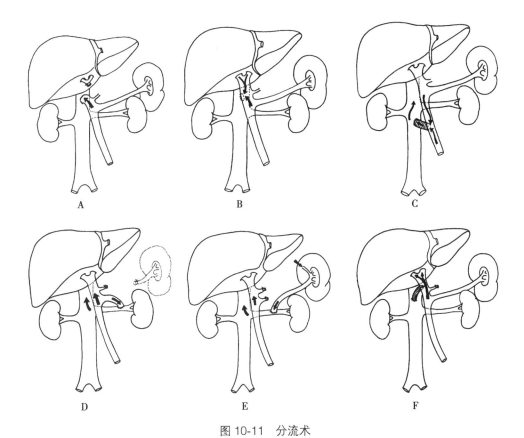

图 10-11　分流术

A.门腔静脉端侧分流术；B.门腔静脉侧侧分流术；C.肠系膜上、下腔静脉"桥式"分流术；D.中心性脾肾静脉分流术；E.远端脾肾静脉分流术；F.限制性门腔静脉"桥式"分流术

合到下腔静脉，目的是仅分流胃底和食管下段区域的血流，但手术失败率较高。

另外，经颈静脉肝内门体分流术（transjugular intrahepatic portosystemic shunt，TIPS）（图 10-12），能显著降低门静脉压力，控制出血，尤其有助于消除顽固性腹水。但 TIPS 仍存在一些问题：①需要特殊的设备和熟练的技术，如果操作不当，可引起腹内出血或胆道出血，不易推广。②虽维持了门静脉进肝血流，但仍属于限制性门腔静脉分流术，仍不能避免肝性脑病的发生，发生率为 10%~20%。③由于支架周围组织增生或支架壁内内皮细胞的过度增生，肝内分流通道阻塞发生率高达 40%~50%。由于上述问题，目前 TIPS 主要应用于肝功能较差的患者，或断流术、分流术等治疗失败者，或作为肝移植前的准备，以预防再次发生食管胃底静脉曲张破裂大出血。

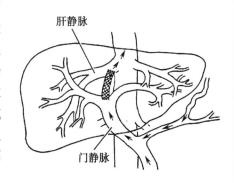

图 10-12　肝内门体通道建立后门静脉分流进入肝静脉

2. 断流手术（devascularization operation）　手术阻断门奇静脉间的反常血流，同时切除脾脏，以达到止血的目的。断流手术的方式也很多，有食管下端横断术、胃底横断术、食管下端胃底切除术以及贲门周围血管离断术等。在这些断流手术中，食管下端横断术、胃底横断术，阻断门奇静脉经的反常血流不够完全，也不够确切；而食管下端胃底切除术的手术范围大，并发症多，死亡率较高。断流术中以贲门周围血管离断术的疗效较好。

在门静脉高压时，冠状静脉的胃支、食管支都明显曲张，高位食管支的直径常达 0.5~0.8cm，只要在脾切除后彻底结扎、切断曲张的胃支、食管支以及高位食管支，就能达到即刻而确切的止

Note

血目的。目前,相较于分流术,断流术被认为是处理门静脉高压并发食管胃底静脉曲张破裂大出血更合理的方式,原因主要是:①门静脉中的营养因子,如胰岛素和胰高血糖素等,对维持正常肝组织结构和生理功能有极其重要的作用。而分流术必然会影响肝的门静脉血供,从而影响肝的营养。这是分流术后肝功能继续变化、肝性脑病发生率高的主要原因。肝硬化时,门静脉压力的升高应该看作是机体的一种代偿功能的表现,是机体维持门静脉血向肝灌注的重要保证。②门静脉循环体系在功能上有分区现象,有"肠系膜区"和"胃脾区"的功能分区。两个区域间存在"屏障",胃脾区压力高于肠系膜区,而在胃脾区内胃左静脉和胃短静脉的作用又有不同;胃左静脉(冠状静脉食管支)压力的升高是形成食管胃底静脉曲张的根本原因。断流术既可以保持肝的门静脉血供,又确切地控制了食管胃底静脉曲张破裂出血。此外,就贲门周围血管离断术而言,还具有创伤较小、手术死亡率低,以及操作较简便和易于在基层单位推广等优点。

贲门周围血管离断术(图 10-13)的手术要点:切除脾脏,同时也就离断了所有的胃短静脉。结扎切断冠状静脉,注意寻找高位食管支,特别是异位高位食管支。高位食管支来自冠状静脉的凸起部,距贲门右侧 3~4cm,沿食管下段右后侧向上行走,于距贲门 3~4cm 处进入食管肌层;管径约为 5mm。异位高位食管支可与高位食管支同时存在,起源于冠状静脉主干,有时直接起源于门静脉左干,距贲门右侧更远,在贲门以上 5cm 或更高处才进入食管肌层。这两支曲张静脉位置深而隐蔽,手术时分离食管下段长度至少要达 5cm 以上,才不致遗漏这两支极为重要的侧支。胃后静脉位于贲门后方膈胃韧带网膜囊后壁,一般起始于胃底后壁偏小弯侧,多注入脾静脉。胃后静脉是构成胃底黏膜下静脉曲张的侧支之一。将胃向上翻起显露胃底后壁,就可以找到胃后静脉。左膈下静脉可单支或分支进入胃底或食管下段左侧肌层,管径为 3~5mm。结扎切断上述的静脉支,同时也结扎切断与静脉伴行的同名动脉,使食管下段 6~8cm 及上半胃完全分离出来,才能消除门静脉高压在胃脾区所存在的高血流量,从而使食管胃底静脉曲张的消失或改善率达 85%~90%,而远期再出血率降低到 10% 左右。

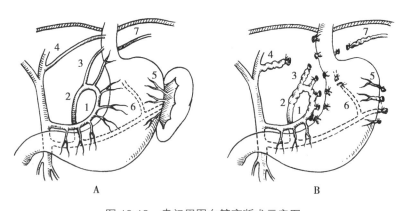

图 10-13　贲门周围血管离断术示意图

A. 贲门周围血管局部解剖;B. 离断贲门周围血管

1. 胃支;2. 食管支;3. 高位食管支;4. 异位高位食管支;5. 胃短静脉;6. 胃后静脉;7. 左膈下静脉

如果贲门周围血管离断术后发生再出血,主要原因有两点:首先是由于出血性胃黏膜糜烂引起。这种患者,大多都有门静脉高压性胃病。手术后患者处于应激状态,导致胃黏膜的缺血、缺氧,胃黏膜屏障破坏,门静脉高压性胃病加重,发生大出血。对于这一类的出血,原则上采用非手术疗法止血。其次是第一次手术不彻底,遗漏了高位食管支或异位高位食管支,又引起了食管胃底静脉的曲张破裂。对于这种情况要争取早期手术,重新离断遗漏了的高位食管支或异位高位食管支。

3. 分断流联合手术(combined operation of shunt and disconnection)　即完成贲门周围

血管离断术后,再加一种分流术,通常附加脾肾分流术较为合理。可缓解断流术后的远期血流淤滞,减少原位侧支生成导致的再出血以及门静脉高压性胃病,而且可以防止结扎的脾静脉断端形成的血栓向上蔓延至门静脉,最终影响门静脉供肝血流。

在选择手术方式时要考虑到每个患者的具体情况。例如:①患者肝功能分级属于 C 级,门静脉内径明显增宽,压力升高,并保持向肝血流,这种病例做断流术;如果门静脉血为逆肝血流,可做断流术,也可做分流术。②有严重门静脉高压性胃黏膜病变的患者,断流术可以使胃黏膜病变加重,导致广泛的胃黏膜出血。对于这种患者,一般主张做限制分流术联合小范围的断流术(分流术 + 断流术)。手术只离断胃冠状静脉的食管支和高位食管支,并切除脾脏。此外,手术医生的经验和习惯也很重要。

关于脾大合并脾功能亢进的外科治疗:最多见于晚期血吸虫病。这种患者肝功能多较好,单纯脾切除的效果良好。如果晚期血吸虫病伴有明显的食管胃底静脉曲张,无论是否发生过大出血,都应考虑在脾切除的同时行贲门周围血管离断术。

肝硬化并发顽固性腹水的外科治疗:有报道采用胸导管与左侧颈内静脉的端 - 端吻合或侧侧吻合来治疗顽固性腹水,但疗效不够满意。采用 TIPS 治疗,近期效果较好,远期效果不够理想。也有行腹腔 - 颈内静脉转流术者。

肝移植治疗中晚期肝硬化长期生存率达 70%,效果较好。由于供肝缺乏,费用昂贵,因此应严格把握病例选择标准。

总之,PH 在不同的发展阶段应视具体情况进行恰当的系统治疗和阶梯化治疗。应根据 PH 病因、肝功分级、内镜和影像学结果等,制订不同的最佳治疗方案。初诊肝功能为 A 级的患者,应予相应的药物治疗控制病因与病情发展,维护肝脏功能。肝功能 B 级的患者[可伴有少量消化道出血和(或)少量腹水]应予药物治疗,病情稳定后,再根据患者门静脉主干和分支扩张程度、食管胃底静脉曲张程度、有无脾功能亢进来决定是否行分流或断流,分流视具体情况选择外科分流或介入分流,断流则视具体情况再选择外科断流、介入断流或内镜下断流治疗;若患者全身情况良好可考虑外科或介入治疗或内镜治疗;如患者全身状况欠佳、肝功较差,可选择介入治疗。肝功能 C 级的患者[可伴有多次消化道出血和(或)大量腹水],首先辅以药物治疗,如患者出血不能控制或顽固性腹水,可考虑介入治疗;对脾功能亢进、贫血严重而功能良好者可考虑部分性脾栓塞治疗。所有介入和外科手术的患者,均需适当的内科药物联合治疗。无论是药物和内镜治疗,还是介入与外科治疗,各种治疗手段虽不相同,但治疗目标却是一致的,当然最理想治疗的是消除病因。临床实践中不应将不同的治疗手段互相分割,更不应对立地看待,无论外科分流、断流或介入分流与断流应当是一致的,都是为了缓解门静脉高压和控制并发症。现行的部分指南为人们提供了有益的参考,而太拘泥于此将会丧失恰当和个体化的治疗时机,有些理念应结合临床创新有待再认识。

(唐承薇　吕　毅)

第八节　肝性脑病

一、概述

肝性脑病(hepatic encephalopathy,HE)是肝功能严重障碍和(或)门体分流术后患者发生的以代谢紊乱为基础,临床上以神经、精神症状为主要表现的综合征。根据临床症状的轻重分为有症状型 HE(symptomatic hepatic encephalopathy,SHE)和轻微型 HE(minimal hepatic encephalopathy,MHE)。SHE 可出现不同程度的人格改变、智力障碍、行为失常、扑翼样震颤、意识障碍、昏迷和死亡,经临床试验检测到神经、精神异常;而 MHE 的神经、精神学临床检查则基本正常,需特异的心理智能测试方可发现异常。其发病机制较复杂且未完全阐明,主要有氨中毒、代谢紊乱、氨基酸失衡及锰中毒等学说。目前降低血氨依然是治疗 HE 的主要措施之一,且效果好。所以氨中毒学说被国内外学者广泛接受。

二、病因

由于肝细胞功能衰竭与门腔静脉之间侧支分流,来自肠道的许多可影响神经活性的毒性产物,不能被肝脏解毒和清除,经侧支进入体循环。透过血 - 脑脊液屏障而至脑部,引起大脑功能紊乱。

1. 上消化道出血　是肝性脑病主要诱发因素,可引起肠道产氨及其他有害物质增加;失血性低血容量导致肾前性氮质血症,使弥散至肠的尿素增多,进而引起血氨增高;大出血时肝脏缺血,肝功能进一步下降,使尿素合成能力减弱;如果输入大量含氨库存血,则更能增加血氨,从而诱发肝性脑病。

2. 感染　严重肝功能受损,其免疫功能会低下,易出现继发性感染,尤其以腹膜炎及肺部感染多见,其次是肠道及泌尿系感染。感染时机体分解代谢增强,产氨增多,细菌产生的内毒素可进一步损害肝脏功能,形成恶性循环。缺氧和高热加重氨的毒性。腹泻及高热导致体液丢失,加重肾前性氮质血症。因此,严重肝病患者一旦并发感染易发生肝性脑病。

3. 水、电解质及酸碱平衡紊乱　大量利尿、放腹水可引起循环血量减少、电解质及酸碱平衡紊乱、尿素增加等。过度利尿引起低钾低钠碱中毒,使血中游离的铵转为氨,氨易透过血 - 脑脊液屏障进入脑组织;低血钠还可影响细胞内外渗透压从而导致脑水肿,诱发昏迷。大量放腹水时,腹压突降,致门静脉扩张淤血,加重肝脏缺血、缺氧,同时引起大量蛋白质及电解质丢失,均易诱发肝性脑病。

4. 镇静药及麻醉剂　外科手术及麻醉增加了肝、脑、肾的功能负担。不恰当地应用镇痛、催眠、镇静类药物可以诱发肝性脑病,因这些药物对呼吸、神经系统均有较强的抑制作用,导致神经兴奋性进一步下降。且上述药物在肝脏内代谢,有些可能对肝脏有损伤,使肝功能进一步下降,诱发肝性脑病。

5. 其他因素　便秘时氨、胺类和其他有毒衍生物与结肠黏膜接触时间延长,有利于毒素吸收,均可诱发肝性脑病。大量进食高蛋白质食物,蛋白质食物被肠菌分解产生大量氨和芳香族氨基酸等有害物质,可也诱发肝性脑病。

三、发病机制

肝性脑病的发病机制迄今尚未完全阐明,目前已提出多种学说。数十年来氨中毒学说一直被公认为是 HE 的主要发病机制。

(一)氨中毒学说

血氨浓度升高作为 HE 的发病机制早已得到广泛关注。18 世纪初期,Shawcross 等在狗体内制造门 - 腔静脉瘘,致受试狗表现出神经精神改变。而对狗喂食肉类可加重其症状,从而将该类症状命名为肉毒性综合征。在 20 世纪末,Phillips 等详细描述了肝功能不全患者的行为改变。1991 年,Prakash 等应用放射性标记的氮,在对重症肝病和 MHE 患者进行 PET 影像学研究中,找到了血氨增高是肝性脑病发病机制的直接证据。

1. 氨的来源及代谢　血氨有两种主要来源:一是来源于结肠内肠道菌群(如革兰阴性厌氧菌、肠杆菌、变形菌、梭菌属等)将未消化吸收的蛋白质分解成氨及二氧化碳,由于肝硬化患者肠壁水肿,蠕动功能减退使细菌增多,其分解代谢的氨增多;二是来源于小肠的肠上皮细胞,肠上皮细胞通过肠内谷氨酰胺酶分解谷氨酰胺,产生氨及谷氨酸。

非离子型氨(NH_3)有毒性,且能通过血 - 脑脊液屏障。离子型铵(NH_4^+)以盐形存在,相对无毒,不能通过血-脑脊液屏障及肠黏膜屏障。NH_3 与 NH_4^+ 的互相转化受 pH 梯度的影响。当肠腔内或血液内的 pH 小于 6 时，NH_3 转化为 NH_4^+，肠道内的 NH_4^+ 随粪便排出体外，血液中的 NH_4^+ 不易通过血-脑脊液屏障；当 pH 大于 6 时，肠道内可以形成大量的 NH_3，后者可以弥散入体循环，并通过血-脑脊液屏障进入中枢神经系统。

体内氨代谢途径主要有 3 种：①经肝脏代谢：源于肠道的氨经门静脉系统进入肝脏，经过鸟氨酸循环代谢为无毒且具有水溶性的尿素，由肾排出。而肝功能受损时，血氨经鸟氨酸循环代谢能力下降；门体分流时，血氨可绕过肝脏代谢，进入体循环经过血-脑脊液屏障入脑。②经肾脏代谢：血氨至肾脏后，可以与谷氨酸结合形成谷氨酰胺得以排除；也可以尿素或铵离子（NH_4^+）形式经尿排出体外。③经骨骼肌细胞代谢，肌细胞内谷氨酰胺合成酶将谷氨酸与氨合成为谷氨酰胺，肝硬化患者多存在肌肉萎缩，使谷氨酰胺合成障碍，影响氨的代谢。

2. 氨对中枢神经系统的毒性作用　氨对中枢神经系统的毒性作用主要是干扰脑细胞的能量代谢。高血氨可以抑制丙氨酸脱氢酶活性，从而影响乙酰辅酶 A 的生成，干扰大脑的三羧酸循环。氨在代谢过程中，可以与 α-酮戊二酸形成谷氨酸，谷氨酸被星形细胞摄取，在谷氨酰胺合成酶的作用下形成谷氨酰胺，该反应过程中消耗线粒体上的 α-酮戊二酸及 ATP。α-酮戊二酸是三羧酸循环中的重要中间产物，其量的减少可以减慢三羧酸循环的运转速度，导致大脑细胞能量供给不足。星形细胞内生成的谷氨酰胺具有胶体渗透性，可吸引水分子进入细胞内引起细胞肿胀、脑水肿及颅内高压。氨对神经细胞还有直接的毒性作用，可以导致抑制性与兴奋性神经递质比例失调，终使抑制性神经递质含量增加，导致肝性脑病的发生。

（二）假性神经递质与氨基酸代谢失衡学说

正常神经细胞的递质有兴奋性与抑制性两类，两者保持平衡就可以维持神经细胞的正常活动。在肝性脑病时往往出现兴奋性递质的功能明显减弱，出现抑制状态。

食物中的芳香族氨基酸如苯丙氨酸、酪氨酸进入体内后，分别转变成酪胺和苯乙胺。正常情况下这两种胺在肝脏内被单胺氧化酶分解清除。当肝功能异常时，清除功能发生障碍，这两种胺进入脑组织后，经脑组织内的 β-羟化酶的作用分别形成 β-羟酪胺和苯乙醇胺，后两者的化学结构与正常兴奋性神经递质去甲肾上腺素相似，但不具有传递神经冲动的作用，因此称为假性神经递质。当假性神经递质被脑细胞摄取，并取代了突触中的兴奋性递质后，则兴奋性神经冲动的传导被阻止，大脑皮质就会出现异常抑制状态，临床上表现为意识障碍。

芳香族氨基酸在肝脏内被代谢，当肝细胞功能衰竭或有门腔侧支循环形成时，使血浆中苯丙氨酸和酪氨酸（为芳香族氨基酸）不能在肝脏内代谢，导致其血中浓度明显增高。另外，当肝细胞功能衰竭时，对胰岛素的灭活作用减弱，血液中胰岛素浓度增高，胰岛素对支链氨基酸有灭活作用，导致血液中支链氨基酸相应减少；这些因素均导致血浆中芳香族氨基酸与支链氨基酸失衡。这两种氨基酸竞争性通过血-脑脊液屏障上同一通道，血液中高浓度的芳香族氨基酸易通过血-脑脊液屏障，颅内过多的苯丙氨酸及酪氨酸可以形成较多的假性神经递质。肝细胞功能衰竭时还可使脑中的色氨酸大量增加，脑内过量的色氨酸导致大脑代谢紊乱及功能障碍，从而引起 HE 的发生或加重。

（三）锰中毒学说

人体内锰主要来源于食物，由胃肠道吸收，经胆汁排泄。肝细胞功能衰竭时则大量积聚在体循环，导致大脑内锰也相应增多。锰是神经毒性金属，锰对线粒体具有特殊的亲和力。而神经细胞和突触中含有丰富的线粒体，当有大量的锰进入大脑后可引起线粒体内自由基增加，导致神经元功能的损伤，也破坏突触的传递功能。尸体解剖 HE 患者发现：锰在基底神经节的含量比正常水平高出 2~7 倍，提示锰在大脑皮层的沉积可能引起多巴胺功能紊乱。

（四）代谢紊乱学说

1. 电解质紊乱　肝疾病严重时会出现厌食，进食少、呕吐，另外长期应用利尿剂、大量放腹水和糖皮质激素的应用,均可导致低钾血症、低血钠等电解紊乱,低血钠能影响细胞内外渗透压而导致脑水肿,诱发 HE。缺钾易引起肾损害和低钾性碱中毒,氨更易透过血-脑脊液屏障,从而诱发 HE 或促使病情恶化。

2. 糖代谢障碍　肝脏细胞受损时糖原的分解、合成和贮备均受影响,会导致低血糖的发生,低血糖可致颅内脱氨作用,促使肝性脑病的发生。

(五)其他学说

研究发现对肝硬化患者使用苯二氮䓬类药物或其肠道细菌产生的内源性苯二氮䓬类物质、细菌代谢色氨酸的副产物吲哚及羟吲哚等均有镇静作用,与 HE 的抑制状态有关。GABA 受体复合物、脑细胞水肿、星形细胞功能失调、硫醇、短链脂肪酸毒性,氧化应激及一氧化氮、一氧化氮合酶也参与 HE 的发生。

对患者进行健康教育,使其熟悉易导致 HE 的诱发因素,尽可能避免各种诱因的发生。合理安排饮食,对于有肝硬化、曾发生过 HE 的患者避免高蛋白饮食,避免使用大剂量利尿剂。指导患者家属注意观察患者性格及行为变化,以便早发现、早治疗。

四、临床表现

肝性脑病临床表现往往因原有肝病的性质、肝细胞受损程度以及诱因不同而不一致。早期表现为 MHE,常无临床症状,只有通过神经心理及智能测试才能测出,进一步可发展为有症状型 HE。临床上将肝性脑病分为三型及五期(表 10-12、表 10-13)。A 型:急性肝衰竭相关的 HE,常于起病 2 周内出现脑病症状。亚急性肝衰竭时,HE 出现于 2~12 周,可有诱因。B 型:门-体旁路性肝性脑病,患者存在明显的门-体分流,但无肝脏本身的疾病,肝组织学正常。临床表现和肝硬化伴 HE 者相似。这种门-体分流可以是自发的或由于外科或介入手术造成。C 型:慢性肝病、肝硬化基础上发生的 HE,常伴有门静脉高压和(或)门-体分流,是 HE 中最为常见的类型。根据 HE 临床症状的轻重又可将 C 型肝性脑病分为轻微 HE(minimal HE,MHE)及有临床症状的 HE(symptomatic HE,SHE)。

表 10-12　HE 的临床分型

类型	定义
A 型	急性肝衰竭相关 HE
B 型	门-体分流相关 HE,无内在肝细胞疾病
C 型	与肝硬化及门静脉高压和(或)门-体分流相关 HE
亚型 MHE	无临床及常规生化检测的异常,仅用神经心理学或神经生理学检测方法才能检测到智力、神经、精神等方面的轻微异常
SHE	主要表现在认知、精神和运动的障碍
发作性 HE	
诱因型	常常在进食大量高蛋白食物、上消化道出血、感染、放腹水、大量排钾利尿剂应用后发生
自发型(无明显诱因)	无明确诱因即可发生
复发型	1 年内有 2 次或以上肝性脑病发作
持续性 HE	
轻型	相当于 West-Haven 1 级
重型	相当于 West-Haven 2~3 级
治疗依赖型	经药物治疗症状可迅速缓解,但停药后很快加重

HE 分类简洁记忆法:A(acute,急性);B(bypass,旁路);C(cirrhosis,肝硬化)

表 10-13　肝性脑病临床分期

分期	认知功能障碍及性格和行为异常的程度	神经系统体征	脑电图改变
0 期(轻微型肝性脑病)	无行为、性格的异常,只在心理测试或智力测试时有轻微异常	无	正常 α 波节律
1 期(前驱期)	轻度性格改变或行为异常,如欣快激动或沮丧少语。衣冠不整或随地便溺、应答尚准确、吐字不清且缓慢、注意力不集中或睡眠时间倒错(昼睡夜醒)	可测到扑翼样震颤	不规则的本底活动(α 和 θ 节律)
2 期(昏迷前期)	睡眠障碍和精神错乱为主、反应迟钝、定向障碍、计算能力及理解力均减退、言语不清、书写障碍、行为反常、睡眠时间倒错明显、甚至出现幻觉、恐惧、狂躁。可有不随意运动或运动失调	腱反射亢进、肌张力增高、踝阵挛阳性、巴宾斯基征阳性、扑翼征明显阳性	持续的 θ 波,偶有 δ 波
3 期(昏睡期)	以昏睡和精神错乱为主,但能唤醒,醒时尚能应答,但常有神志不清或有幻觉	仍可引出扑翼征阳性、踝阵挛阳性、腱反射亢进、四肢肌张力增高、椎体征阳性	普通的 θ 波,一过性的含有棘波和慢波的多相综合波
4 期(昏迷期)	神志完全丧失,不能被唤醒。浅昏迷时对疼痛刺激有反应;深昏迷时对各种刺激均无反应	浅昏迷时腱反射和肌张力仍亢进、踝阵挛阳性,由于不合作,扑翼征无法检查,深昏迷时各种反射消失	持续的 δ 波,大量的含有棘波和慢波的综合波

五、辅助检查

除肝功能异常,如胆红素升高、酶胆分离、凝血酶原活动度降低等。有助于 HE 诊断的检查如下:

(一) 血氨检测

正常人空腹静脉血氨为 6~35μg/L(血清)或 47~65μg/L(全血)。在 B 型、C 型 HE 时血氨升高,而 A 型 HE 的血氨是正常的。

(二) 血浆氨基酸失衡

支链氨基酸减少,芳香族氨基酸增高,两者比值≤1(正常 >3),但因需要特殊设备,普通化验室无法检测。

(三) 神经心理和智能测试

对轻微型 HE 的诊断有重要帮助。目前该测试方法有多种,但多数受患者年龄、性别、受教育程度影响。数字连接试验和轨迹描绘试验与受教育程度的相关性小,操作非常简单方便,可操作性好。

(四) 神经生理测试

1. 脑电图检查　常在生化异常或精神异常出现前脑电图就已有异常。主要表现为节律变慢。这种变化通常先出现在两侧前额及顶部,逐渐向后移。脑电图的变化对 HE 并非特异性改变,在尿毒症性脑病等其他代谢性脑病也可以有同样的改变,但变化的严重程度与临床分期有很好的相关性。

2. 诱发电位的检测　根据刺激的感官不同可分为视觉诱发电位(VEP)、听觉诱发电位(AEP)和躯体诱发电位(SEP)。VEP、AEP 检查不同人、不同时期变化较大,缺乏特异性和敏感性,不如

Note

简单的心理智能检测。SEP 诊断 MHE 价值较大。以内源性事件相关诱发电位 P300 诊断 HE 的敏感性最好，但由于受仪器、设备、专业人员的限制，仅用于临床研究中。

3. 临界闪烁频率（critical flicker frequency，CFF）的检测　该方法可反映大脑神经传导功能障碍。CFF 可敏感地诊断出轻度 HE（包括轻微 HE 及 HE 1 期），具有敏感、简易、可靠的优点。但由于 CFF 诊断 MHE 的检测刚刚起步，其诊断价值仍需进一步临床应用才能作出更客观的评价。

（五）影像学检查

颅脑 CT 及 MRI 可发现脑水肿。锰沉积可造成星形胶质细胞结构的改变，在头颅磁共振检查中可发现额叶皮质脑萎缩、苍白球、核壳内囊 T_1 加权信号增强。此外，头颅 CT 及磁共振检查的主要意义在于排除脑血管意外、颅内肿瘤等疾病。

六、诊断及鉴别诊断

（一）诊断依据

肝性脑病的诊断主要根据有明显肝功能的损害，或有肝硬化病史，或有门体侧支循环的病理基础，出现了中枢神经系统功能紊乱，进一步检查发现有扑翼样震颤、血氨增高、脑电图改变、心理智能测定异常。在排除其他颅内疾病的基础上，应考虑肝性脑病的可能。

（二）鉴别诊断

以精神症状为唯一突出表现者易被误诊为精神病，因此凡遇精神错乱者，应警惕肝性脑病的可能。肝性脑病还应与中枢神经系统疾病（如脑炎、脑血管意外、肿瘤、外伤）、糖尿病昏迷、尿毒症昏迷、肺性脑病及中毒性脑病（药物、毒物、重金属及乙醇中毒）等疾病相鉴别。

七、治疗

治疗原则是保肝及促进意识恢复，早期治疗远比进入昏迷期效果好。由于 HE 的发病机制复杂，有多种病因或诱发因素参与，应根据临床类型、不同诱因及疾病的严重程度设计不同的治疗方案。

（一）去除肝性脑病的诱因

C 型 HE 多有明显诱因。积极寻找诱因并及时排除，可有效阻止 HE 的发展。例如食管曲张静脉破裂大出血后可发展成 HE，积极止血、纠正贫血、清除肠道积血等有利于控制肝性脑病；同时还需积极控制感染、纠正水电解质紊乱、防治便秘、改善肾功能、慎用镇静药及麻醉剂等。

（二）调整饮食结构

传统的观念认为限制蛋白饮食可减少肠道产氨、防止 HE 的恶化。但近来研究发现肝硬化 HE 患者常常伴有营养不良，严格限制蛋白摄入虽能防止血氨升高，但可使患者的营养状况进一步恶化，加重肝损害、增加死亡的风险。故建议肝病患者供应非蛋白热量每日 146~167kJ/kg（35~40kcal/kg），并给予每日 1.2~1.5g/kg 的蛋白摄入。不能进食者可予鼻饲，必要时可予静脉营养补充。

急性 HE 及 3、4 期 HE 开始数日要禁食蛋白，清醒后每 2~3 天增加 10g，逐渐增加蛋白至每日 1.2g/kg；1、2 期 HE 则开始数日予低蛋白饮食（20g/d），每 2~3 天增加 10g，如无 HE 发生，则继续增加至每日 1.2g/kg。蛋白种类以植物蛋白为主，其次是牛奶蛋白。植物蛋白含甲硫氨酸和芳香族氨基酸较少，而支链氨基酸较多；同时植物蛋白中含有非吸收的纤维素，经肠菌酵解产酸有利于氨的排出。尽量避免用动物蛋白。

（三）减少肠道内氨及其他有害物质的生成和吸收

1. 清洁肠道　引起 HE 的毒性物质主要来自肠道，故清洁肠道以减少氨及其他毒性物质产生和吸收在 HE 的防治中非常重要。可导泻或灌肠来清除肠道内的积血、积食及其他毒性物质。口服或鼻饲 25% 硫酸镁 30~60ml 导泻；亦可用不吸收的双糖如乳果糖 300~500ml，加水 500ml

Note

进行灌肠。

乳果糖是人工合成的含酮双糖,由于人体消化道内没有分解乳果糖的酶,所以在胃及小肠内不被分解和吸收,至结肠后被肠道细菌酵解生成低分子的乳酸、醋酸,使肠腔 pH 降低,减少氨的形成并抑制氨的吸收;不吸收双糖在肠道中分解产生的有机微粒可增加肠腔渗透压,再加上其酸性产物对肠壁的刺激作用可产生轻泻的效果,有利于肠道内氨及其他毒性物质的排;

2. 口服抗生素 可抑制肠道细菌,减少氨的生成。可选用不易被肠道黏膜吸收的抗生素,如利福昔明、甲硝唑、新霉素等。非氨基苷类抗菌药利福昔明(rifaximin)是利福霉素的衍生物,具有广谱、强效的抑制肠道内细菌生长,口服后不吸收,只在胃肠道局部起作用。甲硝唑每次0.25g,每日 2 次;利福昔明 1200mg/d,分 3 次。

3. 益生菌制剂的应用 含双歧杆菌、乳酸杆菌的微生态制剂可通过调节肠道菌群结构,抑制产氨、产尿素酶细菌的生长,以减少肠道氨及其他毒性物质的产生及吸收。

(四)促进血氨的排泄

1. 天冬氨酸 - 鸟氨酸(L-ornithine-L-aspartate,OA) 是一种二肽。其中鸟氨酸作为体内鸟氨酸循环的底物,促进尿素的合成;天冬氨酸作为谷氨酰胺合成的底物,在体内转化为谷氨酸、谷氨酰胺的过程中可消耗血氨。因此,天冬氨酸 - 鸟氨酸可促进脑、肝、肾消耗和利用氨合成尿素、谷氨酸、谷氨酰胺而降低血氨。天冬氨酸还参与肝细胞内核酸的合成,间接促进肝细胞内三羧酸循环的代谢过程,以利于肝细胞的修复。

2. 精氨酸 肝脏合成尿素的鸟氨酸循环中的中间代谢产物,可促进尿素的合成而降低血氨。临床所用制剂为其盐酸盐,呈酸性,可酸化血液,减少氨对中枢的毒性作用。25% 的盐酸精氨酸 40~80ml,加入葡萄糖中静脉输注,每日 1 次,可纠正碱血症。

3. 谷氨酸盐 谷氨酸钠、谷氨酸钾可在肾脏内作为谷氨酰胺合成的底物而降低血氨,并能调整血钾和血钠的平衡。但近年来认为谷氨酸盐只能暂时降低血氨,不易透过血 - 脑脊液屏障降低脑组织中的氨,且可诱发代谢性碱中毒,反而加重 HE;另外,脑内过多的谷氨酰胺产生高渗效应,参与脑水肿的形成,不利于 HE 的恢复。因此,目前临床上已不再推荐使用。

(五)拮抗假性神经递质的作用

内源性苯二氮䓬类似物与抑制性神经递质 γ- 氨基丁酸受体结合物对中枢神经系统产生抑制作用是 HE 发生机制之一。理论上应用该受体拮抗剂氟马西尼(flumazenil)治疗 HE 是可行的,但未显示有长期疗效或提高患者生存率。因此,目前只在曾用过苯二氮䓬类药物的 HE 患者考虑应用;多巴能神经递质的活性降低也是 HE 的机制之一,但在临床对照研究中应用溴隐亭、左旋多巴,除可部分改善患者锥体外系症状外,并未能给 HE 患者带来更多益处。故目前只在有锥体外系体征用其他治疗方案效果不佳者考虑口服溴隐亭 30mg,每日 2 次。

(六)纠正氨基酸失衡的治疗

改善氨基酸平衡:口服或静脉输注以支链氨基酸为主的氨基酸混合液,可纠正氨基酸代谢不平衡,抑制大脑中假性神经递质的形成,并可促进正氮平衡,增加患者对蛋白的耐受性。

(七)基础疾病的治疗

A 型及 C 型 HE 的病因分别是急、慢性肝衰竭,因此,积极治疗肝衰竭,可从根本上防治 HE。

1. 改善肝功能 对于乙型病毒性肝炎引起的慢性肝衰竭,用核苷(酸)类似物抗病毒治疗,减轻或消除肝脏的炎症、坏死,促进肝细胞再生,有助于恢复肝脏的代谢、解毒功能。对于急性肝衰竭,由于病情进展迅速,抗病毒治疗可能很难奏效,需转重症监护病房进行综合救治。

2. 人工肝支持系统 人工肝支持系统可代替肝脏的部分功能,清除体内积聚的毒物,为肝细胞的再生提供条件和时间,也是等待肝移植的过渡疗法,可用于急、慢性 HE,2 期以上 HE 者需慎用血浆置换。

3. 肝移植术 对于内科治疗不满意的各种顽固性、严重 HE,原位肝移植是一种有效的手段。

4. 阻断门 - 体分流　从理论上讲,对于门 - 体分流严重的患者,采用介入或手术永久性或暂时性部分或全部阻断门 - 体分流,可改善 HE。但由于门静脉高压的存在,该方法可增加消化道出血的风险,应权衡利弊。

八、预后

轻微型肝性脑病患者常无明显症状,经积极治疗后多能好转;有明确的诱因或门脉分流术的肝性脑病,通常预后较好;肝硬化发生的肝性脑病多有明显诱因,如能去除诱因及恰当治疗,可能恢复;肝硬化终末期肝性脑病,起病缓慢,反复发作,逐渐转入昏迷甚至死亡;有腹水、黄疸、出血倾向的患者多数肝功能较差,其脑病的预后也差;急性肝衰竭所致的肝性脑病往往诱因不明显,发病后很快昏迷甚至死亡;暴发性肝衰竭所致的肝性脑病预后最差。肝移植可改善难治性肝性脑病的预后。

(王　立)

第九节　肝　囊　肿

肝囊肿(hepatic cyst)是一种较常见的肝脏良性疾病,可分为非寄生虫性和寄生虫性肝囊肿两类。

一、非寄生虫性肝囊肿

非寄生虫性肝囊肿(nonparasitic cysts of the liver)又称良性肝囊肿、单纯性肝囊肿,是肝内非寄生虫感染的浆液性囊肿。非寄生虫性肝囊肿多数有遗传倾向,根据起因分为先天性和后天性两种。前者较为常见,又称真性囊肿,一般所称的肝囊肿就是指先天性肝囊肿;后者称为假性囊肿,根据发病原因不同,可将其分为创伤性、炎症性、肿瘤性三种。

先天性肝囊肿被认为是先天性胆管畸形,因迷走胆管失去与肝内胆管树的联系,并逐渐扩张而形成或因肝内胆管和淋巴管在胚胎期的发育障碍所致。小囊肿周围为正常肝组织,大囊肿可造成邻近肝组织萎缩。显微镜观察,囊壁内层上皮细胞可呈现为柱状、立方形、扁平状或缺如,无任何异变,外层为胶原样组织;囊液由水和电解质组成,不含胆汁酸和胆红素,与胆管上皮细胞的正常分泌液接近。先天性肝囊肿又可分为单发性和多发性两大类,后者即肝内有两个或者两个以上囊肿,当全肝有散在大小不等的囊肿时,称多囊肝(polycystic liver disease),常与多囊肾并存,也可同时存在其他脏器的囊肿,如胰腺、脾、卵巢和肺等。单发性肝囊肿以 20~50 岁年龄组多见,男女发病率之比为 1 : 4。肉眼观为球形或卵圆形,直径从数毫米至 20cm 以上不等,大者含液量可达 1000ml 以上。多发性肝囊肿以 40~60 岁女性多见,囊肿大小不等,可累及全肝,也可局限于肝的一段或一叶。创伤性囊肿由外伤引起的肝血肿液化坏死后形成;炎症性囊肿又称潴留性囊肿,为肝内胆管由于炎症、水肿、瘢痕或结石阻塞等所致的胆管囊状扩张;肿瘤性囊肿有畸胎瘤性囊肿、囊状淋巴瘤、囊性腺瘤等。

先天性肝囊肿生长缓慢,大多数无症状,仅在 B 超、CT 检查或者其他腹部手术探查时偶然发现。大的囊肿因压迫邻近脏器可表现为消化不良、恶心、呕吐和右上腹不适或疼痛等症状。有时因出现某些并发症,如囊内出血、囊肿破裂或感染以及囊肿蒂扭转而引起剧烈腹痛。体格检查可触及右上腹肿块或肝大,肿块与肝相连,带囊性感,无明显压痛并可随呼吸上下移动。多发性肝囊肿可在肝表面触及多个囊性软结节。肝囊肿患者一般肝功能良好。B 超是诊断肝囊肿的首选检查方法,典型的表现为圆形或卵圆形的液性暗区,边界光滑清晰,后壁肝组织回声增强。CT 可以更精准地显示囊肿的部位、大小、形态和数目。对于需要手术治疗的巨大肝囊肿患者,CT 具有重要的指导意义。对于需确认囊肿是否与胆道相通时,可于囊内注入造影剂后行 CT 检查。

肝囊肿一经诊断,应视具体情况确定其是否需要治疗。对于囊肿小且无症状的患者,无需治疗。对于有症状的患者,只有在明确症状与囊肿有关后给予治疗。对症状起因不明的病例可试行治疗性囊肿穿刺抽液,若症状不能改善,则停止针对肝囊肿的进一步治疗。

1. 单发性肝囊肿 其非手术疗法是在 B 超引导下囊腔内注射药物破坏内膜(如囊内注射并保留无水乙醇数分钟);其外科疗法是开窗术,切除突向肝外的囊壁,建立囊肿与腹腔间的大通道,以使囊内上皮组织分泌的液体由腹膜重吸收,尤其适用于外向型生长的巨大囊肿。若囊腔过大,开窗后上皮组织分泌的液体超过腹腔重吸收的量,可出现一过性腹水。囊肿切除术则适用于肝边缘部位、带蒂突向腹腔的囊肿。对于合并感染、囊内出血或囊液伴有胆汁者,可在开窗术后放置引流或穿刺置管引流,若病变局限,应做肝切除术;与胆管相通的后壁囊肿,若反复发生胆管炎难以保守治疗者,可行囊肿空肠"Y"形吻合术。

2. 多发性肝囊肿 一般不主张手术治疗,但若伴有明显症状,可仅处理与症状有关的几个大囊肿,而不需处理位于肝实质内的小囊肿。对于此种情况,开腹手术的开窗术较腹腔镜手术更实用。开窗后,由于多个囊肿暴露面积较大的上皮组织,一过性腹水的发病率较高。若病变局限于一个肝段或者肝叶,可考虑肝部分切除术。部分患者的囊肿遍布全肝,肝组织受到严重破坏,肝功能受损,出现腹水、黄疸等严重并发症,其他治疗措施无效者,可考虑肝移植。

二、肝棘球蚴病

(一)概述

肝棘球蚴病(echinococcosis of the liver)又称肝包虫病(hepatic hydatidosis),是犬绦虫(棘球绦虫)的囊状幼虫(棘球蚴)寄生在肝所致的一种寄生虫病,但也可寄生于其他脏器,如肺、脑等。共有 4 种棘球绦虫可引起本病,国内的肝棘球蚴病有 2 种,较常见的一种是由细粒棘球蚴引起的肝棘球蚴囊肿;另一种是由多房性或泡状棘球蚴感染所致的肝泡球蚴病。本节只介绍国内常见的两种肝棘球蚴病,其他两种为少节棘球绦虫和伏氏棘球绦虫感染所致,分布局限于中、南美洲。

(二)流行病学

肝棘球蚴病主要见于畜牧业发达的国家和地区,由于细粒棘球绦虫的终末宿主狗几乎遍及全球,因而本病分布广泛。主要流行区有中东和远东、澳大利亚、新西兰、地中海国家、南美洲等国家和地区。在中国畜牧业发达的新疆、青海、宁夏、甘肃、内蒙古和西藏等西部地区流行最为严重。流行区肝棘球蚴病的发病率各不相同,与职业、生活习惯、环境卫生、气候及家畜检疫水平具有密切关系。

除了人类,本病也可在羊、马、牛、骆驼等动物中发病,这些中间宿主在人肝棘球蚴病流行区同样有较高的发病率。人的感染主要来源于狗,人与人或中间宿主与中间宿主互不传染。

(三)病因

细粒棘球绦虫的终末宿主是狗、狐、狼等犬属动物,主要为狗。中间宿主是羊、马、牛、骆驼等,人是偶然的中间宿主。狗每日可排出数千个虫卵,当虫卵随狗粪排出,羊、马、牛、骆驼等食草动物在放牧期间可通过摄食和饮水感染虫卵而成为中间宿主。当中间宿主死亡或被宰杀后,终末宿主(狗)吞食了带有棘球蚴的中间宿主内脏,棘球蚴的头节将在终末宿主(狗)小肠内,约经过 5~7 周发育成细粒棘球蚴绦虫而完成其生活循环史。狗粪表面和狗的会阴部常有细粒棘球绦虫的孕节,裂解后可释放出虫卵,狗用舌和口鼻将其布满全身。人可通过与狗接触而直接感染或接触被虫卵污染的水源、食物和泥土等被间接感染。虫卵在人十二指肠内孵化为六钩蚴,穿透肠黏膜进入门脉系统,约 70% 停留在肝发育成囊,大部分位于肝右叶,其余的虫蚴经肝静脉随血流进入肺、肾、脾、脑、肌、眼眶和脊柱等部位。

在畜牧区广泛开展有关肝棘球蚴病的知识宣传;提高畜牧区的家畜检疫水平;加强狗的管理,儿童勿与狗玩耍;防止犬粪污染饲料、水源,预防羊群染病;加强宰杀管理,病死的羊尸应焚毁;注意个人卫生;保护水源,搞好环境卫生。

（四）病理

细粒棘球蚴引起的肝棘球蚴囊肿为单房型,成熟的囊壁有两层,内层又称内囊(endocyst),是由细粒棘球蚴起初在肝内先发育成小而不含头节的空囊逐渐长大形成的;外层又称外囊(ectocyst),为一层纤维性包膜,其与内囊共同形成棘球蚴囊肿的壁,并保持囊壁有一定的韧性,常有钙化形成。内囊壁又分两层,即角质层和生发层。外层为角质层,是由生发层细胞的分泌物所形成,是具有弹性的白色半透明多层角质层,对生发层细胞具有营养和支持作用。内层为生发层,其内层是棘球蚴本体,可形成很多小的细胞团块,可产生生育囊(生发囊)、头节和子囊,子囊又可产生孙囊(图 10-14)。子囊与游离的原头节、钙化小体共同称为棘球蚴囊砂。

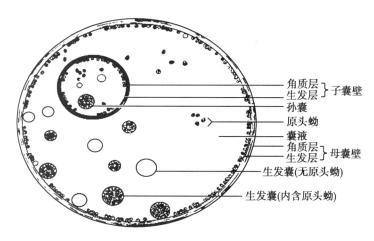

图 10-14　肝棘球蚴囊肿结构图

多房性棘球蚴绦虫的生活史与细粒棘球绦虫类似,其终末宿主多为狐,少数为犬。肝泡状棘球蚴病的病灶由众多约 1mm 大小的囊泡组成,无包膜,与周围肝组织无明显界限,呈外生浸润性生长,囊内罕见原头节,内含胶状液体,可直接侵犯邻近组织并且可向肺、脑转移。

【肝棘球蚴囊肿】

（一）临床表现

本病的临床表现取决于囊肿的大小、部位、发育阶段、是否失去活性及有无并发症等(图 10-15)。无并发症的肝棘球蚴囊肿通常处于临床潜伏期而无症状,因临床潜伏期较长,常在体检时或者因其他疾病手术时偶然被发现,也有因右上腹出现肿块或出现临床症状而就诊,亦有在尸检时始被发现。患者常具有多年病史,病程呈渐进性发展,就诊年龄以 20~40 岁为最多。早期症状不明显,发展至一定阶段时,随着棘球蚴囊肿逐渐增大而产生压迫综合征。发病过程中,患者常有过敏反应史,如皮肤瘙痒、荨麻疹、呼吸困难、腹痛等。有的无并发症的肝棘球蚴囊肿可终生无症状,且患者全身情况一般较好。但成人感染本病时临床症状出现迅速,表现为右上腹痛及肝大等。体检一般情况良好,仅在囊肿长得很大时才有体重减轻、消瘦和贫血。儿童巨大肝棘球蚴囊肿可出现棘球蚴病性恶病质(hydatid cachexia),可伴有发育迟缓、智力低下等临床表现,有效治疗后能很快好转。有时在肿大的肝表面可触及圆形的、有囊性感的肿块,表面光滑,边界清楚,无明显压痛。若囊内有棘球蚴囊砂,叩诊时可出现棘球蚴震颤(hydatidt thrill)现象。当囊腔直径大于 10cm,因子囊互相撞击或碰撞囊壁,常有震颤感,称包囊性震颤。若囊腔钙化,则可触及质地坚硬的实质性肿块。由于肝脏有极大的代偿功能,很少出现肝功能不全,但有血浆白

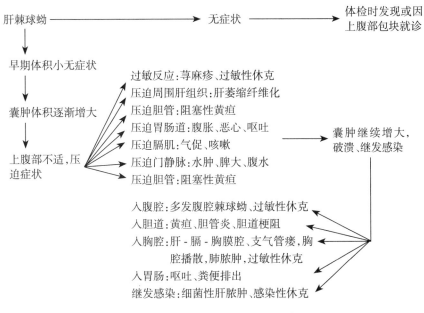

图 10-15　肝棘球蚴病的病理生理及临床表现

蛋白减低而球蛋白增高的倾向。肝棘球蚴囊肿的主要危害是其并发症,其相应的症状和体征往往因并发症而体现。临床上也可见两种或者两种以上并发症同时或相继发生增加手术治疗难度,甚至危及患者生命难以挽救。

（二）并发症

1. 细菌感染　棘球蚴继发感染并不少见,发病率占 11.0%~27.1%,以大肠埃希菌多见。无症状的棘球蚴囊肿可发生感染,当其抵御细菌入侵的有效屏障(囊壁)有裂隙时,其含有血清的囊液提供给细菌良好的生长环境。囊肿 - 胆管瘘是引发感染的主要原因,一般感染的囊肿均有胆汁染色。合并感染后,寄生虫死亡,表现为化脓性肝脓肿,患者可出现畏寒、发热、白细胞总数增多、慢性消耗及感染性贫血,局部体征为肝大、肝区持续钝痛及叩痛。囊肿感染形成的脓肿可经膈肌和胸膜破入支气管,形成胆管支气管瘘,患者可出现上腹痛、胆汁胸、发热、咳嗽等症状,此时需选择时机及时手术。

2. 囊肿的压迫作用　囊肿在肝内有逐渐增大的倾向,囊肿的压迫症状往往因其所在部位和大小的不同而异(见图 10-15)。例如:肝区受压,胀痛不适;肝顶部囊肿使膈肌抬高,挤压肺而影响呼吸;肝门部囊肿可压迫胆道和门静脉,引起梗阻性黄疸、脾大和腹水;肝后囊肿压迫下腔静脉或门静脉,导致下肢水肿、腹水和脾大;肝下囊肿推压胃肠道,引发饱胀、恶心和呕吐等不适;肝左叶囊肿压迫胃而影响食欲;肝右囊肿向后发展,常引起右腰部酸痛;囊肿长期挤压周围肝组织,致肝内胆管萎缩变薄,逐渐形成囊周围局灶性肝硬化;较大囊肿可直接压迫周围肝细胞,引起肝萎缩和纤维化,余肝代偿性增大,甚至有巨大囊肿占据整个肝脏。

3. 囊肿破裂　囊肿增大到一定程度后可引起破裂。此外,各种外力撞击或贯通伤也可造成囊肿破裂。囊肿不仅具有压迫侵蚀性,而且由于囊内压高于腹腔、胸腔、胆道、肠道及门静脉压,因此容易向体腔及周围脏器穿破(见图 10-15)。囊肿破裂方式如下:①局限型破裂,仅穿破内囊,囊内容物局限于囊之间;②游离型破裂,囊肿破入体腔;③交通型破裂,如囊肿破入胆道、支气管或胃肠道等。

（1）囊肿破入腹腔:棘球蚴囊肿破入腹腔最为常见,但急性自发性破裂至腹腔者并不常见,可能是由于囊内压增高或外力撞击及创伤所致。可将囊肿破入腹腔者分为以下几类:①囊肿破入腹腔引起急腹症和腹膜刺激征。患者会出现突然的剧烈上腹部疼痛,但数分钟后腹痛缓解甚至消失。由于棘球蚴囊液对腹膜的刺激性远比消化液要小,因此查体可见患者仅上腹部压痛明显,其他部位可无明显体征。根据囊肿合并感染或胆瘘等情况,囊肿破入腹腔后可出现胆汁性腹膜炎、化脓性腹膜炎或单纯囊液性腹膜炎。②囊肿破裂后发生过敏性休克,导致严重的循环衰竭,而腹部的症状和体征不明显。③囊肿隐性破入腹腔,数年后因继发棘球蚴囊肿起病。④肝表面棘球蚴囊肿的层膜通过周围囊突向腹腔,疝出肝外的层膜并未破裂,形成肝 - 腹腔囊肿。

(2) 囊肿破入胸腔:位于肝顶部的棘球蚴囊肿可引起反应性的胸腔积液,囊肿继发感染引起的炎症刺激可以使肝顶、膈肌、膈胸膜及肺之间形成紧密的黏着并逐渐浸润穿破。此外,持续增大的囊肿及感染后造就的高囊内压可造成膈肌压迫性坏死,最终囊肿向上穿破膈肌进入胸腔。根据棘球蚴囊肿穿破方式的不同可以分为:①肝 - 膈 - 胸膜腔瘘;②肝 - 膈 - 支气管瘘及肺脓肿;③胸腔继发播散种植。

(3) 囊肿破入胆道:肝棘球蚴囊肿引起胆道受压和移位也较常见。肝内外胆管受压均可引起梗阻性黄疸,胆管内压增加后可使胆管壁呈横向或纵向裂开,胆汁溢出可使囊内压进一步增高,最后囊肿破入胆道。据统计,有 5%~10% 的肝棘球蚴囊肿合并胆管内穿破。由于囊肿内压高于胆管内压,一般可见囊肿 - 胆管瘘的形成。囊肿破入胆道具有 3 个征象:①胆绞痛,囊液涌入胆道后会突发绞痛;②胆道梗阻,并伴有黄疸和胆管炎;③粪便带有棘球蚴生发膜。小的子囊或碎片漏入胆道不仅加重胆绞痛,而且会导致梗阻性黄疸。囊肿破入大的胆管,囊液和碎片可排空而自愈。若排空不全或与胆管持续存在交通,则可引起继发感染,可造成急性梗阻性化脓胆管炎,往往需要进行手术治疗。

(4) 囊肿破入血管:此类并发症很少见,可能性较大为穿破至下腔静脉,可导致棘球蚴囊腔内出血或内容物进入循环系统,造成肺动脉栓塞。

(5) 囊肿破入其他组织脏器:除上述部位,肝棘球蚴囊肿还可以破入邻近脏器如胃、十二指肠或小肠,囊内容物随粪便或呕吐物排出后症状可缓解。据统计,棘球蚴囊肿破裂或棘球蚴破入邻近脏器占 14.62%。此外,也有破入心包、肾盂、输尿管的报道。甚至可以穿破皮肤溃出体表。

4. 其他并发症　除上述几种并发症外,还有过敏和继发性门静脉高压。棘球蚴囊液中的蛋白质具有抗原性,棘球蚴过敏是由 IgE 介导的 I 型超敏反应,其中的毒白蛋白是囊肿破裂后引发过敏性休克的重要成分。过敏反应较轻者表现出皮肤瘙痒、荨麻疹等,重者会发生过敏性休克危及生命。继发性门静脉高压是由囊肿压迫肝门部所致,患者可出现食管下段和腹壁静脉曲张、脾大、腹水等,但肝功能无明显异常。

(三) 诊断

肝棘球蚴病主要从疾病史、症状、体征及实验室检查和影像学检查来进行诊断。

1. 疾病史　患者多居住于畜牧地区,常有狗、羊、牛等动物接触史。

2. 症状　疾病早期,体积较小、解剖学位置简单的棘球蚴囊肿通常并没有明显的临床症状,常于体检时被发现。随着囊肿体积的增大及其周围炎性刺激邻近腹膜,患者可出现右上腹部的疼痛、腹胀。当囊肿破裂流入腹腔,患者可出现急性腹痛、急腹症(压痛、反跳痛、板状腹)症状。由于其囊液中含有大量抗原性物质,游离型破裂和交通型破裂的囊肿除引发相应症状外,还可引起急性哮喘、荨麻疹等过敏反应,严重者可出现过敏性休克。

3. 体征　早期无明显体征,随着病程的发展,可出现肝脏体积增大,在肿大的肝脏表面可触及囊性肿块,肿块表面光滑,张力较高,无明显压痛及波动感,部分患者叩诊时可出现棘球蚴震颤。

4. 实验室检查

(1) 棘球蚴囊液皮内试验(Casoni 试验):阳性率可达 90%~95%,主要用于临床的初步筛查,但应注意假阳性(可见于某些恶性肿瘤、结核或其他寄生虫病患者)及假阴性(可见于儿童、抵抗力低下等患者)情况。其主要操作方法为:以高压灭活后的囊液抗原 0.1ml(1∶10~1∶100 等渗盐水稀释)前臂内侧皮内注射,15~20 分钟后观察结果,注射部位如出现直径超过 2cm 的红晕即为阳性反应(早期阳性反应),约 12~24 小时出现红晕者为迟发阳性反应,仍有临床意义。

(2) 血清免疫学试验:血清免疫学试验多用于肝棘球蚴病的流行病学监测和患者的治疗后动态观察。目前较常用的为补体结合试验、乳胶凝集试验、免疫电泳试验、酶联免疫吸附试验。不同方法的特异性和敏感性各不相同,同时也受到试验用抗原质量等方面的影响,其中免疫电泳试验多用于患者治疗后的随访,而酶联免疫吸附试验多用于大范围人群的流行病学监测。

5. 影像学检查

(1) X 线:X 线对无并发症的肝棘球蚴病诊断价值有限。体积较大的肝棘球蚴囊肿可使膈肌位置升高,衰老钙化的棘球蚴囊壁可见环形钙化影。

(2) B 超:超声为棘球蚴病首选的影像学诊断方法。其不仅可用于棘球蚴病流行地区的筛查、诊断,而且在术中检查、定位、经皮穿刺治疗以及术后随访动态观察均具有重要意义。B 超不仅能获得有关囊肿位置、毗邻、大小、数目等信息,而且在了解相关并发症的发生情况中同样具有重要作用,如当患者伴有黄疸时,B 超能够有效地区分其黄疸是由结石引起抑或是由侵入胆管的子囊阻塞而引起。

随着细粒棘球蚴病的病史进展,其 B 超的表现也呈现出动态变化。在病史早期,即单纯性无并发症棘球蚴囊肿期,棘球蚴囊肿病变较为局限,包膜比较完整,边界清晰,其内可见液性暗区。随着病程进展,囊肿逐渐成熟,趋于退化阶段,其 B 超下呈蔷薇花、蜂房、轮辐样影像,进而囊膜开始脱离,出现双壁征、荷花征,囊壁开始钙化,直至囊肿最终完全钙化死亡。

(3) CT:仅次于 B 超的重要检查手段。能够对囊肿的位置进行精确定位,更加清楚地显示囊肿与周围解剖结构的解剖关系。同时可根据囊肿内容物的密度判断棘球蚴的活性。CT 影像表现为大小不等的圆形或椭圆形低密度影,囊肿内或囊壁可出现钙化,如低密度影边缘部分出现大小不等的车轮状圆形囊肿影则提示囊内存在着多个子囊。

(4) MRI:一般不作为肝棘球蚴病的常规检查。当存在胆道系统并发症时,可通过 MRI 观察胆道系统情况。

(四) 鉴别诊断

1. 非寄生虫肝囊肿 多无流行病学病史,Casoni 试验可资鉴别。

2. 肝脓肿 继发细菌感染的肝棘球蚴囊肿易被误诊为肝脓肿,两者均可出现肝区疼痛、发热等临床表现,影像学检查有时也难以区别,应结合流行病学史、Casoni 试验、补体结合试验进行鉴别。

3. 胆道结石 肝棘球蚴囊肿破入胆道后,子囊或其碎屑可阻塞胆总管,可有类胆道结石的临床表现。可结合病史、职业及各种检查以资鉴别。

(五) 治疗

关于肝棘球蚴病的治疗,目前主要采取手术治疗为主,药物治疗为辅的方法。手术治疗是最为常用,也是最为有效的方法。外科手术治疗的原则为:彻底清除内囊,防止囊液外溢,消灭外囊残腔,预防感染。常见的手术方式有肝棘球蚴内囊摘除术、肝棘球蚴外囊剥除术和肝部分切除术。近年来随着腔镜技术的发展,腹腔镜治疗肝棘球蚴病病例报道逐渐增多。

手术治疗时,术前应使用抗生素预防感染。为防止囊肿破裂、囊液流入腹腔而引起过敏性休克,手术室应备有肾上腺皮质激素。备 B 超以行术中超声探查囊肿情况、有无外生囊及有无子囊残留。怀疑胆道侵犯的患者,应准备术中造影设备。

1. 肝棘球蚴内囊摘除术 肝囊型棘球蚴病最为常见的手术治疗方法。该方法具有操作较为简单、创伤较小的特点,普通的外科医生即可完成该手术。因此,在疫区及条件较差的地区,

Note

由于各种因素影响,更多地采用该手术方式进行治疗。但该方法由于未将棘球蚴囊肿完全摘除,因此也存在残腔胆瘘、囊肿复发及播散种植转移的风险。该手术的主要操作方法及注意要点为:

(1) 充分暴露囊肿部位,保护邻近组织,预防囊肿播散:为更好的观察囊内容物的颜色以及有效地预防囊液外溢引起的囊肿腹腔种植,建议选用浸有 20% 高渗盐水的绿色或蓝黑色纱布垫单将囊肿与周围组织充分隔离开。

(2) 囊肿抽吸减压:选取外囊最为突出部位的区域做穿刺点,牵引固定后,穿刺、抽吸。鉴于囊液的颜色对判定囊肿的活性以及有无胆瘘和囊肿的治疗均有重要意义,因此,在抽吸的过程中应注意通过透明的抽吸管及吸引瓶观察囊液的颜色。具有活性的囊肿多为无色透明性液体,其内含有囊砂及育囊碎片。若吸出的囊液呈现金黄色,则提示胆瘘,即囊肿与胆管相通。此时,禁止向囊内注入甲醛或硝酸银作为杀原头蚴试剂,以免发生腐蚀性硬化性胆管炎,同时要寻找出胆管瘘口的位置,并使用 B 超或胆道造影判定胆管内是否存在有活性的囊肿内容物。如囊液为含有絮状碎片的乳白色牛奶状液体,则表明此囊肿处于衰老阶段,但并不能表明其已经死亡、无传染性。若囊内容物为牙膏样,则提示囊肿已死亡,无传染性。随着部分囊液引出后,囊壁张力逐渐减小,可将开口扩大进行抽吸。

(3) 囊内擦洗,杀灭原头蚴:术中应用杀灭原头蚴药物能够有效减少囊肿的术后复发。目前最为常用的杀原头蚴药物为 20% 的高渗盐水。当负压吸引尽囊液后,可用 20% 的高渗盐水注满囊腔,留置约 10 分钟后将液体吸尽并使用环形钳或金属小匙取出囊内容物,注意防止污染周围邻近组织。然后使用浸有高渗盐水的纱布或海绵反复擦洗囊壁,杀灭残留的原头节。

(4) 剪除无肝组织外囊壁,处理残腔:内囊摘除后,会在肝表面或者深部形成残腔。关于残腔的处理,目前用的方法有胶管外引流术、囊肿缝合术、囊腔闭合术、囊腔敞开术、网膜成形术、内部塌陷术、囊肿造口术、囊腔空肠吻合术或囊腔胃吻合术等。对于体积较小的无钙化和感染的囊肿,可采用单纯囊腔缝合术。大网膜因具有较强的吸收能力且能够有效降低胆瘘和感染发生的风险,常用于体积较大囊腔的填充。对于浅表的体积较大无法缝合的囊腔或合并轻度感染坏死而无全身症状的肝棘球蚴病、合并胆瘘经缝合修补仅有少量胆汁渗出的肝棘球蚴病可予以消毒后留置敞开,而深部的大体积囊腔由于易发生积液感染应予以闭合,可采用大网膜填充加外引流法,注意引流管位置的摆放。

2. 肝棘球蚴外囊剥除术　该手术方法与肝部分切除术同为根治性手术,该手术不需使用原头蚴灭活药物,有效减少术后胆瘘及死腔残留的发生,而且能有效减少囊肿切除后的病情复发。但手术难度受到囊肿位置的影响,一般来说对术者要求较高,需由经验丰富的肝脏外科专家进行操作。该手术的手术操作方法为:

(1) 寻找肝实质与外囊间的"潜在间隙":切开肝实质与外囊交界处的肝脏被膜,使用电刀头进行分离,找出肝实质与外囊间的"潜在间隙"。

(2) 剥离外囊:用刀柄沿着肝实质与外囊间的间隙进行钝性分离,直至将外囊完整的剥离下来,在其过程中应逐步分离、结扎进入囊肿的血管及胆管。

(3) 放置引流管。

3. 肝部分切除术　肝切除范围需根据棘球蚴囊肿的体积大小和所在部位进行决定,根据情况可酌情行肝段、叶切除,部分复杂情况下,患者需做半肝、扩大半肝切除。在不过度挤压囊肿的基础上,其具体的手术切除方法与步骤与肝脏良性占位性病变基本相同。

4. 腹腔镜治疗　随着技术发展,近些年腹腔镜治疗肝棘球蚴病作为简便、创伤较小的治疗方法得到了较快的发展。但操作空间受限、难以控制渗漏及对黏稠囊液抽吸困难仍制约着腹腔镜技术的使用。

5. 药物治疗　主要适用于播散型棘球蚴病或机体状况较差不适宜手术治疗或手术后联合治疗措施。常用的抗棘球蚴药物有甲苯达唑、阿苯达唑、苯并咪唑。甲苯达唑最早被用于治疗棘球蚴病，但阿苯达唑由于较好的吸收率及更好的临床效果而被广泛使用。囊型棘球蚴病患者阿苯达唑服药方案为：每天15~20mg/kg，分2次服用，10天为1个疗程，停药15~20天后可进行第2疗程治疗，一般为2~3个疗程，必要时可重复治疗。泡型棘球蚴病患者阿苯达唑服药方案为：每天20mg/kg，分2次口服，疗程与肝脏病变范围有关，疗程可长达2~3年之久。本药的不良反应较少，可有转氨酶升高、白细胞减少、脱发等不良反应，停药后可恢复正常。

【肝泡球蚴病】

由泡状棘球绦虫感染引起的肝泡球蚴病的潜伏期长，患者被感染后可多年不出现明显的临床症状。随着病情进展，可表现为慢性进行性肝大，肋缘下可触及坚硬的肿块，表面不平滑，酷似肝癌。患者常出现肝功能损害、食欲不振、腹胀等消化道症状。若病程较长，病变可累及整个肝脏，可出现黄疸、发热、腹水等。晚期常伴有恶质病现象，可因肝衰竭死亡。

(一)诊断

有与狗、狐等动物的接触史，早期无明显临床症状，可渐渐出现进行性肝大，肝区可有刺痛及胀痛感等不适，甚至为剧痛。查体：肝区可触及较硬的肿块，表面不平，酷似肝癌。晚期常出现消瘦、黄疸、腹水、发热等，可有肺、脑转移。适用于肝棘球蚴囊肿诊断的免疫检测方法也适用于肝泡球蚴病，可帮助明确诊断。影像学检查：肝内占位性病变，肝区可见散在或不规则片状钙化灶，亦可见不规则坏死液化腔。

(二)治疗原则

1. 药物治疗　甲苯达唑、阿苯达唑、苯并咪唑等药物的长期使用可抑制疾病进展，延缓病程。

2. 手术治疗　肝泡球蚴病的有效手术方式为肝部分切除术，但由于肝泡球蚴病临床发现多在中晚期，多数患者已失去根治性切除病灶的机会，最后只可选择行姑息性病灶切除。肝移植可成功治疗肝泡球蚴病，是肝泡球蚴病的最后治疗手段。

(马清涌)

第十节　肝　脓　肿

细菌、溶组织阿米巴或真菌等病原通过各种途径进入肝脏，并在肝脏内生长繁殖形成感染灶，引起肝脏的化脓性病变，即为肝脓肿(liver abscess)。临床上常见的有细菌性肝脓肿和阿米巴性肝脓肿，而真菌性肝脓肿的发病率很低。它们在临床表现上有相似的之处，但在病因、病程、治疗上则各有差异。

美国每100万人中有27~41人患有肝脓肿，我国台湾每100万人中有176人患有肝脓肿，我国大陆肝脓肿发病率为57/100万人，近年来其发病率呈上升趋势。随着影像学技术、腹腔镜手术的不断发展，以及高效抗生素的出现，细菌性肝脓肿的治疗方法发生了很大变化，并发症发生率和病死率均显著降低，病死率已降低至10%以下。

一、细菌性肝脓肿

(一)病因

在我国及其他亚洲地区肺炎克雷伯杆菌是引起的肝脓肿的主要病原菌，主要来源于胆道及胃肠道。在美国和欧洲国家，肝脓肿的病原菌则主要是链球菌和大肠埃希菌。细菌可经下列途径侵入肝脏：

1. 胆道　胆道途径是引发细菌性肝脓肿最主要和最常见的原因。胆石症、胆道蛔虫症、肿瘤造成的胆道狭窄和梗阻,致使胆汁引流不畅,胆管内感染,细菌可沿胆管上行入肝。

2. 肝动脉 体内任何部位的化脓性感染都可以通过血行途径由肝动脉进入肝脏,如化脓性骨髓炎、细菌性心内膜炎、中耳炎、肺炎、痈等。

3. 门静脉 胃肠道、腹腔内感染时,如化脓性阑尾炎、憩室炎、痔核感染、脐部感染等,细菌可通过黏膜屏障,经门静脉属支,多进入肝右叶,导致肝脓肿。

4. 淋巴系统 肝脏邻近的组织、器官有感染性病灶时,细菌可经淋巴系统侵入肝脏。

5. 其他 此外,开放性肝损伤时,细菌可直接经伤口入侵肝脏。亦有一些细菌性肝脓肿原因不明,称为隐源性肝脓肿,可能与体内某些隐匿病变有关。当机体抵抗力降低时,病原菌在肝内繁殖,发生肝脓肿。糖尿病、肝脏疾病、恶性肿瘤患者及免疫力低下者,易患肝脓肿。

（二）病理

细菌侵入肝脏后,发生炎症改变,形成许多小脓肿,若能早期发现治疗,脓肿多可机化。但在脓肿较密集的部位,由于肝组织破坏,小脓肿可能形成一个或数个较大的脓肿。血源性肝脓肿常呈多发性,病灶多见于右肝或累及全肝。若感染来自胆道系统,则有胆管扩张、管壁增厚,脓肿可能与胆管相通。蛔虫引起的脓肿在化脓早期容易发生穿破形成多个脓肿。由于肝脏血运丰富,在脓肿形成和发展的过程中,大量毒素吸收呈现较严重的脓毒血症症状,当脓肿转为慢性,脓腔周围肉芽组织增生、纤维化,此时临床急性期症状可减轻或消失。

（三）临床表现

一般起病较急,主要表现为:

1. 寒战、高热 体温可高达 39~40℃,甚至更高,热型为弛张热,一天数次,可反复发作。伴大量出汗,脉率增快。

2. 肝区疼痛 炎症引起肝大、肝包膜急性膨胀、肝区持续钝痛或胀痛,若炎症刺激膈肌或向胸部扩散,亦可出现反应性胸膜炎、胸腔积液,有右肩放射痛、咳嗽、胸痛等症状。左叶肝脓肿也可向左肩放射。疼痛剧烈常提示单发性脓肿。

3. 全身症状 常常伴有恶心、呕吐、食欲减退和周身乏力等全身症状。脓肿对机体营养消耗巨大,患者往往短期内出现精神萎靡、消耗面容。也有少数患者出现腹泻、腹胀或顽固性呃逆等症状。病情严重者,可发展为中毒性休克。

4. 体征 主要为肝大和肝区压痛,肝区或右下胸部叩击痛。若脓肿位于肝表面,其相应部位的肋间皮肤表现为红肿、饱满、触痛及可凹性水肿。若脓肿在肝下缘表浅部位,可伴有右上腹或剑突部位肌紧张。右下部巨大肝脓肿可出现局部皮肤红肿、皮温升高,能触及肿大的肝脏或波动性肿块,甚至可使右季肋部呈饱满状,出现局限性隆起。部分病例尚可出现黄疸。若无胆道感染,出现黄疸或腹水,提示肝脏广泛损害。

（四）并发症

脓肿若没有得到及时有效的治疗,可向邻近脏器浸润引起相应并发症。右叶肝脓肿可穿破形成膈下脓肿,穿破膈肌可形成脓胸,甚至可穿破肺组织至支气管,形成支气管胸膜瘘。左叶脓肿偶可穿入心包,发生心包积脓,严重者可发生心包压塞。脓肿破溃入腹腔,形成急性腹膜炎。脓肿穿破血管壁,引起大量出血,若从胆道排出,表现为消化道出血。少数病例还可穿破入胃、大肠,甚至门静脉、下腔静脉。

（五）辅助检查

1. 实验室检查 白细胞计数升高,明显左移,中性粒细胞比例升高。但有些肺炎克雷伯杆菌感染的肝脓肿患者也常常发生白细胞减少和血小板降低。血沉时间延长。肝功检查血清转氨酶、碱性磷酸酶、胆红素等可有不同程度升高。白蛋白和血红蛋白可降低。部分伴有凝血酶原时间的延长。脓肿穿刺培养,可培养出致病菌。血培养阳性率较低,应在其寒战高热或发热温度较高时多次抽取血液培养。

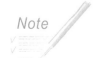

2. 超声 超声为首选检查方法,诊断率可达96%以上。无创、简便,可明确脓肿的数目、形态、部位、大小,液化和分隔情况以及脓肿周围有无重要血管结构等,还可以实时及重复检查。肝脓肿病程初期,超声可发现病变区呈分布不均匀的低至中等回声;随病情的进一步发展,脓肿区开始出现坏死、液化,呈蜂窝状结构,回声较低,液化处出现无回声区(图10-16)。慢性肝脓肿的脓肿壁回声较强,有时伴有钙化病灶。如条件允许,可行超声引导下脓肿穿刺,明确疾病的诊断,指导治疗方案。

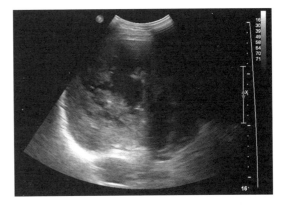
图 10-16 超声探及的典型肝脓肿声像图

3. X线 右叶脓肿可使右膈肌抬高。肝脏阴影增大或有局限性隆起。有时出现右侧反应性胸膜炎或胸腔积液。

4. CT CT比超声敏感性更高,可达98%,能识别超声无法发现的小脓肿,不受胃肠影响地显示脓肿在肝脏中的确切部位。典型病变为圆形或卵圆形低密度区或不均匀密度,CT值介于水和肝组织之间,环绕脓腔的环形脓肿壁密度低于肝组织、高于脓腔,脓肿壁周围可有环状水肿带,边缘多不清楚,产气的肝脓肿可以发现脓腔内出现小气泡或气液平面;增强CT示脓肿壁环状强化,脓液及周围水肿不强化,呈不同密度的环形强化带,称为"环月征"或"日晕征"。

5. MRI MRI敏感性较低。脓腔在T_1加权像呈低信号,T_2加权像呈不均匀高信号,扩散加权成像呈明显高信号。脓肿壁因炎症充血带及纤维肉芽组织而呈等或者稍高信号。

(六)诊断及鉴别诊断

根据全身或胆道感染史及上述临床表现,应考虑到肝脓肿的可能。根据实验室检查特征性改变,结合超声、影像学检查,即可作出初步诊断。若可在超声或CT引导下穿刺,抽出脓液,即可确诊肝脓肿。典型的肝脓肿诊断并不困难,但一些发病隐匿或表现不典型的肝脓肿容易被误诊为恶性肿瘤或者其他系统疾病。因此,对于肝脓肿的诊断既要结合临床表现、实验室检查和影像学资料,也要动态观察病情变化。

1. 阿米巴性肝脓肿 细菌性肝脓肿与阿米巴性肝脓肿的鉴别详见表10-14。

表 10-14 细菌性肝脓肿和阿米巴性肝脓肿的鉴别

鉴别要点	细菌性脓肿	阿米巴性肝脓肿
病原体	细菌	溶组织阿米巴
病史	常继发于胆道感染、其他化脓性疾病、糖尿病等	继发于阿米巴痢疾
临床表现	起病急骤,寒战高热,全身中毒症状明显,肝大常不明显	起病缓慢,病程较长,发热不规则,肝大显著
血液检查	白细胞计数和中性粒百分比明显增高,血培养可能阳性	白细胞计数可增加,阿米巴抗体阳性
粪便检查	无特殊发现	可能找到阿米巴滋养体
脓液检查	黄白色,涂片或培养可发现细菌	巧克力色,可能找到阿米巴滋养体
治疗	抗感染治疗有效	抗阿米巴治疗有效

Note

2. 右膈下脓肿　临床表现有时非常相似,特别是当肝脓肿穿破且合并膈下脓肿时,鉴别尤为困难。多继发于腹腔手术或腹腔其他部位感染,如胃、十二指肠溃疡穿孔后腹膜炎,阑尾炎穿孔等。其全身反应不如肝脓肿重,胸痛明显,深呼吸时加重,肝脏亦不大,影像学检查可明确鉴别。

3. 胆系感染　有胆石症病史、反复发作的右上腹绞痛史,也可出现寒战、高热。当有胆管梗阻时,可有黄疸;胆囊结石患者常有胆囊区压痛明显,Murphy 征阳性。影像学检查有助于明确诊断。

4. 原发性肝癌　当脓肿没有完全液化时,影像学呈现为占位性病变,需与肝癌鉴别;巨块型肝癌中心区液化坏死容易误诊为肝脓肿;肝癌中心区液化坏死、继发感染时,则为肝癌合并肝脓肿。诊断困难时,需要结合影像及临床特征进行综合分析,动态随访。

5. 肝囊肿继发感染　其临床表现与之非常相似,结合病史和辅助检查有时可加以鉴别。

6. 右下肺炎　右下肺炎也可出现寒战、高热、右侧胸痛,但有呼吸道症状和体征,影像学检查可鉴别。

(七)治疗

肝脓肿的治疗方式应灵活选择,根据实际情况选择最适当的方法。结合患者全身情况和病变的具体情况,综合衡量和选择最适合该患者的个体化治疗方案。

1. 非手术治疗

(1)治疗原发病和并发症:如肝脓肿继发于胆道感染、其他化脓性疾病、糖尿病等,应积极处理原发病灶,同时注意预防肺部并发症,有效控制血糖等。

(2)抗生素:静脉使用抗生素是细菌性肝脓肿一切治疗手段的基础和前提。脓肿较小或尚未局限液化时,应早期、足量、足疗程地使用抗生素。由于肝脓肿的致病菌以大肠埃希菌、金黄色葡萄球菌、厌氧性细菌最为常见,在未确定病原菌以前,应首选兼顾革兰阳性球菌和革兰阴性杆菌的广谱抗生素,如喹诺酮类、三代头孢菌素和碳青霉烯类,并可联合抗厌氧菌药物,如甲硝唑。如果病原菌为产超广谱 β 内酰胺酶的肺炎克雷伯杆菌,可直接选择碳青霉烯类药物。在细菌培养(以脓汁或血液作培养)和药敏试验出结果后,应及时调整用药。

(3)支持治疗:由于细菌性肝脓肿是一种消耗性疾病,患者中毒症状一般严重,全身状况较差,而糖尿病患者又需控制饮食,加之食欲差,在积极抗感染治疗的同时,应充分补充营养和能量,纠正水、电解质和酸碱平衡紊乱,必要时还需纠正贫血和低蛋白血症,改善肝功和增强机体抵抗力。必要时还需补充维生素。

(4)脓肿穿刺:超声引导下穿刺不仅为诊断提供了可靠的依据,同时还是安全高效的治疗手段,是细菌性肝脓肿首选的诊断治疗手段。穿刺操作因其操作方法简便易行、患者痛苦少、成功率高、治疗费用低廉而被广泛应用于肝脓肿的治疗。而置管引流同单纯穿刺抽吸治疗相比治愈率又要明显提高,适合于病灶已液化且直径超过 3.0cm、凝血功能正常、未合并需手术处理的腹腔内疾病,以及全身状况差不能耐受开腹手术者。对于直径 >5.0cm 的脓肿,则建议直接采用置管法持续引流,避免反复穿刺增加患者痛苦和并发症概率。目前国内外多采用向脓腔内置入多侧孔 8~10F 猪尾管,若脓液黏稠,可用生理盐水或 α 糜蛋白酶注入脓腔稀释黏稠脓液,便于引流,还可同时注入抗菌药物提高治疗效果。置管后每天应冲洗引流管,保持通畅。当临床表现明显改善,血象恢复,脓腔基本消失,脓肿明显缩小,即可拔管。

(5)中医中药治疗:选用清热解毒的方剂,配合抗生素或手术治疗。

2. 手术治疗

(1)脓肿切开引流:肝脓肿切开引流术的常用方法有两种:①经腹膜外切开引流,适用于肝右前叶和左外叶靠近肝表面的孤立性脓肿或与腹腔有紧密粘连者,在腹膜外钝性分离至脓腔,此法可避免污染腹腔,但因容易遗漏肝内其他脓肿或腹腔内感染源,目前已很少采用。②经腹腔切开引流,适用于大多数患者,一般采用右肋缘切口或正中切口,但术中需注意纱布妥善隔离保护腹腔和周围脏器,避免污染。20世纪70年代以前,肝脓肿的治疗以手术引流为主,但手术并发症的发生率和手术死亡率均较高。现如今,绝大多数患者可以通过彩超或CT引导下经皮置管引流和应用抗生素而得到治愈。脓肿切开引流的适应证为:①其他疗法均无效或效果不佳,中毒症状越发严重者;②腹腔内有其他原发感染性病灶(阑尾炎、胆道感染等)需一并处理者;③脓腔大,且脓液稠厚,脓腔分隔,或脓肿部位无法穿刺置管者。

(2) 肝部分切除:病期较长的慢性局限性厚壁脓肿,脓肿引流后脓肿壁不塌陷、留有死腔或窦道长期不愈,存在胆瘘或同一肝叶合并肝内胆管结石和多发性肝脓肿或引起肝叶萎缩者,可行脓肿切除、肝段或肝叶切除。

(3) 腹腔镜手术:腹腔镜肝脓肿引流术和腹腔镜肝部分切除术经验证安全可行,在手术时间、失血量、住院时间等方面均优于开腹手术,且对机体创伤小、切口感染发生率低、术后恢复也快,还可同时处理伴发的胆道疾病。但其与经皮穿刺相比创伤仍较大。

(八)预后

本病的预后与是否早期诊断、彻底治疗以及有无并发症有关。如能早期确诊,早期给予足量、足疗程的敏感抗生素,及时引流,同时加强全身支持疗法,则预后较好。若发生并发症,则预后较差。死亡原因主要是脓毒症或感染性休克。

二、阿米巴性肝脓肿

(一)发病机制

阿米巴性肝脓肿一般发生在溶组织内阿米巴感染肠道之后,实际上是肠道阿米巴感染的并发症,是肠道外阿米巴感染最常见的一种类型。阿米巴包囊经口进入人体内,通过胃进入肠道,在小肠被肠液消化,囊内虫体脱囊而出,经二次分裂形成8个小滋养体。若机体抵抗力正常,阿米巴滋养体不侵犯肠黏膜,下移至直肠变成包囊排出体外;若机体抵抗力降低,则滋养体侵入肠壁,分泌溶组织酶,形成肠溃疡。在肠壁内的溶组织阿米巴滋养体主要由肠系膜上静脉经门静脉进入肝脏,也可经淋巴管进入肝脏,或可直接蔓延侵入肝脏。当侵入肝脏的原虫数量不多,机体抵抗力较强时,可不造成损害。但当机体抵抗力比较弱,合并背景肝组织功能不全或细菌感染,原虫并未被全部消灭时,其引起的栓塞造成该部位肝组织缺血缺氧,大滋养体从被破坏的血管内逸出,从而造成肝组织局灶性坏死液化,微小的液化逐渐形成小脓肿并融合为大的肝脓肿(图10-17)。由于肠道阿米巴感染病灶多位于盲肠、升结肠,其静脉回流大部分进入肝右叶,所以阿米巴性肝脓肿大多位于肝右叶可能与之相关。典

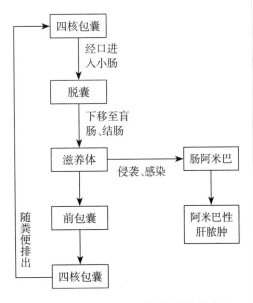

图 10-17 阿米巴性肝脓肿的感染模式图

型的阿米巴性肝脓肿为巧克力酱样坏死物质。因脓肿形成时间较长,可能继发细菌感染。细菌感染后,则可出现细菌性肝脓肿的相应外观和临床表现。

(二)临床表现

阿米巴性肝脓肿一般发生在溶组织内阿米巴感染数月或数年之后。其临床表现的轻重差异较大,与脓肿的位置、大小、有无并发症、病程长短以及是否合并细菌感染有关。常起病缓慢,肝区疼痛为主要症状,疼痛性质和程度亦可不一,可为胀痛、钝痛、刺痛或灼痛等,疼痛大多位于

右上腹和上腹部,并可放射至右肩背部。疼痛为持续性,深呼吸及体位变更时加剧,夜间时疼痛常更明显。体温逐渐升高,多为中等程度发热,也可出现寒战高热,热型以弛张热或不规则热型居多,若合并细菌感染,体温也可达 40℃。全身症状亦显著,多为恶心、呕吐、食欲不振、腹胀、腹泻、痢疾、贫血及体重下降等,少数患者因脓肿压迫分支小胆管、较大的肝内胆管或肝组织受损范围较大而可出现黄疸。体格检查多可发现肝大、边缘较钝、肝区压痛和叩击痛。因脓肿位置和大小各异,出现特异的不同症状。当脓肿向顶部发展,刺激膈肌,除可出现右肩部放射痛外,亦可出现胸痛、咳嗽等。脓肿若压迫右肺下叶,则可出现肺炎、反应性胸膜炎等临床表现。脓肿位于肝右叶下部时,可出现腰痛。脓肿位置深在,则症状常较轻;脓肿位置浅表,则疼痛明显,且较易发生破溃。

（三）并发症

阿米巴性肝脓肿也可穿破至邻近器官或组织,从而引发相应并发症。脓肿较大、位置浅表、病程较长的脓肿更容易穿破。以穿破胸腔和肺最为常见,造成脓胸和肺炎。穿破腹腔造成急性腹膜炎。穿破心包最为凶险,可引发心脏压塞和休克,甚至心脏骤停。亦可穿破胃、胆道和结肠,或形成膈下脓肿、肾周脓肿、瘘等。慢性病例或可合并细菌感染,继发细菌感染后则寒战、高热症状加重,疾病特点与细菌性肝脓肿相似。

（四）辅助检查

1. 实验室检查　急性期白细胞计数和中性粒细胞数往往增多,慢性期或病情较轻者可正常。单纯阿米巴性肝脓肿白细胞计数一般不超过 $15 \times 10^9/L$,若大于 $20 \times 10^9/L$,则需注意是否合并细菌感染。转氨酶、碱性磷酸酶和胆红素可有不同程度升高。患者亦会有不同程度的贫血和低蛋白血症。在粪便中可能检查到滋养体和包囊。滋养体在排出后半小时就丧失活动能力,1 小时就死亡,故标本需新鲜,且不能混有尿液或消毒液,因其可杀死滋养体。

2. 超声　超声下阿米巴性肝脓肿形态与细菌性肝脓肿类似。脓肿未成形时,病变呈低回声区,脓肿成形后,病变呈不均匀无回声液性暗区,与周围肝组织分界清楚。超声引导下穿刺,可抽出巧克力色脓液,较黏稠,无臭,且一般是无菌的。可对脓液做检测,但其中很难找到阿米巴滋养体,检出率很低(仅 3%~4%),有资料称若加入链激酶,在 37℃ 条件下孵育 30 分钟再检查,可提高阳性率。而在脓肿壁上,常能找到阿米巴滋养体。

3. X线　常见右侧膈肌抬高,运动受限,胸膜反应或积液,肺底有云雾状阴影等。左叶肝脓肿时胃肠道钡餐透视可见胃小弯受压或十二指肠移位,侧位片见右肋前内侧隆起致心膈角或前膈角消失。偶在平片上可见肝区不规则透光液 - 气影,颇具特征性。

4. CT　CT 表现亦与细菌性肝脓肿类似。脓肿密度可不均匀,为圆形或类圆形低密度影像,液化完全的脓腔可见到气液平面。CT 可检出小于 1cm 的病灶。

5. 乙状结肠镜　内镜可发现结肠黏膜有特征性凹凸不平的坏死性溃疡,或愈合后的瘢痕,自溃疡面刮取材料做镜检,或可查到阿米巴滋养体。

6. 免疫学检查　若检测到血中的抗原则直接提示肠外阿米巴病。血清阿米巴抗体检测近年来开展也较广泛,阿米巴感染 1 周后即可产生抗体,即使阿米巴已从体内消失后,抗体还可在血清中持续多年,所以抗体阳性提示既往或当前感染阿米巴。

（五）诊断及鉴别诊断

阿米巴性肝脓肿的诊断与细菌性肝脓肿大致相同。根据发热、肝区疼痛、血象增高及特异影像学检查不难诊断。如若怀疑阿米巴性肝脓肿,还需注意询问患者居住地阿米巴病流行情况、就诊季节、是否到过疫区、有无肠阿米巴病史。粪便中即使并未发现溶组织内阿米巴,亦并不能排除阿米巴性肝脓肿。若肝穿刺获得典型的脓液,或脓液中找到阿米巴滋养体,或对特异性抗阿米巴药物治疗有良好效应,即可确诊为阿米巴性肝脓肿。与细菌性肝脓肿的鉴别详见表 10-14,与其他疾病的鉴别如下:

1. 原发性肝癌　有消瘦、右上腹痛、肝大等临床表现,酷似阿米巴肝脓肿。但前者一般不发热,而后者肝痛较著,常伴慢性肝炎和肝硬化病史。癌肿肝脏的质地较坚硬,并有结节。甲胎蛋白的测定、超声检查、腹部 CT、放射性核素肝区扫描、选择性肝动脉造影、磁共振等检查可明确诊断。肝穿刺及抗阿米巴药物治疗试验有助于鉴别。

2. 胆囊炎　起病急,右上腹阵发性绞痛,且常有反复发作史。右上腹局限性腹膜炎,Murphy征阳性,肝大不显著,胆囊区压痛明显,彩超可显示胆囊结石或胆囊肿大,抗菌药物治疗有效。

3. 血吸虫病　在血吸虫病流行区,易将肝阿米巴病误诊为急性血吸虫病。两者均有发热、腹泻、肝大等表现,但后者肝痛较轻,脾大较显著,血象中嗜酸性粒细胞显著增多,乙状结肠镜检查、虫卵可溶性抗原检测有助于鉴别。

4. 其他　与有些疾病如肝棘球蚴病、先天性肝囊肿、肝血管瘤、肝结核、转移性肝癌等有时也不易鉴别。

（六）治疗

阿米巴肝脓肿应首先考虑非手术治疗。

1. 非手术治疗

（1）抗阿米巴治疗:抗阿米巴治疗应选用组织内杀阿米巴药,并辅以肠腔内抗阿米巴药,以便根除疾病。①甲硝唑:为国内外抗阿米巴首选药物。一般剂量为每次 0.4g,口服,每日 3 次,连续 10 日为 1 个疗程。一般病情在用药 2 天左右即开始缓解,2 周左右恢复,必要时可以重复用药。对于重症患者亦可静脉用药。服药期间应禁止饮酒,常见的不良反应为恶心、呕吐、腹痛、皮炎、头昏及心慌,无需特殊处理,停药即可消失。若不能耐受可选用替硝唑。②替硝唑:与甲硝唑为同类药物。剂量为每次 2g,口服,每日 1 次,连续 5 日为 1 个疗程。重症患者亦可静脉用药。替硝唑口服吸收好,不良反应小。③氯喹:对于硝基咪唑类药物治疗无效者,应更换使用氯喹。偶有胃肠道反应、头昏、皮肤瘙痒等。肝肾功能不全、心脏病患者或儿童对此药应慎用。

（2）支持治疗:由于病程较长,全身情况较差,应卧床休息,给予充分的营养支持,高蛋白、高热量饮食,补充维生素,纠正贫血、低蛋白血症,维持水、电解质平衡,改善全身状态。

（3）脓肿穿刺:阿米巴性肝脓肿一般为单发,若位置(浅表)及大小(一般直径≥3cm)允许,在配合抗阿米巴药物治疗的同时,应经皮穿刺。若脓腔内比较黏稠,亦可向脓腔注入生理盐水或 α 糜蛋白酶;向脓腔内注射抗阿米巴药物更有助于脓腔早日愈合,比单独内科或外科治疗更有效。若多次穿刺吸脓脓腔未见缩小,则应当置管。拔管条件同细菌性肝脓肿。

（4）其他:若合并细菌性感染,应加用相应敏感的抗生素。

2. 手术治疗

（1）手术切开引流:阿米巴性肝脓肿若切开引流,会引起继发细菌感染,增加病死率。手术仅适用于:①脓肿破溃入胸腹腔或邻近器官,并发脓胸和腹膜炎者;②经抗阿米巴治疗和穿刺吸脓,脓肿未见缩小,高热不退者;③继发细菌感染,内科治疗不能控制者;④左外叶肝脓肿,穿刺容易损伤腹腔脏器或污染腹腔者;⑤脓肿位置较深,不易穿刺者。

（2）肝切除:适用于慢性厚壁性脓肿,或脓肿引流后脓肿壁不塌陷、留有死腔或窦道者。

（七）预后

阿米巴性肝脓肿目前有比较特效的治疗药物和方法,若能早期诊断和系统正规治疗,治愈率较高。预后较差或死亡的多为未及时正规治疗、病情危重,或有并发症、伴有其他疾病者。

（孙　备）

第十一节　肝脏良性肿瘤

随着影像学技术的不断进步和普及,肝脏良性肿瘤的检出率亦日渐增多。肝脏良性肿瘤种类较多,一般来讲,可根据组织细胞来源分为:①上皮性肿瘤,如肝细胞腺瘤、胆管腺瘤、胆管囊腺瘤;②间质性肿瘤,如血管瘤、纤维瘤、脂肪瘤;③混合性肿瘤,如畸胎瘤;④瘤样病变,如局灶性结节增生。其中,以肝血管瘤最多见。

一、肝海绵状血管瘤

肝海绵状血管瘤(cavernous hemangioma of liver)是最常见的肝脏良性肿瘤,可发生于任何年龄,平均年龄约40~50岁,以女性多发,男女比例约1∶3。多为单发,左、右半肝发病率大致相等。肿瘤多生长缓慢,病程可达数年以上。

(一)病因

肝海绵状血管瘤被认为是血管扩张所致的血管畸形病变,为先天性,无恶变倾向。其确切病因和发病机制尚不清楚。但部分肝血管瘤具有雌激素受体,在高雌激素状态下,如青春期、妊娠、口服避孕药或雌激素治疗时可出现加速生长,这一现象提示雌激素的影响可能是其发病机制之一。

(二)病理

可单发,亦可多发。大多数肝血管瘤直径<5cm,直径≥10cm 的血管瘤被称为巨大血管瘤。肉眼观呈紫红色或蓝紫色,质地柔软,边界清楚,周围有薄层纤维包膜。切面呈蜂窝状为其特征性改变。光镜下可见大量扩张的血管间隙,被覆扁平的上皮细胞,腔隙间有薄层纤维隔,根据间隔宽窄,可分为海绵状血管瘤和毛细血管瘤,前者多有血栓形成。

(三)临床表现

常无明显症状。巨大肝血管瘤可有腹部肿块和疼痛。当血管瘤体积较大膨胀肝被膜或者压迫胃肠道等邻近器官时,可有上腹隐痛、餐后饱胀、恶心、嗳气等症状;当伴发瘤内急性出血、血栓形成或炎症反应时,可有上腹部疼痛、呕吐、低热等表现;当血管瘤偶发破裂出血时可有急腹症和失血性休克的表现,此种情况多见于肝表面或肝右叶下方的较大血管瘤。体格检查常无阳性体征。巨大肝血管瘤有时可触及肿块,表面光滑,质地柔软,瘤体较大时可有囊性感。肝血管瘤的并发症主要有炎症、凝血功能改变、破裂出血、压迫邻近脏器等,主要发生于巨大肝血管瘤。血管瘤血小板减少综合征(Kasabach-Merritt 综合征)为血管瘤患者出现的以凝血功能障碍、系统性纤溶和血小板减少症等为表现的综合征,常因瘤内血栓形成而消耗大量血小板和凝血因子所致。多见于儿童,成人极少见。

(四)辅助检查

1. 实验室检查　结果多数正常。极少数巨大肝血管瘤并发血栓形成时可有贫血、血小板减少、纤维蛋白原降低。

2. 影像学检查

(1)超声检查:B超是常用的检查方法。小的血管瘤大多呈边界清楚、圆形或椭圆形中等回声或强回声团,少部分可呈低回声或混合回声团。较大的血管瘤则多表现为混合型回声团,可呈条索状或蜂窝状,并有形态不规则、大小不等的无回声区。

(2)CT检查:具有较高的敏感性和特异性。平扫可见单发或多发的圆形或类圆形低密度影,边界清楚,密度较均匀,可呈分叶状,内可见小的钙化密度影;CT 动态增强扫描呈现"快进慢出"的特征,即动脉期瘤体边缘即出现明显强化,多呈结节状;门脉期强化由周围向中心扩展;平衡期强化持续向心性扩展,但强化程度减低,最终整个瘤体可呈较均一强化,瘤内合并纤维化、囊变或血栓形成时相应区域可无强化(图 10-18)。

(3)MRI:比 CT 检查具有更高的敏感性和特异性,尤其对直径小于 2cm 的病灶。T_1WI 上肝血管瘤呈低信号,T_2WI 上呈高信号(图 10-19),且随回波时间延长,信号逐渐增高,呈所谓"灯泡征"。瘤内合并的纤维化和囊变部分信号不均。MRI 动态增强扫描的特征同 CT。

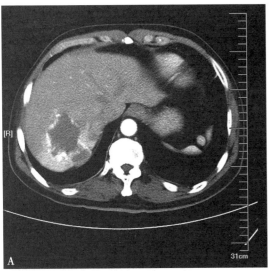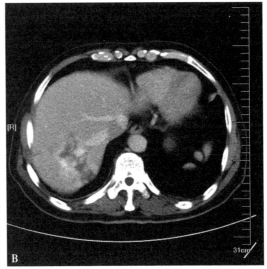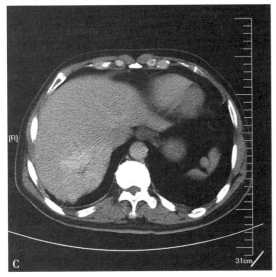

图 10-18　肝海绵状血管瘤的 CT 表现

肝右叶后上段血管瘤,CT 强化扫描,动脉期病变周边显著结节样强化(A),门静脉期和延迟期逐渐填充(B、C)

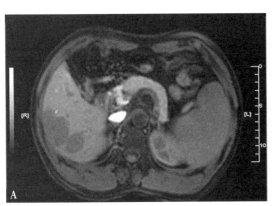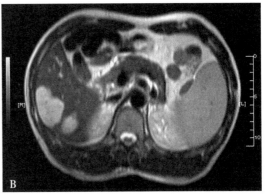

图 10-19　肝海绵状血管瘤 MRI 表现

肝右叶后下段多发血管瘤,T_1WI 呈低信号(A),T_2WI 呈高信号(B)

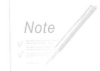

（4）DSA：不列为常规检查，仅作为介入治疗术前检查。肝海绵状血管瘤是由肝动脉末梢的畸形造成，扩张变形的血窦使造影剂进入瘤体较快，但弥散慢，排出时间长。因此造影时呈现"快进慢出"的特征。由于瘤体中心血流缓慢，可呈"马蹄状"或"环状"显影，巨大血管瘤可见供血动脉常增粗，周围血管被推压移位。

（五）诊断及鉴别诊断

肝海绵状血管瘤根据临床表现和影像学检查常不难作出诊断。有症状的肝海绵状血管瘤应注意排除引起症状的其他病因，如反流性食管炎、慢性胃炎、消化性溃疡及胆道疾病。此外，肝海绵状血管瘤应与其他肝脏占位病变如原发性肝癌、转移性肝癌、肝脓肿等相鉴别。

（六）治疗

肝海绵状血管瘤一经确诊，体积较小、无症状者可进行随访而无需治疗。有以下情况者可考虑积极治疗：有明显症状者；出现严重并发症（如破裂出血、Kasabach-Merritt 综合征）者；肿瘤迅速增大者；不能排除恶性肿瘤者。

1. 手术治疗　手术切除是治疗肝海绵状血管瘤的最有效的方法。可根据血管瘤的大小、部位选择具体手术方式。可行肝血管瘤摘除术、肝叶或半肝切除术。口服避孕药物和妊娠与肝血管瘤的关系目前尚不完全明确，对无症状的育龄期妇女是否进行预防性血管瘤切除尚无法评价，但对有症状或巨大肝血管瘤患者，应停止服用避孕药。

2. 微波固化和射频消融治疗　适用于不能手术切除的较大或多发的肝海绵状血管瘤。经微波固化或射频消融后肿瘤即刻明显缩小。该方法对较小的肝海绵状血管瘤有一定效果，对较大血管瘤疗效较差，术后易复发。

3. 肝动脉结扎术或肝动脉栓塞术　适用于病变范围广泛、累及大部分肝组织或大血管，一般情况差、不适合手术切除的患者。根据病变范围可选择性结扎或者栓塞肝固有动脉，肝左、右动脉。结扎或栓塞后大部分肿瘤可缩小。

4. 局部放射治疗　治疗效果较差，一般作为肝动脉结扎或栓塞治疗后的辅助治疗，可促使肿瘤机化变硬，对改善症状、控制肿瘤生长具有一定作用，也可用于手术切除后少量残存病灶的治疗。

（七）预后

肝海绵状血管瘤为良性病变，常发展缓慢，无恶变倾向，一般预后良好。少数病例瘤体较大可因外力作用致使瘤体破裂或合并 Kasabach-Merritt 综合征而导致死亡。

二、肝腺瘤

肝腺瘤是一种少见的肝脏良性肿瘤，可分为肝细胞腺瘤、胆管细胞腺瘤（包括胆管腺瘤和胆管囊腺瘤）和混合腺瘤。其中以肝细胞腺瘤多见。肝细胞腺瘤多见于 20~40 岁女性，男女之比约 1∶11。肝胆管细胞腺瘤则多见于男性，发病年龄多在 40~50 岁。

（一）病因

肝细胞腺瘤与口服避孕药关系密切。在口服避孕药未问世的 20 世纪 60 年代以前该病十分罕见，之后发病率明显上升。肝细胞腺瘤的年发病率在长期口服避孕药的女性中较不服用者高出几倍甚至数十倍。口服避孕药能加速肝细胞腺瘤的生长，其机制可能与某些肝细胞腺瘤细胞表达雌激素或黄体酮受体有关。肝胆管细胞腺瘤和混合腺瘤的确切病因不详。

（二）病理

肝细胞腺瘤常为单发，多位于肝右叶，有时有蒂相连，呈圆形或类圆形，最大直径可达 30cm，常有不完整的包膜，与周围肝组织分界清楚。质软、切面颜色稍浅，可见出血坏死灶。光镜下细胞呈条索状排列，核小而均匀，染色质正常，异型性不明显。偶见细胞异型性，难以与肝细胞癌相区别，这种情况多见于长期服用类固醇激素的患者。少数肝细胞腺瘤有恶变可能。

胆管腺瘤常单发,多位于肝包膜下,直径多较小,边界清楚。镜下见肿瘤位于门管区,并可沿门管区延伸。瘤细胞大小一致,胞质丰富。胆管囊腺瘤多位于肝右叶,为多房性肿瘤,内含液体,边界清楚,囊内衬以单层立方上皮或柱状上皮。混合型腺瘤则为肝细胞腺瘤和胆管细胞腺瘤两种成分混合存在。

(三) 临床表现

早期常无症状,肿瘤长大至一定程度后可出现相应症状和体征。常表现为右上腹胀痛,可能由于肿瘤牵涉肝被膜或压迫邻近脏器引起。部分患者可扪及腹部肿块,表面光滑,多无压痛,囊腺瘤者可有囊性感。当肿瘤发生破裂时,可有急腹症表现。

(四) 辅助检查

实验室检查可有肝转氨酶和碱性磷酸酶的升高,多因瘤内急性出血坏死或肿瘤压迫胆管造成。

肝腺瘤的影像学检查缺乏特征性表现。超声检查的典型表现为边界清楚的强回声占位,合并出血、坏死则回声杂乱、强弱不均。CT检查常为边界清楚的圆形等密度或低密度肿块,合并出血者则为高密度;增强扫描病灶明显强化。MRI检查中T_1WI和T_2WI上均为高信号,但因肿瘤所含脂肪组织不同,合并出血坏死程度不一,所以MRI检查的表现很不一致,常难以与肝癌相鉴别。当CT和MRI检查诊断不明确时,可行^{99m}Tc核素扫描检查。

(五) 诊断及鉴别诊断

目前所有的影像学检查对于诊断肝腺瘤均缺乏特异性,因此辅助检查需紧密结合患者的病史、临床表现等才能作出正确诊断。如为长期口服避孕药物史的中青年女性,发现右上腹缓慢增大的肿块,平时无症状,全身情况较好,则结合辅助检查考虑本病的可能性较大。肝腺瘤需与其他肝脏占位性病变相鉴别,尤其是原发性肝癌和肝脏局灶性结节增生。部分病例唯有术后病理检查或肝穿刺活检方能诊断。对于低度恶性的原发性肝癌,即使病理检查有时亦难以区别,需病理多处切片,反复仔细镜检。

(六) 治疗

肝腺癌合并破裂出血者,应急诊手术治疗,亦可现行肝动脉栓塞止血,待病情平稳后行手术切除。巨大肝腺瘤引起压迫症状的也应手术切除。手术方式视肿瘤的大小、数目及部位而定,可行肿瘤剜除、规则性肝段或肝叶切除,切除范围距肿瘤边缘可不必过多。

对无症状的较小的肝腺瘤可停用口服避孕药并定期复查。但因肝腺瘤有发生破裂出血的风险,个别有恶变可能,更多学者主张确诊后即行手术切除。

(七) 预后

手术切除后,一般预后良好,但有个别术后复发和恶变的报道。

(吕　毅)

第十二节　肝脏恶性肿瘤

一、原发性肝癌

(一) 概述

原发性肝癌(primary liver cancer,PLC,简称肝癌)90%以上为肝细胞癌(hepatocellular carcinoma,HCC),是最常见的恶性肿瘤之一。全球范围内,肝癌当前的发病率居恶性肿瘤第六位,死亡率居恶性肿瘤第三位,其发病率呈逐年上升趋势。我国肝癌高发,病例数约占全球的55%,死亡率仅次于肺癌,居恶性肿瘤的第二位。

肝癌发病率存在明显的地域差异。以东亚和非洲撒哈拉地区为高发地,年发病率超过20/10万人,这些地区的肝癌病例数占全球病例总数的80%;南欧和日本的发病率次之,而北欧

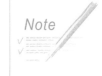

和北美的发病率则相对较低。肝癌的发病年龄与发病率有关,即发病率越高的地区肝癌患者的中位年龄越小,如非洲为 30~40 岁,我国为 40~50 岁,美国为 55~65 岁。近年来,其中位年龄有年轻化趋势。肝癌多见于男性,男女比例约 2：1~8：1。

（二）病因

肝癌的病因及确切分子机制尚不完全清楚,可能与下列因素有关:

1. 病毒性肝炎　病毒性肝炎是原发性肝癌最主要的致病因素,其中以慢性乙型和丙型肝炎最为常见。全球范围内,约 50% 的肝癌病例可归因于乙型肝炎病毒(hepatitis B virus, HBV)感染,约 30% 可归因于丙型肝炎病毒(hepatitis C virus, HCV)的感染,另外 10%~20% 则为其他因素所致。具体来讲,东亚和非洲以慢性 HBV 感染为主要致病因素,其肝癌患者 HBV 的感染率高达 80% 以上;而欧洲、美国和日本则以慢性 HCV 感染为主要致病因素,其肝癌患者 HCV 的感染率高达 60%。

慢性病毒感染导致的长期持续的炎症反应是肿瘤发生的关键因素。HBV 持续感染所致的炎症、坏死及再生过程增加了细胞基因突变的概率。此外,HBV 可将自身 DNA 序列整合至宿主细胞基因组,整合过程中细胞基因的重排可诱发突变,整合的病毒基因可发挥直接的遗传和表观遗传效果。

2. 肝硬化　肝硬化是肝癌的重要致病因素,也是大多数肝细胞肝癌的共同特征,可由病毒感染、酗酒、遗传性代谢性肝病以及脂肪性肝病导致。总体而言,约有 1/3 的肝硬化患者可发展至肝癌。长期随访研究表明,每年约有 1%~8% 的肝硬化患者发生肝癌,这一比例在慢性乙型肝炎肝硬化和慢性丙型肝炎肝硬化患者中分别为 2% 和 3%~8%。一般而言,肝硬化患者肝脏疾病的严重程度、老龄和男性等因素与肝硬化患者的肝癌发生相关。

3. 黄曲霉毒素　黄曲霉毒素由黄曲霉菌产生,其中,与肝癌相关的主要是黄曲霉毒素 B_1。黄曲霉菌容易生长在温暖、潮湿的环境中,热带和亚热带地区储藏的食物可被其污染。流行病学研究显示,饮食摄入黄曲霉毒素 B_1 与肝癌的发生存在明显的相关性。有研究显示,每年约有 2.5万~15.5 万例肝细胞癌的发生可归因于黄曲霉毒素饮食暴露。而且,黄曲霉毒素与 HBV 具有协同致癌的作用。

4. 其他　肥胖、糖尿病以及脂肪性肝病也被认为是肝癌发生的危险因素。此外,酗酒、吸烟、亚硝胺类物质等也与肝癌发生相关。

（三）病理

原发性肝癌包括肝细胞癌(hepatocellular carcinoma, HCC)、胆管细胞癌(cholangiocellular carcinoma)和混合型肝癌(mixed carcinoma of liver)三种。以肝细胞癌最多见,约占原发性肝癌的 80%~90%,胆管细胞癌少见,混合型肝癌最少见。

1. 肝细胞癌

（1）大体病理:癌组织可呈大块状(巨块型)、多发结节状(结节型)或弥漫分布于大部分甚至全肝(弥漫型)(图 10-20A)。癌组织多质软,常伴有出血坏死。可根据肿瘤大小将其分为微小肝癌(直径≤2cm)、小肝癌(2cm< 直径≤5cm)、大肝癌(5cm< 直径≤10cm)和巨大肝癌(直径 >10cm)。

（2）组织病理:癌细胞来源于肝细胞。高分化者癌细胞与正常细胞有显著的相似性,可分泌胆汁,多排列成细小梁状并常有假腺样或腺泡状结构,癌细胞间有丰富的血窦样腔隙,但不同于正常肝窦——内皮细胞 CD34 和第Ⅷ因子相关抗原阳性;低分化者癌细胞核质比例增大,癌巨细胞占多数,胆汁很少或无,多以实性生长为主,少有血窦样腔隙(图 10-20B)。

2. 胆管细胞癌

（1）大体病理:可分为结节型、管周浸润型、结节浸润型和管内生长型。

（2）组织病理:癌细胞来源于肝内胆管上皮细胞,大多为不同分化程度的腺癌。癌细胞较小,

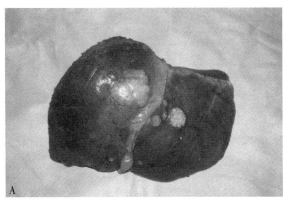
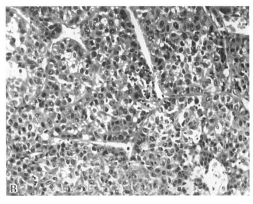

图 10-20 肝细胞肝癌大体及组织病理

A. 大体病理；B. 组织病理

呈立方形或低柱状,胞质淡染或透明,排列成腺腔状,纤维间质丰富,而血窦较少。

3. 混合型肝癌 癌组织内同时存在肝细胞癌和胆管细胞癌两种成分,两者混杂分布,界限不清。

(四) 临床表现

原发性肝癌早期缺乏典型症状和阳性体征,少数患者可有上腹闷胀、乏力和食欲减退等,体检可有轻度肝大、黄疸和皮肤瘙痒,这些应是基础肝病的非特异性表现。病程发展至中晚期常有典型症状和体征。

1. 症状

(1) 肝区疼痛:右上腹疼痛最常见,为本病的重要症状。表现为间歇性或持续性隐痛、钝痛或胀痛,疼痛程度随着病情发展逐渐加剧。疼痛部位与病变位置密切相关,病变位于肝右叶常为右季肋区疼痛;位于肝左叶常为剑突下疼痛;肝癌侵犯膈肌时,疼痛可放射至右肩或右背;癌组织向右后生长则可引起右侧腰部疼痛。疼痛原因主要是癌组织生长使肝包膜紧张所致。突然发生的剧烈腹痛并伴腹膜刺激征则可能是包膜下癌结节破裂出血所致。

(2) 消化道症状:食欲减退、饭后饱胀、消化不良、恶心、呕吐和腹泻等。可能与肝癌压迫、腹水、胃肠道淤血及肝功能损害等有关。

(3) 全身症状:主要表现为进行性消瘦、乏力、发热。少数晚期患者可呈现恶病质状况。发热比较常见,多为持续性低热,一般在 37.5~38℃左右,也可呈不规则或间歇性高热。特点为使用抗生素往往无效,而口服吲哚美辛常可退热。发热多为癌性热,与癌组织坏死、毒素吸收或因癌肿压迫发生胆管炎有关。

(4) 肝外转移灶症状:肝癌最常见的转移部位为肺,此外,还可转移至肾上腺、骨、脑等器官。肺部转移可引起咳嗽、咯血,当累及胸膜时可引起胸痛和血性胸腔积液;骨转移可引起骨痛或病理性骨折等。

(5) 伴癌综合征 (paraneoplastic syndrome):是肝癌组织代谢产生的多种异位激素或某些物质引起的内分泌或代谢紊乱的症候群。其临床表现多样,缺乏特异性。以自发性低血糖症和红细胞增多症为常见;有时可伴有高脂血症、高钙血症、男性女性化、促性腺激素分泌综合征、异常纤维蛋白原血症等。

2. 体征

(1) 肝大:常呈进行性肿大,质地坚硬,表面常有大小不等的结节或肿块,边缘清楚,触诊时常有不同程度的压痛。癌肿位于肝脏的横膈面时,可表现横膈局限性抬高而肝脏下缘并不肿大;癌肿突出至右肋弓下或剑突下时,相应部位可见局部饱满隆起;位于肝脏表面接近下缘的癌结节易触及。体格检查时应手法轻柔,以防引起肝癌破裂出血。

Note

（2）黄疸：为晚期体征，表现为皮肤、巩膜黄染，以弥漫型肝癌或胆管细胞癌多见。多是由于癌肿或肿大的淋巴结压迫胆管引起胆道梗阻，或癌肿侵犯胆管形成胆管癌栓所致，亦可因肝细胞损害而引起。

（3）腹水：呈清亮、淡黄色或血性腹水。主要是在肝硬化基础上合并门静脉受压、门静脉和肝静脉内癌栓形成、腹膜受浸润等所致。

（4）其他：由于肝癌血管丰富，再加上癌肿压迫腹部大血管，使得部分患者可在相应部位听到血管杂音；如合并肝炎、肝硬化，则可有肝掌、蜘蛛痣、男性乳房增大、腹壁静脉曲张及脾大等。

3. 常见并发症

（1）上消化道出血：合并肝硬化可引起门静脉高压，门静脉和肝静脉癌栓形成可进一步加重门静脉高压，由此导致食管胃底静脉曲张破裂出血；胃肠黏膜糜烂、溃疡和凝血功能障碍也可以是上消化道出血的原因。

（2）肝肾综合征和肝性脑病：肝癌尤其是弥漫性肝癌晚期，可以发生肝功能不全甚至衰竭，引起肝肾综合征（hepatorenal syndrome，HRS）和肝性脑病（hepatic encephalopathy，HE）。

（3）肝癌破裂出血：为肝癌最紧急而严重的并发症。癌组织内血管破坏或包膜炸裂可发生自发破裂，也可因外力而破裂。如仅局限于包膜内则引起急骤疼痛，肝脏迅速增大；如破溃入腹腔则引起急性腹痛和腹膜刺激征。大量出血可导致休克甚至死亡。

（4）继发感染：患者因肿瘤消耗及长期卧床，尤其在化疗或放疗后白细胞降低的情况下，抵抗力减弱，易并发多种感染，如肺炎、肠道感染、真菌感染和败血症等。

（五）辅助检查

1. 实验室检查

（1）肿瘤标志物检测：血清甲胎蛋白（α-fetoprotein，AFP）是诊断肝癌特异性最强的标记物。对于 AFP≥400μg/L 超过 1 个月，或≥200μg/L 持续 2 个月，排除妊娠、生殖腺胚胎源性肿瘤和活动性肝病，应该高度怀疑肝癌。AFP 轻度升高者应做动态观察，同时结合影像学检查等综合分析判断。此外，尚有约 30% 的肝癌患者 AFP 检测呈阴性。AFP 除用于肝癌诊断外，还可用于肝癌高危人群的普查、肝癌患者术后的监测和随访。

肝癌患者血清 γ- 谷氨酰转移酶（γ-glutamyl transferase，GGT）及其同工酶、5′- 核苷酸磷酸二酯酶同工酶 V（5′-NPDase V）、α_1- 抗胰蛋白酶（alpha-1-antitrypsin，α_1-AT）、醛缩酶同工酶 A（ALD-A）、α-L- 岩藻糖苷酶（α-L-fucosidase，AFU）、异常凝血酶原（des-γ-carboxyl prothrombin，DCP）等可高于正常，但均缺乏特异性，仅用于辅助诊断，尤其是 AFP 阴性肝癌的诊断。

（2）肝炎病毒学检测：HBV 和 HCV 病毒血清学及病毒基因检测阳性提示有原发性肝癌发生的肝病基础，对肝癌的诊断和鉴别诊断具有重要价值；同时，可指导肝癌患者行抗病毒治疗。

（3）肝功能检测：肝功能结果对肝癌的诊断缺乏特异性，但可为术前肝功能评价、制订治疗方案等提供依据。

2. 影像学检查

（1）超声：最低可发现直径 1cm 左右的微小癌灶。对于肝癌与肝囊肿、肝血管瘤等疾病的鉴别诊断具有较大参考价值。超声检查除可确定肝内占位病变及性质外，还可了解病变与肝内血管的关系及判断门静脉、肝静脉内有无癌栓，其结合 AFP 检查有助于肝癌的早期诊断，因此可用于肝癌的筛查。该检查具有操作简便、无创和经济等优点，但结果易受操作者水平的影响。超声造影（contrast enhanced ultrasonography，CEUS）可以动态观察病灶的血流动力学情况，有助于提高定性诊断。

（2）CT 扫描：是目前肝癌诊断和鉴别诊断最重要的影像检查方法。CT 具有较高的分辨率，对肝癌的检出率可达 90% 以上，采用动态增强扫描可检出直径 1cm 左右的病灶。

CT平扫下肝癌多为不均匀低密度影,癌组织内合并坏死、囊变及陈旧性出血时密度更低(图10-21),合并新鲜出血时则密度增高。大多数肝癌边缘不清,少数可有边缘清楚的包膜,部分有晕环征。CT增强扫描时巨块型和结节型肝癌可见到典型"快进快出"的影像学特点:动脉期,癌组织因肝动脉供血出现斑片状、结节状强化,CT值迅速达到峰值,密度高于周围肝组织;门静脉期,正常肝组织出现强化,癌组织因缺乏门静脉血供而使得此时密度低于周围正常肝组织;平衡期,癌组织密度持续减低,与周围强化的正常肝组织对比更加明显(图10-21)。整个过程中合并中央坏死液化的区不强化。弥漫型肝癌的强化表现常不明显。

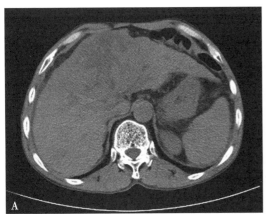
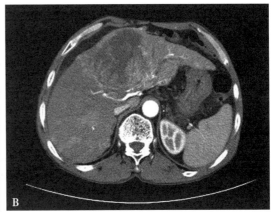
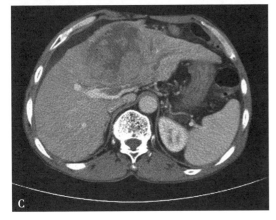

图 10-21　肝癌 CT 扫描
A. CT 平扫,示肝右叶一团块状稍低密度影,边界欠清;B.增强扫描动脉期,示病灶呈明显不均一强化,内可见不规则强化的血管影;C.增强CT扫描门脉期,病灶强化程度较动脉期减低,周围正常肝组织出现强化,门脉右干及其分支近段增粗,呈充盈缺损,系门静脉癌栓形成所致

除上述直接征象外,还可有门静脉和腔静脉内癌栓、肝门部和腹主动脉旁肿大的淋巴结、胆管受侵犯而出现梗阻近端胆管扩张以及合并肝硬化、脾大及腹水等间接征象。

(3) 磁共振成像(MRI):对肝内良、恶性占位,特别是与血管瘤的鉴别诊断优于CT,可进行门静脉、肝静脉、下腔静脉及胆道的重建成像,可发现管道内有无癌栓。

肝癌在T_1WI上多呈低信号,少数可呈等信号或者高信号,合并坏死、囊变等时则呈混杂信号;在T_2WI上多呈稍高信号。MRI动态增强扫描的强化特点与CT相似(图10-22)。

(4) 数字减影血管造影(digital subtraction angiography,DSA):此方法诊断准确率最高,但为有创性检查,仅在其他检查不能确诊时才考虑使用。

(5) 正电子发射计算机断层成像(positron emission tomography-CT,PET-CT):PET-CT 是将PET 与CT 融为一体而成的功能分子影像成像系统,既可由PET 功能显像反映肝脏占位的生化代谢信息,又可通过CT 形态显像进行病灶的精确解剖定位,并且全身扫描可以了解整体状况和评估转移情况,达到早期发现病灶的目的,同时可了解肿瘤治疗前后的大小和代谢变化。但是,PET-CT 在肝癌临床诊断的敏感性和特异性还需进一步提高,且在我国多数医院尚未普及应用,不推荐其作为肝癌诊断的常规检查方法,可作为其他手段的补充。

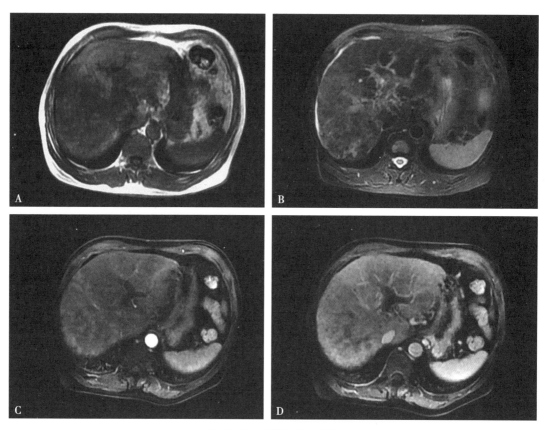

图 10-22　肝癌 MRI 成像

A. T_1WI,示肝右叶病灶呈稍低信号影；B. T_2WI,示病灶为较高信号影；C、D. 动态扫描早期和中期,病灶周边轻度强化,随后即减退

(6) 肝穿刺组织活检：经过各种检查诊断仍不明确,但又高度怀疑肝癌可能或不适宜手术者,为指导下一步治疗可采用超声或 CT 引导下经皮肝穿刺组织活检,取得病理诊断。肝穿刺活检时,应注意防止肝脏出血和针道癌细胞种植。不能排除肝血管瘤,有严重出血倾向,合并严重心、肺、脑、肾疾患和全身衰竭为检查禁忌。

(六) 诊断及鉴别诊断

1. 诊断标准　满足以下条件中的①+ ②a 两项或者①+ ②b+ ③三项时,可以确立 HCC 的临床诊断：①具有肝硬化及 HBV 和(或)HCV 感染的证据。②CT 扫描和(或)动态对比增强 MRI 检查显示肝脏占位具有典型的肝癌影像学特征：a. 肝脏占位直径≥2cm,CT 和 MRI 中有一项检查显示肝脏占位具有肝癌影像学特征；b. 肝脏占位直径为 1~2cm,CT 和 MRI 两项检查均显示肝脏占位具有肝癌影像学特征。③血清 AFP≥400μg/L 持续 1 个月或≥200μg/L 持续 2 个月,并能排除其他原因引起的 AFP 升高,包括妊娠、生殖腺胚胎源性肿瘤、活动性肝病及转移性肝癌等。

2. 鉴别诊断

(1) 肝硬化和活动性肝炎：原发性肝癌常发生在肝硬化的基础上,故与肝硬化结节在影像学上有时难以鉴别。肝硬化结节在动态增强 CT 扫描中无"快进快出"的特征。活动性肝炎时可有 AFP 的轻度升高,但多为一过性或反复波动性,一般不超过 400μg/L,常伴有转氨酶的显著升高。而肝癌患者的 AFP 水平常呈持续上升,出现与丙氨酸氨基转移酶(alanine aminotransferase,ALT)水平轻度升高的分离现象。因此可结合肝功能进行动态观察以鉴别。

(2) 转移性肝癌：以消化道肿瘤最常见,其次为肺癌和乳腺癌。患者可无肝病背景,可有原发肿瘤的临床表现。血清 AFP 一般正常,血清 CEA、CA19-9 等消化道肿瘤标志物可升高；影像学特点以多发性占位多见;确诊的关键在于找到肝外原发病灶。

（3）肝良性肿瘤

1）肝血管瘤:女性多发,多无肝炎、肝硬化病史,血清 AFP 一般正常。CT 动态增强扫描呈"快进慢出"的强化特征,MRI 可见典型的"灯泡征"。

2）肝腺瘤:女性多发,多无肝炎、肝硬化疾病背景。常有口服避孕药史,与高分化的肝细胞癌不易鉴别,^{99m}Tc 核素扫描对鉴别较有意义。

（4）肝囊肿:多无肝炎、肝硬化病史。AFP 一般正常。CT 等影像学检查常可鉴别。

（5）肝脓肿:一般无肝炎、肝硬化病史而常有感染病史及表现。CT 检查可见脓腔和液 - 气平面,小病灶和早期脓腔不明显的病灶可借助增强扫描鉴别诊断。必要时可在超声引导下行诊断性穿刺。

（6）肝棘球蚴病(肝包虫病):一般病程较长,进展较缓慢。常有流行牧区居住及与狗、羊接触史。肝脏进行性肿大,质地坚硬和结节感,叩诊有震颤是特征性表现。棘球蚴皮内试验(Casoni 试验)的阳性率可达 90%~95%,补体结合试验阳性率为 80%~90%。AFP 常为阴性。细粒棘球蚴病超声检查可见囊腔内有漂浮子囊的强回声,CT 有时可见囊壁钙化的头结。泡状棘球蚴病超声检查多呈粗颗粒状或斑块状强回声,与肝组织界限欠清;CT 显示病灶呈大小不等低密度区及散在斑点状钙化影,边界呈"地图状"。

（七）分期

肝癌临床分期的目的是为了便于选择治疗方案及评估预后。国际上先后有多个分期系统,最常用的适于指导外科手术的分期为 TNM 分期;另一类指导肝癌综合治疗的巴塞罗那临床肝癌(Barcelona Clinic Liver Cancer,BCLC)分期也备受国际学界推崇。

1. TNM 分期(UICC/AJCC,2010 年)

T——原发病灶

Tx:原发肿瘤不能测定

T0:无原发肿瘤的证据

T1:孤立肿瘤没有血管受侵

T2:孤立肿瘤,有血管受侵或多发肿瘤直径≤5cm

T3a:多发肿瘤直径 >5cm

T3b:孤立肿瘤或多发肿瘤侵及门静脉或肝静脉主要分支

T4:肿瘤直接侵及周围组织,或致胆囊或脏器穿孔

N——区域淋巴结

Nx:区域内淋巴结不能测定

N0:无淋巴结转移

N1:区域淋巴结转移

M——远处转移

Mx:远处转移不能测定

M0:无远处转移

M1:有远处转移

分期

Ⅰ期:T1N0M0

Ⅱ期:T2N0M0

ⅢA 期:T3aN0M0

ⅢB 期:T3bN0M0

ⅢC 期:T4N0M0

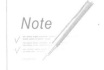

ⅣA期:任何T,N1M0

ⅣB期:任何T,任何N,M1

TNM分期主要根据肿瘤的大小、数目、血管侵犯、淋巴结侵犯和有无远处转移而分为Ⅰ~Ⅳ期,由低到高反映了肿瘤的严重程度。其优点是对肝癌的发展情况做了详细的描述,最为规范。然而TNM分期未涉及影响肝癌治疗方法选择及预后判断的肝功能和血管侵犯情况,因而国际上被认可程度较低。

2. BCLC分期(2010)　原发性肝癌的BCLC分期方法见表10-15。

表 10-15　原发性肝癌的 BCLC 分期(2010)

分期	PS* 评分	肿瘤状态		肝功能状态
		肿瘤数目	肿瘤大小	
0期:极早期	0	单个	<2cm	没有门静脉高压
A期:早期	0	单个	任何	Child-Pugh A~B
		3个以内	<3cm	Child-Pugh A~B
B期:中期	0	多结节肿瘤	任何	Child-Pugh A~B
C期:进展期	1~2	门静脉侵犯或N1、M1	任何	Child-Pugh A~B
D期:终末期	3~4	任何	任何	Child-Pugh C

*PS(performance status),体力状况评分,通常采用美国东部肿瘤协作组(Eastern Cooperative Oncology Group,ECOG)评分系统

BCLC分期比较全面地考虑了肿瘤、肝功能和全身情况,与治疗原则相联系,并且具有循证医学高级别证据的支持,目前已在全球范围被广泛采用。但是,我国肝癌在病因学、生物学恶性行为、治疗观念和临床实践指南等方面与西方国家存在差异,由此增加了该分期系统在我国应用的局限性。

(八)治疗

肝癌常用的治疗方法有手术切除、肝移植、血管介入治疗、射频消融、无水乙醇瘤内注射、系统化疗、放疗以及其他生物、药物辅助治疗等。具体治疗方案应根据肝癌分期、病理类型、患者心身状况以及其他因素进行综合分析,制订个体化综合治疗方案。

1. 手术治疗

(1)肝切除:目前肝癌治疗首选和最有效的方法,包括根治性和姑息性肝癌切除。手术切除的基本原则为:①彻底性:最大限度完整切除肿瘤,切缘无肿瘤残留;②安全性:最大限度保留正常肝组织,降低手术死亡率及并发症。

肝切除术的适应证如下:

1)患者的基本条件:①一般情况良好,无明显心、肺、肾等重要脏器器质性病变;②肝功能正常或仅有轻度损害,肝功能分级属A级,或肝功能分级属B级,经短期护肝治疗后恢复至A级;③肝储备功能基本在正常范围以内;④无不可切除的肝外转移性肿瘤。

2)根治性肝切除须满足下列条件:①单发肝癌,表面较光滑,周围界限较清楚或有假包膜形成,受肿瘤破坏的肝组织<30%,或受肿瘤破坏的肝组织>30%,但是无瘤侧肝脏明显代偿性增大,达到标准肝体积的50%以上;②多发肿瘤,结节少于3个,且局限于肝的一段或一叶内。

3)腹腔镜肝切除术:腹腔镜肝切除术具有腹壁创伤小、肝功能影响轻微,患者康复快等优点,目前腹腔镜肝癌切除术开展日趋增多。其主要适应证为孤立性癌灶,病灶小于5cm。位于Ⅱ~Ⅵ肝段的病灶较易实现全腹腔镜下切除。

4)姑息性肝切除:须符合下列条件:①3~5个多发性肿瘤,超越半肝范围者,行多处局限性

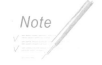
Note

切除;②肿瘤局限于相邻的 2~3 个肝段或半肝内,无瘤肝组织明显代偿性增大,达到标准肝体积的 50% 以上;③肝中央区(中叶或Ⅳ、Ⅴ、Ⅷ段)肝癌,无瘤肝组织明显代偿性增大,达到标准肝体积的 50% 以上;④肝门部有淋巴结转移者,如原发肿瘤可切除,则行肿瘤切除,同时行淋巴结清扫或术后放射治疗;⑤周围脏器受侵犯者一并切除。

肝癌合并门静脉癌栓、腔静脉癌栓和(或)胆管癌栓时,如预期术中癌栓可取净者,可考虑手术切除肿瘤,取出癌栓。同时,术后辅以介入化疗栓塞及门静脉化疗、生物靶向等治疗手段。

伴有脾功能亢进和食管胃底静脉显著曲张者(红色征阳性),可切除肿瘤的同时切除脾脏,必要时附加贲门周围血管离断术。

(2) 不能切除肝癌的外科治疗:对于不适宜姑息性切除的肝癌,可视具体情况考虑行术中肝动脉结扎和(或)肝动脉、门静脉插管化疗以及射频、微波、冷冻治疗等。

(3) 肝移植:肝癌有效的手术技术,为降低肝癌肝移植术后肿瘤复发率,获得较好的远期疗效,同时保证极为宝贵的供肝资源得到公平有效的利用,术前必须选择合适的适应证。目前,国际上主要采用 1996 年由 Mazzaferro 等提出的米兰(Milan)标准。此外,还有美国加州大学旧金山分校(UCSF)标准和匹兹堡(Pittsburgh)改良 TNM 标准。国内在适应证扩大方面也做出了积极努力,符合杭州标准、上海复旦标准、华西标准、三亚共识等也取得了满意的临床疗效。详细参见本章末所附的肝移植。

2. **局部消融治疗**　局部消融治疗是在医学影像技术(超声、CT 或 MRI)的引导下实现肿瘤定位,通过局部物理或化学的方法杀死肿瘤细胞的一类治疗手段。具有微创、安全、简便和易于多次实施等特点。可以经皮、经腹腔镜手术或经开腹手术进行。主要有射频消融(radiofrequency ablation,RFA)、微波消融(microwave ablation,MWA)、冷冻治疗(cryoablation)、高功率超声聚焦消融(high-intensityfocusedultrasound,HIFU)以及无水乙醇注射治疗(percutaneous ethanol injection,PEI)。其中,以 RFA 应用最为广泛。对于小肝癌患者,RFA 的远期疗效与肝移植和肝切除治疗相似,且优于单纯的 TAE/TACE 治疗;与无水乙醇注射相比,RFA 具有根治率高、所需治疗次数少和远期生存率高的显著优势。此外,WMA 也是我国常用的热消融方法,与 RFA 在疗效、并发症发生率以及远期生存方面无显著差异。

消融治疗的适应证:①直径≤5cm 的单发肿瘤,或肿瘤数目≤3 个、最大直径≤3cm 的多发肿瘤;②无血管、胆管和邻近器官侵犯以及远处转移;③肝功能分级为 Child-Pugh A 或 B 级,或经内科护肝治疗后达到 A 或 B 级。此外,对于不能手术切除的直径 >5cm 的单发肿瘤或最大直径 >3cm 的多发肿瘤,局部消融可以作为姑息性综合治疗的一部分,但是需严格掌握。

如肿瘤位置特殊或合并有不可纠正的凝血功能障碍,顽固性大量腹水,恶病质,活动性感染,肝、肾、心、肺和脑等重要脏器衰竭,意识障碍或不能配合治疗者,均不宜行消融治疗。

评估局部疗效的方法是在消融 1 个月后复查肝脏三期 CT/MRI 扫描或者超声造影。经肝脏三期 CT/MRI 扫描显示肿瘤所在区域为低密度,或者超声造影表现为高回声。动脉期未见强化者即为完全消融;如病灶内局部动脉期有强化者则为不完全消融,可以进行再次追加消融治疗。

3. **介入治疗**　介入治疗即经股动脉做超选择插管至肝动脉,注入栓塞剂(如碘化油)和(或)化疗药。可分为肝动脉灌注化疗(transcatheter arterial infusion,TAI)、肝动脉栓塞(transcatheter arterial chemoembolization,TAE) 和肝动脉栓塞化疗(transcatheter hepatic arterial chemoembolization,TACE)。主要适用于不能手术切除的中晚期肝癌,亦可用于未达到根治性切除的补充治疗。国内经验表明,介入治疗对于包膜比较完整、血供丰富的巨块型肝癌和大肝癌比较有效。TACE 治疗肝癌的依据在于肝癌和正常肝组织血供的差异,即肝癌血供 95%~99% 来自肝动脉,而正常肝组织血供 70%~75% 来自门静脉。因此,TACE 可有效阻断肝癌的动脉供血,同时持续释放高浓度的化疗药物直接杀死肿瘤细胞,而对正常肝组织影响较小。

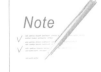

Note

栓塞后综合征是 TACE 治疗的最常见不良反应,主要表现为发热、疼痛、恶心和呕吐等。此外,还有穿刺部位出血、白细胞下降、一过性肝功能异常、肾功能损害以及排尿困难等。一般来说,TACE 后的不良反应会持续 5~7 天,经对症治疗后大多数患者可完全恢复。一般于第一次介入治疗后 4~6 周复查 CT 和(或)MRI,后续复查则视患者的具体情况,可间隔 1~3 个月。

4. 药物治疗

(1)分子靶向治疗:分子靶向治疗是指针对参与肿瘤发生、发展过程中的关键分子靶点,特异性阻断肿瘤细胞的信号转导,以此改变肿瘤细胞的生物学行为;或通过抑制肿瘤血管生成而达到抑制肿瘤细胞生长和增殖的目的。

索拉非尼(sorafenib)是成功用于肝癌治疗的分子靶向药物。它是一种小分子多激酶抑制剂,既可以抑制血管内皮生长因子受体(vascular endothelial growth factor receptor,VEGFR)和血小板源性生长因子受体(platelet-derived growth factor receptor,PDGFR)而抑制肿瘤血管生成,又可以通过阻断 Raf/MEK/ERK 信号转导通路抑制肿瘤细胞增殖,从而发挥多靶点阻断、双重抑制的抗肿瘤作用。索拉非尼目前已被欧洲药品评价局(European Medicines Evaluation Agency,EMEA)、美国食品和药品管理局(Food and Drug Administration,FDA)以及中国国家食品药品监督管理总局(China Food and Drug Administration,CFDA)相继批准用于治疗无法手术切除的肝细胞癌。

索拉非尼治疗肝癌的推荐剂量为每次 400mg,每日 2 次,空腹或伴低脂、中脂饮食服用。治疗时间应持续至患者不能临床受益或出现不可耐受的毒性反应为止。常见不良反应包括皮疹、腹泻、血压升高,以及手掌或足底部发红、疼痛、肿胀甚至出现水疱等。应用时需注意对肝功能的影响,要求患者肝功能为 Child-Pugh A 或 B 级;肝功能良好、分期较早、及早用药的患者获益更大。此外,研究表明,索拉非尼与肝动脉介入治疗或系统性化疗联合应用可使患者获益更多。

此外,目前正开展其他小分子靶向药物如瑞戈非尼(regorafenib)、布立尼布(brivanib)、厄洛替尼(erlotinib)等以及单克隆抗体贝伐珠单抗(bevacizumab)、西妥昔单抗(cetuximab)等治疗肝癌的国际多中心临床试验研究。随着对肝癌发生、发展过程中信号转导通路认识的不断深入,更多特异性的分子治疗靶点将不断被发现,针对这些分子开发更加特异、安全、有效的靶向药物将成为临床肝癌治疗最具前景的方向。

(2)系统化疗:自 20 世纪 50 年代起,系统化疗开始用于治疗肝癌。但肝癌对系统化疗并不敏感,传统化疗药物单药有效率都比较低。尽管个别研究提示含阿霉素的系统化疗可能延长晚期 HCC 患者的总生存时间,但可重复性差,不良反应明显。

三氧化二砷(As_2O_3,亚砷酸)是中药砒霜的主要成分。2004 年,国内多中心协作临床研究的结果表明亚砷酸注射液对中晚期原发性肝癌具有一定的姑息性治疗作用。亚砷酸注射液已获得我国 CFDA 批准用于晚期肝癌的治疗。在临床应用时,应选择适当的患者,同时积极防治肝肾毒性等不良反应。

近年来,奥沙利铂(oxaliplatin,OXA)等新一代的化疗药物相继问世。2010 年,由我国学者秦叔逵教授组织的国际多中心Ⅲ期临床研究显示,以奥沙利铂为主的联合化疗方案对肝细胞癌有效,可使不适于手术或局部治疗的晚期肝癌患者的病情得到局部控制,并使其生存获益,且安全性好。其主要适应证:①合并有肝外转移的晚期患者;②虽为局部病变,但不适合手术治疗和肝动脉介入栓塞化疗者,如肝脏弥漫性病变或肝血管变异;③合并门静脉主干或下腔静脉瘤栓者;④多次肝动脉栓塞化疗后肝血管阻塞以及(或)介入治疗后复发的患者。

(3)中医药治疗:中医药可以作为肝癌治疗的重要辅助手段,可有助于减少放、化疗的毒性,改善癌症相关症状,提高患者生活质量。我国 CFDA 已批准多种现代中药制剂用于肝癌的治疗,但目前尚缺乏高级别循证医学证据的支持。

(4) 生物治疗:国内外已广泛开展免疫、基因、干细胞等生物技术治疗肝癌的研究,但目前仍缺乏规范用于临床治疗的方法。胸腺肽 α_1 可以增强机体的免疫功能,具有辅助抗病毒和抗肿瘤作用;而乙型肝炎相关肝癌患者术后应用 α 干扰素作为辅助治疗,可有效缓解复发,同时具有抗病毒疗效。

5. 放射治疗 肝癌对常规放疗的敏感性差,同时放疗对肝脏的损伤较大。因此,在 20 世纪 90 年代以前的肝癌治疗中较少使用。随着现代精确放疗技术,包括三维适形放疗(3-dimensional conformal radiation therapy,3DCRT)、调强适形放疗(intensity modulated radiation therapy,IMRT)和立体定向放疗(stereotactic radiotherapy,SBRT)等的迅速发展,国内外学者已陆续开展用放疗技术治疗不能手术切除肝癌的临床实践和研究。

一般认为下列情况可考虑放疗:①肿瘤局限,但因肝功能不佳不能手术,或肿瘤位于重要解剖结构而无法切除,或拒绝手术者;②术后残留病灶;③易导致并发症(胆管梗阻、门静脉和肝静脉瘤栓)的局部病灶;④远处转移灶的姑息治疗,如发生淋巴结、肾上腺或骨转移时,可以减轻患者症状。

对经过选择后的肝癌患者,放射治疗可在一定程度上延长生存期,但仍十分有限。只是针对上述临床情况,其他疗法未能显示出更好的疗效和更强的循证医学证据,因此,放疗仍被作为肝癌治疗可供选择的姑息性手段之一。

放疗的并发症包括急性期(放疗期间)的毒副作用和放疗后期(4 个月内)的肝损伤。急性期的毒副反应主要包括:厌食、恶心、呕吐,急性肝功能损害,骨髓抑制。放疗后期主要为放射诱导的肝病(radiation induced liver disease,RILD),是严重的放射并发症,一旦发生,病死率高达 80%。目前只能进行对症支持治疗。

6. 其他治疗 具有 HBV 和(或)HCV 感染的患者,在肝癌治疗的同时,应检测病毒载量和病毒变异,如果病毒复制活跃或病毒变异复制,必须及时、积极地进行抗病毒治疗。此外,肝癌的治疗过程中,应加强支持对症治疗,包括镇痛、护肝、利胆、纠正贫血、改善营养状况、增强机体免疫力、纠正低蛋白血症、控制腹腔积液以及防治消化道出血等并发症。

7. 多学科综合治疗模式 肝癌多发生在慢性病毒性肝炎、肝硬化基础上,具有高度恶性等特点,其治疗应特别强调多学科规范化的综合治疗,即根据基础疾病、肿瘤病理学类型、侵袭的部位和范围(临床分期)、门静脉或下腔静脉癌栓以及远处转移情况,结合患者的一般状况和器官功能状态,采取多学科综合治疗团队(multidisciplinary team,MDT)模式;为患者制订最佳的个体化治疗方案,有计划、合理地选择或者联合应用外科手术、肝动脉介入治疗、局部消融、分子靶向治疗、系统化疗、放疗、生物治疗、中医药和抗病毒治疗以及支持对症治疗等多种手段进行规范的治疗,最大程度地控制肿瘤,提高总体疗效,改善患者的生活质量,达到延长生存期或者根治的目的。

(九) 预后

预后主要取决于能否早期诊断和早期治疗。据统计,肝癌患者行肝切除术后 5 年生存率约为 30%~50%,其中,小肝癌切除后 5 年生存率为 50%~60%。相对而言,体积小、包膜完整、无癌栓形成及转移、手术切除彻底者预后较好。

原发性肝癌的诊断和治疗流程分别见图 10-23 和图 10-24。

二、转移性肝癌

(一) 概述

人体其他器官的恶性肿瘤可通过不同途径,如随血液、淋巴循环转移或直接浸润至肝脏形

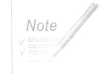

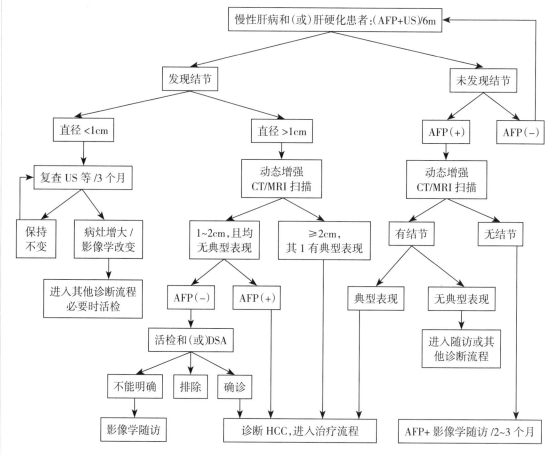

图 10-23　原发性肝癌诊断流程

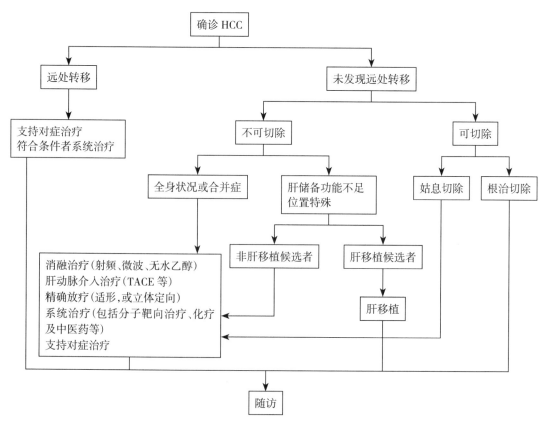

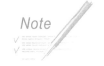

图 10-24　原发性肝癌治疗流程

成转移性肝癌，又称继发性肝癌(secondary hepatic cancer)。转移性肝癌中 50% 以上来自消化系统的恶性肿瘤，以结直肠癌最多见，其次为胆囊癌、胃癌、胰腺癌等。此外，其他部位的肿瘤如卵巢癌、子宫内膜癌、肺癌、乳腺癌、肾癌、鼻咽癌、黑色素瘤等亦可转移至肝脏。

肝外原发癌常通过 4 种途径转移至肝脏：①经门静脉：为主要转移途径。消化道和盆腔部位的恶性肿瘤多经此途径转移至肝，约占转移性肝癌的 35%~50%。②经肝动脉：肺癌、乳腺癌、肾癌、前列腺癌、黑色素瘤、鼻咽癌等可经此途径转移至肝。③经淋巴回流：胆囊癌可沿胆囊窝淋巴管扩展至肝内，也可通过肝门淋巴结经淋巴管逆行转移至肝。其他肿瘤循淋巴回流途径转移者较少见。④直接侵犯：主要为邻近脏器的恶性肿瘤，如胆囊癌、胃癌、横结肠癌、肾癌等可直接浸润扩散至肝。

（二）病理

转移性肝癌可呈单个或多发结节，但以散在、多发结节多见。癌结节外观常呈灰白色，质地较硬，与周围肝组织有明显分界，癌结节中央常因坏死而凹陷，其病理组织学特征与肝外原发癌相似。

（三）临床表现

转移性肝癌可因原发癌的不同及转移的迟早而有不同的临床表现。根据原发癌和转移癌发现时间的先后可有 3 种表现形式：①迟发型：发病时仅有原发癌的临床表现，转移性肝癌多在检查、术中探查时被发现，或在原发癌术后数月、数年出现。②同步型：同时出现原发癌和转移性肝癌的临床表现。③早发型：发病时仅有转移性肝癌的临床表现，症状和体征类似于原发性肝癌。见于有些低分化或未分化的肝外原发癌，因其处于早期或部位隐匿而无原发癌的临床表现。此种情况需注意与原发性肝癌的鉴别。

肝脏的转移癌灶长大后，可有右上腹不适或隐痛、乏力、纳差、消瘦、发热等症状。体检时在上腹部可扪及肿大的肝脏或触及质地坚硬有触痛的癌结节。晚期患者可出现贫血、黄疸和腹水等。

（四）辅助检查

1. 实验室检查

（1）肿瘤标志物检测：转移性肝癌患者血清 AFP 常为阴性，但个别消化道肿瘤如胃癌等肝转移时可出现 AFP 轻度升高，一般在 100μg/L 以下。CEA、CA19-9、CA125、PAS 等血清肿瘤标志物对胃癌、结直肠癌、胆囊癌、胰腺癌、肺癌、卵巢癌、前列腺癌等的肝转移具有重要诊断价值。

（2）肝炎病毒抗原、抗体检测：多数转移性肝癌患者无肝炎、肝硬化病史，HBV 和 HCV 病毒抗原、抗体检测，病毒复制指标为阴性，因此对原发性肝癌和转移性肝癌的鉴别诊断较有价值。

（3）肝功能检查：早期多正常，中晚期多有血清胆红素、碱性磷酸酶、乳酸脱氢酶、γ- 谷氨酰转移酶等的升高。

2. 影像学检查

（1）超声：因原发癌的不同在超声上可有不同的表现。可见单发或多发圆形占位，与周围组织分界清楚，可呈高回声、低回声、等回声及混合回声等多种回声表现。部分患者可见高回声区外环绕低回声，为转移性肝癌相对特征性的表现。一些较大的转移癌因内部血供较少，中央易坏死液化，因此超声下可见液性腔。

（2）CT：平扫可见肝内单发或多发圆形或类圆形肿块，大多表现为低密度，在低密度病灶内常可见更低密度区域。动态增强扫描可见肿瘤强化，界限清楚，呈均匀强化或环形强化，部分可见典型的"牛眼征"（图 10-25）。合并出血或钙化时可呈高密度。少数肿瘤可因中央坏死液化而表现为厚壁的囊性变。

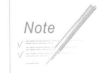
Note

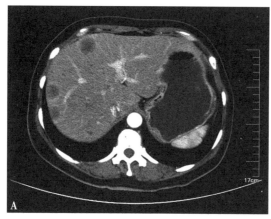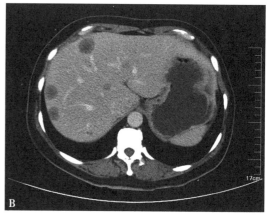

图 10-25　转移性肝癌的 CT 动态增强扫描

直肠癌肝内多发转移,CT 强化扫描,动脉期多发环形强化(A),门静脉期强化退出,病变显示更明显(B)

(3) MRI:多数病灶在 T_1WI 上呈相对肝实质的低信号,在 T_2WI 上呈中高信号。因多数病灶血供较少,MRI 动态增强扫描可见轻度不均匀强化或不规则环状强化。

(4) PET-CT:可整体显示全身各部位的异常高代谢病灶,有助于了解转移癌的来源及扩散程度。因此具有特殊的诊断价值。

(5) 肝穿刺活检:经各种无创性检查仍难以确诊时,可采用超声或 CT 引导下经皮肝穿刺组织活检。肝穿刺组织病理检查可与原发性肝癌鉴别,亦可明确癌组织来源。

(五)诊断及鉴别诊断

1. 诊断　转移性肝癌的诊断可结合如下要点:①肝外器官原发癌病史或证据;②肝脏转移病灶引起的临床表现;③影像学检查提示肝脏多发、散在占位;④实验室检查提示肿瘤标志物 AFP 阴性,CEA、CA19-9、CA125 等可阳性,肝炎病病原学检测多阴性。

同时,针对不同的表现模式,应注意以下几点以提高转移性肝癌的检出率和诊断准确率:

(1) 对仅有肝外原发癌临床表现者,应同时对包括肝脏在内的其他器官进行相应检查,尽早发现转移癌;腹腔内原发癌手术切除时,应注意肝脏等脏器的探查;原发癌术后随访期间,应做好对肝脏等易转移脏器的检查,尤其当原发癌根治性切除后出现上腹部不适、低热等症状或血清肿瘤标志物再次升高等情况时。

(2) 对仅有肝脏临床表现者,应重点做好与原发性肝癌的鉴别和寻找原发癌灶的工作,少数通过血清肿瘤标志物和影像学检查仍无法找到原发癌灶者,可借助肝穿刺活检。

(3) 对同时有肝脏和原发癌临床表现者,通常情况下借助实验室和影像学检查即可作出诊断,但少数情况下对原发癌和转移癌灶之间的因果关系仍难以判断,肝穿刺活检和剖腹探查才能作出最终诊断。

2. 鉴别诊断　转移性肝癌需与原发性肝癌和其他肝脏占位病变进行鉴别,尤其对于仅有肝脏临床表现的早发型。

(1) 原发性肝癌:多有肝炎、肝硬化病史;肝炎病病原学检查阳性,血清肿瘤标志物 AFP 常明显升高;影像学检查常有典型的原发性肝癌特征,同时常具有肝硬化征象。

(2) 肝海绵状血管瘤:女性多见,病程长,临床表现轻;实验室检查多正常;影像学检查具有相对特征性表现。

(3) 肝腺瘤:女性多见,可有长期口服避孕药史,^{99m}Tc 核素扫描对鉴别较有意义。

(4) 肝脓肿:多有肝外感染病史;常有寒战、高热等临床表现;白细胞计数及中性粒细胞比例增高;影像学检查可表现为低回声占位(B超),或低密度占位(CT),有时可见液平面,注射造影剂后无增强;必要时肝穿刺可抽出脓液,细菌培养阳性。

（六）治疗

转移性肝癌须进行综合治疗,肝脏病变的治疗方法与原发性肝癌相似,但须兼顾原发癌的治疗。

1. 原发癌已被切除者 如患者一般情况良好,无其他脏器的转移,肝转移癌灶孤立或局限于一叶或一段,应首选手术切除。切除范围视癌灶大小和侵犯情况而定。术中B超有助于肝转移灶切除的彻底性。同时,术中应注意其他脏器的探查,以尽可能发现并处理其他转移灶。术中无法切除的转移灶可行射频消融、微波固化、冷冻及肝动脉或门静脉置管化疗等。术前、术后应根据原发癌对药物的敏感情况进行有效的化疗,同时可辅以生物、免疫及中医中药治疗。

对肝脏转移癌灶数目有限、体积较小者,亦可直接行经皮经肝射频消融、微波固化、无水乙醇注射等治疗;对多发、散在的肝转移癌可选择TACE。

2. 原发癌和肝转移癌均可切除者 首选手术切除。可视原发癌的性质、手术创伤的大小、患者的耐受能力等情况同期或分期切除原发癌和转移癌,同时辅以化疗等非手术治疗。

3. 原发癌和(或)肝转移癌不能切除者 原则上首选非手术治疗。可根据原发癌的性质选择相应治疗方法,必要时亦可行姑息性切除。

（七）预后

转移性肝癌的预后取决于原发癌的类型、转移灶的大小和数目、治疗时病情的严重程度、对治疗的反应性等多种因素。结直肠癌肝转移可行肝切除治疗者,5年生存率约25%,无法手术切除者则预后较差,其中位生存期仅为数月。另外,仅有肝转移症状而原发癌灶不明的早发型恶性程度比较高,预后差。

（吕　毅）

附:肝　移　植

（一）概述

1. 概念 肝移植(liver transplantation,LT)是指通过手术植入一个健康的有功能的肝脏到终末期肝病患者的体内,使其发挥正常肝脏生理功能的一种外科治疗手段。

2. 历史回顾 肝移植始于20世纪50年代,由动物实验逐步走向临床实践。1963年,肝移植先驱者Starzl教授于美国匹兹堡大学为一位先天性胆道闭锁的3岁儿童实施了首例人类肝移植,但由于术中出血无法控制,手术没有成功。此后,Starzl和其他医生在已有的基础上摸索并完善了手术技术,并提出硫唑嘌呤联合糖皮质激素预防和治疗排斥反应。1967年,Starzl教授为一位1岁半的肝癌患儿实施了肝移植,患儿术后存活400余天后死于肝癌复发,此为人类历史上第一次真正意义上成功的肝移植。但由于不能很好地解决免疫排斥问题,在此后的很长一段时间里,肝移植都处于探索阶段,没有获得临床上广泛认可和开展,仅有不到1/3的患者能长期存活。直到20世纪80年代初,环孢素A(cyclosporin A,CsA)的问世并成功应用于肝移植术后抗排斥治疗,这成为肝移植史上的一个重要里程碑。1980年,Starzl教授首先联合应用CsA和糖皮质激素防治肝移植术后免疫排斥反应,在1年时间内,患者6个月生存率提高了1倍,从原来的35%~40%提高到70%~80%。此后,肝移植不断获得发展,其疗效得到大幅度提高,肝移植逐渐从试验性的手术探索转变为被广泛接受的治疗各种终末期肝病的有效手段。1983年,美国国家健康研究所正式宣布肝移植是治疗终末期肝病的一种有效手段,这一结论大大推动了肝移植的临床应用和发展,肝移植从临床探索阶段进入临床应用阶段。1987年,美国威斯康星大学发明了UW器官保存液,使肝脏的冷缺血时间可以延长至24小时,这不仅使移植外科医生有充裕的时间选择合适的肝移植受者,也促进了减体积肝移植、劈离式肝移植等技术的发展。同时,供肝的保存质量也显著提高,大大减少了因供肝保存性损伤引起的各种并发症。此后,肝移植飞速发展,移植例数不断增加,开展肝移植的医疗中心不断建立,手术成功率和术后生存率大幅度提高,各种联合器官移植也不断开展。目前,美国国家器官获取和移植网络(OPTN)公布资料显示,肝移植术后 5 年生存率达 70% 以上。但与此同时,器官短缺问题也渐渐凸显出来,等待肝移植的患者数量及等待时间与有限的器官来源之间的矛盾日益突出,很多列入肝移植等待名单的患者在等待期间因肝衰竭或其他并发症而死亡。这促使移植医生严格筛选肝移植的受者,并确定最佳的移植时机,在避免增加术后并发症甚至移植失败的前提下,病情越重的患者优先获得移植的机会。短缺的供肝得到公认合理应用的同时,移植受者也获得最佳的治疗效果。

我国肝移植起步较晚但发展迅速。1977 年,上海第二医科大学(现上海交通大学医学院)和武汉同济医科大学(现华中科技大学同济医学院)相继开展临床肝移植的研究。进入 21 世纪,我国肝移植出现高速发展的态势,不论是肝移植数量,还是移植技术都取得了突破性发展。目前,我国肝移植数量已位居亚洲第一位、世界第二位。根据中国肝移植注册网的数据,我国肝移植例数已超过 2 万人次,活体肝移植、辅助性肝移植、多器官联合移植等各种复杂肝移植术式相继开展,肝移植的疗效目前已达或接近国际先进水平。随着肝移植技术的不断发展和提高,我国的器官捐献工作也逐步进入法制化、规范化的轨道。

(二) 分类

按供者来源种属的不同,肝移植分为同种异体肝移植和异种肝移植。按同种异体肝移植供肝来自捐献肝脏的人的不同,又可分为尸体供肝肝移植和活体供肝肝移植。尸体肝移植供肝来自已经死亡的个体,包括脑死亡供者和心脏死亡供者两种类型。活体肝移植供肝来自健康的个体。异种肝移植的供肝来自非人类的物种,如猪、狒狒等。按肝脏移植的部位的不同,肝移植分为异位肝移植和原位肝移植。异位肝移植是将供肝移植在病肝以外的部位,如脾窝、髂窝、右肝下等;原位肝移植是切除病肝,将供肝移植在原来肝脏的部位。原位肝移植又可分为以下几种:

1. 原位全肝移植

指切除病肝后在原解剖位置植入一个完整的供肝。按手术方式主要分为两种:

(1) 经典式原位肝移植:切除病肝的同时一并切除肝段下腔静脉,按正常血管解剖将整个供肝植入受者的原肝部位,利用供肝的肝上、肝下下腔静脉重建和恢复肝脏的流出道与下腔静脉的连续性。这是开展最早和最成熟的术式。根据病情需要决定是否进行体外静脉转流。

(2) 背驮式原位肝移植:切除病肝时,保留受者的肝段下腔静脉,将供肝的肝上下腔静脉与受者的三条肝静脉或肝中、肝左静脉所形成的共同开口相吻合,或供、受者肝段下腔静脉行侧侧吻合,重建肝脏的流出道,供肝肝下下腔静脉结扎或缝闭。背驮式肝移植是为了保证受者术中血流动力学的稳定而开展的,是目前最常用的术式之一,术中无需阻断下腔静脉,一般不需体外静脉转流。

2. 原位部分肝移植

(1) 减体积肝移植:供肝体积与受者腹腔容积不匹配,受者腹腔较小而供肝体积较大,受者腹腔不能容纳供肝的情况下,按照 Couinaud 肝分段原则,根据受者年龄、体重和实际需要,切除部分供肝后再原位移植。

(2) 劈离式肝移植:将完整的尸体供肝根据肝脏的解剖分叶和分段劈离成两部分,分别移植给两个受者。该术式是在减体积肝移植基础上创立的,进一步扩大了供肝利用率。

(3) 活体供肝肝移植:也称活体部分肝移植,是由健康个体捐献的部分肝脏作为供肝植入受体的原肝部位。供肝捐献者包括活体亲属供者和非亲属供者,亲属供者与移植受者之间为亲属

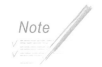

关系,如双亲与子女、兄弟姐妹、夫妻之间。活体肝移植术肝脏的流出道必须采用背驮式吻合。初期的活体肝移植主要用于小儿的先天性肝脏疾病,尤其是胆道闭锁,供肝来自患儿的父母。目前活体肝移植受者已扩大到成人。

(4) 原位辅助性肝移植:切除受者的部分病肝,并在病肝切除的部位移植减体积的健康供肝。该术式利用了原肝的剩余功能,适用于急性肝衰竭和某些先天性代谢性疾病。

临床上为了准确描述手术方式,通常同时使用几种不同的分类方法,通常包括具体的供肝类型,如同种异体背驮式原位肝移植、包括肝中静脉的右半肝供肝活体肝移植等。

(三) 适应证

肝移植是治疗其他方法无法治愈的、不可逆的各种急、慢性肝病的最有效的也是唯一的手段。随着肝移植疗效的提高,肝移植的适应证也在不断扩大。在我国,成人肝移植最主要的适应证是乙型肝炎病毒相关性肝病,而欧美国家则是丙型肝炎病毒相关性肝病。儿童肝移植最主要的适应证是先天性胆道闭锁。

肝移植的适应证可大致概括为以下四类:慢性良性终末期肝病、急性肝衰竭、无法切除的肝脏肿瘤和先天性、代谢障碍性疾病。肝移植的常见适应证见表 10-16。

表 10-16　肝移植的常见适应证

1. 慢性良性终末期肝病	先天性胆道闭锁
慢性重型病毒性肝炎(乙型、丙型)	肝豆状核变性(Wilson 病)
肝炎后肝硬化失代偿期	先天性肝内胆管扩张症
酒精性肝硬化	糖原贮积症Ⅳ型
原发性胆汁性肝硬化	酪氨酸血症
原发性硬化性胆管炎	囊性纤维化
自身免疫性肝炎	血色素沉着病
继发性胆汁性肝硬化	进行性家族性肝内胆汁淤积症
非酒精性脂肪性肝炎相关肝硬化	1 型 Crigler-Najjar 综合征
肝内胆管结石	α_1- 抗胰蛋白酶缺乏症
Budd-chiari 综合征	家族性淀粉样多神经病变
2. 肝脏肿瘤	遗传性高草尿酸症
肝脏恶性肿瘤	家族性高胆固醇血症
巨大肝血管瘤	先天性肝内胆管发育不良症(Alagille 综合征)
多发肝腺瘤	多囊肝
肝脏转移性神经内分泌肿瘤	5. 其他
3. 急性肝衰竭	隐源性肝硬化
急性病毒性肝炎	肝外伤
药物或毒物所致的肝炎	初次肝移植失败
妊娠期急性脂肪肝	肝移植术后原发病复发
4. 先天性、代谢障碍性疾病	

1. 慢性良性终末期肝病　任何慢性良性终末期肝病,一旦出现肝功能失代偿,其他内外科方法无法治愈者都是肝移植的适应证,也是目前肝移植的最主要适应证,术后 5 年生存率达 70% 以上。常见的慢性良性终末期肝病包括肝炎后肝硬化、慢性重型病毒性肝炎、酒精性肝硬化、原发性胆汁性肝硬化、自身免疫性肝炎、原发性硬化性胆管炎、继发性胆汁性肝硬化、非酒精性脂肪性肝炎相关肝硬化等。其他少见的适应证有广泛的肝内胆管结石等。

2. 肝脏肿瘤

(1) 肝脏恶性肿瘤:在肝移植的临床应用及推广过程中,对肝癌肝移植有一个认可 - 否定 -

再认识的过程。肝移植的临床试验阶段,选择肝移植的肝癌患者都为晚期肝癌,绝大多数在肝移植术后 2 年内发生肝癌复发。由于预后差,肝癌曾一度被视为肝移植的禁忌证。随着对肝癌生物学行为研究的深入,研究发现导致肝癌复发的危险因素主要有大血管或微血管侵犯、周围淋巴结转移、大肝癌、多个病灶、肿瘤分化程度低等。如果选择合适的肝癌患者实施肝移植也可取得良好的疗效。肝癌肝移植的优势在于:肝移植不仅完整切除了肝脏肿瘤,而且切除了整个硬化的病肝,消灭了肿瘤发生的土壤。

目前认为,肝硬化基础上的小肝癌,肿瘤无血管侵犯、无淋巴结和肝外转移时,是肝移植的良好适应证,可以取得和良性终末期肝病相近的疗效。目前,国际上最常用的肝癌肝移植适应证标准是 Milan 标准:单个肿瘤直径≤5cm,或病灶≤3 个,最大直径≤3cm,无血管及淋巴结侵犯,无肝外转移。Milan 标准是基于术前影像学检查,而没有考虑肿瘤的生物学特性,且对肿瘤大小的限制过于严格,将大量肝癌患者排除在肝移植之外,因此,其应用有一定局限性。

在我国,绝大多数肝癌都伴有肝炎后肝硬化,对于肝储备功能不足、无法实施肝癌切除或局部消融治疗者,肝移植是达到根治性治疗的唯一机会。而对于可手术切除的肝癌,也可先实施肝切除,在出现肝癌复发或肝衰竭时再行肝移植,称为补救性肝移植。

肝母细胞瘤、血管内皮瘤、恶性度低的肿瘤如纤维板层型肝癌以及局限于肝内的转移性神经内分泌肿瘤,也可考虑肝移植治疗。肝移植治疗胆管细胞癌术后复发率高。

(2) 肝脏良性肿瘤:肝腺瘤病、巨大肝血管瘤等肝脏良性肿瘤在其他治疗无效的情况下,也是肝移植的适应证。

3. 急性肝衰竭　急性肝衰竭多发生于青年,病死率极高,常见病因有病毒性肝炎、药物、肝毒性物质、自身免疫性肝炎、肝豆状核变性等。除各种肝炎病毒导致的急性肝衰竭外,疱疹病毒、巨细胞病毒也可导致急性肝衰竭。常见的引起急性肝衰竭的药物有非甾体类抗炎药、抗结核药、抗肿瘤药、中药等。食物引起的急性肝衰竭常见的是毒蕈中毒。少数急性肝衰竭无法查明病因。

不同病因导致的急性肝衰竭预后有所不同,甲型病毒性肝炎、妊娠期急性脂肪肝引起的急性肝衰竭生存率较高,而乙型或丙型病毒性肝炎引起的急性肝衰竭生存率较低。肝豆状核变性(Wilson 病)引起的急性肝衰竭病死率极高,宜急诊肝移植。无论何种病因,其自然病死率高达 90%。

4. 先天性、代谢障碍性疾病　先天性疾病主要有肝内胆管囊状扩张症、多囊肝等。代谢性肝病包括肝豆状核变性、肝糖原贮积症、α_1- 抗胰蛋白酶缺乏症、酪氨酸血症、半乳糖血症等。

5. 其他　复杂严重肝外伤、初次肝移植失败或肝移植术后原发病复发等,以及无法查明病因的失代偿期肝硬化。

(四) 禁忌证

1. 肝移植的绝对禁忌证　近年来,肝移植的绝对禁忌证呈减少趋势,目前仅少数几种情况被认为是肝移植的绝对禁忌证:①难以根治的肝外恶性肿瘤;②难以控制的全身或重要脏器严重感染,如活动性结核;③难以戒除的酗酒或吸毒者;④心、肺、脑等重要器官患有严重的器质性病变;⑤难以控制的心理变态或精神病。

2. 肝移植的相对禁忌证　肝移植的相对禁忌证:①受者年龄 >70 岁;②广泛的门静脉或肠系膜上静脉血栓形成;③解剖异常,曾行复杂的肝胆管手术或上腹部复杂手术;④既往有精神病史。

(五) 手术时机

肝移植手术的目的是延长患者生存期和改善生活质量。慢性良性终末期肝病预期生存时间在 6~12 个月,或者因肝脏病变引起患者生活质量严重下降,但通过术前评估还能安全耐受手术者,就是肝移植的最佳时机,应在出现各种严重并发症之前行肝移植。肝脏代偿功能越差,围术期病死率越高。因此,肝硬化患者一旦出现顽固性腹水、肝性脑病、肝肾综合征、食管胃曲张静脉破裂出血这些肝功能失代偿性的表现时,特别是有过自发性腹膜炎或因门静脉高压所致的食管胃曲张静脉破裂出血者,不论其肝功能 Child-Pugh 分级如何,都应尽早行肝移植。终末期肝病模型(model for end-stage liver disease,MELD)是基于血清胆红素、凝血酶原时间国际标准化比值和血清肌酐指标来评价终末期肝病的评分系统,可较准确地预测终末期肝病患者的预后。其计算公式为 MELD 评分 =9.57×ln［肌酐(mg/dl)］+3.78×ln［胆红素(mg/dl)］+11.2×ln(国际标准化比值)+6.43× 病因,结果取最接近的整数(病因为胆汁性或酒精性取 0,病因为其他时取 1)。MELD 评分 ≥40 分患者的病死率高达 70% 以上。一般认为,Child-Pugh 评分 ≥7 分或 MELD 评分 ≥15 分的患者应推荐做肝移植。自 2002 年以来,美国器官共享网络(UNOS)采用 MELD 评分替代 Child-Pugh 评分作为成人肝移植供肝分配的评分系统,评分高者优先得到供肝,并对 MELD 评分做了改进,在供肝分配的公平性上做了许多更新,根据等待时间、血型是否相容、是否有原发性肝癌及肝癌分期、患者年龄等对 MELD 评分相应加分,并定期更新患者的 MELD 评分以调整等待供肝的顺序。

另外,因肝脏疾病引起严重的慢性乏力或虚弱、进展性营养不良,胆汁淤积性肝病出现难治性瘙痒、进展性骨病、反复发作的细菌性胆管炎时,都要考虑行肝移植。

约 20% 的急性肝衰竭患者可经人工肝支持系统等积极的内科治疗而痊愈。因此,正确判断病情严重程度以及肝功能是否可以逆转是确定治疗方案的关键。患者一旦诊断为急性肝衰竭,即应做好肝移植的准备,同时查明病因。肝炎病毒所致的急性肝衰竭预后较好,而 Wilson 病和 Budd-Chiari 综合征所致的急性肝衰竭预后较差。最常见的预后评分系统是英国伦敦 King 医院和法国巴黎 Villejuif 医院制定的方法,但目前的各种预后评分系统均不能充分预测急性肝衰竭疾病转归和确定急性肝衰竭候选资格。当急性肝衰竭的预后因素提示死亡危险很高时应尽早施行肝移植。急性肝衰竭患者一旦发生出血、感染、脑水肿、肾衰竭或呼吸衰竭等并发症时,肝移植术后并发症的发生率和病死率均很高。当出现不可控制的脓毒症、脑干损伤和顽固性低血压时,则为肝移植的禁忌证。

(六) 术前评估和治疗

术前需对患者进行各重要器官功能的全面评估以及社会心理评估。高龄、肾功能不全、心肺疾病、内分泌疾病、肌营养不良、感染性疾病、严重肥胖、恶性肿瘤病史、血友病和上腹部手术史等增加术后并发症的发生风险。

1. 病史采集和体格检查　重点采集肝脏原发疾病相关的情况以及评估全身营养、各重要器官的功能状况。

2. 实验室检查　常规检查包括血型检查(ABO、Rh 系统)、血常规、尿常规、粪常规、出凝血时间、肝肾功能、血糖、电解质、乙型肝炎(乙肝两对半和 HBV-DNA 定量)、丙型肝炎(抗 HCV 和 HCV-RNA 定量)、HIV 抗体、梅毒抗体、巨细胞病毒。检测甲胎蛋白、癌胚抗原、CA19-9 等肿瘤标志物。骨密度检查。尿糖或空腹血糖异常的受者,行糖耐量检查、糖化血红蛋白、空腹及餐后 2 小时胰岛素和 C 肽分泌功能检查。有结核病史或怀疑有结核病者,需行结核菌素纯蛋白衍生物(PPD)试验、结核杆菌涂片和培养、T-SPORT 检测等排除活动性结核。

3. 影像学及其他检查　常规检查心电图、胸部 X 线、腹部彩色多普勒超声、腹部增强 CT。肝癌受者行胸部 CT、头颅 MRI 或 CT 或全身 PET-CT 排除肝外转移。有心脏疾病史、高龄、心脑血管疾病高危、心电图有异常发现的受者,选择性检查超声心电图、动态心电图、冠状动脉 CT 血管成像或冠状动脉造影评估心血管系统。有消化系统其他疾病史或症状的受者,选择性检查纤维胃镜和纤维结肠镜。长期吸烟史或有慢性呼吸系统疾病史,以及 60 岁以上受者,常规行肺功能检查,并评估心血管系统疾病的危险因素。近期有感染病史的患者,针对性地做细菌和真菌培养及药敏试验。

4. 术前治疗　多数等待肝移植的肝病患者术前状态差,严重肝衰竭、肝功能 Child C 级的患者术后发生肾衰竭、严重感染等并发症的风险增加。因此,应在术前积极改善患者的全身及各重要器官的功能状况,主要方法包括:有效控制感染;改善全身营养状况;维持水、电解质及酸碱平衡;纠正贫血和低蛋白血症;改善凝血功能;控制高血压;控制腹水;防治肝性脑病,必要时人工肝支持治疗;防治消化道出血;保护心、肺、肾、脑等重要脏器功能;为防止肿瘤进展,酌情行介入治疗、射频或微波消融治疗。

（七）手术步骤

1. 供肝获取　供肝的质量对移植术后肝功能的恢复、患者并发症的发生有重要影响。因此,在供肝获取术前,需对供者有全面的评估,包括年龄,血型,肝肾功能,传染病、感染、肿瘤等病史,HIV、HBV、HCV、梅毒等检查结果,各重要器官功能等。供肝获取术中,再次对供肝质量进行评估,评估肝脏的大小、形态、色泽,必要时快速冰冻切片病理检查。有明确的肝硬化病史、脑外恶性肿瘤病史、全身感染、重度脂肪肝等为供者的禁忌证。

供肝获取的原则是充分的供肝灌注及胆道灌洗、尽可能减少热缺血时间、减少切取过程中对肝脏及血管的损伤。活体供肝获取需保证供者的安全。

以下为尸体供肝切取的简要手术步骤,通常为肝肾联合切取:

（1）全身肝素化。

（2）腹部大十字切口进腹,探查。

（3）肾下腹主动脉插管,灌注 0~4℃的器官保存液。常用的器官保存液有 UW 液、Celsior 液和 HTK 液,以 UW 液最为常用,其为高钾、低钠、低钙的细胞内液型保存液,能使肝脏保存时间达 24 小时。

（4）肾下下腔静脉插管,引流血液和灌洗液。

（5）经门静脉或肠系膜上静脉插管,灌注 0~4℃的器官保存液。肝周及肾周置无菌冰屑快速降温。用灌注液灌洗胆囊和胆道。

（6）灌注结束后,将全部消化道游离,将肝、肾、输尿管、胰、脾连同一段腹主动脉和下腔静脉整块切取,分离肝肾。

（7）切取髂动脉、髂静脉备用。

（8）供肝置入无菌容器内,放入冰水混合物的保温箱中,保存温度在 0~4℃。

2. 供肝修整　供肝修整过程始终在 0~4℃低温保存液中进行,分别对肝上及肝下下腔静脉、门静脉、肝动脉、胆总管进行修整,如有血管变异,尤其是肝动脉变异,需根据具体情况进行血管整形或重建。不要过多分离肝门部和胆总管以免损伤胆道血供系统。供肝修整完毕后,再经门静脉和肝动脉灌注适量的器官保存液,并检查肝动脉、门静脉和下腔静脉是否有渗漏,再次用器官保存液逆向冲洗胆道。切取供肝组织做病理学检查。

3. 受者手术

（1）病肝切除:游离肝脏。分别阻断门静脉和肝上、肝下下腔静脉,整块切除病肝。背驮式肝移植则保留肝段下腔静脉,肝段下腔静脉前壁的肝短静脉——结扎或缝扎。术中可进行体外静脉转流。

（2）供肝植入

1）血管重建:先后重建下腔静脉、门静脉和肝动脉。经典式肝移植分别将供者、受者肝上和肝下下腔静脉端 - 端吻合,背驮式肝移植将受者肝静脉整形为一个共同开口,与供肝肝上下腔静脉端 - 端吻合。门静脉吻合后依次开放门静脉、肝上下腔静脉和肝下下腔静脉,供肝复流。肝动脉吻合。

2）胆管重建:首选胆管 - 胆管端 - 端吻合。但有以下情况时选用胆管 - 空肠 Roux-en-Y 吻合:

Note

供受者胆管距离较远,如端-端吻合则有较大张力或扭曲;肝内外胆管结石,肝外胆管扩张,有明显胆管炎的受者。必要时放置胆管内支撑管。

(八) 术后处理

1. 术后早期治疗

(1) 常规处理:患者术后在重症监护病房监护治疗,常规监测生命体征、腹腔引流管引流、液体出入量、移植肝功能。定期行胸部 X 线照片、腹部超声、生化、微生物学检查和免疫抑制剂血药浓度测定,并加强对移植肝脏功能的监护,必要时做肝脏穿刺病理组织学检查。患者在麻醉清醒之前需要呼吸机辅助呼吸至患者清醒,待拔出气管插管后,注意排痰,防止窒息和肺部感染。禁食期间给予胃肠减压,并使用抑酸剂,胃肠道功能恢复后拔除胃管。术后早期床上适当运动,鼓励早期下床活动。

(2) 一般治疗:①营养支持治疗:对于肝功能顺利恢复者,术后第 1 天即可给予肠外营养,胃肠道功能恢复后逐渐过渡到肠内营养。对于气管插管或气管切口需要长时间呼吸支持者,可以经胃管或空肠营养管鼻饲营养支持。②维持水、电解质、酸碱平衡。③重要器官功能的评估与维护。④细菌、真菌和病毒感染的预防和治疗。

(3) 免疫抑制治疗:采用个体化的免疫抑制治疗,理想的免疫抑制方案是有效预防排斥反应和最低的药物不良反应,因此,免疫抑制剂的应用应以在患者不发生排斥反应的情况下给予最低剂量为原则。常用免疫抑制治疗方案为糖皮质激素 + 钙调磷酸酶抑制剂(他克莫司或环孢素 A)。糖皮质激素(常用甲泼尼龙)为术中 0.5~1g,术后递减;钙调磷酸酶抑制剂术后第 1 天开始给予。如应用单克隆抗体免疫诱导治疗,钙调磷酸酶抑制剂则延长至术后第 5 天给予。他克莫司和环孢素 A 的主要不良反应是肾毒性,用药需个体化,应定期检测其血药浓度并调整用药剂量。他克莫司目标谷浓度 3 个月内 8~10ng/ml,3~12 个月 5~8ng/ml,1 年后 3~5ng/ml。环孢素 A 目标谷浓度 3 个月内 150~200ng/ml,3~12 个月 100~150ng/ml,1 年后 50~100ng/ml。对于肾功能不全和肝癌患者,选择性应用霉酚酸酯和西罗莫司。甲泼尼龙常在术后短期使用,然后仅用环孢素 A 或他克莫司,或加用霉酚酸酯。联合应用免疫抑制剂时,需降低钙调磷酸酶抑制剂的血药浓度。

(4) 其他治疗:乙型病毒性肝炎患者术后需抗乙型肝炎病毒治疗,目前最常用的治疗方案为核苷类似物如拉米夫定或恩替卡韦联合乙型肝炎免疫球蛋白。

2. 术后长期治疗和随访 所有患者均须长期随访。定期行腹部超声、生化检查和免疫抑制剂血药浓度测定,防治各种并发症,提高患者长期生存率和生活质量。

(九) 常见并发症

1. 原发性移植肝功能不良和无功能 原发性移植肝功能不良(primary liver graft disfunction)和原发性移植肝无功能(primary liver graft nonfunction)的常见原因有供者年龄大、供肝中重度大泡性脂肪变性、供肝冷或热缺血时间过长、术中大量输血和血流动力学不稳定等。原发性移植肝功能不良轻者表现为酸中毒和凝血功能异常,胆汁分泌量少,肝功能延迟恢复,丙氨酸氨基转移酶和天冬氨酸氨基转移酶明显升高,重者则为原发性无功能,术中凝血功能持续恶化,术野广泛渗血,肝衰竭,高乳酸血症,术后患者不能清醒,并出现肾衰竭。原发性移植肝功能不良在治疗上给予护肝,改善微循环和凝血异常,纠正水、电解质、酸碱失衡,维护重要器官功能,防治感染等。原发性移植肝无功能是不可逆的,一旦诊断需急诊再移植,再移植时间越早,术后存活率越高。

2. 腹腔出血 出血是肝移植最常见的手术并发症,常发生在移植术后 72 小时内。术前严重凝血功能障碍和血小板减少症所致的手术创面出血是术后 24 小时内腹腔出血的主要原因,其他原因包括手术操作失误、大量输入库存血、抗凝药物、原发性移植肝功能不良或无功能、腹腔感染、血管吻合口瘘等。发生腹腔出血时,要密切观察出血的速度和量的变化,监测血流动力

Note

学及尿量变化,高度怀疑或诊断有腹腔内活动性出血时,应手术探查。

3. 血管并发症　肝动脉血栓形成(hepatic artery thrombosis,HAT)是最常见的血管并发症,也是导致移植物失功的常见原因,病死率高,表现为进行性肝功能损害,转氨酶突然升高,彩色多普勒超声、CT血管成像和腹腔干血管造影可明确诊断。及时发现者可通过手术再动脉化或介入治疗来挽救移植物,如伴有肝衰竭则需再移植。其他血管并发症有肝动脉狭窄、门静脉狭窄、门静脉血栓形成、肝静脉流出道梗阻、肝动脉假性动脉瘤、脾动脉盗血综合征等。

4. 胆道并发症　包括胆道狭窄、胆瘘、胆管炎、胆管结石和胆泥形成、Oddi括约肌功能失调、胆道出血等。胆道狭窄是最常见的胆道并发症,大多数发生于术后6个月内,分为吻合口狭窄和非吻合口狭窄,治疗上一般需要内镜逆行胰胆管造影(ERCP)或经皮肝穿刺胆道引流(PTCD)等介入方法扩张狭窄部位并放置胆道支架。对于介入治疗失败或无效的胆管-胆管端-端吻合口狭窄,可通过重新吻合或改行胆管-空肠吻合术。弥漫性肝内外胆管狭窄者,介入治疗效果较差,需要在肝功能持续恶化之前及时再次肝移植。胆瘘的临床表现包括右上腹疼痛、发热、白细胞升高及腹膜炎体征,腹腔引流管或腹腔穿刺见胆汁可明确诊断。胆瘘要早期发现,及时通畅引流,防治感染。根据具体情况,选择在超声引导下腹腔穿刺置管引流、ERCP或PTCD术置入支架或鼻胆管引流。如胆瘘量大,上述治疗无效时则需手术治疗。

5. 急性排斥反应　主要是由细胞介导的免疫反应,是肝移植术后排斥反应中最常见的一种,通常发生在术后1~6周。早期表现为发热、乏力、嗜睡、食欲不振、肝区压痛、腹水增加;胆汁引流可见胆汁变稀薄、色变浅、量减少;血液生化见胆红素升高、转氨酶和碱性磷酸酶升高。典型组织学表现为汇管区"三联征",即汇管区炎症、胆管损伤和静脉内皮炎。最低诊断标准是具备"三联征"中的两项。国际上通常用Banff评分系统将汇管区"三联征"按排斥反应活动指数分别计3分,共9分,其中无"三联征"为1~2分,不确定性为3分,轻度为4~5分,中度为6~7分,重度为8~9分。少数急性排斥反应不表现为汇管区"三联征",而仅表现为孤立性中央静脉周围炎。在强效免疫抑制剂应用的情况下,急性排斥反应发生的临床症状和体征往往并不典型,在诊断急性排斥反应时要与引起肝功能异常的其他原因相鉴别,如血管及胆管并发症等。急性排斥反应的治疗包括提高钙调磷酸酶抑制剂的血药浓度,联合其他免疫抑制剂增强免疫抑制治疗,必要时给予激素冲击治疗。正确的抗排斥治疗可以逆转超过90%的急性排斥反应,大约10%的患者可发展为慢性排斥反应。

6. 感染　根据感染发生的时间分为:①早期感染(术后1个月内):大部分感染是细菌感染,机会性感染很少见;②中期感染(术后1~6个月):以机会性感染为主,包括细菌、病毒、真菌等;③后期感染(术后6个月后):中期感染的延续和反复发生的感染,如呼吸道感染、胆道感染。感染的部位最多见的是肺部,其次是腹腔和胆道,其他部位的感染有导管相关性血行感染、尿路感染等。肺部感染是肝移植术后最常见的感染性并发症,也是造成术后早期患者死亡的重要原因。肝移植术后应该多次痰培养,并合理选用抗生素预防性治疗。急性肝衰竭肝移植、再次肝移植、移植前有未治愈的感染、肝肾综合征、大量腹水、肝性脑病、术中无肝期及手术时间长、胆肠吻合、大量输血、术后出现血管并发症、术后气管插管时间长、再次手术、免疫抑制剂血药浓度过高或过度免疫抑制状态等都是肝移植术后发生感染的危险因素。因此,对可能发生感染的高危受者,加强病原学监测并进行适当的早期干预性治疗是预防和治疗感染的重要环节。另外,感染的防治还涉及供者,需要评估供者是否有未治愈的感染,对于停留重症监护病房时间长的供者,要特别重视是否有耐药病原菌和真菌的感染。

7. 胸腔积液　胸腔积液常发生在右侧,对于无症状的少量胸腔积液,可使用利尿剂促进胸水吸收。有呼吸困难者,需胸腔穿刺引流积液,但每次抽吸胸水的量不可过多,以防造成复张性肺水肿,加重呼吸困难。应定期行胸部X线检查,了解胸腔积液的变化。

8. 慢性排斥反应 慢性排斥反应一般发生在肝移植3个月以后,亦可在移植后数周内发生,常发生在急性排斥反应之后,移植物被逐渐破坏而失去功能。在临床上表现为肝功能进行性恶化,以胆汁淤积改变为主,是移植肝慢性失功能的主要原因之一。其特点是胆管数目极度减少,同时累及不同口径动脉的慢性移植物动脉血管病的表现。目前无有效的治疗方法,移植物失功能者需再次肝移植。

9. 移植物抗宿主病 移植物抗宿主病(graft versus host disease,GVHD)是供者的免疫活性细胞对受者抗原产生的免疫反应,治疗棘手,病死率高,多死于感染和多器官功能衰竭。一般认为 GVHD 的发生要具备3个条件:①移植物中含有免疫活性细胞;②受者拥有供者不存在的异体移植抗原,这些异体移植抗原被移植物中的免疫活性细胞视为异体抗原而发生免疫反应;③受者不能对供者产生有效的免疫反应,使移植物有足够的时间组织其免疫反应。所累及的靶器官主要为皮肤、消化道和造血组织,有时可侵犯关节。早期缺乏典型和特异性临床表现,因此,早期诊断较为困难。最早和最常累及皮肤,表现为手掌和脚掌的斑丘疹,可累及全身,皮肤疼痛,甚至皮肤剥脱和水疱形成,严重者皮肤广泛坏死。最常见的消化道症状是腹泻,常在皮疹出现后一至数周内出现。同时,患者出现发热以及明显的红细胞、中性粒细胞和血小板减少症。对受累的靶器官组织病理学检查是诊断 GVHD 的"金标准"。治疗包括应用糖皮质激素、调整免疫抑制剂用量、抗 IL-2 受体单克隆抗体的应用、预防和治疗感染、营养支持和提高机体免疫力等。

10. 免疫抑制治疗相关并发症 肾功能损伤、心血管和代谢并发症、骨质疏松症、神经系统并发症、移植后淋巴细胞增生性疾病和移植后新发恶性肿瘤等。

11. 原发病复发 病毒性肝炎、自身免疫性肝炎、原发性胆汁性肝硬化、原发性硬化性胆管炎和肝癌复发等。

12. 其他并发症 其他常见的并发症有肾功能不全、低血压、高血压、心律失常、糖尿病、高脂血症、癫痫、颅内出血等。

(杨 扬)

本章小结

1. 脂肪性肝病是与遗传 - 环境 - 代谢应激有关的临床综合征,可分为酒精性脂肪性肝病和非酒精性脂肪性肝病。该病应以预防为主。

2. 自身免疫性肝炎是一种原因不明、进行性发展的肝脏慢性炎症。其发病过程可能涉及遗传、环境、机体免疫等多种因素。免疫抑制剂治疗能使绝大部分患者病情得到缓解。

3. 药物性肝病的诊断主要根据服药史、停药后的恢复情况,实验室检查有助于综合判断。立即停用与肝损害相关的药物是治疗的关键。

4. 慢性病毒性肝炎可由乙型、丙型和丁型肝炎病毒引起,我国以乙型肝炎病毒多见。关键在于预防,对已发生的慢性病毒性肝炎,以最大限度的长期抑制或消除病毒、减轻肝细胞炎症坏死和肝纤维化、延缓和阻止疾病进展为治疗目标。

5. 肝硬化的常见病因为肝炎病毒感染。以肝组织弥漫性纤维化、假小叶和再生结节形成为病理组织学特征。常起病隐匿,发展缓慢,病情进展至失代偿期可出现肝功能减退和门静脉高压的表现。代偿期患者以延缓肝功能失代偿进程、预防肝细胞癌的发生为治疗目的,失代偿期患者以改善肝功能、治疗并发症为目的。

6. 门静脉高压症是门静脉阻力增加与门静脉系统血流量增加的综合结果,分为肝前、肝内、肝后三种类型。治疗方式分为分流、断流和限流。

7. 肝性脑病是肝功能严重障碍和（或）门体分流术后患者发生的以代谢紊乱为基础，以神经、精神症状为主要表现的综合征。目前降低血氨依然是治疗肝性脑病的主要措施。

8. 肝囊肿分为非寄生虫性和寄生虫性，后者主要为肝棘球蚴病。非寄生虫性肝囊肿无症状者可不予治疗；肝棘球蚴病以手术切除治疗为主，辅以药物治疗。

9. 肝脓肿以细菌性和阿米巴性肝脓肿常见。细菌性肝脓肿一般起病急，表现为寒战、高热和肝区疼痛，治疗主要包括抗感染和切开引流。阿米巴性肝脓肿一般起病缓慢，主要表现为肝区疼痛、肝大，发热不规则，治疗应首先考虑抗阿米巴治疗。

10. 肝脏良性肿瘤种类较多，以肝海绵状血管瘤最常见。肝海绵状血管瘤常无明显症状，体积较大时可产生压迫症状。体积较小、无症状者无需治疗。

11. 原发性肝癌的病因以病毒性肝炎最常见，病理以肝细胞癌最常见。早期缺乏典型表现。病程发展至中晚期常有肝区疼痛、发热、乏力、食欲减退等症状，以及肝大、黄疸、腹水等体征。诊断需结合病史、实验室检查和影像学检查。治疗方法包括手术切除、肝移植、局部消融、血管介入、分子靶向药物、系统化疗、放疗等。具体方案应根据肝癌分期、病理类型、患者心身状况以及其他因素制订个体化综合治疗方案。

12. 转移性肝癌以结直肠癌肝转移最多见。常为散在、多发结节。临床表现因原发癌的不同及转移的迟早而异。治疗须兼顾原发癌的治疗。

13. 肝移植是目前治疗终末期肝病的唯一有效方法。

思考题

1. 简述慢性病毒性肝炎的治疗原则。
2. 细菌性肝脓肿细菌入肝的途径有哪些？
3. 简述肝硬化及其并发症的治疗。
4. 简述原发性肝癌的治疗方法。

参考文献

1. 谢渭芬,陈岳祥. 临床肝脏病学. 北京:人民卫生出版社,2012.
2. 王吉耀. 内科学. 北京:人民卫生出版社,2010.
3. 陈成伟. 药物与中毒性肝病. 第 2 版. 上海:上海科学技术出版社,2013.
4. 中华医学会肝病学分会,中华医学会感染病学分会. 慢性乙型肝炎防治指南(2010). 中华肝脏病杂志,2011,19(1):13-24.
5. 中华人民共和国卫生部. 原发性肝癌诊疗规范(2011 版). 临床肿瘤学杂志. 2011,16(10):929-946.
6. Fontana RJ. Pathogenesis of idiosyncratic drug-induced liver injury and clinical perspectives. Gastroenterology,2014,146(4):914-928.
7. Bhamidimarri KR,Schiff E. Drug-induced cholestasis. Clin Liver Dis,2013,17(4):519-531.
8. European Association For The Study Of The Liver. EASL clinical practice guidelines:Management of chronic hepatitis B virus infection. J Hepatol,2012,57(1):167-185.
9. Czaja AJ,Freese DK. American Association for the Study of Liver Disease. Diagnosis and treatment of autoimmune hepatitis. Hepatology,2002,36(2):479-497.

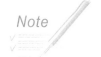
Note

10. Luxon BA. Diagnosis and treatment of autoimmune hepatitis. Gastroenterol Clin North Am, 2008, 37 (2): 461-478.

11. Strassburg CP. Autoimmune hepatitis. Best Pract Res Clin Gastroenterol, 2010, 24: 667-682.

12. Chapman IL, Fevery J, Kalloo A, et al. Diagnosis and management of primary sclerosing cholangitis. Hepatology, 2010, 51 (3): 660-678.

13. Jarnagin WR, Blumgart LH. Blumgart's Surgery of the Liver, Biliary Tract and Pancreas. 5th ed. Saunders, 2012.

第十一章 胆道疾病

第一节 解剖生理概要

胆道是连接肝脏与十二指肠的管道,其主要功能是收集、储存和运输胆汁,胆汁的主要作用是参与脂肪代谢。如果胆道发生病变,将影响胆汁的排出继而引起胆汁性肝硬化和营养物质的消化吸收。

一、胆道解剖

解剖学上可将胆道分为肝内胆道与肝外胆道两部分,两者在肝门处相连通。

(一)肝内胆道

1. 正常肝内胆道解剖 肝内胆道起始于毛细胆管,依次汇合成小叶间胆管、肝段胆管、肝叶胆管。肝内胆管与门静脉、肝动脉的各级分支伴行。随着这些胆管向肝门部延伸,其内径逐渐变宽,并形成肝段胆管。右半肝的前上段肝管和前下段肝管汇合成右肝前叶胆管,右半肝的后上段和后下段胆管汇合成右肝后叶胆管,右肝前叶胆管和右肝后叶胆管合成右肝管。左半肝的外叶上段和外叶下段汇合成左肝外叶胆管,左半肝内叶的上段和下段汇合成左肝内叶胆管,两者再合成左肝管。尾状叶胆管可分为尾状突肝管、尾状叶左肝管和尾状叶右肝管,分别汇入左、右肝管。

2. 肝内胆道变异 肝内胆道变异较多,主要涉及右后叶肝管与右前叶肝管、左外叶上下段胆管及左内叶胆管之间的汇合关系。只有 57% 的人右肝前叶和右肝后叶胆管合成右肝管,12%的人右肝前叶、右肝后叶和左叶肝管共同汇合成肝总管,21% 的人右肝后叶直接与肝左叶胆管汇合后再与右肝前叶胆管组成肝总管,5% 的人右肝前叶胆管与肝左叶胆管汇合后再与右肝后叶胆管组成肝总管,还有 2% 的人右肝后叶胆管直接汇入胆囊或胆囊管。肝左叶胆管的变异主要是肝左内叶的引流,有 27% 的人肝左内叶胆管汇入肝左外叶上段。了解这些变异有利于术前制订更合理的手术方案及手术中减少不必要的胆管损伤。

(二)肝外胆道

肝外胆道系统由左肝管、右肝管、肝总管、胆囊、胆囊管和胆总管组成(图 11-1)。

1. 左右肝管和肝总管 成人左肝管平均长度 1.64cm,直径 0.27cm,右肝管平均长度 0.84cm,直径 0.28cm。左右肝管汇合处的上角平均为 125°,左肝管与肝总管几乎呈直角,右肝管与总肝管角度较大。在左右肝管汇合处有肝门板将胆管、肝动脉和门静脉包绕在一起,称为 Glisson 鞘。成人肝总管长约 3cm,下行于肝十二指肠韧带内,并在韧带内与胆囊管以锐角结合成胆总管。

2. 胆囊和与胆囊管 胆囊位于右肝脏面的胆囊窝内,其上借结缔组织与肝脏相连。胆囊多呈梨形,少数为圆柱形、哑铃形和梭形。它自肝门右侧延伸至肝脏的下缘,长约 7~10cm,宽约 3~4cm,容量为 30~50ml。

胆囊可分为胆囊底、胆囊体、胆囊颈和胆囊管,为腹膜间位器官。胆囊底突出于肝前缘,胆囊体是胆囊最大的部分,胆囊颈是胆囊体逐渐缩窄进入胆囊管的锥形部分,Hartmann 囊位于胆囊颈下方,胆囊结石可聚集于此并引起梗阻。胆囊管长约 3~4cm,直径 0.2~0.3cm。胆囊管与肝

Note

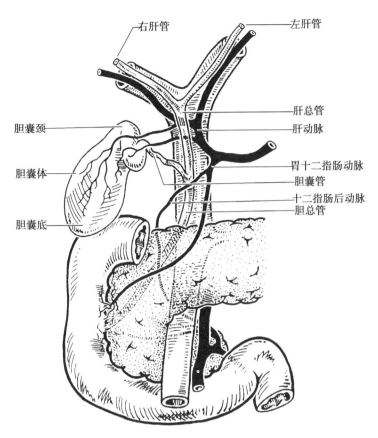

右肝管　　　　　　　　　　左肝管

肝总管
肝动脉

胆囊颈

胃十二指肠动脉
胆囊管
十二指肠后动脉
胆总管

胆囊体

胆囊底

图 11-1　肝外胆道系统的解剖

总管和肝的脏面围成的三角形区域称胆囊三角（Calot's triangle），胆囊动脉从此三角中穿过，但变异的肝右动脉和肝右后或肝右前胆管也可穿过此三角，在行胆囊切除结扎胆囊动脉时需仔细辨认以免损伤这些变异的血管和胆管。

　　胆囊也有很多变异，常见的有胆囊异位（可位于肝内、肝左叶、镰状韧带、甚至肠系膜）和胆囊形态变异（如胆囊折叠、胆囊分隔、胆囊憩室、胆囊发育不良或未发育）等。

　　胆囊血供来源于胆囊动脉，它可位于肝总管的前方或后方。胆囊动脉可起源于肝右动脉、肝左动脉或肝总动脉。胆囊静脉则回流入门静脉。胆囊的淋巴回流可通过上部和浅层（6%）、上部和深层（10%）、下部和浅层（82%）、下部和深层（4%）组成两个通道进入胸导管，除了下部和浅层的淋巴液只通过下方的通道引流外，其余的淋巴液都经过两条通道引流，所以胆囊癌行淋巴结清扫时需扩大手术范围。胆囊的神经支配来自于迷走神经前干发出的迷走神经胆囊支，同时也受腹腔神经丛发出的交感神经支配，还受膈神经发出的神经纤维支配。

　　3. 胆总管　胆总管长 4~8cm，直径 0.6~0.8cm，由肝总管和胆囊管汇合而成，可分为十二指肠上段、十二指肠后段、胰腺段和十二指肠壁内段。

　　胆总管十二指肠上段在肝十二指肠韧带内下行于肝固有动脉的右侧、门静脉的前方。十二指肠后段则由右上向左下倾斜地下行于十二指肠第一部分的后方。胰腺段走行于胰头后方或穿过部分胰腺组织，此段胆管在进入十二指肠前，以一定的角度向右后下倾斜，与十二指肠间形成一倾斜夹角，角度的大小可直接影响胆总管十二指肠壁内段长度，角度愈大，则壁内段愈短，反之愈长；在此段胆管进入十二指肠前，仅被少量结缔组织所覆盖，并无胰腺组织，胆道探查时容易发生胆管损伤，可合并胰腺、十二指肠损伤，严重时甚至合并下腔静脉损伤。胆总管斜穿十二指肠降部后内侧壁中形成胆总管十二指肠壁内段，长 0.8~2.4cm，在此处与胰管汇合，形成一略膨大的长 0.3~1.5cm 的共同管道称肝胰壶腹（或称 Vater 壶腹），最后开口于十二指肠降部中

Note

下段后内侧的十二指肠大乳头,少数可开口于十二指肠第 3 段。

胆总管和主胰管汇合处被覆 Oddi 括约肌(图 11-2)。Oddi 括约肌是一种连续的平滑肌,可分为围绕胆总管的胆总管括约肌、围绕胰管的胰腺括约肌、围绕共同通道的纵束结构以及围绕乳头的壶腹括约肌。

胆总管的血液供应可分为三部分:十二指肠上段血供来源于十二指肠上动脉、肝右动脉、胆囊动脉、胃十二指肠动脉的小分支,十二指肠段由十二指肠上动脉供应,胰腺段和十二指肠壁内段则由胃十二指肠动脉和胰十二指肠后上动脉分支供应。胆总管的静脉回流与动脉是对应的,可汇入肝方叶或直接汇入门静脉。

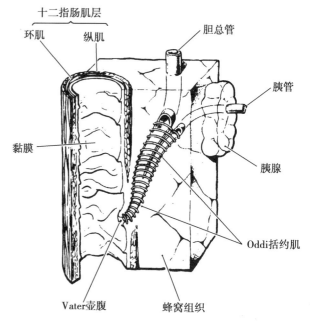

图 11-2　Oddi 括约肌

胆总管的淋巴回流是经过胆总管上下的淋巴结同时回流的。

胆总管的神经支配来源于外源性神经和固有神经。外源性神经主要来源于肝神经丛,其包含迷走神经分支来源的副交感神经节前纤维和腹腔神经丛的交感神经节后纤维。固有神经则主要来自于十二指肠神经丛、胃神经丛以及胆囊神经丛。

4.肝外胆道变异　肝外胆道有多种变异,常见的有 Luschka 胆管和副肝管。

(1) Luschka 胆管:Luschka 胆管是在胆囊壁外通过胆囊床入肝的小胆管,它存在于 50% 的人群中,这是一个单独引流的肝叶终末胆管,结扎后不会引起严重后果,但如果在胆囊切除时损伤该胆管,则可造成术后胆瘘等并发症。

(2) 副肝管:副肝管是指在肝门区除左右肝管外、从某叶肝实质中独立发出、直接与肝外胆道的某一段汇合的肝管。据统计约有 91% 的副肝管存在胆囊三角内。在术中处理此区域结构时易损伤副肝管,引发术后胆瘘或胆汁淤积。

二、胆道生理概要

(一)胆汁产生的机制

胆汁是由肝细胞和肝内胆管细胞产生的,成人每天分泌胆汁 700~1200ml,分泌的量受食物和多种神经体液因素调节。胆汁的分泌是一个主动和被动并存的过程,主动分泌的产物包括结合胆汁酸、结合胆红素、谷胱甘肽等,被动分泌物则主要有血浆、葡萄糖、电解质、低分子有机酸和钙等。胆汁在形成过程中,要经过不断的重吸收和再分泌,其内容和成分也不断变化,进入胆囊的胆汁主要由水(97%)、胆汁酸盐(1%~2%)、胆固醇(0.2%~0.7%)及少量的脂肪、脂肪酸、磷脂、胆红素、维生素和无机盐组成。

胆汁的形成可分为胆汁酸依赖性和胆汁酸非依赖性。依赖胆汁酸的胆汁分泌过程是:胆固醇在肝细胞内代谢成初级胆汁酸(胆酸和鹅脱氧胆酸),后者分别与甘氨酸和牛磺酸结合形成结合型胆汁酸排入胆汁中;与此同时,钠离子和水一同排入胆汁,这一过程中胆汁酸排入胆汁属于肝细胞的主动分泌,而电解质和水排入胆汁则是被动转运。不依赖胆汁酸的胆汁分泌则是肝细胞和胆小管的上皮细胞主动分泌钠离子和水,其分泌量占胆汁排出量的 50%。

随胆汁进入肠道的胆汁酸绝大部分(97%)又在回肠末段和结肠被重新吸收入血,经门静脉

Note

返回肝脏,重吸收的胆汁酸经肝细胞加工转化后又分泌进入胆汁,胆汁酸如此在肠和肝脏之间的往复循环过程称之为胆汁酸的肠肝循环。胆汁酸在回肠末段和结肠中的重吸收可由主动转运和被动扩散来完成,前者可以吸收各种结合型和非结合型的胆汁酸,后者吸收的则多为非结合型的胆汁酸。

胆汁中胆红素的含量虽然不高,但有重要的生理和病理意义。胆红素是由血红蛋白代谢而来,血中的胆红素被肝细胞摄取后生成结合胆红素,并被分泌入毛细胆管。结合胆红素随胆汁排入肠道后在回肠下段及结肠内转变成游离胆红素并被代谢为粪胆素。10%~20% 的粪胆素在肠道内被重吸收经门静脉回流入肝脏,约 90% 的重吸收入肝脏的胆素原以原形随胆汁排入肠道,形成胆素原的肠肝循环。胆红素的生成、分泌及重吸收异常可导致病理性黄疸,继而引起胆汁性肝硬化。

(二)胆汁酸的生理功能

胆汁酸主要的生理功能是作为乳化剂促进脂肪酸和脂溶性维生素的吸收。胆汁酸能促使不溶于水的脂肪乳化成微滴,有利于脂肪酶对脂肪的水解。胆汁酸还能和脂肪的分解产物如甘油一酯、游离脂酸、胆固醇等形成混合微团,协助这些脂类物质进入肠上皮细胞内。同时,胆汁酸还可作为一种信号分子起到调节体内能量代谢的作用。胆汁酸对胆固醇的合成速度也有调节作用。另外,胆汁酸还可促进胆汁中其他成分(如胆色素、胆固醇、卵磷脂、IgA 等)的排泄。

(三)胆囊对胆汁成分的影响

Oddi 括约肌收缩时可保持胆管内压为 12~15cmH$_2$O,胆囊管开启压力是 8cmH$_2$O,而胆囊内压是 10cmH$_2$O,所以 Oddi 括约肌收缩时大部分的胆汁进入胆囊,并在胆囊内浓缩。肝总管内胆汁和血浆一样是等渗的,这些胆汁进入胆囊后水、钠、氯、碳酸氢盐等被吸收,被胆囊浓缩后的胆汁其浓度可达原胆汁的 10 倍。在进食后胆囊收缩而 Oddi 括约肌开放,可使胆囊中 75% 的胆汁排入十二指肠。在进食结束后胆囊舒张而 Oddi 括约肌收缩,胆汁又可进入胆囊并被浓缩。

(四)胆汁成分异常与胆道结石的形成

胆固醇在通常情况下不溶于水,但当胆固醇被分泌入胆汁后,其与胆盐和卵磷脂共同形成混合微团。在混合微团中,卵磷脂与胆盐分子平行排列,形成圆柱状的分子聚合体,聚合体内部为亲脂相,胆固醇被包入其中,聚合体外部则为亲水相,可溶入水。由此可见,在胆盐与卵磷脂共同作用下,肝脏产生的胆固醇溶解于胆汁中,从而被排入肠道。

研究发现,溶解 10 分子胆固醇需 60~70 分子的胆盐和 20~30 分子的卵磷脂,可见胆固醇在胆汁中的溶解度取决于胆固醇、胆盐和卵磷脂三者含量的比例。如果胆固醇的含量过高或其余两者的含量降低,则胆固醇成为过饱合状态而被析出,析出的胆固醇微晶体成为一个核心,逐渐聚集而形成胆固醇结石。

(五)胆道动力学

胆汁的正常流动受胆囊和 Oddi 括约肌的共同作用,后者又受到神经体液的调节,任何干扰这些调控的因素都可导致胆汁流动发生异常。

1. 胆囊的运动　在未进食时,胆囊被动性扩张而使胆囊容量变大,从而有利于胆汁流入胆囊。在进食前后,胆囊在神经及胆囊收缩素等作用下主动收缩,而 Oddi 括约肌松弛,从而使胆汁排入肠道。进食后一段时间内,胆囊张力可保持一段时间,胆汁又可快速地进入胆囊。这一过程周而复始地进行,可促进胆汁的混合,并防止胆囊内淤积物和小结石的形成。

胆囊的运动受多种因素调控,包括胃肠激素(胆囊收缩素、促胃液素、胃肠动素等)、神经因素(交感神经、副交感神经和胆囊固有神经)及其他激素(如黄体酮)。

(1)胃肠激素和肽类物质:胆囊收缩素是控制胆囊运动的主要激素,它由 33 种氨基酸组成,由十二指肠 I 类细胞合成,它主要通过作用于胆囊平滑肌上的受体而引起胆囊收缩。此外,它还是胆囊内迷走神经丛中的副交感神经递质,也起到促进胆囊收缩的作用。其他激素和肽类物质

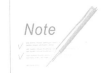

如促胃液素、胃肠动素和脑啡肽等也对胆囊的运动有一定影响。

（2）神经因素：迷走神经在胆囊运动的消化间期、头期和胃期中起重要作用，切断迷走神经干后胆囊收缩能力明显下降，而交感神经则可引起胆囊松弛。一些非胆碱能非肾上腺素能神经递质如一氧化氮也与胆囊运动有关，它可引起胆囊松弛。

（3）其他因素：研究发现黄体酮可抑制胆囊运动，而前列腺素则引起胆囊强烈收缩。

2. Oddi 括约肌的运动　　在未进食时，人体 Oddi 括约肌有一个 10mmHg 的基础压力，Oddi 括约肌每分钟 2~6 次的重复收缩可产生 50~140mmHg 的压力波动，从而不断排出胆汁且可防止十二指肠内容物反流入胆胰管。此外，Oddi 括约肌收缩和松弛还可调节胆囊的充盈程度，当 Oddi 括约肌收缩时胆管压力增加而使胆囊充盈，而 Oddi 括约肌松弛时可使胆汁流入十二指肠而使胆囊排空。进食早期，Oddi 括约肌收缩频率增加，阻止十二指肠内容物反流入胆胰管；进食后，Oddi 括约肌松弛，有利于胆汁快速从胆管排入十二指肠。

Oddi 括约肌的运动也受神经体液的双重控制。

（1）胃肠激素和肽类物质：促胰液素可降低 Oddi 括约肌的活动，胆囊收缩素可抑制 Oddi 括约肌的周期性收缩并降低 Oddi 括约肌基础压力。其他一些激素和肽类物质如促胃液素、胃肠动素和奥曲肽则可提高 Oddi 括约肌的收缩程度。

（2）神经因素：迷走神经兴奋可导致 Oddi 括约肌收缩，而非胆碱能非肾上腺素能神经递质如一氧化氮则可引起 Oddi 括约肌松弛。

（3）其他因素：前列腺素 E1 抑制 Oddi 括约肌的活动，高浓度的雌激素也可降低 Oddi 括约肌的运动活性。

（冯杰雄）

第二节　胆道先天性畸形

一、胆道闭锁

（一）概述

胆道闭锁（biliary atresia）是引起新生儿梗阻性黄疸的主要原因，发病率为 1/14 000~1/8000，女性多见。尽管过去 50 多年来对该病的病因、诊断与治疗进行了大量的研究，但该病预后并无重大改观，70% 以上的病例最终需接受肝脏移植。有统计资料显示，儿童肝脏移植病例中有一半是胆道闭锁。

Holmes 于 1916 年将该病分为可矫治型与不可矫治型。Ladd 于 1928 年首次报告可矫治型胆道闭锁的外科治疗。1957 年 Kasai 应用肝门纤维块切除、肝门空肠吻合术来治疗不可矫治型胆道闭锁，这一方法的有效性得到了日本及世界各地外科医师的证实。1963 年，Starzl 开始用肝脏移植来治疗肝门空肠吻合术后仍有黄疸的病例，其后世界各地均开展了该手术，但受肝脏来源限制，目前还无法成为主流的治疗方式。

（二）病因

胆道闭锁病因尚未完全阐明，但研究结果表明胆管发育异常、病毒感染、炎症与免疫损伤可能是主要的发病因素。

1. 胆管发育异常　　胆道闭锁可根据症状出现的早晚分为围生期型与胚胎型。前者是在生理性黄疸消退之后再出现黄疸，肝十二指肠韧带内常有胆管残留，无合并畸形。而后者在出生后一直有黄疸，肝十二指肠韧带内常无胆管残留，但有合并畸形。胆道闭锁常合并偏侧序列相关畸形提示该病的发生与位置决定基因突变有关，已有研究发现位置决定基因缺失的大鼠将出现内脏转位和黄疸，肝外胆道连续性中断，肝实质坏死，说明该基因在肝胆系统的发生中有重要作用。此外,胆道闭锁的发生与胆管板重塑障碍有关。在妊娠 8 周左右,肝祖细胞围绕门静脉分支呈袖套样排列,形成胆管板。随着发育的进行,胆管板部分细胞凋亡,其他单层细胞分化为双层,双层细胞再分开形成管状结构,继而形成胆管。此过程又被称为胆管板重塑。如果胆管板重塑障碍,将不会有正常胆管的形成。

2. 病毒感染 一些研究发现,在胆道闭锁患儿血清中可以检测到 3 型呼肠孤病毒的抗体,并在肝门残留胆管中发现了该病毒颗粒。胆道闭锁的发生还与轮状病毒的感染密切相关,腹腔注射 A 型轮状病毒还可造成胆道闭锁的动物模型。乳头瘤病毒与巨细胞病毒感染也与胆道闭锁的发生有一定关系。

3. 免疫和(或)炎症反应异常 胆道闭锁患儿肝脏中组织相容性白细胞抗原 HLA-B12、HLA-A33、HLA-B44 和 HLA-DR6 表达增强,且血中 IL-18 和 CD26 水平升高。同时发现胆道闭锁患儿肝中 CD68 阳性的库普弗细胞(Kupffer cell)的数量增加。但这些免疫异常是原发还是继发于感染尚无定论。

(三)病理及分型

患者的肝外胆道有明显的慢性炎症、纤维化,严重者被瘢痕组织所替代。这些纤维组织在镜下可见炎症细胞浸润、胆管纤维化甚至完全闭锁,但胆管结构存在,纤维化的胆管、增生的小胆管与胆管腺都可见到。虽然这些小胆管因炎症而变形,但它们与肝内胆管相通,这样手术切除肝门纤维块后肝内胆汁就可通过这些小胆管排出,这是 Kasai 手术的理论基础。

胆道闭锁时大体观肝脏增大、质地变硬、呈墨绿色。肝细胞内胆汁淤积、肝细胞索变形、肝细胞巨细胞变、肝细胞局灶性坏死和小叶内纤维化是胆道闭锁的组织学特征。汇管区扩大、纤维化、胆管增生、炎症细胞浸润、不同程度的胆汁淤积是小叶间的主要病变。有时还可发现肝动脉增生、肥大。而肝内胆管狭窄、变形是胆道闭锁的另一重要组织学特征。

以前有关胆道闭锁的分型方法繁杂而不实用,最近人们根据肝外胆管的形态将其简单分为三型:Ⅰ型:胆道闭锁发生在胆总管;Ⅱ型:胆道闭锁发生在肝总管;Ⅲ型:胆道闭锁发生在肝门。其中以第Ⅲ型最多见,约占 90% 以上;其次是Ⅰ型,约占 5%;Ⅱ型最为少见。

(四)临床表现

黄疸、白陶土样大便、肝脾大是胆道闭锁主要的临床表现。

多数患儿在生理性黄疸消退之后又出现黄疸,而有些患儿则从出生后一直都有黄疸。黄疸持续存在并逐渐加重,皮肤常呈暗黄色或褐色。晚期则可发现患儿泪液与唾液也呈黄色,并可出现瘙痒症。

大多数胆道闭锁患儿胎便颜色正常,且在最初几周内大便呈黄色或浅黄色,但 2 周之后大便颜色逐渐变浅,出现白陶土样大便。需特别注意的是在疾病的后期由于血液中胆红素浓度过高,胆红素可通过肠壁渗入肠腔,使大便着色而呈黄色。小便颜色则逐渐加深,呈深棕色。

肝脏逐渐增大,表面不规则,边缘变钝,质地坚硬。脾脏也随之肿大,严重者可达左肋下数厘米。晚期则可出现其他门静脉高压的表现,如腹水、腹壁静脉曲张、食管下端静脉曲张出血等。

在疾病早期患儿生长发育正常,身长、体重与正常新生儿相似。然而,因为脂溶性维生素吸收不足,患儿会逐渐出现贫血、营养不良和发育迟缓。

(五)诊断

1. 血生化检查 胆道闭锁患儿血生化检测可发现总胆红素升高,结合性胆红素占 50% 以上。血清转氨酶升高,大于正常 2 倍。碱性磷酸酶与 γ- 谷氨酰转移酶(GGT)也升高。

2. B超 B超检查如发现胆囊缺如或缩小、壁厚且无收缩,不能发现肝外胆管或肝外胆管直径变细,则高度提示胆道闭锁。如果发现"肝门索带征"有助于诊断胆道闭锁。同时,B超还可发现一些合并畸形如多脾、十二指肠前门静脉、内脏转位等。尤为重要的是 B超检查可排除胆总管囊肿等其他引起梗阻性黄疸的疾病。

3. 肝胆系统核素显像 ^{99m}Tc 标记的亚胺乙酰乙酸肝胆系统显像可用于区分梗阻性黄疸与肝病所致黄疸。在正常的新生儿,核素很快被肝脏吸收并通过胆道排出到十二指肠。而胆道闭锁患儿肝细胞清除核素时间相对正常,但无核素排至肠道。

4. 动态十二指肠液检查 十二指肠置管,首先持续引流 24 小时,如无胆汁则再间断引流 48~72 小时,并对引流液进行胆红素值与 GGT 测定,如胆红素值降低提示胆道闭锁的可能。

5. 磁共振胰胆管造影 在胆道闭锁时肝外胆管内无胆汁,所以肝外胆管不显影。但是新生儿肝外胆管直径较小,该检查的特异性不高。

6. 肝脏活检 如发现汇管区胆管增生、淤胆、胆管内有胆栓形成、炎症等征象时可诊断胆道闭锁。新生儿肝炎的肝活检以肝细胞巨细胞变、肝细胞变性坏死、肝细胞淤胆等改变为特征,不会出现汇管区淤胆,而且胆管增生也不明显。凭此特征可有效区分胆道闭锁与新生儿肝炎。

7. 腹腔镜 如上述检查不能确诊可行腹腔镜探查。如发现胆囊缩小、壁增厚、肝十二指肠韧带内无胆管,则可诊断胆道闭锁。如发现胆囊缩小不明显,则可行胆囊穿刺胆管造影,如有造影剂进入十二指肠则可排除胆道闭锁。

(六)治疗

胆道闭锁一经诊断就应尽快手术。手术方法的选择需根据病理类型、患儿年龄及全身状况来决定。对Ⅰ型与Ⅱ型胆道闭锁可行肝管空肠吻合术,对 3 个月内的Ⅲ型胆道闭锁可行 Kasai 手术,对年龄较大、肝硬化较重且有门静脉高压者可选择肝脏移植。

(七)术后并发症

1. 胆管炎 胆管炎是肝门空肠吻合术后最常见也是最严重的并发症,发生率高达 40%~60%。术后发生胆管炎的原因尚不清楚,可能与肠内容物反流进入胆管有关,也与门静脉感染、淋巴引流异常、细菌移位、肝内胆管部分梗阻致胆汁引流不畅等因素有关。

胆管炎表现为发热、胆汁量减少、血中胆红素水平持续上升。早期并发胆管炎还可能继发胆汁引流中断而损害肝脏功能。根据上述表现、白细胞计数增加、C- 反应蛋白水平升高等可诊断胆管炎。如并发胆管炎,患儿需禁食、静脉输注抗生素,并维持水、电解质平衡。术后半年,胆汁引流逐步正常后胆管炎的发作次数会有所下降。

2. 门静脉高压 胆道闭锁患儿在手术时就已有不同程度的肝硬化,而且部分患者术后肝脏病损还会加重,所以这些患者可能出现门静脉高压,其发生率为 34%~76%。术后胆管炎发作与门静脉高压的形成密切相关。食管静脉曲张出血的发生率为 20%~60%,脾功能亢进的发生率为 16%~35%。有关门静脉高压的诊断与处理参第十章第七节。

(八)预后

Kasai 手术后 35% 左右的患儿术后会有良好的胆汁引流,完全无黄疸且无其他并发症,这些孩子生长发育正常。21% 的患儿无黄疸但有并发症,15% 无复发性黄疸,14% 的患儿黄疸减轻,15% 的患儿术后黄疸持续加重。这些患儿在婴儿期或儿童期生长发育受限,且可能出现门静脉高压、肝衰竭或其他后遗症。

Kasai 手术 10 年生存率为 28%~50%,长期生存者食管静脉曲张、腹水、佝偻病与发育迟缓的发生率分别为 49%、53%、32% 与 65%。

二、先天性胆管扩张症

(一)概述

先天性胆管扩张症(congenital dilatation of bile duct)又称先天性胆总管囊肿,是一种常见的胆管畸形,女性多发。本病多见于亚洲人群,欧美等地少见。

1723 年,Vater 和 Ezler 介绍了胆管树的正常与异常解剖形态,他们在这篇论著中第一次描述了胆总管梭形扩张。1853 年,Douglas 首次描述了该病的临床特征并推测囊肿是先天性的。

1959 年,Alonso-Lej 等人复习了所有报道的病例,将其分为三类,并指出了不同类型的治疗方法。此后,Todani 对此分类进行了补充,形成了广泛采用的五型分类法。20 世纪 70 年代以来,人们对该病的病理解剖进行了系统研究并确立了囊肿切除、肝管空肠吻合治疗该病的手术方法。

（二）病因

先天性胆管扩张症的病因不明,除目前公认的胆管远端梗阻外,还有胰胆合流异常、病毒感染、胆总管远端神经肌肉发育不良等。

1. 胆管远端梗阻　由于胆总管远端梗阻,胆汁排出受阻,则引起近端胆管继发性扩张。无论是行 ERCP、PTC 还是术中胆道造影,都会发现绝大多数先天性胆管扩张症存在着胆管的远端狭窄,有人还认为胆总管远端狭窄是 I 型与Ⅳ型先天性胆管扩张症恒定的病理改变。而结扎羊羔远端胆管也可以造成胆总管囊性扩张症。先天性胆管发育异常、炎症与 Oddi 括约肌发育异常都可造成胆管远端梗阻。

2. 胰胆合流异常　该理论认为胆胰连接部与十二指肠融合不全导致胰管进入近端胆总管,从而导致共同通道过长,其结果是胰液进入胆总管,导致管壁损伤继而引起胆管扩张。ERCP、PTC 或术中胆道造影发现部分先天性胆管扩张症存共同通道过长,而将胰管与胆管吻合后也可以得到胆管扩张的动物模型。

3. 病毒感染　有人在先天性胆管扩张症的肝脏中发现了多种病毒,这些病毒感染肝胆系统后会引起胆管上皮细胞损伤,继而形成胆总管囊肿。

4. 胆总管远端神经、肌肉发育异常　有人发现先天性胆管扩张症远端胆管壁内神经节细胞较正常减少、肌层增厚,从而引起胆总管梗阻,最终形成胆管扩张。

（三）病理及分型

I 型先天性胆管扩张症的囊肿壁主要由交织的结缔组织所构成,管壁增厚,而黏膜脱落形成溃疡,部分病例的囊壁上甚至见不到胆管上皮细胞。有时还有胆色素沉积于胆管内膜上。部分病例可在囊壁上发现散在的柱状上皮细胞及微小胆管。随着病程的进展,囊肿呈现明显的炎性改变,大量炎症细胞浸润,囊肿与周围组织的粘连增多。有时可在囊壁内发现黏液分泌细胞、促胃液素与生长抑素阳性细胞,这些细胞的特征与小肠上皮细胞类似,说明存在肠上皮细胞化生。而肠上皮细胞化生与囊肿癌变密切相关。Ⅲ型病例脱垂的囊肿多衬有十二指肠黏膜,而其他型囊肿壁的病理改变则与 I 型相似。

胆囊呈现明显的慢性炎症改变,有时还可发现胆囊结石。新生儿时期肝脏可能正常或有轻度的胆管增生或纤维化。但随着年龄的增加,长期胆道梗阻可引起胆汁性胆硬化、门静脉高压。

先天性胆管扩张症可根据病理形态分为五型:

I 型:肝外胆管囊性或梭形扩张,而左右肝管及肝内胆管多正常。此型最为常见,占所有病例的 50%~95%。

Ⅱ型:肝外胆管憩室,肝内胆管正常。此型较少见,占 1%~8%。

Ⅲ型:胆总管脱垂,囊肿多位于十二指肠内,有时也可位于胰腺内。胆总管和主胰管共同或分开进入囊肿内,但胆管与胰管开口常有狭窄。囊肿本身也有一细小开口进入十二指肠。 此型也少见,占 0~5%。

Ⅳ型:肝内外胆管多发性扩张。此型较为常见,占 15%~33%。

Ⅴ型:肝内单发或多发性扩张,占 0~10%。

（四）临床表现

先天性胆管扩张症可发生于任何年龄,但多数病例在 10 岁前出现症状。根据症状出现的早晚可将该病的临床表现分为"婴儿型"与"成人型"。婴儿型多于出生后 1~3 个月内出现无痛性黄疸、白陶土样大便及肝大,与胆道闭锁的表现相似。而且多数病例腹部不能触及包块,并且无腹痛。成人型发病时间较晚,可能会到 2 岁后才出现症状。典型的临床表现是腹痛、腹部

Note

包块和黄疸,称为先天性胆管扩张症的"三联征"。但同时出现这三种表现的只占所有病例的20%~30%,多数病例只出现其中一项或两项。腹痛多出现于上腹部,呈阵发性绞痛,高脂饮食可诱发。腹痛与胆道感染、急性胰腺炎或胆道穿孔有关。有些病例可在右上腹扪及一囊性包块,包块可超过脐部接近盆腔。在胆道感染或胆管远端有结石嵌顿时包块可迅速增大,而胆管远端水肿消退后包块可缩小。黄疸的出现也与胆管远端梗阻有关,如梗阻减轻,黄疸亦随之减轻,但会反复出现。长期梗阻性黄疸可导致脂溶性维生素吸收障碍,从而出现出血倾向。

由于胆管远端梗阻与胰胆管汇合异常,可引起急性胰腺炎。所以小儿胰腺炎均需检查胆道以排除先天性胆管扩张症。另外,胆管梗阻还可能引起肝内外胆管结石、肝硬化、门静脉高压、胆管破裂、肝脓肿或胆管癌。胆管癌的发生与胆管梗阻后胆汁淤积、胰液反流进入胆管、反复发作的胆管炎等均有关。一旦发生胆管癌,预后不良,中位生存期只有 6~21 个月。

（五）诊断

有典型"三联征"者诊断不难,但多数病例只有其中一项或两项表现,而引起这些表现的原因众多,容易引起误诊。对疑似病例需进行相关检查以明确诊断。

1. 实验室检查　实验室检查常可见结合胆红素增加、血清碱性磷酸酶增加、转氨酶增加,有急性胰腺炎时还可出现血淀粉酶升高。疾病后期还会出现凝血时间延长、血清白蛋白降低。合并感染时可出现白细胞升高。

2. B超检查　可在肝脏下方发现低回声区,并可显示胆管与胰管的直径,还可提示是否存在胆管结石与肝纤维化。

3. CT 检查　CT 检查可清楚显示胆管的扩张程度、远端胆管与胰管的直径,三维成像还能提供胆道系统的立体图像。

4. 磁共振胆胰管成像　该检查是近十年来发展起来的一种新的检查方法,无需造影剂就可清晰显示肝内外胆管及胰管的形态,可准确了解远端胆管梗阻及胰胆管汇合异常,能有效指导手术措施的选择,已将其作为一种常规检查。

（六）治疗

除第Ⅴ型外,所有先天性胆管扩张症都需手术治疗。但手术时机与手术方式需根据病变类型、有无合并症、全身情况来决定。产前诊断为先天性胆管扩张症者应在出生后再行相关检查,出生后 3 周左右行囊肿切除、胆道重建术。有些病例可能在体检时偶然发现,这些病例可择期手术。如合并感染,先行抗感染治疗,3 个月后手术;如药物治疗不能控制胆道感染或合并胆道穿孔,多需急诊行囊肿外引流术,3 个月后行根治手术。如发现较晚,患儿有明显肝功能损害,可短期保肝治疗,待一般情况改善后手术。

1. 囊肿外引流术　囊肿外引流术适用于合并有严重胆道感染或胆道穿孔的病例。

2. 囊肿切除 + 胆道重建术　囊肿切除 + 胆道重建是治疗Ⅰ与Ⅳ型先天性胆管扩张症的标准术式。手术可经上腹横切口或右肋缘下斜切口进行。

3. Ⅱ型的手术治疗　Ⅱ型先天性胆管扩张症的手术可行囊肿切除,然后横形缝合胆总管即可。但是如合并有明显的胰胆合流,有人主张行胆囊、胆总管切除,然后行肝管空肠吻合。

4. Ⅲ型的手术治疗　Ⅲ型病例需切开十二指肠,找到囊肿。术中超声检查有助于寻找病变。然后切开囊肿,辨清胆管与胰管的开口并切除囊肿。胆管、胰管成形后与十二指肠黏膜间断缝合,有时还需行括约肌成形术。如囊肿位于胰头内,则需行胰十二指肠切除。

5. 腹腔镜囊肿切除、胆道重建术　腹腔镜囊肿切除、胆道重建可用于治疗Ⅰ、Ⅱ与Ⅳ型先天性胆管扩张症,它具有损伤小的优点。但这种手术开展的时间不长,还未见远期疗效的报告,治疗效果还需进一步观察。

（七）术后并发症

先天性胆管扩张症术后早期可能出现出血、吻合口瘘、肠梗阻等并发症。术后出血与胆管

Note

炎、凝血障碍或手术操作失误有关,可先用止血药、输血等方法进行治疗,效果不佳时要及时开腹手术。吻合口瘘与胆管炎、吻合口血运障碍及对合不良等因素有关,多数病例经充分引流后可自愈,少数病例需再次手术。需引起注意的是吻合口瘘可引起吻合口狭窄,从而导致胆汁流出不畅形成结石。

术后晚期则可能出现吻合口狭窄、胆管炎、肝内胆管结石、癌变等并发症胆管炎与肠内容物反流入胆管、吻合口狭窄有关,可先行保守治疗,无效时需再次手术纠正吻合口狭窄。而癌变多与囊肿残留有关,术中应完全切除囊肿以防止术后癌变。

(八)预后

如早期发现并行正规治疗,先天性胆管扩张症预后良好,肝功能也可逐渐恢复正常。如就诊时间较晚,囊肿容易癌变,预后较差。

(冯杰雄)

第三节　胆道蛔虫病

胆道蛔虫症在我国仍然是一种常见的胆道疾病,发病率占到全部胆道疾病的 10% 左右。胆道蛔虫症是小肠蛔虫感染的最常见并发症之一,预防、控制肠道寄生虫感染是防治胆道蛔虫症的最根本的措施。

一、概述

蛔虫是我国广大农村地区一种最常见的土源性寄生线虫,在 20 世纪 80 年代以前 3~14 岁儿童肠道蛔虫感染率甚至达到 50% 以上,近 30 年来随着国内经济快速发展,人民群众生活状况的改善,农村地区的生活方式和习惯也发生了很大变化,特别是饮食卫生、厕所的改造、粪便的无害化处理,加上在重点地区、重点人群中实施的药物驱虫治疗,目前肠道蛔虫感染率已经降到了个位数水平。然而在个别偏远落后地区肠道寄生虫的感染率依然很高,防治工作仍然艰巨。

二、发病机制

胆道蛔虫病是肠道蛔虫病的严重并发症之一,蛔虫对肠壁的机械性刺激或损伤,偶尔可以引起肠道的机械性或痉挛性梗阻、肠扭转或肠套叠。蛔虫具有乱窜、钻孔和喜碱的习性,当受到刺激(高热、驱虫药物等)易在肠道中乱窜引起各种严重并发症,其中以胆道蛔虫病最为常见。蛔虫钻入胆道后可以是全部虫体进入胆道,也可以是部分虫体进入胆道部分留在十二指肠内,虫体在胆道内的蠕动刺激胆道和 Oddi 括约肌,触发痉挛性收缩引起胆绞痛。胆道中的蛔虫卵、蛔虫尸体、残片、炎症渗出物等将成为胆道结石的核心,诱发胆结石形成。蛔虫进入胆道后,也可以引起化脓性胆管炎、急性胰腺炎、急性胆囊炎,甚至引起细菌性肝脓肿。偶尔也可造成胆道穿孔、弥漫性腹膜炎。

三、临床表现

胆道蛔虫病以青壮年农民为多发,女性多于男性。腹痛常突然发作,以剑突偏右侧阵发性绞痛为其特点,有钻顶样疼痛的感觉,患者常坐卧不安伴全身冷汗、面色苍白。疼痛可放射到右肩及背部,同时常伴有呕吐,呕吐物有胆汁或有蛔虫。腹痛间歇期患者安然无恙,判若常人。当虫体完全进入胆道,疼痛反而减轻,但继发的胆道化脓性感染,会使疼痛由阵发性绞痛变成持续性疼痛,同时伴有发冷、发热,或出现黄疸,白细胞计数升高,中性粒细胞比值升高。蛔虫进入肝内胆管时还可引起肝脓肿。严重病例并发胆道穿孔会出现弥漫性腹膜炎的表现:全腹压痛、反跳痛、腹肌紧张(板状腹)。

四、诊断及鉴别诊断

（一）诊断

胆道蛔虫病的诊断依据吐虫、排虫史，或粪便涂片检查发现蛔虫卵，典型的上腹部剑突偏右侧阵发性绞痛，有"钻顶"样疼痛的感觉，而体征又很轻微，在剑突下偏右区有深部压痛或有轻微反跳痛，患者常坐卧不安伴全身冷汗、面色苍白，腹痛间歇期安然无恙，胆汁中查到蛔虫卵者应疑为胆道蛔虫症。B超检查示在胆管内可见到一条或数条2~5mm宽的双线状强回声带，有时动态观察会看到在胆道内蠕动的虫体。

（二）鉴别诊断

胆道蛔虫病需要和上腹部急腹症相鉴别：

1. 急性胆囊炎、胆石症　急性胆囊炎胆石症的起病相对平缓，腹痛也呈持续性并逐渐加重。腹痛症状不及胆道蛔虫症严重，但以右上腹压痛、肌紧张、反跳痛为代表的腹膜刺激征表现更明显。B超检查发现胆囊或胆道有结石的特异性回声可提供鉴别诊断依据。

2. 急性胰腺炎　急性胰腺炎的腹痛也位于上腹部，疼痛同样非常剧烈，疼痛的性质为刀割样持续性疼痛，虽有阵发性加剧，但无"钻顶"样疼痛，而间歇期判若常人的表现。重症胰腺炎病情进展迅速，可早期出现休克症状，上腹部压痛、肌紧张、反跳痛，腹膜刺激征表现突出。血清淀粉酶在发病后12~48小时可升高至500~2000Somogyi单位以上，其值在500单位以上者，急性胰腺炎的诊断可以成立。

3. 溃疡病穿孔　胃、十二指肠溃疡急性穿孔初期，患者同样先有上腹部剧痛，伴有恶心、呕吐，可误诊为胆道蛔虫病。但腹痛很快扩散至右下腹甚至全腹，有典型的腹膜刺激征表现，腹部X线检查可有游离气体表现。

五、治疗

预防胆道蛔虫病及其潜在的严重并发症，关键还在于消除肠道蛔虫病，因此降低蛔虫的感染，治疗肠道蛔虫病是非常重要的措施。对于已发生的胆道蛔虫病，过去认为需要手术治疗，现今在各种内科治疗措施比较完善的条件下，真正需要外科治疗的病例很少，除非是蛔虫引起的复杂的肝胆管结石、化脓性胆管炎、肝脓肿、胆道穿孔、弥漫性腹膜炎等。

（一）降低蛔虫感染、治疗肠道蛔虫

1. 开展全民爱国卫生运动、大力宣传防止肠道寄生虫感染的健康教育活动、手卫生的普及，正确地清洗蔬菜、水果。农村地区厕所的水化改造，感染严重地区驱虫药物的普遍治疗。

2. 驱虫治疗。目前可选用的驱虫药物很多，如阿苯达唑、双羟萘酸噻嘧啶、甲苯达唑、左旋咪唑等化学药物，根据年龄和肠道寄生虫的感染谱选用，驱虫效果良好。此外还有中药乌梅丸、乌梅汤也有一定疗效。

（二）针对胆道蛔虫病的治疗

1. 解痉、镇痛、排虫　解痉药物有阿托品、硫酸镁、硝酸甘油等，镇痛可用吗啡制剂。此外还有中医疗法，如针刺足三里、阳陵泉等。

2. 内镜下取虫　内镜技术的快速发展改变了胆道疾病的传统治疗模式，既往对于蛔虫嵌顿于乳头或滞留在胆管内胆道蛔虫病，经保守治疗无效往往采取外科手术治疗，现今绝大多数病例在内镜下完成治疗。方法是在十二指肠镜直视下用圈套器取虫，个别病例需要切开十二指肠乳头。

3. 手术治疗　对并发复杂的肝胆管结石、急性化脓性胆管炎、肝脓肿、胆道或肠道穿孔、弥漫性腹膜炎的患者，在积极内科支持治疗的基础上，采用手术治疗。手术方式通常是剖腹探查，胆总管切开取石、取虫，T形管引流术，腹腔引流。

（马庆久）

第四节　胆　石　病

一、概述

胆石病(cholelithiasis)是指在胆道系统发生结石的疾病,包括胆囊和胆管。无论在我国还是世界范围内,胆石病都是多发病。胆石病的成因比较复杂,各地区发病率差异也较大。随着人民生活水平的提高、饮食习惯的改变、卫生条件的改善,我国胆石病的发病情况已由胆管结石为主逐渐变为以胆囊结石为主,由胆色素结石为主逐渐变为胆固醇结石为主。

胆石的分类比较繁杂,可根据其成因、预防方法、影像学表现及对溶石药物的反应进行不同的分类。按照胆石所在部位可分为胆囊结石、肝外胆管结石和肝内胆管结石。按照胆石的化学成分可分为胆固醇类结石、胆色素类结石和其他结石(图 11-3),80% 的结石由多种成分混合构成(混合石),如蛋白质、黏多糖、胆酸、脂肪酸、无机盐、胆色素和胆固醇等。

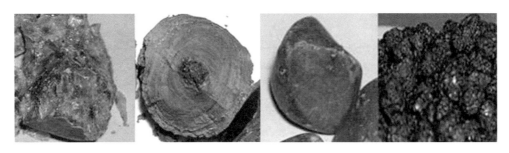

图 11-3　不同种类的胆石

(一)胆固醇类结石

成分以胆固醇为主。80% 以上的胆囊结石即属于此类。外观呈皂白、灰黄或黄色,形状多样,可呈球形、椭球形或不规则形状,大小不一。质地较硬,剖面可见放射状结晶。胆固醇类结石还可分为纯胆固醇结石和胆固醇混合性结石。前者胆固醇含量超过 90% 以上,后者则由胆固醇、胆色素、钙盐等多种成分混合而成,可因各成分所占比例不同而呈现不同的外观和性状。由于胆固醇类结石中所含钙盐一般不多,故 X 线检查多不显影。

(二)胆色素类结石

可分为胆色素钙结石和黑色素石。胆色素钙结石实际上是以胆色素为主的混合性结石,胆固醇含量 <45%,由游离胆色素和金属离子结合而成,且混有细菌、胆汁酸、黏蛋白等多种其他成分,结石质地松软易碎,呈棕色或黑褐色,形状不定,可呈块状、泥沙样甚至长管状。一般发生于胆管。黑色素石则为纯胆色素石,不含细菌和胆固醇,但也混有各种钙盐和黏蛋白,质地硬,几乎只见于胆囊内。

(三)其他结石

除上述两种结石以外,还有一些比较少见的结石亦发生于胆道系统内,如碳酸钙、磷酸钙等无机盐结石。

二、胆囊结石

(一)概述

胆囊结石(cholecystolithiasis)是指发生在胆囊内的结石,也是胆石病中最常见的类型。结石成分以胆固醇类结石和黑色素石为主。成人高发,女性显著多于男性,发病率在 40 岁后随年龄增加而增长。

（二）危险因素

胆囊结石的发生与多种因素有关，其主要危险因素可概括为"5F"，即 fat（肥胖）、fertile（多次生育）、female（女性）、forty（四十岁）和 family（家族史）。

1. 肥胖和代谢异常　肥胖者常伴有胆固醇代谢障碍，其胆汁中胆固醇过饱和，促进结石形成。体育锻炼具有降低发病率的作用。有趣的是，在减肥过快的患者中，胆囊结石的风险也会增高，这可能与低热量饮食或禁食有关。代谢综合征患者的发病率明显高于非代谢综合征患者。

2. 性别和生育史　在大部分关于胆囊结石的研究中，女性的发病率显著高于男性，比例约为 2∶1。其原因可能和女性的雌激素水平有关。研究表明，绝经后妇女若使用激素替代疗法，其胆囊结石发病率增高。激素替代疗法导致胆囊排空延迟可能为原因之一。随着妇女怀孕次数的增多，其发病率也增高，但首次怀孕似乎与胆囊结石的发生无相关性，其原因可能与孕激素水平有关。

3. 年龄　胆石病很少发生在婴幼儿和青少年，其发病率在 40 岁后随年龄增长而呈上升趋势。

4. 种族和遗传　胆石病的发病率在不同种族之间相差很大。例如美国印第安人，在 2002 年的一项调查中，超过 47 岁的男性印第安人发病率为 29.5%，女性为 64.1%，显著高于平均水平。研究表明，胆囊结石是多基因遗传疾病，存在明显的家族聚集性，具有常染色体显性延迟遗传的特性。成石基因通过促进肝脏分泌过多胆固醇来导致胆汁中胆固醇过饱和。

5. 饮食习惯　长期高能量饮食和长期不吃早餐较易导致胆囊结石的发生。素食主义者发病率较低。

6. 其他　吸烟、长期肠外营养、某些避孕药、胃切除或胃肠吻合术后和某些其他疾病也与胆囊结石的发生有关。

（三）发病机制

胆囊结石的形成过程非常复杂，其机制并不十分明确，与多种因素有关，普遍认为是多种因素共同作用的结果。胆汁中有三种主要成分：胆固醇、卵磷脂和胆盐。这三种成分共同维系胆汁的稳定。如若胆汁中胆固醇过饱和，称其为成石性胆汁，这种胆汁比较容易形成结石。但对于成石性胆汁，也不全都形成结石。实际上正常人的胆汁很多胆固醇过饱和或在某一段时间内胆固醇过饱和却不形成胆固醇结石。结石的形成也与胆汁中促成核因子和抑成核因子之间的平衡改变有关。胆囊内的黏液块、细菌、脱落上皮细胞、炎症渗出物、异物等可能作为结石形成的核心，在成石性胆汁的环境中，如果满足了成核时间，则容易聚集成结石。胆石的形成过程一般分为三个阶段：①胆汁饱和或过饱和；②起始核心的形成；③逐渐形成结石。其中起始核心的形成最为关键。总之，促使结石形成的原因包括胆汁中胆固醇过量、胆盐水平低、胆囊运动减少、磷脂酰胆碱分子的含量减少等。

（四）临床表现

大多数具有胆囊结石的患者可不表现出症状，仅在其他检查、手术、或尸检时偶然发现。随着健康检查的普及，无症状胆囊结石的发现明显增多。可能由于有些单发较大结石，在胆囊内活动自由，不容易发生嵌顿。这类患者中，每年仅有超过 1% 发作胆绞痛而成为有症状患者。

1. 胃肠道症状　早期患者有时可有轻微不适，甚至被误认为是胃病而没有及时确诊。这部分患者可在进食后，尤其是饱食或较油腻饮食后出现上腹部或右上腹部隐痛，常常伴有饱胀不适、嗳气、呃逆等。有些患者也可在精神紧张或较疲劳时发作。

2. 胆绞痛　胆绞痛是胆囊结石发作时的典型症状，通常持续半小时以上。在饱食、油腻饮食或体位改变时容易诱发，疼痛位于右上腹部或上腹部，呈阵发性，或持续性疼痛伴阵发性加剧，可向右侧肩胛部或背部放射，常伴有恶心、呕吐，大便甚至可有泡沫和腐臭味。胆绞痛是由于胆囊内结石移位和胆囊收缩，结石嵌顿于胆囊壶腹部或颈部，造成急性梗阻，导致胆囊内压力骤增，胆囊强力收缩，胆汁却不能通过胆囊管排出胆囊从而引起的临床症状。通常情况下，发作几小时后,梗阻解除,疼痛便可自行缓解。若胆囊结石持续嵌顿,胆囊增大、积液,合并细菌感染,还可发展为化脓性胆囊炎和胆囊坏疽。资料显示,首次胆绞痛出现后,约70%的患者一年内会再次发作,随后发作频率会增加。

3. Mirizzi综合征　Mirizzi综合征是一种特殊类型的胆囊结石,其形成的解剖原因是胆囊管与肝总管并行过长或胆囊管与肝总管汇合位置过低。较大的结石持续嵌顿于胆囊颈部或胆囊管,并压迫肝总管,或反复发作炎症引起肝总管狭窄。炎症持续发展还可导致胆囊肝总管瘘,胆囊管消失,结石部分或全部堵塞肝总管。这种胆囊结石除反复发作急性炎症外,还可有明显黄疸。1989年Csendes对其进行研究后认为,Mirizzi综合征是一个连续复杂的病理过程,随着病情的进展,可以分为四个不同的阶段,即四型:Ⅰ型:胆囊颈或胆囊管结石嵌顿压迫肝总管(又称Mirizzi综合征原型);Ⅱ型:形成胆囊胆管瘘,瘘口小于胆总管周径的1/3;Ⅲ型:瘘口超过了胆总管周径的2/3;Ⅳ型:胆囊胆管瘘完全破坏了胆总管壁。

（五）并发症

常见的并发症有胆囊炎、胆源性胰腺炎、胆囊积液、胆总管结石。胆囊结石最常见的并发症为胆囊炎。若结石较小,可进入胆总管,当其通过Oddi括约肌时可引起损伤或嵌顿于壶腹部,诱发胆源性胰腺炎。胆囊结石长期嵌顿造成梗阻但并未合并细菌感染时,也可损伤胆囊黏膜的功能,胆囊黏膜吸收胆汁中的胆色素,分泌黏液性物质,导致胆囊积液,因黏液无色透明,称为"白胆汁"。较小的结石通过胆囊管,进入胆总管后,有些可通过十二指肠乳头进入肠道,有些则可能停留在胆总管内,成为胆总管结石,此时可能发生梗阻性黄疸或引发胆管炎。即使结石未进入胆总管,单纯的胆囊结石,也有少部分患者可引起黄疸。还有极少部分患者,因结石压迫引起胆囊炎症,形成慢性穿孔,造成胆囊十二指肠瘘或胆囊结肠瘘。较大的结石若通过瘘管进入肠道,甚至可在某些部位堵塞肠管,引起胆石性肠梗阻。结石及炎症长期刺激还可诱发胆囊癌。

（六）辅助检查

超声是诊断胆囊结石的首选方法,其诊断胆囊结石的准确率接近100%,即使由非影像科医生操作,其准确率也较高。超声检查胆囊结石的患者典型表现为胆囊内强回声团,其后伴有声影,并随体位改变而移动(图11-4)。当结石中钙盐含量较高时,还可能通过X线看到。CT、MRI也可显示胆囊结石,但均不作为常规检查。

（七）诊断

胆囊结石的诊断主要依靠病史和体格检查,典型的胆绞痛是重要依据,影像学检查可确诊。

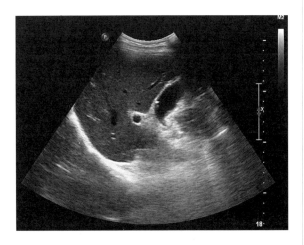

图11-4　彩超下胆囊附壁结石的声像图

（八）治疗

1. 无症状胆囊结石的处理　区别无症状胆囊结石和有症状胆囊结石有时很困难,因为症状有时很轻,且每个人的敏感程度不一样。胆囊结石的并发症可以较容易的诊断出来,但对于可疑上腹痛和消化道症状的患者来说,很难确认其症状是否与胆囊结石有关。

对于无症状胆囊结石是否行预防性胆囊切除,这一问题在学术界仍有很大争议。综合来看,对于无症状胆囊结石,下列情况应考虑行手术治疗:①结石直径≥3cm;②胆囊壁钙化或瓷化胆囊;③伴有胆囊息肉;④胆囊壁增厚,慢性胆囊炎;⑤老年人(>60岁)或伴有其他基础疾病不能耐受急性炎症发作者;⑥上腹部其他较大手术时一并切除。

Note

2. 手术治疗　对于有症状和出现并发症的胆囊结石,胆囊切除术是治疗的首选方法。其手术难度不大,效果确切,且并发症发生率很低,但也有一定潜在的危险性。胆囊切除术有两种方式,一种为腹腔镜胆囊切除术(laparoscopic cholecystectomy,LC),另一种为开腹胆囊切除术。

随着微创腔镜技术的熟练开展,LC 不但与开腹胆囊切除术效果相当,还具有创伤小、住院时间短、痛苦轻、恢复快、瘢痕小等优点,因此被广大患者所接受,已成为处理胆囊结石的首选方法。但 LC 有一定的适应证和禁忌证,应严格把关,防止并发症、提高安全性仍是 LC 值得高度重视的问题。

对于病情复杂或没有腹腔镜时,也做开腹胆囊切除术。开腹胆囊切除术是非常成熟的术式,安全性高,即便患者符合 LC 的条件,也要把手术术式的选择权交给患方。开腹胆囊切除术分为两种:①顺行式胆囊切除术:适合于胆囊炎症不重、胆囊颈及 Calot 三角无明显水肿、局部解剖清晰者。因其先处理胆囊动脉,故分离和切除过程中出血较少。②逆行式胆囊切除术:急性炎症期、水肿较重、解剖关系不清或胆囊颈部巨大结石者,有时难以分辨胆囊管和胆总管的确切关系,为避免意外损伤,多采用此法。在手术时,会碰到各种各样的意外情况,解剖关系也异常多变,应根据实际情况选择合适的术式,必要时也可顺逆结合法切除胆囊。

胆囊结石患者行胆囊切除术的疗效是肯定的,也根除了因胆囊结石引起的各种并发症。尽管胆囊切除术是一个相对安全的操作,术后短期死亡率低于 0.3%,但也可能存在长期并发症。术后常见并发症包括胆管残留结石、胆瘘及胆道损伤。胆道损伤患者的一年死亡率显著高于无胆道损伤患者。

在进行胆囊切除术时,有下列情况者应做胆总管探查:①术前临床表现和影像学检查提示或已经证实梗阻性黄疸、胆总管结石、反复发作的胆绞痛、胆管炎、胰腺炎等;②术中可扪及或造影证实胆总管结石、蛔虫或肿块;③胆囊结石较小,有可能通过胆囊管进入胆总管;④胆总管扩张 1cm 以上,胆管壁明显增厚,胆管穿刺抽出脓性、血性胆汁或泥沙样颗粒,或发现胰腺炎、胰头肿物。术中胆道探查应争取造影或胆道镜检查,以求客观确切,避免盲探。

3. 其他疗法　此外,还有体外震波碎石疗法、熊去氧胆酸溶石疗法、灌注药物溶石疗法、经皮胆囊碎石溶石等方法,这些治疗方法在有些患者身上可能收到不错的效果,但因其适应证窄,治愈率低,复发率高,且其中某些方法危险性较大,故不予以推荐。

三、肝外胆管结石

(一) 概述

肝外胆管结石的成因有两种。一种为原发性结石,指原发于胆管系统内的结石,这种结石大多数为棕色胆色素类胆石,部分结石核心中有蛔虫残体或虫卵;另一种为继发性结石,此类患者肝外胆管内的结石主要是由胆囊结石排进胆管并停留而形成。无论哪种成因,其在胆管内引发的临床表现是相同的。随着人民生活水平的提高和饮食习惯的改善,胆管内原发结石的发病率有所下降,但因胆囊结石的发病率逐年增高,相当一部分引发继发性结石,故肝外胆管结石的发病率也在逐年增加。

(二) 病因

原发性肝外胆管结石的成因并不十分明确。可能与之相关的因素有胆道感染、胆道梗阻、胆管节段性扩张、胆道异物(寄生虫、虫卵、缝线等)、十二指肠乳头旁憩室等。而继发性肝外胆管结石主要来源于胆囊结石,部分肝内胆管结石也可能排至肝外胆管。

(三) 临床表现

肝外胆管结石若不造成梗阻和感染,可无任何症状或仅有上腹部不适感。当结石阻塞胆管时,则会出现腹痛和黄疸,疾病进一步发展并继发感染时,出现胆管炎的典型临床表现——Charcot 三联征:反复发作的腹痛、寒战高热和黄疸。

Note

1. 腹痛 腹痛为发生在剑突下或右上腹部剧烈的绞痛,阵发性发作或持续性疼痛伴阵发性加剧,疼痛可向右肩背部放射,常伴恶心、呕吐。这种疼痛实际上是胆绞痛,多因进食油腻食物或体位改变而诱发,由于结石下移嵌顿于胆总管下端壶腹部,引发括约肌痉挛和胆道高压所致。

2. 寒战高热 寒战高热多发生在腹痛之后。体温可高达 39~40℃,多为弛张热。由于结石堵塞胆管,胆道内压力持续增高,并发细菌感染,诱发胆管炎,此时胆管黏膜水肿,进一步加重胆道梗阻和胆道内压力,若胆道内细菌与毒素向上逆行至肝内胆管,通过肝血窦进入肝静脉,再进入体循环,则会引发菌血症或毒血症。

3. 黄疸 患者皮肤巩膜黄染,可伴有尿色变深,大便颜色变浅,完全梗阻时还会出现白陶土样大便,甚至全身瘙痒。结石嵌顿于壶腹部,胆管梗阻持续不缓解,即出现黄疸。这种黄疸实际上就是典型的梗阻性黄疸,但其和恶性肿瘤所引起的黄疸还略有不同。结石引起的梗阻性黄疸可能呈现间歇性和波动性,和梗阻程度的变化有关,而恶性肿瘤如若没有治疗干涉,会不断增长,并向周围侵袭,黄疸进行性加重。

结石堵塞胆管时,其位置并不是一成不变的。由于梗阻部位以上的胆管一般会扩张,或者痉挛的平滑肌松弛,结石有可能漂浮上移而缓解梗阻,此时以上症状都可缓解。反之,如果结石和胆管黏膜的间隙由于黏膜炎症水肿而缩小甚至消失,则以上症状都会持续发作且进一步加重。

结石若不造成梗阻和炎症发作,一般无阳性体征,或只有剑突下和右上腹深压痛。若结石致胆道梗阻,胆管炎发作,可有皮肤巩膜黄染和肝区叩击痛,感染严重时还可出现右上腹局限性腹膜炎,进一步加重则出现弥漫性腹膜炎。有时可扪及增大的胆囊。

(四) 并发症

结石在胆管内停留除引发急性胆管炎外,反复发作的炎症还会导致慢性胆管炎,管壁纤维化、增厚,甚至狭窄,上段胆管扩张。当胆道内压力进一步增高,细菌逆行感染入血,还会导致严重的急性梗阻性化脓性胆管炎。长时间的梗阻性黄疸合并胆道感染,可引起严重的肝细胞损害,甚至发生肝细胞坏死和胆源性肝脓肿;反复的感染和肝损害还可导致胆汁性肝硬化。结石持续嵌顿于胆总管壶腹部,可引发急、慢性胰腺炎。

(五) 辅助检查

1. 实验室检查 血液化验符合梗阻性黄疸特征。若合并胆管炎,则白细胞计数和中性粒细胞比例升高。血清总胆红素和结合胆红素增高,血清转氨酶和碱性磷酸酶增高,尿胆原降低或消失,粪胆原减少。

2. 超声 超声是首选的检查方法,能较快捷和准确地明确结石大小和部位,但有很高的漏诊率。若合并梗阻,还可见肝内外胆管扩张。胆总管远端一般会受胃肠道气体干扰而显示不清。而应用超声内镜(EUS)则不会受此影响,能较容易的检出胆总管末端的结石,因其侵入性目前还没有被常规用用来诊断肝外胆管结石。

3. CT CT 能明确结石的部位,尤其对于胆总管下段的结石,可不受气体干扰显示其位置。但 CT 检查为断层扫描,可能漏掉结石;且 CT 显示胆道为负影,影响不含钙结石的观察。

4. 内镜逆行胰胆管造影 内镜逆行胰胆管造影(endoscopic retrograde cholangiopancreatography, ERCP)能清楚和直观地显示结石的部位(图 11-5),对于肝外胆管结石是敏感性最强的检查,并具有较高的特异性和精确性。同时,也可直接通过内

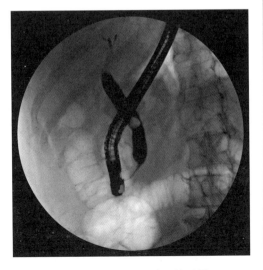

图 11-5 内镜逆行胰胆管造影

Note

镜取石,兼具诊断和治疗的双重作用。但 ERCP 为有创性操作,可能诱发胰腺炎和胆管炎,或导致出血、胆瘘等并发症。

5. 磁共振胰胆管造影　磁共振胰胆管造影(magnetic resonance cholangiopancreatography,MRCP)为无创检查方法,简便易行,可多次检查,其对于胆道扩张和梗阻部位的显示非常敏感,但对结石的显示效果较差。

（六）诊断及鉴别诊断

对于单纯胆绞痛的患者,除了胆囊结石外,要考虑肝外胆管结石的可能。若有典型的腹痛、寒战高热和黄疸,再结合影像学检查,一般都可作出诊断。

肝外胆管结石需要与下列疾病相鉴别:

1. 肾结石或输尿管结石　右肾或右侧输尿管结石也可引起右侧腹部剧烈腹痛,且常伴恶心、呕吐。但其疼痛位于右腰肋部或肋腹部,并向右下腹放射,甚至可放射至腹股沟、阴囊或大阴唇,且不会伴有腹膜炎。体征可有右肾区叩击痛或相应输尿管压痛。尿常规可有血尿。X 线平片可显示大多数泌尿系统结石。

2. 肠绞痛　当发生机械性肠梗阻时,有轻重不一的肠绞痛。疼痛以脐周为主,还伴有肠梗阻发作时典型的恶心呕吐、腹胀、停止排气排便等临床表现。听诊可有肠鸣音亢进,或可闻及气过水声。

3. 下段胆管、壶腹部或胰头恶性肿瘤　下段胆管癌、壶腹癌或胰头癌均可引起不同程度的黄疸,有些还可引发急性胆管炎,故梗阻性黄疸需鉴别原因。恶性肿瘤起病一般缓慢,黄疸呈进行性加重。若不引发胆管炎,则无明显疼痛,也无腹膜炎症状。晚期可出现腹水或恶病质等表现。

（七）治疗

肝外胆管结石一经查出,因其容易引发病死率较高的急性胆管炎和急性胰腺炎,无论有无症状,均应及早处理。肝外胆管结石传统上以外科手术为主,但近年来随着内镜技术的开展,内镜治疗应该作为首选。临床上需根据每个患者的病情和个人倾向,选择最适合的治疗方式。

1. 内镜治疗　内镜技术发展至今,已非常成熟。与传统开腹手术相比,取石成功率已无明显差异,同时兼具创伤小、痛苦轻、恢复快、住院时间短等优点。更重要的是,内镜可多次、反复取石,其对于年老体弱、基础疾病较多,手术风险较大的患者优势更为明显。内镜取石的禁忌证为:①上消化道狭窄,梗阻,估计不可能到达十二指肠降段者;②有心肺功能不全等其他内镜检查禁忌者;③非结石嵌顿的急性胰腺炎或慢性胰腺炎的急性发作期;④有胆管狭窄或梗阻,而不具备引流技术者。

（1）内镜下乳头括约肌切开术:目前,多数肝外胆管结石的患者在行内镜下乳头括约肌切开术(endoscopic sphincterotomy,EST)取石,这已经成为肝外胆管结石最常用的治疗方式。乳头切开后,根据结石的大小和术者的习惯,可用球囊扩张术、网篮取石、机械碎石等方法继续处理。

（2）内镜下乳头球囊扩张术:内镜下乳头球囊扩张术(endoscopic papillary balloon dilatation,EPBD)避免了切开乳头,用球囊导管来扩张括约肌。因此,其导致出血、穿孔的危险性较小,术后还可在一定程度上保留乳头功能。但其相比于 EST 乳头开口要窄,取石更为困难。对于较小结石、有出血倾向、EST 禁忌的患者可选用此种方法。

（3）经内镜鼻胆管引流术:内镜下鼻胆管引流术(endoscopic nasobiliary drainage,ENBD)是经鼻腔向胆管内留置引流管的外引流术。对于高龄、体质差、不能耐受手术的患者,若发生急性梗阻性化脓性胆管炎,此为首选快速缓解胆道压力的方法。

2. 外科手术　治疗原则:术中应尽量取尽结石,解除胆道梗阻,术后保持胆汁通畅引流。

（1）胆总管切开取石 +T 形管引流术:适用于单纯胆总管结石患者,胆管上下端通畅、无狭窄和其他病变者。可通过腹腔镜或开腹两种方式进行手术。而腹腔镜胆总管取石也有两种方式:经胆囊管插入胆道镜取石和切开胆管取石。若伴有胆囊结石和胆囊炎,还可同时行胆囊切除术。

Note

术中应尽量取尽结石,为防止结石残留,术中可通过胆道造影、术中超声、胆道镜探查等多种方式检查。术后乳头水肿或括约肌痉挛容易导致胆道内压力升高,从而易于引起胆管切开部缝合处的渗漏。而且,即使术中胆道镜检查确认没有结石残留,也不能完全保证没有遗漏结石。因此,常规应放置 T 形管,既为了缓解胆道压力,也保留了术后非手术取石的通道。T 形管应选择对组织刺激性大的材料(如橡胶),不提倡应用硅胶管。

T 形管的拔管指征:①时间约在术后 2 周左右,年老体弱、低蛋白血症、糖尿病、长期应用糖皮质激素的患者应延长拔管时间;②无腹痛、发热、黄疸等症状,血象和胆红素恢复正常;③胆汁引流量减少,澄清无脓液,无结石、沉渣、异物等;④拔管前行 T 形管造影,显示胆道通畅,无残余结石,造影后应继续引流 24 小时以上;⑤夹管试验无不适。符合以上指征即可拔出 T 形管。

(2) 胆肠吻合术:为胆汁内引流术。常用的吻合方式为胆管空肠 Roux-en-Y 吻合术(图 11-6)。肝外胆管结石的患者采用此术式的适应证为:①胆总管末端狭窄;②胆胰汇合部异常,胰液直接流入胆管或十二指肠乳头开口部憩室。胆总管以上的肝内狭窄或结石未能处理者,不应施行胆总管空肠吻合术,否则术后不但不能起到治疗作用,反而可加重胆道感染,使病情进一步恶化。胆肠吻合术后有一定概率发生逆行感染,可通过下列几种方式降低其发生率:①术后发生逆行感染与其肠袢形态密切相关。符合或接近"Y"形态者,感染率低;反之,感染率高。②胆肠吻合术后胆道逆行感染的发生,多由于吻合口狭窄,过窄的吻合口会导致胆管内的肠内容物难以排除,引发感染;但过宽的吻合口更容易引起逆行。所以需要选择适当宽窄的吻合口。③应用空肠人造活瓣防止反流。④调整体位从一定程度上可减少反流。⑤留置支架支撑作用能防止胆肠吻合口瘢痕过

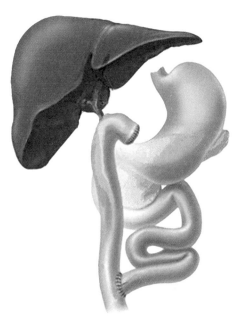

图 11-6　Roux-en-Y 胆管空肠吻合术

度增生,避免产生向心挛缩,从而降低了吻合口发生狭窄的可能性,保证了引流的通畅。⑥熊去氧胆酸可促进内源性胆汁酸的分泌、减少重吸收、增加胆汁的分泌量,对逆流入胆道内的食物残渣起到冲刷的作用。

胆汁内引流术还有其他术式:胆管十二指肠吻合术简单易行,但食物容易进入胆管,吻合口远端胆管可形成"盲袋综合征",现已废用。还有一种 Oddi 括约肌成形术,技术上要求很高,应严格把握适应证。胆肠吻合术后,胆囊的功能已经消失,术中应同时切除胆囊。

3. 合并胆囊结石的治疗　我国胆囊结石发病率高,其中不少患者合并胆总管结石,在内镜和腹腔镜技术应用之前,胆囊结石合并胆总管结石患者标准治疗方法是开腹胆囊切除术 + 胆总管切开取石。因该术式创伤较大、恢复慢且并发症多,现逐渐正在被以腹腔镜和内镜技术为主导的微创手术所取代。目前,胆囊结石合并胆总管结石的治疗的主要术式有:①开腹胆囊切除 + 胆总管切开取石 +T 形管引流术;②LC+ 围术期经内镜括约肌切开取石(LC+EST);③LC+ 术中经胆囊管取石;④LC+ 胆总管切开取石 +T 形管引流术。

四、肝内胆管结石

(一) 概述

肝内胆管结石是指发生在肝管汇合部以上的肝管内结石,又称为肝胆管结石(hepatolithiasis),

是我国常见且难治的胆道疾病。结石成分以胆色素为主,含有细菌,呈黑褐色或棕色,易碎,但也有少部分胆固醇类结石。肝胆管结石容易进入胆总管并发肝外胆管结石,也可合并肝外胆管原发结石。此病病变广泛、病情复杂、并发症发生率高,复发率高。虽然肝内胆管结石占胆石病的发病比例呈逐年下降趋势,但在我国西南部其发病率仍居高不下。由于肝内胆管结石在治疗上的难度和肝实质之间的紧密关系,是良性胆道疾病死亡的重要原因,因而是我国肝胆专科医生面临的重大难题之一。

（二）病因

肝内胆管结石的发病机制仍不十分明确,病因非常复杂。已知其结石的形成与环境因素、营养状态、胆道慢性炎症、胆汁淤积、寄生虫、胆管变异、Oddi 括约肌功能失调和甲状腺功能减退等因素有关。其中,胆道慢性炎症是结石形成的重要因素,胆汁淤滞是形成肝胆管结石的必要条件。结石常呈肝段、肝叶分布,但也有多肝段、肝叶结石。由于解剖位置原因,左侧肝内胆管结石的发病率明显高于右侧,左侧多见于左外叶,右侧多见于右后叶。

（三）病理与分型

肝内胆管结石引起的基本病理改变有:①肝胆管梗阻:由结石的阻塞或反复胆管感染引起的炎性狭窄所导致,梗阻近端胆管扩张,充满结石,长期梗阻导致梗阻以上肝段或肝叶纤维化和萎缩,大面积的胆管梗阻最终引起胆汁性肝硬化及门静脉高压。②肝内胆管炎:结石造成胆汁引流不畅,引起相应胆管内感染,反复感染更加重其炎性狭窄;急性感染严重者可发生化脓性胆管炎、肝脓肿、脓毒症,甚至胆道出血。

肝内胆管结石重要的临床病理特点是:①结石呈肝内节段性分布:这是肝部分切除术治疗肝胆管结石的理论依据;②并存肝胆管狭窄:既是结石形成和复发的基本病理因素,又是影响手术治疗效果的重要因素;③肝脏萎缩 - 增大综合征:这对于正确判断肝胆管结石的病变部位和选择合理治疗方法具有重要指导意义;④继发肝胆管癌:长期受结石、炎症及胆汁中致癌物质的刺激,可发生癌变;⑤严重者存在肝内毁损性病灶,如脓肿和癌变。

根据结石在肝内的分布、相应肝管及肝脏的病变程度,肝内胆管结合可分为三型:

Ⅰ 型:局限型

结石局限于某一肝段或亚肝段,受累肝脏及胆管病变轻微,多无明显临床表现。

Ⅱ 型:区域型

结石沿肝内胆管树呈区域性分布,充满一个或几个肝段,常合并病变区段肝管的狭窄及受累肝段的萎缩。可有结石梗阻和胆管炎的临床表现。

Ⅲ 型:弥漫型

结石遍布双侧肝叶胆管内,根据肝实质病变情况,又分为三个亚型:Ⅲa 型,弥漫型不伴有明显的肝实质纤维化和萎缩;Ⅲb 型,弥漫型伴区域性肝实质纤维化和萎缩,通常合并萎缩肝脏区段主肝管的狭窄;Ⅲc 型,弥漫型伴肝实质广泛纤维化而形成继发性胆汁性肝硬化和门静脉高压症,通常伴有左右肝管或汇合部以下胆管的严重狭窄。

E 型:附加型

指合并肝外胆管结石。根据 Oddi 括约肌功能状态,又分为:Ea 型,胆管下端正常;Eb 型,胆管下端松弛;Ec 型,胆管下端狭窄。

（四）临床表现

结石若不造成梗阻,胆管无扩张,多可不引起症状或仅有轻微上腹和胸背部胀痛不适。结石若造成梗阻,引发相应肝段、肝叶急性胆管炎,出现腹痛、寒战高热等症状。一般不引起黄疸,若合并肝外胆管结石或双侧肝胆管多发结石,全部胆汁流出道阻塞时,也可出现黄疸。病情严重者出现急性梗阻性化脓性胆管炎、全身脓毒血症,甚至感染性休克。胆管炎若溃破,穿破伴行的血管,可造成胆道出血。反复感染可导致肝脓肿,除表现全身感染外,肝区压痛和叩击痛比较明显,较大或浅表的脓肿甚至可穿破膈肌至肺,形成胆管支气管瘘。长期梗阻导致胆汁性肝硬化,出现门静脉高压、黄疸、腹水、上消化道出血、肝衰竭等。长期反复发作,患者出现增生-萎缩综合征,肝不对称性增大。年老患者反复发作胆管炎,伴有短期内进行性消瘦,严重贫血感染难以控制,需考虑肝胆管癌的可能。

(五)辅助检查

1. 实验室检查　无症状的患者可无异常或仅有转氨酶升高。并发胆管炎的患者则白细胞计数和中性粒细胞比例升高,核左移;肝功能各种酶学检查均可升高。若肿瘤标志物糖链抗原(CA19-9)或癌胚抗原(CEA)明显升高,应排查胆管癌。

2. 超声　超声是诊断肝内胆管结石的首选方法。可见肝内胆管强回声团,后方伴声影,如能观察到结石近端胆管扩张,则更能确诊。但有时与肝内钙化灶不易鉴别。

3. CT　CT诊断不如彩超敏感,但能更为直观而全面的显示结石的分布和大小,还可排查有无肝叶萎缩、肝硬化、门静脉高压、胆管癌等其他疾病。增强CT显示更为清晰。

4. MR+MRCP　MR+MRCP为无创性检查,比较清晰而直观地显示整个胆管树结构和肝脏各个层面图像。可见显影不全、某部分胆管不显影或左右胆管显影不对称等。MRCP虽对结石的显示不甚理想,但对梗阻部位和近端胆管扩张的显示非常明确。

5. PTC、ERCP　虽然近年来MRCP广泛开展,但对肝段胆管解剖或狭窄进行诊断时,图像还不十分清晰,有些病例还需直接造影。但其均为有创性检查,有诱发胆管炎、出血等风险。PTC和ERCP既是诊断方法又是治疗措施。

(六)诊断

有临床症状的患者进行影像学检查,可确诊此病。部分无症状的患者或因体检和其他疾病做检查而偶然发现。

(七)治疗

对于有症状的肝内胆管结石需要治疗。而对于无症状的肝内胆管结石是否需要治疗意见尚未统一,存在争议。国内多数学者认为随着病程的发展和演进,多数病例将出现明显症状且有受累胆管恶变的可能,因而也主张采用积极的方式处理结石。但尚无有力证据支持这一结论,故原则上可对无症状肝内胆管结石患者进行定期随访和观察。

1. 口服药物治疗　对于无症状的胆固醇类结石的患者,如果要处理结石,某些中药"排石汤"和熊去氧胆酸确有一定的溶石作用。

2. PTC和内镜治疗　对于不伴有结石所在区域肝萎缩,也无肝管狭窄的患者,一般可不行手术治疗,适用于经PTC取石或内镜下乳头切开取石。如果局部肝管已狭窄,可行经皮经肝穿刺胆管扩张术。狭窄如果能扩张,可经PTC取石,如果不能扩张,再行手术治疗。经十二指肠镜治疗肝内胆管结石只适用于由胆总管向上积聚而形成的肝内胆管结石,多数情况下,因胆管没有狭窄,从十二指肠一侧逐渐碎石、取石,有可能彻底取石。对于其他肝胆管结石及狭窄,Oddi括约肌切开后易发生反流性胆管炎,应视为禁忌。

3. 手术治疗　手术治疗的原则是:应尽可能取净结石,解除胆道狭窄及梗阻,去除结石部位和感染病灶,恢复和建立通畅的胆汁引流,防止结石复发。手术不应只局限于使用某一种术式,应根据患者个体情况制订综合方案,有时需多种术式联合。

(1)胆管切开取石:胆管切开取石是手术治疗肝胆管结石最基本的手段。应争取切开肝门部狭窄的部位,取出结石,必要时切开二级胆管,无论能否直视下取石,都应结合胆道镜,直至取石干净。单纯胆管切开取石多用于急症和重症病例,旨在暂时通畅胆汁、控制胆道感染、改善肝脏功能,以挽救患者生命或为二期确定性手术做准备。只有对受累肝管及肝脏病变轻微、取尽结石后肝内外无残留病灶、肝管无狭窄的Ⅰ型病例,单纯胆管切开取石可能作为确定性手术。取石后常规置入T形管,术后可通过T形管造影,明确胆道系统内有无残余结石,如有残余结石,

Note

可通过 T 形管窦道进行胆道镜多次取石。

(2) 肝门部胆管狭窄修复重建术:肝门部胆管狭窄修复重建术为当前肝胆管结石合并胆管狭窄的应用最普遍的术式。若认为肝门部胆管狭窄是形成结石的原因,肝内没有原发灶,可切除狭窄部分,在肝门部重建胆道。若狭窄上游肝内有原发灶,但其他肝段内无病变,则应切除原发灶肝段,重建残肝胆道。肝胆管结石患者常伴有乳头功能不全,导致肝外胆道显著扩张,当胆汁淤滞、十二指肠液反流或食物反流明显时,应在狭窄修复后采用 Roux-en-Y 肝管空肠吻合。如若 Oddi 括约肌功能良好,则应慎重选择该术式。采用 Roux-en-Y 肝管空肠吻合术的适应证为:①胆管狭窄充分切开后整形、肝内胆管扩张并肝内胆管结石不能取净者;②Oddi 括约肌功能丧失,肝内胆管结石伴扩张、无狭窄者;③囊性扩张并结石的胆总管或肝总管切除术后;④为建立皮下空肠盲袢,术后再反复治疗胆管结石及其他胆道病变者;⑤胆总管十二指肠吻合术后,因肠液或食物反流反复发作胆管炎者。采用该术式的患者术后容易诱发逆行胆道感染、消化性溃疡和盲端综合征。

(3) 肝部分切除术:在肝胆管结石外科手术的各种方式中,首推肝部分切除术。肝部分切除术用于肝胆管结石的治疗,兼有解除肝管梗阻(结石和炎症引起的狭窄)和去除化脓性感染病灶的双重功效,并可防止病变肝段、肝叶的癌变,远期效果确切,是治疗肝内胆管结石积极的方法。其适应证为:①局限于一侧或一叶的肝胆管结石,难以用其他方法清除者;②局限于一侧或一叶的肝胆管结石伴有狭窄、肝组织纤维化、萎缩者;③局限于一侧或一叶的肝胆管结石伴有狭窄、多发性肝脓肿或肝管积脓、胆瘘形成者;④局限于一侧或一叶的肝胆管结石伴有胆管扩张或囊性扩张者;⑤不易用其他术式修复的高位胆管结石伴狭窄或结石合并胆道出血者;⑥结石合并癌变的肝内胆管。该术式适合包括 Ⅰ、Ⅱ 及 Ⅲb 型肝胆管结石。

肝胆管结石的肝切除范围取决于结石分布及毁损性病变的范围。肝胆管结石的病变范围是沿胆管树呈节段性分布的,因此其肝部分切除也要以肝段、肝叶为单位做规则切除,以完整切除病变胆管树及所引流的肝脏区域。无论是针对结石还是狭窄、扩张、毁损性病变,肝脏切除范围务必尽量包含全部病变,否则容易导致结石残留、胆管损伤。

(4) 肝移植术:肝移植术仅仅适用于全肝胆管内充满结石,肝胆系统弥漫型不可逆损害、功能衰竭、全肝纤维化的病例。对于肝功能陷于失代偿的 Ⅲc 型结石,肝移植术是唯一有效的治疗方法。

(5) 术中辅助措施:为取净结石,术中应采取一些辅助措施:①术中彩超:清晰判断结石在肝内的分布,显示肝脏的重要血管与病灶的关系,引导手术,降低残石率;②术中胆道镜:可明确胆道内状况,辨别结石和肿瘤,对可疑病变取活体组织做病理检查,降低残石率;③术中胆道造影:了解胆道系统有无变异,有无残余结石;④碎石器械:对于无法取出的结石,可用碎石器械术中碎石治疗。

(6) 残余结石的处理:肝内胆管结石的患者在手术后仍有 20%~40% 可能在肝内胆管不同分支残留或复发结石,这是肝内胆管结石治疗中的最大难题。若术中留置 T 形管,则术后 6 周可通过纤维胆道镜经 T 形管窦道取石。也可通过胆道瘘管或胆管空肠吻合的皮下埋置盲袢进入胆管清除肝胆管内残余结石。以上途径均可以反复施行。也可采用激光、超声微爆破碎石,体外震波碎石及中西医结合等治疗措施。术后结石残留、复发,有病情自身复杂和取石难度较大等客观原因,但术前或术中未做确切的影像学诊断、采用不合理的术式常常也是非常重要的原因。谨慎对待病例,尽量争取择期手术,术前正确判断,选择合理术式,术中应用辅助措施等可降低其残留和复发概率。

肝内胆管结石治疗流程见图 11-7。

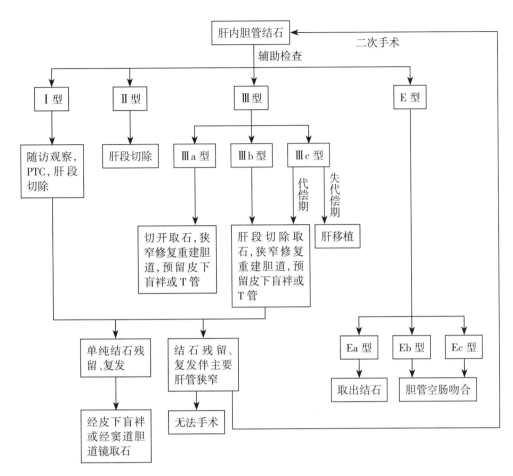

图 11-7　肝内胆管结石治疗流程图

（孙　备）

第五节　胆 道 感 染

胆道感染系胆囊和(或)胆管的化脓性炎症,分为急性、亚急性和慢性炎症。胆道感染主要因胆道梗阻、胆汁淤积及胆肠反流造成。结石是导致胆道梗阻的最主要原因,而反复感染可促进结石形成并进一步加重胆道梗阻。

一、急性胆囊炎

(一)概述

急性胆囊炎(acute cholecystitis)是一种常见的外科急腹症,发病率仅次于急性阑尾炎。系胆囊管梗阻和细菌感染引起的炎症,多继发于胆囊结石,约占 90%~95%,称之为结石性胆囊炎。

(二)病因

病因尚未完全清楚,始动因素是胆囊内胆汁成分改变,胆汁淤滞继而出现细菌感染。胆汁酸、胰液、溶血性卵磷脂等也参与了炎症发展过程。急性胆囊炎多为自限性,约 10% 的患者因病因持续存在,病情继续发展,出现积脓、坏疽、穿孔等并发症。主要病因有:

1. 胆囊管梗阻　胆囊结石移动至胆囊管附近时,可阻塞胆囊管或嵌顿于胆囊颈,嵌顿的结石直接损伤黏膜,并导致胆汁排出受阻,胆汁滞留、浓缩。高浓度的胆汁酸盐具有细胞毒性,引起细胞损害,加重黏膜的炎症、水肿甚至坏死。

2. 细菌感染　致病菌多从胆道逆行进入胆囊或经血液循环或淋巴途径进入胆囊,在胆汁流出不畅时定植繁殖。致病菌主要是革兰阴性杆菌,以大肠埃希菌最常见,其他有克雷伯杆菌、粪肠球菌、铜绿假单胞菌等。并常合并厌氧菌感染。已有报告在胆囊结石病患者胆汁中检测出幽门螺杆菌(*Helicobacter pylori*,*H.pylori*)DNA,说明有细菌经十二指肠逆行进入胆道的可能。

3. 胆囊壁局部血供障碍　胆囊动脉为终末动脉,在有慢性血管疾病的基础上,如果出现多器官功能衰竭的低血流灌注、严重的脓毒血症、低血容量休克、严重创伤和烧伤、重度急性胰腺炎以及一些大手术后,有可能出现缺血性胆囊炎。缺血性胆囊炎的病理改变较一般的胆囊炎严重,出现胆囊肌层和浆膜层血管严重损伤,动静脉壁局灶性坏死和血栓形成,最终发生胆囊壁缺血和坏疽。

4. 化学刺激　胆汁滞留,胆盐浓度增高,再加上细菌的作用,致使结合胆汁酸盐对胆囊壁的刺激更加强烈,造成胆囊黏膜损伤。胰液反流至胆囊内,胰蛋白酶被胆盐激活,损伤胆囊黏膜,引起急性炎症。

5. 其他原因　长期禁食、应用解痉镇痛剂、全胃肠外营养及妇女妊娠期会引起胆囊扩张、胆汁淤滞和黏稠度增高,高浓度的胆盐和胆红素对胆囊黏膜具有较强的化学刺激性;术后肠道麻痹和Oddi括约肌痉挛,胰液反流入胆囊内,引起胆囊黏膜强烈的炎症反应;交感神经兴奋性增高引起的血管收缩,可加重胆囊局部缺血;迷走神经切断或胃大部切除术亦可造成胆囊排空功能障碍,胆汁淤滞,均易导致急性胆囊炎的发生。

总之,急性胆囊炎的病因,并非孤立存在,胆囊管梗阻、细菌侵入、化学刺激以及缺血等因素,往往是相互促进、相互影响,致使炎症进行性加重。

(三) 病理

1. 急性单纯性胆囊炎(acute simple cholecystitis)　病变开始时胆囊管梗阻,黏膜水肿、充血、胆囊内渗出增多,胆囊肿大。镜下见黏膜上皮基本完好,或有局部糜烂,固有层疏松水肿、充血及淋巴细胞浸润,肌层和浆膜层仅表现水肿。此阶段如梗阻解除,炎症消退,大部分组织可恢复原来结构,不遗留瘢痕。

2. 急性化脓性胆囊炎(acute suppurative cholecystitis)　多由于继发细菌感染所致,病变波及胆囊壁全层,囊壁增厚,血管扩张,甚至浆膜炎症,有纤维素或脓性渗出。镜下可见黏膜上皮脱落,血管明显扩张充血,全层大量中性粒细胞浸润,浆膜表面见脓性渗出物。此时治愈后将产生纤维组织增生、瘢痕化,日后容易再发生胆囊炎症。胆囊炎反复发作而呈现慢性炎症过程,胆囊可完全瘢痕化而萎缩。

3. 坏疽性胆囊炎(gangrenous cholecystitis)　如胆囊管梗阻未解除,胆囊内压持续升高,胆囊壁血管受压导致血供障碍,继而缺血坏疽,则为坏疽性胆囊炎。胆囊表面呈暗紫色或发黑,壁薄而脆,胆囊内可出现气体。镜下见黏膜上皮消失,血管极度扩张,有明显出血,并夹杂中性粒细胞碎屑,肌层结构模糊。坏疽性胆囊炎常并发胆囊穿孔,多发生在底部和颈部,可引起弥漫性或局限性腹膜炎。

(四) 临床表现

1. 症状

(1) 腹痛:2/3患者有右上腹痛,常夜间发作,饱食、进食油腻食物后诱发。开始时仅有上腹胀痛不适,逐渐发展至阵发性绞痛。疼痛放射至右肩、肩胛和背部。随着炎症过程的发展,胆囊脏层和壁腹膜先后受到炎症刺激,疼痛可转为持续性、阵发加剧。老年人因认知力下降和感觉迟钝,有时可无明显的腹痛症状。

(2) 恶心、呕吐:60%~70%患者可有反复恶心和呕吐,严重者可造成脱水及电解质紊乱。

(3) 全身症状:80%患者可有中度发热,通常无寒战。如出现寒战、高热,表明病情严重,如胆囊坏疽、穿孔或胆囊积脓,或合并急性胆管炎。严重时可出现烦躁及谵妄等,甚至感染性休克。部分患者可出现轻度黄疸,可能是胆色素通过受损的胆囊黏膜进入血液循环,或炎症波及邻近的胆管所致。约 10%~15% 的患者可因合并胆总管结石导致黄疸。

2. **体征** 右上腹胆囊区域可有不同程度的压痛,炎症波及浆膜时可有腹肌紧张及反跳痛,墨菲(Murphy)征阳性。有些患者可触及肿大胆囊并有触痛。如胆囊被大网膜包裹,则形成边界不清、固定压痛的肿块;如发生坏疽、穿孔则出现弥漫性腹膜炎表现。患者多呈急性病面容,呼吸表浅;严重呕吐者可有脱水及虚脱现象。

3. **并发症**

(1) 胆囊积液:胆囊管结石嵌顿导致胆囊管梗阻。胆囊内胆汁被逐渐吸收取而代之来自胆囊黏液上皮分泌的"白胆汁",使胆囊高度膨胀,可以出现急性胆囊炎的表现。

(2) 气肿性胆囊炎:少见,在所有胆囊炎中占 1%,主要发生于胆汁内含产气细菌。多见于老年男性和糖尿患者,病情严重。最常见的致病菌是产气梭状芽胞杆菌,其他还有大肠埃希菌和克雷伯杆菌。临床表现为腹痛、恶心、呕吐及严重感染征象,约有 74% 发生坏疽,21% 发生穿孔,并发症及病死率较高。

(3) 胆囊积脓:胆囊积脓的病因与急性胆囊炎相似,胆囊内有大量脓液,患者常常有毒血症表现,应急诊手术。

(4) 胆囊穿孔:当胆囊管梗阻胆囊内压力明显升高时,可引起胆囊壁血液循环障碍,胆囊坏疽继发穿孔。急性游离性穿孔,约占 25%,胆汁进入腹腔,引起弥漫性胆汁性腹膜炎,常发生于疾病发作后 72 小时之内,病死率高;亚急性穿孔,常被周围组织包裹粘连,形成胆囊周围脓肿,约占 50%。多见于疾病发作后第 2 周,右上腹可扪及炎性包块;慢性穿孔,形成胆囊内瘘,常见有胆囊十二指肠瘘、胆囊结肠瘘、胆囊胆总管瘘等,罕有进入肾盂、支气管及穿透至腹壁的瘘管。

(5) 结石性肠梗阻:常发生于老年人。胆囊内大结石通过胆囊十二指肠瘘管进入肠腔,当结石直径 >2.5cm 时,可引起肠梗阻。梗阻多发生于末端回肠。

(6) 急性胆源性胰腺炎:多见于伴有急性胆管炎的患者,由于胆汁逆流入胰管所致。

(7) 其他:包括继发膈下脓肿、化脓性门静脉炎、肝脓肿及败血症等。

(五) 辅助检查

1. **白细胞计数及分类** 85% 的患者白细胞升高,老年人可不升高。一般情况下白细胞计数常轻度升高至 $(10~15) \times 10^9/L$,但在急性化脓性胆囊炎、胆囊坏疽时,白细胞计数可上升至 $20 \times 10^9/L$ 以上。出现核左移及中性粒细胞比例升高。

2. **血清学检查** 胆石症或胆管炎患者可有血清转氨酶、碱性磷酸酶、γ-谷氨酰转移酶升高。约 1/2 的患者血清胆红素升高,1/3 的患者血清淀粉酶升高。

3. **超声** 显示胆囊肿大,囊壁水肿可呈"双边征",厚度 >4mm,壁不光滑,囊内透光差,可见有弱光点或光斑块,囊壁与肝动脉界面模糊不清。超声探头下胆囊区有压痛,亦称超声墨菲征。胆囊穿孔时,可见囊壁有小缺损,囊内液性暗区与胆囊外周围液性暗区相通,或囊腔内积气声像。若伴结石,可见囊腔内液性暗区内强回声光团伴声影。对急性胆囊炎的诊断准确率为 85%~95%。

4. **CT 或 MR 检查** 对诊断和鉴别有很大帮助,尤其是对合并有胆管结石、急性胰腺炎的患者。表现与超声检查相同,包括胆囊壁弥漫性均匀增厚,胆囊增大,胆囊周围界限清晰的低密度曲线晕影等。坏疽性胆囊炎时,可出现胆囊周围积液,呈低密度水肿带。急性气肿性胆囊炎时,表现为胆囊内积气。

5. **腹部 X 线平片** 15% 的患者可见右肋缘下区阳性结石影,增大的胆囊壁周边钙化影。在气肿性胆囊炎时,于胆囊区可见积气和液平。

(六) 诊断及鉴别诊断

典型的临床表现、结合实验室和影像学检查,诊断一般无困难。需要与下列疾病进行鉴别:

1. **急性胃、十二指肠溃疡穿孔** 发病突然,腹痛多位于中上腹部或偏右,腹痛剧烈,呈刀割样,腹式呼吸消失,腹膜刺激征明显,腹肌强直呈板样,肝浊音界缩小或消失,X 线、CT 检查腹腔可见游离气体。若无典型的溃疡病史,穿孔小而局限,可与急性胆囊炎混淆。

2. 急性胰腺炎　急性胆囊炎偶伴有轻型胰腺炎,两者不易鉴别。急性胆囊炎也可引起血清淀粉酶升高。腹部增强 CT 是诊断急性胰腺炎的"金标准"。如诊断困难,应当仔细观察病情发展,重度急性胰腺炎的病势发展多较严重,早期可出现休克和呼吸功能不全。

3. 急性阑尾炎　典型的转移性右下腹痛伴右下腹麦氏点压痛阳性时,急性阑尾炎诊断并不困难。但若遇高位阑尾炎或低位胆囊炎时鉴别诊断尚有困难。急性胆囊炎疼痛可放射至右肩胛区。急性阑尾炎时结肠充气试验阳性。B 超多可帮助诊断。

4. 其他疾病　胆绞痛可表现为心前区痛,应与心绞痛、主动脉瘤等鉴别,详细询问病史,心电图检查、CT 等有助鉴别。右下侧肺炎、胸膜炎、右肾及输尿管结石等有时也酷似急性胆囊炎。青年妇女患者应与急性输卵管炎伴有的肝周围炎鉴别,如妇科检查发现附件有压痛,宫颈涂片可见淋球菌或包涵体可鉴别。

(七)治疗

急性胆囊炎的治疗应根据患者病情轻重,全身状况以及有无并发症而定。一般可分为非手术治疗和手术治疗两种方法。一般结石性胆囊炎在非手术治疗下,约 50% 的患者可因结石的移动,梗阻部位黏膜充血水肿的减轻而症状得以缓解。

1. 非手术治疗　也可作为手术前的准备。方法包括禁食、静脉输液,禁食时间较长者应适当给予营养支持,纠正水、电解质及酸碱代谢紊乱。可选用对革兰阴性细菌及厌氧菌有效的抗生素和联合用药。急性胆囊炎致病菌多为肠源性细菌,其中 60% 为大肠埃希菌,临床尽可能选用在肝脏内分布、经胆汁排泄和对肝脏毒性小的抗生素。合并使用解痉止痛、消炎利胆药物。对老年患者,应监测血糖及心、肺、肾等器官功能,治疗并存疾病。治疗期间应密切注意病情变化,随时调整治疗方案,如病情加重,应及时手术治疗。

2. 手术治疗　关于从诊断为急性胆囊炎到确定实施胆囊切除术治疗之间的最佳时机存在争论:急性结石性胆囊炎一经诊断,应在纠正水、电解质、酸碱平衡紊乱,了解心肝脑肺肾功能后即可手术,原因在于约 13%~20% 的患者保守治疗无效,约 13% 的患者在等待炎症消退时再次发作,同时早期手术可减少胆囊坏死、穿孔等严重并发症,缩短住院时间,减少医疗费用;相反,亦有人主张待炎症控制 6 周后择期手术,因为急诊手术的死亡率约 2.6%。前瞻性对照研究更倾向于对早期胆囊炎(通常定义为 <3 天)行腹腔镜手术,认为是合理的选择。应全盘根据患者全身情况、胆囊炎症状况、术者经验能力等而定。

治疗急性胆囊炎的根本方法是胆囊切除术,手术力求安全、简单、有效,对年老体弱、合并多个重要脏器疾病者,选择手术方法应慎重。

(1) 凡出现下列情况者,应尽早手术:采用非手术治疗后症状无缓解或病情反而加重,全身中毒症状更加明显;局部压痛、肌紧张明显或触及高张力性包块;合并有胆囊积脓、坏疽、穿孔、急性化脓性胆管炎等严重并发症者;年老者反应差,经非手术治疗效果不佳,应充分考虑胆囊坏疽或穿孔可能,如无手术禁忌宜早期手术。

(2) 手术方法的选择应根据患者情况而定:①胆囊切除术:首选腹腔镜胆囊切除,也可应用开放胆囊切除。急性胆囊炎术中易并发肝外胆管损伤和胆囊床出血,不论采用何种手术方式,力求遵循的原则为:结扎切断胆囊管前必须解剖明确肝总管、胆总管和胆囊管三者之间的关系。②部分胆囊切除术:如估计分离胆囊床困难或可能出血者,可保留胆囊床部分胆囊壁,用物理或化学方法破坏该处的黏膜,胆囊其余部分切除。③胆囊造口术:对高危患者或局部粘连解剖不清者,可先行造口术减压引流,3 个月后再行胆囊切除。④超声引导下经皮经肝胆囊穿刺引流术(percutaneous transhepatic gallbladder drainage,PTGD):对围术期风险较高的患者,如有全身性感染或其他潜在合并疾病,可考虑 PTGD。置管可在超声或 CT 引导下进行,能有效减低胆囊内压,急性期过后再择期手术。

（八）特殊类型的急性胆囊炎

急性非结石性胆囊炎约占急性胆囊炎的 3%~5%，病因仍不清楚，许多研究表明这是一种多因素造成的疾病。其中全身因素造成的胆囊壁局部血供障碍以及胆汁淤滞、胆汁成分变化，是引起急性非结石性胆囊炎主要病因。通常在严重创伤、烧伤、腹部非胆道手术后如腹主动脉手术、脓毒血症等危重患者中发生，约 70% 的患者伴有动脉粥样硬化；也有认为是长期肠外营养、艾滋病的并发症。重大手术、严重创伤、脓毒血症等均可激活体内细胞因子，产生一系列生化反应，致胆囊肌层和浆膜层血管损伤，动静脉局灶性坏死和血栓形成，最终发生胆囊壁缺血和坏疽。已知长期禁食、使用鸦片类药物以及全胃肠外营养（total parenteral nutrition, TPN）的应用可影响胆囊排空，导致胆汁淤滞和黏稠度增高，高浓度的胆盐和胆红素对胆囊黏膜有较强的化学性刺激，易于继发细菌感染。本病病理变化与急性结石性胆囊炎相似，但病情发展更迅速，尤其重病患者，其并发症和病死率高达 40%~60%，应用 B 超做到早期诊断并及时治疗可有效降低病死率。因急性非结石性胆囊炎易坏疽穿孔，一经诊断，应及早手术治疗，根据患者一般情况选择手术方式。

二、慢性胆囊炎

（一）概述

慢性胆囊炎（chronic cholecystitis）系急性胆囊炎反复发作的结果，或者从胆囊结石发展而来，超过 90% 的患者有胆囊结石。慢性胆囊炎病例远多于急性胆囊炎，特别高危人群包括肥胖女性。

（二）病因

1. 结石因素　绝大多数慢性胆囊炎患者伴发胆囊结石。如结石较大，且位置较固定时，可在局部造成压迫，久之逐渐出现溃疡。另外，结石长期机械性刺激胆囊壁，亦可造成胆囊的慢性炎性改变。

2. 感染因素　在正常情况下，胆道系统内无细菌生长，但在胆汁潴留时就可能有不同程度的感染存在。主要包括细菌、病毒和寄生虫的感染。感染途径可经血液、淋巴系统、邻近器官炎症的蔓延和经十二指肠乳头逆行感染至胆囊。寄生虫病，如蛔虫、血吸虫、华支睾吸虫等也可在胆囊内形成慢性感染病灶。

3. 化学因素　胆汁中浓缩的胆盐对胆囊黏膜具有强烈的化学刺激作用。当胆胰管汇合异常时，胰液可经胆囊管逆流入胆囊内，有活性的胰消化酶可侵蚀胆囊壁，引起化学性胆囊炎。

4. 其他因素　妇女在妊娠期，由于性激素的影响，导致胆囊排空延缓；胃大部分切除后，由于迷走神经被切断，亦可导致胆囊排空障碍，胆汁浓缩，浓缩胆汁中的胆盐刺激胆囊黏膜形成胆囊的慢性炎症改变。

（三）病理

慢性胆囊炎的病理变化不尽相同。有的仅表现为胆囊轻度炎症改变，囊壁水肿，略增厚，镜下胆囊壁各层有明显的结缔组织增生，数量不等的慢性炎症细胞浸润。当慢性胆囊炎反复急性发作时，胆囊浆膜与周围组织粘连，囊壁层次不清。当胆囊管被结石嵌顿，或胆囊管黏膜遭破坏被结缔组织替代而完全堵塞时，胆囊内胆汁中的胆红素被吸收，同时胆囊黏膜不断分泌黏液，胆囊膨胀，囊壁变薄，囊腔内充满无色胆汁，称为胆囊积液。慢性胆囊炎囊壁可局部坏死穿孔，由于胆囊周围已形成粘连，常形成包裹性脓肿；如果穿孔破入与之粘连的肠管，可形成内瘘。

慢性胆囊炎可形成一些特殊的形态："葫芦胆囊"（hourglass gallbladder），这是胆囊颈、体之间发生瘢痕性收缩，导致胆囊局部环形狭窄，呈葫芦状；"瓷样胆囊"（porcelain gallbladder），这是因为胆囊壁弥漫性纤维化，黏膜和浆膜均变成灰白色，质地坚硬而有光泽，看上去如瓷器质感一般。此外，由于代谢紊乱及增生性病变，胆囊也可出现病理改变，如胆固醇沉积症，表现为胆囊壁固有层脂质的异常沉积,弥漫型表现为胆囊黏膜呈砖红色伴有多数黄色小结节沉积,外观酷似草莓,又称"草莓样胆囊"(strawberry gallbladder);局限型可表现为单发或多发附着胆囊壁的胆固醇息肉,约半数伴有胆囊结石;腺肌增生病(adenomyomatosis)则主要表现为胆囊黏膜腺体和肌层组织的明显增生,病变部位胆囊明显增厚。

(四) 临床表现

多数患者有胆绞痛病史。患者常在饱餐、进食油腻食物后出现腹胀、腹痛。腹痛程度不一,多在上腹部,可向腹部其他区域放射,或放射至右肩背部。较少出现畏寒、高热和黄疸,可伴有恶心、呕吐。有的患者可多年无症状,仅在 B 超扫描发现胆囊壁增厚,甚至胆囊已萎缩。有的患者偶有剑突下隐痛或轻度的胃肠道症状,如餐后上腹部饱胀、嗳气、呃逆、食欲不振、便秘等,可能与胆囊功能紊乱,不能浓缩胆汁,或胆汁排泌受阻有关。慢性胆囊炎急性发作时与急性胆囊炎的症状相同。

腹部检查可无阳性体征,或仅有右上腹轻度压痛,Murphy 征偶呈阳性。胆囊积液时右上腹可扪及囊性包块,随呼吸上下移动。

(五) 辅助检查

慢性胆囊炎的临床表现常不典型,临床诊断主要借助于实验室和影像学检查。其中 B 超检查是诊断慢性胆囊炎的首选方法,其次为 MR 和(或)MRCP。此外,还包括 CT、腹部平片等。

1. 超声　胆囊正常或缩小,囊壁增厚而毛糙,囊内透声差,合并结石时胆囊内有一个或多个典型的结石强回声光团,后方可见声影。胆囊萎缩时,仅见结石强光团声影,未见囊腔内液性暗区。口服脂肪餐后可见胆囊收缩功能减退或消失。此外,B 超扫描胆囊缺如,常见于萎缩的病态胆囊。

2. MRI 及 MRCP 检查　MRI 检查对诊断慢性胆囊炎有重要价值,其准确率较 CT 高,但因其费用较 B 超贵,不作为常规检查方法。

3. CT 检查　CT 表现为胆囊壁均匀增厚达 3mm 以上,增强可见但囊壁明显强化;胆囊壁可有钙化或胆囊缩小。由于 CT 扫描诊断胆道结石并不比 B 超准确,所以 CT 并不作为常规检查方法。

4. X 线检查　约 15% 的慢性结石性胆囊炎的患者,腹部 X 线平片可显示阳性结石及钙化的胆囊轮廓。

(六) 诊断及鉴别诊断

有腹痛发作合并胆囊结石证据提示慢性胆囊炎的诊断。超声检查可显示胆囊壁增厚,胆囊排空障碍或胆囊内结石。胃肠道钡餐、纤维胃镜、腹部 CT、泌尿系静脉造影等检查对鉴别胃食管反流性疾病、消化性溃疡、胃炎、急性胰腺炎、消化道肿瘤、右肾及输尿管疾病等有帮助。

(七) 治疗

对于有症状的慢性胆囊炎患者经低脂肪饮食,口服解痉止痛及消炎利胆等药物治疗,部分患者缓解症状,但不能从根本上治愈本病,更不能防止胆绞痛及并发症的发生。

下列情况时可采取非手术治疗:①患者全身情况较差,不能耐受手术治疗;②有消化不良症状,胆囊内未发现有结石,胆囊浓缩和收缩功能正常或仅有轻度减轻;③诊断未完全确立。约 12% 的患者胆囊切除术后仍有消化道症状,治疗效果欠佳,所以对诊断不明确者手术治疗应持慎重态度。

胆囊切除术是慢性胆囊炎的根治疗法,不但能够彻底清除病灶,同时能避免并发症如胆管炎、胆囊癌变等。对于老年患者,特别是伴有高血压、心脏病、慢性支气管炎、肺气肿、糖尿病的患者,手术时机最好不要选在急性发作期。腹腔镜胆囊切除术广泛开展,约有 95% 的患者可行手术,它具有痛苦少、创伤小、恢复快和住院时间短等优点,应作为首选治疗手段。术中是否行常规胆道造影并未得到循证医学证据支持。更多文献主张有选择地进行术中胆道造影。对于胆囊三角解剖关系不清,主张胆道造影了解肝内外胆管情况及胆囊管是否有变异等。对于术中发现胆囊结石较小,而胆囊管明显增粗,或胆囊管有小结石嵌顿者,应行术中胆道造影。有报道术中胆道造影约有 4%~5% 的患者发现结石。

三、急性胆管炎

(一)概述

急性胆管炎是起源于胆管,因胆道梗阻、胆汁淤滞及细菌感染所致的急性化脓性感染,又称急性化脓性胆管炎(acute suppurative cholangitis,ASC)。如胆道梗阻未及时解除,胆管内细菌感染没有得到控制,逐步发展至急性梗阻性化脓性胆管炎(acute obstructive suppurative cholangitis,AOSC),是急性胆管炎的严重阶段,亦称急性重症胆管炎(acute cholangitis of severe type,ACST)。临床病情凶险,常威胁患者生命。

近 20 年来,调查显示国内各大城市医院收治 ASC 病例数较过去明显减少。但在部分基层医院 ASC 仍是外科常见的急腹症,ACST 的病死率依然较高,仍是所有胆道疾病中致死的主要原因,应引起重视。

(二)病因

ASC 发病基础是胆道梗阻及细菌感染,也是引发 ASC 的共同因素。

1. 病原菌　研究提示胆道梗阻和感染容易导致菌血症。几乎所有 ASC 胆汁培养的细菌均与消化道的菌种相同。以需氧革兰阴性杆菌阳性率最高,其中以大肠埃希菌最多见,铜绿假单胞菌、变形杆菌和克雷伯杆菌为其次。革兰阳性球菌则以粪链球菌、四联球菌及葡萄球菌较多。约有 25%~30% 合并厌氧菌感染,菌种也与肠道菌组一致,主要为类杆菌属,其中以脆弱杆菌和梭状杆菌常见。需氧和厌氧多菌种混合感染是 ASC 细菌学特点。念珠菌在胆汁和血培养中阳性率逐渐升高。

2. 梗阻　致胆汁淤滞的梗阻原因有多种,在我国,最常见的原因是肝内外胆管结石(90%),其次为胆道寄生虫和胆管狭窄。在国外,恶性肿瘤、胆道良性病变引起狭窄、先天性胆道解剖异常、原发性硬化性胆管炎等较常见。近年随着手术及介入治疗的普及,由胆肠吻合口狭窄、医源性胆管损伤狭窄、PTC、ERCP、置放内支架等致病比例逐渐增多。

(三)发病机制

1. 感染与梗阻的相互影响　当胆道存在梗阻时,细菌进入胆道,在胆汁淤滞环境中易滋生繁殖,从而导致 ASC。感染产生结石,结石梗阻又促发感染,反复胆管炎症、修复过程的纤维组织增生可致胆管瘢痕性狭窄,又增加了梗阻因素,使复发性胆管炎难于终止。

残留的化脓性病灶及结石内所含细菌,常为隐匿的感染源,在一定条件下,如梗阻加重或胆道神经调节功能紊乱超过生理时限后,隐匿感染源的细菌可再度繁殖致急性炎症复发。临床上不少复发性胆管炎因情绪波动、饮食不当和(或)劳累后迅速发病者,符合这种论断。先天性胆管汇合异常及胆管囊性扩张症则可因流体力学改变致胆汁缓慢和难于净化而使胆管炎症复发。胆肠吻合术后反流性胆管炎除存在未净化因素外,还与反复上行性感染相关。

2. 胆管内压力增高　胆管梗阻所致的胆管内压力增高在 ASC 发生、发展中起着极其重要的动力作用。在梗阻的情况下,经胆汁进入肝内的细菌大部分被单核-吞噬细胞系统吞噬,约10% 的细菌可逆流入血,成菌血症。梗阻越完全且持续时间越长,管内压力越高,感染越重和扩散越迅速。门静脉及淋巴管内发现胆砂,说明带有细菌的胆汁可直接反流进入血液,称胆血反流。细菌或感染胆汁进入循环,引起全身化脓性感染,大量的细菌毒素引起全身炎症反应、血流动力学改变和 MODS。急性胆管内高压还可诱发神经性低血压、休克。临床观察也发现,AOSC患者作胆管减压术中,当排除高压胆汁后血压迅速回升,显然难用感染性休克合理解释。

3. 细菌和毒素的损害　肠源性多菌种联合感染所产生的强毒力细菌毒素大量入血是导致

中毒症候严重、休克及多器官功能衰竭的重要原因,内毒素血症造成的损害尤其突出,其机制简要归纳有以下几方面:

(1) 内毒素激活巨噬细胞系统后释放肿瘤坏死因子(tumor necrosis factor, TNF): TNF 调节激活多种介质直接参与损害作用:①受激活的多核白细胞形成的微血栓,刺激血管内皮细胞释放出白介素和血小板激活因子,使血小板凝聚,促进弥散性血管内凝血(disseminated intravascular coagulation, DIC)。②被激活的多核白细胞释放出大量氧自由基和多种蛋白酶,可损害中性粒细胞和血管内皮细胞,加重血管内凝血。氧自由基还损害组织细胞膜、线粒体和溶解溶酶体,使细胞结构破坏和功能障碍。多种蛋白酶还损害血管壁纤维连接素并释放激肽,使血管扩张和通透性增加,致组织水肿和降低血容量。③TNF 通过环氧化酶催化作用而激活花生四烯酸,产生血栓素及前列腺素,前者使血管收缩和血小板凝聚,后者致血管扩张和通透性增加,进一步加重休克。④TNF 经脂氧化酶作用,使花生四烯酸产生具有组胺效应的白细胞三烯,更增加血管通透性。

(2) 内毒素激活补体:过度被激活的补体及其大量消耗后,它的生物效应如对炎性细胞趋化、调理及溶解细菌功能均明显减弱,使感染加重和更易扩散。补体的降解产物可刺激肥大细胞和嗜碱性粒细胞释放组胺,加重血管壁损害。

(3) 产生免疫复合物:一些细菌产生的内毒素具有抗原性,它与抗体作用所形成的免疫复合物可发生强烈免疫反应,沉积在各脏器的内皮细胞上可发生蜕变、坏死,加重多器官损害。

参与感染的阳性球菌所产生的外毒素,也具有收缩血管、溶解血细胞和凝集血小板作用。总之,以内毒素为主所激活的多种体液介质参与损害,相互协同、促进,造成微循环障碍,组织细胞严重缺血、缺氧、代谢紊乱和结构破坏,最终导致不可逆休克及多器官衰竭。

4. 高胆红素血症　胆管梗阻所致的结合型高胆红素血症也是加重 ASC 不可忽视的因素。①胆汁酸有抑制肠腔内大肠埃希菌生长和清除内毒素的作用,当梗阻性黄疸时,肠内缺乏胆酸,大肠埃希菌大量繁殖及释放大量内毒素,肠黏膜屏障受损,导致细菌和内毒素吸收移位至门静脉。AOSC 的胃肠黏膜受损加重,更促进细菌及毒素移位。再因梗阻性黄疸及胆管感染时肝脏网状内皮系统清除细菌和毒素的功能减弱,门静脉内的细菌和毒素易进入体循环,肠源性内毒素大量入血更加重了胆源性内毒素血症的程度。梗阻性黄疸者易发生急性肾衰竭,过去称为肝肾综合征,实验证明与肾血流量减少,肾血流分布异常,特别是肾皮质外层血流显著减少有关,目前多认为其原因多与内毒素血症激活的体液介质相关。②肠内缺少胆酸使脂溶性维生素不能吸收,其中维生素 K 是肝内合成凝血酶原的必需成分,因而可导致凝血机制障碍。

5. 免疫防御功能减弱　肝窦壁上的库普弗细胞占全身巨噬细胞系统即网状内皮系统的70%,它具有很强的清除微生物、毒素、免疫复合物及其他巨分子化学物质的功能,是阻止这些异物从胆管入血或从血液入胆管的重要屏障。胆管梗阻、高压可削弱库普弗细胞的吞噬功能,实验证明结扎动物的胆管后,库普弗细胞吞噬用核素标记细菌的作用显著减弱。AOSC 时肝组织包括肝窦严重变性、坏死,加上过去反复急慢性交替感染所致的肝纤维化、萎缩或胆汁性肝硬化,库普弗细胞结构和功能受损更甚,血浆中的调理素和纤维连结素是促进巨噬细胞系统吞噬功能的体液介质,感染过程中,它们在血中含量减少,也间接反映出免疫功能下降。

(四) 病理

ASC 的病变程度与梗阻完全与否、持续时间、细菌毒力、治疗是否及时、患者体质、营养状况、有无伴发病等多因素相关。病变范围则以梗阻部位而定,梗阻以上的胆管树及相应的肝组织是主要受累部位。

胆管壁和周围肝组织表现充血、水肿及中性粒细胞为主的炎性细胞浸润。胆管黏膜可有出血、糜烂、坏死及溃疡形成。管腔内胆汁混浊或脓性,常混有纤维素、脱落的坏死组织、色素性结石或蛔虫。炎变加重后可见胆管壁及周围肝组织内坏死并形成多数微小脓肿,脓肿可融合为较大或蜂窝状脓肿,肝胆管壁坏疽穿孔后脓性胆汁溢入肝组织,加重化脓性肝炎并促进肝脓肿形

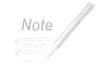

成。脓肿发展过程中可向邻近体腔脏器溃破而产生肝膈下脓肿、脓胸、心包积脓、胸膜肺支气管脓瘘等。肝外胆管或胆囊坏疽穿孔则致局限性或弥漫性腹膜炎,壶腹部梗阻者可激发急性胰腺炎。

尤其凶险的是因压力梯度的原因,脓性胆汁可直接进入血液循环,导致严重脓毒败血症。入血途径包括:①小胆管 - 肝窦瘘,感染物质经小叶中央静脉,小叶旁静脉,肝静脉,下腔静脉入右心,再经肺动脉入肺,形成胆砂性肺栓塞、肺脓肿;②肝脓肿 - 肝静脉或门静脉瘘;③胆管 - 门静脉瘘,因胆管溃破伴行的门静脉分支所致;④胆小管 - 淋巴管瘘,可经肝门淋巴管,胸导管入上腔静脉,胆管与血管相通可发生胆道出血。脓毒血症则引起全身多器官系统的急性化脓性炎症,尸检发现常见的有急性化脓性胆性肺炎、肺脓肿、间质性肺炎、肾皮质及肾小管炎性坏死、心肌炎、心包炎、脾炎、脑炎、胃肠黏膜炎性糜烂等。

胆管结石病多有长期复发性胆管炎史,急慢性炎症交替出现,故胆管及肝组织除上述急性炎变外,还常混杂慢性炎症表现即淋巴细胞浸润和纤维组织增生。胆管壁增厚、变硬,胆管上皮可呈肉芽状或乳突状增生,均可致管腔狭窄。肝纤维化发展则致肝段、叶或全肝萎缩,胆汁性肝硬化,在萎缩或硬化肝切面可发现胆管狭窄,其近端扩张胆管内常充满结石、脓性胆汁或坏死组织。

(五) 临床表现

男女发病比较接近,青壮年多见,约 2/3 在 20~40 岁发病。多数患者有长期胆道感染病史,部分患者可问及胆道蛔虫病史或既往胆道手术史。

一般起病较急骤,均表现为不同程度的食欲减退、体温增高、脉率加快、血中白细胞计数增多等感染中毒全身症状及局部症状和体征。由于梗阻部位不同,局部症候差异较大,约 5% 的患者出现急性重症胆管炎并感染性休克。临床将其分为肝内梗阻和肝外梗阻两型。我国部分地区依然以肝内外胆管结石常见,肝内外胆管可同时梗阻,而肝内梗阻症候多被肝外胆管梗阻表现掩盖,多需急诊术中探查证实。

1. 肝外胆管梗阻型　Charcot 三联征,即发热、右上腹疼痛和黄疸,是肝外梗阻型 ASC 典型临床表现,在 50%~70% 的胆管炎患者中出现,其中发热、腹痛和黄疸发生率分别为 90%、70% 及 60%。炎症波及胆管、胆囊周围者,压痛明显,发生坏疽穿孔后,则表现局限性或弥漫性腹膜炎刺激征,即明显压痛、肌紧张和反跳痛。年老体弱或垂危者腹痛及腹部体征可不显著,不易真实反映病变程度。发病早期或梗阻不完全者,可不显黄疸或程度轻微。急诊手术中常发现肝外胆管扩张,张力增高,切开后混浊或脓性胆汁喷涌而出,多可找到胆管梗阻原因如结石、蛔虫、狭窄等。

2. 肝内胆管梗阻型　指左、右肝胆管汇合以上的梗阻。腹痛较轻、梗阻部位越高越不明显,甚至无痛。一侧肝胆管梗阻,健侧胆管可代偿性排胆而不出现黄疸。腹部多无明显压痛及腹膜刺激征。常发现肝大及压痛。一侧肝胆管梗阻表现不对称性肝大,但病变侧肝脏可因长期或反复梗阻致肝纤维化、萎缩,健侧肝代偿性增生、肿大,须仔细对比两侧压叩痛并结合 B 超资料判断病变所在。肝胆管高位梗阻 ASC 因局部症状缺如而仅有寒热收治于内科者并非少见。急诊手术中见肝外胆管外观、张力、胆压及胆汁色泽均可正常,当松动某支肝胆管的结石或扩开狭窄后,则脓性胆汁涌出。

ACST 或 AOSC 发病常急速,也可由 ASC 发展所致。全身感染中毒症状程度更重,在 Charcot 三联征基础上,伴有休克、神经中枢系统受抑制表现,即 Reynolds 五联征。下列各项临床指标也被常用于国内诊断 ACST 的客观标准:①体温升至 39℃ 以上,少数危重者反应低下,体温可低于正常,常呈弛张热型;②脉率快速,可达每分钟 120 次以上;③血白细胞计数 >20 × 10^9/L;④感染性休克,动脉收缩压 <9.3kPa(<70mmHg);⑤神志障碍包括反应迟钝、定向力异常、烦躁谵妄、神志恍惚甚至昏迷;⑥血培养阳性;⑦胆管内压明显增高,胆汁呈脓性。

ACST 可因胆管穿孔、肝脓肿溃破引起脓毒血症、胆道出血,邻近体腔脓肿及多脏器化脓性损害和功能障碍,故可出现相应的多种症状,须严密观察,及时检查确诊。

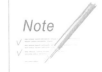

(六) 辅助检查

1. 实验室结果　白细胞计数升高,可超过 $20 \times 10^9/L$,中性粒细胞比例升高,胞质内可出现中毒颗粒。肝功能有不同程度的损害,凝血酶原时间延长。动脉血气分析可有 PaO_2 下降、氧饱和度降低。常见有代谢性酸中毒及脱水、低钠血症等电解质紊乱。定期或不定期检测为及时确切判断病情程度提供有力的证据。

2. 影像学检查　应根据病情选择简单、实用、方便的检查方法。超声是最常应用的简便有效的辅助诊断方法,可显示胆管扩大范围和程度以估计梗阻部位,可发现结石、蛔虫及 >1cm 直径的肝脓肿、膈下脓肿等,可在床边进行,对诊断很有帮助。如病情稳定,可行 MRCP 或 CT 检查,可以更全面的了解肝内外胆管及肝脏情况。对需要同时行经皮肝胆管引流(percutaneous transhepatic cholangial drainage,PTCD) 或经内镜鼻胆管引流(endoscopic naso-biliary drainage,ENBD)减压者可行 PTC 或 ERCP 检查。胸腹 X 线片有助于诊断脓胸、肺炎、肺脓肿、心包积液、膈下脓肿、腹膜炎等。

(七) 诊断

根据化脓性感染中毒症状轻重,局部症状和体征,配合 B 超、CT 等检查结果,结合过去病史和手术史,多数患者可确诊为 ASC 或 ACST。但有时在判断 ACST 及其严重程度上可遇到困难。

如何判断 ACST 病情程度,尚缺少统一标准。感染性休克是常见的严重征象,休克者较无休克者的病死率显著增高,故普遍以有无休克划分轻重。但许多感染中毒症状非常严重甚至已发生脏器衰竭者,并不出现低血压、休克。不少伴有休克的患者经胆管减压引流可较快控制、恢复,但部分患者虽经相同治疗措施,休克却不能逆转。究其恶化的原因,虽受多因素影响,胆源性肝脓肿确是加重病情十分重要的病变。尸检证明在死亡的 AOSC 病例中,多数有肝脓肿存在。脓肿一旦形成,仅作胆管减压引流常不能控制中毒症状发展,或短暂减轻后又进行性加重,终因多器官衰竭死亡。

(八) 治疗

急性胆管炎有一个宽的疾病谱。轻的急性胆管炎患者只需门诊口服抗生素治疗。80%~85% 的 ASC 患者经补液、抗生素应用等治疗措施可治愈。一小部分患者为重症胆管炎,需在重症监护病房治疗。20% 的 ASC 患者病情进一步发展至需急诊胆道减压。

1. 治疗方法的选择　结合患者全身情况,掌握 ASC 病情程度,是抉择疗法的依据。对较轻者可选用非手术疗法,多数能缓解病情,度过急性期,经充分检查准备后,再行计划性择期手术,这是最理想的治疗方案。但须观察治疗效果,尤其对 AOSC 更须密切观察,随时做好手术前的准备,切不可因追求择期手术而贻误急症胆管减压的良好时机。

从病因考虑,胆管梗阻所致的胆管内高压是炎症发展病情加重的基本原因,不失时机的有效胆管减压是缓解病情和降低病死率的关键。所以,AOSC 治疗的三个原则是:①对出现功能不全的脏器进行积极的、综合的内科治疗;②紧急胆管引流;③合理使用抗菌药物。

外科手术曾经被认为是最迅速、最确切的胆管减压方法,但存在的弊端不容忽视:①在严重感染状态下,机体对手术及麻醉的耐受性较差,手术死亡率及并发症率较择期手术高;②局部组织严重炎性病变,凝血机制障碍,部分患者合并肝硬化和门静脉高压或因多次胆道手术形成致密粘连,给手术增加了难度;③在全身和局部恶劣条件下,不允许详细探查和处理肝胆管及肝脏病变,常需再次急症手术或择期手术解决。所以,在考虑患者全身情况的同时,ENBD、PTCD 等微创的优势逐步得以体现。回顾性和前瞻性的国外随机研究表明,急诊内镜引流对 AOSC 患者的治疗效果比手术引流好,可以显著降低病死率。即使内镜胆道引流不能充分减轻炎症反应,接着急诊行胆总管探查术亦可降低病死率。

2. 急诊胆管减压　这是制止感染发展决定性措施。

(1) 非手术胆管减压:PTCD 和 ENBD 是近年来开展的缓解胆管内高压,控制胆管感染的有

Note

效治疗方法,又避免了急症手术风险。正日益成为重症胆管炎胆道减压的首选。ENBD 手术创伤小,能有效的减低胆道内压,并能根据需要持续放置 2 周或更长时间。对胆管下段严重狭窄或结石嵌顿者,则需做乳头括约肌切开,解除狭窄或取出结石后,再行 ENBD。但对高位胆管梗阻引起的胆管炎引流效果不肯定,存在出血、急性胰腺炎等并发症风险。PTCD 操作简单,能及时减压,对较高位胆管或非结石性梗阻效果较好,适用于肝内或肝内外胆管明显扩张者,尤其是胆管空肠吻合或胃切除胃空肠吻合术后,不能做 ENBD 的患者,但对肝胆管多支梗阻则难于奏效,在操作中可发生胆管 - 血管瘘,因高压脓性胆汁入血致脓毒血症,还可发生胆汁性腹膜炎、脓胸、出血等并发症,故其应用不如经内镜引流应用广泛、安全。对于 PTCD 和 ERCP 不能实施时,积极采用及时合适的手术方法进行治疗。

(2) 手术胆管减压:方法力求简单有效。胆总管切开减压,取出引起梗阻的结石、蛔虫,置 T 形管引流,是最常见最直接最有效的术式。为达到真正有效目的,必须探查并去除主要肝胆管(1~2 级)内的梗阻。胆管狭窄所致梗阻可能不易在急诊术中彻底去除,多采用金属探条进行扩张,尽可能清除其近端的结石后置入 T 形管引流,若管腔较细可用适度的硅胶管或塑料管经 T 形管内套入,置于狭窄近侧胆管内引流,总之操作应力求简便、有效、减少损伤和出血为宜。紧急减压后,病情可能立即趋于稳定,但对于较高位置的肝内胆管梗阻,胆总管切开往往不能有效减压。如术中发现有较大的脓肿,可一并处理;如发现小脓肿,则只能行胆管引流。

一般不采用胆囊造瘘替代胆管引流,但若寻找或接近胆管困难、失败,病情不允许延续手术时间,又确系胆管下段梗阻者也可切开肿大的胆囊,证实与胆管相通后行胆囊造瘘术。

是否同期切除胆囊需酌情决定,对无结石的继发性胆囊炎炎变虽不重但明显增厚及纤维化者,是胆囊切除的指征,但能否实施需根据术时病情而定,生命体征极不稳定,濒于休克或已休克者,均不宜再耗时做胆囊切除,应选择胆囊造瘘。可否再做胆肠内引流术更应慎重考虑,在未弄清肝内病变的情况下手术盲目性太大,常因肝胆管结石、狭窄存在,术后更易发生胆管炎,增加患者痛苦和危险。

3. 肝脓肿的处理　提高对肝脓肿的警觉性,及时发现和处理好肝脓肿是防治感染性休克和多器官衰竭的重要环节。

(1) B 超或 CT 引导下经皮穿刺置管引流:适用于胆管减压术后 B 超等影像检查发现的较大的单个或多个脓肿或不能耐受手术的大脓肿,对集聚的分隔性脓肿、邻近大血管或心包的脓肿、伴腹水及凝血机制障碍者慎用。

(2) 手术切开引流:适用于大肝脓肿、多发性分隔脓肿、胆管减压术中证实的可引流的脓肿及经皮肝穿引流失败的脓肿或有禁忌者。

(3) 肝切除术:对局限于一侧肝叶或肝段的多发性蜂房样脓肿,中毒症状严重,局部处理困难,特别是合并反复胆道出血者,为拯救生命适时地做病灶肝叶、段的切除,应是明智的选择。

4. 非手术疗法　主要的非手术疗法有下列几个方面:①维持体液平衡,即纠正水、电解质及酸碱失衡,对感染性休克者,迅速扩充血容量,改善微循环灌注则是当务之急。②静脉滴注抗生素,根据病情轻重选用药物,针对肠源性多菌种感染特点,一般多需两种以上抗生素联合应用。用药中观察治疗反应并结合血、胆汁细菌培养及药物敏感试验,决定是否更换药物或调整剂量。③抗休克综合治疗包括扩充血容量、纠正酸中毒、及早静脉滴注大剂量皮质类固醇激素,血容量基本补足的前提下合理使用血管活性药物、输氧等。④补充感染时高代谢所需的热量和营养物质及维生素 K、B、C 等。⑤注意保护和改善重要脏器的功能,防治多器官功能衰竭,对重症者宜收治在重症监护病房(intensive care unit,ICU)以策安全。

(九) 预后

随着对 ASC 认识与诊治水平的提高,大多数治疗效果满意。近 10 年来对胆管减压的重视、引流措施及时,ACST 的病死率较过去普遍有所下降,但仍达 5%~34%。

多种因素可影响本病的预后。Gigot 在回顾性研究中总结了急性胆管炎预测病死率的 7 个独立因素：急性肾衰竭、肝脓肿、肝硬化、高位胆管恶性梗阻、PTC 检查、女性患者、年龄。也有文献总结预后相关因素：①病程长短：持续梗阻时间越长，休克、肝脓肿及脏器衰竭发生率越高，预后越恶劣，一组胆源性休克病例统计，发病在 72 小时内就诊 33 例，死亡 6 例（18.2%），72 小时后就诊 18 例，死亡 10 例（55.5%），充分说明早诊断的必要性。②年龄：老年患者较多伴心血管及代谢性疾病，重要脏器代偿功能减弱，抵御感染的能力降低，预后较差。一组对比同期收治的胆源性休克病例，壮年 47 例，死亡 8 例（17%），老年 66 例，死亡 25 例（34.8%），有显著差异。③肝脏慢性损害程度：肝脏是机体吞噬功能的主要所在地和能量代谢的核心器官，若已存在广泛纤维化、萎缩和硬化，更易发生肝衰竭、肝肾综合征及其他脏器功能衰竭。④严重并发症：如胆管或肝脓肿溃破所致的脓毒血症、胆道大出血、肝外脓肿、重度急性胰腺炎等，均直接关系着预后。高危患者的确认和进行全面的支持治疗以及早期干预可改善高危患者的预后。

（苗　毅）

第六节　胆道肿瘤

一、胆囊息肉

（一）概述

胆囊息肉指胆囊壁向腔内呈息肉样突起的一类病变的总称，又称"胆囊隆起性病变"。此类患者一般无明显的临床症状或者症状轻微。部分患者在因胆囊结石行胆囊切除术时，于切除的胆囊上发现胆囊息肉。随着 B 型超声诊断技术的不断发展，越来越多的无症状或症状轻微的胆囊息肉患者被发现。

（二）病理

在病理类型上，胆囊息肉可分为非肿瘤性息肉和肿瘤性息肉。其中非肿瘤性息肉分为胆固醇性息肉、炎症性息肉、腺瘤样增生和腺肌瘤；肿瘤性息肉包括良性的腺瘤以及恶性的腺癌。

1. 非肿瘤性息肉

（1）胆固醇性息肉：是非肿瘤性息肉中最为常见的一种。其病理特点为多发性小息肉。镜下，该类息肉具有结缔组织蒂、微血管和绒毛状突起，但一般不伴有肠化生及不典型增生。胆囊息肉脱落时经 Oddi 括约肌排出时可引起胆绞痛和急性胆源性胰腺炎。

（2）炎症性息肉：为炎症刺激产生的一种肉芽肿，外形为单发或多发的广基性结节，直径多<1cm。镜下可见其由毛细血管、成纤维细胞及慢性炎症细胞构成，息肉周围的胆囊壁有明显炎症。该类息肉患者常合并慢性胆囊炎和胆囊结石。

（3）腺瘤样息肉：是一种既非炎症也非肿瘤的增生性病变，表现为黄色质软的疣状物，表面较光滑，蒂较宽，多位于胆囊颈部及体部，直径约 5~20mm，可单发或多发。其组成成分为丰富的结缔组织中含平滑肌束及杯状细胞，其表面有上皮增生并伴有肠化生。腺样增生因黏膜上皮伸入肌层而形成的罗 - 阿窦明显增多，窦口上常有狭窄，致窦内有胆汁淤积、炎症或胆石嵌入，有恶变可能。

（4）腺肌瘤：属于胆囊增生性病变，兼有退行性改变，可分为弥漫型、节段型与局限性三种，镜下以上皮及间质细胞活跃增生形成腺腔样结构为特征，其上皮可发生不典型增生。

2. 肿瘤性息肉

（1）腺瘤：多为单发的有蒂息肉，外形可呈乳头状或非乳头状，恶变率约 30%，癌变机会与腺瘤大小呈正相关。

（2）腺癌：分为乳头型、结节型及浸润型。前两者为隆起性病变，直径约 <20mm；而浸润型不

属于胆囊息肉样病变,绝大多数直径 >20mm。

（三）临床表现

胆囊息肉早期往往无任何症状,大多数胆囊息肉患者由 B 超检查发现,少数则在手术中意外发现。部分患者有右上腹轻度不适。偶有胆囊息肉患者出现右上腹疼痛并向右肩背放射、腹胀、恶心、呕吐、厌油以及消化不良等情况。对于合并结石的胆囊息肉患者,可出现胆绞痛、发热、右上腹腹膜刺激征等急性胆囊炎的临床表现。由于胆囊息肉缺少典型的临床表现,仅依靠临床表现难以明确诊断胆囊息肉,其确诊主要依靠相关辅助检查。

（四）辅助检查

1. 超声　超声检查可对胆囊进行多方位检查,能清晰显示胆囊息肉的部位、大小、数目、是否有蒂、是否合并胆囊结石及胆囊炎等,是目前诊断胆囊息肉的首选方法。胆囊息肉在 B 超下表现为胆囊壁局部出现一球形低回声或中等回声团块向胆囊腔内突出,常有蒂。不伴有声影。位置固定,不随体位移动而变化。目前,彩色多普勒超声也越来越多的应用于胆囊息肉的诊断。通过对胆囊息肉内血流信号的显示,有助于鉴别早期胆囊癌及胆囊息肉样病变。相较于常规超声检查,内镜超声(EUS)能提供高分辨率小息肉的超声图像,其对小息肉的探查优于超声检查。EUS 不仅能提供息肉的外在形态以及表面特征,还能提供息肉的内在回声图像,能够显示出胆囊各层的层次结构和提供高分辨率的小息肉图像。

2. CT 检查　CT 对胆囊息肉的检出率低于 B 超,但 CT 能够更好的显示出肝脏、胆囊、门静脉以及其相邻器官的解剖关系。CT 不仅可用于早期胆囊癌与胆囊息肉的分辨,还可以显示出恶性胆囊息肉与周围组织的解剖关系以及有无局部淋巴结转移。对于怀疑有恶变可能的胆囊息肉患者,应进行 CT 检查。

（五）治疗

患者有无明显临床症状、胆囊息肉的分类及其良恶性是胆囊息肉治疗方案选择的基础。同时,治疗方案的选择需综合考虑患者年龄、身体一般情况以及社会经济条件等多方面因素。

一般认为直径在 0.5cm 以内的胆囊息肉多为良性病变,而直径超过 1cm 者,可能为腺瘤样息肉或有发展为恶性肿瘤的可能。因此,对于息肉直径 <0.5cm 且无明显临床症状的患者,可采取随访观察,监测病情变化,一般 3~6 个月随诊 1 次,如 1~2 年内病情无明显变化,可考虑延长为 6~12 个月随访一次。对于年龄较大(>50 岁)、临床症状明显、伴有胆囊结石、息肉直径 >1cm、无蒂、单发病灶、息肉体积在近期内显著增大的患者,应行胆囊切除术,同时术中应当行冰冻病理诊断,以明确息肉是否恶变。对于已经发生恶变的胆囊息肉,需根据术中肿瘤分期,进一步决定切除范围。

二、胆囊癌

（一）概述

胆囊癌占据胆道系统肿瘤的 80%~95%,其在女性中的发病率是男性发病率的 2~6 倍。胆囊癌的发病率随年龄的增长而增长。原发性胆囊癌患者早期无典型症状,多数患者初次诊断时已经进入中晚期,根治性切除率低,预后不佳。

（二）病因

关于胆囊癌的病因尚不明确,但长期的临床实践和流行病学调查发现许多与胆囊癌密切相关的高危因素。了解胆囊癌的高危因素有助于胆囊癌的早期识别和诊断。

1. 胆石病　约 85% 的胆囊癌患者同时合并胆囊结石,因此,胆囊结石被认为是胆囊癌的重要危险因素。胆结石直径大于 3cm 的患者发生胆囊癌的相对危险度显著增高。

2. 胆囊息肉　直径超过 10mm、合并胆囊结石或胆囊炎、单发或无蒂且迅速增大的胆囊息肉具有较高的恶变倾向。

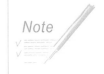

Note

3. 胆囊慢性炎症　伴有黏膜腺体内的不均匀钙化的胆囊慢性炎症被认为是癌前病变。

4. 性别和年龄　胆囊癌的发病率随年龄增加呈上升趋势；女性发生胆囊癌的风险是男性的2~6 倍。

5. 其他　胆囊癌的其他可能病因还包括胆胰管汇合异常、胆道感染、肥胖和糖尿病、遗传等多种因素。

（三）病理

1. 大体病理　胆囊癌病理分型包括肿块型、浸润型和肿块 - 浸润混合型。肿块型是指胆囊癌外形为大小不等的菜花样病灶，向胆囊腔内突出，约占胆囊癌 80%~90%。浸润型则表现为胆囊壁增厚，胆囊壁与肝组织牢固粘连。多数胆囊癌具有部分浸润型的特征，导致胆囊壁的增厚。浸润型胆囊癌易沿着浆膜下侵袭转移，甚至可侵入肝门及胆管树导致黄疸。

2. 组织病理　在组织学上，胆囊癌可分为腺癌（乳头状癌及黏液细胞癌）、鳞状细胞癌、腺鳞癌、肉瘤以及未分化癌等，其中腺癌占 85% 以上。

3. 转移途径　胆囊癌的转移途径主要有 4 种：经黏膜下淋巴结散布到局部淋巴结、直接侵犯肝脏或其他邻近器官、经血液循环向远处散布以及腹膜转移，也可通过活检针道或者外科创伤播散。胆囊癌的特点之一是早期易发生侵袭转移。胆囊壁仅有较薄的固有层和单一肌层，并且胆囊与肝脏之间无浆膜覆盖。因此，胆囊癌易突破胆囊壁发生早期的淋巴和血行转移。胆囊癌细胞可通过胆囊后腹膜途径、胆囊腹腔干途径及胆囊肠系膜途径发生淋巴转移。胆囊癌还可通过侵犯胆囊的引流静脉或胆囊与肝脏的交通静脉向肝脏或全身转移。此外，胆囊癌还可通过局部浸润向肝脏、胆总管、结肠、十二指肠、大网膜或者胃转移。

（四）临床表现

胆囊癌早期一般无明显临床症状，多数胆囊癌患者在初次诊断时就已处于中晚期。

1. 症状

（1）早期症状：绝大多数患者早期无明显症状。可表现为慢性胆囊炎或胆囊结石的症状，如腹痛、恶心、呕吐等。部分胆囊癌患者以急性胆囊炎为首发表现。以急性胆囊炎为首发表现的患者通常处于胆囊癌早期，预后较好。

（2）中晚期症状：中晚期胆囊癌患者可出现右上腹痛，可放射至肩部。晚期患者常出现右上腹肿块、食欲减退、体重减轻、黄疸、腹水等症状。偶有晚期胆囊癌患者出现胃肠道出血以及消化道梗阻。

2. 体征　晚期患者在体格检查时可触及上腹部增大的胆囊、肝脏可触及结节，叩诊腹部移动性浊音可阳性。

（五）辅助检查

1. 实验室检查　胆囊癌患者常出现 CEA、CA19-9 等肿瘤标志物的异常升高。CEA 高于4ng/ml 对诊断胆囊癌的特异性约 92.7%，但敏感性仅为 50%。CA19-9 高于 20U/ml 诊断胆囊癌的敏感性和特异性都约为 79%。对于胆囊癌引起的梗阻性黄疸，患者可出现血胆红素升高，并且以结合胆红素升高为主。

2. 影像学检查

（1）超声：超声检查是胆囊癌诊断和术前评估首选的检查。B 超下胆囊癌可表现为 4 种类型：息肉型、肿块型、厚壁型以及弥漫型。早期的胆囊癌可表现为胆囊内形状不规则的低回声或等回声影，通常直径超过 10mm，不随患者体位变化而变化，正常胆囊壁厚度不超过 3mm，胆囊癌患者可见胆囊局部厚度超过 1cm。对于进展期胆囊癌，超声下可见胆囊和肝脏分界消失。彩色多普勒超声通过对病灶区血流信号的显示，有助于鉴别胆囊癌与其他良性胆囊占位性病变。相较于良性胆囊肿瘤，胆囊癌通常出现血流信号；此外，胆囊癌内血流速度也高于良性胆囊肿瘤。内镜超声（EUS）近年来也被应用于胆囊癌的诊断。内镜超声可经十二指肠球部和降部直接扫描胆囊,精确显示乳头状高回声或低回声团块及浸润囊壁结构。

(2) CT 检查:CT 检查对肿瘤的定性和转移的判断优于 B 超。动态增强扫描可显示肿块或胆囊壁的强化,延迟期达高峰,显示胆囊壁侵犯程度、毗邻器官受累及和淋巴结转移情况。

(3) MRI 及 MRCP 检查:MRI 动态增强扫描呈快进慢出。诊断不明时,可联合血管成像及磁共振胆管成像(MRCP)。MRCP 利用胆汁和胰液作为天然造影剂,在胆道和胰管显像中具有独到的优势。胆囊癌在 MRCP 上可表现为不规则缺损、胆道僵硬或胆囊腔内软组织肿块。MRCP 对于合并胆胰管梗阻者有较高价值,但对不合并胆道梗阻的早期胆囊癌效果不如 B 超。

(4) PET-CT 检查:对胆囊癌敏感性高,可发现胆囊癌早期病变,可检出直径 <1.0cm 的转移病灶。

3. 细胞学及组织病理检查　超声或 CT 引导下的细针穿刺活检(FNAC)越来越多的应用于胆囊癌患者的术前细胞学诊断,对于已处于晚期且不准备进行手术治疗的胆囊癌患者具有确诊意义。活检过程中胆囊癌细胞有通过腹膜、穿刺针道种植的风险,因此,应该尽量避免不必要的活检。活检获得的阳性病理结果能使手术依据更加充分,但其存在相当高的假阴性可能,活检阴性并不能排除胆囊癌的存在。对于高度怀疑胆囊癌的患者并且可疑病灶能够彻底切除者,不推荐对患者进行术前或者术中的组织活检,以避免造成肿瘤的种植播散。此外,对胆管进行刷片以及胆汁的细胞学检查对胆囊癌也有一定诊断意义,能够避免肿瘤的播散和种植,但其诊断的敏感性较低,容易造成漏诊。

(六) 诊断及鉴别诊断

1. 诊断　胆囊癌的诊断需要综合考虑患者年龄、症状、实验室检查以及影像学检查的结果,必要时需要依赖于术中和(或)术后组织病理检查的结果。

2. 胆囊癌的分期　胆囊癌的分期与患者的临床预后有密切关系,目前常用的临床分期主要有 Nevin 分期和 TNM 分期。

(1) Nevin 分期:该分期是由 Nevin 等人在 1976 年根据胆囊癌的浸润深度以及累及范围,提出的如下分期方案。

Ⅰ期:癌组织仅位于黏膜内,即原位癌;

Ⅱ期:癌肿侵及胆囊黏膜和肌层;

Ⅲ期:癌肿侵及胆囊壁全层;

Ⅳ期:癌肿侵及胆囊壁全层并伴有淋巴结转移;

Ⅴ期:胆囊癌累及肝脏、胆囊周围邻近器官或有远处转移。

(2) TNM 分期:TNM 分期是由国际抗癌联盟(UICC)以及美国癌症联合委员会(AJCC)制定的。该分期系统以肿瘤侵犯范围为基础,能够较好的预测患者预后。具体的分期系统见表 11-1。

表 11-1　胆囊癌 TNM 分期(UICC/AJCC,2009)

分期	范围
0 期	原位癌 TisN0M0
Ⅰ期	仅侵犯黏膜和肌层(T1N0M0)
Ⅱ期	仅侵犯胆囊壁肌层周围结缔组织(T2N0M0)
ⅢA 期	侵透浆膜层和(或)直接侵犯肝脏和(或)一个邻近器官或组织,如胃、十二指肠、结肠、胰腺、肠系膜、肝外胆管等(T3N0M0)
ⅢB 期	合并肝门部淋巴结转移(包括胆总管、肝动脉、门静脉及胆囊管淋巴结)(T1-3N1M0)
ⅣA 期	侵犯门静脉主干、肝动脉或侵犯两个及两个以上的肝外器官或组织(T4N0-1M0)
ⅣB 期	合并远处淋巴结转移(腹腔干、十二指肠旁、胰腺旁、肠系膜上动脉淋巴结)(T1-4N2M0,T1-4N1-2M1)

Note

3. 鉴别诊断　胆囊癌需与下列疾病进行鉴别：

（1）胆囊息肉：早期的胆囊癌和胆囊息肉不易鉴别。胆囊息肉一般不出现肿瘤标志物的增高。影像学上对于直径>10mm，单个宽基底的息肉，需要警惕胆囊癌可能。同时对于年龄>60岁，既往有胆囊结石或长期慢性胆囊炎病史者，更应高度怀疑胆囊癌可能，需积极考虑手术可能，并在术中行病理检查进行确诊。

（2）慢性胆囊炎：胆囊癌患者常可出现与慢性胆囊炎类似的临床表现，而胆囊癌患者往往又伴有慢性胆囊炎，故胆囊癌往往被误认为慢性胆囊炎而延误诊断治疗。通过B超、CT以及肿瘤标志物等检查有助于慢性胆囊炎和早期胆囊癌的鉴别。

（3）急性胆囊炎：部分胆囊癌患者以急性胆囊炎为主要表现，其主要机制是由于胆囊癌伴发的胆囊结石在胆囊颈部形成嵌顿或位于胆囊颈部的肿瘤阻塞胆囊管导致。对于以急性胆囊炎为首发表现者，B超及CT检查若发现胆囊内肿块或胆囊壁局部增厚，需要考虑胆囊癌可能。对于急性化脓性和坏疽性胆囊炎，影像学检查可能无法区分，明确诊断需术中病理检查。

（4）黄色肉芽肿性胆囊炎：该病是一种特殊类型的胆囊炎症，可表现为对肝脏和周围组织、器官的侵犯，术前影像检查甚至术中探查很难将两者区别，因而易误诊为胆囊癌而进行不必要的治疗。黄色肉芽肿性胆囊炎患者既往多有糖尿病病史，肿瘤标志物正常。其影像学特点表现为胆囊壁较均匀增厚，胆囊壁呈现"轨道征"，结节状突起较少见。

（七）治疗

目前对于胆囊癌的治疗原则包括早期发现、早期诊断、及时行根治性切除术。外科根治性切除仍是治愈的唯一机会。放化疗的治疗方案需要进一步规范，且治疗疗效有待进一步证实和提高。

1. 手术治疗　目前胆囊癌的首选治疗方法。临床上对可疑的胆囊癌患者应尽早手术，并根据术中分期和病理结果决定术式。主要的手术方式包括单纯胆囊切除术、胆囊癌根治术和胆囊癌扩大根治术。手术方式的选择是由胆囊癌的分期决定。

对Tis/T1a期胆囊癌，行单纯胆囊切除术可达根治性治疗目的；对T1b期胆囊癌，其发生淋巴结转移的可能性高于T1a期胆囊癌，且复发风险较大，因而对于一般情况较好的T1b期胆囊癌患者可行扩大的胆囊切除术，切除范围包括胆囊切除、肝楔形切除（距胆囊床至少2cm）加淋巴结清扫。对于T2期胆囊癌目前普遍采用胆囊癌根治术，其切除范围包括全胆囊切除、≥2cm的胆囊床肝楔形切除、以及Ⅳ、Ⅴ、Ⅵ肝段切除术，同时需要进行局部的淋巴清扫（包括胆囊管、门静脉、肝十二指肠韧带、肝门部淋巴结，以及胰头部、十二指肠、腹腔干周围淋巴结）。对T3期胆囊癌，切除范围包括胆囊、右半肝或肝右三叶、胰头、十二指肠，甚至右半结肠在内的胆囊癌扩大根治术，且常规进行扩大的淋巴结清扫。对晚期胆囊癌，术前或术中探查确定无法根治切除病灶，或者已经出现远处转移时，应当行姑息性手术，减轻患者临床症状，如黄疸、皮肤瘙痒、胆管炎、疼痛以及胃肠道梗阻等。

2. 化学疗法　目前胆囊癌多推荐采用以吉西他滨为基础和以氟尿嘧啶为基础的联合化疗方案。化疗对胆囊癌的疗效尚需更多的临床研究证实。

3. 放射治疗　术后放疗包括体外照射和腔内照射。目前常用的方法有三维适形放疗、立体定向放疗等。放疗对胆囊癌的治疗意义尚需更多的临床研究证实。

（八）预后

胆囊癌预后与胆囊癌的临床分期密切相关。局限于胆囊黏膜和固有层的患者术后效果较好，行单纯胆囊切除术后5年生存率可达85%~100%；T2期患者行扩大根治切除术后5年生存率可达59%~61%；对于晚期胆囊癌，术后1年生存率低于80%，5年生存率低于5%。因此，早期切除合并慢性结石或慢性炎症或腺瘤样息肉的胆囊，是预防胆囊癌发生的必要手段。

三、胆管癌

(一)概述

胆管癌(cholangiocarcinoma)是指源于胆管系统被覆上皮的恶性肿瘤,包括肝内胆管细胞癌、肝门胆管癌和胆总管癌三种。其中,肝内胆管细胞癌源于肝内胆管及其分支至小叶间细胆管树的任何部位的被覆上皮。而肝门胆管癌系指发生在左、右肝管及肝总管的恶性肿瘤;胆总管癌是指发生在胆总管的恶性肿瘤。肝外胆管癌较少见,其发病率低于胆囊癌;男女发病率无差异,50岁以上多见。肝门胆管癌较多见,占胆管癌的60%~80%;远端胆总管癌较少见。胆管癌的患病率在地理区域上有显著的差异,在肝吸虫流行地区,肝内胆管癌的发病率明显增高,例如东亚国家。而且,胆管癌的发病率也存在着种族和性别的差异性。胆管良性腺瘤或假瘤均很少见。胆管癌的恶性程度很高,目前根治性手术切除是胆管癌最重要的治疗方法。

(二)病因

胆管癌的发病原因至今尚不明确,与胆囊癌的相似。据文献报道与下列因素有关:

1. 胆道感染及慢性炎症　长期的慢性炎症刺激是胆管癌的发病基础,临床资料显示与胆管癌有关的疾病均可导致胆管慢性炎症。胆汁中某些物质(如胆汁酸的代谢产物)对胆道黏膜的长期刺激,可导致上皮不典型增生。

2. 胆道结石　20%~57%的胆管癌患者伴有胆道结石,故而认为结石的慢性炎症刺激可能是致癌因素之一。

3. 溃疡性结肠炎　溃疡性结肠炎患者的胆管癌发病率较普通人群高出10倍,而且伴有溃疡性结肠炎的胆管癌患者发病年龄较其他早20~30年。对于有长期的结肠炎病史的患者,门静脉系统的慢性菌血症可能是胆管癌及原发性硬化性胆管炎的诱发原因。

4. 胆管囊性畸形(先天性胆管扩张症)　先天性胆管囊肿易癌变已成为共识,先天性胆管囊肿患者胆管癌的发病率高达2.5%~28%,胆管囊性畸形者发生癌变较正常人早20~30年。尽管3/4的胆管囊性畸形患者早在婴儿期和儿童期就会出现症状,但就胆管癌的发生来说,有75%的患者是成年期出现胆管囊性畸形症状者。对于胆管囊性畸形致癌变的机制,有人认为胰管汇入胆管的开口异常高时,会使胰液反流入胆管引起胆管上皮恶变。胆汁淤滞、结石形成和囊腔内的慢性炎症等其他因素也可能导致恶变。

5. 肝吸虫(中华分支睾吸虫)感染　华支睾吸虫感染被认为与胆管癌的发生有一定的联系,华支睾吸虫寄生于肝内外胆管时,虫体及其代谢产物长期刺激胆管黏膜上皮,引起胆管黏膜增生,进而产生瘤样改变、癌变。

6. 胆道手术史　胆管癌可发生在胆道手术多年之后,也可出现在不含结石的胆管中,常出现在胆道内引流术后。

7. 放射性钍　有钍接触史的患者胆管癌的发病年龄较无钍接触史者早10年,接触钍后平均潜伏期为35年,且较多出现在肝内胆管树的末梢。

8. 原发性硬化性胆管炎　有研究发现原发性硬化性胆管炎患者的胆囊癌发病率也会高于一般人群,而且也跟溃疡性结肠炎有关。

9. 乙型肝炎病毒感染　国内有出现部分胆管癌患者伴有乙型肝炎病毒感染,两者之间是否有联系尚待更多的调查及研究。

10. K-ras基因突变　近年来分子生物学的研究表明,胆管癌患者的K-ras基因的12密码子突变率高达77.4%,这说明了K-ras基因突变对胆管癌的发生中有着重要的作用。

此外,胆囊癌还可能与化学毒素、吸烟、结石形成、胆汁淤滞、胰液反流、胆管良性肿瘤恶变、肝脏干细胞的肿瘤样分化有关。

（三）病理

1. 肝门部胆管癌　肝门部胆管癌可以根据其病理学特点分为：①乳头状；②结节状；③硬化型；④弥漫型。乳头状癌主要向胆管腔内生长，一般不向胆管周围组织浸润，不侵犯血管和神经周围淋巴间隙，若能早期手术切除，效果良好；结节状胆管癌生长缓慢，分化良好，早期手术切除效果亦较好，但两者在临床上均少见；硬化型胆管癌是肝门部胆管癌中最常见的类型，有向胆管周围组织浸润和侵犯神经周围淋巴间隙的倾向，故手术切除后容易局部复发；弥漫型胆管癌沿胆管壁广泛浸润肝内、肝外胆管，一般无法手术切除，预后差。

95% 以上的胆管癌为腺癌，少数为鳞状上皮癌、腺鳞癌、黏液癌、囊腺癌、类癌及未分化癌等。还有极少见的细胆管癌。细胆管癌是一类以规则性细小的管腔样结构为特点的腺癌，可能来自肝内胆管树最末端最小分支 Hering 管内的肝脏前体细胞。

2. 肝外胆管癌　肝外胆管癌大体上可表现为管壁的局部增厚，或呈突入腔内的息肉样肿物，偶尔可引起管腔的环形狭窄或弥漫浸润而导致胆管壁弥漫增厚。在光镜下，肝外胆管癌绝大多数为各种分化程度的腺癌。癌细胞通常有黏液和 CEA 的表达，在其周围的上皮常有化生或异型增生，如鳞状上皮化生和透明细胞变或神经内分泌化，甚至出现小细胞神经内分泌癌的改变。乳头状腺癌可呈息肉样阻塞管腔。肿瘤的坏死脱落可使黄疸波动。

3. 转移途径　约 71.4% 的胆管癌有直接浸润或转移，其中 33.3% 累及肝脏，33.3% 累及相应的淋巴结，17.5% 为腹膜播散。由于胆管周围有血管、淋巴和神经丛包绕，胆管癌细胞可通过多途径向肝内或肝外扩散、滞留、生长和繁殖。胆管癌可以通过淋巴转移、血行转移、神经转移、浸润转移等途径转移至许多脏器。其中，肝门部胆管癌细胞可向肝内方向及十二指肠韧带内扩散和蔓延，但较少出现远处转移。

（四）临床表现

1. 黄疸　90%~98% 患者出现，逐渐加深，大便灰白，可伴有厌食、乏力、贫血。半数患者伴有皮肤瘙痒和体重减轻。少数无黄疸者主要有上腹部疼痛，晚期可触及腹部肿块。

2. 胆囊肿大　病变在肝外胆管的可触及肿大的胆囊，Murphy 征可能阴性，而肝门部胆管癌胆囊不可触及。

3. 肝大　肋缘下可触及肝脏，黄疸时间较长可出现腹水或双下肢水肿。肿瘤侵犯或压迫门静脉，可造成门静脉高压症导致上消化道出血；晚期患者可并发肝肾综合征，出现尿少、无尿。

4. 胆道感染　出现典型的胆管炎表现：右上腹疼痛、寒战高热、黄疸，甚至出现休克；细菌感染最常见为大肠埃希菌、粪链球菌及厌氧性细菌。内镜或介入放射性检查可能诱发或加重感染。

（五）辅助检查

1. 实验室检查　胆道梗阻时，肝功能检查提示血清总胆红素、结合胆红素、碱性磷酸酶和 γ- 谷氨酰转移酶升高，而 ALT 和 AST 只轻度异常。长期的胆道阻塞还可以导致脂溶性维生素（维生素 A、D、E 和 K）的减少和凝血酶原时间延长。随着病情的发展，白蛋白、血红蛋白和乳酸脱氢酶水平可随之下降。胆管癌没有特异性的肿瘤标记物，但在临床上 CA19-9、CA125、CEA 有一定的指示价值。约 85% 的胆管癌患者伴有 CA19-9 升高。

2. 影像学检查

（1）超声：是诊断胆管癌的首选方法。B 超可见肝内扩张胆管或见胆管肿物；彩色多普勒超声检查可了解门静脉及肝动脉有无侵犯；内镜超声探头频率高且能避免肠气的干扰，检查中、下端和肝门部胆管癌浸润深度的准确性分别达到 82.8% 和 85%。在超声引导下还可行 PTC 检查，穿刺抽取胆汁做 CEA、CA19-9、胆汁细胞学检查和直接穿刺肿瘤活检。

（2）CT：能显示出肝内胆管癌的特有征象，包括胆管壁的增厚和（或）肿块、胆道的狭窄，若肿块较小，平扫难以显示，动态增强扫描有助于病变的显示。CT 上胆管癌的间接征象包括近端胆道的扩张及肝叶的萎缩，胆囊常缩小，而增大的胆囊常提示胆囊管受侵犯或肝门淋巴结肿大压

Note

迫胆囊管。

（3）MRI：诊断胆管癌的最佳方法。MRI 可以清楚地显示肝脏和胆管的解剖以及肿瘤范围，是否有肝脏转移。MRCP 可很好地显示胆管扩张的程度和范围及梗阻的形态特点。胆管癌的胆管扩张多表现为中至重度扩张。扩张的胆管呈软藤状，个别呈囊状，截断区呈断根状。

（4）其他：ERCP 有助于术前放置内支架引流用。核素显影扫描、血管造影有助于了解癌肿与血管的关系。

（六）诊断及鉴别诊断

1. 诊断　当出现进行性无痛性黄疸等主要临床表现，腹部超声和 CT 显示肿瘤上方胆管扩张，可初步确定诊断。如发现胆囊扩张增大，则肿瘤位于胆囊管与肝总管汇合部以下。相反，如肝内胆管扩张，而胆囊空虚，胆总管不扩张，在肝门胆管区见到较小的软组织肿块，则肿瘤位于肝门部胆管。

2. 分期　胆管癌的分期基本上是根据 TNM 系统对肝内、肝门部和远端胆管癌分别进行分期，还有肝门部胆管癌的 Bismuth-Corlett 分型，见表 11-2~ 表 11-5。

表 11-2　肝内胆管癌 TNM 分期（AJCC,2010）

分期	T	N	M
0	Tis	N0	M0
I	T1	N0	M0
II	T2	N0	M0
III	T3	N0	M0
IVA	T4	N0	M0
	任何 T	N1	M0
IVB	任何 T	任何 N	M1

表 11-2 中，原发肿瘤（T）：Tx- 原发肿瘤无法评估；T0- 无原发肿瘤的证据；Tis- 原位癌（胆管内）；T1- 单个肿瘤，无血管浸润；T2a- 单个肿瘤，有血管浸润；T2b- 多发肿瘤，有或无血管浸润；T3- 肿瘤穿透脏腹膜，或直接侵及局部肝外结构；T4- 肿瘤浸润胆管周围。区域淋巴结（N）：Nx- 区域淋巴结无法评估；N0- 无区域淋巴结转移；N1- 区域淋巴结转移。远处转移（M）：M0- 无远处转移；M1- 远处转移。

表 11-3　肝门部胆管癌 TNM 分期（AJCC,2010）

分期	T	N	M
0	Tis	N0	M0
I	T1	N0	M0
II	T2a-b	N0	M0
III	T1-3	N0	M0
IVA	T4	N0-1	M0
IVB	任何 T	N2	M0
	任何 T	任何 N	M1

表 11-3 中，原发肿瘤（T）：Tx- 原发肿瘤无法评估；T0- 无原发肿瘤的证据；Tis- 原位癌（胆管内）；T1- 肿瘤局限于胆管，可到达肌层或纤维组织；T2a- 肿瘤超出胆管壁到达周围脂肪组织；T2b- 肿瘤浸润邻近肝实质；T3- 肿瘤侵及门静脉或肝动脉的单侧分支；T4- 肿瘤侵及门静脉主干

Note

或门静脉的双侧分支,或肝总动脉,或双侧的二级胆管,或一侧的二级胆管和对侧的门静脉或肝动脉。区域淋巴结(N):Nx- 区域淋巴结无法评估;N0- 无区域淋巴结转移;N1- 区域淋巴结转移(包括沿胆囊管、胆总管、肝动脉、门静脉分布的淋巴结);N2- 转移至主动脉旁、腔静脉旁、肠系膜上动脉,和(或)腹腔干淋巴结。远处转移(M):M0- 无远处转移;M1- 远处转移。

表 11-4　肝门部胆管癌 Bismuth-Corlett 分型

分型	肿瘤范围
Ⅰ型	肿瘤位于肝总管,左右肝管汇合部通畅
Ⅱ型	肿瘤侵及左右肝管汇合部,累及左右肝管开口
Ⅲ型	肿瘤侵及肝内一、二级肝管,其中累及右肝管者为ⅢA 型,累及左肝管者为ⅢB 型
Ⅳ型	肿瘤侵及左右一级肝管

表 11-5　远端胆管癌 TNM 分期(AJCC,2010)

分期	T	N	M
0	Tis	N0	M0
Ⅰ A	T1	N0	M0
Ⅰ B	T2	N0	M0
Ⅱ A	T3	N0	M0
Ⅱ B	T1	N1	M0
	T2	N1	M0
	T3	N1	M0
Ⅲ	T4	任何 N	M0
Ⅳ	任何 T	任何 N	M1

表 11-5 中,原发肿瘤(T):Tx- 原发肿瘤无法评估;T0- 无原发肿瘤的证据;Tis- 原位癌;T1-肿瘤局限于胆管;T2- 肿瘤超出胆管壁;T3- 肿瘤侵及胆囊、胰腺、十二指肠或其他邻近器官,但未侵及腹腔干或肠系膜上动脉;T4- 肿瘤侵及腹腔干或肠系膜上动脉。区域淋巴结(N):Nx- 区域淋巴结无法评估;N0- 无区域淋巴结转移;N1- 区域淋巴结转移。远处转移(M):M0- 无远处转移;M1- 远处转移。

3. 鉴别诊断　肝细胞肝癌、肝转移癌也可以累及肝门或产生癌栓堵塞肝门肝管致梗阻性黄疸;来自于胆管上皮的肝胆管乳头状黏液癌及其所产生的黏液也可引起胆总管梗阻,应注意鉴别。

(七) 治疗

1. 手术治疗　手术治疗是治疗胆管癌的首选方法。只要评估胆管癌能获得根治性切除,患者全身情况能够耐受并且没有远处转移者,均应积极行手术治疗,争取获得根治性切除。对不能切除的患者,可以先采用新辅助化疗方案使肿瘤降期,进而增加根治性手术切除的概率。手术治疗的效果主要取决于肿瘤的部位、浸润胆管的程度、手术切缘是否无瘤及是否存在淋巴结转移。

2. 术前胆道引流及门静脉栓塞　由于术前不恰当的胆道引流有可能会增加感染和手术风险,故不推荐做术前常规胆道引流。但对于伴有营养不良、胆管炎,或术前胆红素水平过高,并且需要行大范围肝切除的患者,可考虑行术前胆道引流。在评估肿瘤能否切除前不应放置胆道支架。若患者需要行半肝或超过半肝的大范围肝脏切除而剩余肝脏不能代偿者,可在术前行健侧胆道引流使总胆红素降至 85μmol/L 后,采用病肝侧门静脉栓塞术,促进健侧肝组织增生,2~3 周后再重新评估手术切除的安全性。

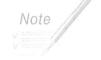

3. 手术适应证及手术原则

(1) 肝内胆管癌:根据 TNM 分期决定的手术适应证及手术原则为:0~Ⅰ期,肝肿瘤切除,至少保持 1~2cm 的肝脏无瘤切缘;Ⅱ期,规则性肝切除联合受侵血管切除;Ⅲ期,规则性肝切除联合受侵脏器切除;ⅣA 期,规则性肝切除联合淋巴结清扫;ⅣB 期,非手术治疗。即使临床分期不超过Ⅲ期,对疑有淋巴结转移者,应根据术中淋巴结快速冰冻病理检查结果决定是否行淋巴结清扫。

(2) 肝门部胆管癌:根据 TNM 分期决定的手术适应证及手术的基本原则为:Ⅰ期,单纯胆管切除;Ⅱ期,联合小范围肝切除;Ⅲ期,联合大范围(半肝或三叶)肝切除 + 淋巴结清扫;ⅣA 期,联合大范围(半肝或三叶)肝切除 + 血管重建 + 淋巴结清扫;ⅣB 期,非手术治疗。即使临床分期不超过Ⅱ期,对疑有淋巴结转移者,应根据术中淋巴结冰冻病理检查的结果决定是否行淋巴结清扫。

根据 Bismuth-Corlette 分型进一步决定肝切除的范围见表 11-6。

表 11-6　肝切除范围判定

Bismuth-Corlett 分型	具体条件	肝切除范围
Ⅰ 型	左、右肝管的肝外部分长 >1cm	不切肝
	左、右肝管的肝外部分长 ≤1cm	Ⅳb 段切除
Ⅱ 型	左、右肝管汇合部位于肝外	Ⅳb 段切除
	左、右肝管汇合部位于肝内	Ⅳb 段切除 +V 段次全切除
	肿瘤侵犯Ⅰ段	Ⅳb+V+Ⅰ 段联合切除
ⅢA 型		Ⅳb+V 段切除
	肿瘤侵犯Ⅰ段	Ⅳb+V+Ⅰ 段联合切除
	肿瘤侵犯肝右动脉	同时切除肝右动脉
	肿瘤侵犯门静脉右支 <1cm	门静脉切除后端 - 端吻合重建
	肿瘤侵犯门静脉右支 ≥1cm	同侧半肝切除
ⅢB 型		Ⅳb+V 段切除
	肿瘤侵犯肝左动脉	同时切除肝左动脉
	肿瘤侵犯门静脉左支或Ⅰ段	包括Ⅰ段的左半肝切除
Ⅳ 型		Ⅳb+V 段切除
	肿瘤侵犯二级肝管	Ⅳ+V+Ⅷ 段联合切除,或加Ⅰ段切除
	肿瘤侵犯Ⅰ段或门静脉右支	右半肝切除或扩大右半肝切除
	肿瘤侵犯Ⅰ段或门静脉左支	左半肝切除或扩大左半肝切除
	肿瘤侵犯肝动脉(单侧)	切除后不需要吻合重建

(3) 远端胆管癌:根据 TNM 分期决定的手术适应证及手术的基本原则为:0~Ⅰ期,对胆总管上中段的肿瘤,行单纯胆管切除;对胆总管远端肿瘤,行胰十二指肠切除术;Ⅱ期,对胆总管上中段的肿瘤,行胆管癌切除 + 淋巴结清扫术;对胆总管远端肿瘤,行胰十二指肠切除术 + 淋巴结清扫;Ⅲ~Ⅳ期,非手术治疗。即使临床分期不超过ⅡA 期,对疑有淋巴结转移者,亦应行淋巴结清扫。

4. 术后治疗及随访　对于不同的患者需要根据术中及病理结果的具体情况,再确定术后治疗及随访方案。对于有阳性切缘或局部病灶残留的患者,术后采用射频消融、微波固化或吉西他滨联合铂类抗癌药物等化疗方案治疗,或化疗联合放疗治疗。CT 引导下大剂量短距放疗(CT-HDRBT)对胆管癌术后肝内复发有一定疗效。对伴有 CA19-9 升高的患者,术后可监测血清 CA19-9 水平;每 6 个月做 1 次影像学评估,持续至 2 年。根治性切除者,术后无需特殊治疗,2 年内定期复查即可。

5. 姑息治疗　并没有循证医学证据支持姑息性切除的价值。对有胆道梗阻而肿瘤无法切除的患者,置入胆道支架可使胆管引流通畅,缓解症状,延长存活时间。复杂的肝门部肿瘤可使用 ENBD 或经皮胆道引流。相较支架植入,外科搭桥引流并没有明显优势。

6. 药物治疗　对不能手术切除或伴有转移的进展期胆管癌,主要推荐吉西他滨(gencitabine)联合铂类抗肿瘤药(顺铂、奥沙利铂等)和(或)替吉奥、卡培他滨的化疗方案,若加用厄罗替尼(erlotinib)可增强抗肿瘤效果。不能切除的胆管癌可以应用基于上述方案的新辅助化疗,可能会促进肿瘤降期,从而获得手术的机会。目前,有几种靶向阻断胆管癌发病机制主要信号通路的药物已被批准用于临床试验,包括 EGFR 抑制剂(cetuximab、rrlotinib 和 gefitinib)、Raf 激酶抑制剂(sorafenib)、Her-2 抑制剂(trastuzumab 和 lapatinib),以及血管内皮生长因子抑制剂(sorafenib 和 bevacizumab)。这些靶向药物的临床疗效还需要在大样本前瞻性随机临床研究中进一步证实。

7. 放射治疗　对不能手术切除或伴有转移的胆管癌患者,植入胆管支架加外照射放疗的疗效并不是很好,但外照射放疗有助于局部症状的缓解。目前尚无证据表明术中放疗及导管内近距离放疗对进展期胆管癌的疗效优于标准化疗、放化疗联合或者仅放置胆管支架者。

（八）预后

胆管癌的恶性程度高,预后差。手术治疗胆管癌的患者长期存活率仍不理想的主要原因包括:约 5% 的胆管癌是多病灶,50% 的患者伴有淋巴结转移,10%~20% 的患者有腹膜和远处转移。过去认为,肝移植不能提高胆管癌患者的存活率。近年研究表明,肝移植术前配合放化疗,可以显著提高移植术后患者长期存活率。新辅助放化疗可使胆管癌患者肝移植术后的 5 年无瘤存活率达到 65%。但肿瘤直径 >3cm、伴有远处转移、经腹膜肿瘤穿刺活检及既往有恶性肿瘤病史者长期存活率显著降低。

（刘青光）

第七节　Oddi 括约肌功能障碍

一、概述

Oddi 括约肌功能障碍(sphincter of Oddi dysfunction,SOD)是指 Oddi 括约肌运动功能异常引起胆汁、胰液排出受阻,使胆胰管内压升高,临床上表现为胆汁淤积、胰源性腹痛或急性胰腺炎,是一种良性的、非结石性的梗阻性疾病。虽在临床实践中 SOD 的诊断或治疗已有确定的相关标准,但 SOD 作为一种独特的疾病过程一直是一个争议的话题。

SOD 可以发生在任何年龄的患者,包括儿童和成人,而多见于中年女性。胆源性 SOD 在胆囊切除术后患者中更为常见,主要原因是胆囊切除后其对胆汁的贮存作用缺失以及胆管收缩时胆汁量不足以维持足够的压力。在胆囊切除术后的患者中,SOD 的发病率约为 1%,而在有症状的患者中则可达到 14%。在特发性复发性胰腺炎患者中,SOD 的发病率可以达到 33%,为其重要的发病原因之一。

二、分型

在各种分型系统中,密尔沃基分型因其临床应用的实用性而最为常用(表 11-7、表 11-8)。美国胆胰功能疾病委员会指出,Oddi 括约肌高压在 1 型、2 型和 3 型患者中分别可以达到 65%~95%、50%~63% 以及 12%~28%。研究还发现,在特发性胰腺炎和慢性胰腺炎患者中,SOD 发病率可以分别达到 30%~65% 以及 50%~87%。

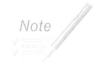

表 11-7　胆源性 SOD 密尔沃基分型

分型	标准
1 型	A. 胆型腹痛
	B. ALT、AST 或 AKP 超过正常值上限 1.1 倍以上
	C. 胆管直径≥9mm
2 型	胆型腹痛合并 1 型标准中 B 或 C 项中任一项
3 型	仅有胆型腹痛,没有其他异常

表 11-8　胰源性 SOD 密尔沃基分型

分型	标准
1 型	A. 胰型腹痛
	B. 血淀粉酶或脂肪酶超过正常值上限 1.1 倍以上
	C. 胰管扩张:胰头段 >6mm 或胰体段 >5mm
2 型	胰型腹痛合并 1 型标准中 B 或 C 项中任一项
3 型	仅有胰型腹痛,没有其他异常

三、临床表现

SOD 患者最常见的临床表现为腹痛,通常位于中上腹和右上腹,疼痛程度可表现为剧烈,持续时间可以达到 30 分钟至数小时。部分患者表现为持续性腹痛伴有阵发性加重,可放射至肩背部并有恶心、呕吐,进食后可加重。胆囊切除术后患者腹痛症状及特征与术前相似,较少患者发生黄疸、寒战和发热。2006 年,胆型腹痛的罗马 Ⅱ 标准进行了修订,制定了新的罗马 Ⅲ 标准(表 11-9)。一旦患者满足以上疼痛标准,就可被进一步划分为胆囊、Oddi 括约肌或者胰腺功能性疼痛。

表 11-9　胆型腹痛的罗马 Ⅲ 标准

- 疼痛持续 30 分钟或更长
- 在不同时间间隔(非每日)症状反复发生
- 疼痛发展至稳定水平
- 疼痛中到重度,影响患者日常活动或需要急诊就诊
- 排便后疼痛不缓解
- 体位改变后疼痛不缓解
- 使用抑酸剂后疼痛不缓解
- 排除其他可解释症状的器质性疾病

支持性标准

疼痛可伴有以下一项或多项:

- 伴有恶心或呕吐
- 疼痛放射至背部或右侧肩胛下区
- 夜间痛醒

SOD 体格检查时典型表现只有中上腹和右上腹的轻压痛。采用治疗溃疡的抑酸剂或肠易激综合征的药物进行试验性治疗并不能减轻腹痛。实验室检查可出现肝功能一过性转氨酶升高。SOD 患者可能会出现典型的胰型腹痛或复发性胰腺炎。

四、辅助检查

(一) SOD 无创性检查方法

1. 血清学检查　对于怀疑 SOD 的患者应当进行常规的肝功能、血清淀粉酶或脂肪酶检查。

在疼痛发作时应尽量进行血清生化的检测。SOD 常见表现为酶学水平升高不超过 2 倍,而其他疾病如肿瘤、结石等疾病可出现较为明显的酶学异常。

2. 影像学检查　腹部超声检查或 CT 检查可排除其他腹部器质性疾病,而 SOD 患者影像学检查通常无异常。

3. 吗啡-新斯的明激发试验(Nardi 试验)　吗啡能够引起 Oddi 括约肌收缩,因而在括约肌测压的时候可以被检测到。新斯的明作为对吗啡的胆碱能激动剂来开展该试验。吗啡-新斯的明激发试验曾经广泛用于 SOD 的诊断。药物注射后患者再次发生典型的疼痛,转氨酶、碱性磷酸酶、淀粉酶或者脂肪酶升高超过 4 倍正常值则为阳性反应。该试验的诊断特异性和敏感性都不高,目前临床应用较少,已逐渐被其他的高敏感性、高特异性的试验所替代。

4. 超声激发试验　给予胆囊收缩素或胰泌素后,胆囊收缩、胆汁排泄以及胰腺外分泌增加,Oddi 括约肌松弛。当 Oddi 括约肌功能紊乱时引起胆胰管的梗阻,导致胆总管或者主胰管扩张,而这些变化则可以通过体外超声或者超声内镜进行监测。但该试验的敏感性仍然不高。

5. 肝胆管闪烁扫描　肝胆管闪烁扫描(HBS)的主要特点是监测胆汁在胆管中的流动。当 Oddi 括约肌功能障碍或肿瘤、结石等原因引起胆道梗阻时则会出现胆汁流出不畅,从而导致胆汁中的放射性核素的排泄异常。目前对于其阳性结果的定义仍存在争议,而广泛接受的阳性标准为:胆汁到达十二指肠的时间超过 20 分钟,或者胆汁从肝门部胆管到达十二指肠的时间超过 10 分钟。HBS 无法反映胰管括约肌的情况,且部分无症状的正常人群也会出现异常结果,因而其只能在其他更准确的方法不成功或者无法开展时才能应用。

(二) SOD 的侵入性检查方法

由于存在一定的风险,侵入性检查方法对于 SOD 患者一般并不推荐,仅应用于具有明显或严重临床症状的患者。

1. 内镜检查　内镜下对十二指肠乳头及周围区域进行评估能够获得重要的信息,有助于 SOD 疑诊的患者的诊断和治疗。有时壶腹部肿瘤可能产生和 SOD 相同的症状,而内镜下进行十二指肠乳头部位的活检则有助于排除可能混淆的肿瘤可能。

2. 胆管造影　胆管造影是必要的诊断方法,可以排除与 SOD 症状相似的胆道结石、肿瘤或者其他梗阻原因。一旦高质量的胆管造影排除了这些因素,胆管扩张或者引流缓慢则提示在括约肌水平可能存在梗阻。胆管成像的方法有很多,非侵入性如 MRCP 是最值得推荐的方法,但其质量在不同的中心之间有较大变异,仍然需要继续提高设备水平和成像的质量。直接的胆管成像可以通过经皮、外科手术或者 ERCP 获得。目前认为肝外胆管直径大于 12mm 即为胆管扩张。而在进行胆管造影之前应尽量避免使用可能影响 Oddi 括约肌松弛或收缩的药物以减少其对造影剂排空时间的影响。胆囊切除后胆管树排空所有造影剂的时间超过 45 分钟则表示存在胆汁排空异常。

3. 胰管造影　胰管造影对于评估 SOD 可疑诊断的患者也是很重要的。胰管扩张(胰头段 >6mm,胰体段 >5mm)和造影剂排空时间延迟(俯卧位时 >9 分钟)可间接支持 SOD 的诊断。

4. Oddi 括约肌测压　Oddi 括约肌测压(sphincter of Oddi manometry,SOM)是直接测定 Oddi 括约肌运动活动性的唯一方法。尽管 SOM 可以通过术中的经皮方式进行,但最常见的仍然是在 ERCP 下进行。目前大多数专家认为 SOM 是评价括约肌功能障碍的"金标准"。虽然 SOM 的操作难度大、风险高,但其在临床上的应用仍然越来越广泛。理想的情况下应同时检测胆管和胰管的压力。大约 35%~65% 的括约肌压力异常仅存在于胆管、胰管当中的一段,胰腺炎患者更有可能发生胰管括约肌压力异常,而胆型腹痛或肝功能异常的患者更有可能发生胆管段压力异常。目前,不同的专家采用 35mmHg 或 40mmHg 作为平均基础 Oddi 括约肌压力的正常值上限。SOM 最常见并发症为胰腺炎,发生率可高达 30%,而内镜医师采用新型的抽吸式导管系统以及预防性的使用胰管支架置入可以有效地降低 SOM 相关胰腺炎的发生。

五、诊断

在疑诊 SOD 时,疼痛除了验证是否符合罗马Ⅲ标准,病史采集还需要进一步排除其他可能性如肌肉骨骼疼痛、功能性腹痛或消化性溃疡等,需要首先考虑采用无创性的方法排除可能引起症状的其他常见病因。而 SOD 的侵入性检查方法存在一定的风险,总的来说并不推荐采用。

六、治疗

SOD 的治疗方法主要针对降低 Oddi 括约肌对胆汁或胰液引流的阻力。既往强调行确实的干预措施,如外科行括约肌成形术或内镜下括约肌切开术,这对于有着高度梗阻的患者(密尔沃基分型标准的Ⅰ型)是较为适合的。但对于梗阻级别相对较低的患者(如Ⅱ型或Ⅲ型),临床医师必须在推荐行侵入性治疗前仔细衡量其带来的风险和效益。大多数报道表明 SOD 患者行内镜括约肌切开术并发症的发生率至少是结石患者的两倍。

(一) 药物治疗

对于确诊或怀疑 SOD 的患者行药物治疗的研究较少。主要使用的药物包括:①抗胆碱能药物:常用药物有阿托品颠茄类生物碱及其衍生物,主要通过抑制胆碱能受体起作用。阿托品可显著降低 Oddi 括约肌基础压与收缩幅度,但由于心血管方面的不良反应,目前仅用于急性发作时缓解症状。②硝酸甘油类:由于 Oddi 括约肌是一种平滑肌结构,应用松弛平滑肌的药物可能是 SOD 的一种有效治疗。舌下含服硝酸盐类药物能降低无症状的志愿者和有症状的 SOD 患者括约肌基础压力。③钙通道阻滞剂:该类药物能够通过阻滞钙离子通道从而使平滑肌松弛,如硝苯地平可显著降低 Oddi 括约肌的压力,缓解其痉挛。然而药物治疗仍然存在一些不足之处。大约三分之一的患者在药物治疗后产生不良反应;平滑肌松弛对于 Oddi 括约肌狭窄无任何效果;药物治疗后的长期疗效与转归仍缺乏深入研究。而药物治疗可以考虑对Ⅲ型 SOD 患者或者症状较轻的Ⅱ型 SOD 患者在行 EST 之前使用。

(二) 内镜治疗

1. 经内镜括约肌切开术　　目前经内镜括约肌切开术(endoscopic sphincterotomy,EST)是 SOD 患者的标准治疗。大多数经内镜括约肌切开的资料是关于单独胆道括约肌切开。已有报道显示 55%~95% 的患者治疗后临床症状得到改善。其中胆源性Ⅰ型的患者能从胆道括约肌切开术中获益较大,Ⅰ型胆源性 SOD 患者的转归较Ⅱ、Ⅲ型好。对于这些患者,Oddi 括约肌测压不但不必要,而且可能有误导作用。然而,这些研究结果始终未能被充分验证。大多数研究显示,因 SOD 行内镜下括约肌切开术,其并发症发生率是因胆管结石行 EST 的风险的 2~5 倍。SOD 疑诊可将操作相关急性胰腺炎的风险增加约 23%,而 EST 前置入胰管塑料支架等操作可减少这些并发症的发生。

2. 内镜下气囊扩张和胆管支架引流　　为了减少创伤及尽可能地保留括约肌的功能,气囊扩张治疗 SOD 越来越多得到应用。但是,由于这项技术存在较高的术后胰腺炎的发生率,因而在 SOD 治疗中的作用不大。

通过放置胰管或胆管支架来缓解疼痛,或预测对更确实治疗(如括约肌切开)的效果,此类评估研究较少。胰管支架置入,尤其是在胰管正常的患者支架放置几天后,可能引起严重的胰管和胰腺实质损伤,因而强烈不推荐这种方法。支架置入能预测胆管括约肌切开后疼痛能否长期缓解,但超过 38% 的患者在支架放置后发生胰腺炎。由于这种并发症的发生率过高,胆管支架也不被推荐。

3. 肉毒素注射　　肉毒素(botox)是一种神经末梢释放的乙酰胆碱的强力抑制剂,已经成功

Note

被用于胃肠道平滑肌紊乱如贲门失弛缓症的治疗中。在初步的临床试验中肉毒杆菌毒素注入 Oddi 括约肌后能够引起基础括约肌压力下降 50% 以及胆汁引流改善。对于部分患者，症状可以随之明显改善。部分研究指出，对于 SOD 患者可以先采用肉毒素进行试验性治疗，一旦有效则可以行永久的括约肌切开术。然而该结论仍需进一步研究证实。

(三) 外科手术

过去，手术是 SOD 的传统治疗方法。大多数情况下，手术方式是经十二指肠行胆管括约肌成形术，同时做经壶腹部胰管分隔成形术。据报道，60%~70% 的患者在 1~10 年的随访中受益于该种手术。由术中 SOM 测定的括约肌基础压力升高的患者，比压力正常者更有可能因外科括约肌切开得到改善。对于明确的慢性胰腺炎患者，仅通过外科手术行括约肌切除术往往很难改善临床症状。

随着内镜技术的不断进步，内镜治疗已在很大程度上替代了外科治疗，患者的耐受性、医护费用、并发症、病死率和美容结果都是影响患者首选内镜治疗的原因。目前，外科治疗仅用于经内镜括约肌切开术后再狭窄，内镜评估或治疗无效及技术上不可行(如 Roux-en-Y 胃空肠吻合术)时。然而在许多中心，手术治疗仍是胰管括约肌高压的标准治疗方式。

七、预后

Ⅰ型 SOD 患者在 EST 后能够有较好的临床疗效，术后缓解率能够达到 83.3%~100%。而在Ⅱ型 SOD 患者中，EST 后缓解率约 79%。而对于Ⅲ型 SOD 患者，EST 的疗效较差，即便对于 SOM 异常的Ⅲ型患者，EST 后症状缓解率仅为 8% 左右。

SOD 的处理流程见图 11-8。

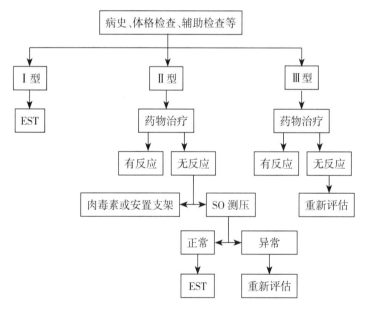

图 11-8　SOD 的处理流程

（胡　兵）

第八节　胆道损伤

一、概述

胆道损伤主要分为创伤性和医源性胆道损伤两大类。创伤性胆道损伤是指各种外部因素

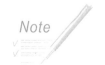

造成的主要是肝外胆管的损伤,例如战伤、刀伤、爆震伤、上腹挫伤、交通事故以及使用新技术如胆道内镜造成的意外损伤等。医源性胆道损伤是指包括继发于外科手术时意外造成的胆管损伤、缺血性胆道损伤等,通常是肝外胆管的损伤,主要见于胆道手术后,多与胆囊切除术有关,此外,胃大部切除术、肝破裂修补术、肝切除术时也可发生。

医源性胆道损伤后的胆管狭窄常与胆囊切除术关联,历来都是胆道外科的关注重点。1882 年,Langenbuch 在全世界实施了第一例全胆囊切除术,自 1991 年腹腔镜胆囊切除术(laparoscopic cholecystectomy,LC)广泛开展以来,行胆囊切除术的患者数量大幅度的增多,胆道损伤的例数逐渐增多,特别是 LC 应用的早期,不排除与腹腔镜外科医师欠缺腹腔镜外科基本训练有关。1903 年,Mayo 首次报道以胆管十二指肠吻合术治疗损伤性胆管狭窄,随着胆道外科的不断发展,当前胆管 Roux-en-Y 空肠吻合似乎已成为主流。但无论哪种胆肠吻合方式都改变了括约肌自然防护作用。从 20 世纪 80 年代至今,肝移植已从试验性治疗发展为常规医疗手段,肝脏移植给终末期胆道疾病的患者带来了希望,包括医源性胆道损伤治疗失败的患者。

二、病因及分类

(一) 病因

外科手术、有创性诊断及治疗操作以及腹部外伤等多种因素均可造成胆道损伤。腹部创伤的患者中仅约 1%~5% 存在肝外胆管的损伤,医源性胆道损伤主要来自于胆囊切除术,与胆囊及胆管存在复杂多变的解剖结构变异和胆囊特殊疾病造成的病理性结构变异有一定关系,但是手术中的错误判断和操作仍是最主要的原因。胆道探查引流手术时如果操作不当,亦会导致胆道损伤,如行胆总管探查以暴力强行通过硬质探条,造成胆总管末端的穿透伤;选用 T 管直径过粗、胆管壁缝合时张力较高致局部胆管撕脱、坏死;或 T 管位置过低且长期放置可压迫胆管壁及十二指肠出现胆管十二指肠内瘘等。其他医源性胆道损伤常见于肝切除、介入手术、胆道内镜手术、胃大部切除、肝外伤修补术等,此外,肝脏占位性病变的局部消融术(乙醇注射、微波消融)导致的胆管损伤也呈现逐渐增加趋势。

按《胆管损伤的诊断和治疗指南》(2013 版),将胆道损伤发病机制归结为以下 4 种,但部分患者可能涉及多种机制。

1. **机械性损伤** 最为多见,包括切割伤、撕裂伤、缝扎伤、钳夹伤、穿通伤等。机械性损伤多数部位单一,损伤范围明确。

2. **电热性损伤** 电外科手术器械使用不当可导致胆管组织的热力损伤,如 LC 术中电钩误伤胆总管,肝肿瘤热消融治疗伤及邻近肝内胆管甚至肝门部胆管。电热性损伤早期病变范围不明确,直接缝合或对端吻合易发生胆瘘或瘢痕狭窄。

3. **化学性损伤** 10% 甲醛、无水乙醇等溶液可导致胆管组织变性或坏死,如在化学性消融治疗中上述液体侵蚀胆管,可损伤胆管壁组织并导致迟发性胆管硬化狭窄。化学性损伤常涉及较大范围的胆管树结构,严重者可累及整个肝内外胆道系统。

4. **缺血性损伤** 任何导致胆管血运障碍的操作均可造成胆管缺血性损伤,如行肝动脉化疗栓塞术(transcatheter arterial chemoembolization,TACE)治疗时栓塞部位或栓塞剂应用不当,胆管周围组织的过多剥离等。缺血性胆管损伤可呈迟发性的病理过程,常在术后数月甚至数年出现胆管狭窄的临床症状。

LC 带来的胆道损伤具有明显的临床特点,与开腹胆囊切除术相比较,腹腔镜下行胆囊切除术,因器械容易到达肝门部深处,胆道损伤常常表现为高位胆管损伤,有时累及胆管肝门汇合部,高位胆管损伤常合并有血管的损伤,特别是肝右动脉。目前肝脏外科已得到长足的发展,促使肝脏外科医师挑战更加困难的手术,但同时肝脏手术的胆道损伤问题日益突出,并且一旦肝

Note

脏外科手术患者出现胆道并发症后,更容易发展成为终末期肝病,预后差。由于广泛性肝切除术后肝门部的正常解剖结构关系被破坏、剩余肝脏的代偿增生和结构移位、门静脉代偿、门静脉高压症和继发性胆汁性肝硬化等,均是造成再次手术困难的技术性因素。对于肝切除的胆道损伤首要是预防,当手术中涉及肝门部胆管处理时,应注意重点保护,这也与手术操作者的专科训练及技术熟练程度相关。

（二）分类

1. 按损伤的时间分类

（1）早期胆管损伤:是指术中或术后出院前发生的一系列与胆管损伤有关的临床表现。术中发现胆管损伤如术野有胆汁外渗、胆管开放、胆管被结扎的情况比较少见。绝大多数的胆管损伤是在术后返回病房后观察过程中发现的,由于发现早,一般来说处理相对容易,预后较好。

（2）晚期胆管损伤:一般症状出现晚,多为胆管狭窄。大多数病变与局部胆管缺血有关,或为发生胆瘘后局部组织炎性改变、结缔组织增生,逐渐发生胆管狭窄。从胆管壁损伤到出现局部狭窄症状一般需要 3 个月到 1 年,有时甚至达 3~5 年。表现为渐进性黄疸、复发性胆管炎。

2. 按损伤的部位分类　　Bismuth 将胆管损伤分为 5 种类型:

Ⅰ型:左右肝管汇合部下方肝总管或胆管残端长度≥2cm。

Ⅱ型:左右肝管汇合部下方肝总管残端长度 <2cm。

Ⅲ型:左右肝管汇合部完整,左右肝管系统相通。

Ⅳ型:左右肝管汇合部损伤,左右肝管系统被隔离不相通。

Ⅴ型:Ⅰ型、Ⅱ型或Ⅲ型 + 右侧副肝管或迷走胆管狭窄,右侧副肝管或迷走胆管狭窄。

我国基于胆管树损伤的解剖部位、致伤因素、病变特征和防治策略,将胆管损伤分为 3 型 4 类。

Ⅰ型损伤(胰十二指肠区胆管损伤):根据胆管损伤部位以及是否合并胰腺和(或)十二指肠损伤可分为 3 个亚型。Ⅰ1 型,远段胆管单纯损伤;Ⅰ2 型,远段胆管损伤合并胰腺和(或)十二指肠损伤;Ⅰ3 型,胆胰肠结合部损伤。

Ⅱ型损伤(肝外胆管损伤):指位于肝脏和胰十二指肠之间的肝外胆管损伤。依据损伤的解剖平面将Ⅱ型损伤分为 4 个亚型。Ⅱ1 型,汇合部以下至十二指肠上缘的肝外胆管损伤;Ⅱ2 型,左右肝管汇合部损伤;Ⅱ3 型,一级肝管损伤[左和(或)右肝管];Ⅱ4 型,二级肝管损伤。

Ⅲ型损伤(肝内胆管损伤):指三级和三级以上肝管的损伤,包括在肝实质外异位汇入肝外胆管的副肝管和变异的三级肝管损伤以及来源于胆囊床的迷走肝管损伤。

依据胆道损伤的病变特征将其分为 4 类。

a 类:非破裂伤(胆道管壁保持完整的损伤,包括胆管挫伤以及因缝扎、钛夹夹闭或其他原因造成的原发性损伤性胆管狭窄)。

b 类:裂伤。

c 类:组织缺损。

d 类:瘢痕性狭窄(指胆管损伤后因管壁纤维化而形成的继发性胆管狭窄)。

医源性胆道损伤的预防:①手术医师要高度重视胆囊手术可能造成胆道损伤的风险性,提高对复杂胆囊切除术的处置能力,并根据局部情况灵活选择顺行或逆行胆囊切除;②术式选择要恰当,腹腔镜胆囊切除有困难时,要果断中转开腹手术;③手术医师必须熟知胆道的正常解剖关系,并熟悉胆道常见的变异和处理;④术中要及时止血,保持术野的显露,并仔细解剖胆囊三角,辨清三管并明确各管道间的关系,避免盲目的钳夹和结扎;⑤对胆囊与周围粘连紧密、难以

 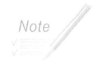

分离和显露局部解剖关系者,为避免损伤周围组织及胆道,可先行切开胆囊,吸尽胆汁并取出结石,在腔内引导下有助于辨清局部解剖关系;⑥开腹手术时,术中用手指触摸胆道,尤其是钳夹切断胆囊管前,用触摸的方式探明胆囊管与肝总管、胆总管的关系,可避免胆囊管残留结石或过长及胆道损伤;⑦在结扎胆囊管时,应避免牵拉胆囊,在其自然无张力状态下,在胆囊管距胆总管稍长于约0.5cm处结扎切除胆囊,这样可避免因过度牵拉胆囊造成胆总管成角而误伤胆总管。

三、临床表现

(一)早期胆管损伤

1. 胆瘘　术后患者出现胆汁性腹水,腹腔引流管有胆汁样液体流出。腹腔引流管内引流出胆汁需与来自胆囊床上的小的副肝管损伤鉴别,小的副肝管损伤一般胆瘘3~5天即可自行停止,而胆管损伤的胆汁引流量大、持续时间长,若引流管位置放置不当引流失败患者多出现腹膜炎肠麻痹,重者出现腹腔脓肿。

2. 梗阻性黄疸　早期出现的进行性加重的黄疸,多见于胆总管或肝总管的部分或完全的结扎或缝扎,患者常感到上腹部不适、小便呈深黄色。

3. 胆总管十二指肠内瘘　一般在术后第7天从T形管内流出大量的发臭液体,内含棕黄色浑浊絮状物,有时甚至出现食物残渣,T形管引流量多达1000~1500ml,患者常常出现寒战、高热,但一般不出现黄疸或仅有轻度黄疸。

4. 感染　胆汁引流不畅、胆汁淤积、细菌繁殖等诱发胆道急性感染,出现腹痛、发热、黄疸等症状,重者引起弥漫性腹膜炎、膈下脓肿、盆腔脓肿等,并可出现肠麻痹等中毒症状。

(二)晚期胆管狭窄

症状往往出现于首次手术后的3个月至1年内,常常被误认为肝内残余结石、肝炎、毛细胆管炎等。临床上有以下几种征象:

1. 反复发作的胆道感染　晚期胆管狭窄的病理基础是渐进性的胆管狭窄,从而造成引流不畅和胆汁残留,这可诱发胆道感染,严重时出现败血症,甚至雷诺(Reynolds)五联征(腹痛、寒战高热、黄疸、休克、中枢神经系统受抑制),经抗生素治疗后好转,经常复发,许多患者被误诊为肝内残余结石。

2. 梗阻性黄疸　胆管狭窄是一渐进持续性的病变,在早期一般无黄疸,但随着狭窄口的进一步缩窄,随之出现梗阻性黄疸并渐进性加重,伴发结石感染时症状更加明显。

3. 胆汁性肝硬化　胆道损伤的患者由于反复发病,始终得不到根治性治疗,肝脏胆汁长期淤积,造成肝内胆汁淤积性肝硬化,有的合并肝大、脾大、门静脉高压、食管胃底静脉曲张、上消化道出血、大量腹水等并发症。

4. 胆管结石　胆管狭窄造成的胆汁淤积和反复发作的胆道感染都是诱发结石形成的高危因素,而已经形成的结石又常引起梗阻和感染,三者互为因果形成恶性循环导致临床症状的反复发作。

四、诊断

胆管损伤的诊断时机、诊断方法、治疗方式的选择、手术时机和手术方式、临床医师的经验等均可影响患者预后,延迟诊断亦可造成胆汁性腹膜炎、化脓性胆管炎、多器官功能障碍综合征(multiple organ dysfunction syndrome,MODS)等,不仅增加胆管损伤术后的并发症和胆管再狭窄的概率,甚至危及患者生命。

创伤性胆道损伤的诊断往往是在术中发现有胆道损伤时方能确立,很少在手术前能作出单纯胆道损伤的诊断。实际上,闭合性腹部外伤时对有否胆道损伤的诊断是极其困难的。一般说来,如因腹部遭受严重损伤而有内出血或腹膜炎症状者,均应立即施行剖腹探查术,故术前的确切诊断在临床上并无太大的实际意义。但如损伤为开放性而有胆汁溢出者,诊断可确定,应立即手术。术中则应进行全面和仔细的探查,确定损伤的类型和合并症,以指导术式的正确选择。

(一) 术中诊断

胆管损伤的术中诊断主要依靠术中发现手术视野存在胆汁、异常的解剖结构或胆道造影显示造影剂外溢等异常影像特征。循证医学表明,40%~60% 的胆囊切除术后胆管损伤能获得术中诊断,且与手术者及上级医生的丰富临床经验密切相关。2000 年意大利 56 594 例胆囊切除术的多中心回顾性调查结果显示,胆管损伤的术中诊断率为 46.0%,其中 73.1% 因手术野存在胆汁而作出诊断,19.4% 通过术中胆道造影检查诊断,7.4% 为切除胆囊时发现双管结构。

(二) 术后诊断

早期诊断:术中未能及时诊断的胆道损伤术后早期可出现一些非特异性的临床症状,如腹痛腹胀、畏寒寒战、发热、持续恶心呕吐、皮肤巩膜黄染等,体格检查上可发现腹部压痛、反跳痛及肌紧张等腹膜炎体征,实验室检查提示肝功能呈持续异常改变,血常规提示外周血白细胞计数及中性粒细胞比例升高等,一般这些非特异性临床症状出现在术后 48 小时内。超声检查也可提示胆囊窝大量积液,但此结果尚需慎重解释,确切的诊断需磁共振胰胆管造影(magnetic resonance cholangiopancreatography,MRCP)、经皮肝穿刺胆管造影(percutaneous transhepatic cholangiography,PTC)或内镜逆行胰胆管造影(endoscopic retrograde cholangiopancreatography,ERCP)等胆道成像检查的支持。

延迟诊断:胆道损伤可在损伤后数月或数年后出现延迟性狭窄的表现,包括梗阻性黄疸、胆管炎、肝萎缩等,一般腹部超声可发现不同胆管平面以上的肝内胆管扩张,CT 及 MRCP 检查排除胆道肿瘤或肝胆管结石病,结合患者既往胆道手术史后作出相关的医源性胆道损伤的诊断。

因此,要提高对胆囊切除术危险性的认识,手术中胆囊标本切除后应常规做到:①复查肝总管、胆囊管、胆总管三管的关系;②检查是否有胆汁外渗;③解剖胆囊标本。以此来确定是否有胆管损伤,对术中可疑的患者应及时行术中胆道造影或术中超声以协助诊断,虽然术中胆道造影有一定的危险性,但可明显降低胆管损伤的发生率,LC 患者应及时中转开腹手术切不可存有任何侥幸心理。

对以下情况均应考虑是否有胆管损伤的可能:①术中发现肝十二指肠韧带处黄染,或在胆囊切除术后用干净纱布擦拭胆道见有黄染者;②上腹部手术后出现梗阻性黄疸者;③胆囊切除术后出现反复发作的寒战、高热、黄疸等胆管炎症状,排除结石和其他原因者;④胆囊切除术后24~48 小时出现黄疸或有大量胆汁外渗持续 1 周以上者;⑤胆道手术后患者反复出现胆道感染或梗阻性黄疸随着病程的延长又出现胆汁性肝硬化门静脉高压者;⑥LC 术中检查切除的胆囊标本有双管结构。

五、治疗

处理胆管损伤的原则及术式要视损伤时的时间部位类型而定。内镜作为确定性手段治疗胆管损伤的策略目前尚无一致性。外科手术的治疗是最为确切的治疗严重胆管损伤的手段,其目的是恢复或重建胆管的结构和功能,成功的外科手术需要选择正确的手术医师、恰当的手术时机、合理的治疗方案以及精准的手术技术。

根据患者胆管损伤的类型、胆道梗阻的时间、既往胆道修复手术史、肝脏功能的损害程度、患者的全身状况选择合理的治疗策略。

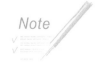

（一）手术治疗

外科治疗方法：胆管损伤的手术方法包括胆肠吻合术（胆管空肠 Roux-en-Y 吻合、胆管十二指肠吻合、肝门肠吻合等）、胆管修补术、胆管对端吻合术、替代组织修复术（带血管蒂空肠瓣、胃瓣）、胆管结扎术、肝切除术和肝移植等。手术成功的机会比较高，但值得注意的是吻合口狭窄导致引流不畅时，上行性感染必然发生。用阔筋膜、大网膜、静脉组织代替胆管行修补手术，日后亦必然因瘢痕增生而致狭窄。

1. 按胆管损伤时间处理

（1）早期处理（<72 小时）

1）胆管缺损修补不置 T 形管引流：术中发现胆管壁小裂口（<0.5cm），裂口周围胆管无狭窄（>0.6cm），肝内外胆管无病理改变，可考虑行单纯修补不置 T 形管。

2）胆管壁缺损修补置 T 形管引流：术中发现胆管壁损伤轻（<1.0cm），可用 5-0 可吸收线缝合置 T 形管支撑引流，T 形管放置时间 3~6 个月。

3）胆管端 - 端吻合 T 形管引流：术中发现胆管完全或大部分横断伤，切缘整齐，血运良好，胆管直径 >0.6cm，胆管壁及周围无明显炎症，可行端 - 端吻合。用 3-0 可吸收线黏膜对黏膜端 - 端吻合，支撑 T 形管使其一短臂通过吻合口支撑 6~12 个月。

4）胆管十二指肠吻合：适用于年龄大，一般情况差，不能耐受长时间手术者。

5）胰十二指肠切除：术中胆总管远段胆胰肠结合部损伤，胰腺损伤重、难以处理者可以考虑行胰十二指肠切除。

6）胆管空肠 Roux-en-Y 吻合：适用于各型胆管损伤和胆管狭窄。

7）副肝管损伤处理：若副肝管管径较细，其引流肝脏的范围较局限，切断后妥善结扎防止胆瘘，一般无不良影响。若副肝管较粗，切断后可考虑将其断端与肝外胆管吻合，内放支撑引流管。

8）胆管十二指肠侧侧吻合术：根据临床实践经验和生理病理规律认为是不恰当的。因为十二指肠经常有强烈的逆蠕动，以便将消化液与食糜进行搅拌。当十二指肠逆蠕动时，Oddi 括约肌关闭，防止十二指肠内容物逆流至胆道系统；当十二指肠停止逆蠕动时，Oddi 括约肌即开放、排胆汁，此即括约肌十二指肠协同作用。Oddi 括约肌切开或失去功能或施行胆管十二指肠侧侧吻合术，都必然引起肠胆反流。

（2）后期处理（>72 小时）：针对术后出现梗阻性黄疸，有些学者主张尽早手术，以 1~2 周为宜，如果梗阻时间长，则会导致胆汁性肝硬化，最后肝功能及全身情况恶化而失去手术机会。但早期吻合近端胆管虽有扩张，可是往往口径较细、管壁较薄，吻合时易发生胆管撕裂伤，甚则后期狭窄。因此，一般超过 72 小时诊断者，应于术后最早不短于 4 周左右行胆肠 Roux-en-Y 吻合术比较适宜。优点：①吻合口张力小；②吻合在肠腔内缘进行，黏膜对位准确；③扩张的胆管壁已增厚，炎症得以控制，便于吻合；④4 周左右吻合对肝功能影响不大，采用 Roux-en-Y 吻合一般不会发生胆道狭窄及逆行性感染。

2. 按胆管损伤类型来处理

（1）Ⅰ型胆管损伤：Ⅰ型胆管损伤主要涉及胰腺段胆管和胆胰肠汇合部。损伤后及时和早期发现的胰十二指肠区胆管损伤可一期进行损伤的修复或重建。单纯胆管损伤可做 Kocher 切口，经胰头后径路将十二指肠及胰头向左翻起后在直视下修补破口，同时在胆总管内放置 T 形管引流。难以成功缝合修补的重度破损可选择胆总管横断和近端胆管空肠吻合术。合并十二指肠损伤者应同时修补肠壁破损。未能及时诊断和治疗的胰十二指肠区胆管损伤常合并严重的腹膜后感染。一期手术应按照损伤控制性原则实施胆汁、胰液和肠液的分流以及损伤周围和腹膜后的充分引流。二期选择近端胆管空肠吻合术和胃空肠吻合术恢复胆肠连续性和胃肠连续性。

（2）Ⅱ型胆管损伤：Ⅱ1型和Ⅱ2型胆管损伤涉及胆管汇合部及肝总管和胆总管的损伤,必须修复或重建。术中或术后早期发现的轻度裂伤,可做单纯缝合。合并组织缺损但能完成近、远端无张力对合的胆管横断伤也可考虑胆管对端吻合术。组织缺损大、损伤严重而无法修补的胆管损伤宜选择胆管空肠吻合术。

（3）Ⅱ3型胆管损伤：其涉及一级肝管损伤,原则上应修复或重建。术中或术后早期发现的轻度裂伤,可做单纯缝合。合并组织缺损但能完成近、远端无张力对合的胆管横断伤也可考虑胆管对端吻合术。组织缺损大、损伤严重而无法修补的胆管损伤宜选择胆管空肠吻合术。难以重建的一级肝管损伤如继发肝脓肿或弥漫性肝胆管结石,如未受累区域的肝脏功能代偿充分,可考虑将病变胆管和受累区段的肝脏一并切除。

（4）Ⅱ4型胆管损伤：涉及二级肝管的损伤,原则上不考虑修复重建。如未受累区域的肝脏功能代偿充分,术中发现者可考虑直接结扎;术后发现的无症状孤立性二级肝管损伤性狭窄可密切随访观察,合并胆瘘、胆管炎、肝脓肿等可行区域性肝切除术;如未受累区域的肝脏功能代偿不全则应行肝管空肠吻合术重建胆肠连续性。

（5）Ⅲ型胆管损伤：术中发现的Ⅲ型胆管损伤可以直接结扎或缝扎,术后发现者如合并胆瘘首选通过内镜放置支架或经皮穿刺引流。如引起局限性胆管狭窄但患者无明显症状,可密切随访观察。

胆管损伤合并血管损伤的处理：胆管损伤合并血管损伤主要见于肝右动脉损伤,多因胆囊切除术中误将其认作胆囊动脉而结扎切断,或在解剖胆囊三角时因出血盲目钳夹所致。虽然合并血管损伤可增加胆管损伤后肝脓肿、肝坏死等并发症的发生率,增加患者死亡的风险。但没有证据表明,重建肝右动脉能提高胆管损伤修复后的长期效果。胆管损伤合并门静脉损伤很少发生,然而一旦发生必须及时修复。

胆管损伤所致终末期肝病的处理：肝内外胆管毁损伤、胆管损伤后继发胆汁性肝硬化造成终末期肝病者,肝移植是唯一有效的治疗。

（二）胆道损伤的微创治疗

1. 胆道狭窄或梗阻的微创治疗　胆道狭窄或梗阻的微创治疗方法主要包括内镜下乳头括约肌切开术（endoscopic sphincterotomy,EST）、球囊扩张及胆道内支架植入。其中,近年来认为塑料支架置入对治疗胆管狭窄最为有效。支架置入治疗胆管狭窄出现如下并发症的概率较大：支架移位、胆道再堵塞、胆管炎、疼痛。至今业内已普遍认为,放置胆道支架应当是处理术后胆管狭窄的首选方案。

2. 胆瘘的微创治疗　少数轻微的胆管损伤导致较小的胆瘘,在超声定位下穿刺引流胆汁而获得痊愈。也有报道采用腹腔镜放置引流管治疗胆管损伤所致的胆瘘。但多数情况下则因胆瘘较多,流量较大而需要其他方法进行处理。如内镜治疗,其目的在于：①降低Oddi括约肌压力,促进胆汁引流至肠管,从而加速瘘口的愈合;②堵塞胆瘘部位。目前,采用经内镜鼻胆管引流术（endoscopic nasobiliary drainage,ENBD）、EST、支架置入或联合应用上述微创方法,可治疗各种损伤导致的胆瘘。发生于胆囊管及胆总管部位的胆瘘内镜治疗成功率较高,可达80%以上。胆瘘合并胆管狭窄单单ENBD治疗效果不佳,常需采用内镜下胆道支架置入术。EST和支架置入联合应用最常见,但也有报道认为两者没有必要同时应用。

3. 胆管横断伤的微创治疗　用亲水的成角导丝成功进入胆总管,再经横断的胆总管进入左、右肝管,并分别放置胆道支架,使其支架横跨损伤的肝外胆管的远、近侧端。这样既能通过支架引流胆汁到肠腔,又可封闭瘘口减少或堵塞胆瘘,加速局部炎症消退、促使创面愈合,治愈胆瘘,效果理想。对于严重的胆总管横断伤伴有部分胆管切除的患者,内镜下导丝常无法通过胆总管残端进入上段肝内胆管,此时可采用经皮经肝穿刺放置导管在肝内胆管与经十二指肠内镜下放置支架相结合作联合治疗,也可取得较好的疗效。

　　介入治疗后的合金管、硅橡胶管、橡皮管、聚乙烯管等外物容易发生移位、脱落、胆泥阻塞，常需再次手术更换，远期效果不够好。有些患者虽经多次更换金属支架，最后仍因狭窄而需行胆肠吻合术。

六、预后

　　胆管损伤后其并发症往往比较复杂，影响医源性胆管损伤预后的因素很多，除术者的经验和具体的手术技术因素外，主要还有患者胆管损伤的位置、吻合口直径、修复术前胆管扩张程度、吻合口的高度以及患者的全身情况，手术的难度和修复的次数，损伤的发生至修复的时间等。早期出现的胆瘘、胆汁性腹膜炎是严重的并发症之一，病情险恶，病死率高。晚期出现的胆管狭窄和梗阻在肝胆手术中治疗极为棘手，若处理不当可造成严重后果。全身情况较好，第一次手术效果最佳；修复次数越多，全身和局部因素越不利，效果亦越差。

　　尽管胆道外科水平在近几年有很大的提高，但是胆道损伤后的多次手术失败仍给患者带来了无限的痛苦。应该重视并加强规范各项措施，把预防落实在胆道损伤发生之前。

（杨占宇）

附：胆道疾病常见并发症

(一) 胆囊、胆管穿孔

　　1. 概述　　胆囊、胆管穿孔是一种较少见的胆道疾病并发症，胆囊穿孔既可发生于胆囊底部，也可发生于胆囊颈部，其中以胆囊底部最为多见；胆管穿孔可发生于胆总管或者肝总管。

　　2. 病因　　胆囊、胆管穿孔的原因有：Oddi 括约肌痉挛，十二指肠乳头部位狭窄或为结石所阻塞，胆道内压增高；结石阻塞肝总管或胆总管，管壁发生压迫性坏死；多次发生胆管炎，引起管壁内感染；胆管管壁内血栓形成，引起管壁坏死；因胰液反流侵蚀胆总管管壁；解剖学结构上的特点及先天性缺陷；此外，胆道结石、蛔虫、感染，胆管狭窄和胰胆管合流异常，均可导致小儿自发性胆道穿孔，其中胆道蛔虫伴发感染、胆汁排泄受阻、胆管内压增高是胆管穿孔主要病因。

　　3. 病理　　胆囊结石、胆囊癌、胆囊腺肌病均可导致胆囊的可膨胀性降低，胆囊穿孔最常见是结石局部受压或嵌顿，胆囊内压增高，致胆囊壁血管血栓形成，导致管壁坏死穿孔；其次为胆道及其周围的病变，如胆总管结石、蛔虫等可通过胆囊管将压力传递至胆囊，引起胆囊肿大积液，在此基础上并发感染，导致胆囊壁的炎性渗出、水肿、分泌增多，使胆囊压力急剧增高，同时引起肝十二指肠韧带充血水肿，导致胆囊动脉血供减少，内部黏膜受损，囊壁或管壁坏死，穿孔形成。

　　影响胆囊坏疽穿孔的因素有：①胆囊内压力升高的速度；②胆囊壁的厚度及纤维化的程度；③胆囊的可膨胀性；④胆结石的机械压迫作用；⑤周围组织与胆囊的黏着。

　　4. 临床表现　　胆囊、胆管穿孔的临床表现取决于穿孔过程的发生速度，不同速度的穿孔会产生不同的临床表现。若穿孔发生迅速，周围缺乏足够的组织包裹，则囊内及管道内流出的胆汁可引发急性弥漫性腹膜炎；若穿孔发生过程较缓，穿孔周围会形成相应的组织包裹，胆汁被包裹于其中，形成胆囊周围脓肿；更为缓慢的穿孔，则可与邻近器官穿通形成内瘘，多发于十二指肠、胃及结肠等。

　　5. 辅助检查

　　(1) 实验室检查：腹水淀粉酶显著升高，血清淀粉酶正常或轻度升高。

　　(2) 影像学检查

1）超声：超声为一种简单的无创检查，可发现右上腹有积液，胆囊壁的连续性中断，胆囊周围出现液性暗区。其临床诊断价值较高，适合作为胆囊穿孔的早期检查方法，为临床诊断提供参考。

2）上消化道钡餐：胆囊内瘘的诊断困难，上消化道钡餐可提供有力的证据。

（3）腹腔穿刺：腹腔穿刺可穿出胆汁样液体。

（4）手术探查：瘘口较小时容易产生漏诊，只能在手术中才可明确。

6. 诊断及鉴别诊断　胆囊或胆道穿孔根据症状、体征，大多数患者可得出诊断，B超发现右上腹有积液，胆囊壁的连续性中断，胆囊周围出现液性暗区，腹腔穿出胆汁样液体，诊断即可明确。

胆囊或胆道穿孔的早期症状如腹痛、呕吐无特异性，出现腹膜炎体征需与其他原因引起的腹膜炎进行鉴别。可根据腹腔穿刺为胆汁性腹水，腹水淀粉酶显著升高，血清淀粉酶正常或轻度升高以及 B 超等影像学检查排除上消化道穿孔和急性胰腺炎等其他原因引起的腹膜炎。

7. 治疗　胆囊、胆道穿孔的治疗应根据具体情况行胆囊切除、胆道探查或者一期胆囊造瘘二期胆囊切除术、肝脓肿切开引流术以及腹腔引流等，去除原发病灶，治疗其并发症，术后合理应用抗生素，以提高治愈效果。

胆囊急性穿孔一经诊断，均应在积极的术前准备下行急诊手术，对于老年患者可能并存一些内科疾病如高血压、冠心病、呼吸系统疾病等，但高龄和并存病已不是手术的绝对禁忌证。因此，我们应在积极抗感染、抗休克治疗和适当纠正并存疾病的同时早期进行手术治疗，可采取胆囊造瘘＋腹腔冲洗术式，以免一期胆囊切除术后所致严重肝衰竭等并发症的发生。对胆道穿孔或胆囊穿孔伴有胆道梗阻的患者同时应行胆道探查。

胆囊亚急性穿孔如胆囊穿孔伴胆囊周围脓肿，抗炎保守治疗有效的状况下，待脓肿壁形成、腹腔内充血、水肿消退，再行脓肿切开、引流，胆囊切除术或胆道探查术；若体征和中毒症状不能控制，应及时行手术治疗。

胆囊穿孔合并肝内脓肿形成时，可根据情况及条件采用不同的术式。可在 B 超引导下行经皮肝脓肿穿刺引流术，为以后治疗原发病创造条件；或者行胆囊切除＋肝脓肿切开引流术；或者行胆囊内支架置入术。

8. 预防　胆囊、胆管穿孔预防的关键是及时、正确地处理胆道疾病。

（二）胆道出血

1. 概述　胆道出血是上消化道出血的常见原因，是由肝胆疾病、创伤、手术或全身性疾病导致的肝内、外胆道系统的大量出血。

2. 病因　胆道出血的原因主要有以下几点：

（1）胆道感染、胆道结石：胆道感染和胆道结石压迫是胆道出血的常见原因，而以胆道感染最为常见。

（2）胆道损伤：肝胆外伤、手术损伤、经皮肝穿刺胆道造影（PTC）、经皮肤肝穿刺胆道引流（PTCD）等均可导致胆道出血。

（3）其他：如肝血管疾病、肝胆肿瘤、胆道蛔虫症等。

胆道出血以其高并发症率和高病死率而引起重视，提高治愈率和降低病死率的关键是预防胆道出血。预防措施主要有以下几点：①及早诊治胆道蛔虫症、肝胆管结石、肝脏肿瘤、肝血管瘤等疾病；②正确处理肝损伤；③肝穿刺活检或PTC时要用细针，尽量避免反复多次肝穿刺；④PTCD 要在肝周边进行，不能损及肝中央管道的完整性；⑤在肝门部或邻近器官进行手术时，避免出现医源性胆道出血；⑥对胆道出血给予重视，及早处理，防止少量胆道出血发展为胆道大出血。

3. 病理　发生胆道出血的解剖基础是肝动脉、门静脉分支与肝内胆管的紧密伴行。因此,当暴力外伤、手术及穿刺等导致胆道和与之伴行的血管穿通时即发生胆道出血;当胆道蛔虫或者结石引发胆道炎症时,肝内汇管区形成局限脓肿灶,导致与之伴行的血管系统受累,进而发生出血,形成胆道出血。

4. 临床表现　胆道出血的临床表现根据出血原因的不同及出血量的不同而有所差异,典型表现为便血或呕血、胆绞痛及黄疸等。常见的胆道出血有外伤性胆道出血及感染性胆道出血。

(1) 外伤性胆道出血:发生外伤性胆道出血时,发病前多具有明显的上腹部外伤史,一般发生于外伤后 1~2 周。发病时,主要表现为血凝块堵塞引发的黄疸及突发性上腹部胆绞痛样的剧烈疼痛;之后出现呕血及便血,呕出的血多呈鲜红色。出血量大者尤其是动脉出血时,可伴随消化道出血症状如面色苍白、脉搏细速、血压下降、肢体冰冷、呼吸急促等。

另外需要重视的是,胆道出血的特点是呈周期性发作。即当发生胆道出血后,经过抗休克等处理,出血多能暂时停止,相应症状可缓解,但经过数天或 1~2 周后,相同的症状可再次突然发生。患者可因反复发作的多次大出血而致重度贫血及全身衰竭死亡。

(2) 感染性胆道出血:严重的胆道感染或胆道蛔虫症极易导致感染性胆道出血。发病情况及表现与外伤性胆道出血类似,并且同样也具有复发性特点。

再者,由于胆道感染及出血,患者的情况可迅速严重恶化,进而并发多发性胆管源性肝脓肿。

5. 辅助检查

(1) 实验室检查:血总胆红素及 1 分钟胆红素升高。

(2) 影像学检查

1) 腹部超声及肝脏超声检查。

2) 选择性肝动脉造影或者肠系膜上动脉造影:可发现肝内占位性病变、肝动脉的瘤样病变、肝动脉胆管瘘、肝动脉门静脉瘘及肝动脉的异常病变。选择性肝动脉造影或者肠系膜上动脉造影是了解胆道出血最有价值的诊断和定位方法。

3) 纤维内镜检查:可发现血液自壶腹开口处流出,则确诊为胆道出血。同时了解并排除食管、胃及十二指肠的出血病变。

4) CT、MRI 及肝核素扫描:可显示占位性病变。

5) 胃肠钡餐 X 线检查:可协助排除由食管下段曲张静脉破裂及溃疡病引起的出血。

6. 诊断及鉴别诊断　根据患者发病前具有胆道感染及外伤史及便血或呕血、胆绞痛和黄疸等临床表现,再结合查体及影像学检查,胆道出血诊断一般较容易。而剖腹术中胆道探查不仅是诊断胆道出血的最直接方法,也是寻找出血来源的最直接途径。

首次发作的胆道出血需与上消化道出血的其他原因相鉴别,内镜检查可排除其他来源的上消化道出血。

7. 治疗　胆道出血的首要原则是去除病因。

治疗方法分为非手术治疗和手术治疗。

非手术治疗指征:①出血速度慢、量少;②没有寒战、高热、黄疸或感染性休克;③患者全身状况差,不能耐受手术。

手术治疗适应证:①周期性发生出血,发生 2 个周期以上;②出血速度快、量大,导致失血性休克;③胆管严重炎症合并多种休克;④非手术治疗方式治疗出血时无出血停止倾向;⑤出血来源明确,手术可获彻底止血。

手术止血之前要积极行术前准备,无论是何种原因引起的胆道出血,手术止血的首要步骤是定位,即明确出血来源。手术方法有:

（1）经皮选择性肝动脉造影及栓塞术：选择性肝动脉栓塞术用于治疗胆道出血，目前已被越来越多地应用，它具有定位准确、诊断与治疗结合、疗效确切、危险性小、患者易耐受等特点，栓塞的总体效率可达 85% 左右，特别适用于因一般情况差而不能耐受手术的危重患者，目前已成为治疗胆道出血的首选方案。

（2）胆总管探查、T 形管引流：主要是为了探明出血的来源以及判断术后有无再出血。

（3）肝叶动脉或肝固有动脉结扎：出血来自肝叶肝动脉及其分支可予以结扎；当出血定位不够明确时，可结扎肝固有动脉。

（4）胆囊切除术、肝叶或肝段切除术：对于肝外胆道出血，手术可以查清出血的来源，若出血来自胆囊，如胆囊炎、胆囊癌等所致的胆道出血，可行胆囊切除术；若出血来自肝内胆管，出血量大，患者一般情况可，可行肝叶或肝段切除；当血肿较大而壁厚时，可连同该血肿腔一并切除。

8. 预后　胆道出血是一种非常凶险的疾病，临床治疗效果尚不理想，如未能及时作出诊断或确诊后治疗不当，常伴随而来的是高再手术率和高病死率。

（三）胆管炎性狭窄

1. 概述　胆管炎性狭窄指胆管损伤和复发性胆管炎所致的胆管腔瘢痕性缩窄。可由医源性损伤、腹部外伤和胆管结石、感染引起。受累胆管因反复炎症、胆盐刺激，导致纤维组织增生、管壁变厚、胆管腔缩窄，进而出现胆道梗阻、感染。

2. 病因　胆管炎性狭窄最常见的病因是胆囊切除术中直接或间接的胆道损伤，占手术引起胆道狭窄的 90%。开腹胆囊切除术胆道损伤的发生率约为 0.5%，而腹腔镜胆囊切除术（LC）似乎并未降低胆道并发症的发生率反而有升高趋势。

手术致胆管狭窄多为胆管损伤部位的纤维瘢痕性狭窄，偶有其他原因所致狭窄。Nagafuchi 曾报道一例 LC 手术患者，术后胆总管发生创伤性神经瘤，导致胆管狭窄。创伤性神经瘤非真正肿瘤，而是胆管损伤后，受损的支配胆道的神经纤维过度增生所致，此类胆管狭窄对扩张及支架治疗反应较差。

肝移植手术也是导致术后胆道狭窄的一个主要原因。肝移植手术后需进行胆道重建，狭窄往往发生于胆管吻合口处。慢性胰腺炎是引起良性胆管狭窄的原因之一。由于远端胆、胰管解剖上的特殊性，使得胆、胰疾病互相影响。慢性胰腺炎特别是胰头部慢性炎症常波及末端胆管，使胆管壁发生纤维化、狭窄，也可由肿大的胰头部直接压迫胆总管造成胆管狭窄。30% 的慢性胰腺炎会并发胆总管狭窄。

一些血管性疾病如动脉粥样硬化、结节性多动脉炎等侵及肝动脉或肝移植手术后肝动脉血栓形成都可能导致胆管血供障碍，缺血区胆管发生狭窄。此外，上腹部外伤、硬化性胆管炎、Mirriz 综合征等也会致胆管狭窄。

医源性胆管损伤是胆管炎性狭窄发生的较为常见原因，医疗工作中医护人员应建立"重在预防"的观念，严格按照操作规范，减少医源性损伤的发生；同时积极治疗胆管结石、感染等原发疾病。

3. 病理　胆管炎性狭窄是由于胆管急性化脓炎症反复发作，黏膜糜烂，形成溃疡，结缔组织增生，瘢痕形成而致的胆管狭窄。狭窄可发生于肝内小胆管至胆总管下端的各个部位，但以左、右肝管、肝总管及肝段胆管开口处狭窄最为常见。狭窄多呈环形，长段形，可多处同时存在。反复的化脓性胆管炎、原发性胆管结石、胆道蛔虫以及多处胆道手术探查等可导致胆管炎性狭窄的发生。肝内胆管结石常合并肝胆管狭窄，而当肝胆管狭窄时近端扩张，使得胆色素堆积，肝实质可发生不同程度毁损及纤维化，严重者病变肝叶（段）可有不同程度萎缩，其余肝叶呈代偿性增生，易继发感染而发生化脓性胆管炎，感染又可加重狭窄和促使结石形成，形成恶性循环。晚期会发生胆汁性肝硬化和门静脉高压症。

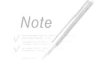

原发性肝胆管结石和肝胆管炎性狭窄是两种恶性循环,互为因果的病变。结石的机械刺激与继发感染可引起急、慢性增生性胆管炎,导致和加剧胆管狭窄的发生。肝胆管狭窄处以上胆管亦是不同程度扩张使胆汁淤积,细菌感染形成胆泥和结石,充填狭窄以上扩张胆管内腔。狭窄好发于一、二级胆管开口及汇合部,因为该部位肝胆管纤维有纵、横、斜 3 个方向,且肝动脉、门静脉多在此平面分叉,此胆管可扩张的幅度小于胆管主干部,并且存在生理性狭窄环,胆管感染和结石机械刺激,该处首先受到影响。

4. **临床表现**　主要表现为反复发作的胆管炎。胆管炎合并胆结石时,其症状与结石阻塞胆管继发胆管炎的症状相同,典型的临床表现为 Charcot 三联征,即上腹部剧烈疼痛、寒战高热和黄疸。

(1) 上腹部剧烈疼痛:疼痛发生于剑突下及右上腹部,性质多为阵发性发作或持续性疼痛阵发加剧的绞痛,可向右肩部放射,可伴有恶心、呕吐。

(2) 寒战高热:由于胆管梗阻继发感染使得胆管内压升高,循着胆管感染逆行扩散,细菌及毒素经毛细胆管入肝窦,再汇入至肝静脉,最终进入体循环,从而引起全身性感染。大多数患者会出现寒战、高热,一般表现为弛张热,体温可达 39~40℃。

(3) 黄疸:即梗阻性黄疸,症状与梗阻的发生和持续时间、轻重程度、是否并发感染等因素密切相关。多为间歇性和波动性黄疸。

5. **辅助检查**

(1) 实验室检查

1) 白细胞、中性粒细胞数升高。

2) 肝功受损严重,白、球蛋白比例倒置;呈梗阻性黄疸表现;动态观察碱性磷酸酶和 γ- 谷氨酰转移酶可反映病情变化。

3) 血培养可呈阳性。

(2) 影像学检查

1) 超声:一般作为首选,B 超可示狭窄近端胆管扩张和(或)结石的声像图。

2) 逆行胆道造影、PTC、ERCP,可显示狭窄部位、形态及范围。胆管未显影,不能除外胆管狭窄。有时静脉胆道造影也可显示病变胆管。

6. **诊断**　结合病史、临床表现及辅助检查,明确诊断难度不大。①有胆道、上腹手术(外伤)史,或反复发作胆管炎史,术(伤)后 24 小时内出现梗阻性黄疸,或引流口溢出大量胆汁,或术(伤)后早期无症状,数周至数年后有间断性上腹钝痛、发冷发热、黄疸、大便灰白等。②急性发作时可有 Charcot 三联征。③慢性者则有长时间黄疸,不规则热型,发热后黄疸加深,胆汁性肝硬化,或有胆管炎而无黄疸者基本可以诊断。严重者病情发展快,迅速恶化,出现 ACST、败血症等。

7. **治疗**　治疗原则为尽早去除结石及感染的根源,切除萎缩丧失功能的肝叶肝段,解除胆管狭窄,使得胆管可以通畅引流。治疗时根据不同的狭窄部位、狭窄范围及狭窄程度可选择不同的治疗方法。

(1) EST:胆总管下端短段(小于 15mm)狭窄的主要治疗方法。

(2) 经十二指肠 Oddi 括约肌切开成形术:适用于胆总管下端狭窄。Oddi 括约肌切开范围一般小于 20mm。为防止切缘出血用细的可吸收线连续缝合;并对主胰管开口予以保护;从 11 点位将整个狭窄段切开,为防止术后粘连再狭窄,切开处用 T 形管的延长管作内支撑。

(3) 胆总管空肠 Roux-en-Y 吻合术:当胆总管下端狭窄段较长时适用此法。横断胆总管,将胆总管与空肠端侧吻合,此法效果较好,引流通畅,可消除盲端综合征。

(4) 肝门胆管成形并与空肠 Roux-en-Y 吻合术:适用于肝门部胆管狭窄。将狭窄剪开,用成形缝合以构成肝门胆管盆,同时将肝内结石取出,最后与空肠吻合。

（5）肝叶切除术：适用于一侧肝管狭窄伴肝内胆管结石并肝萎缩。

8. 预后　在胆管炎性狭窄中，医源性胆管损伤导致的胆管狭窄在临床上较为常见。近年来，随着治疗观念的进步，手术方法的改进和手术技巧的成熟，以及介入治疗的引入，其治疗效果有了明显提高。

（四）胆源性肝脓肿

1. 概述　肝脓肿是胆道感染的严重并发症。胆源性肝脓肿是指在胆道疾病（结石、感染）的前提下，由于细菌、真菌或溶组织阿米巴原虫等多种微生物引起的肝脏化脓性病变。细菌性肝脓肿中大多为胆源性肝脓肿，常见的细菌感染有链球菌和大肠埃希菌、肺炎克雷伯杆菌等。

详见第十章第十节肝脓肿。

2. 病因　胆道途径是引发细菌性肝脓肿最主要和最常见的原因。其中因胆石症、胆道蛔虫症、肿瘤造成的胆道狭窄和梗阻较为常见，胆汁引流不畅，引起胆管内感染，反复感染进一步加重胆管炎症狭窄，此时细菌可沿胆管上行入肝，形成肝内脓肿，常为多发性。

3. 病理　细菌侵入肝脏后，发生炎症改变，形成许多小脓肿，若能早期发现治疗，脓肿多可吸收机化。但在脓肿较密集部位，由于肝组织破坏，小脓肿可能形成一个或数个较大的脓肿。可见有胆管扩张，管壁增厚，脓肿可能与胆管相通。蛔虫引起的脓肿在化脓早期容易发生穿破形成多个脓肿。由于肝脏血运丰富，在脓肿形成和发展的过程中，大量毒素吸收呈现较严重的毒血症症状，当脓肿转为慢性，脓腔周围肉芽组织增生、纤维化，此时临床急性期症状可减轻或消失。

4. 临床表现　既往有胆道疾病相关病史，常反复发作。临床表现详见第十章第十节。

5. 辅助检查　详见第十章第十节。超声检查是肝脓肿的首选诊断方式，少数病例需要 CT 或 MRI 进行诊断。部分患者通过影像学检查不能确诊时，可经皮肝穿刺进行诊断，并可同时治疗。

6. 诊断　根据既往胆道感染等病史，结合高热、肝区疼痛、恶心、呕吐、食欲不振等临床表现，基本可初步诊断。配合腹部 BUS 及增强 CT 扫描，基本上可以明确诊断。

7. 治疗　胆源性肝脓肿的总体治疗原则同细菌性肝脓肿，但在治疗方案判定时应充分考虑并评估伴发的胆道疾病以确定具体的治疗策略。对于细菌性肝脓肿治疗的要求是早期诊断，早期治疗，及时使用有效的抗生素，有效地排脓，彻底处理原发病灶以及加强全身支持治疗等，可大大降低病死率。对于同时合并有明确且严重的胆道梗阻感染者，须同时考虑胆道引流，并根据病情对胆道原发病变进行有计划的同期或分期处理，力求尽早解除病因。

8. 预后　大致同细菌性肝脓肿。其预后与患者年龄、体质、原发病、脓肿数目、治疗开始的早晚、治疗的彻底性和有无并发症等密切相关。年幼及老年患者的预后较青壮年者差，病死率也高。多发性肝脓肿的病死率明显高于单发性肝脓肿。病菌的种类与毒性对肝脓肿的预后也有密切关系。由大肠埃希杆菌、葡萄球菌、链球菌、铜绿假单胞菌等细菌引起的肝脓肿病死率较高，对多种药物不敏感的菌种感染者预后也差。全身情况较差和营养不良及有明显肝功能损害者，如低蛋白质血症和高胆红素血症时，病死率更高。有并发症的肝脓肿，如膈下脓肿、脓肿破入腹腔导致弥漫性腹膜炎、胆道出血，或合并脓胸或肺脓肿时，病死率增高。相反，单发性脓肿症状轻微无并发症者，预后良好。

（五）胆源性胰腺炎

1. 概述　胆源性急性胰腺炎是指由胆道结石、炎症等胆管疾病或胆管结构异常导致的胰管梗阻，胰黏膜屏障损害，胰液外溢，胰腺组织自我消化，而形成急性胰腺炎。其在临床上发病率较高，仅次于急性阑尾炎、急性肠梗阻、急性胆道感染和胃十二指肠溃疡。

2. 病因　胆管的各种疾病包括结石、蛔虫、感染、瘢痕狭窄、肿瘤、炎性水肿均可导致胆源性急性胰腺炎。其发病机制是胆管受到感染,发生炎症部位所渗出的液体造成的阻塞。胆管和胰管的"共同通道"是胆源性胰腺炎发生的解剖基础,其中结石和感染是最常见的病因。

10% 的胆囊结石患者会发生急性胰腺炎,近年来,又认识到胆道微结石是急性胰腺炎尤其是急性复发性胰腺炎的原因之一,20%~30% 的胆石症患者在病程中会发生胰腺炎。因此,胆源性胰腺炎在胰腺炎中所占比例估计超过总数的 2/3。我国为胆石症多发国家,急性及急性复发性胰腺炎的病因主要为胆系疾病。年龄 50~60 岁,并且偏肥胖的女性胰腺炎患者应注意寻找胆源性病因。

3. 病理

(1) 结石嵌顿于 Vater 壶腹部,胆管梗阻致使胆管感染时,细菌可经共同通道或经共同的淋巴回流进入胰腺或者通过胆汁进入胰腺诱发胰腺炎。

(2) 胆石排泄过程中或胆管结石嵌顿于 Oddi 括约肌,使 Oddi 括约肌发生麻痹性松弛,该部位的痉挛水肿,导致胆管和胰管共同通道阻塞,致使胆汁逆行进入胰管,从而激活胰酶诱发胰腺炎。

(3) 毒性物质对胰腺组织的损伤,包括游离胆汁酸、细菌非结合胆红素及溶血卵磷脂。游离胆汁酸具有毒性,可损害胰管黏膜屏障;细菌能分泌葡糖醛酸酶,后者能分解结合胆红素为非结合胆红素,而非结合胆红素对胰腺有毒性;急性胆囊炎患者胆汁内有溶血卵磷脂,它能直接损害胰组织。

病情发展过程可有以下 3 类:仅有过急性发作史,以后未再复发,但炎症持续存在;有过反复急性发作,但每次发作后并未完全痊愈,与复发性急性胰腺炎不同;有些患者并无明确腹痛发作,而以脂肪泻、糖尿病等为主要表现,此型又称为慢性无痛性胰腺炎。

4. 临床表现　参见第十二章第二节。

5. 辅助检查

(1) 实验室检查:详见第十二章第二节。

(2) 影像学检查

1) 超声、CT 等影像学检查提示胆管扩张(胆管直径 >1.12cm)或者胆管结石影像学证据,以及胰腺水肿、胰周渗出,甚至胰腺坏死等胰腺炎征象。

2) 逆行胰管造影:可见胰管结石、管腔变形或呈串珠状。

3) 磁共振胆管造影(MRCP)和内镜逆行胰胆管造影(ERCP)可明确有无胆管梗阻或者胆总管扩张情况。

6. 诊断及鉴别诊断

(1) 诊断:结合病史、临床表现及辅助检查,胆源性胰腺炎诊断较明确。

1) 病史:具有原发病如胆囊结石、肝内外胆管结石的病史,本次发病胆管系统疾病处于活动期,如肝内胆管、胆囊、肝外胆管阻塞感染、结石和(或)蛔虫嵌顿。

2) 临床表现:有腹痛、腹胀、恶心呕吐、发热等症状。查体可有皮肤、巩膜黄染,Murphy 征阳性,肝区叩击痛阳性等体征。

3) 辅助检查:以实验室检查和影像学检查异常为主要依据,具体见辅助检查部分。

(2) 鉴别诊断:本病应与急性复发性胰腺炎鉴别:后者在发作时血淀粉酶显著增高,腹部平片常呈阴性,胰腺组织无永久性炎症痕迹。当慢性胰腺炎出现梗阻性黄疸时,常与胰腺癌、壶腹部癌、胆总管结石等相混淆,往往须经多方面检查,甚至剖腹探查,经病理活检与细胞学检查才能作出诊断。

7. 治疗　治疗原则:有胆道梗阻时,应急症手术治疗,解除胆道梗阻,同时切除胆囊,并胰周引流。无梗阻者先行非手术治疗,待胰腺炎症控制后,出院前手术或内镜去除病灶,或出院后 3 个月内再住院手术治疗。对于胆源性非手术治疗患者,又继发感染,先经 ICU 严密观察及强化治疗,若比较稳定继续非手术治疗,若感染恶化,应及时手术治疗。当坏死组织已发生感染和有其他并发症时,立即手术治疗。本病常需中西医结合治疗,尤其是对于急性出血坏死型胰腺炎,更应当配合抗休克、抗感染、对症支持、手术等措施。

8. 预后　急性水肿型预后良好,但如果胆道病变治疗不彻底,一次发作后常有频繁发作的可能。出血性坏死型预后仍较严重,并可出现多种并发症。积极治疗胆道疾病,可有效防止本病的发生。

(刘青光)

本章小结

胆道疾病主要包括胆道先天性畸形、胆道蛔虫病、胆石病、胆道感染、胆道肿瘤、Oddi 括约肌功能障碍及胆道损伤等。

胆道先天性畸形、胆道蛔虫病在国仍然比较多见,及早明确诊断对病情转归有着重要影响。胆石病分为胆囊结石、肝外胆管结石及肝内胆管结石。肝外胆管结石可出现典型的临床表现——Charcot 三联征:反复发作的腹痛、寒战高热和黄疸。辅助检查首选超声,其他检查有 ERCP、MRCP 等。治疗包括内镜治疗、手术治疗等。胆道感染分为急性胆囊炎、慢性胆囊炎和急性胆管炎。临床表现有腹痛、恶心呕吐、全身症状等,AOSC 则因为病情危重,在 Charcot 三联征基础上,伴有休克、神经中枢系统受抑制表现,即 Reynolds 五联征。治疗上则以手术治疗为主。胆道肿瘤包括胆囊息肉、胆囊癌、胆管癌。早期常无明显症状,中晚期则可能出现腹痛、黄疸等临床表现。及时发现、及时评估、及时治疗可提高患者长期存活率。除上述介绍外,Oddi 括约肌功能障碍及胆道损伤等的临床病例也并不少见。

思考题

1. 试述胆囊三角的构成及其重要的组织结构。
2. 胆囊结石的主要临床表现、并发症、术式选择。
3. 简述行胆囊切除时,胆总管探查术的指征。
4. 肝内、外胆管结石的手术治疗原则。
5. 试述急性梗阻性化脓性胆管炎的诊断要点及治疗原则。
6. 简述胆囊癌的临床表现及治疗方案。

参考文献

1. 吴孟超,吴在德. 黄家驷外科学. 第 7 版. 北京:人民卫生出版社,2008.
2. 陈孝平. 外科学. 第 2 版. 北京:人民卫生出版社,2010.
3. 黄志强. 胆道外科学. 济南:山东科学技术出版社,1998.
4. 中华医学会外科学分会. 胆管损伤的诊断和治疗指南(2013). 中华消化外科杂志,2013,12(2):81-95.
5. Benson AB,D'Angelica MI,Abrams TA,et al. Hepatobiliary cancers,version 2. 2014. JNCCN,2014,12(8):1152-1182.

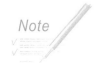

6. Parks RW, Diamond T. Non—surgical trauma to the extrahepatic biliary tract. Br J Surg, 1995,82(10):1303-1310.

7. Huang ZQ, Huang XQ. Changing patterns of traumatic bile duct injuries:a review of forty years experience. World J Gastroenterol,2002,8(1):5-12.

第十二章　胰腺疾病

第一节　解剖生理概要

胰腺(pancreas)是人体重要的腺体器官,具有外分泌和内分泌两大功能。胰腺的外分泌功能主要是分泌胰液,其内含多种消化酶,有分解消化蛋白质、糖类和脂肪的作用,参与调节体内代谢和维持内环境稳定。胰腺的内分泌功能主要由胰岛细胞发挥作用,其散在分布于胰腺实质内,主要分泌胰岛素,参与血糖的调节。

一、胰腺的解剖

(一)胰腺位置和形态结构

胰腺狭长,灰红色,长10~20cm,宽3~5cm,厚1.5~2.5cm,重75~125g。其位置深在,通常居第1、2腰椎前方,属于腹膜外位器官。其前面隔网膜囊与胃后壁相邻,后面有下腔静脉、胆总管、门静脉和腹主动脉经过。胰腺的右端胰头被十二指肠环抱,左端胰尾抵达脾门。

胰腺可以分为头、颈、体、尾四个部分,各部之间无明显界限。头部和颈部在腹部正中线的右侧,体部和尾部则在正中线的左侧。胰头(head of pancreas)是胰右侧端的膨大部分,位于十二指肠形成的"C"形陷凹内,其右侧以及上、下方均被十二指肠肠管包绕。在胰头的下部有一突向左后上方向的块状结构,称为钩突(uncinate process)(图12-1)。胰颈(neck of pancreas)是位于胰头和胰体之间的狭窄扁薄部分,长约2~2.5cm。胰体(body of pancreas)是胰颈与胰尾之间的

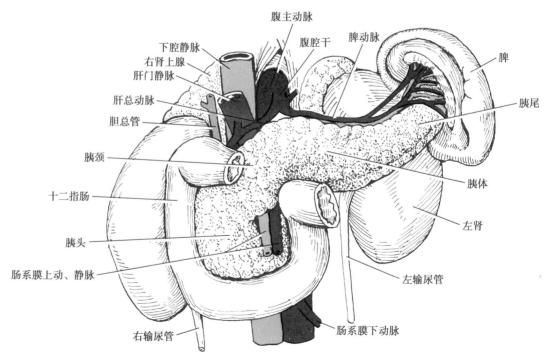

图 12-1　胰的分部和毗邻

部分。胰尾（tail of pancreas）为胰体向左上方延伸的末端，较细，紧邻脾门。

胰管（pancreatic duct）是位于胰实质内的管道系统，稍偏向背侧，其走行与胰的长轴一致，从胰尾经胰体走向胰头，沿途接受小叶间导管汇入，最后在十二指肠降部的后内侧壁内与胆总管汇合形成 Vater 壶腹，开口于十二指肠大乳头。胰管到达胰头时，有一小管从主胰管分出，行于胰头处主胰管上方，向右侧开口于十二指肠小乳头。该小管称为副胰管（accessory pancreatic duct），主要引流胰头前上部的胰液。

（二）胰腺的血管、淋巴及神经

胰腺的血流供应丰富。脾动脉、肝总动脉和肠系膜上动脉等都发出分支到胰腺。供应胰头的动脉主要来自肝总动脉和肠系膜上动脉，供应胰尾的动脉主要来自脾动脉。肝总动脉在十二指肠上缘分为肝固有动脉和胃、十二指肠动脉，后者经十二指肠上部后面下行至其下缘分为胃网膜右动脉和胰十二指肠上动脉。胰十二指肠上动脉分为胰十二指肠上前动脉和胰十二指肠上后动脉。前者在胰头前面下行，后者环绕胆总管于胰头后面下行。胰十二指肠下动脉源自肠系膜上动脉，分为胰十二指肠下前动脉和胰十二指肠下后动脉。胰十二指肠上前动脉和胰十二指肠下前动脉在胰头的前面相互吻合，构成前动脉弓。胰十二指肠上后动脉和胰十二指肠下后动脉在胰头后面相互吻合，构成后动脉弓。胰十二指肠前、后动脉弓发出许多细小的分支进入胰腺实质，也向右发出许多十二指肠支，为十二指肠降部和水平部供血。另外，在胰头前面，常有一条发自胰背动脉右支的分支与十二指肠上前动脉左支相吻合，构成胰前动脉弓。胰头钩突动脉源自胰背动脉右支的分支。胰腺体尾部的血供来自脾动脉的分支胰背动脉和胰大动脉，通过胰横动脉构成胰内动脉网（图 12-2）。胰腺的静脉多与同名动脉伴行，虽然胰腺静脉系统较动脉系统复杂，变异较大，但所有胰腺静脉均通过脾静脉、肠系膜上静脉最后汇入门静脉系统。

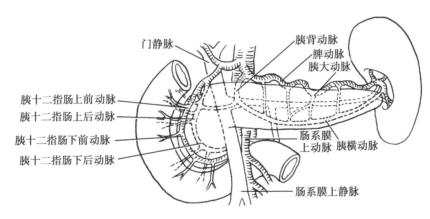

图 12-2　胰腺的血液供应

胰腺的腺泡周围分布有丰富的毛细淋巴管，在小叶间合成较大的淋巴管，沿血管走行到胰腺表面。胰腺各部的集合淋巴管呈放射状汇入胰腺周围的淋巴结：①胰头的集合淋巴管均注入胰十二指肠上、下淋巴结；然后向下至肠系膜上淋巴结，或向上经幽门下淋巴结汇入腹腔淋巴结。②胰体右上部的集合淋巴管注入肝淋巴结，然后注入腹腔淋巴结；左上部的集合淋巴管注入胰脾淋巴结。胰体右下部的集合淋巴管直接注入肠系膜上淋巴结；左下部的集合淋巴管注入中结肠淋巴结，然后注入肠系膜上淋巴结。③胰尾上部的集合淋巴管向右注入胰脾淋巴结；下部的集合淋巴管注入中结肠淋巴结，然后注入肠系膜上淋巴结。

胰腺受交感神经和副交感神经双重支配，同时分布有内脏感觉神经。交感神经支配胰腺的疼痛，副交感神经对胰岛、腺泡和导管起调节作用。

二、胰腺的生理功能

胰腺是消化系统中重要器官之一,具有外分泌和内分泌两种功能。外分泌功能是由腺泡细胞和导管细胞产生胰液,主要成分是碳酸氢盐和多种消化酶,分解消化三大营养物质。内分泌功能来源于胰岛,胰腺内胰岛散布在腺泡间,包含多种内分泌细胞。

(一)胰腺的外分泌功能

胰腺的外分泌功能是分泌胰液,胰液是无色透明碱性液体,略带黏性,pH 7.8~8.4,比重1.007~1.042,具体比重根据胰酶含量的不同而有所不同,其渗透压约等于血浆渗透压。正常人每日胰液的分泌量约 750~1500ml。胰液的基本成分是水、电解质和蛋白质,并有多种消化酶。

胰液中主要阴离子是碳酸氢根(HCO$_3^-$)和氯离子(Cl$^-$),主要阳离子为钠离子(Na$^+$)、钾离子(K$^+$)、钙离子(Ca^{2+})、镁离子(Mg^{2+})。胰液中碳酸氢盐的生理作用主要是中和进入十二指肠的胃酸,使肠黏膜免受强酸的侵蚀,更重要的是为小肠内多种消化酶提供能发挥活性的最适宜 pH。

胰液中有腺泡细胞分泌的多种消化酶,其中含有消化糖类、脂肪和蛋白质三大营养物质的全部酶类。作用于糖类的酶有胰淀粉酶、胰麦芽糖酶、胰乳糖酶和胰蔗糖酶,能把食物中的碳水化合物水解成二糖或少量的三糖。作用于脂肪的酶有胰脂肪酶、辅脂酶、磷脂酶和胆固醇酯酶,可将脂类分解为脂肪酸、甘油一酯和甘油。作用于蛋白质的酶有胰蛋白酶原、糜蛋白酶原、羧基肽酶原和少量的弹性蛋白酶原,它们都是以不具有活性的酶原形式存在于胰液中,随胰液进入十二指肠后,经肠液中的肠激酶激活后成为有活性的胰蛋白酶,此外,胃酸、胰蛋白酶本身以及组织液也能使胰蛋白酶原激活。除上述的消化酶外,胰腺还分泌核糖核酸酶、脱氧核糖核酸酶将核酸水解为核苷酸;胰舒血管素原经胰蛋白酶活化后,将血中的激肽原分解为具有活性的激肽。

胰液分泌受神经、体液的双重调节,而以体液调节更为重要,这两个因素在机体内相辅相成,共同调节胰液的分泌。

(二)胰腺的内分泌功能

胰腺的内分泌功能是通过胰岛分泌激素来实现的。胰岛中的主要细胞有 α 细胞、β 细胞、δ 细胞、PP 细胞和 δ1 细胞。β 细胞是胰岛中数量最多的细胞,约占胰岛细胞总数的 75%,多位于胰岛的中央,呈多角形短椎体状,分泌胰岛素,调节糖代谢;α 细胞约占胰岛细胞总数的20%,主要分布在胰体和胰尾,细胞体积较大,呈多边形,多位于胰岛的周围,主要分泌胰高血糖素,使血糖升高,同时还能分泌抑胃多肽,抑制胃的蠕动和分泌;δ 细胞数量较少,约占胰岛细胞总数的 5%,为卵圆形或梭形,分散于胰岛周围部,分泌生长抑素,起到神经调节物、激素、旁分泌调节因子等作用,生长抑素是多种激素的抑制物,不仅能抑制垂体分泌生长激素、促卵泡激素(FSH)、促甲状素等,且对垂体外分泌、神经分泌和非内分泌靶器官均具有广泛抑制作用;PP 细胞即胰多肽细胞,此类细胞数量少,体积小,主要分布于钩突的胰岛周边部,也可分布于胰腺的外分泌部,存在于腺泡和导管上皮间,PP 细胞分泌胰多肽(pancreatic polypeptide),能抑制胰酶的分泌,松弛胆囊和胆总管,减少胆汁的排出;δ1 细胞比 δ 细胞数量少,体积小,呈卵圆形或蝌蚪状,分布在在胰岛周围部分,分泌血管活性肠肽(vasoactive intestinal peptide,VIP),VIP 能抑制食管括约肌张力,抑制胃、肠肌张力,抑制胆囊收缩素的胆囊收缩作用,抑制胃酸及胃蛋白酶的分泌,增加肝胆汁的分泌,抑制小肠吸收,促进肝糖原分解和释放,促进脂肪分解,升高血糖。

(董卫国)

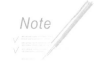

第二节 胰 腺 炎

一、急性胰腺炎

(一) 概述

急性胰腺炎(acute pancreatitis,AP)是指多种病因引起的胰酶激活,继以胰腺局部炎症反应为主要特征,伴或不伴有其他器官功能改变的疾病。它是一种临床上常见的急腹症,病情的严重程度不一,从胰腺轻度水肿到胰腺实质功能障碍,继而出现坏死。临床表现从仅有轻度腹部不适到一系列重危表现,如血压下降、代谢紊乱、脓毒症、体液积聚、多器官功能衰竭,甚至死亡。急性胰腺炎患者中约 80%~90% 属于轻型水肿性胰腺炎,表现为轻度到中度的临床症状,呈自限性过程,预后好;约 10%~20% 属于坏死型胰腺炎,常累及到全身多个脏器,出现危及生命的情况。急性胰腺炎按病理分型分为间质水肿型胰腺炎和坏死型胰腺炎。按病因分为酒精性急性胰腺炎、胆源性急性胰腺炎、损伤性急性胰腺炎、药物性急性胰腺炎和妊娠性急性胰腺炎等。按严重程度分为轻度急性胰腺炎、中度急性胰腺炎和重度急性胰腺炎。

(二) 病因

急性胰腺炎的病因很多,最常见的原因是胆道疾病、过量饮酒和高血脂。胆道疾病是国内的主要发病原因。

1. 胆道疾病 胆道结石、炎症和狭窄等造成胆道梗阻是造成急性胰腺炎的主要病因,占50% 以上,称为胆源性胰腺炎。由于主胰管和胆总管共同开口于壶腹,当壶腹梗阻时,胆汁经"共同通道"反流入胰管,引起胰管内压力升高,胰液外溢,胰蛋白酶原被激活为胰蛋白酶,引起胰腺组织的破坏,产生无菌性急性胰腺炎。胆盐同时可激活脂肪酶,导致脂肪分解。

2. 过量饮酒 酗酒可引起胃肠道充血水肿,刺激胆汁、胰液分泌增加,引起十二指肠乳头括约肌痉挛,引起胰管内压力增高,产生胰腺急性炎症。另外乙醇可直接损伤胰腺引起胰液外溢。

3. 高脂因素 甘油三酯在胰脂酶的作用下生成游离脂肪酸,游离脂肪酸对胰腺腺泡有损害作用。常见于遗传性高脂血症(Ⅰ型、Ⅴ型)。

4. 高钙因素 高钙可刺激胰液分泌增多,能诱导胰蛋白酶原激活导致胰腺自身破坏,还可引起胰管结石阻塞胰管。常见于甲状旁腺功能亢进导致的高钙血症。

5. 创伤性因素 各种胰腺外伤和医源性损伤,如 ERCP 检查后引起的胰腺炎。

6. 十二指肠液反流 当十二指肠压力增高时十二指肠液可向胰管内反流,引起胰腺炎,常见的原因有:十二指肠球部穿透性溃疡、乳头周围十二指肠憩室、环状胰腺等。

7. 其他 如胆道蛔虫、药物、妊娠、胰腺血液循环障碍、自身免疫性疾病,以及不明原因引起的胰腺炎。

(三) 病理

急性胰腺炎的主要病理改变为胰腺炎性水肿、充血、出血、胰腺坏死,以及胰腺周围渗出和继发性胰腺周围脂肪坏死。光镜下,胰腺组织有大片凝固性坏死,细胞结构模糊不清,间质小血管也有坏死,这是造成胰腺出血的原因。在坏死的胰腺组织周围可以出现中性粒细胞和单核巨噬细胞浸润。如度过急性期,炎性渗出物逐渐吸收,坏死灶溶解吸收、机化或包裹钙化;也可能继发感染,形成坏死感染灶、脓肿;包裹性积液可以形成胰腺假性囊肿。

急性水肿型胰腺炎的特点为间质性水肿和炎性反应。肉眼可见胰腺水肿、肿胀,镜下可见腺泡及间质性水肿,炎性细胞浸润,偶有轻度出血或局灶性坏死。

急性坏死型胰腺炎的特点为胰腺实质坏死和出血。胰腺腺体外观增大,肥厚,呈暗紫色。坏死灶呈现散在或片状分布,病灶大小不等,呈灰黑色,后期坏疽时为黑色。腹腔伴有血性渗液,内含大量的淀粉酶。网膜及肠系膜上有散在片状皂化斑,镜下可见脂肪坏死和腺泡严重破坏,血管被消化,大片出血灶,腺泡及小叶结构模糊不清,坏死分布呈灶状,坏死灶外有炎性区域包绕。液性坏死灶,可能逐渐吸收,可能继发感染形成胰腺脓肿,也可能因胰管的分支受累而形成胰腺假性囊肿。

由于胰液外溢和血管损害,部分病例可出现心包积液、腹水和胸水,易继发细菌感染。发生急性呼吸窘迫综合征时可见肺水肿、肺出血和肺透明膜形成,也可见肾小管坏死、肾小球病变、脂肪栓塞和弥散性血管内凝血等病理变化。

(四)临床表现

由于病变程度不同,患者临床表现差异较大,轻度急性胰腺炎的症状和体征一般较轻;而重度急性胰腺炎往往出现多器官功能衰竭。

1. 症状

(1)腹痛:急性胰腺炎的主要症状,常于饱餐或饮酒后突然发生,疼痛剧烈,多位于上腹部正中偏左,并向左肩、左腰背部放射。胆源性胰腺炎开始于右上腹,后来亦转至正中偏左。病情严重时疼痛呈束带状并向两侧腰背部放射。

(2)腹胀:常与腹痛同时存在。早期由于腹腔神经丛受刺激产生肠麻痹引起,继发感染后则由腹膜后的炎性刺激所致。腹胀以中上腹为主,腹膜后炎症越重,腹胀越明显,腹腔积液可加重腹胀,患者会出现停止排气、排便,肠鸣音减弱或消失。腹压增高可导致腹腔间隔室综合征(abdominal compartment syndrome, ACS)。

(3)恶心、呕吐:早期即可出现,呕吐常剧烈、频繁。呕吐物为胃、十二指肠内容物,有时伴有咖啡样物,呕吐后腹痛不能缓解。

(4)发热:在较轻的水肿型急性胰腺炎可不发热或轻中度发热。胆源性胰腺炎伴有胆道梗阻者,常因胆道感染出现高热、寒战。当胰腺坏死伴感染时,高热为主要症状之一。

2. 体征

(1)腹膜炎:轻度急性胰腺炎压痛多局限于上腹部,常无明显肌紧张。中、重度胰腺炎腹部压痛明显,伴有肌紧张和反跳痛,范围常波及全腹;肠鸣音减弱或消失,肠胀气明显;出现腹腔积液,移动性浊音多为阳性。

(2)低血压、休克:重度急性胰腺炎可迅速出现血压降低和休克,主要由于腹腔、腹膜后大量体液渗出和出血。早期休克主要是低血容量所致,后期继发感染导致多种因素引起休克,较难纠正。

(3)其他:胆源性胰腺炎可出现黄疸,重度急性胰腺炎出血可以经腹膜后途径渗入皮下,在腰部、季肋部和下腹部皮肤出现大片青紫色瘀斑,称 Grey-Turner 征;出现在脐周,称 Cullen 征。血钙降低时可出现手足抽搐。

3. 常见并发症

(1)全身并发症

1)器官功能衰竭:急性胰腺炎的严重程度主要取决于器官功能衰竭的出现及持续时间,出现 2 个及以上器官功能衰竭称为多器官功能衰竭(multiple organ failure, MOF)。

a. 呼吸衰竭:主要包括急性呼吸窘迫综合征(acute respiratory distress syndrome, ARDS),突然发作、进行性呼吸窘迫、发绀等,常规吸氧不能缓解。

b. 肾衰竭:表现为少尿、蛋白尿和血尿素氮、血肌酐进行性增高。

c. 循环衰竭:包括心动过速、低血压或休克。

2)全身炎症反应综合征(systemic inflammatory response syndrome, SIRS):由感染或非感染因素引起的全身炎症反应,是机体对多种细胞因子和炎症介质的反应。符合以下临床表现中 2 项及以上即可诊断 SIRS。心率 >90 次 / 分;体温 <36℃ 或 >38℃;白细胞计数 <4×10^9/L 或

Note

$>12 \times 10^9$/L;呼吸频率 >20 次 / 分或 PCO_2<32mmHg。SIRS 持续存在将会增加器官功能衰竭发生的风险。

3）腹腔内压增高（intra-abdominal hypertension，IAH）或腹腔间隔室综合征（abdominal compartment syndrome，ACS）：膀胱压测定是诊断 ACS 的重要指标，膀胱压≥20mmHg，伴有少尿、无尿、呼吸困难、吸气压增高、血压降低时应考虑出现 ACS。

4）全身感染：早期以革兰阴性杆菌感染为主，后期常为混合细菌感染，并且败血症往往与胰腺脓肿同时存在；严重患者由于机体的抵抗力低，加上大量使用抗生素，极易产生真菌感染。

5）胰性脑病：表现为耳鸣、复视、精神异常（幻觉、幻想、躁狂状态）和定向力障碍。

6）消化道出血：上消化道出血常因应激性溃疡或黏膜糜烂所致，下消化道出血可因胰腺坏死穿透横结肠所致。

（2）局部并发症

1）急性胰周液体积聚（acute peripancreatic fluid collection，APFC）：发生于病程早期，表现为胰周或胰腺远隔间隙液体积聚，并缺乏完整包膜，可以单发或多发。

2）急性坏死物积聚（acute necrotic collection，ANC）：发生于病程早期，表现为液体和坏死组织混合积聚，坏死物包括坏死的胰腺实质或胰周组织。

3）包裹性坏死（walled-off necrosis，WON）：是一种包含胰腺和（或）胰周坏死组织且具有界限清晰炎性包膜的囊实性结构，多发生于急性胰腺炎起病 4 周后。

4）感染性坏死（infected necrosis）：胰腺或胰周坏死合并感染的脓液积聚，外周为纤维囊壁，增强 CT 提示可有气泡征，影像引导下经皮细针穿刺抽吸（fine-needle aspiration，FNA），抽吸物细菌或真菌培养阳性。

5）胰腺假性囊肿（pancreatic pseudocyst，PPC）：有完整非上皮性包膜包裹的液体积聚，起病后 4 周，假性囊肿的包膜逐渐形成。

（五）辅助检查

1. 实验室检查

（1）淀粉酶测定：诊断急性胰腺炎的主要手段之一。血清淀粉酶在发病 2 小时后开始升高，24 小时达高峰，可持续 4~5 天，正常值是 40~180U/dl（Somogyi 法）。尿淀粉酶在急性胰腺炎发作 24 小时后开始上升，48 小时达到高峰，其下降缓慢，可持续 1~2 周，正常值是 80~300U/dl（Somogyi 法）。由于其他一些疾病如胃穿孔、十二指肠穿孔、小肠穿孔、急性肠系膜血管血栓形成和高位小肠梗阻、肾功能改变引起的淀粉酶清除功能受损等可引起血淀粉酶升高，故当急腹症患者出现淀粉酶升高时要结合临床综合分析。血、尿淀粉酶的测定值要有非常明显的升高才有诊断急性胰腺炎的价值。测定值愈高，诊断急性胰腺炎的正确率愈高。血清淀粉酶的半衰期为 90 分钟，因此急性胰腺炎发作后，血清淀粉酶持续升高，表明有持续的淀粉酶从胰腺组织溢出入血。

（2）淀粉酶对肌酐清除率比值的测定：有助于急性胰腺炎的诊断。正常情况下，淀粉酶清除率和肌酐清除率相平行。急性胰腺炎时，肾脏对淀粉酶的清除率增加，而肌酐清除率无改变。淀粉酶对肌酐清除率比值的计算公式：淀粉酶清除率 / 肌酐清除率比值（%）=（尿淀粉酶 / 血淀粉酶）/（尿肌酐 / 血肌酐）× 100。正常人的淀粉酶对肌酐清除率比值是 1%~5%，一般小于 4%，大于 6% 有诊断意义。

（3）血清脂肪酶：急性胰腺炎发病后，血清脂肪酶和血清淀粉酶平行地升高，两者的联合测定可以增加诊断的准确性。胰腺炎发病时脂肪酶反流入血，持续升高的时间较长，而且脂肪酶的唯一来源是胰腺，因此具有较高的特异性。

（4）其他：C- 反应蛋白（C-reaction protein，CRP）发病 72 小时后大于 150mg/L，提示胰腺组织坏死，动态测定血清 IL-6 水平增高提示预后不良。血钙降低、血清淀粉样蛋白升高、血气分析指标异常等对诊断急性胰腺炎也有一定价值。

2. 影像学检查

(1) 超声：超声检查能显示胰腺肿大和周围液体积聚，简单易行、无损伤、价格低。水肿病变时，胰腺内为均匀的低回声分布，有出血坏死时，可出现粗大的强回声。此外超声检查胆道系统对了解有无胆道结石、炎症和梗阻有重要的价值。但超声检查易受气体干扰，而急性胰腺炎时，无法对胰腺的严重程度作出明确判断。

(2) CT检查：增强CT是急性胰腺炎最有价值的诊断方法。急性水肿型胰腺炎时，胰腺弥漫增大，密度不均，边界模糊；出血坏死性胰腺炎在肿大的胰腺内可见密度减低区，此密度减低区与周围胰腺实质的对比在增强后更为明显。由于CT能明确反映坏死及胰腺外侵犯的范围，常作为病情严重程度分级及预后判别的标准。另外CT还能用于胆道系统的诊断，了解胆总管有无扩张，胆总管下段有无结石存在。Balthazar CT评级（表12-1）、改良的CT严重指数评分（MCTSI）（表12-2）常用于炎症反应及坏死程度的判断。

表 12-1　Balthazar CT 评级

Balthazar CT 分级标准：根据炎症的严重程度分级为 A~E 级	
A 级	胰腺正常
B 级	胰腺局部或弥漫性肿大，但胰周正常
C 级	胰腺局部或弥漫性肿大，胰周脂肪结缔组织炎症性改变
D 级	胰腺局部或弥漫性肿大，胰周脂肪结缔组织炎症性改变，胰腺实质内或胰周单发性积液
E 级	广泛的胰腺内、外积液，包括胰腺和脂肪坏死，胰腺脓肿

MRI 同 CT

表 12-2　MCTSI 评分

特征	评分
胰腺炎症反应	
正常胰腺	0
胰腺和（或）胰周炎性改变	2
单发或多个积液区或胰周脂肪坏死	4
胰腺坏死	
无胰腺坏死	0
坏死范围≤30%	2
坏死范围>30%	4
胰外并发症，包括胸腔积液、腹水、血管或胃肠道受累等	2

MCTSI 评分为炎症反应与坏死评分之和

(3) MRI检查：和CT一样可显示胰腺的形态改变，在评估胰腺坏死、炎症范围等方面有价值。MRCP可显示胆管和胰管，对原因不明的胰腺炎诊断具有临床意义。

(4) 胸部X线片：有时可见左肺下叶炎症、左侧胸水、左侧膈肌抬高等，反映出膈肌周围及腹膜后的炎症，有助于急性胰腺炎的诊断。

(5) 腹部平片：可见胃、十二指肠积气，近段空肠以及横结肠麻痹扩张，有时可见胆管、胰管结石影，对急性胰腺炎有辅助诊断价值。

(六) 诊断及鉴别诊断

1. 诊断　临床上完整的急性胰腺炎诊断应包括疾病诊断、病因诊断、分级诊断和并发症诊断。对于符合以下3项中的2项，即可确诊为急性胰腺炎：①与急性胰腺炎符合的腹痛，急性、

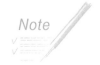
Note

突发、持续、剧烈的上腹部疼痛,常向背部放射;②血清淀粉酶和(或)脂肪酶至少>3倍正常上限值;③增强 CT/MRI 或腹部超声呈现急性胰腺炎影像学表现。

2. 严重程度分级

(1) 轻度急性胰腺炎(mild acute pancreatitis,MAP):占急性胰腺炎的多数,不伴有器官功能衰竭及局部或全身并发症,通常在 1~2 周内恢复,病死率极低。

(2) 中度急性胰腺炎(moderately severe acute pancreatitis,MSAP):伴有一过性(<48 小时)的器官功能障碍。早期病死率低,后期如组织坏死合并感染,病死率增高。

(3) 重度急性胰腺炎(severe acute pancreatitis,SAP):常称为重症胰腺炎,约占 AP 的 5%-10%,伴有持续的器官功能衰竭(48 小时以上)。SAP 早期病死率高,如后期合并感染则病死率更高。器官功能衰竭的诊断标准依据改良 Marshall 评分系统,任何器官评分≥2 分即可定义存在器官功能衰竭(表 12-3)。

表 12-3　改良 Marshall 评分系统

器官系统	评分				
	0	1	2	3	4
呼吸(PaO_2/FiO_2)	>400	301~400	201~300	101~200	≤101
肾脏(血肌酐,μmol/L)	≤134	134~169	170~310	311~439	>439
循环(收缩压,mmHg)	>90	<90,输液有应答	<90,输液无应答	<90,pH<7.3	<90,pH<7.2

PaO_2 为动脉血氧分压;FiO_2 为吸入气氧浓度,按照空气(21%)、纯氧 2L/min(25%)、纯氧 4L/min(30%)、纯氧 6~8L/min(40%)、纯氧 9~10L/min(50%)估算

3. 病程分期

(1) 早期(急性期):发病至 2 周,此期以 SIRS 和器官功能衰竭为主要表现,此期构成第一个死亡高峰,治疗的重点是加强重症监护、稳定内环境及器官功能保护治疗。

(2) 中期(演进期):发病 2~4 周,以胰周液体积聚或坏死后液体积聚为主要表现。此期坏死灶多为无菌性,也可能合并感染。此期治疗的重点是感染的综合防治。

(3) 后期(感染期):发病 4 周以后,可发生胰腺及胰周坏死组织合并感染、全身细菌感染、深部真菌感染等,继而可引起感染性出血、消化道瘘等并发症。此期构成重症患者的第二个死亡高峰,治疗的重点是感染的控制及并发症的外科处理。

4. 鉴别诊断　急性胰腺炎临床上通常需要与下列疾病进行鉴别。

(1) 消化性溃疡急性穿孔:有典型的溃疡病史,腹痛突然加重,腹肌紧张,肝浊音界消失,X 线透视发现膈下有游离气体等可鉴别。

(2) 急性胆囊炎和胆石症:常有胆绞痛病史,疼痛位于右上腹,常放射至右肩部,Murphy 征阳性,血、尿淀粉酶轻度升高。腹部 B 超可明确诊断。

(3) 心肌梗死:有冠心病史,突起发病,疼痛有时限于上腹部。心电图显示心肌梗死图像,血清心肌酶升高。血、尿淀粉酶正常。

(4) 急性肠梗阻:腹痛为阵发性,伴有呕吐、腹胀,肠鸣音亢进,无排气,可见肠型。腹部 X 线可发现肠腔内液气平面。

(七) 治疗

急性胰腺炎治疗自 20 世纪 70 年代开展手术治疗以来,经历了以手术治疗为主、非手术治疗为主和综合治疗 3 个阶段,目前主要采用综合治疗方法,根据病情的不同、病因的不同和分期的不同选择恰当的治疗方法。

1. 针对病因治疗

(1) 胆源性急性胰腺炎:胆石症是目前国内急性胰腺炎的主要致病因素,凡有胆道梗阻者需

要及时解除梗阻。治疗方式包括内镜逆行胰胆管造影(endoscopic retrograde cholangiopancreato-graphy,ERCP)基础上行内镜下乳头括约肌切开术(endoscopic sphincterotomy,EST)、取石、内引流或内镜下鼻胆管引流术(endoscopic nasobiliary drainage,ENBD)。其余胆道疾病待早期病情稳定后或后期坏死性胰腺炎外科干预时一并处理。

(2)高血脂性急性胰腺炎:急性胰腺炎并静脉乳糜状血或血甘油三酯 >11.3mmol/L 可明确诊断,需要短时间降低甘油三酯水平,尽量降至 5.65mmol/L 以下。这类患者要限用脂肪乳剂,避免应用可能升高血脂的药物。治疗上可以采用小剂量低分子肝素和胰岛素,或血脂吸附和血浆置换快速降脂。

(3)其他病因:高血钙性胰腺炎多与甲状旁腺功能亢进有关,需要作降钙治疗。胰腺解剖和生理异常、药物、胰腺肿瘤等原因引起者予以对应处理。

2. 非手术治疗

(1)禁食、胃肠减压:可减少食物和胃液对胰腺的刺激,防止呕吐,减轻腹胀,降低腹内压。

(2)液体复苏及重症监护治疗:液体复苏、维持水电解质平衡和加强监护治疗是早期治疗的重点,由于 SIRS 引起毛细血管渗漏综合征(capillary leak syndrome,CLS),导致血液成分大量渗出,造成血容量丢失及血液浓缩。复苏液首选乳酸林格液,对于需要快速复苏的患者可适量选用代血浆制剂。扩容治疗需避免液体复苏不足或过度,可通过动态监测 CVP/PWCP、心率、血压、尿量、血细胞比容及混合静脉血氧饱和度等作为指导。

(3)器官功能的维护治疗:①针对呼吸衰竭的治疗:给予鼻导管或面罩吸氧,维持血氧饱和度在 95% 以上,动态监测血气分析结果,必要时应用机械通气。②针对急性肾衰竭的治疗:早期预防急性肾衰竭主要是容量复苏等支持治疗,稳定血流动力学;治疗急性肾功衰主要是连续肾脏替代疗法(continuous renal replacement therapy,CRRT)。③其他器官功能的支持:如出现肝功能异常时可予以保肝药物,弥散性血管内凝血(DIC)时可使用肝素,消化道出血需应用质子泵抑制剂或 H_2 受体拮抗剂。

(4)抑制胰腺分泌:质子泵抑制剂或 H_2 受体阻断剂可间接抑制胰腺分泌,生长抑素和胰蛋白酶抑制剂也有抑制胰腺分泌的作用。

(5)抗生素应用:急性胰腺炎患者不推荐静脉使用抗生素以预防感染。针对部分易感人群(如胆源性、高龄、免疫力低下者等)可能发生的肠源性革兰阴性杆菌易位,采用能通过血胰屏障的抗生素,如喹诺酮类、头孢菌素类、碳青霉烯类及甲硝唑等预防感染治疗。

(6)营养支持:禁食期间早期采用完全肠外营养(TPN)。待病情稳定,肠功能恢复后可给予肠内营养,逐步恢复饮食。

(7)中药治疗:如生大黄及复方清胰汤。

3. 腹腔间隔室综合征的治疗　重度急性胰腺炎患者常合并 ACS,当腹内压(intra-abdominal pressure,IAP)>20mmHg 时常伴有新发器官功能衰竭,因而成为 SAP 死亡的重要原因之一。ACS 的治疗原则是及时采用有效的措施缓解腹内压,包括胃肠道减压及导泻、镇痛镇静、使用肌松剂及床边血液滤过减轻组织水肿,B 超或 CT 引导下腹腔内与腹膜后引流减轻腹腔压力。不建议急性胰腺炎早期将 ACS 作为开腹手术的指征。

4. 手术治疗　外科治疗主要针对胰腺局部并发症继发感染或产生压迫症状,如消化道梗阻、胆道梗阻等,以及胰瘘、消化道瘘、假性动脉瘤破裂出血等其他并发症。胰腺及胰周无菌性坏死积液无症状者无需手术治疗。在急性胰腺炎早期,除因严重的 ACS,均不建议外科手术治疗。

(1)胰腺/胰周感染性坏死的手术指征:临床上出现脓毒血症,CT 检查出现气泡征,细针穿刺抽吸物涂片或培养找到细菌或真菌者,可诊断为感染性坏死,需考虑手术治疗。手术治疗应遵循延期原则,一旦判断坏死感染可立即行针对性抗生素治疗,严密观察抗感染的疗效,稳定者可延缓手术。B 超或 CT 引导下经皮穿刺引流(percutaneous catheter drainage,PCD)引流胰腺/

胰周感染的脓液,缓解中毒症状,可作为手术前的过渡治疗。研究表明,早期手术治疗显著增加手术次数、术后并发症发生率及病死率。

(2) 胰腺 / 胰周感染性坏死的手术方式:胰腺感染性坏死的手术方式可分为 PCD、内镜、微创手术和开放手术。微创手术主要包括小切口手术、视频辅助手术(腹腔镜、肾镜等)。开放手术包括经腹或经腹膜后途径的胰腺坏死组织清除并置管引流。对于有胆道结石患者,可考虑加做胆囊切除或胆总管切开取石,建议术中放置空肠营养管。胰腺感染性坏死病情复杂多样,各种手术方式可以单独或联合应用。

(3) 局部并发症的治疗原则

1) 急性胰周液体积聚(AFPC)和急性坏死物积聚(ANC):无症状者,无需手术治疗。症状明显,出现胃肠道压迫症状,影响肠内营养或进食者,或继发感染者,可在 B 超或 CT 引导下行 PCD 治疗,感染或压迫症状不缓解需进一步手术处理。

2) 包裹性坏死(WON):无菌性 WON,原则上不手术治疗,随访观察。发生感染时,可行 PCD 或手术治疗。

3) 胰腺假性囊肿:继发感染者治疗与 WON 相同。囊肿长径 <6cm,无症状,不作处理,随访观察;若体积增大出现压迫症状则需外科治疗。外科治疗方法以内引流手术为主,内引流手术可在腹腔镜下手术或开腹手术。

(4) 其他并发症的治疗

1) 胰瘘:多由胰腺炎症、坏死、感染导致胰管破裂引起。胰瘘的治疗包括通畅引流和抑制胰腺分泌以及内镜和外科手术治疗。

2) 腹腔大出血:条件具备的首选血管造影检查明确出血部位,如为动脉性(假性动脉瘤)出血则行栓塞术。未明确出血部位或栓塞失败者可考虑积极手术止血或填塞止血。同时做好凝血机制的监测和纠正。

3) 消化道瘘:可来源于急性胰腺炎本身,但也可能与手术操作有关,以结肠瘘最为常见。治疗与肠瘘治疗原则相同,包括通畅引流及造口转流手术。

(八) 预后

急性胰腺炎的预后和疾病严重程度密切相关,大约有 5%~10% 的急性胰腺炎患者可反复发作。急性水肿型胰腺炎病死率约为 1%~3%,急性坏死型胰腺炎病死率约为 20%~30%,也有报道病死率高达 50%,早期、完整地去除致病因素,可明显改善患者预后。

二、慢性胰腺炎

(一) 概述

慢性胰腺炎(chronic pancreatitis)是由多种原因所致的胰腺实质和胰管的不可逆慢性炎性病变。由于炎症持续不断地发展,导致腺体发生了一系列复杂、不可逆的损害,并在临床上表现出反复发作的上腹部疼痛,进行性的内、外分泌功能衰退等多种临床症状。慢性胰腺炎的发生受地理环境、经济状况、生活习惯等多种因素的影响,不同国家和地区的致病因素有所不同,疾病亦各具特点。因诊断方法、诊断标准的不同,统计的发病率有较大差异。近年来,慢性胰腺炎的发病率呈上升趋势。

(二) 病因

引起慢性胰腺炎的病因很多。我国的慢性胰腺炎以胆道疾病最为常见,西方国家以酒精性最常见。其他常见的病因有胰管结石、十二指肠乳头狭窄、先天性或后天胰管狭窄、外伤、高钙血症、高脂血症、营养不良、遗传因素等。

(三) 病理

慢性胰腺炎的基本病理改变是不同程度的腺泡破坏、间质纤维化、导管扩张,最终胰腺萎缩。肉眼所见：早期，胰腺可无明显改变。随着疾病的进展，腺体开始肿大、硬化，呈结节状。胰腺被膜增厚，有隆起的白点，硬化的区域质地如橡皮或石块。炎症、纤维化的腺体可压迫胆总管，引起胆总管狭窄，继发梗阻性黄疸；炎症刺激十二指肠黏液腺增生，导致十二指肠壁肥厚、狭窄，甚至梗阻，其临床表现酷似胰头癌。由于炎症的反复发作，可见一些灶状水肿区域。剖面可见胰管及其分支屈曲、扩张，胰管内有结石，胰腺实质斑状钙化。因胰管的狭窄、梗阻，可形成多发性潴留性囊肿；晚期，腺体萎缩，体积变小。镜下所见：早期，可见散在的灶状脂肪坏死，坏死灶周围的腺体正常。小叶及导管周围、小叶内纤维化，胰管分支内有蛋白栓及结石形成。进展期，导管狭窄、扩张，主胰管腔内可见嗜酸性蛋白栓及结石。导管上皮萎缩、化生乃至消失，并可见大小不等的囊肿形成和小的脓肿。纤维化进一步加重，伴透明变性，并形成瘢痕。纤维化向小叶间及小叶内扩展，腺泡萎缩，正常结构消失，与导管分离。脂肪坏死灶可有钙盐沉着。胰内神经纤维增粗，数量增加，神经束膜被炎症破坏，神经周围可见炎性细胞浸润。

（四）临床表现

慢性胰腺炎常见的临床表现有：腹痛、黄疸、恶心、呕吐、消瘦、腹泻、腹部肿块等。通常将腹痛、体重下降、糖尿病、脂肪泻称为慢性胰腺炎四联症。

1. 症状和体征

（1）腹痛：腹痛是慢性胰腺炎最常见、最主要的症状。腹痛多反复发作，与急性胰腺炎相似。初期，每年仅发作数次，随着疾病的进展，发作次数逐渐增加，程度加重。腹痛可持续数日，且间歇期变短。腹痛缓解时常伴有不同程度的钝痛，最终几乎呈持续性疼痛的状态。饱餐、劳累、饮酒均可诱发或加重腹痛。腹痛部位以上腹部最为常见，其次为左季肋部、背部。疼痛可向背部、肋缘、肩胛区放射。胆源性者尚伴有右季肋部疼痛。

（2）恶心、呕吐：多为腹痛发作时的伴随症状。同时可伴有腹胀、嗳气、食欲不振等表现。如呕吐严重，且伴有消化道梗阻的体征，则应注意是否合并十二指肠或结肠梗阻。

（3）体重减轻、消瘦：进食后可诱发或加重腹痛，故患者常限制饮食。加之胰腺外分泌功能损害，影响蛋白质和脂肪的消化和吸收；内分泌功能低下，合并糖尿病，导致葡萄糖代谢障碍；病程越长，病情越重，体重下降越明显。

（4）腹泻：腹泻由于胰腺外分泌腺体的破坏引起脂肪及蛋白质消化吸收障碍所致，慢性胰腺炎典型的腹泻为脂肪泻，恶臭或酸臭，大便不成形，表面可见发光的油滴。

（5）黄疸：由于慢性胰腺炎可引起的胆道梗阻多为不完全性，仅表现为轻、中度的黄疸。

（6）腹部肿块：部分患者腹部可触及肿块，多为合并的假性囊肿。

（7）其他：部分慢性胰腺炎患者可伴有肝大、胸水、腹水，并发胰源性门静脉高压症时出现相应的临床表现。

2. 常见并发症

（1）胰腺假性囊肿：由于胰管狭窄或结石引起胰管压力增高，小胰管破裂导致假性囊肿形成。

（2）消化道出血：胰腺长期炎症引起脾静脉狭窄、闭塞，引起胰源性门脉高压症导致消化道出血，另外慢性胰腺炎可引起十二指肠溃疡，导致消化道出血。

（3）营养不良、免疫力低下：由于胰腺内外分泌功能受损，引起消化障碍和糖尿病。

（4）糖尿病：由于胰腺内分泌腺体的破坏引起糖代谢障碍，导致糖尿病发生。

（五）辅助检查

1. 实验室检查

（1）血、尿的胰酶测定：慢性胰腺炎急性发作时，可出现血、尿淀粉酶升高。血清同工酶、胰蛋白酶、脂肪酶、弹性硬蛋白酶-1 也可同时升高。晚期，因腺体广泛破坏和纤维化，上述酶类水平下降。

（2）粪便显微镜检查：主要观察粪便中的脂肪滴和未消化的肌肉纤维。如脂肪滴 >100 个 /

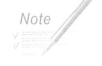

高倍镜视野,则可视为异常。

(3) 粪便弹性蛋白酶 -1 测定:粪便弹性蛋白酶 -1 值低于 $200\mu g/g$ 时,提示胰腺外分泌功能减退。

(4) BT-PABA 试验:口服试剂 N- 苯甲酰 -*L*- 酪氨酸 - 对氨基苯甲酸(NBT-PABA)后测定尿中 PABA 的排出量,可以反映胰腺分泌糜蛋白酶的能力。胰腺外分泌功能不全时 PABA 回收率下降。

(5) 其他:胰泌素试验、促胰酶素 - 胰泌素联合试验、Lundh 试验、胰月桂基试验、乳转铁蛋白测定、葡萄糖耐量试验等均可反映胰腺外、内分泌功能的变化。

2. 影像学检查　　影像检查是诊断慢性胰腺炎最主要的依据,是决定患者手术时机、术式选择的主要依据。

(1) 超声及超声内镜:可见胰腺弥漫性或局限性肿大,胰腺内部回声不均,可见不均的光点、光斑,胰管扩张,囊肿形成,合并胆道梗阻者可见胆管扩张。

(2) CT:可清晰显示胰腺形态及慢性胰腺炎的继发病理改变,可见主胰管扩张、胰管结石、胰腺钙化、胰腺弥漫性或局限性肿大和胰腺囊肿。

(3) ERCP:可见主胰管扩张及一段或几段狭窄,呈串珠样改变,管腔内可有黏稠液体或胰管结石,分支胰管扭曲并呈囊状扩张。

(4) 磁共振胆胰管造影(MRCP):可显示梗阻近端和远端胆、胰管形态,可作为了解胆、胰管全貌的首选检查方法。但该检查的空间分辨率较低,对胰胆管精细变化的显示不如 EPCP。

(六) 诊断及鉴别诊断

1. 诊断　　诊断主要依靠详细的病史,反复发作的腹痛、体重下降、糖尿病、脂肪泻等临床表现和实验室检查以及影像学检查。慢性胰腺炎的临床诊断标准如下:①持续性上腹部疼痛、压痛或急性胰腺炎发作后上腹疼痛复发,病程在 6 个月以上;②有明确的胰腺钙化灶或胰管结石;③有明确的胰腺外分泌功能障碍;④有可确诊的胰腺炎影像学表现;⑤有可确诊的慢性胰腺炎的胰腺组织学表现。

2. 鉴别诊断

(1) 胰腺癌:慢性胰腺炎肿块常需和胰腺癌进行鉴别,影像学检查慢性胰腺炎者在肿块内可见到点状强回声,常可见到管腔样结构,为贯穿于肿块中的扩张胰管;而胰腺癌引起的胰管扩张,常在肿块处突然中断。另外慢性胰腺炎肿块外形比较规整,与正常胰腺组织界限不清,内部回声也比较均匀,肿块尾侧胰管无明显扩张。肿瘤标志物 CA19-9 升高对诊断胰腺癌有意义,穿刺活检病理行细胞学检查,可以确定诊断。

(2) 其他需与慢性胰腺炎鉴别的主要疾病有:消化性溃疡、胆道疾病、肠源性慢性腹泻、胃肠动力异常综合征、肝脏疾病等。这些疾病会表现出慢性胰腺炎的一些症状,但无胰腺内、外分泌功能障碍的表现。

(七) 治疗

慢性胰腺炎早期,反复发作的腹痛是患者最主要的症状,此时治疗的主要目的是防止炎症的急性发作,控制腹痛。随着疾病的进展,胰腺组织破坏逐渐加重,以至腺体几乎消失,被纤维组织替代,腹痛可明显缓解甚至消失,主要表现出因内、外分泌功能障碍和一些并发症引起的多种症状,此时则要针对糖尿病、消化吸收障碍以及各类并发症进行治疗。

1. 非手术治疗　　治疗主要目的是缓解疼痛,补充胰腺内分泌和外分泌不足。

(1) 病因治疗:治疗胆道疾病,禁酒。

(2) 镇痛:口服非甾体类抗炎药,慎用吗啡类药物,防止成瘾,可通过腹腔神经丛阻滞控制疼痛。

(3) 饮食疗法:少食多餐,高蛋白、高维生素和低脂饮食有助于减少炎症发作。

(4) 补充胰酶:出现消化不良症状,特别对有脂肪泻的患者,应给予足量的外源性胰酶制剂,并加用碳酸氢钠和胃酸分泌抑制剂。

(5) 控制血糖:并发糖尿病时,控制饮食并采用胰岛素替代疗法。

(6) 营养支持:长期慢性胰腺炎多伴有营养不良,可有计划给予肠内和(或)肠外营养。

2. 内镜治疗　近十余年,随着纤维十二指肠镜的普及与应用,特别是治疗性 ERCP 的开展,为慢性胰腺炎的治疗开辟了一个新的途径。与外科手术相比,内镜疗法具有创伤小、并发症低、费用低等优点。

(1) 内镜下胆、胰管括约肌切开术:可解除胆、胰管开口的狭窄,降低胰管内压,减轻疼痛。

(2) 胰管扩张术:由于慢性胰腺炎的腺体硬韧,狭窄段胰管难以通过单纯狭窄扩张收到满意效果。单纯扩张后,多数患者症状复发,故胰管扩张术常与支架置入、取石等疗法联合应用。

(3) 胰管支架术:该方法是内镜治疗慢性胰腺炎的最主要措施。十二指肠乳头周围及胰头部胰管狭窄,伴远端胰管扩张者是胰管支架术的最主要适应证。

(4) 胰腺结石取出术:该方法主要适用于主胰管内的结石,如结石较小,可通过冲洗将其排出。对有结石残留且症状明显者应行手术治疗。

(5) 胰腺假性囊肿的内镜治疗:根据囊肿与胰管是否相通,可选用经十二指肠乳头的间接引流和经胃或十二指肠壁的直接引流。经十二指肠乳头间接引流术适用于囊肿与主胰管有交通者。经胃或十二指肠壁引流术适用于囊肿向胃或十二指肠腔内突出、薄壁,囊肿与消化道紧密相贴或粘连,且两者间无大血管的囊肿。

(6) 胰瘘的内镜治疗:慢性胰腺炎时并发的胰瘘多为胰液从假性囊肿、破裂胰管漏出而形成的内瘘,可经内镜向胰管内置入支架或鼻胰管引流,通常引流管的尖端应置于胰瘘口远端。对内镜治疗失败者应行手术治疗。

3. 手术治疗　治疗主要目的在于纠正原发疾病、解除胰管梗阻、减轻疼痛、延缓疾病的进展。

(1) 胰管引流手术:此类手术仅限于大导管型慢性胰腺炎。胰管梗阻致内压增高是此类胰腺炎腹痛的主要原因。胰管引流手术既缓解了症状,又最大限度地保留了胰腺组织,被认为是比较理想的术式之一。常用方法有:①胰管开口成形术:适应证为合并胆道下端狭窄的胆源性慢性胰腺炎,胰管开口局限性狭窄和胰管开口处结石嵌顿经胰腺无法取出者;②胰尾切除、胰腺空肠吻合术:适用于胰体尾部胰管扩张者;③胰管空肠侧侧吻合术:适用于胰管全程扩张,直径 >8mm 者;在各类胰管减压引流术中,胰管空肠侧侧吻合术是引流减压效果最充分,应用最广泛的术式。

(2) 胰腺切除术:根据病变部位、程度与范围可选择下列手术。①胰十二指肠切除术(Whipple 手术):适用于胰头部炎性肿块较大、多发性胰腺结石或囊肿,合并胆总管、十二指肠梗阻的患者;②保留幽门的胰十二指肠切除术(pylorus preserving pancreaticoduodenectomy,PPPD):适用于胰头病变而无明显胰管扩张者;③保留十二指肠的胰头切除术:适用于胰头病变而无胆道、十二指肠梗阻者;④胰头中心部分切除、胰管空肠侧侧吻合术(Frey 法):适用于胰头部炎性肿大伴体尾部胰管明显扩张者;⑤远侧胰腺切除术:适用于胰体尾病变。⑥全胰切除术:适用于病变范围广的顽固性疼痛患者。

(3) 内脏神经切断术:对于顽固性疼痛,其他方法无效时可施行该手术,也可采用无水乙醇注射到内脏神经周围,有近期效果。

(八) 预后

慢性胰腺炎的预后受致病因素、并发症及严重程度、治疗方案和疗效等多种因素影响。慢性胰腺类患者 10 年生存率为 70%,20 年为 45%。外科治疗可改善患者的生存质量,内科治疗可控制并发症引起的损害,改善患者的营养状态,有助于延长患者的生存。

(董卫国)

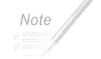

第三节　胰腺囊性病变

一、胰腺假性囊肿

(一) 概述

胰腺假性囊肿(pancreatic pseudocyst,PPC)是最常见的胰腺囊性病变,多继发于急慢性胰腺炎和胰腺损伤,有完整非上皮性包膜,内含胰液、胰酶,囊壁由肉芽组织、纤维组织等构成。其形成原因是胰液外溢积聚在网膜囊内,刺激周围组织及器官的浆膜形成纤维包裹,囊内无上皮细胞,故称为假性囊肿。囊肿多位于胰体尾部,体积大者可产生压迫症状、合并出血,囊肿内继发感染后可形成脓肿,也可能自行破溃,进入游离腹腔或空腔脏器内。

(二) 病因

急性胰腺炎由于炎性反应或胰腺损伤后导致胰管破裂,胰液外溢,在胰周积聚形成局部包块;慢性胰腺炎时由于蛋白栓子、结石阻塞胰管的主要分支,胰液排出不畅,远端胰管扩张形成潴留性囊肿,当囊肿继续增大,使胰腺被膜破溃后形成单发或多发的胰瘘,胰液渗透到周围组织,形成假性囊肿。

(三) 病理

假性囊肿内容物可以是单纯无色的胰液,也可为黏稠的褐色液体,后者含胰液消化的碎片、炎性渗出物或血液。囊肿内壁无导管上皮,而是炎症反应刺激周围器官的脏腹膜和大网膜所生成的炎性纤维组织增生形成牢固的纤维壁。

(四) 临床表现

1. 症状和体征　急性胰腺炎或上腹部外伤后出现上腹部逐渐膨隆,腹胀感,压迫胃、十二指肠引起恶心、呕吐,影响进食。慢性胰腺炎引起的假性囊肿,腹痛最为常见,但常常是慢性胰腺炎本身引起,囊肿本身引起的持续疼痛并不常见,部分患者可有恶心、呕吐、体重下降。查体在上腹部可触及半球形、光滑、囊性感有波动的肿物,合并感染时有发热和触痛。

2. 常见并发症

(1) 压迫症状:胰腺假性囊肿可能压迫周围脏器,如胃、十二指肠、胆总管、脾静脉、门静脉,甚至空肠、结肠、下腔静脉和泌尿系统等。临床表现取决于上述空腔脏器及血管梗阻的水平和程度。

(2) 假性囊肿合并感染:临床表现有发热、腹痛、白细胞升高或减少等,部分感染可致胰腺脓肿。针吸穿刺囊内容物进行常规检查和培养有助于假性囊肿合并感染的诊断。

(3) 假性囊肿合并出血:包括囊肿本身或其内容物侵蚀血管破裂出血和因囊肿压迫、血管栓塞引起的肝外门脉高压胃底曲张静脉破裂出血。

(4) 假性囊肿自发破裂:假性囊肿常自发破入游离腹腔或空腔脏器,后者常见于胃、十二指肠和结肠。临床表现为突发急剧腹痛、腹泻、腹膜炎、败血症等。

(五) 辅助检查

1. 实验室检查　多数患者血清和尿淀粉酶水平升高,白细胞计数增高。假性囊肿压迫胆管可致肝功能异常。囊液淀粉酶显著升高。

2. 影像学检查

(1) 超声:应作为首选检查。可用于监测胰腺假性囊肿的变化情况。可显示胰腺假性囊肿的大小和范围,表现为圆形或椭圆形液性暗区,界限清楚,壁光滑。囊内回声不均提示有坏死、出血或感染。还可观察脾静脉、十二指肠、胆管、胰管有无受压等异常表现。

(2) CT 或 MRI:CT 和 MRI 对胰腺假性囊肿的诊断比超声具有更高的敏感性和特异性。CT

Note

表现为单房或多房蜂窝状的囊性肿物,边界清楚,形态各异,大小不等,囊壁厚薄不均。胰腺假性囊肿在 MRI 上表现为囊肿壁结构较清楚,胰周脂肪间隙消失。MRI 一般不作为胰腺假性囊肿的主要检查手段,常在需要与其他囊性肿瘤鉴别时应用。MRCP 可了解有无胰管病变及囊肿是否与胰管相通。

(3) X 线:X 线钡餐造影可见胃、十二指肠及横结肠受压或移位,十二指肠空肠曲增宽等征象。

(4) 超声内镜(EUS):EUS 可检测到直径小于 1cm 的小囊肿,并能清楚显示囊壁厚度及囊肿与消化道管腔的关系,还可显示囊壁及其周围的血管结构,显示囊肿与胰管的关系及胃、十二指肠腔与囊腔之间的距离。

（六）诊断及鉴别诊断

1. 诊断　结合病史、临床表现、实验室检查和影像学检查提示胰腺或胰周囊性肿物,胰腺假性囊肿诊断一般不困难。但尚需进一步了解囊肿部位、是否有分隔、是否为多发以及囊肿与胰管的关系。

2. 鉴别诊断　胰腺假性囊肿主要应与胰腺囊性肿瘤进行鉴别。术前肿瘤标记物和影像学检查仍不能明确诊断时可考虑手术探查,获取病理确诊。胰腺假性囊肿还应注意与源于周围脏器的囊肿鉴别:胰头部假性囊肿应与肝脏及右肾囊肿鉴别;胰体部囊肿应与网膜囊积液鉴别;胰尾部囊肿应与脾、左肾及肾上腺囊肿鉴别;女性巨大的胰腺假性囊肿应与卵巢囊肿鉴别。

（七）治疗

胰腺假性囊肿可无症状,经检查排除恶性病变后,可暂予保守治疗。一旦囊肿性质不清或出现并发症时则需适当的外科干预。治疗的主要目的是缓解症状和预防并发症。

1. 保守治疗　在胰腺假性囊肿形成早期(6 周以内),其囊壁较薄,且有自行吸收的可能,可先给予保守治疗,包括禁食、补液、抗感染、营养支持和抑制胰液分泌等措施。

2. 外科治疗　外科治疗最常用的手术方法为内引流术、外引流术和假性囊肿切除术三种。其外科治疗的适应证:①出现出血、感染、破裂、压迫等并发症;②囊肿直径 >6cm;③保守治疗时囊肿无缩小,反而增大;④多发性囊肿;⑤囊肿壁厚;⑥合并慢性胰腺炎及胰管狭窄。

(1) 内引流术:内引流术是待囊壁成熟后(6 周以上)将囊肿与有黏膜的胃或小肠吻合。包括囊肿空肠吻合术、囊肿胃吻合术和囊肿十二指肠吻合术。内引流手术方式的选择应根据囊肿部位而定,具体原则为:①消除囊肿分隔;②根据囊肿位置就近引流;③吻合口在最低位,并剪除部分囊壁,保证吻合口大小。

1) 囊肿空肠 Roux-en-Y 吻合术:囊肿空肠 Roux-en-Y 吻合术是最常用的内引流方式,吻合口可在囊肿最低位,不会发生食物潴留,疗效肯定。囊肿空肠吻合术适用于任何部位的假性囊肿,尤其是位于横结肠系膜根部、与胃后壁无粘连、体积巨大的假性囊肿。

2) 囊肿胃吻合术:适用于假性囊肿位置较高、囊肿下缘在胃大弯水平的胃后型胰体部囊肿,胃后壁构成胰腺假性囊肿前壁的一部分,此种情形解剖分离易造成囊肿破裂,行囊肿胃吻合术操作更为方便。囊肿胃吻合术后存在胃内食物反流入囊肿内的可能,引起囊肿感染及吻合口溃疡出血,有时会出现引流不畅。

3) 囊肿十二指肠吻合术:适用于位于胰头或钩突部与十二指肠距离小于 1cm 的假性囊肿,手术操作有一定难度,术后有合并十二指肠瘘、出血、胆瘘、胰瘘的可能,因而不如前两种内引流术应用普遍。

(2) 外引流术:外引流术后并发症和复发率较高,对生活质量影响较大,患者可能需长期携带引流管。由于介入治疗的广泛开展,以单纯外引流为目的的手术已基本放弃,主要用于假性囊肿继发感染经皮穿刺置管引流失败、囊肿破裂以及准备行囊肿内引流术的病例术中发现囊壁不成熟被迫行外引流等情况。

(3) 囊肿切除术:囊肿切除术是治疗此症较彻底的方法,但由于胰周感染,腹腔内粘连往往较重,加之组织炎性水肿,手术难度大,适用于较小囊肿或内、外引流效果不佳的多发性假性囊肿。胰体尾严重慢性炎症伴囊肿形成和胰管狭窄的患者可行包括囊肿在内的胰体尾切除术。少数有症状的胰头部假性囊肿伴有胰头炎性肿块的患者,可行经典胰十二指肠切除术,亦可行保留十二指肠的胰头切除术。

3. 微创治疗

(1) 经皮穿刺置管引流:B超或CT引导下穿刺胰腺假性囊肿外引流术具有创伤小、操作简单、能同时放置多根引流管并迅速改善患者状况等优点,适于一般情况较差、手术风险大的患者。经皮穿刺置管引流适于急性胰腺假性囊肿囊壁尚未成熟,出现囊肿快速增大有破裂可能、并发感染、压迫周围脏器造成功能障碍的患者,尤其是B超或CT证实为单房囊肿者。囊内出血和胰性腹水是经皮穿刺的禁忌证。

(2) 内镜治疗:经内镜行胰腺假性囊肿内引流的治疗方法与开腹内引流相似,通过内镜在假性囊肿与胃肠道间造瘘并放置支架管,使囊内容物通过支架管引流至胃肠道从而达到治疗目的。

(3) 腹腔镜治疗:腹腔镜下可以进行胃囊肿吻合术和囊肿空肠吻合术达到内引流的目的,但有污染腹腔、胃穿孔、出血以及吻合不充分等缺点。

二、胰腺囊性肿瘤

(一)概述

胰腺囊性肿瘤包括起源于上皮和其他组织的肿瘤性病变,其中来源于上皮的肿瘤占90%,最常见者为囊腺瘤和囊腺癌,约占75%。胰腺囊性肿瘤包括良性、交界性和恶性三种形式,病变可能是原发性的,也可能是继发于实性肿瘤的囊性退变。无论其病理和生物学特性如何,大多数囊性肿瘤经过外科治疗,可以获得良好的预后。

(二)常见胰腺囊性肿瘤

1. 黏液性囊性肿瘤　胰腺黏液性囊性肿瘤几乎只见于女性,男性罕见,与胰管系统没有交通,缺乏特异的临床症状。良性或恶性肿瘤均可出现不同程度的腹部不适或疼痛,恶性肿瘤患者多伴有体重下降、食欲减退、梗阻性黄疸等症状。黏液性囊性肿瘤多发生于胰体尾,形态较大,多为圆形,其切面可为单房或多房。肿瘤直径可从数厘米到数十厘米,囊腔内壁被覆可产黏液的上皮细胞,有轻度异型性者诊断为腺瘤,中度甚至重度异型性者则分别诊断为交界性肿瘤和癌。如果肿瘤能完全切除,黏液性囊性肿瘤的预后较好。

2. 实性假乳头状肿瘤　胰腺实性假乳头状瘤好发于青年女性,多为圆形肿物,典型的病理特点为假乳头结构与出血坏死灶,属低度恶性或交界性肿瘤。肿瘤可位于胰腺的任何部位。肿瘤剖面通常是质脆的褐色组织,中心为出血性囊性变区,构成不规则的血性空腔。大多数实性假乳头状肿瘤患者预后良好。

3. 浆液性囊性肿瘤　浆液性囊腺瘤在胰腺囊性肿瘤中较常见,常常在行腹部检查时意外发现,最常见的临床症状是不同程度的腹部不适或疼痛,对该病诊断意义不大。浆液性囊腺瘤为单一、边界清晰、囊内有少量突起的圆形肿瘤,直径介于几厘米到十余厘米之间,横切面为围绕中心形成的多个蜂窝状小囊或中心旁星状瘢痕,可能含有钙化灶。

4. 导管内乳头状黏液瘤　导管内乳头状黏液瘤(intraductal papillary mucinous neoplasm, IPMN)以导管黏液生成细胞增生为特征,这些增生细胞排列为乳头状。多数导管内乳头状黏液瘤由于黏液的大量分泌导致受侵胰管的囊性扩张,少部分由于发生局部或弥漫性导管内乳头样增生而引起胰管扩张。由于导管内乳头状黏液瘤细胞学上不典型增生程度不等,而可将其分为腺瘤、交界性肿瘤和导管内癌。尽管这些肿瘤通常生长缓慢,但大约三分之一最终出现局部浸润和远处转移。IPMN不同于其他胰腺囊性肿瘤,而与慢性胰腺炎相似,反复发作腹部疼痛比较常见,疼痛多位于上腹部。IPMN分三种类型:分支胰管型、主胰管型及混合型。导管内乳头状黏液瘤最常位于胰头的主胰管,来源于二级分支胰管的 IPMN 通常比来自主胰管者预后要好。

（三）诊断及鉴别诊断

发现胰腺囊性病变后,需要先明确囊性病变是否为胰腺起源;其次需排除假性囊肿可能;最后明确此囊性肿瘤是否为恶性或潜在恶性。

超声检查显示囊性病变具有一定价值,结合对比增强的螺旋 CT 扫描对于大多数囊性肿瘤的解剖定位和诊断能够提供必要的帮助,超声内镜在鉴别囊性肿瘤的良恶性及是否有血管浸润方面有一定价值,超声内镜引导下穿刺吸取囊内容物并作细胞学、肿瘤标记物及淀粉酶的检测可供鉴别诊断,但罕见类型须经术后病理才能确诊。

（四）治疗

胰腺囊性肿瘤的治疗应充分考虑病变的组织类型。由于多数胰腺囊性肿瘤如黏液性囊腺瘤、实性假乳头状瘤与胰管内乳头状黏液性瘤等具有潜在恶性,浆液性肿瘤亦有癌变可能。目前多主张对诊断明确的胰腺囊性肿瘤应尽早手术治疗。对较小而表浅的肿瘤可行摘除术,对于肿瘤较大者,可行保留十二指肠的胰头切除术、胰腺节段性切除或保留脾脏的胰体尾切除术等。

胰腺导管内乳头状黏液性肿瘤分支胰管型常累及胰头,可行肿瘤摘除术或保留十二指肠的胰头切除术,但应术中冰冻病理检查确保切缘阴性。对于主胰管型与混合型,可行全胰腺切除术。

对于恶性肿瘤如黏液性囊腺癌、恶性实性假乳头状瘤与囊性胰岛细胞瘤应根据肿瘤位置选择相应的肿瘤根治术,当出现转移时应尽可能切除转移灶。

（五）预后

胰腺囊性肿瘤的手术切除率较高,预后较其他胰腺外分泌肿瘤好。

（张太平）

第四节　胰腺癌和壶腹周围癌

一、胰腺癌

（一）概述

胰腺癌是一种较常见的消化系统恶性肿瘤,其发病率有逐年增高的趋势。本病男性比女性多见,40 岁以上好发,癌肿发生于胰腺头部为多,少数可为多中心癌肿。恶性程度高,发病隐匿、进展迅速、切除率低和预后差为本病的特点。

（二）病因

导致胰腺癌的直接病因目前尚不清楚,下列因素可能参与胰腺癌的形成:

1. 吸烟　吸烟是唯一公认胰腺癌致癌的危险因素,患胰腺癌的风险随每天吸烟支数和吸烟年限的增加而增高。吸烟增加胰腺癌发病危险性的机制尚不完全清楚,可能与烟草特异性 N-亚硝酸盐对器官的特异作用,或是 N-亚硝酸盐分泌到胆管,随后反流到胰管有关。

2. 饮食　高蛋白、高胆固醇饮食可增加患胰腺癌的风险。可能与脂类物质能影响前列腺素及白三烯的合成有关。大量摄入新鲜水果、蔬菜等富含纤维及维生素 C 食物可能起保护作用。

3. 糖尿病　糖尿病与患胰腺癌的危险性增高相关,对于突发糖尿病,特别是不典型糖尿病,即缺乏糖尿病家族史、无肥胖而很快形成胰岛素抵抗的患者应注意发生胰腺癌的危险。

4. 慢性胰腺炎　慢性胰腺炎通常被认为是胰腺癌的危险因素,炎症持续时间可能是影响肿瘤由良性向恶性转化的主要因素。

5. 乙醇　乙醇对胰腺癌的作用存在争议,推论认为长期酗酒可以导致慢性胰腺炎进而致癌。

6. 职业和环境因素　长期的职业和环境暴露可能是胰腺癌的致病因素,很多化学物质都可以直接诱发胰腺癌,如甲基亚硝基脲(MNU)或甲基亚硝基脲烷(MNUT)、二甲基苯丙蒽(DMBA)、重氮丝氨酸(azaserine)等。在职业方面,长期接触油类、杀虫剂、放射剂、石棉、铬酸盐和合成树脂者胰腺癌的发病率较高。

（三）病理

胰腺癌组织学类型多为导管腺癌(80%~90%),系从导管上皮细胞发生而来,这种癌的特点为长成致密的纤维性硬癌或硬纤维癌,浸润性强而没有明显界限,切面常呈灰白色。其余为腺泡细胞癌,纤毛细胞癌等。

胰腺癌转移常见方式有:①直接蔓延:直接蔓延至胰腺周围组织器官,如胆总管、十二指肠腹膜后组织、肠系膜上血管、门静脉等。②淋巴结转移:胰腺内有丰富的毛细淋巴管网,毛细淋巴管网形成淋巴管丛并发出集合淋巴管到达胰腺表面,然后伴血管沿不同方向进入局部淋巴结,最后汇入腹腔淋巴主干。不同部位的胰腺癌可有不同的淋巴转移途径。a.胰头癌:向上:肝动脉周围淋巴结—腹腔动脉周围淋巴结;向下:肠系膜血管周围淋巴结;向后:胰十二指肠后淋巴结—肠系膜上动脉根部淋巴结或直接注入腹主动脉旁淋巴结。另外,可直接转移至幽门上、下淋巴结。b.胰体尾部癌:胰体部癌向上可转移至肝固有动脉周围淋巴结、胃左动脉周围淋巴结、脾动脉周围淋巴结—腹腔动脉周围淋巴结,向下可转移至胰下动脉周围淋巴结—肠系膜血管周围淋巴结;胰尾部癌可转移至脾门淋巴结。③血行转移:多经门静脉至肝,远至肺、胸膜、骨骼、脑等处。④种植转移:肿瘤细胞脱落直接种植到大小网膜、盆底腹膜。

胰腺由于和邻近器官如十二指肠、胆总管下端、胃、横结肠和门静脉关系密切,故胰腺癌的浸润容易侵及这些器官。胆总管下段走行于胰头实质内,导致胰腺癌早期容易侵及胆道,大约80%的胰头癌患者会出现黄疸,除了胰腺癌直接累及胆管下端外,还可以通过胰内淋巴管转移至胆管周围,造成"围管浸润"现象,早期发生围管浸润是胰腺癌的一种生物学行为特点。另外随着肿瘤发展可因胰管阻塞出现慢性胰腺炎,因癌细胞腹膜播散或门静脉回流受阻出现腹水等表现。

（四）临床表现

胰腺癌早期无特异性症状,可以归纳为上腹不适的部位较深,范围较广;不适的性质较模糊,不能清楚地描述;不适与饮食的关系不一;无周期性,有进行性加重现象,并有逐步转为隐痛、胀痛和腰背痛的趋势。只有在肿瘤发展增大到一定程度才开始出现典型症状,所以绝大多数的胰腺癌在其就诊时已为晚期,其临床症状最初主要是由肿块效应所产生,临床表现主要取决于肿瘤的大小和部位,同时也与有无胆管和(或)胰管梗阻、胰腺破坏程度以及是否存在远隔转移等有关。胰头癌早期可以压迫胆总管,从而较早出现黄疸;而胰体尾癌可以生长得较大,早期出现上腹部肿块,全胰癌则兼有两者的表现。在胰腺癌首发症状中,以上腹部疼痛和(或)上腹部饱胀不适、黄疸、食欲减退和消瘦最为多见,是胰腺癌最常见的三大主要症状。到胰腺癌晚期,除上述表现更显著外,疼痛剧烈尤为突出,常牵涉到腰背部,持续而不缓解,是癌肿侵犯腹腔神经丛的结果,同时可出现腹水、肿块和恶病质表现。

1. 症状

（1）腹痛:腹痛是胰腺癌的常见或首发症状,约有2/3以上的患者出现此症状,胰腺癌的腹痛可以表现为以下几个特点:①疼痛位于中上腹部,肿瘤位于胰头者疼痛位置偏右,而位于胰体尾者疼痛位置偏左;②疼痛为持续性进行性加剧的钝痛或钻痛,部分患者餐后可有加剧甚至表现为绞痛,发生此种情况时常提示有胆管和胰管的梗阻,因进食而致胆汁和胰液分泌增加使胆道、胰管内压力骤升,导致腹痛加剧;③部分患者,坐位前倾或屈膝侧卧位等使腹壁前曲的位置可使疼痛有所减轻,出现此种情况时提示脊柱前方的腹膜后神经丛已经受到侵犯;④腰背部疼痛的出现通常与腹痛伴随发生。

（2）黄疸:胰腺癌黄疸特征为肝外梗阻性黄疸,呈持续性进行性加重,同时伴有皮肤瘙痒,尿色加深,粪便呈陶土色或颜色变浅。胰腺癌黄疸出现的早晚和肿瘤的位置密切相关,胰体尾癌出现黄疸较晚或不出现。

(3) 消瘦:与食欲下降、摄入减少、腹痛、消耗过多、胰液分泌不足和消化不良、肝脏或其他远隔部位的转移、脂肪泻等相关。绝大多数的胰腺癌患者都有不同程度的体重减轻,虽非胰腺癌的特异性表现,但其发生频率甚至高于腹痛和黄疸,故应给予足够的重视。

(4) 消化道症状:胰腺癌患者最常见的消化道症状是食欲不振和消化不良,其他的常见消化道症状有恶心、呕吐、腹胀、腹泻、便秘等,晚期可以出现脂肪泻。

(5) 精神神经症状:部分胰腺癌患者表现有抑郁、焦虑、个性狂躁等精神神经障碍,甚至在临床症状出现之前即已有此种精神紊乱,其中以抑郁最为常见。

(6) 糖尿病:胰腺癌与糖尿病的关系密切,胰腺癌患者合并糖尿病的临床特点为:①发病年龄相对较大,常大于60岁,女性多见;②无糖尿病家族史;③无多食、多饮、多尿的"三多"症状,但短期内体重下降较明显;④起病时常有腹痛或腹部不适感。

(7) 其他:胰腺癌可出现低热,上腹部固定质硬包块;晚期胰腺癌可发生血栓性静脉炎,腹水形成,出现恶病质及肝、肺等转移癌表现。

2. **体征**　胰腺癌在临床上可表现为黄疸、腹部肿块、胆囊肿大、肝大、腹水、上腹部压痛等多种体征,胰腺癌的体征与肿瘤的部位、发病时间的长短、侵犯的范围等密切相关。典型的胰腺癌可见消瘦、上腹部压痛和黄疸。可出现肝大、胆囊肿大、胰腺肿块和血管杂音。早期胰腺癌常体征不明显,晚期胰腺癌患者可有腹水,少数患者还可有左锁骨上淋巴结肿大。

(1) 肝大:胰腺癌患者出现梗阻性黄疸后约半数左右会出现不同程度的肝大,主要由于肝外胆管梗阻、胆汁淤积、肝内胆管和毛细胆管扩张致肝脏淤胆性肿大,肿大的肝脏表明光滑,形状规则,在晚期可演变为胆汁淤积性肝硬化;若肿瘤转移至肝脏则呈不规则状肿大,表面不光滑,坚硬并有结节状改变。

(2) 胆囊肿大:约半数的胰腺癌患者可触及肿大的胆囊,这和胆道下段梗阻有关。临床上对梗阻性黄疸伴有胆囊增大而无压痛者称为库瓦济埃(Courvoisier)征。胰头癌致肝外胆管梗阻造成胆囊肿大的程度和病程长短及胆管受压程度密切相关。

(3) 腹部肿块:胰腺癌可以触及肿块时多数为晚期,行根治性手术切除的机会较小。肿块的位置通常在剑突和脐连线中点略偏左或偏右,边界不规则,表面有结节感,质硬,大多较固定,可以有轻压痛,并可传导腹主动脉的搏动。若肿块压迫脾动脉或腹主动脉,可以产生传导性杂音。

(4) 腹水:腹水一般出现在胰腺癌的晚期,多为肿瘤腹膜转移所致,亦可由肿瘤或转移的淋巴结压迫门静脉或因门静脉、肝静脉发生血栓而引起腹水,或由于胰腺癌时营养不良低蛋白血症也可引起腹水。腹水性质一般为淡黄色的漏出液或血性的渗出液,黄疸严重时腹水可呈深黄色。

(5) 脾大:当胰腺肿瘤压迫脾静脉而导致脾静脉回流受阻或脾静脉血栓形成时,可出现脾大及胰源性门脉高压的表现,以胰体尾癌为多见,此时多提示肿瘤为中晚期。

(6) 其他:包括上腹部压痛,腹部听诊血管杂音,游走性血栓性静脉炎,皮下脂肪坏死形成的结节等。

3. **常见并发症**　胰腺癌常见并发症为胆道梗阻、十二指肠梗阻和疼痛,另外肿瘤导致脾静脉梗阻可引起脾大和局限性门静脉高压症,引起胃出血或食管静脉曲张。到肿瘤晚期可出现体重减轻、症状性糖尿病、血栓性静脉炎和精神症状。

(五) 辅助检查

1. 实验室检查

(1) 血、尿、粪常规检测:胰腺癌患者早期血、尿、粪常规检查多无异常发现,部分病例可出现贫血、尿糖阳性、粪便潜血试验阳性,或由于胰腺外分泌功能减退而在粪便中出现未消化的脂肪和肌肉纤维。出现梗阻性黄疸后尿胆红素为强阳性。

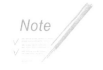

（2）血、尿淀粉酶和脂肪酶检测：胰腺癌导致胰管梗阻的早期血、尿淀粉酶和脂肪酶可升高，对胰腺癌早期诊断有一定价值。但在肿瘤晚期由于胰管梗阻时间较长而使胰腺组织萎缩，血、尿淀粉酶可降至正常。少数患者血清淀粉酶可升高。

（3）血糖和糖耐量检测：由于癌肿破坏胰岛细胞，胰腺癌患者中约40%可出现血糖升高及糖耐量异常。有学者认为葡萄糖耐量试验对诊断胰腺癌有参考价值。

（4）肝功能检测：胰头癌由于胆道梗阻或出现肝脏转移等，常出现肝功能异常。胰头癌黄疸主要为结合胆红素增高。梗阻性黄疸时血清转氨酶及碱性磷酸酶多有升高。

（5）胰腺外分泌功能检测：约80%胰腺癌患者可出现外分泌功能低下，胰头癌引起胰管阻塞比胰体尾部癌严重，因而胰腺分泌障碍也比较明显。

（6）血清肿瘤标记物检测：胰腺癌特异性抗原物质目前临床上应用较多的有癌胚抗原（CEA）、CA19-9、CA50、CA242，此外还有胰胚抗原（POA）、CA195、胰腺癌相关抗原（PCAA）、胰腺癌特异抗原（PaA）、SPAN-I、Dupan-2和白细胞黏附抑制试验（LAIT）、K-ras基因突变的检测等。但这些都不具有特异性，其中以CA19-9升高和K-ras基因第12密码子突变的阳性率较高。目前提倡多种检测方法联合应用，以提高诊断率，并可用于评价治疗效果、监测肿瘤复发和转移。

2. 影像学检查

（1）超声：超声因其简便经济，无创伤，可重复检查，是临床上怀疑胰腺癌进行筛查的首选影像学手段，B超可以早期发现胆道系统扩张，包括胆囊胀大，也可发现胰管扩张。近年来内镜超声（EUS）检查方法使隐匿于胰头和胰尾的小胰腺癌得以发现。

（2）CT：对于疑为胰腺癌患者，CT可作为首选诊断工具，其诊断准确性高于超声。可以发现胰胆道扩张和直径1cm以上的胰腺任何部位的肿瘤，且可发现腹膜后淋巴结转移，肝内转移及观察有无腹膜后癌肿浸润。薄层动态CT和最新应用临床的多排螺旋CT可大大地提高胰腺癌的诊断率，并且通过多种后期图像处理不仅可以发现肿瘤而且可以进行可切除性的评估。

（3）MRI与MRCP：MRI对明确病灶边缘、是否侵犯血管及胰周和淋巴方面优于CT。MRCP是一种安全无创的胰胆管显像技术，能反映胰胆管系统的全貌。

（4）ERCP：是诊断胰腺癌最有价值的检查方法，胰腺癌患者ERCP可表现为主胰管及其主要分支的狭窄、扩张、阻塞、扭曲、充盈缺损、不规则囊性扩张，以及造影剂胰管外渗出，排空延迟和不显影等。"双管征"即胆管、胰管均有狭窄，且两管的距离因癌肿浸润收缩而拉近，是胰头癌在ERCP检查中的特征性征象。MRCP和ERCP可以相互补充。利用ERCP收集纯胰液，刷取脱落细胞行细胞学检查、癌基因突变以及肿瘤标记物检测是近年来胰腺癌早期诊断的一项进展，它能显著提高早期胰腺癌的检出率。ERCP同时行胰管镜和胰管内超声检查有利于胰腺癌的早期诊断。对于深度黄疸的患者可以经内镜放置鼻胆管引流（ENBD）或放置胆道支架，行术前减黄。

（5）经皮经肝胆管穿刺造影及引流（PTC及PTCD）：主要用于梗阻性黄疸患者，PTCD的目的是引流胆道梗阻者的胆汁，减轻黄疸，保护肝脏、肾脏等脏器的功能。PTC证实胆道完全梗阻、病情严重的梗阻性黄疸或伴发胆道感染者，如不宜手术可采用PTCD进行姑息治疗。PTCD有引起出血、胆血瘘、诱发感染等并发症的可能，以及引流不畅、导管脱出等缺点。

（6）选择性动脉造影（SAG）：对诊断早期胰腺癌并非必需，目前多用于术前判断肿瘤的可切除性，有助于手术决策。同时可以行动脉灌注化疗。

（7）经皮细针穿刺诊断胰腺癌：术前穿刺可在B超、CT引导下进行，也可在ERCP检查时进行，一般无危险和严重并发症，也不致引起肿瘤扩散，此法多用于不能切除的胰腺肿瘤明确诊断。

（8）正电子发射断层扫描（PET）：利用核素标记的单克隆抗体进行胰腺癌的放射性免疫显像可作为胰腺癌诊断的补充手段。

（六）诊断及鉴别诊断

胰腺癌发展到一定程度时治疗效果较差,所以要尽可能及早作出诊断。临床上,对首发症状为上腹部不适或隐痛、食欲减退和体重下降等,在 40 岁以上的患者,有上述表现而无明显其他原因者应想到胰腺癌的可能性。特别是胰腺癌高危人群,需进一步检查以尽早诊断。

中华医学会胰腺外科学组提出应对如下的胰腺癌高危人群加以重视:①年龄大于 40 岁,有上腹部非特异性不适。②有胰腺癌家族史者。③突发糖尿病者,特别是不典型糖尿病,年龄在 60 岁以上,缺乏家族史,无肥胖,很快形成胰岛素抵抗者。40% 的胰腺癌患者在确诊时伴有糖尿病。④慢性胰腺炎患者,目前认为慢性胰腺炎在小部分患者中是一个重要的癌前病变,特别是慢性家族性胰腺炎和慢性钙化性胰腺炎。⑤导管内乳头状黏液瘤亦属癌前病变。⑥患有家族性腺瘤息肉病者。⑦良性病变行远端胃大部切除者,特别是术后 20 年以上的人群。⑧长期接触胰腺癌的高危因素如吸烟、大量饮酒,以及长期接触有害化学物质者。

1. 诊断　虽然胰腺癌患者没有特异性的临床表现,但仍有一定的规律可循,对于不明原因的腹痛、黄疸和体重下降的患者应加以重视,特别是高危人群,应想到胰腺癌的可能,此时再结合血清学和影像学等方面的检查,即可作出正确的临床诊断。

2. TNM 分期　胰腺癌的 TNM 分期见表 12-4。

表 12-4　胰腺癌 TNM 分期

分期	TNM	分期	TNM
0	Tis,N0,M0	ⅡB	T1-3,N1,M0
ⅠA	T1,N0,M0	Ⅲ	T4,任何 N,M0
ⅠB	T2,N0,M0	Ⅳ	任何 T,任何 N,M1
ⅡA	T3,N0,M0		

T—原发肿瘤

Tx:不能测到原发肿瘤。T0:无原发肿瘤的证据。Tis:原位癌。T1:肿瘤局限于胰腺,最大径 ≤2cm*。T2:肿瘤局限于胰腺,最大径 >2cm*。T3:肿瘤扩展至胰腺外,但未累及腹腔动脉和肠系膜上动脉。T4:肿瘤侵犯腹腔动脉和肠系膜上动脉。

N—区域淋巴结

Nx:不能测到区域淋巴结。N0:无区域淋巴结转移。N1:有区域淋巴结转移。

M—远处转移

Mx:不能测到远处转移。M0:无远处转移。M1:远处转移。

［*经 CT 测量（最大径）或切除标本经病理学分析］

3. 鉴别诊断　胰腺癌通常需要和胃部疾病、黄疸型肝炎、胆石症、胆囊炎、慢性胰腺炎、壶腹癌、胆囊癌等疾病进行鉴别。

（1）各种慢性胃部疾病:胃部疾患可有腹部疼痛,但腹痛多与饮食有关,黄疸少见,利用 X 线钡餐检查及纤维胃镜检查可作出鉴别。

（2）黄疸型肝炎:患者常有肝炎接触史,经动态观察,黄疸初起时血清转氨酶增高,黄疸多在 2~3 周后逐渐消退,血清碱性磷酸酶多不高。

（3）胆石症、胆囊炎:腹痛呈阵发性绞痛,急性发作时常有发热和白细胞增高,黄疸多在短期内消退或有波动,无明显体重减轻。

（4）慢性胰腺炎:慢性胰腺炎可以出现胰腺肿块（假性囊肿）和黄疸,酷似胰腺癌,而胰腺深部癌压迫胰管也可以引起胰腺周围组织的慢性炎症。腹部 X 线平片发现胰腺钙化点对诊断慢性胰腺炎有帮助,但有些病例经各种检查有时也难鉴别,可在剖腹探查手术中用极细穿刺针作

Note

胰腺穿刺活检,以助鉴别。

(5) 壶腹周围癌:壶腹周围癌比胰头癌少见,起病多骤然,也有黄疸、消瘦、皮肤瘙痒、消化道出血等症状。而壶腹癌开始为息肉样突起,癌本身质地软而有弹性,故引起的黄疸常呈波动性;腹痛不显著,常并发胆囊炎,反复寒战、发热较多见。但两者鉴别仍较困难,要结合超声和 CT 来提高确诊率。壶腹癌的切除率在 75% 以上,术后 5 年存活率较胰头癌高。

(七) 治疗

1. 手术治疗　胰腺癌一经确诊,术前影像诊断可切除者,应首选手术治疗,根治性手术切除是唯一有望治愈胰腺癌的治疗方法。

(1) 胰十二指肠切除术(Whipple 手术):适用于胰头和钩突部肿瘤,根治性胰十二指肠切除术切除范围包括远端胃、胆囊、胆总管、十二指肠、胰头(钩突)和空肠上段,同时行区域淋巴结清扫,切除后行胆、胰和胃肠重建。对于肿瘤侵犯门静脉、肠系膜上静脉者可行包括血管的扩大切除。

(2) 保留幽门的胰十二指肠切除术(PPPD):主要适用于胰头及其周围的良性病变,对于恶性程度较低的胰头部肿瘤(囊腺癌、胰岛细胞癌和腺泡细胞癌等)及癌肿尚未侵及幽门和十二指肠,并且不伴第 5、第 6 组淋巴结转移的胰头癌也可酌情采用。该术式保留全胃、幽门及十二指肠球部,在幽门下 2~4cm 切断十二指肠,在十二指肠水平部与升部之间或空肠起始部切断肠管。其最主要的优点就是缩短了手术时间,减少了术中出血,使患者术后能够更快康复,但同时也使患者术后胃溃疡和胃排空障碍的发生有所增加。需要严格掌握手术适应证和遵循规范的手术步骤。

(3) 扩大的胰十二指肠切除术:包括联合血管切除(门静脉 - 肠系膜上静脉或肝动脉和区域性扩大胰十二指肠切除术。

(4) 胰体尾切除术:适用于胰体尾部肿瘤,往往同时加脾切除术及所属淋巴结清扫。

(5) 全胰切除术:适用于多中心性胰腺癌或全胰腺癌,但术后患者生活质量较差,应严格掌握适应证。

2. 姑息性治疗　对不可切除的胰腺癌,需要行姑息手术以缓解临床症状。姑息性治疗主要目的在于提高患者的生活质量,有效预防或减轻患者疼痛和解除黄疸及十二指肠梗阻。对于晚期胰腺癌患者有以下三种临床症状需积极进行姑息治疗:梗阻性黄疸、胃输出道(十二指肠)梗阻和疼痛。开腹手术解除黄疸的方法有胆囊空肠吻合、胆总管十二指肠吻合、胆总管空肠 Roux-en-Y 吻合及胃空肠吻合等方式,可以解除黄疸和胃肠道梗阻。无条件内引流者可行 PTCD 或胆囊造瘘实现外引流。开腹手术的同时亦可行无水乙醇腹腔神经丛封闭术,可以缓解患者的疼痛,B 超、CT、MRI 引导下经皮腹腔神经丛封闭,以及内镜超声引导下腹腔神经丛封闭也可达到良好的止痛效果。

3. 辅助治疗　除手术治疗外,目前主张胰腺癌的综合治疗。采用化学疗法,包括联合化疗和局部灌注给药;放射治疗,包括术前、术中和术后放疗,放化疗相结合;物理疗法,包括冷冻、射频、微波固化和高能聚焦疗法;基因疗法和免疫疗法等。

(八) 预后

胰腺癌由于转移早,发现晚,手术切除率低,手术后远期疗效不满意,术后 5 年生存率不足 20%,总体来说预后很差。

二、壶腹周围癌

(一) 概述

Vater 壶腹是十二指肠乳头内胰胆管共同通路的扩张部分,位于胰胆管汇合处的远端。约有 10% 的人胰胆管分别开口于十二指肠,没有壶腹结构。通常将发生于十二指肠乳头内胆管、乳头内胰管、胰胆管壶腹、十二指肠乳头区域的癌,统称为壶腹周围癌(periampullar carcinoma)。其包括壶腹部癌、胆管下段癌和十二指肠癌,其临床表现与胰头癌有很多相似之处,多见于男性,发病年龄大多数在 40~70 岁,其可切除率和 5 年生存率都高于胰头癌。

（二）病因

直接病因不清,可能与饮食饮酒、环境、胆道结石或慢性炎症有关,也可能由该处良性病变恶变引起。

（三）病理

壶腹周围癌主要为腺癌,其次为乳头状癌、黏液癌。肿块型肿瘤以乳头状腺癌和高分化管状腺癌多见,而溃疡型肿瘤则以中低分化的管状腺癌为多。其主要转移方式是淋巴转移。最常见的转移部位是胰头后淋巴结。血行转移率仅次于淋巴转移。晚期肿瘤还可以转移至肝脏及远隔脏器。

（四）临床表现

壶腹周围癌与胰头癌的临床表现相似,易于混淆。常见的临床症状为黄疸、腹痛和消瘦等。此外,患者尚可伴有消化道出血、乏力、消化不良等症状。疾病晚期,还可出现腹部包块、腹水等体征。壶腹周围癌的三种类型间也不易鉴别,临床表现相近,ERCP 在鉴别和诊断方面有重要价值。

1. 黄疸　黄疸是壶腹周围癌最主要的症状,肿瘤阻塞胆总管下端,造成胆汁排出障碍,引起梗阻性黄疸。波动性黄疸是壶腹部癌的主要特点,这是由于肿瘤组织的坏死、脱落造成胆道的暂时再通,故黄疸可时轻时重。随着肿瘤的进展,黄疸进行性加深,波动性消失,临床上出现全身瘙痒,大便颜色变浅乃至白陶土样大便以及胆囊胀大、肝大等胆道梗阻的症状和体征。胆管下段癌的特点是进行性黄疸加重,白陶土样大便。十二指肠癌特点是胆道不全梗阻,黄疸出现较晚,进展较慢,合并有十二指肠梗阻。

2. 上腹痛　早期可因胆总管扩张而发生疼痛,进食后较明显。后期因肿瘤浸润范围增大或并发炎症,疼痛加重,并可出现背脊痛。

3. 消化道症状　常出现上腹部饱胀不适、胀痛、食欲减退等症状,与胆汁、胰液不能正常参与消化过程有关。这些症状多不具有特异性,易与其他疾病混淆。

4. 消瘦和贫血　消瘦由于食欲下降、消化不良等导致营养不足引起。贫血为肿瘤部分坏死后慢性出血所致,部分病例可出现黑便,粪便隐血试验阳性。

5. 发热　主要因胆道感染或邻近部位炎症所致。

6. 其他　肿瘤晚期可出现腹水、腹部包块及远处转移灶等症状。

（五）辅助检查

1. 实验室检查　生化检查可发现胆红素的显著升高和肝酶的轻度升高。血清碱性磷酸酶（ALP）、γ-谷氨酰转移酶（GGT）值的升高常发生在血清胆红素升高之前,是发现胆道梗阻最灵敏的指标。肿瘤标记物的检测也具有一定的价值,其中 CEA 的阳性率约为 70%,但因 CEA 在胰腺癌、胆管癌的阳性率均高于壶腹部癌,故鉴别诊断的意义不大。此外,十二指肠引流液及粪便隐血试验可为诊断提供一定的线索。

2. 影像学检查　超声、CT 检查早期即可发现胆、胰管扩张。但因十二指肠内气体干扰,超声常常难以观察到十二指肠乳头部肿物。十二指肠低张造影可以见到肿瘤部位的充盈缺损。纤维十二指肠镜及逆行胰、胆管造影是确诊壶腹部肿瘤的主要手段。内镜可直接窥视乳头、取活检,并可向乳头内插管,行胰、胆管造影。超声内镜可清晰显示十二指肠壁的各层结构,并可判断肿瘤浸润的范围、深度和病灶周围淋巴结的转移情况。选择性血管造影对于判断手术可切除性有一定的帮助。

（六）诊断及鉴别诊断

1. 诊断　对临床出现黄疸患者,应考虑本病可能,通过临床表现、实验室检查和影像学等检查通常能够明确诊断。

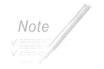

2. 壶腹癌 TNM 分期

T—原发肿瘤

T_x:原发肿瘤无法评估;T0:无原发肿瘤证据;Tis:原位癌;T1:肿瘤局限于 Vater 壶腹或 Oddi 括约肌;T2:肿瘤侵犯十二指肠壁;T3:肿瘤侵犯胰腺;T4:肿瘤侵犯胰周软组织或其他邻近器官或结构。

N—区域淋巴结转移

Nx:区域淋巴结无法评估;N0:无淋巴结转移;N1:有淋巴结转移。

M—远处转移

M_x:远处转移无法评估;M0:无远处转移;M1:有远处转移。

Tis　N0M0

Ⅰ A 期　T1N0M0

Ⅰ B 期　T2N0M0

Ⅱ A 期　T3N0M0

Ⅱ B 期　T1-3N1M0

Ⅲ 期　T4 任何 NM0

Ⅳ 期　任何 T 任何 NM1

3. 鉴别诊断　壶腹周围癌常需要同胆管结石、病毒性肝炎、胆管癌、肝癌、胰头癌鉴别。①由于本病有上腹闷胀不适,黄疸,有时并发胆道感染、血清淀粉酶升高,可误诊为胆管结石,但根据反复发作史、夏科三联征、波动性黄疸、影像学检查可加以区别;②病毒性肝炎时也可出现黄疸、腹部不适,可根据壶腹周围癌碱性磷酸酶、转氨酶升高与血清胆红素升高不平行进行鉴别;③胆管癌可根据影像学发现胆管狭窄相鉴别;④肝癌时 AFP 升高可与本病鉴别;⑤胰头癌影像学检查可发现胰腺内肿块。另外,ERCP 在对壶腹周围癌三种类型间的鉴别有重要价值。壶腹癌一般黄疸出现早,可呈波动性,常合并胆管感染,粪便隐血试验可为阳性,ERCP 可见十二指肠乳头隆起的菜花样肿物,胆管与胰管于汇合处中断,其上方胆胰管扩张;胆总管下端癌由于恶性程度较高,黄疸进行性加重,出现陶土色大便,多无胆道感染,ERCP 胆管不显影或梗阻上方胆管扩张,其下端中断,胰管可显影;十二指肠腺癌黄疸出现较晚,黄疸不深,进展较慢,粪便隐血试验可为阳性,患者常有轻度贫血,十二指肠镜检可见十二指肠降黏膜溃疡、糜烂,组织活检可确诊。

(七) 治疗

1. 手术治疗　壶腹周围癌的根治性术式为胰头十二指肠切除术。近年来,保留幽门的胰头十二指肠切除术(PPPD)治疗壶腹周围癌的报告日渐增多。对难以耐受胰头十二指肠切除术的高危患者可行经十二指肠乳头局部切除术,但该术式局部复发率较高,应严格掌握手术适应证。

2. 姑息治疗　对病变过于广泛、无法切除者,可仅行胆肠吻合和(或)胃肠道短路手术以解除胆道及消化道的梗阻。

3. 辅助治疗　大量研究表明辅助化疗并不能延长患者的生存时间,但化疗联合放可延长根治性手术后患者的生存时间。

(八) 预后

壶腹周围癌 5 年生存率可达 50% 左右,明显高于胰头癌。影响壶腹周围癌预后的主要因素为肿瘤的浸润范围。肿瘤局限于 Oddi 括约肌者 5 年生存率可达 80%;而浸润胰腺者仅为 20% 左右。姑息性切除者 3 年生存率几乎为 0;就诊或手术时发生肝脏等远隔脏器转移者多于 1 年内死亡。

(赵玉沛)

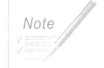

第五节　胰腺内分泌肿瘤

胰岛内有多种细胞具有分泌不同激素的功能,由这些细胞发展而形成的肿瘤称为胰腺内分泌肿瘤(pancreatic endocrine neoplasm,PEN),PEN 可依据肿瘤是否有功能分为两类:一类是有内分泌功能的,可根据其分泌的主要激素种类进行命名,在临床上表现出一系列相应症状;另一类是血清激素正常、无明显临床症状的肿瘤,可称为无功能胰岛细胞瘤。胰腺内分泌肿瘤中除胰岛素瘤约 10% 为恶性外,其他多种胰腺内分泌肿瘤约 50% 以上为恶性。PEN 在组织学、肿瘤学、遗传学以及诊断治疗等方面有一定共同之处。胰腺内分泌肿瘤可以是家族多发内分泌肿瘤(MEN)的组成部分,故 PEN 患者应注意排除 MEN 的可能,并注意其有无 MEN 或 PEN 的家族史。良性的 PEN 主要是手术切除;由于大部分 PEN 的恶性程度较低,肿瘤生长缓慢,对于不能完整切除的还可以进行减瘤手术,此外肝动脉栓塞及化疗,以及药物治疗也可延长患者的生存时间。

一、胰岛素瘤

(一) 概述

胰岛素瘤是胰腺 β 细胞来源的肿瘤,约占胰岛细胞瘤的 70%~80%,为最常见胰腺内分泌肿瘤。该瘤因产生大量胰岛素进入患者血液中导致出现高胰岛素血症,临床出现以低血糖症状为主的综合征。胰岛素瘤约占胰腺内分泌肿瘤的 70% 左右,男性患者多于女性,约 2∶1,以中年人为多,90% 为单发,80% 直径在 2cm 以下,肿瘤发生于胰头、体、尾大致相近,胰外异位的不到 1%。临床症状与肿瘤大小不成正比。

(二) 病因

胰岛素瘤具体病因不清,通常在饥饿、饮酒、感染、活动过度等应激情况下发病。

(三) 病理

胰岛素瘤主要由 β 细胞构成,间质一般很少,间质中常有淀粉样变,术中肉眼和显微镜下肿瘤可以呈有包膜或无包膜,无包膜不是恶性的表现。免疫组化 2/3 的肿瘤为多激素性,电镜检查可见典型的分泌颗粒。恶性的胰岛素瘤主要根据为有转移灶。较小的胰岛素瘤肉眼可能无法发现,但显微镜下可以看到多发的微腺瘤,另一种情况为胰岛广泛的增生病变,但胰岛增生不是胰岛素瘤。

(四) 临床表现

1. 症状和体征　本病的典型症状是低血糖发作,通常空腹时发生。由于中枢神经系统几乎全部靠糖代谢供能,因此其最易被累及,患者可出现头痛、复视、焦虑、饥饿、行为异常、意识障碍、昏睡甚至昏迷。另外低血糖发作可引起交感神经兴奋的代偿反应,表现为出冷汗、面色苍白、心慌、四肢发凉等。

2. 常见并发症

(1) 脑损伤:由于脑部主要靠葡萄糖供给能量,因此长期、反复的低血糖可造成严重的脑损害,患者可表现为嗜睡、恍惚、昏睡等,也可表现为反应迟钝、智力减退。

(2) 肥胖症:患者因预防饥饿时低血糖昏迷的发生而过多饮食造成。

(五) 诊断及鉴别诊断

1. 诊断

(1) 定性诊断:Whipple 三联征为:①空腹时低血糖症状发作;②空腹或发作时血糖低于 2.8mmol/L(50mg/dl);③进食或静脉推注葡萄糖可迅速缓解症状。有的患者需多次检查确定,有的需在持续禁食条件下行饥饿试验激发。空腹时测血糖和血中免疫反应性胰岛素(immunoreactive insulin,IRI)水平,如 IRI/G(血葡萄糖水平)比值大于 0.3,则有诊断意义。个别患者尚可作激发试验和抑制试验,临床上不常用。

（2）定位诊断

1）超声:大多数胰岛素瘤直径 <2cm,超声检查对于较小的胰岛素瘤诊断阳性率不高,随着超声造影技术的开展,超声对胰岛素瘤的检出率有所提高。

2）CT 及 MRI:多排螺旋 CT、胰腺增强薄扫、三维重建和早期灌注等技术使胰岛素瘤的定位诊断率大幅度提高,并能提供肿瘤与血管和胰管的关系,是目前首选的定位诊断方法,磁共振诊断和 CT 相似。

3）超声内镜:该技术对胰岛素瘤定位敏感性较普通经腹超声大大提高,是胰岛素瘤定位诊断一种有效方法。

4）生长抑素受体显像:利用核素标记的生长抑素显示胰岛素瘤,还可发现原来未知之转移灶,此方法优点为无创伤性,而且阳性率较高。

5）选择性动脉造影:经股动脉插管,分别进入胃十二指肠动脉、肠系膜上下动脉、脾动脉插管造影,肿瘤可因造影剂的灌注而显影,采用消影技术去除骨骼影,有助于提高小腺瘤的发现率,本法的阳性率可达 80%,但属于有创操作,目前不是首选检查方法。

6）经皮经肝门静脉置管分段采血测定胰岛素(percutaneous transhepatic portal catheterization, PTPC):经皮肝门静脉分段测脾静脉、肠系膜上静脉和门静脉(PTPC)血中的胰岛素,每退 1cm 导管测一次,如有胰岛素瘤,在肿瘤远端为低平点,到达肿瘤部位为高峰,过肿瘤位高峰下降,但仍高于肿瘤远端的低平点。如有两个肿瘤,可以出现两个高峰,定位准确性可达 90%。但因为属创伤性检查仅适应于疑难性胰岛素瘤,包括有类似低血糖的症状发作,IRI/G 比值在 0.3 左右;虽有典型的临床症状和阳性的实验室检查,但影像诊断不能提供证据;有手术探查阴性或切除胰岛素瘤病史,而临床症状未缓解;怀疑可能为多发或恶性胰岛素瘤者。

7）术中超声:能有效地发现术中不能触及的肿瘤,如胰头及钩突部肿瘤病变,从而弥补单纯术中触诊的不足,使术中定位的准确性提高,减少盲目性。

2. 鉴别诊断

（1）精神病及脑血管病:胰岛素瘤的临床表现复杂多样,在低血糖发作时,多数患者既有交感神经兴奋的症状,如冷汗、颤抖、心慌和饥饿无力等;又有中枢神经系统受抑制的精神神经症状,如意识不清、精神异常和癫痫样症状等。因此容易与癫痫、脑瘤、脑血管病,甚至精神病等相混淆,通过检查发作时胰岛素和血糖水平对鉴别诊断有意义。

（2）胰岛增生:临床上有低血糖,高胰岛素血症,但术前术中无法定位,可行胰尾部小块胰腺组织切除,冰冻切片可以诊断。

（3）慢性肝病:由于肝糖贮备能力差导致出现低血糖症状,但 IRI 正常。

（4）个别恶性肿瘤如小细胞肺癌、部分肝肿瘤、肾上腺癌,可刺激胰岛素分泌或肿瘤本身产生胰岛素样物质引起低血糖综合征,全面检查易发现原发病。

（六）治疗

本病一旦确诊,应尽快施行手术切除,以免长期低血糖加重对脑细胞损害,术中应全面检查胰腺各部,最好结合术中超声以防遗漏多发病灶。术中要求不输注葡萄糖,肿瘤摘下后即测血糖,如肿瘤已摘除完全,一般半小时后血糖可上升 50% 以上,如未见上升,应再细找,避免遗漏。良性单发肿瘤常采用胰岛素瘤摘除术,对于多发或肿瘤较大者可以选用胰体尾切除、胰腺节段切除或全胰切除术。

恶性胰岛素瘤术中应尽量切除原发病灶和转移淋巴结,以及肝表面易摘除的转移灶。对于术中不能摘除干净、有转移的恶性胰岛素瘤、以及无法手术治疗的病例,可采用药物治疗,常用二氧偶氮和链佐星,以及氟尿嘧啶、阿霉素、干扰素等,联合化疗优于单一化疗。术后肝动脉插管化疗及肝动脉栓塞,可使肿瘤缩小,减少胰岛素的产生,症状消失。近年来靶向药物依维莫司

Note

（everolimus）和舒尼替尼（sunitinib）在胰腺神经内分泌肿瘤的临床研究中显示出很好的疗效。

（七）预后

单发胰岛素瘤术后预后良好，但长期低血糖导致的精神神经症状不易恢复；恶性胰岛素瘤容易发生远处转移，总体预后好于胰腺癌。

二、促胃液素瘤

（一）概述

促胃液素瘤（gastrinoma）又名促胃液素瘤，本病于 1955 年由 Zollinger 和 Ellison 两位学者首先报导，临床表现为大量胃酸分泌、顽固多发性上段空肠良性溃疡、胰岛非 β 细胞瘤等三联征。故此病称为卓-艾综合征（Zollinger-Ellison syndrome，ZES）。促胃液素瘤男性患者较女性为多，性别之比约为 2∶1 至 3∶2，发病年龄多见于 30~50 岁，该肿瘤好发于"促胃液素瘤三角"内，即以胆囊管与胆总管交汇处为上点、十二指肠第二、三部分接合部为下点、胰腺颈体接合部为中点所围成的三角形区域（图 12-3），临床有 90% 的促胃液素瘤包括淋巴结转移灶均在此三角区内。本病可以是 MEN Ⅰ 的组成部分。

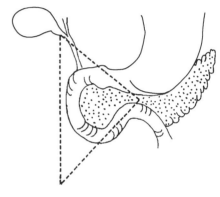

图 12-3　促胃液素瘤高发解剖三角

（二）病因

该病病因不明，可能与胰腺 α_1 细胞有关。

（三）病理

促胃液素瘤是 G 细胞肿瘤，促胃液素瘤的显微镜下特征呈现为岛状细胞瘤，由柱状细胞组成，有明显的核仁，胞质较少，可见有丝分裂象，肿瘤细胞间的形态学特征差异较大。总体而言，分泌促胃液素的细胞分化良好，具有内分泌肿瘤常见的组织学标志，例如铬粒素、神经元特异性烯醇化酶、酪氨酸羟化酶等。肿瘤细胞的超微结构提示，细胞内具有不同类型的分泌颗粒，可类似于胃窦 G 细胞内的特征性颗粒，也可能类似于胰岛 α 细胞、δ 细胞、异常 δ 细胞内的颗粒。促胃液素瘤的恶性程度与其组织学特点无明显相关性，病理形态学上光镜、电镜下和胰腺内分泌肿瘤无法区别。免疫组化染色多数能检出促胃液素阳性细胞。位于胰腺组织内的促胃液素瘤 60% 以上为恶性，瘤体大而单发为多，位于十二指肠的多为良性，瘤体小而多发，恶性肿瘤主要表现为有肝转移，肿瘤的显微镜下检查不能区别良恶性。

（四）临床表现

1. 症状和体征

（1）顽固性消化道溃疡：过量的促胃液素导致高胃酸分泌引起消化道溃疡，对正规溃疡病治疗反应欠佳。ZES 患者溃疡最常见于十二指肠第一段，常为单个溃疡；也可见于十二指肠其他段和空肠。溃疡的直径常小于 1cm，偶见巨大病灶。采用一般外科治疗溃疡病如胃次全切除或迷走神经切除术后短期内常复发。

（2）腹泻：约 50% 的 ZES 患者可发生腹泻。对某些患者，腹泻可能为其唯一的症状；而且可能在确诊为 ZES 的多年以前即出现。腹泻的原因与高胃酸分泌密切相关。

2. 并发症

（1）消化道出血、穿孔：该病引起高胃酸分泌导致顽固性消化性溃疡，容易出现溃疡出血或穿孔。

（2）水和电解质紊乱：该病分泌大量促胃液素，抑制小肠对水和电解质的吸收和促进小肠蠕动，引起严重腹泻。

(3) 反流性食管炎:由于胃酸分泌过多引起反流性食管炎,严重时可并发食管狭窄。

(五) 辅助检查

1. 实验室检查

(1) 促胃液素测定:正常人和普通的消化性溃疡患者的空腹促胃液素通常低于 150pg/ml,而促胃液素瘤患者的血清促胃液素水平均有程度不一的增高。

(2) 胃液分析:90% 的促胃液素瘤患者的基础排酸量(BAO)≥15mmol/h。由于部分十二指肠溃疡患者的基础胃酸分泌升高,故应同时测定最大排酸量(MAO)以增加试验的敏感性。一般认为,ZES 患者在基础状态下也接近最大胃酸分泌,即 BAO 与 MAO 的差距较小。BAO/MAO 比值大于 0.6 高度提示 ZES,但小于 0.6 不能排除 ZES 诊断。

2. 影像学检查

(1) 超声:腹部超声对小的促胃液素瘤敏感性不高,由于促胃液素瘤通常多发,故超声检查对于促胃液素瘤定位价值不大,发现时通常为晚期患者,且已有转移灶。

(2) CT:随着近年来 CT 仪器与影像学技术的不断提高,其对促胃液素瘤诊断率也有所提高。胰腺血流灌注的薄层扫描技术可提供肿瘤的局部血流量、血容量、渗透性等参数,可为促胃液素瘤的术前定位提供有价值的信息。

(3) 生长抑素受体核素显像(SRS):促胃液素瘤细胞膜表面可表达生长抑素受体,使用标记的生长抑素结构类似物奥曲肽,行单光子发射计算机断层显像(SPECT),可对患者行全身核素扫描,有利于发现位置特殊的促胃液素瘤原发灶以及微小的转移灶。目前 SRS 作为一种简便、无创的全身性检查,现已成为较为常规的促胃液素瘤术前定位诊断和临床分期的辅助检查。

(4) 选择性腹腔动脉造影:属于有创检查,对于促胃液素瘤的诊断有一定价值,可用于 CT 有效的补充检查手段。

(5) 超声内镜(EUS):EUS 可发现胰头与十二指肠处的促胃液素瘤,尤其是位于十二指肠的较小的、多发的肿瘤。EUS 作为一种较为敏感的促胃液素瘤定位方法,具有一定的临床价值。

(六) 诊断及鉴别诊断

1. 诊断　促胃液素瘤的临床诊断可分为定性诊断与定位诊断,临床上出现难治性溃疡和腹泻应考虑本病可能,结合胃酸升高和促胃液素水平升高即可确诊。由于肿瘤分泌的促胃液素刺激大量胃酸分泌,基础胃酸分泌在多数病例 >15mmol/h,已行胃大部切除者,也往往 >5mmol/h,夜间胃液量可超过 1L,血清促胃液素的测定,超过 200pg/ml 有意义,超过 500pg/ml 诊断基本可以肯定。影像学检查对定位有意义。钡餐检查可发现胃或十二指肠溃疡,胃、十二指肠内镜检查可发现溃疡,十二指肠的促胃液素瘤可在十二指肠二、三部发现黏膜下有多发的小肿瘤。

2. 鉴别诊断　该病需要和引起促胃液素增高的其他临床情况相鉴别,最常见的高促胃液素血症的原因是各种疾病导致的胃黏膜萎缩。另外高促胃液素血症伴有胃酸分泌正常或轻度增加的情况亦见于:嗜铬细胞瘤、类风湿关节炎、糖尿病、白癜风、胃轻瘫、胃出口梗阻、肾功能不全、胃窦旷置、迷走神经切除不全、小肠广泛切除后以及 G 细胞增生等。

(七) 治疗

1. 手术治疗　手术是促胃液素瘤的主要治疗方法之一,但关于促胃液素瘤的相关手术指征、手术方式、切除疗效评价以及生存预后等方面仍存有较大争议。目前主要根据原发部位不同采取不同方式治疗。

(1) 位于胰的病灶,如仅局限于胰,根据其部位作肿瘤摘除或胰体尾切除;位于胰头的可行胰十二指肠切除术;对于有肝转移,不宜行胰头十二指肠切除术者,可行全胃切除术。

(2) 位于胃的促胃液素瘤,做胃窦部切除应包括幽门切除,同时要清扫幽门上下区的淋巴结。

(3) 位于十二指肠的病灶,可术中切开十二指肠,仔细寻找多发病灶,逐个切除,个别病例多个病灶并累及壶腹部,可能需行胰头十二指肠切除,有的病例只有三角区淋巴结转移而十二指

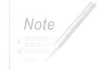

肠未发现原发灶的,可仅行淋巴结切除。

2. 药物治疗　常用生长抑素,奥曲肽是一种人工合成的生长抑素类似物,其半衰期较长,能抑制促胃液素分泌,缓解症状,而且对肿瘤细胞有干扰复制效应,从而使肿瘤体积缩小,抑制肿瘤生长。另外使用治疗溃疡病的抑酸剂如质子泵抑制剂、雷尼替丁等对缓解症状有一定作用。靶向药物依维莫司(everolimus)和舒尼替尼(sunitinib)在临床研究中显示出很好的疗效。

3. 介入治疗　对于有肝转移者,可采用介入下无水乙醇病灶注射,使肿瘤坏死,同时行全胃切除术。

(八)预后

关键在于有无肝转移。文献报告,无肝转移者,促胃液素瘤5年生存率可达90%以上,有肝转移者经各种治疗,5年生存率约30%,MEN-Ⅰ型的预后也决定于有无肝转移。全胃切除术有报告5年生存率亦可达55%,故本病的治疗,积极的外科手术是首选的。肝移植者术后平均生存16个月,个别报告有生存5年以上者。

(张太平)

附:胰 腺 移 植

(一)概述

随着移植外科技术的进步和多机制、多靶点免疫抑制剂的联合应用,胰腺移植已成为治疗1型糖尿病、1型糖尿病合并终末期肾病肾功能不全及部分2型糖尿病的有效方法。胰腺移植能解除胰岛素依赖并可以重建对低血糖血症的生理反应,这是其他传统治疗所不能达到的,能增加患者的胰岛素分泌细胞,减少患者长期使用外源性胰岛素的痛苦,同时能长期将血糖控制在稳定的水平;胰腺移植的另一大优势是改善糖尿病生化代谢状况及患者生存质量,可缓解或逆转糖尿病慢性并发症,降低糖尿病并发症风险。

胰腺移植的发展史已有百余年,关于移植外科技术的讨论多年来始终处于主要地位,可以说没有一个其他器官移植像胰腺移植那样在寻找比较实用的术式上经历了那么长的艰辛探索和尝试,才达到今天比较成熟和规范的术式。早在1889年,一个偶然的实验,使人们将胰腺功能的相关研究和糖尿病结合到一起。1913年,Hedon最先报道带血管的胰腺移植。从20世纪60年代到90年代中叶,人们进行了大量有临床应用价值的胰腺移植动物模型实验,为现代胰腺移植的研究打下了坚实基础。1966年,Kelly和Lillehe在美国Minnesota州立大学施行了全球首例临床尸体同期胰肾联合移植(simultaneous pancreas kidney transplantation,SPK)。根据全美器官分配网络(United Network for Organ Sharing,UNOS)、国际胰腺登记中心(IPTR)和器官获取联合网络(OPTN)记录,胰腺有功能存活最长者已达22年,1999~2003年,SPK和肾移植后胰腺移植(pancreas after kidney transplantation,PAK)术后受者1年存活率分别为95.0%和94.9%,移植胰腺1年存活率分别为84.7%和78.5%;欧洲大样本SPK患者的长期随访结果显示,患者的5年和10年生存率已达8l%和67%,移植胰腺5年和10年存活率分别为73%和60%。我国临床胰腺移植起步较晚,同济医科大学分别于1982年和1989年施行了中国首例胰腺移植和胰肾同期移植,至今全国共开展了200余例。

(二)分类

根据是否联合行肾移植及施行肾移植的时间,可分为同期胰肾联合移植(simultaneous pancreas kidney transplantation,SPK),肾移植后胰腺移植(pancreas after kidney transplantation,PAK),单纯胰腺移植(pancreas transplantation alone,PTA)和胰腺移植后肾移植(kidney after pancreas transplantation,KAP);根据移植物体积可分全胰移植(whole pancreas transplantation)和

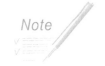

节段性胰腺移植(segmental pancreas transplantation);根据供者来源不同,可分为尸体胰腺移植(cadaveric pancreas transplantation)和活体胰腺移植(living pancreas transplantation)。

SPK 同时纠正了糖代谢紊乱和尿毒症,具有胰肾免疫保护作用和移植成功率高等特点,全世界迄今为止 80% 以上的胰腺移植采用该术式,其次为 PAK,PTA 最少。但近年来,由于外科手术技术提高、胰腺排斥反应诊断手段增多、环孢素 A 及 FK506 等免疫抑制剂的应用,手术的危险性降低,PTA 术后效果得到较大提高,接受 PTA 的患者已经有所增加。活体胰腺移植均为节段性移植,由于尸体胰腺移植供者相对并不短缺,且活体移植手术并发症较高,一般情况下不考虑活体移植,目前开展较少。

(三) 手术适应证和禁忌证

1. 适应证

(1) 1 型(胰岛素依赖型)糖尿病伴有肾衰竭尿毒症的患者是胰肾联合移植的标准适应证,从理论上讲,为了将糖尿病相关并发症的危害控制到最低,减轻长期治疗下的昂贵经济负担,所有 1 型糖尿病患者均适宜于胰腺移植。

(2) 2 型糖尿病(胰岛素非依赖型)血糖控制困难且合并糖尿病肾病、视网膜病和末梢神经病变的患者及 2 型糖尿病胰岛素分泌几乎废绝的患者也是胰腺移植的适应证,目前全球胰腺移植受者中有 6% 为 2 型糖尿病患者,术后效果良好。

2. 禁忌证

(1) 绝对禁忌证包括:全身活动性感染,HIV,恶性肿瘤未治疗或治愈后未满 1 年,难治性心力衰竭,呼吸系统功能不全,伴有精神或心理异常或依从性差者,嗜烟、酗酒或吸毒者。

(2) 相对禁忌证包括:年龄 <18 岁或 >60 岁,近期视网膜出血,有症状的脑出血或外周血管病变,过度肥胖,严重血管病变者。

(四) 手术时机

近年来,随着胰腺移植技术实践与理论的不断成熟,多数学者倾向于在糖尿病早期施行胰腺移植,可以完全预防其并发症的发生和发展。糖尿病患者胰腺移植实施得越早,移植术后并发症的发生率越低、生活质量越佳。当糖尿病合并肾脏功能衰竭,糖尿病肾病不可逆转时,即肾小球滤过率(GFR)<30~40ml/min,肌酐清除率 <60ml/min,应施行 SPK 或 PAK。SPK 的供器官一般来源于同一尸体供者,抗原单一,与 PAK 相比具有免疫学优势,排斥反应发生率低,而且可以通过移植肾脏观察移植胰腺的排斥反应,有利于更早的诊断和治疗。与 PAK 相比,SPK 的移植物长期生存率较高。对于有机会获得活体供肾的患者亦可选择 PAK,避免等待时间过长,先进行肾脏移植可改善患者的代谢状态和营养状态。不同的透析方式对移植物生存率的影响基本相似,但腹膜透析是移植后腹腔积液和感染的危险因素,所以最好在透析前移植。

单纯胰腺移植的选择相对较难,应充分考虑胰腺移植的手术风险和术后长期服用免疫抑制剂的不良反应。糖尿病患者合并糖尿病肾病,提示肾脏病变为不可逆性时适合行 PTA。另外,当糖尿病患者合并糖尿病视网膜病变,外周或自主神经病变也是 PTA 的适应证。血糖控制不理想,反复出现高血糖和低血糖交替,酮症酸中毒和低血糖无意识反复发作的患者也是 PTA 的良好适应证。因慢性胰腺炎、外伤等原因行全胰切除导致的外科性糖尿病可行单纯肠引流式胰腺移植。

(五) 术前评估和处理

术前必须对受者进行详细的评估,排除恶性肿瘤、活动性感染、精神性疾病等移植禁忌证,以及确定有无影响移植预后的高危因素并进行积极处理调整机体状态。需特殊强调的是,由于心脏疾病是胰腺移植术后最常见的死亡原因,术前必须重视对受者心脏功能的评估,必要时应行冠状动脉造影。

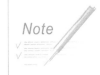

　　晚期糖尿病患者合并营养不良,在等待移植期间,应进行高维生素饮食,及时纠正低蛋白血症,治疗贫血,对于严重营养不良的患者,可在透析过程中补充营养物质。加强血液透析,消除水钠潴留,移植前应进糖尿病饮食,严格控制血糖,并且控制高血压,进一步改善心功能。

　　(六) 手术方式

　　胰腺移植属于异位移植,大多数的移植胰腺经腹正中切口放置于腹腔内。胰腺移植由于其内、外分泌处理上的复杂性和手术并发症的严重性,宜在设备技术精良、临床经验丰富的移植中心进行。而自首例临床胰腺移植成功,四十年来,胰腺移植术式经历了许多变化并存有争议。

　　1. 胰腺外分泌处理方式　胰腺外分泌处理方式目前主要包括膀胱引流(bladder drainage, BD)和肠道引流(enteric drainage,ED)。

　　(1) 膀胱引流(bladder drainage,BD):20 世纪 90 年代中期之前,由 Sollinger 所倡导的 BD 技术曾经是外科技术的一大进步,除可利用尿液来检测排斥反应之外,尤其适宜于伴有高血压病的患者,一度成为主流术式。BD 的优点主要是可以通过测定尿的 pH 和淀粉酶来检测排斥反应。通常认为尿淀粉酶降低 50% 以上即可诊断为急性排斥反应,故在 PAK 中是较理想的术式,但其缺点也不容忽视,常发生严重的复发性尿路感染、尿路结石、血尿和代谢性酸碱失衡,且移植后 2 年内有 12% 改为 ED 术式。

　　(2) 肠道引流(enteric drainage,ED):ED 是符合生理的引流胰腺外分泌液的技术,尽管 ED 操作相对较复杂,手术失败率较 BD 术式高,术后因无法监测胰腺外分泌功能,并发症发生率较高且较严重,易发生肠瘘、胰瘘、严重腹腔感染等近期并发症,不便于经皮活检(因为移植物放置于中腹部),然而 ED 术式更符合消化生理,不引起代谢性酸中毒,在 SPK 受者中可以通过检测肾的排斥反应来反映移植胰的排斥反应,故近几年来 ED 术式为越来越多的移植中心所接受。

　　2. 胰腺内分泌处理方式　通常供胰的动脉与受者的髂总或髂外动脉吻合。静脉吻合即内分泌引流包括两种术式,经体循环引流和门静脉引流。

　　(1) 体循环引流:多数经髂总、髂外静脉引流,手术相对简单,血栓发生率低,但由于跨过了肝脏,引起高胰岛素血症,持续的高胰岛素血症可导致脂质代谢紊乱、增加促进动脉粥样硬化形成的危险、加速微血管病变并抑制 β 细胞功能。

　　(2) 门静脉引流:多数通过肠系膜上静脉或其属支引流,创建了更符合生理的胰岛素代谢并避免了高胰岛素血症,对糖尿病微血管病变的改善更为有利,但技术上相对复杂,易引起血管栓塞等并发症。

　　(七) 术后处理

　　1. 一般处理　受者术后置于移植监护病房,进行重要脏器功能支持和维护、详细监测、记录生命体征和液体出入量。维持水、电解质与酸碱平衡,胰液膀胱引流式胰腺移植受者,为防止胰液丢失引起代谢性酸中毒,应补充碳酸氢钠。在移植胰腺功能未恢复前应适量给予胰岛素,控制血糖水平。预防性应用广谱抗生素,预防细菌、真菌和病毒感染。

　　2. 免疫抑制　免疫排斥反应是胰腺移植的最主要并发症,并且是导致移植胰腺功能慢性丧失的危险因素。排斥反应发生的相关因素包括供受体状况、人白细胞抗原(HLA)配型、器官保存、手术方式、移植感染及免疫抑制方案等。近年来 HTK 冷保存液保存胰腺的效果优于传统的 UW 液,且术后排斥反应低,可以作为胰腺移植的标准保存液,而 Celsior 液也有临床应用。

　　胰腺移植术后的免疫抑制治疗可分为免疫诱导治疗和维持免疫抑制治疗。由于胰腺移植发生排斥反应的概率较其他移植更高,因此,多数胰腺移植受者接受了免疫诱导治疗,常用药物包括抗胸腺球蛋白、IL-2 受体拮抗剂(巴利昔单抗)。胰腺移植受者的免疫抑制维持方案的原则与其他实体器官移植一样,他克莫司＋霉酚酸酯＋激素三联用药是胰腺移植目前应用最广的免疫抑制维持治疗方案。但长期应用激素导致严重的并发症如致糖尿病和高脂血症,对于 SPK 和 PAK 患者,在移植物功能稳定的情况下,术后 6 个月撤除激素是安全的。

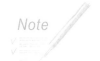

(八) 常见并发症

胰腺移植并发症较多,术后的外科并发症总发生率为 30%~40%,再手术率高达 32%~38%,术后并发症包括排斥反应、血管栓塞、腹腔内感染、胰腺炎、胰瘘、肠瘘、移植后恶性肿瘤等。

排斥反应是引起移植物功能丧失的最常见的原因。排斥反应通常首先累及移植胰腺的外分泌部分,出现发热、移植胰腺局部压痛、尿淀粉酶降低(膀胱引流式),血清淀粉酶升高等。后期才累及内分泌部分,出现血糖升高。

移植胰腺动静脉血栓形成是引起胰腺移植失败的第二大原因。早期血栓通常在术后 48 小时内形成,是非免疫源性移植物功能丧失的常见原因之一,其确诊需要行多普勒超声检查。糖尿病患者处于相对高凝状态,可能是由于纤维蛋白溶解性减低。为防止早期血栓形成,可以长期使用小剂量肝素灌输,再加用华法林等抗凝药物。

胰周感染也是重要的早期并发症,是由微生物侵入腹腔而引起的。术后 7~14 天患者持续出现肠梗阻表现、发热、腹痛、白细胞升高和肌紧张时,应考虑胰周感染的可能。其治疗主要包括腹腔灌洗,胰周坏死脂肪组织的彻底清除及适当应用抗生素。

(杨　扬)

本章小节

1. 急性胰腺炎是常见的急腹症之一。以急性上腹痛、恶心、呕吐、发热和血尿淀粉酶增高为特点。病变程度轻重不等,轻者以胰腺水肿为主,临床多见,病情常呈自限性,预后良好;少数重者胰腺出血坏死,常继发感染、腹膜炎和休克等,病死率高。治疗需根据胰腺炎的分型、分期和病因选择恰当的治疗方法。

2. 慢性胰腺炎病因较多,在我国以胆道疾病多见。临床表现主要有腹痛、体重下降、糖尿病、脂肪泻。早期治疗以防止炎症的急性发作、控制腹痛为主,后期治疗主要针对糖尿病、消化吸收障碍以及各类并发症。

3. 胰腺假性囊肿是最常见的胰腺囊性病变,多继发于急慢性胰腺炎和胰腺损伤。以上腹饱胀感为主要表现。治疗以改善症状和预防并发症为主。

4. 常见的胰腺囊性肿瘤有黏液性囊性肿瘤、实性假乳头状肿瘤、浆液性囊性肿瘤、导管内乳头状黏液瘤等,通常无明显临床表现,主要依靠影像学检查发现,手术是主要治疗方式。

5. 胰腺癌具有恶性程度高、发病隐匿、进展迅速、切除率低和预后差的特点,早期无特异性症状,随着病情发展逐渐出现上腹部隐痛、腰背痛、黄疸、消瘦。诊断主要依据病史、临床表现并结合血清肿瘤标志物和影像学检查。一经确诊,首选手术治疗。

6. 壶腹周围癌包括壶腹部癌、胆管下段癌和十二指肠癌,以黄疸、腹痛和消瘦为主要表现。波动性黄疸是壶腹部癌的主要特点。对于经评估可切除的壶腹周围癌首选手术治疗。

7. 胰岛素瘤以低血糖发作为典型表现,通过 Whipple 三联征和 IRI/G(血葡萄糖水平)比值测定进行定性诊断,通过影像学检查进行定位诊断。一经确诊,应尽快手术切除。

8. 促胃液素瘤以顽固性消化道溃疡和腹泻为表现,手术是其主要治疗方法之一,生长抑素能抑制促胃液素分泌,可缓解症状。

思考题

1. 胰腺的动脉血供主要来自哪些血管? 如何分布?

2. 叙述急性胰腺炎的临床表现和诊断分级。

Note

3. 急性胰腺炎的并发症有哪些？如何治疗？

4. 对于胰腺癌高危人群应进行哪些检查？

5. 胰腺内分泌细胞主要有哪几种？分别有什么生理功能？

参考文献

1. 赵玉沛. 胰腺病学. 北京：人民卫生出版社，2007.

2. 中华医学会. 中国急性胰腺炎诊治指南. 中华消化杂志，2013，33（4）：217-222.

3. Banks PA1，Bollen TL，Dervenis C，et al. Classification of acute pancreatitis—2012：revision of the Atlanta classification and definitions by international consensus. Gut，2013，62（1）：102-111.

4. Farrell JJ，Fernández-del Castillo C. Pancreatic cystic neoplasms：management and unanswered questions. Gastroenterology，2013，144（6）：1303-1315.

5. Whitcomb DC. Genetic risk factors for pancreatic disorders. Gastroenterology，2013，144（6）：1292-1302.

6. Werner J，Fritz S，Büchler MW. Intraductal papillary mucinous neoplasms of the pancreas--a surgical disease. Nat Rev Gastroenterol Hepatol，2012，9（5）：253-259.

7. Ryan DP，Hong TS，Bardeesy N. Pancreatic adenocarcinoma. N Engl J Med，2014，371（11）：1039-1049.

8. Sohal DP，Walsh RM，Ramanathan RK，et al. Pancreatic adenocarcinoma：treating a systemic disease with systemic therapy. J Natl Cancer Inst，2014，106（3）：dju011.

9. Hartwig W，Werner J，Jäger D，et al. Improvement of surgical results for pancreatic cancer. Lancet Oncol，2013，14（11）：e476-485.

10. Auernhammer CJ，Göke B. Therapeutic strategies for advanced neuroendocrine carcinomas of jejunum/ileum and pancreatic origin. Gut，2011，60（7）：1009-1021.

11. Oberg K，Castellano D. Current knowledge on diagnosis and staging of neuroendocrine tumors. Cancer Metastasis Rev，2011，Suppl 1：3-7.

12. Garcia-Carbonero R，Capdevila J，Crespo-Herrero G，et al. Incidence，patterns of care and prognostic factors for outcome of gastroenteropancreatic neuroendocrine tumors（GEP-NETs）：results from the National Cancer Registry of Spain（RGETNE）. Ann Oncol，2010，21（9）：1794-1803.

第十三章　脾　脏　疾　病

第一节　解剖生理概要

一、脾脏的应用解剖

脾脏位于左季肋部后外侧,被第 9~11 肋骨所遮盖,其长轴平行于第 10 肋,但由于脾脏的位置并不恒定,与体格形态及毗邻器官的状态有关。脾脏是人体最大的淋巴器官,又是储血器官,其质软且脆。正常人脾脏长 12~14cm,宽 7~10cm,厚 3~4cm,重量为 100~250g,并依个体情况和病理状态而异。脾脏毗邻胃、胰尾、左肾、左肾上腺、结肠脾曲和膈等重要结构,并形成相互连接的韧带,如与胃大弯间形成脾胃韧带,与左肾间形成脾肾韧带,与横膈间形成脾膈韧带,与结肠脾曲构成脾结肠韧带。脾脏是血液循环非常丰富的高度血管化器官,脾内和脾周的血管解剖具有各自的特点。脾脏具有双重血液循环系统,分别为脾蒂的主干血管(脾动、静脉)和脾周韧带内的侧支血管(主要为胃网膜左动脉和胃短血管),具有各自重要的解剖学意义。脾动脉一般发自腹腔动脉干,进入脾门前呈扇形分布,分支为脾叶动脉,继而分为脾段动脉、小梁动脉至终末动脉,脾静脉自脾门汇合成主干后多伴行脾动脉与肠系膜下静脉汇合后汇入门静脉。相邻脾叶、段间动静脉吻合甚少,形成脾脏实质相对无血管平面,这是多种保留性脾脏手术的解剖学基础。脾周血管构成了脾脏广泛的侧支循环,主要有脾动脉在近脾门处分出的胃网膜左动脉和数支胃短动脉,走行于脾胃韧带中,在脾动、静脉阻断后对保证脾脏血运具有重要意义。

二、脾脏的生理功能

(一)免疫功能

脾脏是人体最大的淋巴器官,含有大量功能各异的免疫活性细胞如巨噬细胞、T 细胞、B 细胞、NK 细胞、K 细胞、LAK 细胞、树突状细胞等,并产生 Tuftsin 因子、调理素(opsonin)、补体、备解素(properdin)、内源性细胞毒因子等免疫活性因子,具有抗感染及抗肿瘤免疫等功能。

(二)造血、储血、滤血及毁血

脾脏造血始于胎龄第 12 周时,可持续至出生后数月,其后失去造血能力。在大量失血、严重贫血、某些类型白血病和传染病及某些破坏血细胞的药物中毒时,脾脏内含有少量造血干细胞,可发挥造血功能。

脾脏中有丰富的血管,构成一个储血库,剧烈运动、失血或情绪激动时,脾脏收缩,血液进入血液循环。

脾脏具有独特的微循环系统,血液进入其微循环后,迫使红细胞、血中颗粒及病原菌呈单行排列,脾窦内的吞噬细胞、淋巴细胞、单核细胞等有足够时间将其吞噬。

脾脏是清除衰老红细胞的主要场所,其毁血能力强于肝脏、淋巴结、肺、骨髓等。

(三)其他功能

脾脏具有产生Ⅷ因子的功能,临床上可据此采用脾脏移植、脾脏组织网膜内移植和脾脏细胞输注治疗甲型血友病。

第二节　脾脏的相关疾病

　　脾脏的相关疾病主要包括脾脏损伤、脾脏占位性病变、充血性脾大、某些造血系统疾病、感染性疾病、血管病变、畸形等，以及某些少见疾病。

一、脾脏损伤

　　脾脏损伤（splenic injury）病因中外伤致脾脏破裂占第一位，约85%；而医源性脾脏损伤和自发性脾脏破裂则不足15%。近年来，外伤性脾脏破裂发生率还在逐年升高。

（一）脾脏破裂的损伤类型

　　脾脏损伤有两种类型，最常见的为脾脏破裂（splenic rupture），另一类型为延迟性脾脏破裂（delayed splenic rupture）。

　　1. 脾脏破裂　脾脏破裂按照损伤的类型可分为如下几类：

　　（1）挫伤（血肿）：①轻度：损伤位于浅表，损伤面积<50%，伤及脾脏实质但不扩展；②重度：损伤位于包膜下，损伤面积>50%或呈扩展性，伤及脾脏实质，呈扩展性。

　　（2）撕裂伤（破裂伤）：①轻度：损伤位于浅表，单纯包膜撕裂，深度<3cm，未累及主要血管；②中度：脾门或脾段未破裂或毁损，深度>3cm；③重度：脾段破裂，组织丢失，撕脱，呈星状；④大块毁损：伴脾门破裂，组织丢失、撕脱、星状破裂等。

　　脾脏破裂按照病理解剖，可分为中央型破裂（破损在脾脏实质深部）、被膜下脾破裂（破裂在脾脏实质周边部分）和真性破裂（破裂累及被膜）三种（图13-1）。

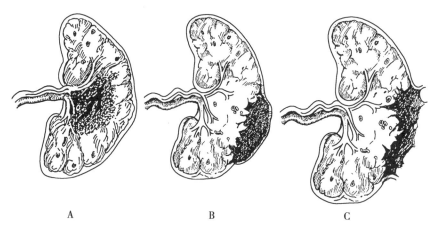

图 13-1　三种不同类型脾脏破裂的示意图
A. 中央型脾破裂；B. 被膜下脾破裂；C. 真性脾破裂

　　2. 延迟性脾脏破裂　延迟性脾脏破裂多由包膜下脾脏破裂发展而成，指在脾脏外伤后，有一间隙期无脾脏破裂的典型表现，至受伤后一、两天突发出血。延迟性脾脏破裂发生差异较大，国内报道约占脾脏外伤的3%~10%。国外较多，在14%~20%之间。

（二）医源性脾脏损伤

　　医源性脾脏损伤（iatrogenic spleen injury）系在手术中或侵入性诊疗过程中造成的意外性脾脏损伤，原因可归纳为以下几方面：

　　1. 术中损伤　术中损伤占医源性脾脏损伤的大部分，邻近和远离脾区的手术均可引起。多见于胃大部切除及选择性迷走神经切断术、结肠手术、肾切除以及食管裂孔疝修补术。主要原因是牵引脾膈韧带或强行分离脾周粘连；硬性牵引胃或脾胃韧带使脾门处包膜或胃短血管损伤；牵引脾结肠韧带使其附着处及邻近粘连撕裂；胃后壁手术致脾静脉回流受阻，脾脏充血肿胀致包膜下血肿或小裂伤。

2. **侵入性检查和治疗**　经脾脏穿刺门静脉造影、脾脏穿刺活检、脾动脉栓塞或胸腔穿刺、针灸等误刺脾脏，皆可发生脾脏出血。近年来，腹腔镜检查时致脾脏损伤亦有报道。

3. **产科操作**　分娩过程中产道压力、牵引、手术操作、骨盆狭窄、软产道僵直或胎儿较大等因素都可能导致脾脏损伤。

医源性脾脏损伤及无辜性脾脏切除术应极力避免。若发现和处理及时，医源性脾脏损伤时大多能保留脾脏。若术中行脾脏切除或术后发现脾脏破裂而再手术切除脾脏者，其各类并发症均很高，病死率高达 8%~18%。

2000 年第六届全国脾外科学术研讨会制订了脾损伤分级标准（表 13-1）。

表 13-1　脾损伤分级

分级	标准
I	脾脏被膜下破裂或被膜及实质轻度损伤，脾裂伤长度 ≤ 5.0cm，深度 ≤ 1.0cm
II	脾裂伤总长度 >5.0cm，深度 >1.0cm，但未累及脾门或脾段血管
III	脾破裂累及脾门或脾部分离断，或脾叶血管受损
IV	脾广泛破裂，或脾蒂、脾动静脉主干受损

二、脾脏占位性病变

（一）脾脏囊肿

脾脏囊肿（splenic cyst）分为两类：即真性囊肿和假性囊肿。真性囊肿又包括寄生虫性囊肿和非寄生虫性囊肿。寄生虫性脾脏囊肿最常见为脾脏棘球蚴病。真性囊肿的内壁有内皮或上皮覆盖，包括有表皮样囊肿、皮样囊肿或来源于淋巴管瘤或血管瘤的囊肿等。其中表皮样囊肿最常见，通常囊肿内壁被覆鳞状上皮细胞，但也有的囊肿内壁被覆有立方上皮或内皮样细胞。脾脏的皮样囊肿很罕见。假性囊肿多由于腹部创伤所致，其还可以继发于脾梗死。假性囊肿的内壁无内皮或上皮被覆，为血肿液化或脾梗死后坏死组织吸收所形成，其较之真性囊肿常见。大多数脾脏囊肿较小且无症状，但当囊肿增大到一定程度，可压迫邻近脏器或牵拉脾脏被膜产生一系列症状。

超声、CT 扫描可以明确诊断（图 13-2）。腹部 X 线平片可见脾脏影增大，左侧膈肌上移也可间接提示脾大。钙化常见于棘球蚴囊肿，但也可见于假性囊肿，极少见于真性囊肿。Casoni 皮内试验阳性和身体其他部位发现棘球蚴病应考虑脾棘球蚴囊肿的可能。较小的（直径 <4cm）囊肿通常无需治疗。脾脏囊肿手术治疗的指征主要包括囊肿较大，症状明显或有发生破裂、感染等并发症的可能；肿瘤性囊肿；寄生虫性囊肿等。手术方法为全脾脏切除、囊肿切除术或脾脏部分切除术等；棘球蚴囊肿选用内囊摘除术为佳。

（二）脾脏肿瘤

脾脏肿瘤（tumor of spleen）分原发性肿瘤和转移性肿瘤两大类。

脾脏原发肿瘤十分少见，主要来源于三种脾脏组织：①来源于包膜和小梁的纤维肉瘤；②来源于淋巴组织的淋巴肉瘤、网状细胞肉瘤、霍奇金病、巨大滤泡状淋巴瘤；③来源于窦状隙内皮的良性血管瘤或血管肉瘤。脾脏原发性肿瘤多为良性，恶性肿瘤占少数。良性肿瘤则多为血管瘤（图

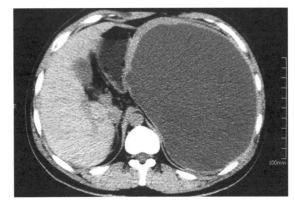

图 13-2　CT 示巨大脾脏囊肿

13-3),以脾脏实质内海绵状血管瘤为多,也可为毛细血管性血管瘤,后者常呈局限性或多发性毛细血管团。脾血管瘤的特点是瘤体生长缓慢,逐渐增大,严重者累及整个脾脏。脾血管瘤可发生梗死、感染、纤维化、钙化等继发病变。脾淋巴管瘤(图13-4)在脾脏良性肿瘤中的发病率居第二位。较小病灶者可不予处理,瘤体较大时手术切除即可获治愈。

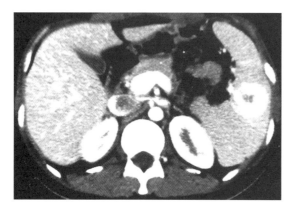

图 13-3　CT 示脾脏血管瘤

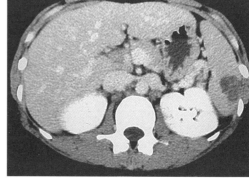

图 13-4　CT 示脾脏淋巴管瘤

脾脏原发性恶性肿瘤较脾脏良性肿瘤更为少见,均为肉瘤,如淋巴瘤(图13-5)、血管肉瘤等。根据起源组织的不同,目前多将其分为三大类,即脾血管肉瘤、脾恶性纤维组织细胞瘤和脾原发性恶性淋巴瘤。但国外多将其分为脾脏原发性恶性淋巴瘤和脾脏非淋巴瘤性恶性肿瘤两大类。原发性恶性淋巴瘤的治疗应行脾脏切除并术后辅助化学治疗。

大多数脾脏转移性肿瘤为癌转移,常见的原发癌有肺癌、乳腺癌、前列腺癌、大肠癌、胃癌、卵巢癌、肾癌、子宫颈癌、绒毛膜上皮癌等,恶性黑色素瘤也可形成脾脏转移灶。

(三)脾脓肿

脾脓肿(splenic abscess,SA)是脾脏的化脓性感染性疾病,多为全身感染的并发症,经血行传播感染。也有脾脏中央型破裂、脾梗死、脾动脉结扎或脾动脉栓塞术后继发感染形成的脓肿。临床表现为寒战、高热、左上腹疼痛、左上腹触痛和肌紧张,白细胞升高,X线检查可见脾脏影扩大、左膈抬高等,超声对脾脓肿诊断有较高价值,可见液平,还可超声引导下行经皮脓肿穿刺引流。CT扫描对脾脓肿诊断有重要意义(图13-6),与超声合用,其敏感性可达95%。除抗生素治疗外,单发脓肿可行脓肿切开引流,多发脓肿应选择脾脏切除。

(四)脾动脉瘤

脾动脉瘤(splenic arterial aneurysm)是最常见的内脏动脉瘤,约占60%。动脉粥样硬化是脾

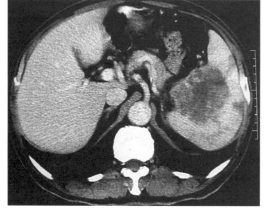

图 13-5　CT 示脾脏淋巴瘤

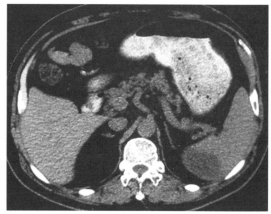

图 13-6　CT 示脾脓肿

动脉瘤最多见的病因。门静脉高压症、动脉壁结构缺损、原发性高血压、女性及妊娠、脾动脉外伤或医源性损伤、脾动脉炎症、感染或坏死、原位肝移植术后等均是脾动脉瘤发生的危险因素。

脾动脉瘤常为慢性非特异性疼痛，脾动脉瘤破裂时表现为突发的急性腹痛，伴低血压或休克表现。血管造影是诊断脾动脉瘤最有力的方法，选择性和超选择性血管造影具有更高的特异性及准确性。CT、MRI、腹部超声、腹部 X 线检查均可有相应发现。手术治疗是治愈脾动脉瘤的方式，其适应证包括：①有明显症状者；②无症状或症状不明显，但瘤体逐渐增大者；③瘤体直径≥2cm；④患脾动脉瘤女性欲妊娠或已妊娠者。

（五）脾梗死

脾梗死（splenic infarction）为脾动脉主干血管或其分支被栓子堵塞致远端缺血坏死，形成原因包括：血栓形成、动脉栓塞、动脉痉挛和血管受压，常并发于血液系统疾病如急性白血病、慢性髓细胞性白血病等，心血管疾病如心房纤维性颤动、感染性心内膜炎，以及感染性疾病如败血症、疟疾、伤寒等，其他疾病如羊水栓塞或脂肪栓塞等。脾动脉分支末端在脾髓内呈笔毛状，构成脾梗死的解剖学基础。脾脏内小动脉支栓塞常无明显症状，而较大动脉支栓塞可出现剧烈的左上腹胀痛或撕裂样疼痛，并放射至左肩，伴恶心、呕吐，具有明显的腹膜刺激征。腹部诊断性穿刺可能有暗红色稀薄血性液体，应注意与绞窄性肠梗阻、重度急性胰腺炎、肠系膜上动脉栓塞等疾病鉴别。脾梗死治疗以非手术疗法为主，继发感染导致脾脓肿时可行脾脏切除术。

（六）脾脏相关的造血系统疾病

脾脏相关的血液系统疾病主要有：溶血性贫血、血小板减少性紫癜、再生障碍性贫血、慢性粒细胞白血病、霍奇金病、骨髓异常增生综合征等。脾脏切除治疗血液系统疾病的目的在于去除破坏血细胞的场所，以延长血细胞寿命，减少自身免疫性血液病自身抗体的生成。脾脏切除可改善某些血液病的症状和预后。先天性溶血性贫血主要包括遗传性球形细胞增多症、地中海贫血、自身免疫性溶血性贫血等，主要临床表现是贫血、黄疸和脾大（splenomegaly）。脾脏切除是遗传性球形细胞增多症唯一有效的治疗措施，术后患者可黄疸消退、贫血改善，但手术不能纠正红细胞膜骨架蛋白缺失或减少等内在缺陷。4 岁以下患儿除非有严重贫血、明显发育障碍或反复出现溶血危象外，一般不宜施行脾脏切除。地中海贫血行脾脏切除的适应证亦仅局限于伴有明显脾大的重症患者，以改善压迫症状和消除脾脏功能亢进（hypersplenism），其效果不如遗传性球形细胞增多症显著，仅能部分纠正贫血、减少输血次数。基于脾脏切除可减少自身抗体的生成，自身免疫性溶血性贫血和特发性血小板减少性紫癜可选择脾脏切除以减轻溶血和血小板的破坏，但均非首选，仅适用于肾上腺皮质激素治疗无效或出现激素依赖时。特发性血小板减少性紫癜（急性型）发生危及生命的出血时可急诊行脾脏切除术。切除肿大、功能亢进的脾脏可减少正常红细胞在脾脏的滞留与破坏，以改善血象，但不能治愈原发疾病，如某些类型白血病。脾脏切除可解除巨大脾脏的压迫症状，提高生活质量，如骨髓增生异常综合征、脂质代谢障碍性疾病。

（七）脾脏其他感染性疾病

除脾脓肿外，脾脏其他感染性疾病分为急性感染性疾病和慢性感染疾病。急性感染包括：败血症、伤寒、传染性单核细胞增多症、亚急性细菌性心内膜炎等时可伴有血液循环中红细胞破坏增多，引起脾大和脾脏功能亢进。原发病控制后，继发性脾脏功能亢进可获解除。急性感染性脾大的原因是急性充血与炎性细胞浸润。并发脾脏破裂、脾脓肿时，可考虑脾脏切除。而慢性感染如反复发病的疟疾、结核病、黑热病等，可伴有不同程度脾大和脾脏功能亢进，可适当选择脾脏切除。

（八）充血性脾大

各种原因引起的脾脏血液循环障碍、血液长时间淤滞在脾脏循环内，导致脾脏充血肿大，最终发展为慢性纤维化，称为充血性脾大。肿大的脾脏基本病变及发展过程均表现为淤血及由其引起的脾脏组织增生性和退行性改变（出血、纤维化）反复进行，最终导致脾脏体积增大、重量增加和质地变硬。临床上在脾大出现后，常继发脾脏功能亢进，表现为贫血、白细胞和血小板减少等。引起脾脏慢性淤血的主要原因是肝硬化、门静脉高压症和长期右心衰竭,脾静脉的自身狭窄或闭塞亦可导致脾脏严重淤血。充血性脾大和脾脏功能亢进是脾脏切除术的适应证。

(九) 风湿免疫性疾病

约 10%~20% 的系统性红斑狼疮(systematic lupus erythematosus,SLE)患者有脾大,活动期更多见;成人类风湿关节炎伴有脾大者较为少见,但其亚型 Still 病患者中,半数病例有肝脾大;Felty 综合征患者常伴有白细胞减少和脾大。免疫性疾病合并脾大,多属于轻、中度大,一般不需外科治疗,若合并有脾脏功能亢进,可考虑脾脏切除,由于患者患有免疫性疾病,手术风险增加,外科治疗应慎重。

(十) 少见脾脏疾病

1. 副脾　副脾(accessory spleen)指正常脾脏以外存在的、与主脾结构相似,有一定功能的脾脏组织。多位于脾门附近,约 1/4 位于脾蒂血管及胰尾周围,呈深紫色球形或半球形,大小从数毫米至数厘米不等。无症状者无需处理,并发肠梗阻、副脾扭转、破裂出血时应手术切除(图 13-7)。

2. 游走脾　脾脱离正常解剖位置游移活动于腹腔其他部位者称为游走脾(wandering spleen),又称异位脾。多因先天性脾蒂或脾周韧带过长,或脾周韧带缺如,或肿大的脾脏牵拉使韧带松弛或腹肌薄弱等。主要临床表现为腹部肿块,常引起相邻脏器的压迫症状。约 20% 的游走脾并发脾蒂扭转,使脾脏充血肿大,以致急性坏死,临床表现为急性剧烈腹痛,可伴休克,这时需要立刻进行脾脏切除(图 13-8)。

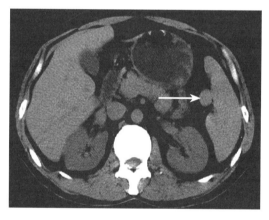

图 13-7　副脾

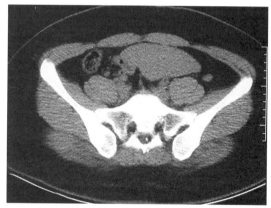

图 13-8　游走脾

脾脏游离出腹腔原来的正常解剖部位,而进入盆腔

3. 脾种植　脾种植(splenosis)又称脾组织植入(splenic implantation),指损伤性脾脏破裂时自行散落的脾脏组织细胞团在一个或几个脏器表面重新建立血液循环,生长为具有包膜的大小不等的结节。脾脏组织植入的重要部位是小肠浆膜面、大网膜、壁腹膜、肠系膜、膈肌等(图 13-9)。脾脏组织植入通常无明显临床症状;由于可发生脾脏种植的部位很多,脾脏组织植入的表现多样,它的鉴别诊断具有一定的复杂性。需要与之鉴别的疾病主要分为三大类:①脾脏先天性疾病,如副脾;②肿瘤或占位性病变;③特殊疾病,如动脉瘤、子宫内膜异位症等。在充分了解脾脏外伤或脾脏切除手术的病史,考虑脾脏组织植入发生的可能,结合临床表现和一些辅助检查手段,一般可与其他疾病进行鉴别。

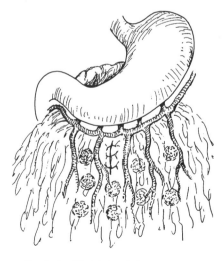

图 13-9　脾脏组织种植于网膜囊上

第三节　脾脏切除的适应证和并发症

脾脏有极丰富的血液循环,实际上是由脾动脉与脾静脉之间无数个血窦组成的。脾脏又是体内最大的淋巴器官,约占全身淋巴组织总量的 25%,内含大量的淋巴细胞和巨噬细胞,其功能及结构上与淋巴结有许多相似之处,故脾脏又是一个重要的免疫器官。

脾脏原发性疾病,如脾脏肿瘤、脾囊肿等较少,多见为继发性病变,如门静脉高压症和某些造血系统疾病的继发性脾脏功能亢进等,治疗方法主要采用脾脏切除术。

一、脾脏切除的适应证及其疗效

脾脏切除(splenectomy)的主要适应证为外伤性脾脏破裂,参见第十五章第二节;门静脉高压症脾脏功能亢进,参见第十章第七节;其他适应证为脾脏占位性病变,以及造血系统疾病等。

(一)脾脏原发性疾病及占位性病变

1. 游走脾　多为脾蒂和脾脏韧带先天性过长或缺失,脾脏沿左腹侧向下移动可至盆腔。主要表现为腹部可推动的肿块和压迫邻近脏器所引起的症状。部分游走脾可并发脾蒂扭转,使脾脏充血肿大,以致急性坏死。临床表现为急性剧烈腹痛,可伴休克。

2. 脾囊肿　脾囊肿可分为真性和假性两种。真性囊肿有皮样囊肿、淋巴管囊肿或寄生虫性囊肿等,其中以棘球蚴病囊肿较为常见。假性囊肿可为损伤后陈旧性血肿或脾梗死后局限性液化而成等,多位于脾脏被膜下。小的非寄生虫性、非肿瘤性脾囊肿不需治疗。

3. 脾脏肿瘤　脾脏肿瘤较少见。良性肿瘤多为血管瘤、内皮瘤。肿瘤瘤体小者多无明显症状,瘤体大者表现为脾大及压迫邻近器官等相关症状。良性肿瘤行手术切除效果好。恶性肿瘤多为肉瘤,其发展迅速,如未扩散,首选脾脏切除加辅助性放射治疗或化学疗法。脾脏也可发生转移性肿瘤,但少见。

4. 脾脓肿　脾脓肿多为全身感染疾病的并发症。脾脏中央破裂有时可继发感染,形成脾脓肿。临床表现为寒战、发热、左上腹或左胸疼痛、左上腹触痛、脾区叩击痛。超声、CT 检查可确定诊断。脾脓肿除抗生素治疗外,如脾脏已与腹壁粘连,可在 B 超或 CT 监视引导下行穿刺抽脓或置管引流术,也可行脾脏切除治疗。

5. 其他　副脾、脾结核、脾梗死等疾病,必要时可选取脾脏切除治疗。

(二)造血系统疾病

1. 遗传性球形红细胞增多症　遗传性球形红细胞增多症(hereditary spherocytosis)由于其球形红细胞胞膜的内在缺陷,导致其过早衰老,易在脾脏内滞留、破坏。临床表现贫血、黄疸和脾大,多于幼年时出现,病情缓慢,但急性发作时,可出现溶血危象。脾脏切除术后黄疸和贫血多在短期内消失,贫血可获完全、持久纠正,但血液中球形红细胞仍然存在。由于幼儿脾脏切除后易发生感染,4 岁以下的儿童一般不宜施行脾脏切除。

2. 遗传性椭圆形红细胞增多症　遗传性椭圆形红细胞增多症(hereditary elliptocytosis)为少见疾病,有家族遗传性。血液中出现大量以椭圆形细胞为主的异形红细胞,有溶血性贫血和黄疸者,脾脏切除对消除贫血和黄疸有效,但血液中椭圆形红细胞依然增多。4 岁以下儿童一般不宜行脾脏切除。

3. 丙酮酸激酶缺乏　丙酮酸激酶缺乏(pyruvate kinase dificiency)由于红细胞内缺乏丙酮酸激酶,其生存期缩短,在脾脏中破坏增多。此病在新生儿期即出现症状,黄疸和贫血都较重。脾脏切除虽不能纠正贫血,但有助于减少输血量。

4. 珠蛋白生成障碍性贫血　珠蛋白生成障碍性贫血又称"地中海贫血"(thalassemia),本病多见于儿童。病情重者出现黄疸、肝脾大。脾脏切除主要是减少红细胞在脾脏中的破坏,对减轻溶血或减少输血量有帮助。一般适用于贫血严重需长期反复输血,或脾大并有脾脏功能亢进

Note

的重症患者。但多数主张也应在 4 岁以后手术为宜。

5. 自体免疫性溶血性贫血　自体免疫性溶血性贫血(autoimmune hemolytic anemia)为一种后天获得性溶血性贫血,系体内产生自身抗体,附有抗体的红细胞在脾脏和肝脏中被巨噬细胞所吞噬、破坏。多见于中青年女性,起病缓慢,有轻度黄疸、脾大,急性发病多见于小儿。治疗以输血、应用肾上腺皮质激素和免疫抑制药为主;如激素治疗无效,或必须长期应用较大剂量激素才能控制溶血时,可施行脾脏切除。

6. 免疫性血小板减少性紫癜　免疫性血小板减少性紫癜(immune thrombocytopenic purpura)本病的发生与自体免疫有关,血小板上均吸附有一种抗体,使血小板寿命缩短,在脾脏及肝脏内被破坏。急性型多见于儿童,常在发病前有感染病史。全身皮肤出现瘀斑,牙龈、口鼻黏膜出血,胃肠道也可出血,发病数周或数月后常得到缓解。慢性型多见于青年女性,出血为持续性或反复发作,有的妇女主要表现为月经过多,脾脏一般轻度肿大。出血明显者应输新鲜血,并应用肾上腺皮质激素。脾脏切除适用于:①严重出血不能控制,危及生命,特别是有发生颅内出血可能者;②经肾上腺皮质激素治疗 6 个月以上无效者,或治疗后缓解期较短,仍多次反复发作者;③大剂量激素治疗能暂时缓解症状,但出现了激素引起的不良反应,而剂量又不能减少者;④激素应用禁忌者。脾脏切除后约 80% 的患者获得满意效果,出血迅速停止,血小板计数在几天内即迅速上升。

7. 慢性粒细胞白血病　慢性粒细胞白血病(chronic granulocytic leukemia)病情缓慢,但约有 70% 可发生急变。约 90% 的患者脾脏大。脾脏切除对有明显脾脏功能亢进,尤其是伴有血小板减少者,或巨脾引起明显症状或因脾梗死引起脾区剧痛者,能缓解病情,但不能延缓其急变发生和延长生存。

8. 慢性淋巴细胞白血病　慢性淋巴细胞白血病(chronic lymphocytic leukemia)部分患者并发进行性血小板减少或溶血性贫血,脾大显著。采用肾上腺皮质激素治疗效果不明显者,可行脾脏切除术。术后血红蛋白和血小板计数常能上升,一定程度上缓解病情。

9. 多毛细胞白血病　多毛细胞白血病(hairy cell leukemia)是一种少见的慢性白血病,有明显脾大,大多数患者全血细胞减少。α- 干扰素和去氧助间型霉素治疗最有效。若全血细胞减少,反复出血或感染,伴有巨脾,应施行脾脏切除,可使血象迅速改善,生存期延长。

10. 霍奇金病　诊断性剖腹探查及脾脏切除,可确切地决定霍奇金病(Hodgkin disease)分期和治疗方案。近年来,由于 CT、腹腔镜等无创和微创诊断手段的发展,放疗、联合化疗显著提高了疗效,因而剖腹探查进行分期及脾脏切除已较少应用。

二、脾脏切除术后常见并发症

除了一般腹部手术后并发症外,尤需注意下列并发症:

1. 腹腔内大出血　一般发生在术后 12~48 小时内。常见原因是脾窝创面严重渗血、脾蒂结扎线结脱落,或术中遗漏结扎的血管出血。短时间内大量出血并出现低血压甚至休克者,应迅速再次剖腹止血。术前注意纠正可能存在的凝血障碍,术中彻底止血是防止此类并发症的关键。

开腹脾脏手术中,脾脏切除术后腹腔内出血发生率约 2%,保脾脏手术后腹腔内出血发生率约 4%,腹腔镜脾脏切除术后腹腔内出血发生率较高,为 5%~6%。常见为大血管出血(如脾蒂血管出血、胰尾血管出血、胃短血管出血等)和创面渗血(膈面渗血、脾床渗血等)。腹腔内出血多在术后 12~48 小时内发生,首先表现为腹腔引流管引流出鲜红色或暗红色血液,血凝块可堵塞引流管可能掩盖病情。一旦出现血容量不足征象或血细胞比容进行性下降,即应考虑腹腔内出血可能,及时行腹部 B 超检查后再次手术探查。

2. 膈下感染　术中彻底止血,避免损伤胰尾发生胰瘘,术后膈下置管有效引流,是膈下感染重要的预防措施。

脾脏手术后期如出现不明原因发热,应首先怀疑膈下积液和脓肿。免疫功能低下、引流不畅或引流管拔除过早、胰尾损伤、胃肠道瘘等是常见原因。脾脏手术后常规于脾窝放置硅胶管

Note

行封闭式负压引流,目的在于预防腹腔积液、积血或胰瘘后的胰液积聚致膈下感染。术后必须保持腹腔引流管引流通畅。如发现引流不畅,可用 30~50ml 无菌生理盐水低压冲洗引流管。

3. 血栓 - 栓塞性并发症　血栓 - 栓塞性并发症并不多见。但如发生在胃网膜动脉、肠系膜静脉、门静脉主干等,会造成严重后果。一般认为其发生与脾脏切除术后血小板骤升有关,故多主张术后血小板计数 >1000×10⁹/L 时应用肝素等抗凝剂预防治疗。血小板增多症是脾脏切除术后的常见现象,偶见脾脏次全切除术或脾脏修补术术后。血小板计数升高一般不超过 500×10⁹/L,但也有达 1000×10⁹/L 以上者。血管栓塞多发生于骨髓瘤、白血病和骨髓转移肿瘤行脾脏切除术病例,多是骨髓造血功能异常、血小板增多致血栓形成的结果。一般在血小板计数超过 300×10⁹/L 时,可考虑口服小剂量阿司匹林肠溶片,或静脉滴注肝素预防血管栓塞,但两者不可联用;血小板计数超过 1000×10⁹/L 时,首选肝素抗凝,然后改用华法林口服。

4. 脾热　脾脏切除术后持续 2~3 周的发热,如能排除各种感染性并发症,则称为脾热。脾热的发病机制至今尚不清楚,有人认为是白细胞凝集素抗体进入循环所致,据此推断可能与免疫因素有关;也有人认为脾静脉栓塞、胰瘘或腹腔包裹性积液等亦可导致脾热,一般来说,脾热的持续时间和程度与手术创伤成正比。脾热为自限性发热,一般不超过 38.5~39℃,且多在 1 个月内自行消退,故无需治疗。如全身症状明显,可口服非甾体类抗炎药对症治疗。

5. 呼吸系统并发症　呼吸道并发症包括胸腔积液、肺不张和肺炎。开腹脾脏手术后呼吸道并发症发生率为 10%~48%。腹腔镜脾脏手术后,胸腔积液和肺不张发生率低于 4%,几乎无肺炎发生。胸腔积液多为膈下腹膜被广泛解剖所致,或有左侧膈下感染,皆为反应性积液。脾脏手术后双侧胸腔积液少见,可能是低蛋白或双侧膈下感染的表现。

6. 胰瘘　脾脏切除术后胰瘘是术中结扎脾蒂时损伤胰腺所致。脾脏切除术后胰瘘多为自限性,多在术后 2 周左右已无引流液流出。B 超、CT 检查或经引流管造影可显示胰瘘的引流是否充分,以及有无液体积聚。

7. 脾切除术后凶险性感染　脾切除术后凶险性感染(overwhelming postsplenectomy infection,OPSI)是脾脏切除术后远期的一种临床综合征,多发生于脾脏切除术后 2 年左右。脾脏切除后机体免疫功能削弱和抗感染能力下降,不仅对感染的易感性增高,而且可发生 OPSI,主要是婴幼儿。故对脾脏损伤和某些脾脏疾病而有保留部分脾脏适应证者,应尽量选择脾脏保留治疗。OPSI 临床特点是起病隐匿,开始可能有轻度感冒样症状。发病突然,来势凶猛,骤起寒战、高热、头痛、恶心、呕吐、腹泻,短期内甚至出现昏迷、休克,病程中常出现弥散性血管内凝血和肾上腺皮质出血,机体无特定局限性化脓性感染灶存在,血细菌培养阳性,50% 患者的致病菌为肺炎球菌。OPSI 发病率虽不高,但病死率高,有报道称 OPSI 的病死率高达 55%。根本的预防方法是避免一切不必要的脾脏切除,尤其对 4 岁以下儿童行全脾脏切除要慎重。而对已行脾脏切除者,可预防性应用抗生素,接种多效价肺炎球菌疫苗,并加强无脾患者的预防教育。

基于对脾脏生理功能、解剖结构和脾脏切除后各种并发症认识的加深,保脾手术越来越受到临床医生的重视。

三、保脾手术的理论基础及手术方式

对于严重的脾脏破裂或脾脏恶性肿瘤等疾病,挽救生命和根治性切除治疗是首要考虑的,因此进行全脾切除是必要的。但对于某些局限于脾脏某一极、某一叶或某一段的外伤,脾血管瘤,脾脏囊肿等完全可以进行部分脾切除术,这样既安全彻底地切除病灶,又能保留部分健康的脾脏,值得提倡。

（一）理论基础

1. 脾脏可以缝合并且易生长

2. 脾脏具有确切叶和段的器官　脾动脉主干在距离脾门 1~4cm 处分成 2~3 支脾叶血管,

Note

然后各分成两个分支进入脾脏实质,将脾脏分成 4 段,段与段之间有相对无血管区分界。

3. 脾脏血供丰富　除脾动脉外,脾周围韧带内有较丰富的血供来源,在脾动脉结扎或离断后可形成侧支循环,为脾蒂切断后的残脾供血。

4. 脾脏具有丰富的功能　脾脏具有免疫、抗肿瘤、造血、储血、滤血以及内分泌调节等功能,保脾手术治疗某些脾脏疾病在理论上是有根据的,而实际操作中也是可行的。

(二) 手术方式

保留脾脏手术的术式有很多种,包括:①脾破裂黏合凝固止血术;②脾破裂缝合修补术;③部分脾切除术(图 13-10);④全脾切除＋自体脾脏组织片网膜囊内移植术;⑤带血管蒂自体脾脏组织移植术;⑥脾动脉结扎术;⑦部分脾栓塞术;⑧保留脾脏的胰体尾切除术;⑨脾网膜包裹止血及捆扎术;⑩腹腔镜技术的应用。

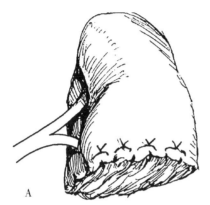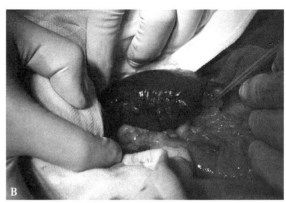

图 13-10　部分脾切除术
A. 部分脾切除术示意图;B. 部分脾切除术术中

(姜洪池)

本章小结

脾脏是人体最大的免疫器官。正常人脾脏长 12~14cm,宽 7~10cm,厚 3~4cm,重量为 100~250g,并依个体情况和病理状态而异。脾脏功能包括造血、储血、滤血、毁血及免疫功能等。脾脏是产生 Tuftsin 因子最主要的场所,该因子对抗感染和抗炎有积极作用。因此脾切除患者较正常人有更高的罹患 OPSI 的风险。

脾脏的相关疾病主要包括脾脏损伤、脾脏占位性病变(脾脏囊肿、脾脏肿瘤、脾脓肿、脾动脉瘤)、充血性脾大、某些造血系统疾病(溶血性贫血、血小板减少性紫癜、再生障碍性贫血、慢性粒细胞白血病)、感染性疾病、血管病变、畸形,以及某些少见疾病(副脾、游走脾、脾种植)等。

脾切除术的主要适应证为外伤性脾脏破裂、门静脉高压症脾脏功能亢进、脾脏占位性病变以及造血系统疾病等。几十年来,脾切除被认为是治疗脾脏损伤的唯一方法。但随着外科技术的发展和对 OPSI 认识加深,保脾手术得到越来越多的关注。

思考题

1. 脾脏的生理功能有哪些?
2. 脾切除的适应证有哪些?

3. 简述脾切除术后的常见并发症。

参考文献

1. 吴孟超,吴在德. 黄家驷外科学. 第 7 版. 北京:人民卫生出版社,2008.

2. 陈辉树,姜洪池. 中国脾脏学. 北京:人民军医出版社,2012.

3. 姜洪池. 脾脏外科手术学. 北京:人民军医出版社,2013.

4. 姜洪池,乔海泉. 脾脏外科学. 沈阳:辽宁科学技术出版社,2007.

5. Townsend CM,Beauchamp Jr. RD,Evers BM,et al. Sabiston textbook of surgery:the biological basis of modern surgical practice. 19th ed. Philadephia:Elsevier,2012.

Note

第十四章 腹 外 疝

第一节 概 述

体内某些脏器或组织离开其正常解剖部位,通过先天或后天形成的薄弱点、缺损或孔隙进入另一部位,称为疝(hernia)。疝可以发生于身体的很多部位,多以疝出的部位命名,如脑疝、膈疝、脐疝、腹股沟疝、食管裂孔疝、盆底疝等。疝多发生于腹部,又分为腹内疝和腹外疝,以腹外疝为多见。腹内疝是由于腹腔内的脏器或组织进入腹腔内的间隙囊内而形成,不能被视诊所发现,多需要 B 超、CT、MRI 等辅助检查协助发现,如网膜孔疝等。腹外疝是由于腹腔内的某些脏器或组织经腹壁薄弱点、缺损或孔隙向体表突出而形成。腹外疝是腹部外科最常见的疾病之一,并以疝突出的解剖部位命名;其中以腹股沟疝发生率最高,占 90% 以上,股疝次之,占 5% 左右,其他较常见的腹外疝还有切口疝、脐疝和白线疝。少见的腹外疝包括造口旁疝、腰疝和半月疝。除去内脏器官脱出和合并腹膜裂开的切口疝以外,绝大部分腹外疝的内容物均位于由腹膜壁层所组成的疝囊内。

一、病因

腹壁强度降低和腹内压力增高是腹外疝发生的两个主要原因。

1. 腹壁强度降低 引起腹壁强度降低的潜在因素很多,有解剖、生理和病理因素。最常见的因素有:①某些组织穿过腹壁的部位,如精索或子宫圆韧带穿过腹股沟管、股动静脉穿过股管、脐血管穿过脐环等处;②腹白线因发育不全也可成为腹壁的薄弱点;③腹部手术切口愈合不良、腹壁外伤及感染,腹壁神经损伤、老年、久病和肥胖所致肌萎缩等也常是腹壁强度降低的常见原因。生物学研究发现,腹股沟疝患者体内腱膜中胶原代谢紊乱,其主要氨基酸成分之一的羟脯氨酸含量减少,腹直肌前鞘中的成纤维细胞增生异常,超微结构中含有不规则的微纤维,因而引起腹壁的强度降低。另外发现,吸烟的腹股沟直疝患者血浆中促弹性组织离解酶活性显著高于正常人。

2. 腹内压力增高 慢性咳嗽、慢性便秘、排尿困难(如包茎、良性前列腺增生、膀胱结石等)、搬运重物、举重、腹水、妊娠、婴儿经常啼哭等是引起腹内压力增高的常见原因。人类直立行走使腹股沟区的压力增高三倍以上,因此腹股沟疝也是人类进化形成的疾病之一。正常人虽时有腹内压增高情况,但如腹壁强度正常,则不致发生腹外疝。

二、病理解剖

典型的腹外疝由疝囊、疝囊颈、疝内容物和疝外被盖四个部分组成。疝囊是壁腹膜的憩室样突出部,由疝囊颈和疝囊体组成。疝囊颈是疝囊比较狭窄的部分,是疝环所在的部位,也是疝突向体表的门户,又称疝门,亦即腹壁薄弱区或缺损所在。由于疝内容物经疝囊颈进出摩擦而往往使该处增厚变得坚韧,同时疝囊颈也常常是疝嵌顿部位所在。各种腹外疝均有疝门。腹外疝通常以疝门部位作为命名依据,例如腹股沟疝、股疝、脐疝、切口疝等。疝囊体是疝囊的膨大部分,形成的囊腔是疝内容物留居之处。部分腹外疝可没有疝囊,如腹膜裂开的切口疝、腹膜外

Note

脂肪经股管脱出的股疝。疝内容物是进入疝囊的腹内脏器或组织,以活动度较大的小肠为最多见,大网膜次之。此外如盲肠、阑尾、乙状结肠、横结肠、膀胱、子宫附件等均可作为疝内容物进入疝囊,但较少见。疝外被盖是指疝囊以外的各层组织,通常由筋膜、肌肉、皮下组织和皮肤组成,可因疝的部位和大小不同有所增减,同时常因疝内容物出入、留居而扩大,或因受压萎缩、变薄。

三、临床类型

腹外疝分为易复性疝、难复性疝、嵌顿性疝、绞窄性疝等类型。

1. 易复性疝(reducible hernia) 疝内容物很容易回纳入腹腔的疝,临床表现为随体位和腹压改变而变化的可复性包块,称易复性疝。一般说来,在腹外疝早期,腹内容物仅在患者站立、行走、奔跑、劳动、咳嗽以及排便等一时性腹内压骤然升高时疝出;而在平卧时自然地或用手轻推即可回纳入腹腔。有的腹股沟疝的疝囊位于腹股沟管内,肠内容物疝出时,视诊还不能看到,称为隐匿性疝,很易自然回纳,也属易复性疝。

2. 难复性疝(irreducible hernia) 疝内容物不能自由回纳或不能完全回纳入腹腔内,但并不引起严重症状者,称难复性疝。疝内容物反复突出,致疝囊颈受摩擦而损伤并产生粘连是导致疝内容物不能回纳的常见原因,这种疝的内容物多数是大网膜或女性子宫附件。此外,有些病程长、腹壁缺损大的巨大疝,因内容物较多,腹壁已完全丧失抵挡内容物突出的作用,也常难以回纳。另有少数病程较长的疝,因内容物不断进入疝囊时产生的下坠力量将囊颈上方的腹膜逐渐推向疝囊,尤其是髂窝区后腹膜与后腹壁结合得极为松弛,更易被推移,以致盲肠(包括阑尾)、乙状结肠或膀胱随之下移而成为疝囊壁的一部分(图 14-1)。这种疝称为滑动疝,也属难复性疝。与易复性疝一样,难复性疝的内容物并无血运障碍,也无严重的临床症状。

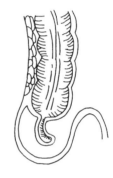

图 14-1　滑动疝,盲肠成为疝囊的组成部分

3. 嵌顿性疝(incarcerated hernia) 疝囊颈较小而腹内压突然增高时,疝内容物可强行扩张疝囊颈而进入疝囊,随后因囊颈的弹性收缩,又将内容物卡住,使其不能回纳,这种情况称为嵌顿性疝。疝发生嵌顿后,如其内容物为肠管,肠壁及其系膜可在疝囊颈处受压,先使静脉回流受阻,导致肠壁淤血和水肿,疝囊内肠壁及其系膜渐增厚,颜色由正常的淡红逐渐转为深红,囊内可有淡黄色渗液积聚。于是肠管受压情况加重而更难回纳。肠管嵌顿时肠系膜内动脉的搏动可扪及,嵌顿如能及时解除,病变肠管可恢复正常。

4. 绞窄性疝(strangulated hernia) 肠管嵌顿如不及时解除,肠壁及其系膜受压情况不断加重可使动脉血流减少,最后导致血流完全阻断,即为绞窄性疝。此时肠系膜动脉搏动消失,肠壁逐渐失去其光泽、弹性和蠕动能力,最终变黑坏死,疝囊内渗液变为淡红色或暗红色。如继发感染,疝囊内的渗液则为脓性。感染严重时,可引起疝外被盖组织的蜂窝织炎。积脓的疝囊可自行穿破或误被切开引流而发生粪瘘(肠瘘)。

嵌顿性疝和绞窄性疝实际上是一个病理过程的两个阶段,临床上很难截然区分。肠管嵌顿或绞窄时,可导致急性机械性肠梗阻。但有时嵌顿的内容物仅为部分肠壁,系膜侧肠壁及其系膜并未进入疝囊,肠腔并未完全梗阻,这种疝称为肠管壁疝或 Richter 疝(图 14-2)。如嵌顿的内容物是小肠憩室(通常是 Meckel 憩室),则称为 Littre 疝。嵌顿的内容物通常多为一段肠管,有时嵌顿肠管可包括几个肠袢,或呈"W"形,疝囊内各嵌顿肠袢之间的肠管可隐藏在腹腔内,这种情况称为逆行性嵌顿疝(图 14-3)。而逆行性嵌顿疝一旦发生绞窄,不仅疝囊内的肠管可坏死,腹腔内的中间肠袢也可坏死;甚至有时疝囊内的肠管尚存活,而腹腔内的肠袢已坏死。所以,在手术处理嵌顿性或绞窄性疝时,应特别警惕有无逆行性嵌顿,必须把腹腔内有关肠袢牵出检查,仔细判断肠管活力,以防隐匿于腹腔内的中间坏死肠袢被遗漏。

Note

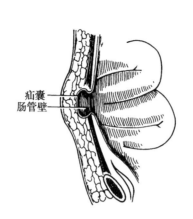

图 14-2　肠管壁疝

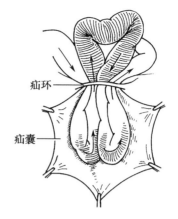

图 14-3　逆行性嵌顿疝

儿童疝,因疝环周围组织一般比较柔软,嵌顿后很少发生绞窄。

第二节　腹　股　沟　疝

腹股沟区是前外下腹壁一个三角形区域,其下界为腹股沟韧带,内界为腹直肌外侧缘,上界为髂前上棘至腹直肌外侧缘的一条水平线。腹股沟疝是指发生在这个区域的腹外疝。

腹股沟疝分为腹股沟斜疝和腹股沟直疝两种。疝囊经过腹壁下动脉外侧的腹股沟管深环(内环)突出,向内、向下、向前斜行在精索内筋膜内经过腹股沟管,再穿出腹股沟管浅环(皮下环),并可进入阴囊,称为腹股沟斜疝(indirect inguinal hernia)。疝囊经腹壁下动脉内侧的直疝三角区直接由后向前突出,不经过内环,疝囊与精索关系不紧密,较少进入阴囊,称为腹股沟直疝(direct inguinal hernia)。同时有腹股沟斜疝和腹股沟直疝的称为马鞍疝(saddle hernia)。巨大腹股沟斜疝时腹壁下动脉被挤压到耻骨缘,术中恢复腹壁下动脉的正常解剖位置后直疝三角缺损明显可视为马鞍疝。巨大的腹股沟直疝,当病史较长时,其疝囊也可沿精索内筋膜外进入阴囊。

腹股沟斜疝是最多见的腹外疝,约占全部腹外疝的 75%~90%,并且占腹股沟疝的 85%~95%。腹股沟疝发生于男性者占大多数,男女发病率之比约为 15∶1;右侧比左侧多见。

一、腹股沟区解剖概要

(一)腹股沟区的解剖层次
由浅而深,有以下各层:

1. 皮肤、皮下组织、浅筋膜和深筋膜

2. 腹外斜肌　其在髂前上棘与脐之间连线以下移行为腱膜,即腹外斜肌腱膜。该腱膜下缘在髂前上棘至耻骨结节之间向后、向上反折并增厚形成腹股沟韧带(inguinal ligament)。韧带内侧端一小部分纤维又向后、向下转折而形成腔隙韧带,又称陷窝韧带(Gimbernat ligament),它填充着腹股沟韧带和耻骨梳之间的交角,其边缘呈弧形,为股环的内侧缘。腔隙韧带向外侧延续的部分附着于耻骨梳,为耻骨梳韧带(Cooper ligament)。这些韧带在腹股沟疝传统的修补手术中极为重要(图 14-4)。腹外斜肌腱膜纤维在耻骨结节外上方形成一个三角形的裂隙,即腹股沟管浅环(外环或皮下环)。腱膜深面与腹内斜肌之间有髂腹下神经及髂腹股沟神经通过,在施行疝修补手术时应避免其损伤。

3. 腹内斜肌和腹横肌　腹内斜肌在此区起自腹股沟韧带的外侧 1/2。肌纤维向内下走行,其下缘呈弓状越过精索前方、上方,在精索内后侧止于耻骨结节。腹横肌在此区起自腹股沟韧带外侧 1/3,其下缘也呈弓状越过精索上方,在精索内后侧与腹内斜肌融合而形成腹股沟镰(或称联合腱),也止于耻骨结节。

4. 腹横筋膜(transversalis fascia) 位于腹横肌深面,分深、浅两层,腹壁下动静脉行走在其间。其下面部分的外侧 1/2 附着于腹股沟韧带,内侧 1/2 附着于耻骨梳韧带。腹横筋膜与包裹腹横肌和腹内斜肌的筋膜在弓状下缘融合,形成弓状腱膜结构,称为腹横肌腱膜弓(transversus abdominis aponeurotic arch);腹横筋膜至腹股沟韧带向后的游离缘处加厚形成髂耻束(图 14-5),在腹腔镜疝修补术中特别重视腹横肌腱膜弓和髂耻束。在腹股沟中点上方 2cm、腹壁下

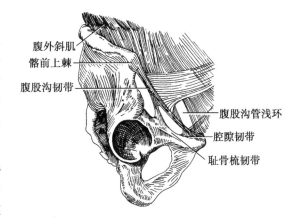

图 14-4 腹股沟区的韧带

动脉外侧处,男性精索和女性子宫圆韧带穿过腹横筋膜而形成的一个卵圆形裂隙,即为腹股沟管深环(内环或腹环)。在男性,腹横筋膜由此向下包绕精索,成为精索内筋膜。深环内侧的腹横筋膜组织增厚,称凹间韧带(interfoveolar ligament)(图 14-6、图 14-7)。在腹股沟韧带内侧 1/2,腹横筋膜还覆盖着股动、静脉,并在腹股沟韧带后方伴随这些血管下行至股部。

5. 腹膜前间隙(preperitoneal space) 即腹膜和腹横筋膜之间的间隙,又称 Bogros 间隙,其内没有血管、神经等实质性结构,仅有疏松的腹膜外脂肪,认清并正确打开了腹横筋膜,腹膜前

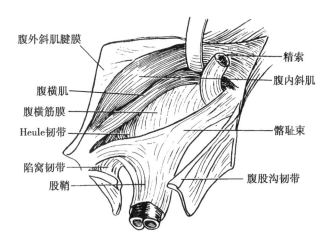

图 14-5 髂耻束的解剖部位

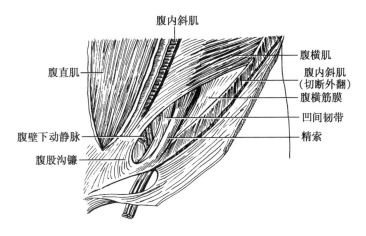

图 14-6 左腹股沟区解剖层次(前面观)

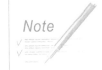

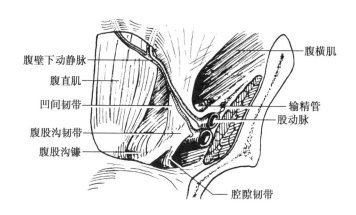

图 14-7　右腹股沟区解剖（后面观）

间隙是容易分离的,在此间隙内做疝修补手术安全,不会引起大出血,术后疼痛轻。

6. 腹膜外脂肪层和腹膜壁层

从上述解剖层次可见,在腹股沟内侧 1/2 部分,该部位在腹内斜肌和腹横机的弓状下缘与腹股沟韧带之间有一个空隙,该空隙处腹壁强度较为薄弱,这就是腹外疝好发于腹股沟区的重要原因。

（二）腹股沟管（inguinal canal）解剖

腹股沟管位于腹前壁、腹股沟韧带内上方,大体相当于腹内斜肌、腹横肌弓状下缘与腹股沟韧带之间的空隙。成年人腹股沟管的长度为 4~5cm。腹股沟管的内口即深环,外口即浅环。它们的大小一般可容纳一指尖。以内环为起点,腹股沟管的走向由外向内、由上向下、由深向浅斜行。腹股沟管的前壁有皮肤、皮下组织和腹外斜肌腱膜,但外侧 1/3 部分尚有腹内斜肌覆盖;管的后壁为腹横筋膜和腹膜,其内侧 1/3 尚有腹股沟镰;上壁为腹内斜肌、腹横肌的弓状下缘;下壁为腹股沟韧带和腔隙韧带。女性腹股沟管内有子宫圆韧带通过,男性则有精索通过。

（三）直疝三角（Hesselbach triangle,海氏三角）

直疝三角的外侧边是腹壁下动脉,内侧边为腹直肌外侧缘,底边为腹股沟韧带。此处腹壁缺乏完整的腹肌覆盖,且腹横筋膜又比周围部分薄,故易发生疝。腹股沟直疝即在此由后向前突出,故称直疝三角（图14-8）。直疝三角与腹股沟深环之间有腹壁下动脉和凹间韧带相隔。

（四）耻 骨 肌 孔（myopectineal orifice,MPO）

解剖学研究表明,腹股沟区的深层薄弱是腹股沟区各型疝发生的根本原因,这个深层薄弱区被法国的 Fruchard 医生描述为"耻骨肌孔"。耻骨肌孔是一个位于下腹前壁与骨盆相连水平的

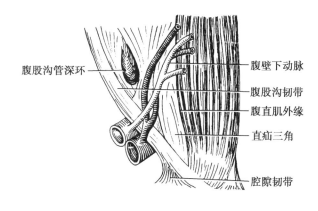

图 14-8　直疝三角（后面观）

卵圆形薄弱区,它的构成是:上界为腹内斜肌和腹横肌的弓状下缘,下界为耻骨上支,内侧为腹直肌外缘,外侧为髂腰肌。它被位于前面的腹股沟韧带和其后的髂耻束分隔为上下两个区域,上区有内环（精索或圆韧带穿过）和直疝三角,此区域的缺陷导致腹股沟斜疝和直疝;下区有股血管和神经穿过,此区域的缺陷导致位于股血管周围各个位置的股疝。整个耻骨肌孔只有一层腹横筋膜来抵挡腹腔内的压力,腹横筋膜一旦出现裂口、薄弱或缺损,就会发生腹股沟斜疝、直疝或股疝,因此,腹股沟区的各型疝均来源于耻骨肌孔。

二、发病机制

腹股沟斜疝有先天性和后天性之分。

(一) 先天性解剖异常

胚胎早期,睾丸位于腹膜后第 2~3 腰椎旁,以后逐渐下降,同时在之后形成的腹股沟管深环处带动腹膜、腹横筋膜以及各肌经腹股沟管逐渐下移,并推动皮肤而形成阴囊。随之下移的腹膜形成鞘突,睾丸则紧贴在其后壁。鞘突下段在婴儿出生后不久成为睾丸固有鞘膜,其余部分即自行萎缩闭锁而形成纤维索带。如鞘突不闭锁或闭锁不完全,就会形成先天性斜疝的疝囊(图14-9)。右侧睾丸下降比左侧略晚,鞘突闭锁也较迟,故右侧腹股沟疝较多。

(二) 后天性腹壁薄弱或缺损

任何腹外疝,都存在腹横筋膜不同程度的薄弱或缺损。此外,腹横肌和腹内斜肌的发育不全对发病也起着重要作用。腹横筋膜和腹横肌的收缩可把凹间韧带牵向外上方,从而在腹股沟深环可在上述作用下于腹内斜肌深面得到关闭。如腹横筋膜或腹横肌发育不全,这一保护作用就不能发挥而容易发生疝(图 14-10)。已知在腹肌松弛时弓状下缘与腹股沟韧带是分离的。但在腹内斜肌收缩时,弓状下缘即被拉直而向腹股沟韧带靠拢,这有利于覆盖精索并加强腹股沟管前壁。因此,腹内斜肌弓状下缘发育不全或位置偏高者,易发生腹股沟疝(特别是腹股沟直疝)。

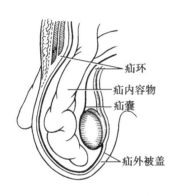
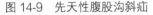
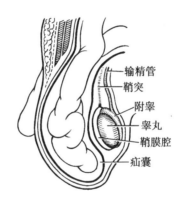

图 14-9 先天性腹股沟斜疝   图 14-10 后天性腹股沟斜疝

三、临床表现

腹股沟斜疝的基本临床表现是腹股沟区有一突出的可复性包块。有的患者开始时包块较小,仅仅通过深环刚进入腹股沟管,疝环处仅有轻度坠胀感,此时诊断较为困难;一旦包块明显,并穿过浅环甚至进入阴囊,诊断就比较容易。

易复性斜疝除腹股沟区有包块和偶有胀痛外,并无其他症状。包块常在站立、行走、咳嗽或劳动等腹压增高时出现,多呈带蒂柄的梨形,并可降至阴囊或大阴唇。用手按包块并嘱患者咳嗽,可有膨胀性冲击感。如患者平卧休息或用手将包块向腹腔推送,包块可向腹腔回纳而消失。回纳后,以手指通过阴囊皮肤伸入浅环,可感觉到浅环扩大、腹壁软弱;此时如嘱患者咳嗽,指尖有冲击感。用手指紧压腹股沟管深环,让患者起立并咳嗽,斜疝疝块并不出现;一旦移去手指,则可见疝块由外上向内下鼓出。疝内容物如为肠袢,则包块柔软、光滑,叩之呈鼓音。回纳时常先有阻力;一旦回纳,包块即较快消失,并常在肠袢进入腹腔时发出咕噜声。若疝内容物为大网膜,则包块坚韧叩呈浊音,回纳缓慢。

难复性斜疝在临床表现方面除胀痛稍重外,其主要特点是疝块不能完全回纳。滑动性斜疝疝块除了不能完全回纳外,尚有消化不良和便秘等症状。滑动性疝多见于右侧,左右发病率之比约为 1：6。滑动疝虽不多见,但滑入疝囊的盲肠、膀胱或乙状结肠可能在疝修补手术时被误认为疝囊的一部分而被切开,应特别注意。

嵌顿性疝通常发生在腹股沟斜疝患者中,重体力劳动、剧烈运动、咳嗽或排便等腹内压骤增是其主要诱发因素。临床上表现为疝块突然增大,并伴有明显疼痛。平卧或用手推送不能使疝块回纳。包块紧张发硬,且有明显触痛。嵌顿内容物如为大网膜,局部疼痛常较轻微;如为肠袢,不但局部疼痛明显,还可伴有腹部绞痛、恶心、呕吐、停止排便排气、腹胀等机械性肠梗阻的临床表现。疝一旦嵌顿,自行回纳的机会较少;多数患者的症状逐步加重。如不及时处理,将会发展成为绞窄性。肠管壁疝(Richter hernia)嵌顿时,由于局部包块不明显,又不一定有肠梗阻表现,容易被忽视。

绞窄性疝的临床症状多较严重。但在肠袢坏死穿孔时,疼痛可因疝块压力骤降而暂时有所缓解。因此,疼痛减轻而包块仍存在者,不可认为是病情好转。绞窄时间较长者,由于疝内容物发生感染,侵及周围组织,引起疝外被盖组织的急性炎症。严重者可发生脓毒血症或败血症、感染中毒性休克等。

腹股沟直疝常见于年老体弱者,其主要临床表现是当患者直立时,在腹股沟内侧端、耻骨结节上外方出现一半球形包块,并不伴有疼痛或其他症状。直疝囊颈宽大,疝内容物又直接从后向前顶出,故平卧后疝块多能自行消失,不需用手推送复位。直疝很少进入阴囊,极少发生嵌顿。疝内容物常为小肠或大网膜。膀胱有时可进入疝囊,成为滑动性直疝,此时膀胱即成为疝囊的一部分,手术时应予以注意。

四、诊断及鉴别诊断

腹股沟疝的诊断一般不难,但手术前确定是腹股沟斜疝还是腹股沟直疝,有时并不容易(表 14-1)。

表 14-1　腹股沟斜疝和腹股沟直疝的鉴别

鉴别要点	斜疝	直疝
发病年龄	多见于儿童及青壮年	多见于老年
突出途径	经腹股沟管突出,可进阴囊	由直疝三角突出,少进阴囊
疝块外形	椭圆或梨形,上部呈蒂柄状	半球形,基底较宽
回纳疝块后压住深环	疝块不再突出	疝块仍可突出
精索与疝囊的关系	精索在疝囊后方	精索在疝囊前外方
疝囊颈与腹壁下动脉的关系	疝囊颈在腹壁下动脉外侧	疝囊颈在腹壁下动脉内侧
嵌顿机会	较多	极少

腹股沟疝还需与如下常见疾病相鉴别:

1. **睾丸鞘膜积液**　鞘膜积液所呈现的包块完全局限在阴囊内,其上界可以清楚地摸到;用透光试验检查包块,鞘膜积液多为透光(阳性),而疝块则不能透光。应该注意的是,幼儿的疝块,因组织菲薄,常能透光,勿与鞘膜积液混淆。腹股沟斜疝时,可在包块后方扪及实质感的睾丸;鞘膜积液时,睾丸在积液中间,故包块各方均呈囊性而不能扪及实质感的睾丸。

2. **交通性鞘膜积液**　包块的外形与睾丸鞘膜积液相似。于每日起床后或站立活动时包块缓慢地出现并增大。平卧或睡觉后包块逐渐缩小,挤压包块,其体积也可逐渐缩小。透光试验为阳性,巨大鞘膜积液内环变大也可合并腹股沟疝。

3. **精索鞘膜积液**　包块较小,在腹股沟管内,牵拉同侧睾丸可见包块移动。

4. **隐睾**　腹股沟管内下降不全的睾丸可被误诊为斜疝或精索鞘膜积液。隐睾包块较小,挤压时可出现特有的胀痛感觉。如患侧阴囊内睾丸缺如,则诊断更为明确。

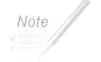

5. **急性肠梗阻** 肠管被嵌顿的疝可伴发急性肠梗阻,但不应仅满足于肠梗阻的诊断而忽略疝的存在;尤其是患者比较肥胖或疝块较小时,更易发生这类问题而导致治疗上的错误。

五、治疗

腹股沟疝如不及时处理,疝块可逐渐增大,终将加重腹壁的损坏而影响劳动力;斜疝又常可发生嵌顿或绞窄而威胁患者的生命。因此,除少数特殊情况外,腹股沟疝一般均应尽早施行手术治疗。

(一)非手术治疗

一岁以下婴幼儿可暂不手术。因为婴幼儿腹肌可随躯体生长逐渐强壮,腹股沟疝有自愈的可能。可采用棉线束带或绷带压住腹股沟管深环(图 14-11),防止疝块突出并给发育中的腹肌以加强腹壁的机会。

年老体弱或伴有其他严重疾病而禁忌手术者,白天可在回纳疝内容物后,将医用疝带一端的软压垫对着疝环顶住,阻止疝块突出。疝带不能治愈腹股沟疝,长期使用疝带可引起腹股沟区组织缺血、缺氧而导致腹股沟区薄弱和缺损更加明显。另外,疝囊颈经常受到摩擦变得肥厚坚韧而增加疝嵌顿的发生率,并有促使疝囊与疝内容物发生粘连的可能。

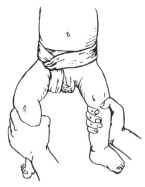

图 14-11 棉线束带使用法

(二)手术治疗

腹股沟疝最有效的治疗方法是手术修补。如有慢性咳嗽、排尿困难、严重便秘、腹水等腹内压力增高情况,或合并糖尿病,手术前应先予以处理,以避免和减少术后复发。手术方法可归纳为下述三种:

1. **传统的疝修补术** 手术的基本原则是疝囊高位结扎、加强或修补腹股沟管管壁。

疝囊高位结扎术:显露疝囊颈,予以高位结扎、贯穿缝扎或荷包缝合,然后切去远端疝囊(腹腔镜手术不切除远端疝囊)。所谓高位,腹股沟斜疝解剖上应达内环口、鞘状突以上,术中以腹膜外脂肪为标志。如果结扎偏低,这样操作只是把一个较大的疝囊转化为一个较小的疝囊,达不到治疗的目的。婴幼儿的腹肌在发育中可逐渐强壮而使腹壁加强,单纯疝囊高位结扎常能获得满意的疗效,不需施行修补术。疝囊高位结扎可以通过开放手术或腹腔镜手术进行。绞窄性斜疝因肠坏死需肠切除,如果局部有严重感染,通常也采取单纯疝囊高位结扎,避免施行修补术,因感染常使修补失败,腹壁的缺损应在以后另做择期手术加强之。

加强或修补腹股沟管管壁:成年腹股沟疝患者都存在程度不同的腹股沟管前壁或后壁薄弱或缺损,单纯疝囊高位结扎不足以预防腹股沟疝的复发,只有在疝囊高位结扎后,加强或修补薄弱的腹股沟管前壁或后壁,才有可能得到彻底的根治。

加强或修补腹股沟管前壁的方法:以 Ferguson 法最常用。它是在精索前方将腹内斜肌弓状下缘和联合腱缝至腹股沟韧带上,目的是消灭腹内斜肌弓状下缘与腹股沟韧带之间的空隙。适用于腹横筋膜无显著缺损、腹股沟管后壁尚健全的儿童病例,该类患者少见,临床很少采用。

加强或修补腹股沟管后壁的方法:常用的有 4 种:①Bassini 法,高位分离结扎疝囊,修补内环和腹股沟管后壁缺损,提起精索,在其后方把腹内斜肌下缘和联合腱缝至腹股沟韧带上,置精索于腹内斜肌与腹外斜肌腱膜之间。临床应用最广泛。②Halsted 法,与上法很相似,但把腹外斜肌腱膜也在精索后方缝合,从而把精索移至腹壁皮下层与腹外斜肌腱膜之间。③McVay 法,是在精索后方把腹内斜肌下缘和联合腱缝至耻骨梳韧带上。适用于后壁薄弱严重的病例,还可用于股疝修补。④Shouldice 法,将腹横筋膜自耻骨结节处向上切开,直至内环,然后将切开的两叶予以重叠缝合,先将外下叶缝于内上叶的深面,再将内上叶的边缘缝于髂耻束上,以再造合适的内环,发挥其括约肌作用,然后按 Bassini 法将腹内斜肌下缘和联合腱缝于腹股沟韧带深面。

Note

这样既加强了内环,又修补了腹股沟管薄弱的后壁,缝合缘的张力较低,其术后复发率低于其他方法。适用于较大的成人腹股沟斜疝和直疝。

浅环可在腹股沟疝修补术中与腹外斜肌腱膜一起切开,腹股沟管后壁修补后缝合腹外斜肌腱膜时浅环缩小到仅容精索通过即可。

2. 无张力疝修补术(tension-free hernioplasty)　传统的腹股沟疝修补术存在缝合张力大、术后手术部位有牵扯感、疼痛等缺点,临床使用减少。无张力疝修补术是在无张力情况下,利用人工材料补片进行修补,具有术后疼痛轻、恢复快、复发率低等优点。疝修补材料分为可吸收材料、部分可吸收材料、不吸收材料和生物材料以及上述材料的复合材料等多种。目前,可吸收材料有聚羟基乙酸和聚乳酸羟基乙酸等,不能单独作为疝修补材料,可吸收材料与不吸收材料可联合使用于疝修补。上述两种材料编织或嵌合一起形成了部分可吸收材料,包括置入组织间隙的轻质补片和置入腹腔的防粘连补片,临床上使用有明显增加的趋势。常用的不可吸收材料有聚丙烯(polypropylene,marlex,PP)、聚脂(polyester,dacron,又称涤纶)、膨化聚四氟乙烯(expanded polytetrafluoroethylene,e-PTFE)和聚偏氟乙烯(polyvinylidene fluoride,PVDF),其中,聚丙烯材料临床使用最为广泛。生物材料主要是脱细胞的组织基质材料(acellular tissue matrix,ACTM),材料来源于同种或异种皮肤、肠黏膜下组织和心包等富含胶原的组织,通过不同方法达到去细胞、去蛋白、去免疫原,保留了细胞外基质作为骨架,刺激和诱导患者自身成纤维细胞和胶原的长入及组织重新塑型来修复腹壁的缺损。无张力疝修补手术分为开放修补和腹腔镜修补两大类。

常用的开放腹股沟无张力疝修补术(open inguinal tension-free hernioplasty)有 3 种:①平片无张力疝修补术(Lichtenstein herniorrhaphy)。高位分离结扎疝囊,修补内环和腹股沟管后壁缺损,提起精索,使用一大小适当的补片置于精索后以加强腹股沟管后壁。②疝环充填式无张力疝修补术(Rutkow 手术)。高位分离疝囊,不强调高位结扎疝囊,使用一个锥形网塞置入已返纳疝囊的疝环中,并把网塞外片一周固定在正常腹横筋膜上,再用一成型平片置于精索后以加强腹股沟管后壁。③腹膜前平片无张力疝修补手术。改良的巨大补片加强内脏囊手术(giant prosthetic reinforcement of the visceral sac,GPRVS)又称 Stoppa 手术,是在腹股沟区腹膜前间隙置入一块较大的补片以加强腹横筋膜,通过巨大补片挡住内脏囊,后经组织长入,补片与腹膜发生粘连实现修补目的),使用预成型或预裁平片置于腹膜和腹横筋膜之间修补腹壁缺损,多用于巨大疝和复发疝。人工材料毕竟属异物,有潜在的排异和感染的危险,故临床上应选择适应证应用。

腹腔镜腹股沟疝修补术(laparoscopic inguinal herniorrhaphy,LIHR):是一种后入路的修补方法,腹腔严重粘连和感染应为手术禁忌。常用方法有 4 种:①经腹腹膜前修补法(transabdominal preperitoneal,TAPP)。经腹腔内腹腔镜直视下切开腹股沟区的腹膜,游离腹膜前间隙,把预裁的补片植入腹膜前间隙,完整覆盖整个耻骨肌孔,即腹股沟管内环、直疝三角和股环周围,关闭切开的腹膜。该种手术适合于双侧疝、巨大疝、复发疝、难复疝和隐匿疝。②完全经腹膜外修补法(totally extraperitoneal,TEP)。完全经腹膜外腹腔镜直视下分离腹膜前间隙,与 TAPP 相比,TEP 不进入腹腔而直接进入腹膜前间隙,补片的大小和覆盖范围与 TAPP 手术相同,一般不切开腹膜。该种手术适合原发疝、双侧疝,而巨大疝、复发疝、难复疝、有下腹手术史者为相对禁忌。③经腹腔内修补法(intraperitoneal onlay mesh technique,IPOM)。经腹腔内腹腔镜直视下把一张防粘连补片覆盖在疝环及其周围,补片固定在腹壁上。该种手术费用高,目前仅用于多次复发疝,可以减少手术中出血、意外损伤的发生机会。④单纯疝环缝合法。前三种方法的基本原理都是从后方用网片加强腹壁的缺损;最后一种方法是腹腔镜下高位缝合结扎疝囊、缩小内环,多用于较小的儿童斜疝。经腹腔镜疝修补术具有创伤小、术后疼痛轻、恢复快、复发率低、无局部牵扯感等优点。虽然,因其需全身麻醉、气腹,需要腹腔镜器械和技术,手术费用高等原因,目前临床应用并不广泛;但是,近年来随着腔镜技术的普及,腹腔镜疝修补的临床应用有明显增多的趋势。对于双侧腹股沟疝的修补,尤其是开放手术后多次复发或隐匿性疝经腹腔镜疝修补更具优势。

（三）嵌顿性和绞窄性疝的处理原则

嵌顿性疝具备下列情况者可先试行手法复位：①嵌顿时间在 3~4 小时以内，局部压痛不明显，也无腹部压痛或腹肌紧张等腹膜刺激征者；②年老体弱或伴有其他较严重疾病而估计肠袢尚未绞窄坏死者。复位方法是让患者取头低足高卧位，注射吗啡或哌替啶，以止痛和镇静，并松弛腹肌。然后托起阴囊，持续缓慢地将疝块推向腹腔，同时用左手轻轻按摩浅环和深环以协助疝内容物回纳。此法虽有可能使早期嵌顿性斜疝复位，暂时避免了手术，但有挤破肠管、把已坏死的肠管送回腹腔或疝块虽消失而实际仍有一部分肠管未回纳等可能。因此，手法必须轻柔，切忌粗暴；复位后还需严密观察腹部情况，注意有无腹膜炎或肠梗阻的表现，如有这些表现，应尽早手术探查。由于嵌顿性疝复位后，疝并未得到根治，大部分患者仍需手术修补，而手法复位本身又带有一定危险性，所以要严格掌握手法复位的指征。

除上述情况外，嵌顿性疝原则上需要紧急手术治疗，以防止疝内容物坏死并解除伴发的肠梗阻。绞窄性疝的内容物已坏死，更需手术。术前应做好必要的准备，如有脱水和电解质紊乱，应迅速补液加以纠正。这些准备工作极为重要，可直接影响手术效果。手术的关键在于正确判断疝内容物的活力，然后根据病情确定处理方法。在扩张或切开疝环、解除疝环压迫的前提下，凡肠管呈紫黑色，失去光泽和弹性，刺激后无蠕动和相应肠系膜内无动脉搏动者，即可判定为肠坏死。如肠管尚未坏死，则可将其送回腹腔，按一般易复性疝处理。不能肯定是否坏死时，可在其系膜根部注射 0.25%~0.5% 普鲁卡因 60~80ml，再用温热等渗盐水纱布覆盖该段肠管或将其暂时送回腹腔，10~20 分钟后再行观察。如果肠壁转为红色，肠蠕动和肠系膜内动脉搏动恢复，则证明肠管尚具有活力，可回纳腹腔。如肠管确已坏死，或经上述处理后病理改变未见好转，或一时不能肯定肠管是否已失去活力时，则应在患者全身情况允许的前提下，切除该段肠管并进行一期吻合。患者情况不允许肠切除吻合时，可将坏死或活力可疑的肠管外置于腹外，并在其近侧段切一小口，插入一肛管，以期解除梗阻；7~14 日后，全身情况好转，再施行肠切除吻合术。绞窄的内容物如系大网膜，可予切除。

手术处理中应注意：①如嵌顿的肠袢较多，应特别警惕逆行性嵌顿的可能。不仅要检查疝囊内肠袢的活力，还应检查位于腹腔内的中间肠袢是否坏死。②切勿把活力可疑的肠管送回腹腔，以图侥幸。③少数嵌顿性或绞窄性疝，临手术时因麻醉的作用疝内容物自行回纳腹内，以致在术中切开疝囊时无肠袢可见。遇此情况，必须仔细探查肠管，以免遗漏坏死肠袢于腹腔内。必要时腹腔镜探查或另做腹部切口探查。④嵌顿疝回纳后污染不明显可行一期修补，采用传统疝修补方法及采用轻质合成补片或生物补片无张力修补，凡施行肠切除吻合术的患者，如手术区污染或感染明显，在高位结扎疝囊后，一般不宜做疝修补术，以免因感染而致修补失败。

（四）复发性腹股沟疝的处理原则

腹股沟疝修补术后发生的疝称复发性腹股沟疝（简称复发疝）。实际上，包括如下 3 种情况：

1. 真性复发疝　由于技术上的问题或患者本身的原因，在疝手术的部位再次发生疝。再发生的疝在解剖部位及疝类型上，与初次手术的疝相同。

2. 遗留疝　初次疝手术时，除了手术处理的疝外，还有另外的疝，也称伴发疝，如右侧腹股沟斜疝伴发右侧腹股沟直疝等。由于伴发疝较小，临床上未发现，术中又未进行彻底的探查，成为遗留的疝。

3. 新发疝　初次疝手术时，经彻底探查并排除了伴发疝，疝修补手术也是成功的。手术若干时间后再发生疝，疝的类型与初次手术的疝相同或不相同，但解剖部位不同，为新发疝。

后两种情况，又称假性复发疝。从解剖学、病因及发病时间等方面来看，上述三种情况并不完全相同，分析处理也应有所区别。但在临床实际工作中，再次手术前有时很难确定复发疝的类型。再次手术中，由于前次手术的分离、瘢痕形成，局部解剖层次发生不同程度的改变，要区分复发疝的类型有时也不容易。疝再次修补手术的基本要求是：①由具有丰富经验的、能够作不同类型疝手术的医师施行;②所采用的手术步骤及修补方式只能根据每个病例术中所见来决定,而辨别其复发类型并非必要。

第三节　股　疝

疝囊通过股环、经股管向卵圆窝突出的疝,称为股疝(femoral hernia)。股疝约占腹外疝的3%~5%,多见于40岁以上妇女。女性骨盆较宽大、联合肌腱和腔隙韧带较薄弱,以致股管上口宽大松弛而易发病。妊娠是腹内压增高的主要原因。

一、股管解剖概要

股管是一个狭长的漏斗形间隙,长约1~1.5cm,内含脂肪、疏松结缔组织和淋巴结。股管有上下两口。上口称股环,直径约1.5cm,有股环隔膜覆盖;其前缘为腹股沟韧带,后缘为耻骨梳韧带,内缘为腔隙韧带,外缘为股静脉。股管下口为卵圆窝。卵圆窝是股部深筋膜(阔筋膜)上的一个薄弱部分,覆有一层薄膜,称筛状板。卵圆窝位于腹股沟韧带内侧端的下方,下肢大隐静脉在此处穿过筛状板进入股静脉。

二、病理解剖

在腹内压增高的情况下,对着股管上口的腹膜被下坠的腹内脏器推向下方,经股环向股管突出而形成股疝。疝块进一步发展,即由股管下口顶出筛状板而至皮下层。疝内容物常为大网膜或小肠。腹膜外脂肪也可经股管脱出,临床肥胖患者比较常见,此时股疝没有疝囊,往往难复甚至发生嵌顿,但没有消化道梗阻等症状。由于股管几乎是垂直的,疝块在卵圆窝处向前转折时形成一锐角,且股环本身较小,周围又多坚韧的韧带,因此股疝容易嵌顿。在腹外疝中,股疝嵌顿者最多,高达60%。股疝肠管一旦嵌顿,可迅速发展为绞窄性疝,应特别注意。

三、临床表现

疝块往往不大,常在腹股沟韧带下方卵圆窝处表现为一半球形的突起。平卧回纳内容物后,疝块有时不能完全消失,这是因为疝囊外有很多脂肪堆积的缘故。由于疝囊颈较小,咳嗽冲击感也不明显。易复性股疝的症状较轻,常不为患者所注意,尤其在肥胖者更易疏忽。一部分患者可在久站或咳嗽时感到患处胀痛,并有可复性包块。

股疝如发生嵌顿,除引起局部明显疼痛外,也常伴有较明显的急性机械性肠梗阻,严重者甚至可以掩盖股疝的局部症状。

四、鉴别诊断

股疝的诊断有时并不容易,特别应与下列疾病进行鉴别:

1. 腹股沟斜疝　腹股沟斜疝位于腹股沟韧带上内方,股疝则位于腹股沟韧带下外方,一般不难鉴别诊断。应注意的是,较大的股疝除疝块的一部分位于腹股沟韧带下方以外,一部分有可能在皮下伸展至腹股沟韧带上方。用手指探查腹股沟管外环(浅环)是否扩大,有助于两者的鉴别。

2. 脂肪瘤　股疝疝囊外常有一增厚的脂肪组织层,在疝内容物回纳后,局部包块不一定完全消失。这种脂肪组织有被误诊为脂肪瘤的可能。两者的不同在于脂肪瘤基底不固定而活动度较大,股疝基底固定而不能被推动。

3. 肿大的淋巴结　嵌顿性股疝常误诊为腹股沟区淋巴结炎。

4. 大隐静脉曲张结节样膨大　卵圆窝处结节样膨大的大隐静脉在站立或咳嗽时增大,平卧

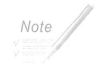
Note

时消失,可能被误诊为易复性股疝。压迫股静脉近心端可使结节样膨大增大;此外,下肢其他部分同时有静脉曲张对鉴别诊断有重要意义。

5. 髂腰部结核性脓肿　脊柱或骶髂关节结核所致寒性脓肿可沿腰大肌流至腹股沟区,并表现为一包块。这一包块也可有咳嗽冲击感,且平卧时也可暂时缩小,可与股疝混淆。仔细检查可见这种脓肿多位于腹股沟的外侧部、偏髂窝处,且有波动感。检查脊柱常可发现腰椎有病征。

五、治疗

股疝容易嵌顿,一旦嵌顿疝内容物容易出现血运障碍甚至出现坏死、穿孔。因此,股疝诊断确定后,应及时手术治疗。对于嵌顿性或绞窄性股疝,更应紧急手术。

常用的手术是 McVay 修补法和无张力疝修补。McVay 修补法不仅能加强腹股沟管后壁而用于修补腹股沟疝,同时还能堵住股环而用于修补股疝。另一方法是在处理疝囊后,在腹股沟韧带下方把腹股沟韧带、腔隙韧带和耻骨肌筋膜缝合在一起,借以关闭股环。也可采用无张力疝修补的网塞修补或腹膜前修补法或经腹腔镜疝修补术。

嵌顿性或绞窄性股疝手术时,因疝环狭小,回纳疝内容物常有一定困难。遇此情况时,可部分或全部切断腹股沟韧带以扩大股环。但在疝内容物回纳后,应仔细修复被切断的韧带。

第四节　其他腹外疝

一、切口疝

切口疝(incisional hernia)是发生于腹壁手术切口处的疝。临床上比较常见,占腹外疝的第三位。腹部手术后切口获得一期愈合者,切口疝的发病率通常在 1% 以下;如切口发生感染,则发病率可达 10%;伤口裂开者甚至可高达 30%。

在各种常用的腹部切口中,最常发生切口疝的是经腹直肌切口;下腹部因腹直肌后鞘不完整,切口疝更多见。其次为正中切口和旁正中切口。

腹部切口疝多见于腹部纵行切口,原因是:除腹直肌外,腹壁各肌层及筋膜、鞘膜等组织的纤维大体上都是横行的,纵行切口势必切断这些纤维;在缝合这些组织时,缝线容易在纤维间滑脱;已缝合的组织又经常受到肌的横向牵引力而容易发生切口哆裂。此外,纵行切口虽不至切断强有力的腹直肌,但因肋间神经可被切断,其强度可能因此而降低。除上述解剖因素外,手术操作不当是导致切口疝的重要原因。其中最主要的是切口感染所致腹壁组织破坏,由此引起的腹部切口疝占 50% 左右。其他如留置引流物过久,切口过长以致切断肋间神经过多,腹壁切口缝合不严密,手术中因麻醉效果不佳、缝合时强行拉拢创缘而致组织撕裂等情况均可导致切口疝的发生。手术后腹部明显胀气或肺部并发症导致剧烈咳嗽而致腹内压骤增,也可使切口内层哆裂而发生切口疝。此外,创口愈合不良也是一个重要因素。发生切口愈合不良的原因很多,如切口内血肿形成、肥胖、老龄、糖尿病、营养不良或某些药物(如皮质激素)。

腹部切口疝的主要症状是腹壁切口处出现缺损和薄弱,逐渐膨隆,有包块出现。包块通常在站立或用力时更为明显,平卧休息则缩小或消失。较大的切口疝有腹部牵拉感,伴食欲减退、恶心、便秘、腹部隐痛等表现。多数切口疝无完整疝囊,疝内容物常可与腹膜外腹壁组织粘连而成为难复性疝,有时还伴有不完全性肠梗阻。

检查时站立位可见切口瘢痕处包块,小者直径数厘米,大者可达 10~20cm,甚至更大。有时疝内容物可达皮下,此时常可见到肠型和肠蠕动波,扪之则可闻及肠管的咕噜声。平卧位包块复位后,多数能扪及腹肌裂开所形成的疝环边缘。腹壁肋间神经损伤后腹肌薄弱所致切口疝,虽有局部膨隆,但无边缘清楚的包块,也无明确疝环可扪及。切口疝的疝环一般比较宽大,很少发生嵌顿。

治疗原则是手术修补。手术方式有:

(1) 组织对组织缝合法:对于较小的切口疝是容易做到的。手术步骤:①切除疝表面原手术切口瘢痕;②显露疝环,沿其边缘清楚地解剖出腹壁各层组织;③回纳疝内容物后,在无张力的条件下拉拢疝环边缘,逐层细致地缝合健康的腹壁组织,必要时可用重叠缝合法加强之。

(2) 人工材料修补法:对于较大的切口疝,因腹壁组织萎缩的范围过大,要求在无张力前提下拉拢健康组织有一定困难。对这种病例,可用人工材料进行修补。如在张力较大的情况下强行拉拢,即使勉强完成了缝合修补,术后难免不再复发。人工材料修补法按置入补片位置不同分为筋膜外垫网法、腹膜外垫网法和腹腔内垫网法。而腹腔内垫网法可用开放手术和腹腔镜手术,均需要使用防粘连补片。

二、脐疝

疝囊通过脐环突出的疝称脐疝(umbilical hernia)。脐疝有小儿脐疝和成人脐疝之分,两者发病原因及处理原则不尽相同。小儿脐疝的发病原因是脐环闭锁不全或脐部瘢痕组织不够坚强,在腹内压增加的情况下发生。小儿腹内压增高的主要原因有经常啼哭和便秘。小儿脐疝多属易复性,临床上表现为啼哭时脐疝脱出,安静时包块消失。疝囊颈一般不大,但极少发生嵌顿和绞窄。有时,小儿脐疝覆盖组织可以穿破,尤其是在受到外伤后。

临床发现未闭锁的脐环迟至 2 岁时多能自行闭锁。因此,除了嵌顿或穿破等紧急情况外,在小儿 2 岁之前可采取非手术疗法。满 2 岁后,如脐环直径还大于 1.5cm,则可手术治疗。原则上,5 岁以上儿童的脐疝均应采取手术治疗。

非手术疗法的原则是在回纳疝块后,用一大于脐环的、外包纱布的硬币或小木片抵住脐环,然后用胶布或绷带加以固定勿使移动。6 个月以内的婴儿采用此法治疗,疗效较好。

成人脐疝为后天性疝,较为少见,多数是中年经产妇女。由于疝环狭小,成人脐疝发生嵌顿或绞窄者较多,故应采取手术疗法。孕妇或肝硬化腹水者,如伴发脐疝,有时会发生自发性或外伤性穿破。

脐疝手术修补的原则是切除疝囊,缝合疝环;必要时可重叠缝合疝环两旁的组织,也可使用人工材料修补,手术方法同切口疝。手术时除合并破溃感染的病例外应注意保留脐眼,以免对患者(特别是小儿)产生心理上的影响。

三、白线疝

白线疝(hernia of linea alba)是指发生于腹壁正中线(白线)处的疝,绝大多数在脐上,故也称上腹疝。白线的腱纤维均为斜行交叉,这一结构可使白线作出形态和大小的改变,以适应在躯体活动或腹壁呼吸活动时的变化,如在伸长时白线变窄,缩短时变宽。但当腹胀时又需同时伸长和展宽,就有可能撕破交叉的腱纤维,从而逐渐形成白线疝。上腹部白线深面是镰状韧带,它所包含的腹膜外脂肪常是早期白线疝的内容物。白线疝进一步发展,突出的腹膜外脂肪可把腹膜向外牵出形成一疝囊,于是腹内组织(多为大网膜)可通过囊颈而进入疝囊。下腹部两侧腹直肌靠得较紧密,白线部腹壁强度较高,故很少发生白线疝。

早期白线疝包块小而无症状,不易被发现。以后可因腹膜受牵拉而出现明显的上腹疼痛,以及消化不良、恶心、呕吐等症状。嘱患者平卧,回纳疝块后,常可在白线区扣及腹壁缺损。

疝块较小而无明显症状者,可不必治疗。症状明显者可行手术。一般只需切除突出的脂肪,缝合白线的缺损。如果有疝囊存在,则应结扎疝囊颈,切除疝囊,并缝合腹白线的缺损。白线缺损较大者,可用人工材料进行修补,方法同切口疝。

(陈　杰)

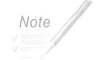

本章小结

　　腹外疝是由于腹腔内的某些脏器或组织经腹壁薄弱点、缺损或孔隙向体表突出而形成,是腹部外科常见的疾病之一。其中,以腹股沟疝发生率最高,股疝次之。腹外疝临床类型可以分为易复性疝、难复性疝、嵌顿性疝、绞窄性疝。

　　腹股沟疝分为腹股沟斜疝和腹股沟直疝两种。腹股沟斜疝的疝囊经过腹壁下动脉外侧的腹股沟管深环突出,在精索内筋膜内经过腹股沟管,可穿出腹股沟管浅环进入阴囊。腹股沟直疝的疝囊经腹壁下动脉内侧的直疝三角区直接由后向前突出,不经过腹股沟管深环,较少进入阴囊。

　　股疝是指疝囊通过股环、经股管向卵圆窝突出的疝,容易嵌顿。

　　腹外疝的治疗包括非手术治疗和手术治疗。婴幼儿腹股沟疝可采用棉线束带或绷带压住腹股沟管深环,随躯体生长腹肌逐渐强壮,腹股沟疝有自愈的可能。腹股沟疝最有效的治疗方法是手术修补,包括传统的疝修补术和无张力疝修补术。目前传统疝修补术临床使用已较少。无张力疝修补术是在无张力情况下,利用人工材料补片进行修补,具有术后疼痛轻、恢复快、复发率低等优点,目前临床采用较多。无张力疝修补术包括开放腹股沟无张力疝修补术和腹腔镜腹股沟疝修补术两种。

思考题

　　1. 腹股沟管、海氏三角的组成包括哪些部分?

　　2. 腹股沟区的解剖缺陷与腹股沟疝发生和发展的关系是什么?

　　3. 腹股沟疝的治疗进展如何? 传统疝修补手术的不足有哪些?

　　4. 嵌顿疝和绞窄疝的处理原则是什么?

　　5. 复发疝、遗留疝和再发疝的区别是什么?

参考文献

　　1. 陈孝平,汪建平. 外科学. 第 8 版. 北京:人民卫生出版社,2013.

　　2. 陈杰,路夷平. 实用疝外科手术技巧. 北京:北京科学技术出版社,2007.

　　3. Kingsnorth AN,LeBlanc KA. 腹壁疝外科治疗学. 第 4 版. 唐健雄,主译. 上海:上海科学技术出版社,2014.

　　4. Lichtenstein IL,Shulman AG,Amid PK,et al. The tension-free hernioplasty. Am J Surg, 1989,157(2): 189-193.

　　5. Rutow IM,Robbins AW. "Tension-free" inguinal herniorrhaphy: a preliminary report on the "mesh plug" technique. Surg,1993,114(1): 3-8.

　　6. Gilbert AI. Sutureless repair of inguinal hernia. Am J Surg,1992,163(3): 331-335.

　　7. Gilbert AI,Graham MF,Voigt WJ. A bilayer patch device for inguinal hernia repair. Hernia, 1999,3(4): 161-166.

　　8. Stoppa R,Petit J,Henery X. Unsutured Dacron prosthesis in groin hernias. Int Surg,1975,60 (8): 411-412.

　　9. Arregui ME. Laparoscopic prepreitoneal herniorrhaphy. Presented at the Society of American Endoscopic Surgeons annual meeting. Monterey CA,1993.

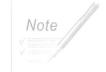

第十五章 腹 部 损 伤

第一节 概 述

一、病因及分类

腹部损伤(abdominal trauma)是指各种物理、化学和生物的外源性致伤因素作用于机体,导致腹壁和(或)腹腔内组织器官结构完整性的损害以及同时或相继出现的一系列功能障碍。腹部损伤占各种损伤的 0.4%~2.0%,战时约占 5%~8%,其多见于交通事故、故意伤害和工业事故,其他原因还包括跌倒、烧伤、爆震和电击等。根据文献报道约 70%~80% 的腹部损伤需要开腹手术治疗,腹部损伤因可引起腹腔实质性脏器或腹腔内大血管损伤致大出血及空腔脏器破裂造成腹腔感染而严重威胁患者生命,目前病死率仍在 5% 以上。

腹部损伤通常可分为开放性和闭合性两种类型。开放性腹部损伤多由枪弹、弹片或利器刺伤所致,又按腹膜是否完整分为两种:有腹膜同时破损为穿透伤(penetrating wound),多伴内脏器官损伤;无腹膜破损则为非穿透伤(nonpenetrating wound),偶伴内脏损伤。腹部损伤如刺伤、枪弹伤等既有入口又有出口者为贯通伤,只有入口没有出口者为非贯通伤。闭合性腹部损伤多见于交通事故、生活意外时由碰撞、冲击、挤压、坠落及殴打等钝性暴力所致,如损伤仅限于腹壁,通常临床表现较轻;若伴腹腔内脏器损伤,则能导致明显的临床征象及严重后果。此外,各种诊治操作(如腹部手术操作、腹腔穿刺、内镜检查、灌肠、刮宫等)均可导致一些医源性腹部损伤,这类损伤在临床上虽不常见,但也应引起重视。相对而言,闭合性腹部损伤具有更为重要的临床意义,开放性腹部损伤即使涉及内脏器官,其诊断常较明确;但如果体表无伤口,要确定有无内脏器官损伤,有时是比较困难的。

此外,也可根据致伤因子将腹部损伤分为冷兵器伤、火器伤、烧伤、冲击伤、化学伤和放射性伤等。

二、临床表现

腹部损伤的临床表现因伤情的不同而有很大的差异,轻者可能无明显体征,重者可能出现重度休克甚至濒死状态。单纯腹壁损伤症状轻微,常表现为局限性腹壁肿痛和压痛,腹肌收缩时加重,有时尚伴皮肤伤痕及皮下瘀斑,整个病情随时间推移而逐渐减轻。而腹腔内脏器损伤时则往往病情较重,发展较快,并可导致休克甚至死亡。

腹腔内脏器损伤的突出表现为腹腔内出血和腹膜炎。实质性脏器(肝脏、脾脏、胰腺等)破裂时发生内出血,表现面色苍白、四肢厥冷、脉搏加快、呼吸急促、血压下降甚至休克等征象,出血多时可有明显腹胀、移动性浊音和肠鸣音减弱或消失。血液对腹膜的刺激并不强,因此腹痛及腹膜刺激征可并不严重,除非胰管或肝脏内较大胆管断裂致胰液、胆汁外溢引起明显的腹痛、腹膜刺激征。肝脏、脾脏破裂时膈肌可受到血液刺激出现肩部放射痛,而肝、脾包膜下破裂或系膜、网膜内出血有时则可表现为腹部包块。肠、胃、胆囊、膀胱等空腔脏器破裂主要表现为弥漫性腹膜炎。其腹膜刺激征可因空腔脏器的内容物不同而轻重不同。通常胃液、胆汁、胰液对腹膜刺激最强,肠液次之,血液最轻。不同肠段的损伤其腹膜炎表现也不一样。当胃、十二指肠或上段空肠破裂时,漏出的消化液(含胃液、胰液及胆汁)对腹膜产生强烈的化学刺激而引起明显的腹膜炎体征;当远端肠道如结肠破裂时,因其内容多为粪样物,故对腹膜的化学性刺激较轻,腹膜炎体征出现也较晚,但因粪内含大量的细菌,可造成严重的腹腔污染。消化道破裂,内容物流入腹腔,早期可出现肠鸣音减弱,随时间延长肠鸣音可消失。空腔脏器破裂后腹腔内可出现游离气体,故肝脏浊音界可缩小或消失。无论是何种空腔脏器破裂,伤者除出现胃肠道症状(恶心、呕吐、呕血、便血等)及稍后的全身性感染症状外,尚可有气腹征及肠麻痹、肠梗阻表现,后期可发生严重感染性休克。空腔脏器破裂也可有某种程度的出血,但出血量一般不大,除非合并系膜血管或邻近大血管损伤。如果两类脏器同时破裂,则内出血和腹膜炎表现可兼而有之。腹部器官损伤时可出现一些特殊体征,如腹膜后十二指肠破裂的患者可出现睾丸疼痛、阴囊血肿和阴茎异常勃起等症状;腹膜后血肿时患者可出现腰胁部瘀斑(Grey-Turner 征),血肿进入盆腔者可出现里急后重,并可在直肠指诊触及骶前区有波动隆起感。

三、诊断

详细询问病史、体格检查和必要的辅助检查仍然是腹部损伤诊断的主要依据。当腹部损伤患者已经排除其他部位合并伤,则诊断的首要目的是确定有无腹腔内器官损伤,如判断有器官损伤则需进一步确定是实质器官损伤还是空腔脏器损伤,如果全身状态允许,可进一步确定是哪个器官损伤以及损伤的严重程度。总而言之,术前诊断的根本要求是明确有无剖腹探查的指征。腹部损伤的严重程度、是否伤及内脏、什么内脏受损等情况在很大程度上取决于暴力的强度、速度、着力部位和作用方向等因素,同时与内脏的解剖特点、功能状态以及原来是否有病理改变等内在因素密切相关。肝脏、脾脏、肾脏的组织结构脆弱,血供丰富,位置比较固定,在受到暴力打击后就比其他内脏更易损伤,如果这些脏器原来就有病变则更容易破裂;上腹部受到撞击或挤压时,胃窦、十二指肠第三部或胰腺可被挤压在脊柱上而断裂;肠道的固定部分(上段空肠、末段回肠、粘连的肠管等)比活动部分更易受损;充盈的空腔脏器(饱餐后的胃、未排空的膀胱)比排空者更易破裂。因此详细询问病史至关重要,应尽可能详细地了解伤者入院前的情况包括刀枪类型、下坠高度、致伤机制、伤者受伤前的体位、饮食情况及受伤当时的精神状态、生命体征及排泄物、有无外出血等。入院后应进行及时恰当的体格检查以发现其他需优先处理的威胁生命的损伤如气道阻塞、张力性气胸等,然后重点检查腹部有无压痛、反跳痛、肌紧张及内出血等表现,一般体征最明显处即为损伤所在。在检查的同时常需实施一些必要的治疗措施,如止血、输液、抗休克、维护气道通畅等。此外,必须全面检查以发现可能存在的腹部多发性脏器损伤及合并的腹部以外损伤,如颅脑损伤、脊柱或四肢骨折等。

为明确诊断,腹部损伤时临床常用下列辅助检查:

(一) 诊断性腹腔穿刺和诊断性腹腔灌洗

诊断性腹腔穿刺(diagnostic abdominal paracentesis)是一种简单、安全、有效和可靠的急诊诊断方法,其阳性率可达 90% 左右,对判断腹腔内器官有无损伤或哪类器官损伤有重要价值。其操作方法为:让患者向穿刺侧侧卧 5 分钟,然后在局麻下选用针尖较钝的穿刺套针,在脐和髂前上棘连线的中外 1/3 交界处或经脐水平线与腋前线相交处缓慢进针(图 15-1),当针尖刺穿腹膜时常有落空感。退出针芯,把有多个侧孔的细塑料管经针管送入腹腔深处进行抽吸(图 15-2)。

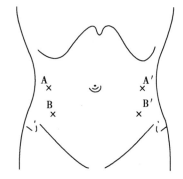

图 15-1 诊断性腹腔穿刺术的进针点
A. A′经脐水平线与腋前线交点;B. B′髂前上棘与脐连线中外 1/3 交点

如抽不到液体,可变换针头方向、塑料管深度或改变体位后再抽吸。少数情况下可因针尖或塑料管侧孔被大网膜堵塞或腹内液体未流至穿刺区而抽不到液体。抽到液体后应观察其性状(血液、胃肠内容物、胆汁或尿液等)以推断哪类脏器受损,还可测定穿刺液中淀粉酶和碱性磷酸酶的含量借以辅助诊断,必要时做涂片检查。实质性脏器破裂内出血时因腹膜的去纤维作用,因此抽出的血液不凝固;若抽出血液迅速凝固,则多系穿刺针误入血管或血肿所致。由于诊断性腹腔穿刺的假阴性率较高,因此当腹腔穿刺阴性时,可改用敏感性更高的诊断性腹腔灌洗术(diagnostic lavage,DPL)。行 DPL 前应

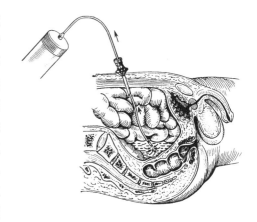

图 15-2　诊断性腹腔穿刺抽液方法

先置胃肠减压管与导尿管,穿刺点一般选在腹中线脐上处(骨盆骨折时)或脐下处(无骨盆骨折时)。常用开放性或闭合性操作。前者局麻下做一切口至腹膜,直视下切开腹膜置入透析管。后者用带导丝的 21 号穿刺针,在穿刺成功后以导丝作引导放入扩张器,通过扩张器放入导管。不论用何种方法穿刺,置管成功后先抽吸,如抽吸阴性,则可通过导管滴入 1L 无菌生理盐水。DPL 的阳性标准为:①灌洗液含有肉眼可见的血液、胆汁、胃肠内容物或尿液;②流出液做显微镜下检查,红细胞计数≥100×10^9/L 或白细胞计数≥0.5×10^9/L;③灌洗液中发现细菌;④淀粉酶超过 100 Somogyi 单位。临床上有时需置管数小时以备反复检查之用。DPL 非常敏感,但也有 1% 的假阳性率,少数情况下尚有损伤血管及肠管可能,故仅用来帮助诊断血流动力学不稳定而超声诊断又不确定或空腔脏器破裂的患者。

(二) X 线检查

最常用的是胸片、腹部立卧位平片及骨盆片,以发现有无血气胸、肋骨和骨盆骨折及空腔脏器破裂所致的膈下游离气体。腹膜后积气征象(可有典型的花斑状阴影)有助于腹膜后十二指肠或结直肠穿孔的诊断;而腹膜后血肿时腰大肌阴影消失;胸内发现腹腔脏器阴影则提示膈肌破裂。

(三) B 型超声检查

B 超(B ultrasound,BUS)可在抢救的同时进行床边腹部 BUS 检查,其腹内出血的诊断阳性率高达 80%~95%,精确度可达 96%,在临床上有望取代 DPL。但其检查受皮下气肿、肠内积气及肥胖的影响,诊断时器官特异性相对较低,且受操作者技术水平的影响。

(四) 腹部 CT

对于伤后血流动力学稳定的腹部闭合性损伤患者,腹部 CT 对判断实质器官损伤及其范围和程度有重要的诊断价值,能作为选择治疗方案的重要客观证据。腹部 CT 还能评估有无合并椎体及骨盆骨折等情况,且对诊断腹膜后器官如十二指肠、胰腺、泌尿系统的损伤也有很高的价值。增强 CT 有时尚能发现活动性出血及出血部位。其缺点是对膈肌、小肠破裂的诊断不太敏感,在胰腺损伤早期血肿尚未形成或无积液时有一定的漏诊率。近年来,随着多层螺旋CT 的应用,能提供质量更高的实质性脏器和血管图像,为腹部脏器损伤的诊断提供更可靠的依据。

(五) 诊断性腹腔镜

在腹部损伤诊断中,诊断性腹腔镜的应用日渐增多。它能直接检查腹腔内结构,观察有无膈肌撕裂伤,且能做某些治疗性操作如小肠破裂修补等。但此方法不能检查腹膜后器官,且有并发空气栓塞、张力性气胸等危险。随着腹腔镜技术的进步,它在腹部损伤诊断和治疗中的应用将更为广泛。

（六）剖腹探查术

剖腹探查术是腹部损伤中经典的检查手段,尽管腹部损伤患者采用直接剖腹探查术的比例在逐渐降低,但是对于具有明显的腹部创伤的不平稳患者,剖腹探查术仍是最恰当的诊治手段。

（七）其他

血管造影现已较少应用,但在诊断和栓塞治疗骨盆骨折出血时有意义。磁共振对血管损伤和某些特殊部位的血肿,如对十二指肠壁内血肿有较高的诊断价值,还可辅助诊断合并脊髓损伤的患者;行磁共振胰胆管造影（magnetic resonance cholangiopancreatography,MRCP）对判断胰腺和胆道损伤的部位及程度具有较高的价值。如考虑合并泌尿系统损伤时,可以进行尿道造影、膀胱造影及静脉尿路造影等检查,以免漏诊。

一般而言,腹部开放伤由于有明显的伤口,大多能获得及时的诊断和处理,但在诊断时应注意:①穿透伤的入口或出口在胸、肩、腰、臀、会阴等部位时仍有可能穿透腹膜腔伤及内脏;②有些未穿透腹膜的腹壁切线伤可因冲击效应引起腹内脏器的损伤;③穿透伤的入、出口与伤道不一定成直线,因受伤瞬间的姿势对伤道的走行影响较大,而且投射物也可因组织阻力大小的不同而改变走行方向;④伤口大小与伤情严重程度不一定成正比;⑤穿透伤伴腹内脏器或组织从腹壁伤口突出者,检查时应用消毒碗覆盖保护,切勿回纳,应留待手术室处理。

腹部闭合性损伤的诊断较为困难,诊断应着重于:①有无内脏损伤;②什么脏器受损;③损伤程度。许多清醒和反应良好的患者通过病史了解和体检即能作出较准确的有无内脏损伤的诊断,一般如发现下列情况之一者均应考虑有腹内脏器损伤:①早期出现休克征象（尤其是出血性休克）;②有持续性甚至进行性腹部剧痛伴恶心、呕吐等症状;③有明显的腹膜刺激征;④有气腹表现;⑤腹部出现移动性浊音;⑥有便血、呕血或血尿;⑦直肠指检发现前壁有压痛或波动感,或指套染血。

通过对暴力方式、打击部位的了解结合患者以出血表现为主,抑或腹膜炎症状为主可对什么脏器受损作出初步的估计。如以内出血表现为主者多为实质性脏器损伤,着力部位在右下胸或右上腹部者多为肝脏破裂,在左下胸或左上腹者则多为脾脏破裂。以腹膜炎体征为主要表现者多为空腔脏器破裂,结合着力部位与压痛最明显处可初步诊断为胃、小肠或结肠破裂;有骨盆骨折者应考虑直肠、膀胱、尿道损伤的可能。

鉴于相当部分实质性脏器损伤患者并不一定需手术治疗,为尽量减少非治疗性剖腹手术以避免延误诊治,如入院时血流动力学处于代偿稳定期的严重内出血患者或部分早期症状和体征均不明显的腹膜后器官和低位消化道破裂患者,需要结合病情选用上述辅助检查以客观地评估腹部损伤情况。当患者有意识障碍时,评估程序的选择有赖于患者的血流动力学状态稳定与否及伴随伤的严重程度（图15-3）。

对于血流动力学不稳定的患者,如果DPL流出液阴性或仅显微镜下RBC阳性,需考虑其他原因的大量失血或休克。DPL时做镜下WBC检测也能为有无肠腔破裂的诊断提供帮助。

四、处理

腹部损伤患者入院后应首先处理对生命威胁最大的损伤,即解除气道梗阻,处理开放性气胸或张力性气胸,维持正常呼吸,迅速控制大出血,维护循环等。对腹部损伤较重、血流动力学不稳定的患者须立即建立经颈内静脉或锁骨下静脉穿刺置管的中心静脉输液通道,在严重低血容量性休克时可在10~15分钟内输入1~2L平衡液,并积极准备剖腹探查术,紧急时可将患者从急诊室直接送入手术室。对腹部损伤较轻、血流动力学稳定的患者,则可根据不同的病情选择非手术治疗或手术治疗。

（一）非手术治疗

对于诊断已经明确,血流动力学稳定,轻度的单纯腹腔内实质性脏器损伤患者或经检查暂时不能明确诊断而病情稳定的患者可行非手术治疗。治疗措施主要包括:①输血、输液、止血

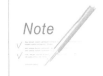

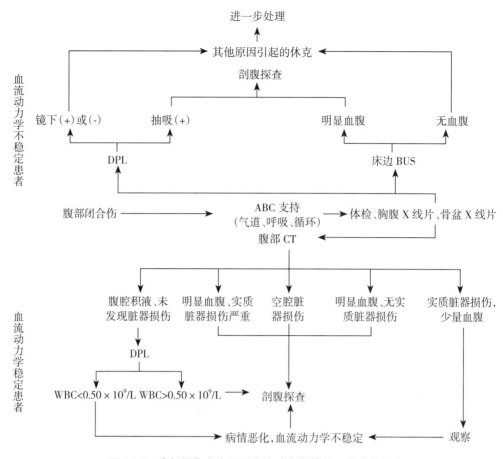

图 15-3　腹部损伤患者不同血流动力学情况下的诊断程序

等对症治疗以防休克;②注射广谱抗生素以预防或治疗感染;③禁食;④疑有空腔脏器破裂或明显腹胀时应行胃肠减压,必要时留置导尿;⑤营养支持;⑥严密观察患者。观察内容主要包括:①每 15~30 分钟测定一次生命体征;②每 30 分钟检查一次腹部体征,注意腹膜刺激征程度和范围的改变;③每 30~60 分钟测定一次血常规以了解血红蛋白、血细胞比容、WBC、RBC 等的变化;④必要时重复诊断性腹腔穿刺、DPL、床边 BUS 和 CT 等检查。观察期间应注意不随便搬动伤者以免加重伤情,慎用止痛剂以免掩盖病情。相当一部分腹部损伤患者可经非手术治疗痊愈。若在观察过程中发现以下情况,则需行剖腹探查:①全身情况恶化,出现口渴、烦躁、脉率增快、体温升高、RBC 或 Hb 进行性下降及 WBC 上升;②腹痛和腹膜刺激征加重,腹部肌紧张程度加重,范围扩大,腹式呼吸逐渐消失;③出现呕血或便血;④ DPL 发现尿液、胆汁或胃肠内容物,镜下 WBC>0.5×10^9/L;⑤出现移动性浊音;⑥肠鸣音逐渐减弱、消失或腹部逐渐膨隆;⑦膈下有游离气体出现,肝浊音界缩小或消失;⑧积极治疗休克而情况不见好转或继续恶化;⑨直肠指诊有明显触痛。

（二）手术治疗

适应证为:①腹部开放伤者,特别是合并脏器脱出或有肠液、胆汁、粪便或尿液从创口流出者;②血流动力学不稳定的腹部闭合伤患者;③血流动力学稳定,但实质性脏器损伤严重伴血腹患者;④空腔脏器破裂;⑤明显血腹,但未发现实质性脏器损伤患者;⑥非手术治疗过程中病情未见缓解或恶化者。

麻醉时不宜过多变动体位,以免诱发或加重休克。故气管插管麻醉比较理想,既能保证镇痛完全,使腹肌充分松弛,又能根据需要供氧,可防止术中发生误吸。

术前估计腹腔内大出血者,应准备自体血回输装置(cell saver)。手术切口的选择不仅要满足探查腹腔内所有部位的需要,还可根据需要向上下延长或侧方添加切口。手术切口以腹正中切口为常用。腹部有开放伤时,不宜通过原创口进腹,以免伤口愈合不良或将创道污染物带入腹腔。

一般来说,腹腔出血要比腹膜炎紧迫,故腹腔内大出血者应先找到出血部位进行止血,或先对出血器官进行适当处理,然后再对空腔脏器进行系统检查,确定有无破裂再做相应的处理。切开腹膜时应根据腹腔内所见判断损伤所在,如发现食物残渣应考虑上消化道损伤,有粪便则损伤在下消化道,见到胆汁则损伤可能在胆囊、肝外胆道或十二指肠等。通常,纤维蛋白沉积最多或网膜包裹处即为穿孔所在。在发现破裂处后应先夹闭或缝闭破口,以控制其内容物对腹腔的进一步污染。有腹腔内出血时,开腹后应立即吸出积血,清除凝血块以查明出血来源并行自体血回输。一般肝脏、脾脏、肠系膜和胰腺、肾脏是常见的出血来源。在考虑探查顺序时应注意:①根据术前受伤史、体征和 BUS,先探查最可能受损伤的脏器;②凝血块集中处往往是出血部位。若出血过猛而一时无法判明出血来源时,可用手指压迫主动脉穿过膈肌处以暂时控制出血,争取时间补充血容量后再查明原因并止血。

经上述初步探查未发现损伤脏器时应对腹腔进行系统、有序的探查,特别要注意不能只满足一处腹腔脏器损伤的发现,而忽视可能存在的多发性腹腔内脏器损伤。做到既不遗漏伤情,又不作多余、重复的翻动。探查次序原则上应先探查肝、脾等实质性脏器,同时探查有无膈肌破损。接着从胃开始逐段探查十二指肠球部、空肠、回肠、大肠及其系膜,然后探查盆腔脏器,最后切开胃结肠韧带显露网膜囊,检查胃后壁和胰腺,必要时还应切开后腹膜探查十二指肠二、三、四段,在探查过程中发现的出血性损伤或脏器破裂应随时进行止血或夹闭破口。待探查结束后再对伤情作全面评估,然后根据轻重缓急逐一处理。原则上先处理出血性损伤,后处理穿破性损伤;先处理污染重的损伤,后处理污染轻的损伤。

关腹前应彻底清洁腹腔,清除残留液体,恢复腹腔内脏器的正常解剖关系,清点器械、纱布,以免腹腔内异物存留。置放引流的指征为:①肝脏、胆、胰腺、十二指肠及结肠损伤者;②空腔脏器修补缝合后可能发生溢漏者;③有较大裸露创面继续渗血、渗液者;④局部已形成脓肿者。术后一般用双套管负压吸引。腹壁切口污染不重可以分层缝合,污染较重者皮下置乳胶片引流,或暂不缝合皮肤和皮下组织,留作延期处理。

(三) 损伤控制性手术

对于严重创伤或者是较为复杂的外科疾病,可以通过"损伤控制性手术"(damage control surgery,DCS)实现减轻手术创伤和应激的目的。在疾病严重到无法耐受复杂手术的情况下,应采用简单手术迅速控制伤情,减少手术给患者带来的额外打击,待时机成熟后再进行确定性手术。目前,损伤控制性手术的理念已经被越来越广泛地接受,成为治疗外科危重患者的重要规则。

DCS 最早出现在 20 世纪末,主要是为救治严重创伤患者,改变以往在早期进行复杂、完整手术的方法,而采用快捷、简单的操作,但又能控制伤情的进一步恶化,创造进一步处理的条件,使患者获得复苏的时间,有机会再进行完整、合理的再次或分期手术。临床研究发现,在濒临绝境的严重创伤患者,常会出现可致命的凝血障碍、代谢性酸中毒和体温不升,构成所谓的"致死三联征"。如果不立即控制活动性出血、不纠正上述异常,病死率可高达 90%,这种对机体生理潜能极限的深入认识具有重要的临床意义。在严重创伤尤其是多发伤患者,生理潜能往往已濒临耗尽,若再施行创伤性大的复杂手术,即使技术上能够完成,伤员也终会因生理潜能完全耗竭而死亡。对此类伤员,手术只应当作是整个复苏过程的一个环节,手术成功并不意味着救治成功;相反,机体无法承受的、不恰当的手术会加速患者的死亡。因此在外科危重患者,特别是严重损伤患者的救治中,外科医师的理念应摆脱传统的手术治疗模式,应该将患者的存活率放在首要位置,而非追求手术的成功率。

DCS 治疗程序通常由三部分组成,包括首次简短剖腹手术、ICU 复苏和后期确定性手术,有时可能需增加"计划外再手术"。由于实施"损伤控制"的患者通常濒临生理耗竭,危重治疗小组所在的医院必须进行多学科协作,预先制订有效的治疗方案,包括急诊室、手术室、ICU、血库、检验科及放射介入科,外科医师应是治疗小组的核心。但 DCS 并非可以盲目实施,大多数损伤患者可按常规手术完成处理,只有少数患者的生理潜能临近或达到极限时,才须采用 DCS 处理。当出现表 15-1 中致死三联征中的至少一项,同时存在相对危险因素之一者,考虑施行损伤控制性手术(表 15-1)。

表 15-1　损伤控制性手术的适应证

高危因素(致死三联征)

凝血障碍:血小板减少、凝血酶原时间延长(>19 秒)、纤维蛋白原裂解产物增加

体温不升:中心温度 <34℃

代谢性酸中毒:pH ≤ 7.20~7.25

相对危险因素

多发伤

血流动力学极不稳定

躯干高能量钝挫伤

躯干多发性穿透伤

并发多脏器伤的严重腹部血管损伤

严重战伤

多体腔出血

多发伤且均较严重,难以确定优先处理顺序

肝损伤伴肝后段下腔静脉或肝静脉主干破裂

胰十二指肠严重损伤

严重腹部伤合并颅脑损伤

骨盆骨折血肿破裂或开放性骨盆骨折

腹腔内脏器官水肿严重,无法常规关闭腹腔

伤情严重且估计手术时间≥90 分钟

复苏输液量≥12000ml 或输血量≥5000ml

除了全身合并伤的因素以外,腹部损伤的危险程度主要取决于:①受伤脏器的数目:被累及的脏器越多,病死率越高;②何种脏器受伤:大血管、胰腺、十二指肠、肝、结直肠损伤后果比较严重,小肠、膀胱等受伤则危险较小;③脏器损伤的严重程度:如肝脏损伤,有些只是表浅裂口甚至无需缝合,有些则严重破碎而不得不广泛切除。Moore 等综合考虑上述三种因素,提出"穿透性腹部创伤指数"(penetrating abdominal trauma index,PATI)的概念,他们把损伤的脏器分别归为不同的危险系数组:胰腺与十二指肠的危险系数为5;大血管、肝脏及结直肠的危险系数为4;脾、肾、肝外胆道危险系数为3;胃、小肠、输尿管危险系数为2;膀胱、骨及小血管危险系数为1。每种损伤又依其严重程度从轻到重分别定为1~5 分。受伤脏器的危险系数乘以其严重程度的积,为该脏器的评分。所有受伤脏器的评分相加,即是该患者的 PATI 评分(表 15-2)。

表 15-2　穿透性腹部创伤指数

PATI 评分	并发症发生率	PATI 评分	并发症发生率
1~5	0	36~45	47
6~15	6	46~55	50
16~25	12	>55	50
26~35	44		

资料表明,超过 25 分者病死率和并发症发生率是 25 分以下者的数倍乃至数十倍,说明 PATI 能比较准确地反映腹部创伤的严重程度,对预后估计有指导意义。当然,伤员真正的预后和转归,在很大程度上还取决于诊断和治疗的及时性和有效性。

严重腹部损伤病例,约占外科住院总人数的 2%。此类患者往往伴有严重的多器官损伤和功能障碍,客观评估和分析患者病情,对积极有效地实施抢救治疗具有重要意义。

腹部器官损伤国内外有多种分级方法,本章仅列举美国创伤外科学会(American Association for the Surgery of Trauma,AAST)于 1989 及 1990 年公布的器官损伤分级(organ injury scale,OIS)标准。该分级已逐渐被国际创伤外科学界接受并推广。其主要特点是从解剖学的角度将腹部各主要器官的损伤程度由低至高分为五级或六级,涵盖了由最轻微损伤至最严重损伤的各类损伤。其中有关损伤情况的描述系依据尸检、剖腹探查或放射学检查中最准确的资料总结。同一器官的多处损伤在单一损伤的分级之上加一级。

第二节　常见腹腔脏器损伤的特征及处理

一、肝脏损伤

肝脏是腹部最大的实质性器官,成人肝脏的平均重量为 1500g,其大部分位于右季肋部,小部分位于上腹中部及左季肋部,尽管受右侧肋骨和膈肌的保护,但肝脏损伤(liver injury)在腹部损伤中常见。肝内含有肝动静脉、门静脉、胆管等,肝组织血流供应丰富,肝质地柔软而脆弱,钝性暴力打击容易破裂;因其面积大,火器伤或刀刺伤都易损伤肝脏。因此无论平时还是战时,肝脏损伤发生率均占腹腔内脏器官损伤的第 2 或第 3 位。肝损伤在各种腹部闭合伤和穿刺伤中都比较常见,约占腹部损伤的 25%。尽管近年来在肝损伤的处理上取得了长足的进步,但其病死率依然在 8%~10%,当合并多发脏器损伤时病死率更高,可达 50% 以上。因肝脏内存在胆道系统,肝损伤后可有胆汁溢入腹腔,故患者腹痛和腹膜刺激征较脾脏等实质器官破裂时更为明显。肝外伤后主要表现为肝实质及肝内血管伤所引起的大出血、休克、肝内胆管伤所引起的胆汁性腹膜炎和继发感染。肝脏被膜下破裂应注意转为真性破裂的可能,而中央型肝破裂易发展为继发性肝脓肿。

(一)肝损伤的分类

根据肝损伤的病理形态分类:

1. 肝包膜下血肿　肝实质表面破裂,但肝包膜完整,血液积聚在肝包膜下,使肝实质与包膜分离,形成肝包膜下血肿。较小血肿可自行吸收,一般可行保守治疗,但较大血肿且继续扩散者,需行手术探查。

2. 肝真性破裂　肝包膜和肝实质同时破裂,血液和胆汁流入腹腔引起腹膜炎,坏死失活的肝脏组织可引起继发感染和肝脓肿,临床上多见。肝真性破裂的类型有肝实质挫裂伤、肝实质离断伤、肝实质毁损伤。

3. 肝中央破裂　指肝脏实质深部的组织损伤,多伴有肝动静脉、门静脉、肝内胆管损伤,可发生出血、胆汁外溢,继而形成血肿,常可造成更广泛的肝组织坏死或胆道出血,远期可形成肝脓肿,但肝表面包膜可以完整正常。

(二)肝损伤的分级

1994 年美国创伤学会(AAST)根据影像学、手术探查、尸检的发现,制定了 AAST 分级,较好地说明了肝损伤的性质,可以为肝损伤的治疗选择、疗效评定提供客观的依据,现被多数国家采纳(表 15-3)。

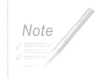

Note

表 15-3　肝脏损伤分级（AAST）

分级	损伤类型	损伤描述
I	血肿	包膜下,不扩展,<10% 表面积
	裂伤	包膜撕裂,不出血,肝实质裂伤深度 <1cm
II	血肿	包膜下,不扩展,10%~50% 表面积;或肝实质内,不扩展,直径 <10cm
	裂伤	包膜撕裂,肝实质裂伤深度 1~3cm,长度 <10cm
III	血肿	包膜下血肿破裂 >50% 表面积;肝实质内血肿 >10cm 或扩展性
	裂伤	实质裂伤深度 >3cm
IV	裂伤	肝实质断裂达肝叶 25%~75% 或累及单一肝叶的 1~3 个肝段
V	裂伤	肝实质断裂达肝叶 75% 以上或累及单一肝叶的 3 个以上肝段
	血管损伤	肝周静脉损伤,即肝后下腔静脉、中央区主干肝静脉血管
VI	血管损伤	肝撕脱伤

前三级内如发现肝内多发伤则其损伤程度加一级

（三）肝损伤的处理

1. 非手术治疗　由于 60%~80% 的闭合性肝损伤患者在手术时出血已停止,因此非手术治疗肝损伤应成为一种较好的治疗选择。其适应证为:①患者神志清楚,能正确回答问题;②血流动力学稳定或经补充血容量后维持稳定;③无明显腹膜炎体征;④评估肝损伤一般在 I~II 级;⑤无其他需手术治疗的腹腔内或腹膜后脏器损伤;⑥不需要与肝损伤有关的大量输血;⑦具备有效的 ICU 监护设备。只要患者选择适当,观察严密,非手术治疗能取得良好的治疗效果。

2. 手术治疗　对于肝外伤严重,腹腔内有明显出血,经复苏仍不能维持血流动力学稳定,或合并有腹腔其他脏器损伤者,IV~VI 重度肝损伤者均需手术治疗。其基本要求是彻底清创,确切止血,消除胆汁溢漏,正确处理肝脏损伤与合并损伤和建立通畅引流。

手术按病情需要分以下几类:

（1）肝清创修补术:对于裂口不深,出血不多,创缘比较整齐的患者可在清除裂口内的血块、异物及粉碎失去活力的肝组织后直接予以缝合,缝合前可将大网膜、明胶海绵或氧化纤维填入裂口以提高止血效果及加强缝合线的稳固性。

（2）肝动脉结扎术:当裂口内有不易控制的动脉性出血时可行肝动脉结扎。

（3）肝切除术:当有大块肝组织破损时可行肝段(或肝叶)切除术,但应尽量保留正常肝脏组织。

（4）纱布填塞法:在某些情况下如受医院条件或技术限制时,为了争取时间,尽快地控制肝创口出血,挽救患者的生命,可采用纱布填塞压迫止血。纱条尾端自腹壁切口或另作腹壁戳孔引出作为引流。用于填塞止血的纱布应于术后 72 小时开始逐步取出,每日抽出一段(块),直至取完。此法有并发感染或在抽出最后一段(块)纱布时引起再次出血的可能,故除非迫不得已,应避免采用。

（5）损伤控制性手术:损伤控制性手术是近 20 年来创伤外科领域里重要进展之一,是指在救治严重创伤、大量失血的患者时,根据其生理耐受程度,采用分阶段治疗方式,最后进行确定性的治疗,可最大限度地减少对患者的损害,降低病死率。其主要适用于:①术中出血凝血障碍;②不能控制的术中大出血,失血性休克,短时间内出血量 >4000ml;③术中患者严重低体温,T<35℃;④巨大的包膜下血肿破裂;⑤肝后下腔静脉或肝静脉主干受损(肝损伤 V 级)有引起严重出血并导致空气栓塞的可能;⑥出现代谢性酸中毒;⑦受条件限制需转院者。操作时将多块纱布填压在损伤肝面和膈肌间(接触脏器的纱布可蘸液状石蜡)。通常,用该法可迅速结束手术,将患者送至 ICU 治疗,一般在 ICU 治疗 24~36 小时,等凝血功能、低体温、酸中毒等纠正、血流动力学状态稳定后进行再探查手术。此时大多患者已不再出血,医生能从容地进行针对性处理,

Note

包括除去纱布块,清除腹腔内血凝块,彻底清创,严密止血,并可在全肝血流阻断或静脉转流的条件下实施肝后下腔静脉或肝静脉主干破损血管的修补,手术结束时应注意妥善引流等。这样在不明显增加感染机会的同时,可挽救许多危重患者的生命。

3. 介入治疗　血管栓塞治疗适用于出血量不大,而破损出血的动脉又位于肝实质深部的患者。在肝脏填塞术后选择性地应用介入血管栓塞治疗能有效控制深部破裂血管的出血,避免因出血不止而需再次手术。

二、脾脏损伤

脾脏位于腹腔内上、左季肋下后部,被肋弓遮盖,长11~12cm,质地柔软,血运丰富,有致密的被膜,所占腹腔面积较小,但因脾脏组织较脆弱,钝挫性打击、挤压、手术牵拉胃、结肠均易破裂。脾脏损伤在腹部损伤中约占45%,居腹部内脏损伤第1位。作为最易受伤的腹内脏器,任何腹部损伤患者均需考虑到脾脏损伤的可能,在脾脏有慢性病理改变(如血吸虫病、疟疾、黑热病、传染性单核细胞增多症、淋巴瘤等)时更易破裂。按病理解剖分类,脾脏损伤可分为中央型破裂(损伤在脾脏实质深部)、被膜下破裂(被膜下脾脏实质损伤)和真性破裂(被膜和脾脏实质同时破裂)三种,前两种因被膜完整,出血被限制在脾内,故临床上并无血腹及明显出血症状而易被忽略。如脾脏损伤未被发现,部分患者可形成血肿而最终被吸收,但有少部分患者,尤其是被膜下血肿,经过一段时间后(多数在两周内,也可长达数月),因血管破损处凝血块的溶解吸收而继发出血,可突然转为真性破裂,称为延迟性脾脏破裂,在临床诊治中应引起注意。延迟性脾脏破裂多由包膜下脾脏破裂发展而成,指在脾脏外伤后,有一间隙期无脾脏破裂的典型表现,至受伤后一两天突发出血。延迟性脾脏破裂发生差异较大,国内报道约占脾脏外伤的3%~10%。国外较多,在14%~20%之间。

临床所见脾损伤约85%为真性破裂,破裂部位多见于脾上极及膈面,如破裂发生在脏面尤其是邻近脾门者有可能撕裂脾蒂,导致致命性大出血。美国创伤外科协会提出的脾脏损伤分级标准见下表(表15-4)。

表 15-4　脾脏损伤分级(AAST)

分级	损伤类型	损伤描述
I	血肿	包膜下,不扩展,<10% 表面积
	裂伤	包膜撕裂,不出血,实质裂伤深度 <1cm
II	血肿	包膜下,不扩展,10%~50% 表面积;或脾脏实质内,不扩展,直径 <10cm
	裂伤	包膜撕裂,实质裂伤深度 1~3cm,不累及小梁血管
III	血肿	包膜下,>50% 表面积或为扩展性;包膜下血肿或实质内血肿破裂;实质内血肿 ≥5cm 或扩展性
	裂伤	脾脏实质裂伤深度 >3cm 或累及小梁血管
IV	裂伤	裂伤累及段或脾门血管,导致大块脾组织(25% 以上)丧失血供
V	裂伤	脾脏完全碎裂
	血管损伤	脾门血管损伤,全脾丧失血供

外科医生应根据脾脏损伤的严重程度、机体情况的危重程度,分清主次,采取最恰当的治疗方法。随着对脾功能认识的深化,为预防发生脾切除术后凶险感染,尤其在小儿患者,应坚持在"抢救生命第一、保留脾第二"的原则下尽量保留脾。因此近年来对于脾脏损伤的非手术治疗越来越受到重视。

(一)非手术治疗

对于生命体征及血流动力学稳定;CT 证实脾损伤程度较轻,脾损伤分级为 I~II 级,无合并其他腹内脏器损伤;有外科重症监护条件;有及时中转手术的条件和手术人员安排;年龄一般在55岁以下的患者可行非手术治疗,治疗期间应严密观察腹部体征和血流动力学状态,如病情恶化、体征扩展、血流动力学不稳定则及时转为手术治疗。

延迟性脾破裂一般发生在伤后2周以内。所以非手术治疗期间应严格卧床休息2周以上。非手术治疗期间避免剧烈咳嗽、大便用力等增加腹压的因素,避免剧烈活动6~8周,避免激烈对抗性体育活动至少6个月或直至CT显示陈旧性病灶被完全吸收。

（二）手术治疗

血流动力学不稳定、明显血腹、CT证实脾脏损伤严重、脾原有病理性改变,伴腹腔内其他脏器损伤或在非手术治疗过程中病情恶化者,均需手术治疗。

1. 保脾手术　保脾手术用于伤口较表浅,破裂较局限的小儿或年轻伤员,包括:①脾破裂黏合凝固止血术;②脾破裂缝合修补术;③部分脾切除术;④全脾切除＋自体脾脏组织片网膜囊内移植术;⑤带血管蒂自体脾脏组织移植术;⑥脾动脉结扎术;⑦部分脾栓塞术;⑧保留脾脏的胰体尾切除术;⑨脾网膜包裹止血及捆扎术;⑩腹腔镜技术的应用。

2. 全脾切除等手术　适用于全脾破裂或广泛性脾脏破裂、脾脏粉碎性破裂、脾脏中心破裂、脾门撕裂和脾脏血供完全中断而无法修补或保留部分脾脏组织;病情重,血流动力学不稳定者;脾脏缝合修补术不能有效止血者;有威胁生命的合并伤者。延迟性脾破裂或在野战条件下发生的脾破裂原则上应行脾切除术。

3. 自体性脾移植术　又分为自体脾脏组织片网膜囊内移植术和带血管蒂自体脾脏组织移植术。在儿童为防止脾切除后OPSI,可行脾自体移植,即将1/3脾组织切成薄片埋入大网膜前后两叶之间。

三、胃损伤

胃是腹腔内较大的器官,有一定的活动度,空腹时几乎全部为肋弓所保护,胃损伤(stomach injury)的机会不多。但在进食后,胃腔膨胀,大部分胃不在肋弓的保护范围,所以,无论在战时或平时,受伤的概率都较饥饿时大。胃的大部贴近腹前壁,故上腹部刺伤易致胃损伤,且可伴有肝脏、脾脏、横膈及胰腺等损伤。胃的钝性伤少见,常在上腹部遭暴力打击后因胃内压的突然升高而破裂。有时胃破裂可因胃镜检查或吞入锐利异物引起,但较少见,战时多见于火器伤和冲击伤。胃损伤文献报道中,亦有因胃镜检查致胃穿孔或手术致胃损伤的报道。胃损伤的类型如下:

1. 胃非穿透伤　当胃腔膨胀时,胃前壁及大弯与前腹壁有较大的接触,上腹部遭受钝性暴力打击后,如拳打、脚踢、撞击、摔伤等,胃在体外钝性力的作用下可引起胃的机械性损伤,腹壁可以完全无形态上的损伤,而胃壁则有不同程度的损伤,其损伤程度也可因外力的作用和范围而有所不同,有的只伤及胃壁,有的则伤及邻近脏器,如肝脏、胰腺、十二指肠等。具体的表现有:

(1) 胃浆膜及肌层裂伤或挫伤,可以完全无临床症状。

(2) 胃壁内血肿,多由挫伤引起。也可无症状,但可继发感染形成脓肿,引起胃壁坏死穿破继发腹膜炎。

(3) 胃黏膜撕裂伤,可有呕血、黑便等胃出血症状。

(4) 胃壁全层破裂,多由严重损伤所致,很快出现弥漫性腹膜炎及中毒性休克。

2. 胃穿透伤　一般由火器伤及刀刺伤引起,胃穿透伤常和邻近器官的损伤同时存在。胃穿透伤可分为:

(1) 单纯胃穿透伤,表现为胃穿孔的症状。

(2) 胃壁大块组织缺损,多由火器伤所致,症状重,并发症多,预后较差。

此外,胃的医源性损伤亦常有发生。常见于巨脾切除时造成的胃损伤。由于特殊的解剖关系,在脾切除时,因脾位置深在,且和大弯紧邻,当粘连多、术野显露不佳,或术者对解剖不熟悉时,因脾胃韧带的特殊解剖结构,呈上极狭窄底面宽的三角,最上部仅 1~2cm 宽,脾上极和胃大弯上部、胃底间非常接近,分离结扎胃短血管最后数支时,易损伤胃壁,发生术后高位胃壁坏死、穿孔。胃的医源性损伤亦可见于胆道再次手术,因病变本身及前次手术,胃、十二指肠、横结肠、大网膜,甚至腹壁,都紧密粘连,损伤胃、十二指肠的可能性较大。美国创伤外科协会提出的胃损伤严重程度分级见表 15-5。

表 15-5 胃损伤分级(AAST)

分级	损伤描述
I	挫伤或血肿;部分胃壁撕裂
II	胃食管交界处或幽门裂伤 <2cm,近端 1/3 胃裂伤 <5cm
III	胃食管交界处或幽门裂伤 >2cm
	近端 1/3 胃裂伤 >5cm,远端 2/3 胃裂伤 >10cm
VI	组织缺损或胃组织失去供血 <2/3
V	组织缺损或胃组织失去供血 >2/3

胃损伤未波及胃壁全层(如浆膜或浆肌层裂伤、黏膜裂伤)时,可无明显症状。若全层破裂,可因胃酸刺激引起剧烈腹痛及腹膜刺激征。单纯后壁破裂时症状体征不典型,有时不易诊断。膈下有游离气体、肝浊音界消失、胃管引流出血性物、DPL 抽出胃内容物等,均提示胃破裂的可能。刀刺胃前壁裂伤时,必须检查后壁有无裂伤。

胃破裂时手术探查必须彻底,应切开胃结肠韧带探查后壁(因 1/3 的病例可合并胃前后壁穿孔),同时特别注意检查胃食管交界处及大小网膜附着处以免遗漏小的破损。此外,胃损伤患者尚要仔细检查膈肌以便及时处理因膈肌破裂所致的胸膜腔污染。对边缘整齐的裂口,可直接缝合;边缘有挫伤或失活组织时,需修整创口后再缝合;胃壁广泛损伤时,部分胃切除术为最佳选择。

四、十二指肠损伤

十二指肠位置深在,后有脊柱及腰背肌,前有胸壁和腹壁保护,除十二指肠球后部及降部的前外侧有遮盖外,其余均位于腹膜后,加之十二指肠有一定的活动度,故十二指肠损伤(duodenal injury)的发生率很低,占 3.7%~5%,多为闭合伤,且损伤以血肿为多见。平时十二指肠创伤多见于交通事故,约 1/3 为汽车急刹车引起的方向盘撞伤和自行车车柄伤。平时伤的病死率约 20%。战伤多为火器伤,病死率可达 50% 以上。

按十二指肠损伤的病理程度,可分为十二指肠壁浆膜撕裂、挫伤、壁内血肿、穿孔、破裂、断裂、大块毁损、组织缺失等。美国创伤外科协会提出了十二指肠损伤严重程度分级(表 15-6)。

表 15-6 十二指肠损伤分级(AAST)

分级	损伤类型	损伤描述
I	血肿	仅累及十二指肠的某一部分
	裂伤	伤及部分肠壁,但未穿破
II	血肿	伤及一部分以上(如球部、降部)
	裂伤	破裂不足肠管周径的 50%
III	裂伤	第 1、3、4 部破裂达周径的 50%~100%,第 2 部破裂达周径的 50%~75%
VI	裂伤	第 2 部破裂达周径的 75% 以上或伤及乳头壶腹部远端胆总管
V	裂伤	严重的胰头十二指肠破裂
	血管损伤	十二指肠丧失血供

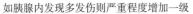如胰腺内发现多发伤则严重程度增加一级

Note

全层十二指肠破裂的发生率很低,但临床意义却更大,该类十二指肠损伤较多见于十二指肠的二、三部(3/4以上),伤后早期死亡原因主要是严重合并伤,尤其是腹部大血管伤;后期死亡则多因诊断不及时或处理不当引起十二指肠瘘、感染、出血和器官功能衰竭。

十二指肠损伤病情严重且进展迅速,十二指肠为消化道的重要枢纽,是胰液、胃液和胆汁汇集的场所,日通过消化液达8~10L,伤后肠液外溢、出血等,都较为严重,40%~50%可发生休克。十二指肠破裂如发生在腹腔内部,破裂后可有胰液和胆汁流入腹腔而早期引起腹膜炎,术前临床诊断虽不明确损伤所在部位,但因症状明显,一般不致耽误手术时机。闭合性损伤所致的腹膜后十二指肠破裂的早期症状、体征相对不明显,伤后往往有一段缓解期,直到数小时乃至1天后病情明显恶化后才引起重视。及时发现损伤较困难,下述情况可为诊断提供线索:①右上腹或腰部持续疼痛且进行性加重,可向右肩及右睾丸放射;②右上腹及右腰部有明显的固定压痛;腹部体征相对轻微而全身情况不断恶化;③出现血性呕吐物;血清淀粉酶升高;平片可见腰大肌轮廓模糊,腹膜后呈花斑状改变(积气)并逐渐扩展;④胃管内注入水溶性碘剂可见外溢;⑤CT显示右肾前间隙气泡;⑥直肠指检在骶前扪及捻发音。

十二指肠破裂时抗休克和及时正确的手术处理是治疗的两大关键。如探查时发现十二指肠附近腹膜后血肿,组织被胆汁染黄或横结肠系膜部有捻发音,应高度怀疑十二指肠腹膜后破裂的可能。此时应切开十二指肠外侧后腹膜或横结肠根部后腹膜,以便探查十二指肠降部与横部。手术方法很多,归纳起来主要有下列6种:①单纯修补术:70%~80%以上的十二指肠损伤可用此法治疗,此法适用于裂口不大,边缘整齐,血运良好且无张力者;②带蒂肠片修补术:裂口较大,不能直接缝合者,可游离一小段带蒂肠管,将其剖开修剪后覆盖于缺损处;③十二指肠空肠Roux-en-Y吻合术:十二指肠第三、四段严重损伤不宜缝合修补时,可切除该段行端-端吻合,若张力过大无法吻合,则利用近端与空肠行吻合术,这样使十二指肠吻合口无张力,不出现狭窄,有效转流十二指肠肠液,达到减压目的;④十二指肠憩室化手术(duodenal diverticulization):适用于十二指肠第一、二段严重损伤或同时伴胰腺损伤者;⑤胰头十二指肠切除术:只宜用于十二指肠第二段碎裂累及胰头无法修复者,该术式创伤大,病死率近40%;⑥浆膜切开血肿清除术:较轻的十二指肠损伤常表现为十二指肠壁内血肿,除上腹不适、隐痛外,主要表现为高位肠梗阻,若非手术治疗两周梗阻仍不解除,可手术切开血肿清除血凝块,修补肠壁,或行胃空肠吻合术。

五、胰腺损伤

胰腺位于腹膜后,位置深而隐蔽,因此胰腺损伤(pancreatic injury)较少发生,一旦损伤不易被早期发现,甚至在术中探查时也易漏诊。在平时,我国的胰腺外伤以钝性伤为受伤的主要原因,见于机动车事故、工矿外伤、生活意外所引起的下胸部、上腹部损伤而伤及胰腺,钝性伤较穿入性损伤为多,大多数均伴有其他内脏损伤,十二指肠常与胰头部同时受伤,其他还可合并肝脏、胃和大血管损伤;腹部以外的合并伤多为胸部、头部伤。近年,随着交通事故的增多,胰腺损伤的发生率有上升趋势;如果暴力直接作用于上腹中线,损伤常在胰的颈、体部;如暴力作用于脊柱左侧,则多伤在胰尾。由于胰液侵蚀性强,故胰腺损伤常并发胰瘘。胰腺损伤的病死率较高,可达10%~20%。

胰腺损伤的临床类型如下:

(1)单纯胰腺挫伤:胰腺包膜可完整亦可破裂。前者为单纯性胰腺损伤,胰腺间质有轻度损伤,又可称作创伤性胰腺炎。胰腺包膜破裂的损伤程度较前者重,但胰腺内无明显血肿,亦无胰管断裂,挫伤可发生在胰腺任何部位。

(2)胰腺深部撕裂伴有胰腺实质内血肿、液化,但无胰腺导管损伤。

(3)胰腺断裂:其类型有:①胰腺断裂或折断,超过胰腺直径1/2以上;②胰腺中心贯通伤;③损伤处已显露胰腺导管;④胰腺严重的挤压碎裂伤。

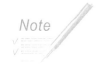

（4）胰头部挫伤：由于其解剖部位的特殊性，应将其独立分类，不论是单纯的挫伤、撕裂伤或断裂。因胰头宽厚，有时胰腺腹侧面（前面）尚完好，但背侧面（后面）可出现明显损伤，极易被忽视，一旦术中探查被忽略则后果极为严重。

（5）胰头部损伤合并十二指肠伤：胰头部可有轻度挫伤，也可有严重的断裂伤。十二指肠的损伤指的是伴有创伤性破裂，大多数十二指肠损伤位于前内侧壁，少数患者可有十二指肠第二段后壁破裂。后壁大的破裂较易诊断，但小的破裂则容易误诊。在术中凡见到十二指肠外侧腹膜后有血肿，并有时触及捻发感，应沿十二指肠旁切开后腹膜，将十二指肠向左侧翻转，仔细检查有无裂孔。一旦误诊将造成不可弥补的后果。

胰腺损伤时胰液可积聚于网膜囊内而表现为上腹疼痛、压痛和肌紧张。若胰液经网膜孔或破裂的小网膜进入腹腔则表现为明显的弥漫性腹膜炎。部分单纯胰腺钝挫伤患者因临床表现不明显而不被注意，直至形成假性囊肿时才求诊。胰腺损伤患者的血清淀粉酶可能升高，另外，受伤前饮酒、合并胃炎或头部损伤时也可能有一过性的血清淀粉酶升高，故血清淀粉酶测定的诊断特异性不强。胰腺损伤时腹腔灌洗液淀粉酶可升高，但腹内其他脏器损伤后腹腔灌洗液中淀粉酶浓度也常增高，因此只有在腹腔灌洗液中淀粉酶浓度很高或能排除腹内其他脏器损伤时才对诊断有一定参考价值。因胰腺位置深在，B超检查对胰外伤的诊断价值有限，尤其对于肥胖患者，可发现胰回声不均和周围积血、积液等。CT对胰腺损伤的诊断意义较大，可见胰腺弥漫性或局限性水肿、胰腺裂伤、胰周水肿和积液、脾静脉与胰腺之间积液和分离、胰腺血肿、胰腺假性囊肿以及胰管扩张。如果伤情允许，可行MRCP和内镜逆行胰胆管造影（endoscopic retrograde cholangiopancreatography，ERCP），以判断胰腺损伤的程度及主胰管有无损伤，提供更多的信息帮助治疗方式的选择。

为指导临床治疗，胰腺损伤按胰实质受损情况及主胰管有无损伤分级（表15-7）。

表 15-7　胰腺损伤分级（AAST）

分级	损伤类型	损伤描述
I	血肿	无胰管损伤的轻微挫伤
	裂伤	无胰管损伤的浅表裂伤
II	血肿	无胰管损伤及组织缺损的重度挫伤
	裂伤	无胰管损伤及组织缺损的重度裂伤
III	裂伤	胰腺远端部分断裂或伤及胰管的胰实质损伤
VI	裂伤	胰腺近端部分断裂或伤及乳头壶腹部的胰实质损伤
V	裂伤	胰头严重碎裂

胰腺损伤常合并其他脏器损伤，所以一旦决定手术，就必须进行全面探查，以确定胰腺损伤的部位、程度及有无合并伤等，尤其需探查清楚有无主胰管破损或断裂，以便制订恰当的处理方案。手术治疗的原则是彻底清创，确切止血，控制胰液外漏，处理合并伤及通畅引流。

根据胰腺损伤部位的不同，应采取不同的手术方式：

（1）主胰管完整的胰挫裂伤，可在妥善止血后用丝线作褥式缝合修补。

（2）胰体尾部的严重挫伤伴主胰管破损或横断者宜作胰腺远端切除、近端缝合术。

（3）胰腺头颈部断裂时，头侧主胰管结扎并缝合腺体断端，尾侧断端与空肠行Roux-en-Y内引流术以保全胰腺功能。严重的胰头损伤尤其合并十二指肠损伤时可酌情行十二指肠旷置术，其内容包括胃窦部切除、迷走神经切断、胃空肠端侧吻合、十二指肠残端缝合闭锁加置管造瘘、十二指肠破裂处缝合修补、胰头损伤局部清创及缝合修补、胆总管T形管引流和腹腔内多根引流管，必要时行高位空肠营养性造瘘。其原理主要为：①胃空肠吻合可使食物、胃液不再经过十二指肠,有利于十二指肠损伤的愈合;②胃窦部切除加迷走神经切断可使胃液、十二指肠液和胰液的分泌减少,使胰酶激活受抑,并可防止应激性溃疡的发生;③十二指肠造瘘和胆总管 T 形管引流可减轻胰腺损伤处的胰液外溢和自身消化,降低十二指肠缝合修补处的张力,有利于创伤的愈合。由于效果满意,目前已成为治疗严重胰头十二指肠损伤的标准术式。在危重患者尚可选用改良的十二指肠旷置手术,即切开胃窦部前壁,在胃内用可吸收线连续缝合黏膜和肌层以闭锁胃幽门管,再将胃窦切口与空肠吻合,这样胃内容物将通过胃空肠吻合口而不再经过胰十二指肠区域,不必做胃窦切除和迷走神经切断术,可缩短手术时间,减轻对患者的手术打击。在手术后 3~4 周当受损部位已基本愈合时,闭锁的胃幽门也随着缝线的吸收而自行开放。当发生广泛的胰头部损伤,合并严重的十二指肠和胆道损伤时可考虑行胰十二指肠切除术,但手术死亡率可高达 45% 左右,故只在不得已时采用,不作为常规的手术选择。

各类胰腺手术后均需放腹腔引流,必要时多根双套管负压引流,引流管一般放置 5~7 天,如引流液较多可适当延长。如发生胰瘘,经禁食、引流、营养支持,配合应用生长抑素治疗后,大多在 4~6 周内自愈,仅少数需再手术治疗。

六、小肠及肠系膜损伤

小肠全长 5~7m,位居腹腔及盆腔内,所占面积大,腹前壁又无坚固组织保护,无论开放伤或撞击、挤压等钝性暴力,均易致伤。小肠及肠系膜损伤(small intestine and mesenteric injury)多为穿透伤,常由枪伤和刀刺伤造成。腹部闭合伤(钝性伤)导致的小肠破裂以局部打击为主,多见于马蹄伤、高空坠落伤或车把、方向盘直接撞击腹部所致,由于:①肠道撞击脊柱;②突然减速,肠系膜撕脱;③肠腔内压突然增加,肠道局部假性闭袢等原因造成。远端回肠和近端空肠相对固定,容易受伤。此外,腹部侧方推挤暴力也可产生剪切力或牵拉力,作用腹壁引起小肠破裂(rupture of small intestine)。非直接打击的腹部冲击伤也可有小肠穿孔,肠壁和肠系膜血肿,暴力极大的钝性伤可将小肠挤压成数段断裂。小肠损伤可发生血肿、穿孔、破裂、部分离断与完全离断。穿孔或破裂后,肠内容物可溢入腹腔引起弥漫性腹膜炎。如肠系膜血管损伤,可发生血管破裂、断裂,引起肠系膜血肿或腹内大出血、休克。

1. 小肠损伤的分类

(1) 小肠挫伤(血肿)。

(2) 小肠撕裂:①未穿孔(非全层);②穿孔(全层,但未完全横断);③大块毁损(撕裂、破裂、组织丢失)。

2. 小肠系膜损伤分类

(1) 挫伤。

(2) 撕裂伤:①轻度(浅表);②重度(失血量 <20%);③大块毁损(撕脱、网状、组织丢失)。

美国创伤外科协会提出的小肠及系膜损伤的严重程度分级见表 15-8。

表 15-8 小肠损伤分级(AAST)

分级	损伤类型	损伤描述
I	血肿	挫伤或无血运障碍的血肿
	裂伤	伤及部分肠壁,未穿破
II	裂伤	破裂不足肠管周径的 50%
III	裂伤	破裂达到肠管周径的 50% 以上,但未横断
VI	裂伤	肠管横断
V	裂伤	肠管横断并肠段组织缺损
	血管损伤	肠管节段血运障碍

Note

小肠损伤后早期即可产生明显的腹膜炎,故诊断一般并不困难。小肠破裂后,只有少数患者有气腹,如无气腹表现,仍不能否定小肠穿孔的诊断。值得注意的是,当患者合并有头部损伤或其他因素导致意识不清时,或当小肠裂口不大,或穿破后被食物残渣、纤维蛋白甚至突出的黏膜堵住时,腹部体检结果就不很可靠,此时 DPL 将很有价值,如同时测定灌洗液中碱性磷酸酶浓度,将对可疑小肠破裂患者的诊断提供帮助,其阳性标准为 >10U/L。

小肠破裂的诊断一旦确定,应立即手术治疗。小肠损伤常合并小肠系膜损伤,故手术时要对整个小肠和系膜进行全面细致的探查,靠近肠管的系膜血肿不论大小均应切开检查以免遗漏小穿孔。手术方式以修补为主,如部分肠段损伤严重,或存在血运障碍,或小段肠管有多处破裂时可做小肠部分切除吻合术。

七、结肠损伤

结肠在腹内脏器中所占面积较大。结肠内含有种类和数量繁多的细菌,在干粪便中细菌占重量的 60%,故结肠损伤(colon injury)后易发生感染。升结肠、降结肠后壁位于腹膜后且较固定,如致伤物自后腹壁穿入,粪便溢入伤口则易发生感染性蜂窝织炎;横结肠、乙状结肠位于腹腔内且游动性较大,肠破裂后溢入腹腔的大便扩散范围较大,极易发生弥漫性腹膜炎。结肠血液循环和组织愈合能力较小肠差,且容易胀气,故结肠缝合口易发生裂漏。结肠损伤的部位与腹部受伤的方式和受伤的部位相关。前腹部受到钝性伤时,部位靠前、活动度大的横结肠和乙状结肠易受到损伤。腰部及肋腹部的钝性伤则使升结肠或降结肠易于受损。由于结肠内容物液体成分少而细菌含量多,故腹膜炎出现较晚,但较严重。部分结肠破裂位于腹膜后,早期表现不明显,容易漏诊导致严重的腹膜后感染。

结肠损伤发生率高,伤情复杂,病情重,易并发弥漫性腹膜炎、严重感染、休克等,病死率高。结肠损伤 90% 以上为开放性伤,其中约 1/3 为单纯结肠伤,2/3 为合并有其他脏器伤,致伤性质常为弹片伤、刺伤、子弹伤等。闭合性损伤约占腹腔内脏器损伤的 3%~5%,常为交通事故所致,一般均合并其他脏器损伤和明显的血流动力的改变。

腹部受到猛烈撞击、碾压等外力作用时,多导致结肠闭合性损伤,而腹部刺伤、枪伤、弹片伤等多造成开放性损伤。另外,结肠镜检查、电灼肠壁病变、肛管插入、灌肠等操作可引起该结构医源性损伤。

结肠损伤的基本类型有:

(1) 结肠挫伤:①肠壁挫伤,无穿孔,无血运障碍;②系膜挫伤,血管破裂出血或形成系膜血肿。

(2) 结肠撕裂伤:①未穿孔,非全层或浆膜撕裂;②穿孔,全层,但未完全横断;③肠壁破裂,范围不大,破裂四周肠壁仍较正常,无血运障碍;④肠壁大面积撕裂或横断;⑤肠壁呈现血运障碍或已坏死,多是由于系膜的主要供应血管受损所致。

美国创伤外科协会提出的结肠损伤的严重程度分级见表 15-9。

表 15-9　结肠损伤分级(AAST)

分级	损伤类型	损伤描述
I	血肿	挫伤或无血运障碍的血肿
	裂伤	伤及部分肠壁,未穿破
II	裂伤	破裂不足肠管周径的 50%
	裂伤	破裂达到肠管周径的 50% 以上,但未横断
III	裂伤	结肠横断
VI	裂伤	结肠横断并肠段组织缺损
V	血管损伤	肠管丧失血供

以往一直认为结肠壁薄、血供差、含菌量大，故结肠破裂后大部分病例需先行肠造口术或肠外置术处理，待 3~4 周后再行二期手术，这样不但病程长，而且增加患者的痛苦和感染机会。研究发现，结肠的愈合能力与小肠相比并无差异，现在认为，除手术时患者情况较差，腹腔严重污染，结肠切断面炎症明显，缺血或受肿瘤浸润需行改道手术外，大多数结肠损伤患者只要早期诊断（4~6 小时内），均可行一期修补或吻合术。而分期手术的适应证为：①受伤超过 6 小时；②腹腔污染严重；③合并腹腔内多器官损伤；④患者年龄大或全身状态差，不能耐受长时间手术；⑤左半结肠损伤；⑥战时，伤员量大，治疗后不能留治观察超过 1 周以上者。

八、直肠损伤

直肠长约 12cm，位于第 3 腰椎平面以下。直肠损伤（rectal injury）并不少见，致伤原因多样，通常穿透伤由投射物所致，有时高处坠落，肛门直肠可被尖锐物体损伤，强大直接的钝性暴力伤和交通事故车轮辗轧伤最常见。直肠损伤，尤其是直接强大的暴力致伤，伤情常较严重，多合并骨盆骨折、膀胱尿道伤、骨盆内大出血、腹膜后大血肿和会阴部广泛撕裂、毁损。直肠损伤有如下特点：①直肠内容物为粪便，细菌含量较多，一旦直肠损伤，极易感染，对伤员危害大；②直肠下端周围组织间隙多，内有较多的疏松结缔组织，血运又较差，易感染，且易向周围组织扩散；③常伴有其他组织器官的损伤，如骨盆骨折引起直肠撕裂伤，常合并有尿道损伤及盆腔大出血；④临床医生在诊治这类复杂损伤时经验不足，易误诊或漏诊，处理也欠全面。

直肠损伤的类型如下：

（1）直肠插入伤（戳伤）：意外事故造成直肠被尖锐物刺入，如由高处坠下时，坐于直立在地上的木柱、铁棍或其他棒状物上并插入直肠内，以及性变态性侵犯造成损伤。

（2）医源性器械损伤：多见于各种外科手术后的并发症，如妇产科、泌尿外科及内镜下手术，中枢神经系统损伤所致肛门失禁，痔手术或术中损伤肛管直肠括约肌等。乙状结肠镜检查用力过猛、盲目插镜及注入过多空气或灌肠速度过快、压力太高也可发生直肠穿孔。

（3）机械损伤：如车祸、肛门体温计断裂，以及骨盆断端刺伤等。

（4）火器伤：战时多见，如弹片、弹丸、弹珠、刺刀都可致损伤。投射物可经腹部、臀部、会阴部、髋部甚至大腿射入而导致肛管直肠的损伤，常合并有小肠、结肠、膀胱、内生殖器、大血管等损伤。

（5）其他：食入尖锐异物如义齿、齿桥、鸡鱼骨片均可造成直肠局部损伤，甚至穿透肠壁；碱性烧伤、电击伤和火焰烧伤等。

美国创伤外科协会提出的直肠损伤的严重程度分级见表 15-10。

表 15-10　直肠损伤分级（AAST）

分级	损伤类型	损伤描述
I	血肿	挫伤或无血运障碍的血肿
	裂伤	部分肠壁挫裂
II	裂伤	破裂不足肠管周径的 50%
III	裂伤	破裂达到肠管周径的 50% 以上
IV	裂伤	肠壁全周撕裂并延及会阴
V	血管损伤	节段性血运障碍

直肠损伤常发生在躯干、臀部、会阴部或大腿上部受枪弹伤或刺伤的患者。如直肠损伤在腹膜反折之上，其临床表现与结肠破裂基本相同；如发生在腹膜反折之下，由于周围组织间隙较多，可引起严重的直肠周围感染，但因无腹膜炎表现，容易延误诊断。怀疑有直肠损伤的患者均

须做直肠指检,如条件允许,最好行直肠镜检查以帮助诊断。直肠上段破裂,应剖腹进行修补,若全身和局部情况好,可以不做近端造口。肠壁损伤较重时,可切除后行一期端-端吻合;如患者腹腔、盆腔污染严重,应加做乙状结肠造口使粪便改道。如直肠毁损严重不宜做一期切除吻合时,可行 Hartmann 手术。直肠下段破裂时,应充分引流直肠周围间隙以防感染扩散,同时施行乙状结肠造口术。

（姜洪池）

本章小结

　　腹部损伤常发生在顿挫性和穿透性损伤之后,可分为开放性和闭合性腹部损伤。腹部损伤的临床表现因伤情的不同而有很大的差异,实质性脏器(肝脏、脾脏、胰腺等)破裂时发生内出血;而肠、胃、胆囊、膀胱等空腔脏器破裂主要表现为弥漫性腹膜炎。腹部闭合性损伤的诊断较为困难,诊断应着重于:①有无内脏损伤;②什么脏器受损;③是否为多器官损伤;④损伤程度。诊断性腹腔穿刺和灌洗术对腹部损伤的诊断很有帮助,而且辅助检查也有指导意义,如 B 超、CT 和腹腔镜检查。腹部损伤患者,尤其是有多发伤或严重损伤者多需要手术治疗。而对实质性脏器损伤的处理要优先于空腔脏器。严重腹部损伤的患者多为多发脏器损伤,这类患者多有严重的酸中毒、低体温、凝血功能紊乱等,此时建议在损伤控制原则下进行手术治疗。常见腹腔脏器损伤包括肝脏破裂、脾破裂、胰腺损伤、胃、十二指肠损伤、小肠破裂、结肠破裂和直肠损伤。

思考题

1. 腹部闭合性损伤的诊断依据是什么?
2. 腹部闭合性损伤的处理原则有哪些?
3. 腹部闭合性损伤患者剖腹探查时应遵循的原则是什么?
4. 常见腹腔实质性脏器和空腔脏器损伤的临床表现特点及处理原则有哪些?

参考文献

1. 姜洪池.腹部创伤学.北京:人民卫生出版社,2012.
2. 吴孟超,吴在德.黄家驷外科学.第 7 版.北京:人民卫生出版社,2008.
3. 黄洁夫.肝胆胰外科学.北京:人民卫生出版社,2010.
4. Townsend CM,Beauchamp Jr. RD,Evers BM,et al. Sabiston textbook of surgery:the biological basis of modern surgical practice. 19th ed. Philadephia:Elsevier,2012.

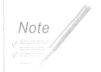

第十六章　急性化脓性腹膜炎

第一节　解剖生理概要

腹膜表面由一层间皮细胞构成,深面依次为基底膜、浆膜下层,含有脂肪细胞、巨噬细胞、胶原和弹力纤维以及血管丰富的结缔组织。腹膜表面积与全身体表面积几乎相等,分为壁腹膜和脏腹膜。壁腹膜覆盖在腹壁、横膈脏面以及盆壁的内侧面,其较深部是疏松结缔组织,易于剥离,其内含有胶原纤维,巨噬细胞和网织细胞。在膈肌下方以及腹白线后方的腹膜外结缔组织较为致密,并附着较紧密;而在盆壁、腹前壁下部等处,壁腹膜附着较松弛,利于器官扩张,如膀胱充盈。脏腹膜覆盖于内脏表面,与其下的组织紧密附着,不易剥离,脏腹膜常常被认为是内脏器官的一部分,又称之为浆膜。除此之外,脏腹膜还具有将内脏悬吊或固定于膈肌、腹后壁和盆壁的功能,从而形成了网膜和系膜及不同形状的韧带。

壁腹膜和脏腹膜之间形成的潜在腔隙称为腹膜腔,是人体最大的体内腔隙。在男性体内呈密闭状态;在女性体内则通过输卵管、子宫及阴道与体外相通。正常生理情况下,腹膜腔内含有50~100ml 的黄色清亮液体,主要起润滑作用。腹膜腔分为两部分,大者为腹腔,小者为网膜囊,两者通过网膜孔相通(图 16-1)。腹膜下层有丰富的脂肪组织和结缔组织,其中又包含有大量的血管、淋巴网络及神经末梢。腹膜的动脉主要来自肋间动脉和腹主动脉的分支,而静脉回流则汇入门静脉和下腔静脉。故而在发生门静脉或下腔静脉回流受阻时,腹膜腔内常常会积聚大量液体。壁腹膜主要受附近肌群的胸神经和腰神经的支配,对于各类不良神经刺激敏感。因此腹膜炎发生时出现的腹部局部疼痛、压痛阳性及腹肌紧张是其主要的诊断依据。膈下的壁腹膜其周围部分由胸神经支配,其中央部分由膈神经支配,故中央部分受到刺激后可通过膈神经发生

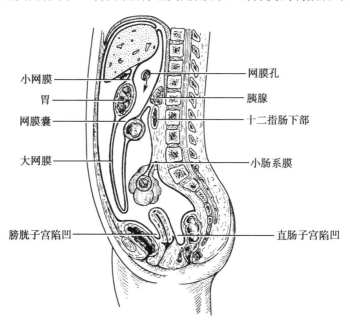

小网膜　　　　　　　　　　　　　　　　网膜孔

胃　　　　　　　　　　　　　　　　　　胰腺

网膜囊　　　　　　　　　　　　　　　　十二指肠下部

大网膜　　　　　　　　　　　　　　　　小肠系膜

膀胱子宫陷凹　　　　　　　　　　　　　直肠子宫陷凹

图 16-1　腹膜解剖模式图

呃逆以及肩部的放射痛和感觉过敏。盆壁腹膜主要由闭孔神经支配。脏腹膜则是由覆盖内脏器官的自主神经支配,对牵拉、内脏腔内压力增加、压迫等刺激敏感,常常引起内脏钝痛并具有定位不准确的特点。

　　壁腹膜与脏腹膜之间,或者脏腹膜之间的反折移行形成了不同的结构,其中包括网膜、系膜、韧带以及皱襞、隐窝和陷凹等多种结构。小网膜是自肝门移行向胃小弯和十二指肠球部的双层结构,包含有多组固定附近器官的韧带。大网膜覆盖了横结肠以下的腹腔脏器,含有大量的脂肪组织并具备丰富的血液供应和巨噬细胞,可包围病灶并形成粘连,防止病灶扩散蔓延,具有重要的防御作用。网膜囊是腹膜腔的一个盲腔,位置深且毗邻复杂,邻近器官病变经由此处相互影响。网膜囊中积液时,可由网膜孔扩散至腹腔其他部位,造成炎症反应的扩散,而腹腔中的积液也可经网膜孔进入网膜囊,形成局限而隐匿的炎症,常常会造成诊断的困难。

第二节　急性弥漫性腹膜炎

　　急性腹膜炎累及整个腹腔称为急性弥漫性腹膜炎,临床上分为原发性腹膜炎和继发性腹膜炎,其中后者更为常见。

一、病因

(一) 继发性腹膜炎

　　继发性腹膜炎(secondary peritonitis)常继发于腹腔脏器病变及损伤,是最常见的腹膜炎类型。腹腔内脏器的急性病变,若任其发展,最终均可导致局限性或弥漫性腹膜炎。最常见的是急性化脓性或坏疽性阑尾炎,其次是胃、十二指肠溃疡急性穿孔,胃肠内容物流入腹腔,必然导致腹膜炎的发生。不少脏器的非穿孔性急性病变,若有大量炎性渗出,亦可引起腹膜炎症,如急性出血坏死性胰腺炎。此类炎症虽然没有脏器完整性的破坏,在早期是无菌的,但如果病变持续发展,则有可能通过肠道内细菌移位(bacterial translocation)而转变为细菌性感染。其他造成腹腔内损伤的原因,如腹腔内大量出血,手术后胃肠道吻合口瘘、胆瘘、胰瘘,外伤造成的肠管、膀胱破裂均可导致腹膜炎的发生(图 16-2)。

　　引起继发性腹膜炎的细菌为多种胃肠道内的常驻菌群,以大肠埃希菌最为常见,无芽胞专性厌氧菌、链球菌等也参与其中。由于胃肠道内菌群复杂,继发性腹膜炎常为多种细菌混合感染,其中以革兰阴性杆菌为主。

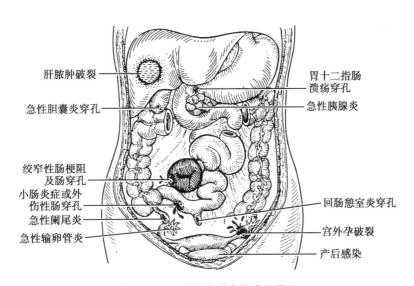

图 16-2　继发性腹膜炎的常见原因

(二)原发性腹膜炎

原发性腹膜炎(primary peritonitis)又称自发性腹膜炎,指腹腔内无原发疾病或感染灶存在而发生的细菌性腹膜炎,多见于体质衰弱、营养不良和免疫功能低下的严重慢性病患者。致病菌多为溶血性链球菌、肺炎双球菌,少数为大肠埃希菌、克雷伯杆菌和淋病奈瑟菌。细菌进入腹腔的途径一般为:①血行播散,致病菌如肺炎双球菌和溶血性链球菌从呼吸道或泌尿道的感染灶,通过血行播散至腹膜引起感染,婴儿和儿童的原发性腹膜炎多为此种类型;②上行性感染,来自女性生殖道的细菌,通过输卵管直接向上扩散至腹腔,如淋病性腹膜炎;③直接扩散,如泌尿系统感染时,细菌可通过腹膜层直接扩散至腹膜腔;④透壁性感染,在肝硬化合并腹水、肾病、猩红热或营养不良时,肠道内细菌即有可能通过肠壁进入腹膜腔,引起腹膜炎。原发性腹膜炎多为弥漫性,感染来自女性生殖系统者可局限于盆腔或下腹部。

二、发病机制

腹膜对各种刺激极为敏感,当细菌或胃肠道内容物进入腹腔后,腹膜随即发生炎症反应。急性腹膜炎的病理变化为充血和水肿,随后有大量液体渗出,渗出液中含有大量巨噬细胞、中性粒细胞等炎症细胞,多种细胞因子,以及纤维蛋白原。纤维蛋白原经腹膜间皮细胞受损后释放出来的凝血活酶的作用变为纤维蛋白而逐渐沉积。死亡的白细胞、损伤及脱落的腹膜间皮细胞、沉积的纤维蛋白原以及细菌使渗出液由清亮变为浑浊,最后变为脓性。

急性腹膜炎的发展与患者的免疫力、原发病灶的转归和细菌感染的严重程度有关。如果患者免疫力强、原发病灶不严重、细菌毒力较弱、感染时间较短,可由肠管和大网膜包裹及纤维素粘连而局限化,渗出物若逐渐吸收则炎症消退,自行修复而痊愈;如果局限部位化脓,积聚于腹膜腔内则形成脓肿。反之,则发展为弥漫性化脓性腹膜炎。

发生急性弥漫性腹膜炎时,容易发生低血容量休克和感染性休克。腹膜受到刺激可通过神经反射刺激延髓呕吐中枢导致恶心、呕吐。呕吐所丧失的消化液、腹腔内的炎性渗出液、腹膜及肠管水肿潴留的大量体液,这些液体的丧失造成细胞外液量显著减少,循环血量不足,心排出量减少,末梢灌注不足,发生低血容量休克,从而导致组织缺氧。反应性引起尿量减少、抗利尿激素及醛固酮分泌增加,引起电解质紊乱、代谢性酸中毒。此外,肠管本身的浆膜(即脏腹膜)充血、水肿直接影响其蠕动功能,加之内脏反射受抑制,水、电解质平衡紊乱(特别是低钾),因此弥漫性腹膜炎多合并麻痹性肠梗阻。此时,一方面肠管广泛淤胀,使膈肌上移,影响心肺功能;另一方面消化液积存,体液丢失增加,加重休克。肠管水肿及内部压力增高,加之休克的存在,导致肠管屏障功能受损,增加肠道细菌移位的发生风险。细菌及其产物(内毒素)以及巨噬细胞等炎症细胞释放的细胞因子进入血液循环后可引起严重的毒性反应,造成 SIRS、感染性休克,进一步发展为 MODS(图 16-3)。

腹膜炎治愈后,腹腔内多存在不同程度的粘连,大多无不良后果,但一部分可造成肠管扭曲或形成锐角,进而发生粘连性肠梗阻。

三、临床表现

继发性腹膜炎病因多样,发病过程可有很大差别。如消化道急性穿孔引起的腹膜炎发病急骤,临床表现较重,而急性阑尾炎引起的腹膜炎多先有原发病症状,以后逐渐出现腹膜炎表现。

(一)症状

1. 腹痛　最主要的临床表现。疼痛一般都很剧烈,难以忍受,呈持续性。疼痛的程度与原发病原因、炎症的轻重、年龄、身体素质等有关。化学性腹膜炎所致腹痛最为剧烈,腹腔出血所致腹痛最轻。深呼吸、咳嗽、活动时腹痛加剧,故患者不敢深呼吸或翻身。腹痛最初从原发病灶开始,逐渐扩散至全腹,但仍以原发病灶处最为剧烈。年老衰弱的患者因反应较差,腹痛可不明显。

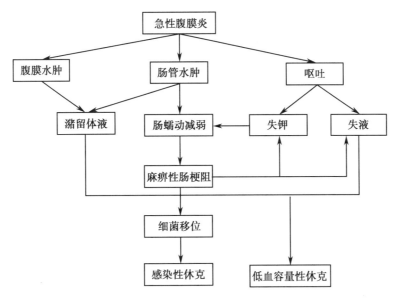

图 16-3　急性腹膜炎的发病机制

2. 消化道症状　患者多有恶心、呕吐,开始为反射性,呕吐物多为胃内容物,并发麻痹性肠梗阻后呕吐加重,可吐出黄绿色胆汁,甚至棕褐色粪水样内容物。因肠蠕动减弱,患者多感腹胀,无排气或排便。盆腔腹膜炎或直肠受到渗出液或脓液的刺激时,可有里急后重感,便后仍不觉轻快。

(二) 体征

1. 全身体征　患者呈急性病容,常有呻吟,静卧不敢活动,喜屈曲下肢。多数患者伴有发热。溃疡病急性穿孔、腹腔内出血、绞窄性肠梗阻起病时体温多正常,以后逐渐升高。原发病若为炎症性,如急性阑尾炎,发生腹膜炎前即有发热,并发腹膜炎后温度增高。年老体弱者体温可不升高。脉搏多加快,如脉搏加快体温反而下降,是病情恶化的征象之一。随着病情发展,还可出现呼吸浅快、大汗、口干,如出现面色苍白、虚弱、眼窝凹陷、皮肤干燥、四肢发凉、呼吸急促、口唇发绀、脉搏细微、体温骤升或下降、血压下降、神情恍惚则表明有重度脱水、代谢性酸中毒及休克。

2. 腹部体征　视诊:患者腹部平坦或稍膨隆,合并肠梗阻者腹部明显膨隆,因腹胀和腹痛,腹式呼吸往往减弱或消失。触诊:腹部压痛、腹肌紧张、反跳痛为腹膜炎典型体征,称为腹膜刺激征。腹膜炎时,腹膜因受刺激使腹肌反射性紧张甚至强直。腹肌紧张的程度与原发病及患者情况有关。若为消化道急性穿孔所致的腹膜炎,肠内容物对腹膜刺激剧烈,使腹肌发生强直,触诊时腹壁坚硬,如同案板,称为"板状腹";而腹腔内出血引起的腹膜炎,因刺激较小,肌紧张往往不明显。此外,小儿、老人及全身状况差的患者,因反应延迟、腹肌不发达,肌紧张表现不明显,易被忽视。弥漫性腹膜炎时,可出现全腹压痛,但仍以病变处最重。应注意的是,老年人因感觉减退,对疼痛的耐受力较强,体征与病情往往不成比例,应仔细检查。叩诊:腹膜炎易合并肠胀气,叩诊往往呈鼓音。消化道急性穿孔患者,因有气体进入腹膜腔,叩诊时肝浊音界缩小或消失。若腹腔内大量积液,移动性浊音可为阳性。听诊:肠鸣音减弱,若合并麻痹性肠梗阻则肠鸣音消失。如因机械性肠梗阻起病,早期肠鸣音活跃,可闻及气过水声。直肠指诊:以下腹部表现为主的腹膜炎应做直肠指诊以排查盆腔病变,若发现直肠前壁饱满、触痛,提示已有感染或盆腔脓肿形成。妇科检查:女性患者出现下腹部腹膜炎时,应考虑女性生殖系统疾病可能,应行妇科检查,检查时注意后穹隆是否饱满,宫颈有无举痛、摇摆痛,盆腔是否有包块等。

四、辅助检查

实验室检查:白细胞计数增高,其中中性粒细胞的比例提高。炎症越广泛、感染越严重,白细胞升高越显著,常在 14×10^9/L 以上。病情危重或者机体反应低下的患者可仅见到中性粒细

Note

胞比例增加,多在 0.85 以上,甚至出现中毒颗粒。针对不同表现可提示不同病因,若血、尿淀粉酶升高则考虑急性胰腺炎,尿胆红素阳性多为胆道系统疾病,而血红蛋白明显下降又无血液系统疾患,则考虑腹腔出血可能。

影像学检查:若腹部立位片出现膈下游离积气,多提示胃、十二指肠穿孔;出现包括结肠在内的多数肠管充气,则考虑伴有麻痹性肠梗阻。急性腹膜炎时还可出现肠间隙增宽,腹膜外脂肪线模糊不清等。B 超可用于观察是否存在胆囊增大、胆管扩张,胰腺是否水肿、坏死,肝脾等实质脏器是否存在病变,阑尾病变情况和腹腔可能存在的肿物或脓肿等。但急腹症发生时腹腔内常积聚大量气体,可能影响 B 超诊断的准确性,而 CT 检查可显示腹腔内实质性器官病变,提供病变的定位及病理信息,评估腹水体积,因此 CT 检查更为重要。

腹腔穿刺是重要的诊断方法,在 B 超引导下或者叩诊定位后穿刺,根据抽出液的性质判断病因。腹腔穿刺一般在两侧髂前上棘内下方进行。抽出液体有透明、浑浊、脓性、血性、包含食物或粪便等多种情况。结核性腹膜炎发生时,腹水多为草绿色透明状;胃及十二指肠急性穿孔时,腹水多呈黄色浑浊状,含胆汁而无臭气;若饱食后穿孔,可含有食物残渣;急性重症胰腺炎时腹水为血性液,胰淀粉酶含量升高;急性阑尾炎合并穿孔可抽出稀脓性带臭味液体;绞窄性肠梗阻腹水为血性液,臭味较重或无臭味。如抽出液为全血,需排除穿刺针是否刺入血管或脏器。腹水除观察其性状,还可做涂片及培养,做进一步病原学检查。腹腔内液体体积小于 100ml 时,往往抽不出液体,可先注射少量生理盐水再行穿刺。

五、诊断及鉴别诊断

(一) 诊断

准确采集病史及体征,辅助以白细胞计数及分类、腹部立位片、腹部 B 超和 CT 检查通常可得到诊断。但在儿童发生上呼吸道感染时突然出现腹痛、呕吐并有明显腹部体征,则需考虑是否由肺部炎症刺激肋间神经引起。发生急性弥漫性腹膜炎时,腹肌紧张程度并不能反映腹内病变的严重性。如儿童和老人的腹肌紧张度不如青壮年显著,某些疾病如肠伤寒或应用了肾上腺皮质激素后,腹膜刺激征往往有所减弱。故需进行全面分析。

(二) 鉴别诊断

1. 内科疾病　一些内科疾病与腹膜炎表现相似,须严加区别,避免误诊误治。肺炎、胸膜炎、心包炎、冠心病等均可引起反射性腹痛,疼痛可因呼吸活动而加重,有时可出现上腹部腹肌紧张,易误诊为腹膜炎。需详细采集病史,注意胸部查体,并结合胸片、心电图等辅助检查,排除心肺疾病。急性胃肠炎、痢疾等也有急性腹痛、恶心、呕吐、高热、腹部压痛等,易误认为腹膜炎。但这些疾病往往有不洁饮食的病史,腹部压痛不重,无腹肌紧张,听诊肠鸣音增强等,均有助于排除腹膜炎。有些内科急腹症如腹型紫癜、急性肠系膜淋巴结炎可出现腹腔内渗出,肝硬化腹水等疾病可引起自发性腹膜炎,虽然均有急性腹膜炎存在,但并无手术指征,不属于外科治疗范畴,应综合考虑予以鉴别。

2. 急性肠梗阻　多数急性肠梗阻常具有明显的阵发性腹部绞痛、腹胀,肠鸣音亢进,单纯性肠梗阻无压痛及腹肌紧张,易与腹膜炎鉴别。如果梗阻不解除,肠壁充血水肿,肠蠕动则由亢进转为麻痹,临床可出现肠鸣音减弱或消失,易与腹膜炎引起的肠麻痹混淆。需详细询问病史,并通过腹部立位片等辅助检查予以区分,必要时需行剖腹探查。

3. 急性胰腺炎　水肿性或出血坏死性胰腺炎均有轻重不等的腹膜刺激症状与体征,但并非腹腔感染,血清、尿液、腹腔穿刺液淀粉酶升高及腹部 CT 对于鉴别诊断有重要意义。

4. 腹腔内或腹膜后积血　各种病因引起腹腔内或腹膜后积血,可以出现腹痛、腹胀、肠鸣音减弱等临床表现,但缺乏压痛、反跳痛、腹肌紧张等典型体征。腹部立位片常显示腰大肌阴影模糊,CT 检查更有助于定位和定性的诊断。对于一些外伤患者,已确定腹膜后血肿,但排除腹腔

Note

内脏器损伤所致的急性腹膜炎常常有一定困难,应严密监测,必要时行腹腔穿刺协助诊断。

5. 其他　泌尿系结石、一些妇科疾病等亦可有腹痛等症状,但由于各有其特征,鉴别诊断并不困难。

六、治疗

分为非手术治疗和手术治疗两种。

（一）非手术治疗

对病情较轻,或病程较长超过 24 小时,且腹部体征已减轻或有减轻趋势者,或伴有心肺等脏器疾病而禁忌手术者,可行非手术治疗。非手术治疗也可作为手术前的准备工作。

1. 体位　一般取半卧位,该体位一方面可使腹腔渗出液引流至盆腔,减少吸收,减轻全身中毒症状,另一方面可使腹腔脏器及膈肌下移,减轻肠胀气对心肺功能的影响,还可使腹肌松弛,减少疼痛。休克患者应平卧,使躯干和下肢均抬高 20°,有利于静脉回流,增加回心血量,提高心排出量,改善休克。卧床期间应注意护理,预防深静脉血栓及压疮发生。

2. 禁食、胃肠减压　对于胃肠道穿孔者必须禁食,留置胃肠减压管可将胃肠内容物及时吸出,减少其继续流入腹腔。胃肠减压还有助于减轻肠麻痹引起的腹胀,降低肠管内压力,恢复肠管血供,促进肠道蠕动功能恢复。

3. 纠正水、电解质紊乱　由于禁食、呕吐、腹腔内大量渗出及胃肠减压,易造成体内水、电解质紊乱。根据患者出入量及生理需要量来计算补充液体总量,以纠正脱水和酸碱失衡。病情严重者应多补充血浆、白蛋白以纠正因腹腔内大量渗出而导致的低蛋白血症,贫血者可输血。注意监测脉搏、血压、尿量、中心静脉压、血常规、血清电解质及血气分析等,以调整补液成分及速度,维持尿量 30~50ml/h。急性腹膜炎中毒症状明显并有休克时,如补液、输血未能改善情况,可用一定剂量的糖皮质激素,对减轻中毒症状、缓解病情有一定帮助。有血流动力学改变时,可根据脉搏、血压、中心静脉压等情况给予血管活性药物,其中以多巴胺最为安全有效。

4. 抗生素　应用抗生素可预防化学性腹膜炎继发感染,对已存在感染者更为必要。继发性腹膜炎大多为混合感染,致病菌主要为大肠埃希菌、厌氧菌、链球菌等。在细菌培养结果报告前,应根据致病菌种类经验性应用抗生素。使用第三代头孢菌素足以杀死大肠埃希菌而无耐药性。对于重症患者,可首先选用碳青霉烯类等抗菌谱更广、作用更强的药物,以快速控制感染,挽救患者生命,以后根据病情变化,降阶梯使用其他抗生素。在细菌培养及药物敏感试验报告后,应根据药敏结果选择恰当的抗生素。

需要强调的是,抗生素不能替代手术治疗或者引流,有些病例单是通过手术就可以获得痊愈。

5. 营养支持　急性腹膜炎患者代谢率约为正常人的140%,每日需要热量达12550~16740kJ（3000~4000kcal）。热量供给不足时,体内蛋白质会大量消耗,使患者的抵抗力及愈合能力下降。但急性腹膜炎患者处于严重应激状态,如果供给过多热量,特别是使用大量高渗性葡萄糖作为热源,容易引起呼吸衰竭、淤胆、肝功能损害、高糖高渗性非酮症性昏迷等并发症。因此在这种情况下,除葡萄糖提供一部分热量外,尚需补充白蛋白、氨基酸。静脉输注脂肪乳可提供较高热能,有效减少葡萄糖负荷。长期不能进食者应及早行肠外营养,或肠内营养。

6. 镇静、止痛、吸氧　可减轻患者的痛苦与恐惧心理,已经确诊、治疗方案已定及手术后患者可用哌替啶类止痛剂。诊断不清或要进行观察时,暂不用止痛剂,以免掩盖病情。

（二）手术治疗

继发性腹膜炎绝大多数需要手术治疗,对原发病灶诊断不明,或不能排除脏器坏死和穿孔,或感染情况严重者,也应该尽早开腹探查。

1. 手术适应证　①经非手术治疗 6~8 小时后（一般不超过 12 小时）,腹膜炎症状及体征无缓解反而加重者;②腹腔内原发病灶严重,如胃肠道或胆囊坏死穿孔、绞窄性肠梗阻、腹腔内脏器破裂、消化道手术后短期内吻合口瘘引起的腹膜炎等;③腹腔内炎症严重,有大量积液形成,出现严重肠麻痹或中毒症状,特别是出现感染性休克者;④病因不明且无局限趋势的腹膜炎。

对于存在休克表现的患者应尽快予以复苏,足量静脉输液至尿量稳定至 20~30ml/h,血压达到 100mmHg,脉搏小于 100 次 / 分,对糖尿病患者应控制血糖,保持酸碱平衡,严密监测生命体征,纠正低血钾。

2. 麻醉方法　多为全身麻醉或硬膜外麻醉,个别危重患者可用局部麻醉。

3. 手术方法

(1) 切口选择:手术切口应该靠近病灶部位,而且需要足够的长度。原发病灶不能确定的患者,最好行腹正中切口,必要时延长切口。

(2) 清除病灶、消除感染源:清除病灶是腹膜炎治疗的最基本原则。如胆囊或阑尾穿孔坏疽应切除;局部炎症严重、解剖层次不清、全身情况不能耐受手术时,只宜行腹腔引流或胆囊造口术。尽可能切除坏死的小肠。坏死的结肠如不能切除吻合,可行坏死肠段外置。胃、十二指肠溃疡穿孔的患者,穿孔时间不超过 12 小时可做胃大部切除术;如穿孔时间长、腹内污染严重或患者全身情况不好,只能行穿孔修补术。

(3) 清洁腹腔:尽量吸除腹腔渗出液、胆汁、肠液、尿液、腹腔内的异物(食物残渣、粪便、结石),并用大量生理盐水冲洗干净。

(4) 引流:腹腔内的残留液和继续产生的渗液通过引流物排出体外,以减轻腹腔感染和防止术后发生腹腔残余脓肿。

4. 术后处理　继续禁食,保持胃肠减压通畅,直至胃肠道功能恢复。有休克病史或严重感染的患者,术后应加强监护。麻醉恢复后,嘱患者半卧位使渗出液流向盆腔,保持引流管通畅。根据手术中脓液的培养结果和药敏试验结果选用有效抗生素,患者全身情况改善、感染症状消退后,可停用。注意水电解质平衡和补充,严重患者应及早给予营养支持。严密监测病情,做到早期识别并发症,如肝肾衰竭、呼吸衰竭及 DIC 等并及时处理。对于分期手术如结肠造瘘、胆囊造瘘、阑尾脓肿引流的患者,待完全恢复后,根据情况择期行治愈性手术。

腹腔镜手术:腹腔镜具有清洗腹腔彻底、创伤小、恢复快、并发症少等优点,不但能明确诊断,避免因诊断不明而导致的病情延误,而且还可以指导开腹切口的选择或完成一些外科治疗。腹腔镜用于急腹症的探查取决于医院的条件、操作医生的水平、病因判断以及患者全身状况等综合因素。应当合理把握手术指征,重视术前各项检查,术前要充分评估患者能否耐受麻醉和手术,严重凝血功能障碍、严重腹胀、血流动力学不稳定及多脏器功能衰竭、多次腹部手术或腹腔内严重粘连者等均为腹腔镜手术禁忌证。探查顺序应系统、全面,对病史、体检高度怀疑处应重点探查,如发现腹腔积液、积脓、积血食糜或纤维素附着等情况,多可发现病变来源。

第三节　腹　腔　脓　肿

脓液在腹腔内局部积聚,并由肠袢、内脏、肠壁、网膜或肠系膜等组织结构粘连包绕,与游离腹腔隔离,形成腹腔脓肿(intra-abdominal abscess)(图 16-4)。根据解剖学特点可分为膈下脓肿(subphrenic abscess)、盆腔脓肿(pelvic abscess)和肠袢间脓肿(interloop abscess)。多数继发于各种原因(包括肝脓肿破裂、消化道穿孔、阑尾穿孔等)引起的急性腹膜炎或腹腔内手术,原发感染少见。

一、膈下脓肿

(一)解剖概要

以横结肠及其系膜为界,腹腔分为结肠上区(膈下区)和结肠下区。肝脏以上为肝上间隙,

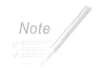

肝脏以下、结肠及其系膜以上为肝下间隙。在肝下间隙中,肝圆韧带以左为左肝下间隙,肝圆韧带以右为右肝下间隙(肝肾隐窝),其中左肝下间隙被小网膜进一步分为左肝下前间隙和左肝下后间隙(网膜囊)。在肝上间隙中,镰状韧带左右分别为左肝上间隙和右肝上间隙。脓液积聚在一侧或两侧的膈肌与横结肠及其系膜的间隙内者,称为膈下脓肿。膈下脓肿可发生在上述一个或多个间隙。

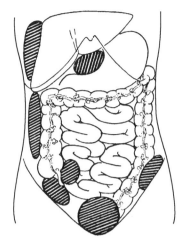

图 16-4 腹腔脓肿好发部位

（二）发病机制

脓肿发生的位置与患者的原发疾病息息相关,十二指肠溃疡穿孔、胆囊及胆管化脓性感染、阑尾炎穿孔,其脓液常积于右膈下;胃穿孔、脾切除引发的感染,脓肿常发生在左膈下。患者平卧时膈下部位最低,急性腹膜炎时腹腔内脓液易积于此处。细菌亦可由门静脉和淋巴系统到达膈下。约 2/3 的急性腹膜炎患者经过手术或者药物治疗后腹腔内的脓液可被完全吸收;约 1/3 的患者发生局限性脓肿。

膈下脓肿较小时通过非手术治疗即可被吸收,而较大的脓肿则因长期感染可使身体消耗,甚至出现恶病质。膈下感染可引起反应性胸腔积液,或经过淋巴途径蔓延到胸腔引起胸膜炎,也可穿入胸腔引起脓胸。脓肿未及时处理或者处理不当可能会穿透结肠形成内漏而向肠腔引流。脓肿腐蚀消化管壁可引起消化道反复出血、肠瘘或者胃瘘。若患者的机体免疫力低下,可发生脓毒症。

（三）临床表现

膈下脓肿可引起明显的全身症状和局部症状。

1. 全身症状　发热,初为弛张热,脓肿形成以后呈持续高热,也可为中等程度的持续发热。脉率增快,舌苔厚腻。逐渐出现乏力、衰弱、盗汗、厌食、消瘦,伴有白细胞计数升高、中性粒细胞比例增高。

2. 局部症状　脓肿部位出现持续性的钝痛,疼痛常位于近中线的肋缘下或剑突下,可向肩背部放射,深呼吸或者咳嗽时加重。膈下脓肿刺激膈肌可引起呃逆。膈下感染可出现胸腔积液或盘状肺不张,患者咳嗽、胸痛。有季肋区叩痛,严重时出现局部皮肤凹陷性水肿,皮温升高。右膈下脓肿可使肝浊音界增大。患侧胸部下方呼吸音减弱或消失。经过大量抗生素治疗者,局部症状和体征多不典型。

（四）诊断

腹内脏器的感染性病变或腹部手术后,若出现发热、腹痛者,均应考虑到此情况的可能,并做进一步检查。通过 X 线透视可见膈下占位性的阴影,患侧膈肌升高,肋膈角模糊、胸腔积液。X 线平片可显示胸部的受累情况,如胸膜反应、胸腔积液、肺下叶部分不张等。部分患者 X 线片可见脓肿腔内气液平面。CT 检查能够确定脓肿的部位、大小以及与周围脏器的关系。在 B 超引导下行诊断性穿刺,不仅能够帮助定性诊断,而且对于小的脓肿可在吸脓后注入抗生素进行治疗,需要注意的是,穿刺阴性结果不能排除存在脓肿的可能。

（五）治疗

传统的治疗方案主要以外科手术切开引流及内科保守治疗为主。近年来,采用经皮穿刺置管引流术,取得了较好的治疗效果。同时加强支持治疗,包括输液、补液、营养支持和抗生素的应用。

1. 经皮穿刺置管引流术　该方法创伤小,在局部麻醉下便可施行,较少引起游离腹腔的污染,引流效果较好。适用于靠近体壁、局限性单房脓肿。

操作方法:借助超声或者 CT 对脓肿进行准确定位,从而确定最佳的穿刺部位、径路和深度。尽量选择距离脓肿较近的部位作为穿刺点,且所选择的穿刺点与脓肿间无脏器。行常规消毒、铺巾。局部麻醉并在超声引导下,先用套管针向脓肿部位刺入,进入脓腔,拔出针芯并抽取

Note

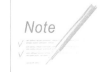

5~10ml脓液,送细菌培养和药敏试验。然后从套管插入导丝,退出套管针,用尖刀将皮肤刺口扩大,再用扩张器循导丝将针道扩大,然后循导丝置入一根较粗的多孔导管,拔出导丝,吸尽脓液,固定导管。可用无菌盐水或者抗生素溶液定期冲洗。拔管的指征:临床症状消失,超声检查显示脓肿明显缩小或者消失,脓液引流减少至每日10ml以内。较小的脓腔可以通过穿刺吸尽脓液,用抗生素溶液反复冲洗即可,无需留置导管。如穿刺抽脓后残留脓肿,可再次行穿刺抽脓处理。此方法疗效显著,约80%的膈下脓肿可以治愈,是治疗膈下脓肿的主要方法。

2. 切开引流术　现已较少应用。手术前根据超声或者CT准确定位,根据手术的需要,可选择经前腹壁肋缘下切口或者经后腰部切口。其中经前腹壁肋缘下切口适用于肝右叶上、肝右叶下位置靠前或膈下靠前的脓肿,其缺点是膈下脓肿多数偏后方,该法多引流不畅;经后腰部切口较少使用。手术过程中需抽取脓液作细菌培养以及药敏试验。再沿穿刺部位进入脓腔,吸尽脓液后低压灌洗。脓肿周围多存在粘连,手术过程中应注意并防止将其破坏,以免脓液流入腹腔或者扩散。

二、盆腔脓肿

腹腔内的炎性渗出物或脓液积聚于盆腔从而形成盆腔脓肿。盆腔是腹腔的最低位置,所以当患者出现弥漫性腹膜炎、阑尾炎或者女性患者出现生殖道的感染等疾病时,炎性渗出物或者脓液常在盆腔积聚形成脓肿。但是由于盆腔腹膜面积较小,其吸收毒物的能力相对较低,所以盆腔发生脓肿时全身中毒症状也相对较轻。

(一)临床表现和诊断

发热和腹痛是其典型的症状。直肠膀胱陷凹、Douglas腔和子宫膀胱陷凹在站立位时位置比较低,所以盆腔脓肿好发于此处,并可刺激直肠和膀胱,出现里急后重、黏液便、大便频而量少、尿频、排尿困难等症状。患者如果出现上述症状并且存在腹膜炎、阑尾炎、剖宫产等病史,不可忽略盆腔脓肿的可能。细致的查体在盆腔脓肿的诊断中起着重要的作用,对于男性患者,直肠指诊可在前列腺后方触及质软的包块,包块较大时可向直肠腔内膨出,有触痛,有时有波动感。已婚女性患者除了进行直肠触诊,还可进行阴道触诊以协助诊断。需要注意的是,女性患者出现上述症状需与异位妊娠、卵巢囊肿相鉴别。下腹部超声及经直肠或阴道超声检查、CT检查等可进一步明确诊断。

(二)治疗

盆腔脓肿可采取非手术治疗和手术治疗。当脓肿较小或尚未形成时,可先应用抗生素,辅以腹部热敷、温热盐水灌肠及物理透热疗法等非手术方式治疗,部分脓肿可自行完全吸收。对于脓肿较大者的患者则需手术治疗。男性患者多采取直肠入路(图16-5A),在骶管或硬膜外麻醉下,取截石位,用肛门镜显露直肠前壁,清洁消毒后,在波动处用长针穿刺,抽出脓液后循穿刺针路径作一小切口,再用血管钳插入扩大切口,排除脓液,然后放橡皮管引流3~4天。已婚女性患者除了直肠入路以外,也可经阴道后穹隆进行手术引流(图16-5B)。

三、肠袢间脓肿

脓液在肠管、肠系膜与网膜之间被包绕,形成肠袢间脓肿,可表现为单发的脓肿或者多发的大小不均的脓肿灶。临床上患者可出现腹胀、腹痛、腹部压痛以及发热、寒战、头晕、乏力等化脓感染的症状,脓肿较大时通过触诊可在腹部触及肿块。肠袢间脓肿可与周围的肠管发生一定的粘连,从而影响相应节段肠管的正常蠕动而出现肠梗阻的症状,也可能与周围的消化道或者泌尿道发生瘘管,这时脓液可随从大小便排出。根据需要可进行B超和CT检查。肠袢间脓肿的治疗可运用非手术和手术两种方法,其中非手术治疗包括抗感染、局部理疗或者全身支持治疗等方法。若非手术治疗无效或发生肠梗阻,则可通过剖腹探查解除梗阻,清除脓液并行引流术。

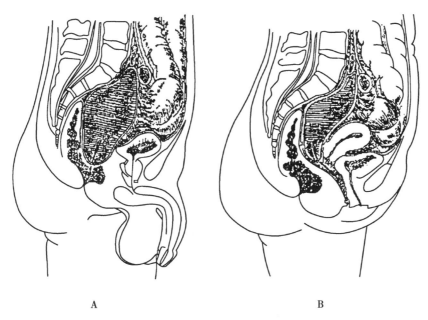

图 16-5 盆腔脓肿切开

A. 经直肠切开盆腔脓肿；B. 经阴道切开盆腔脓肿

在手术过程中,应当轻柔操作,仔细分离,避免医源性肠瘘发生。单房以及与腹壁较近的肠袢间脓肿,可考虑超声引导下经皮穿刺置管引流术。

(马清涌)

本章小结

急性化脓性腹膜炎通常由细菌性、物理性或化学性损伤引起。根据病因不同可分为细菌性及非细菌性;根据临床病程不同分为急性、亚急性、慢性;根据病理学不同分为原发性和继发性;根据分布范围不同分为弥漫性和局限性。根据病因不同可有不同的临床表现,如消化道急性穿孔引起的腹膜炎起病急骤,临床表现较重,而急性阑尾炎引起的腹膜炎多先有原发病症状,以后逐渐出现腹膜炎表现。腹痛是最主要的临床表现,常常伴有消化道症状。对病情较轻,或病程较长超过 24 小时,且腹部体征已减轻或有减轻趋势者,或伴有心肺等脏器疾病而禁忌手术者,可行非手术治疗。非手术治疗也可作为手术前的准备工作。继发性腹膜炎绝大多数需要手术治疗,对原发病灶诊断不明,或不能排除脏器坏死或穿孔,或感染情况严重者,也应该尽早手术探查。

思考题

1. 急性化脓性腹膜炎的症状和体征是什么?

2. 急性化脓性腹膜炎的处理原则是什么?

参考文献

1. 陈孝平,汪建平.外科学.第 8 版.北京:人民卫生出版社,2013.

2. 吴孟超,吴在德.黄家驷外科学.第 7 版.北京:人民卫生出版社,2008.

3. 郑树森.外科学.第 2 版.北京:高等教育出版社,2011.

4. Townsend CM. Sabiston Textbook of Surgery. 16th ed. Philadelphia:WB Saunders Company,2001.

第十七章　急腹症的诊断及处理原则

急腹症(acute abdomen)是以急性腹痛为主要临床表现的一类疾病的总称。因为初诊时诊断尚未明确,因此将其统归为"急腹症"。急性腹痛者是急诊室最常见的接诊病患,往往起病急、进展快、变化多且病情重,需要早期诊断并及时处理。患者早期的诊断与治疗对于降低急腹症的并发症和病死率至关重要。

第一节　急腹症的病因及分类

引起急腹症的原因较多,腹痛病因的不同,其处理原则也有很大差异。

（一）外科疾病

1. 感染与炎症　腹腔脏器的急性感染和腹腔内的炎症最常见,如急性阑尾炎、急性胆囊炎、急性胆管炎、急性肠憩室炎、急性坏死性肠炎、急性胰腺炎、腹腔脓肿(膈下、肠间隙、盆腔脓肿)等。感染常由细菌引起,有发热、外周血白细胞计数升高等炎症表现,可出现局部或广泛的腹膜刺激征,并随病灶的恶化而逐渐扩大、加重。

2. 空腔器官穿孔　如胃、十二指肠溃疡穿孔、胃癌穿孔、坏疽性胆囊炎穿孔、伤寒肠穿孔、腹部外伤肠破裂等。常起病急,腹痛突然发生,疼痛剧烈,呈持续性,并由病变部位迅速扩散至全腹,腹膜刺激征强烈而范围广泛,肠鸣音常消失,腹腔内有积液和游离气体,有时合并休克。

3. 腹腔内出血　如创伤所致肝、脾破裂或肠系膜血管破裂,自发性肝癌破裂,腹或腰部创伤腹膜后血肿,腹主动脉、肝、肾、脾动脉瘤破裂出血等。由于积血刺激引起急性腹膜炎,但腹膜炎表现较轻。腹痛突然发生,呈持续性,迅速扩散至全腹,腹腔穿刺能抽出不凝血,并表现急性贫血和失血性休克,多有明确外伤史。

4. 梗阻　胃肠道、胆道、泌尿道梗阻。大多起病急,腹痛呈阵发性绞痛。不同脏器管腔梗阻可有不同临床表现,如肠梗阻表现为呕吐、腹胀伴肛门停止排气排便;胆道系统梗阻常伴随黄疸;泌尿系梗阻多有血尿。

5. 缺血性疾病　如绞窄性肠梗阻、绞窄性疝、肠系膜血管栓塞。起病急,腹痛剧烈,多呈持续性并阵发性加重,随着脏器缺血坏死,可出现腹膜炎及感染性休克表现。胃肠道梗阻扭转致血液循环障碍,甚至缺血坏死。

（二）内科疾病

1. 腹部内科病　常见有急性胃肠炎、急性肠系膜淋巴结炎、急性病毒性肝炎、原发性腹膜炎、腹型过敏性紫癜等。

2. 非腹部内科病　常见有急性肺炎、急性胸膜炎、心绞痛、心肌梗死、肺动脉栓塞、镰状细胞贫血危象、铅中毒、糖尿病、尿毒症等。

3. 脊髓病变　脊柱增生性骨关节炎,脊柱结核、肿瘤、损伤致脊神经受压迫或刺激。

（三）妇产科疾病

急性盆腔炎、卵巢滤泡或黄体破裂、卵巢肿瘤扭转、异位妊娠破裂等。

第二节　急腹症的诊断及鉴别诊断

急腹症起病急骤,临床表现各异,掌握正确的诊治思路至关重要。需详细的病史询问,细心的体格检查以及对实验室、影像学资料的综合分析。

一、病史

(一) 临床表现

1. 腹痛　腹痛是急腹症的突出表现。以腹痛为重点,需了解腹痛的机制、部位、性质及程度。

(1) 腹痛的机制:腹部疼痛刺激是由交感神经、副交感神经、支配壁腹膜和膈肌的体神经三条途径传入大脑中枢引起。根据疼痛的性质及起源可分为内脏性腹痛、壁腹膜痛、牵涉痛。

1) 内脏性疼痛:内脏性疼痛是临床上常见的腹痛类型,主要由交感神经传入,部分由副交感神经传入。根据神经丛的支配,上腹器官由位于胃小弯腹腔动脉前方的腹腔神经丛支配,疼痛位于上腹部,包括食管下段、胃、十二指肠上部、肝、胆囊及肝外胆管;中腹器官由肠系膜上神经丛支配,疼痛一般位于脐周,包括十二指肠远端、空肠、回肠、升结肠和横结肠;横结肠以下的肠管由肠系膜下神经丛支配,故疼痛一般位于下腹部。内脏痛缓慢、持续、定位不准确,对于机械性牵拉、痉挛、炎症、缺血及化学刺激十分敏感,而对于切割、电灼、针刺等刺激并不敏感,常表现为隐痛、胀痛、绞痛等,多伴有恶心、呕吐等消化道刺激症状。

2) 壁腹膜痛:由壁腹膜上分布的躯体感觉神经传导,受炎症、机械、化学刺激等,出现定位清晰而准确的疼痛。当刺激强烈时可引起同节段脊髓神经支配的肌肉出现反射性收缩及强直,导致肌紧张、压痛及反跳痛,即所谓腹膜刺激征。临床上常见的"板状腹"即消化道穿孔时消化液刺激腹膜引起腹壁肌肉强直所致。

3) 牵涉痛:腹腔脏器的疼痛所引起的远隔体表部位的疼痛或疼痛过敏称为牵涉痛(referred pain)。其产生的机制通常以会聚学说和易化学说来解释。会聚学说认为患病内脏和发生牵涉痛的躯体组织的传入纤维在进入脊髓时位于同一水平,会聚到同一后角神经元,由于平时内脏疼痛很少发生,而躯体疼痛经常发作,所以将内脏的感觉传入冲动误以为来自体表。易化学说认为来自患病内脏的传入纤维到达脊髓后角同一区域内彼此非常接近的不同神经元,由患病内脏传来的冲动经侧支可提高邻近的躯体感觉神经元的兴奋性,及产生易化效应,因而,较弱的躯体传入也能引起痛觉。如急性胆囊炎向右肩和背部的放射痛;膈肌受炎症刺激引起的肩痛;盆腔疾病向腰骶部的放射痛;输尿管结石向右下腹、会阴部、大腿内侧放射痛;心肌梗死引起左上臂和前臂内侧痛或上腹痛等。

(2) 腹痛的部位:疼痛定位对于诊断有重要参考价值。包括最初发病时疼痛的部位,腹痛转移、扩散以及牵涉痛的部位。如消化道溃疡穿孔最初腹痛位于上腹部。急性阑尾炎为转移性腹痛,开始在脐周或上腹部,为炎症刺激性内脏痛,当炎症波及浆膜或阑尾周围壁腹膜时,则表现为右下腹痛。疼痛最明显的部位常是病变最严重的部位。

(3) 腹痛的性质:腹痛可呈钝痛、胀痛、绞痛。当壁腹膜受刺激时,患者表现为钝痛,定位准确,常为持续性,患者为减轻腹痛常采取侧卧屈膝体位,身体震动、腹压增加、咳嗽、深呼吸、大声说话均会加重疼痛,常见于各种原因引起的急性腹膜炎。当脏腹膜受牵拉、扩张时,患者常表现为胀痛,定位不准确,按压腹部可使腹痛加重,见于麻痹性肠梗阻、肝脏肿瘤等。绞痛是空腔脏器痉挛所引起的疼痛,多为阵发性,疼痛时不能行走,但按压腹部对腹痛影响不大,常提示消化道、胆道或输尿管梗阻,如机械性肠梗阻、胆道结石或肿瘤引起的胆绞痛、输尿管结石引起的肾绞痛等。持续性腹痛阵发性加剧表现为梗阻与炎症共存,常见于绞窄性肠梗阻早期、胆管结石合并胆管炎、胆囊结石合并胆囊炎。其他疼痛如胆道蛔虫表现为特征性的"钻顶样"上腹部剧

Note

烈绞痛等。

(4) 腹痛的程度:疼痛程度因人而异,不同个体疼痛阈值存在差异,敏感的患者阈值较低,较小的刺激亦能引起剧烈疼痛;而不敏感的患者如催眠状态或老年人,较大刺激疼痛反应亦不重,需结合病史及体格检查综合判断。常可分为轻度隐痛,如慢性溃疡病、慢性阑尾炎;中等程度疼痛,如急性阑尾炎、细菌性腹膜炎;重度剧痛,如绞窄性肠梗阻、化学性腹膜炎等。还需了解几种可能威胁患者生命的剧烈腹痛:突然发生的肠系膜上动脉的栓塞、小肠系膜根部的小肠扭转、腹主动脉瘤及腹主动脉夹层的破裂出血、饱餐后的巨大溃疡穿孔、出血性坏死性胰腺炎等,任何拖延均会增加患者的病死率,应引起足够重视。

2. **腹痛的伴随症状**　因病变性质的差异可伴随不同的症状,从而也为急腹症病因的诊断提供重要依据。

(1) 恶心、呕吐:可由严重的腹痛引起。呕吐多由于胃肠道疾病所致,常继发于腹痛,腹痛刺激传入延髓中枢引起呕吐。剧烈呕吐、尤其是频繁干呕,是腹腔病变的症状,需要引起注意。消化性溃疡穿孔可引起呕吐;急性胆囊炎也常伴呕吐。首先,呕吐出现的时间对于急腹症的诊断非常有意义,急性胃肠炎往往发病早期即频繁呕吐;而急性阑尾炎往往在腹痛后的 3~4 小时出现呕吐;高位小肠梗阻呕吐出现早且呕吐频繁;低位肠梗阻呕吐出现晚或不发生呕吐。其次,呕吐的颜色、内容及呕吐物的量与胃肠道病变或梗阻的部位密切相关。呕吐物以胃内容物为主时,多为反射性呕吐,或为胃部病变;上消化道出血可呕吐鲜血或咖啡色呕吐物;呕吐物为宿食,且不含有胆汁见于幽门梗阻,而幽门梗阻者呕吐后往往腹痛缓解;含胆汁提示梗阻部位位于胆总管汇入十二指肠以远;梗阻位于小肠,其呕吐物为褐色,且呕吐后腹痛往往减轻;胆道蛔虫病在有钻顶样疼痛的同时可见呕吐物中有蛔虫;呕吐物呈咖啡色且带腥臭味提示急性胃扩张;呕吐物如为粪臭样物则提示低位肠梗阻。

(2) 排气、排便情况:腹胀明显,停止排气、排便是肠梗阻的典型表现。腹痛后停止排气、排便,常为机械性肠梗阻;腹腔内有急性炎症往往会抑制肠蠕动,也可引起便秘。肠梗阻发病初期可排出少量大便或少量排气,可能是梗阻段以下的粪便或气体,因此不能否定肠梗阻的诊断。腹泻是肠炎的表现,大量水样泻伴痉挛性腹痛提示急性胃肠炎,但急性阑尾炎早期,尤其是儿童,腹泻较常见而被误诊为急性胃肠炎。盆腔脓肿是刺激直肠,可使排便次数增多,但大便主要以黏液为主,少或没有粪便。出血性坏死性肠炎往往脐周疼痛,且排出特殊臭味的红果酱样大便;过敏性紫癜常排出暗红色便,并伴皮肤紫癜和关节痛。如幼儿腹痛且排出果酱样黏液便,提示肠套叠可能。柏油样便常见于上消化道出血,一般出血达 60ml 即可出现便血。陶土色大便提示胆道梗阻。老年人或有心房颤动的患者,腹痛后如排出暗红色便,应考虑肠系膜动脉栓塞或静脉血栓形成可能。

(3) 其他伴随症状:如小儿急性阑尾炎常先有厌食后有腹痛发作;腹腔内炎症病灶常有不同程度的发热,如腹腔脓肿、化脓性阑尾炎、化脓性胆囊炎,重症感染可伴有寒战、高热,如急性重症胆管炎;贫血、休克可能有腹腔内脏器出血或消化道出血;梗阻性黄疸见于肝、胆、胰疾病;如合并尿频、尿急、尿痛、血尿、排尿困难应考虑泌尿系统疾病。

(二) 既往史

患者既往疾病史及手术史对腹痛的症状亦有一定价值。如消化道溃疡穿孔常有溃疡病史;粘连性肠梗阻多有腹部手术史;既往行胆囊切除术可排除胆囊结石、胆囊炎;有胆管手术史者,应考虑是否有胆管残留结石或结石复发。既往的药物史在处理患者时显得尤为重要,如糖皮质激素的长期应用易引起溃疡并有穿孔的可能;长期服用抗凝血药的患者可引起腹腔、肠及肠系膜的出血。

(三) 月经、婚育史

对于育龄期妇女应详细询问月经史和生育史。准确的月经史对腹痛的诊断有重要意义。

如有停经史及妊娠征象,突发下腹部剧烈疼痛,伴或不伴阴道出血、贫血及休克,应考虑宫外孕可能。卵巢滤泡破裂出血一般在两次月经期间,即一般在月经周期的第10~18天。卵巢囊肿扭转的患者则可能有月经不规则史。

二、体格检查

体格检查是诊断急腹症的基本方法,准确、完整的体格检查是临床诊断的重要客观依据。在体格检查中,首先要了解患者的一般情况,意识是否清楚,能否与医师进行交流。其次对生命体征进行评估,为后续的诊断和处理提供依据,然后对腹部体征做重点检查。

(一)全身情况

包括意识、表情、体位、皮肤及黏膜等。意识是否清醒,能否自主叙述症状。根据患者表情痛苦程度可快速判断急腹症严重程度,一般急性腹膜炎患者多下肢屈曲,静卧惧动,腹式呼吸减弱。患者呻吟、辗转不安甚至大汗淋漓,提示肠系膜上动脉缺血、肠系膜根部小肠扭转、输尿管结石及重症胰腺炎等严重急腹症可能。腹腔内出血者常有面色苍白、脉快弱或休克。皮肤及黏膜有无黄染是胆系疾病的重要体征。遇到以上急症情况,不可因为过多检查耽误治疗,适当的对症治疗甚至急诊开腹手术往往能挽救患者的生命。

(二)生命体征

体温、呼吸、脉搏和血压,这些基本生命体征的变化是急腹症诊断及处理措施的重要依据。一般情况下,如果体温基本正常或低热,呼吸、脉搏和血压也无异常,应详细收集病史,做必要的体格检查和辅助检查以确定初步诊断和治疗措施。如患者体温升高明显(>39℃),呼吸、脉搏加快,血压下降,则提示急腹症病情严重,基本的复苏措施是必需的,收集病史及检查需考虑患者耐受程度。

(三)腹部检查

急腹症检查的重点是腹部检查的评估。腹部检查主要包括视、触、叩、听诊四个方面。在患者能够配合的情况下,做到腹部充分暴露上自乳头连线,下至耻骨联合的范围。检查时室温及检查者手温适宜。患者放松平卧状态。按照腹部检查方法和步骤全面检查,同时根据病史提供诊断线索及初诊印象进行针对性的重点检查。检查过程中与患者的交谈可缓解患者紧张情绪,同时还可了解患者对检查的感受。

1. 视诊　腹部检查的重要环节,主要包括以下检查重点:腹部皮肤、外形、呼吸动度、腹壁静脉、胃肠蠕动波等。腹部膨隆无论是弥散性或局限性均提示有腹部病变,可分别见于胃肠胀气、腹腔积液等;腹式呼吸运动受限提示腹部炎症可能。既往的手术瘢痕加上明显的肠型提示粘连性肠梗阻的可能。胃型及蠕动波则提示幽门梗阻可能。

2. 听诊　主要检查肠鸣音、振水音及血管杂音等。应注意肠鸣音是否亢进、减弱甚至消失,有无特殊的气过水声或金属音。正常肠鸣音频率为每分钟3~5次,每分钟大于10次则为肠鸣音亢进,常见于机械性肠梗阻和急性胃肠炎,常伴有高调气过水声和金属音。每分钟少于1次为肠鸣音减弱,连续听诊3分钟内未闻及肠鸣音为肠鸣音消失,见于全腹膜炎或麻痹性肠梗阻。胃肠道游离气体和液体量大时,振摇可发出振水音,多见于幽门梗阻或急性胃扩张。肝脏表面闻及收缩期杂音多为原发性肝癌。腹部扪及有搏动感包块,且闻及血管杂音提示血管瘤。听诊应反复多次连续听诊,以避免误诊漏诊。

3. 叩诊　主要用于了解肝、脾实质性脏器的边界大小及叩痛等情况,同时可以了解胃肠道积气、腹腔积液和腹部包块大小等。叩诊重点首先应注意有无肝浊音界消失,提示膈下可能有游离气体,为胃肠穿孔可能,或是高度肠胀气的指征。移动性浊音则提示有腹腔积液或积血,应注意移动性浊音与局限性浊音的区别,后者常为腹腔局限性包裹积液或炎症,如卵巢囊肿。轻叩腹壁,叩痛明显处提示病灶部位,肝区叩痛可能有肝脓肿或胆道感染,肾区叩痛可能有肾结

Note

石。叩击痛往往有助于诊断深部炎症和膈下脓肿等。

4. 触诊　患者取仰卧屈膝位使腹肌放松,先进行浅部触诊,后进行深部触诊,检查时先询问患者疼痛部位,先从远离腹痛部位检查,最后触诊疼痛部位。检查时注意观察患者面部表情,了解压痛点的部位、范围和程度,有无肌紧张、压痛和反跳痛及有无肿块和波动感等。如有肿块还要区别肿块的质地、范围、活动程度以及是炎性包块还是非炎性包块等。腹部压痛最明显的部位往往是病变部位。肌紧张、压痛和反跳痛是炎症波及腹膜的表现。急性胃穿孔时腹壁呈板样强硬,即"板状腹"。急性胰腺炎早期仅表现轻、中度肌紧张感。麦氏点压痛提示阑尾炎,墨菲征(Murphy sign)阳性提示急性胆囊炎。肌紧张以上消化道穿孔所致的化学性腹膜炎最明显,其次为化脓性腹膜炎,腹腔脏器出血最轻。继发性腹膜炎所致腹肌紧张往往容易掩盖原发病灶,但压痛最明显的部位往往是原发病灶。特殊人群如小儿、孕妇、老人、体弱者或肥胖体型患者触诊反应不典型,需加以鉴别。

（四）肛门直肠指检

急腹症时应常规体检,尤其出现便血、黑便者,以鉴别直肠癌,了解有没有盆腔脓肿、妇科炎症、后位阑尾炎及肠套叠等。

（五）特殊体格检查

如结肠充气试验(Rovsing sign)、腰大肌试验、闭孔内肌试验等;女性患者需对骨盆进行检查;男性患者需检查睾丸及精索。

三、辅助检查

（一）实验室检查

1. 血常规　急性腹膜炎时常见外周血白细胞计数升高,中性粒细胞百分比增加。而实质性脏器损伤或破裂出血者,红细胞计数减少,血红蛋白及血细胞比容降低,对诊断均有帮助。

2. 尿常规　尿常规异常往往反映泌尿系统出现问题,尿路感染时尿白细胞计数增多。尿路结石可出现尿红细胞增多甚至血尿。

3. 血生化检查　患者合并有严重呕吐或腹泻时,可能导致水、电解质、酸碱失衡,血生化指标可出现异常,对于急腹症的诊断及急诊处理措施的选择非常重要。

4. 肝肾功能检查　急性胆管炎时可出现肝功能异常,血清胆红素增高,通常以结合胆红素比值增高为主,γ-谷氨酰转移酶(γ-glutamyl transferase,GGT)、碱性磷酸酶(alkaline phosphatase,ALP)均不同程度升高。胆道梗阻可使肝细胞受损,血清丙氨酸氨基转移酶(glutamic pyruvic transaminase,ALT)、天冬氨酸氨基转移酶(glutamic oxaloacetic transaminase,AST)亦均可增高。

5. 血、尿淀粉酶检查　急性胰腺炎发病后往往伴有血、尿淀粉酶的增高,是胰腺炎诊断的最常用指标之一。血淀粉酶在急性胰腺炎发作2小时后开始升高,24小时达到高峰,可持续4~5天;尿淀粉酶在发病24小时后开始上升,持续1~2周。血淀粉酶升高的幅度与疾病的严重程度不相平行,约10%的重症胰腺炎患者的血、尿淀粉酶水平接近正常或正常。

6. 其他　伴有腹泻或血便、脓血便的急性腹痛患者应做粪便检查,怀疑胆道蛔虫病、蛔虫肠梗阻时可做粪便检验寻找蛔虫卵。各种妊娠试验有助于鉴别异位妊娠破裂出血与其他原因所致的出血。

（二）X线检查

急腹症患者应该行腹部平卧位和立位的胸腹部联合摄片,以排除胸部疾病所致放射性腹痛,同时观察到是否有膈下游离气体及阶梯状气液平面等特征。腹腔内游离气体通常位于右侧膈下,提示胃肠道穿孔可能,若出现大范围气腹征,提示胃、结肠穿孔可能。阶梯状气液平面通常提示肠梗阻可能。肠麻痹可以引起包含多个气液平面的肠管扩张,显示为从胃到结肠的广泛肠扩张和积气积液。平片也可显示腹部的钙化影。约有10%的胆囊结石和90%的肾结石可通过平片显示。而作为慢性胰腺炎特征的胰腺钙化也可通过平片显示。

(三) 超声检查

超声成像技术能够快速、安全、较准确地诊断肝脏、胆囊、胆管、脾脏、胰腺、阑尾、肾脏、卵巢、子宫和附件等器官的病变。同时对于腹腔内积液也能作出评估。彩色多普勒超声能够评估腹腔内血流情况。但是超声检查的诊断成功率与超声诊断人员的技术水平有密切关系,且急腹症患者通常有腹腔内积气往往干扰超声检查对腹部脏器的评估。

(四) CT、MRI 检查

CT 检查可不受气体、骨骼和脂肪多少的影响,因而在急腹症病因诊断上有重要作用。在评估急腹症患者时,CT 能够提高诊断准确性,能够显示解剖学和病理学方面改变的细节。CT 对腹部占位性病变的诊断更具价值,如肝癌、胰腺癌、胆管癌等。对于急性胰腺炎患者,CT 检查能直观观察胰腺水肿、渗出、坏死及胰腺周围并发症情况。MRI 组织分辨率高,对于外伤引起脏器损伤导致腹腔积血和血肿有较多优点。磁共振胰胆管成像(magnetic resonance cholangiopancreatography,MRCP)是无创性的检查方式,可清晰地显示胆胰管的走行,能够准确地判断胆道梗阻的病变部位及范围,必要时再行内镜逆行胰胆管造影(endoscopic retrograde cholangiopancreatography,ERCP),可用于胆胰管结石、壶腹部肿瘤、先天性胆管扩张症及胆管狭窄、急慢性胰腺病变等的诊断。

(五) 胃肠道造影

在排除出血性疾病情况下,选择使用可溶性造影剂进行上消化道造影,可以观察上消化道有无梗阻及占位性病变,还可观察造影剂通过全消化道的情况。对于下消化道的诊断,可采用钡剂灌肠造影,以明确有无梗阻及部位,同时对于结肠肿瘤、肠扭转等也有诊断意义。

(六) 内镜检查

胃、十二指肠电子镜、电子和(或)纤维结肠镜、胶囊内镜有助于发现消化道出血病变及出血原因;直肠乙状结肠镜可用于对大肠梗阻、便血或直肠包块的诊断,并可缓解乙状结肠扭转。ERCP 在电子十二指肠镜直视下通过十二指肠乳头将导管插入胆管或胰管内直接造影,清晰显示胆胰管系统,明确肝内外胆管梗阻部位及病变范围,并放置鼻胆管引流,或行 Oddi 括约肌切开取石、取蛔虫等治疗急性胆管炎和胰腺炎。

(七) 腹腔穿刺

对于诊断不确切的急腹症均可采用该法以协助诊断。对疑有腹腔内出血、全腹膜炎病因不清,患者无法陈述病史者尤为适用。但对于诊断已明确或有明确严重腹胀患者应避免使用该方法。诊断性腹腔穿刺一般选择在双侧下腹脐与髂前上棘连线的中外 1/3 交界处(麦氏点或反麦氏点)作为穿刺点,穿刺过程中须注意勿损伤腹腔内脏器。刺入腹腔后抽吸腹内液体,观察其颜色、浑浊度、气味等。如抽出不凝血,则说明有腹腔内出血,如凝固,则可能穿刺到血管。如抽出暗红色液体,可能为重症胰腺炎,需将该液体送检常规及淀粉酶检查。如抽出液体为肠内容物或粪汁样提示胃肠道穿孔。诊断性腹腔灌洗作为诊断措施,其应用指征已逐渐缩小,但与腹穿相比,腹穿结果阴性无意义,而腹腔灌洗阴性则可避免一次不必要的剖腹探查手术。

(八) 血管造影

动脉血管造影用于诊断急腹症,尤其是在疑有肝脏破裂出血、胆道出血或小肠出血等,而临床出血症状尚未出现时最具诊断价值。对于肠系膜上动脉栓塞也有诊断价值,从而防止小肠缺血性坏死的发生。部分出血性病变往往在造影诊断明确后可实施选择性动脉栓塞止血。

(九) 腹腔镜检查

对于不典型的急腹症,腹腔镜探查可及时获得诊断并及早处理,避免剖腹探查手术。急腹症的腹腔镜探查治疗具有明显优势,可直接观察以明确诊断,同时达到治疗效果,手术空间大,操作方便,减少肠粘连、肠梗阻发生率,微创恢复快,降低剖腹探查率等。但腹腔镜探查仍有一

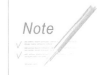

定的局限性,对于腹膜后脏器或半腹膜外脏器的诊断和治疗作用有限。

四、鉴别诊断

外科急腹症是指通常需要手术处理的急腹症,其特点是急性腹痛伴有腹膜刺激征。不少内科疾病亦可导致急性腹痛,一般无需手术治疗,应与外科急腹症区分开。

(一)腹部内科急腹症

1. **急性胃肠炎**　多因进不洁饮食 2~3 小时后出现剧烈呕吐、腹痛、腹泻症状,一般不伴发热,腹痛范围较广泛,但腹部无压痛、反跳痛及肌紧张,肠鸣音活跃。腹泻后腹痛可暂时缓解,大便镜下检查可见白细胞、脓细胞。

2. **腹型过敏性紫癜(Henoch 紫癜)**　为胃肠道过敏引起肠黏膜、肠系膜或腹膜广泛出血所致。腹痛多位于脐周、下腹或全腹部,呈阵发性绞痛,有时可伴有压痛、肌紧张及肠鸣音亢进。腹痛时可伴有恶心、呕吐、腹泻或血便,但通常无发热及感染症状。四肢可见对称性皮肤瘀点、出血性皮疹及瘀斑,可伴关节痛。

3. **急性肠系膜淋巴结炎**　常见于儿童和青少年,以发热、急性腹痛为临床特点。发病前常有上呼吸道感染症状,然后才出现脐周和右下腹痛,有时可发生腹泻及便秘。体格检查脐周及右下腹均可有压痛,但压痛点不恒定,且无反跳痛及肌紧张,有时可触及肿大淋巴结。外周血白细胞计数升高不明显或降低,淋巴细胞比例相对增高。若发生化脓性肠系膜淋巴结炎伴明显全身中毒症状时,常有外周血中性粒细胞增多伴核左移。

4. **原发性腹膜炎**　是指致病菌通过血管、淋巴管、肠壁或女性生殖道等途径侵入腹腔而引起的腹膜炎。多见于全身情况较差、女童、成人慢性肾炎及肝硬化合并腹水或免疫功能低下的患者。病原菌多为溶血性链球菌、肺炎双球菌及大肠埃希菌。主要症状是突然发作急性腹痛,开始部位不明确,很快弥漫至全腹,伴发热、恶心、呕吐。全腹压痛、反跳痛及肌紧张,但腹膜刺激征较继发性腹膜炎为轻,肠鸣音减弱或消失。腹腔穿刺液中有白细胞、脓细胞,细菌培养阳性。

5. **尿潴留**　由于尿道或膀胱颈病变,如结石、肿瘤、前列腺肥大、尿道狭窄、子宫肿瘤压迫等因素可造成阻塞性尿潴留;或由于神经、精神病变,如脊髓痨、脊髓炎、脊髓损伤、脑膜炎、神经症等,可造成非阻塞性尿潴留。重度膀胱扩张可至上腹部而扪不清膀胱边界,由于膀胱极度扩张牵拉刺激脏腹膜导致腹痛加重,并伴有全腹压痛、反跳痛、肌紧张,可误诊为弥漫性腹膜炎,但全腹叩诊浊音,导尿后膀胱缩小、腹痛消失是其特点。

6. **急性非特异性盲肠炎**　较少见,是盲肠壁的蜂窝织炎,临床表现与急性阑尾炎大致相同,极易误诊。多表现为腹痛或黏液稀便,压痛点较急性阑尾炎高且较广泛,发病 24 小时后或可扪及肿大的盲肠。

7. **肠蛔虫症**　多见于儿童,少数患者出现腹痛与周期性压痛,有时呈绞痛,常可扪及蛔虫聚集于肠管内的包块。如导致肠梗阻或极少见的穿孔,则属于外科急腹症的范畴。

8. **急性肝炎**　发作时可因肝急速肿胀、肝被膜张力迅速增加引起肝区剧烈疼痛,常伴有黄疸,需与外科胆道急症相鉴别。

(二)非腹部内科病

1. **心肌梗死**　部分患者疼痛位于上腹部,可伴肌紧张。下壁心肌梗死患者还可表现为恶心、呕吐、腹胀。疼痛部位多位于胸骨后、剑突下或上腹部,疼痛向左上肢放射痛。腹部压痛点不固定,无反跳痛。患者多合并心血管危险因素,心电图及心肌损伤相关标志物可确诊。

2. **大叶性肺炎及胸膜炎**　下肺炎症和胸膜炎可刺激膈肌,引起上腹部牵涉痛。腹部压痛轻,多不伴有反跳痛及肌紧张。少数患者可有恶心、呕吐、腹胀、腹泻,但患者常先有寒战高热、咳嗽咳痰、呼吸困难、胸痛症状;肺炎听诊呼吸音减弱,可闻及湿鸣音及管状呼吸音,胸膜炎语颤减弱或可闻及胸膜摩擦音。胸部平片可助诊。

3. 糖尿病合并酮症酸中毒　病情进展期出现食欲减退、恶心、呕吐等消化道症状。少数患者尤其是 1 型糖尿病患儿可有广泛腹痛,伴肌紧张及肠鸣音减弱,原因不明,可能与脱水、低钾血症所致胃肠道扩张或麻痹性肠梗阻有关。有糖尿病病史,出现酸中毒深大呼吸(Kussmaul 呼吸),意识障碍,部分患者呼吸中带烂苹果味的酮臭味。实验室检查有血糖升高,尿糖、尿酮体阳性。

4. 尿毒症　部分患者可伴有腹痛,查体有压痛、反跳痛及肌紧张,其机制不明,可能系代谢废物经腹膜排出刺激腹膜所致。患者有慢性肾病史,血尿素氮、肌酐明显升高。

5. 链状细胞贫血危象　为常染色体遗传病,黑种人多见,多反复发作腹部剧烈疼痛,可伴有胸痛、骨关节痛、贫血、黄疸、肝脾大,呼吸加快,心动过速,并伴有发热,腹部查体常表现为上腹部压痛。该病常合并胆结石。红细胞链化试验、血红蛋白分析、遗传史、种族地区发病可有助诊断。

6. 铅中毒　多表现为阵发性反复发作的右下腹痛,为肠痉挛性绞痛,易误诊为急性阑尾炎,但腹部体征较轻,可伴有呕吐、腹泻,大便呈黑色,有铅及其化合物接触史,尿中或血中铅浓度明显升高可确诊。

7. 其他情况　某些全身性或其他系统的疾病,如炎性疾病中的急性风湿热、系统性红斑狼疮、多发性结节性动脉炎;神经系统疾病中的脊髓结核危象、胸腰椎骨关节炎、癔症性腹痛、梅毒性脊髓结核等;胸腹壁疾病中的肋间神经痛、流行性胸痛、自发性腹直肌断裂或自发性腹壁深动脉破裂、腹部皮神经牵拉综合征;吸毒者突然中止吸毒后可诱发腹部绞痛。

(三) 妇产科急腹症

女性患者需鉴别是外科急腹症还是妇产科急腹症,应仔细询问其月经史、婚育史,除外妇产科情况。

1. 异位妊娠破裂　输卵管妊娠破裂后,大量血液溢入腹腔而产生急性腹痛。表现为突然发作下腹部持续性剧痛,查体下腹压痛、反跳痛及肌紧张,肠鸣音减少,为血液刺激腹膜所致。患者多有停经或阴道不规则出血史,伴有心率加快,血压下降等失血性休克表现,腹腔及阴道后穹隆穿刺可抽出不凝血,人绒毛膜促性腺激素(human chorionic gonadotropin,HCG)测试阳性可确诊。

2. 卵巢破裂　有卵巢滤泡破裂和黄体破裂两种,多见于婚育龄妇女,80% 左右为黄体破裂,一般发生于月经周期的末一周,偶可在月经期第一两天发病。少数为滤泡破裂,常发生于成熟卵泡,因而发病周期一般在月经周期的第 10~18 天。腹痛主要由出血刺激腹膜引起,但一般出血量不大,所以很少合并急性失血症状,腹痛开始于右侧或左侧下腹部,起初比较剧烈,逐渐有疼痛减轻的趋势,常有腹部下坠感。腹部查体有下腹部压痛、反跳痛及肌紧张,性质较轻微,肠鸣音活跃。妇科查体双合诊盆腔触痛极为明显。体温及外周血白细胞计数轻微升高,结合月经史,多可作出诊断。

3. 急性盆腔炎　已婚妇女多见,注意有无不洁性生活史或宫腔内手术操作史。常表现为下腹痛,有明显的全身感染症状。查体可有下腹部广泛压痛,伴或不伴有反跳痛、肌紧张。妇科查体宫颈或宫体举痛或摇摆痛。宫颈分泌物培养淋病奈瑟菌或沙眼衣原体阳性,体温超过 38℃,外周血白细胞计数升高,阴道后穹隆穿刺抽出脓性液体,双合诊或超声检查发现盆腔脓肿或炎性包块可助诊。

4. 卵巢囊肿扭转　成人任何年龄均可发生,起病急,可致左侧或右侧下腹突然剧痛,多为持续性,可伴恶心、呕吐,早期全身症状不明显。体格检查下腹可扪及触痛包块,如囊肿合并囊内出血、继发感染或囊肿破裂等并发症,可伴有腹膜刺激征。超声检查有助于诊断。

(四) 外科急腹症

1. 急性阑尾炎　起病急,以腹痛为首发症状,起初约 70%~80% 的患者腹痛表现在脐周及上腹部,定位模糊,经过 6~36 小时(通常 12 小时)后,阑尾炎症涉及壁腹膜,腹痛变为持续性并转移至右下腹,是急性阑尾炎的典型症状。恶心、呕吐也是急性阑尾炎常见的症状,尤其是阑尾腔内梗阻及其炎症症状较重时更为突出。全身症状一般不重,早期体温轻度升高,但当阑尾化脓或并有扩散性腹腔感染时,可出现寒战高热。如并发阑尾坏疽穿孔引起弥漫性腹膜炎时,可出现血容量不足与脓毒血症的症状。查体麦氏点及其附近有压痛、反跳痛及肌紧张。实验室检查外周血白细胞计数升高、核左移,超声检查可发现肿大的阑尾或脓肿。

2. **胃、十二指肠溃疡穿孔**　患者多有溃疡病症状或溃疡病史,而近期精神紧张、劳累、饮食过量、使用非甾体类抗炎药或免疫抑制剂,均可诱发溃疡穿孔。表现为突然发作的上腹部剧烈疼痛,可伴恶心、呕吐,部分患者出现寒战高热、面色苍白、四肢冰冷,发病初期血压尚正常,随着腹腔内细菌感染的发展,患者的全身感染中毒症状及腹膜炎反应愈重。腹部压痛范围较广,上腹部有压痛、反跳痛及腹肌板状强直,腹膜刺激征明显,肠鸣音减弱或消失。实验室检查外周血白细胞计数明显升高,可高达$(15~20) \times 10^9$/L,中性粒细胞增加,核左移。血清淀粉酶多数正常,偶可升高,通常小于正常值3倍。腹部X线检查发现膈下游离气体,诊断性腹腔穿刺可抽出脓性分泌物。

3. **急性胆囊炎**　肥胖、中年女性多发,多因进食油腻食物、饮酒或饱餐后4~5小时后发病。胆囊结石是主要病因,占90%~95%;胆囊缺血、胆囊动力异常、直接性化学损伤、寄生虫等微生物感染、胶原组织病及变态反应等亦可引起急性胆囊炎。腹痛是急性胆囊炎的主要症状,开始时可为剧烈绞痛,位于上腹部,可伴有恶心、呕吐,绞痛发作后可转为持续性右上腹疼痛,向右肩背部放射,随着腹痛持续加重,常伴有发热,体温多在38℃左右,如发展至急性化脓性胆囊炎可出现寒战高热,如出现胆囊急性坏疽穿孔,可并发急性弥漫性腹膜炎症状。查体大部分患者有右上腹压痛、肌紧张,墨菲征阳性,1/4患者可扪及肿大而触痛的胆囊。实验室检查白细胞计数及中性粒细胞升高,约10%患者可发生黄疸,一般为轻度,若血清胆红素超过85μmol/L,常提示胆总管结石或胆管炎并肝脏损害。血清淀粉酶亦可不同程度升高,部分患者是由于胆源性胰腺炎所致,或Oddi括约肌水肿、痉挛、炎症导致。腹部超声作为首选影像学检查,可有胆囊壁多层化表现,外周可见低回声水肿层,胆囊壁增厚(超过3mm,在不伴有慢性肝病、肝硬化、右心衰竭情况下),胆囊增大(长>8cm,宽>4cm),胆囊内强回声伴声影,胆囊周围积液。CT可显示胆囊壁增厚超过3mm,若合并结石嵌顿,胆囊浆膜下层周围组织和脂肪因继发性水肿而呈低密度环,胆囊穿孔可见胆囊窝呈液平脓肿,如胆囊内显有气泡,往往提示胆囊已坏疽,增强扫描时炎性胆囊壁密度明显增强。

4. **急性胆管炎**　既往有胆道疾病的病史,因胆管内细菌的增多和胆管内压的升高可导致细菌或内毒素易位至血管系统,引起急性胆管炎。临床上常见夏科(Charcot)三联征:发热伴或不伴寒战、腹痛和黄疸;如合并休克和意识状态改变,则组成瑞罗茨(Reynolds)五联征,用于定义重症急性胆管炎。实验室检查外周血白细胞计数升高,C-反应蛋白水平升高;肝功能异常,表现为ALT、AST、GGT、ALP均不同程度升高,或高胆红素血症,以结合胆红素[直接胆红素(DBIL)]升高为主。影像学检查CT或MRCP可显示胆管扩张和(或)基础疾病的存在(如肿瘤、结石、胆管支架等)。

5. **急性胰腺炎**　是多种原因导致胰腺消化酶激活后对胰腺自身及其周围脏器产生消化、水肿、出血甚至坏死的炎性疾病。通常按疾病严重程度将急性胰腺炎分为轻型和重型。常因胆汁、十二指肠液反流,饮酒或暴饮暴食,ERCP术后,腹部外伤,高脂或高钙血症等原因引起。我国常见病因为胆道疾病,称为胆源性胰腺炎。起病急,表现为突发上腹部或左上腹部疼痛、腹胀,可伴有恶心、呕吐。胆源性胰腺炎开始疼痛位置为右上腹,后来转移至正中偏左,并向肩背部放射痛。疼痛剧烈时可向两侧腰部放射。早期可伴有中度发热,胆源性胰腺炎可伴有寒战高热、黄疸。重症胰腺炎可有休克表现:口渴、烦躁、尿少、脏器功能障碍等。查体轻型胰腺炎上腹部正中或偏左压痛,一般无腹膜炎体征。重型患者上腹部可有腹膜炎体征,伴腹壁膨隆,腹壁张力增高,肠鸣音减弱,严重者出现格雷特纳征(Grey-Turner sign)或卡伦征(Cullen sign)。实验室检查血尿淀粉酶和(或)血清脂肪酶升高,一般大于或等于正常值上限3倍。重型胰腺炎血钙降低,低于

2.0mmol/L 提示病情严重,血糖升高,血糖超过 11.1mmol/L 提示预后不良。CT 检查可见胰腺腺体肿大,密度不均,边界模糊;胰腺实质内可见密度减低区以及胰周积液。

6. 急性肠梗阻　是因为肠腔内容物正常运行和通过时受到阻碍,导致一系列的肠壁组织损害和全身生理功能紊乱。常因肠管粘连、疝、肿瘤等引起。腹痛、腹胀、呕吐、肛门停止排气排便是肠梗阻的典型症状。腹痛以中腹部为主,阵发性腹部绞痛伴肠蠕动增加和肠鸣音亢进是机械性肠梗阻的特征。当绞痛发作频繁,或为持续性疼痛伴有腹膜炎体征,出现全身中毒症状和血流动力学改变,水、电解质和酸中毒,甚至休克时,则提示肠梗阻已发生绞窄性改变。梗阻部位越高,呕吐出现越早越频繁,而腹胀不明显,而低位梗阻一般呕吐次数较少,腹胀明显。腹部立位平片可见肠祥阴影呈阶梯状,肠祥内有液平面形成,仰卧位可见梗阻近端小肠扩张。结肠梗阻时立位片腹部两侧可见扩张的结肠影,充气长轴呈垂直状。完全、闭祥、绞窄性肠梗阻患者应行 CT 检查,明确梗阻的水平,估计梗阻的严重程度和原因,寻找闭祥性梗阻和早期绞窄。绞窄性肠梗阻 CT 表现为梗阻点近侧肠腔明显扩张、充气、积液及气液平面。扩大的充满液体的闭祥肠曲呈 "U" 型,闭祥肠曲因缺血及水肿,可使肠壁增厚、密度增高。

五、特殊状态下的急腹症

(一) 小儿急腹症

小儿与成人在生理和代谢上不同,且两者的急腹症疾病谱、临床表现和处理原则都不同,所以当接诊小儿急腹症时不能与成人等同。弥漫性腹膜炎在小儿最常见的原因是急性阑尾炎,局限性腹膜炎如右上腹或左上腹触痛最常见原因分别是急性肝或脾大,左下腹触痛一般见于急性便秘。既往无腹部手术史的患儿出现肠梗阻最常见原因为肠套叠,肠套叠好发于 5~7 个月婴幼儿,2 岁以上的小儿发生肠套叠的最常见原因为梅克尔(Meckel)憩室,呕吐和果酱样大便是该病的特征性表现,但有的患儿临床表现不典型,可没有腹痛和呕吐,表现为烦躁不安、面色苍白、四肢厥冷、嗜睡和抽搐。腹部查体可扪及肿块。超声可见 "靶环征"。因许多小儿内科疾病均可表现为急性腹痛,需注意观察有无其他伴随症状,从而为诊断早期脑膜炎或中毒、某些神经疾病提供依据。

(二) 妊娠期急腹症

因增大的子宫增加了腹部检查的难度,且由于子宫增大,将盲肠和阑尾推向右上腹或将盲肠和阑尾掩盖于子宫的右下方,增加了急性阑尾炎的诊断难度。但妊娠期妇女出现转移性右下腹疼痛,伴麦氏点的压痛、反跳痛,应高度怀疑急性阑尾炎,因阑尾穿孔带给患者及胎儿的风险可能高于手术本身的风险,应考虑选择手术治疗,相对来说妊娠中期手术较为安全。妊娠期胆石症发作需选择适宜的手术时机治疗。偶发的轻度、可自行缓解的右上腹部疼痛可推迟至分娩后处理,如胆绞痛发作无法缓解但不危急,尽可能将手术推至妊娠中期,如发生不能缓解的右上腹疼痛伴有压痛、反跳痛、肌紧张及发热表现,应选择手术治疗,术中监测胎心,如行腹腔镜胆囊切除术,腹腔内压力不高于 15mmHg 较为安全,同时应监测血二氧化碳浓度。

(三) 免疫抑制患者合并急腹症

老年人、营养不良人群、糖尿病患者、尿毒症患者和恶性肿瘤患者均有轻、中度的免疫抑制,器官移植后接受免疫抑制剂维持治疗的患者及 CD4+T 细胞大于 200/mm³ AIDS 患者亦与之相近,这些轻、中度的免疫抑制患者中,急腹症的诊断和治疗并无特殊之处,需要关注的是那些重度免疫抑制患者,即大剂量使用免疫抑制剂患者、恶性肿瘤化疗者及 CD4+T 细胞小于 200/mm³ AIDS 患者。因这类患者白细胞计数可能减少,发热、腹痛压痛及肌紧张等症状体征不明显,且更容易发生真菌、分枝杆菌、病毒和寄生虫等少见病原体的感染,会增加急腹症诊治的难度。详细的病史、细致的体格检查、胸腹部的影像学检查及实验室检查(其中包括血尿淀粉酶、血脂肪酶)是拟定诊疗计划的基础。即使患者没有腹膜炎的临床依据,腹部及盆腔的 CT 亦是必做的项目,可能发现非外科病灶,避免非治疗性手术。

第三节 急腹症的治疗原则

外科急腹症起病急,进展快,病情常很危重,治疗必须遵循及时、准确和有效的原则。首先,应对患者的全身情况进行评估,对于危重病情必须优先处理;其次,对腹部情况进行判断,明确是否需要进行抢救手术;再次,对一般急腹症则应住院观察和对症处理,并对病情随时进行评估,非手术治疗无效或出现恶化者应及时手术治疗;最后,手术治疗中应根据患者的全身情况和腹部病变程度选择适当的手术方式。

一、抢救生命第一

急腹症最能威胁患者生命的是休克、出血、缺氧和败血症等,对此必须分秒必争地进行抢救,维持患者呼吸、循环的正常功能,确保生命安全。对腹腔内的大出血、穿孔、破裂或坏死等要首先处理。同一患者如有多种病痛,应分清主次缓急,首先处理危及生命的疾病,如颅脑腹部复合伤,脑疝存在,应先处理颅脑损伤,再处理腹部损伤;如闭合性腹部损伤内出血合并肢体骨折,应先处理腹部损伤,再处理肢体骨折。

二、危重情况的估计

医师接诊时,首要的工作是对患者的全身情况进行评估,对危重情况应优先处理。

(一)严密观察

对诊断不明的急腹症患者,切忌主观片面、放任自流,应密切观察:

1. 生命体征,包括体温、脉搏、呼吸、血压和神志变化等。

2. 腹部情况,包括腹痛的部位、性质、范围、程度及腹膜刺激征的变化等。

3. 胃肠道功能状态,包括饮食、呕吐、腹泻、排便情况、腹胀、肠蠕动、肠鸣音等。

4. 心、肺、肝、肾、脑等重要脏器的功能变化。

5. 腹腔积气、积液和肝肺移动性浊音。

6. 新的症状和体征出现等。

同时辅以直肠指诊、阴道内诊、腹腔穿刺、尿血常规、生化、X线、超声、CT等检查,动态观察。特别是对老、幼、孕妇或异位阑尾炎;较轻的肝、脾破裂;不典型的急性胃肠道穿孔;易被忽略的妇女嵌顿性斜疝或股疝;以及肠绞痛后尚可排便的肠梗阻如肠套叠、不全性肠梗阻或高位肠梗阻等更为重要。一般观察24小时,如病情不见好转,病情恶化、腹痛加重、腹膜炎发展,应考虑外科手术探查。

(二)及时发现危重病情

1. 婴幼儿、老年、孕妇等患者 婴幼儿抵抗力差,不能耐受脱水,因不能明确诉说而使得急腹症病情发现较晚。就诊时病情较重且发展快,应当高度重视。老年患者各脏器代偿功能低下,对急骤的疾病病理生理变化的耐受性差,反应迟钝,腹肌不紧张,压痛不显著,体温不高,但病情往往严重,且常合并心肺等基础疾病,病死率较高。昏迷或精神病患者,病史有时不详,体征不显著。对上述患者,不能按正常规律程序判断,而要按其特点,进行认真分析并作出诊断。

2. 急性弥漫性腹膜炎伴脉搏快(>130次/分)、高热(≥39℃)或体温不升(≤36℃),烦躁、湿冷、外周血白细胞计数 >20×10⁹/L 或不升高而低于正常、白细胞分类中性多核细胞增多等严重中毒症状、休克或血压偏低者,属于严重感染病症。

3. 黄疸伴高热患者多见于胆道系统严重感染波及肝脏所致,容易发生感染性休克。

4. 剧烈呕吐和腹膜炎出现脱水征、尿少(<25ml)或伴有失血表现者。

5. 明显的体液或酸碱失衡,血钠 <130mmol/L,血钾 <3.5mmol/L,CO₂CP<18mmol/L 或 >32mmol/L,

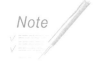

碱丢失 >4mmol/L 或碱剩余 >4mmol/L。

6. 血氧分压 <60mmHg(8kPa)提示患者有发生急性呼吸窘迫综合征的倾向。

7. 长期慢性消耗性疾病伴营养不良和低蛋白血症者发生急腹症,因其抵抗力低下,各脏器功能不全,病情易急骤变化。

8. 妊娠患者因盆腔充血,尤其下腹部急性炎症容易扩散且受增大子宫的影响,不易得出确切体征,诊断延误,易导致病情发展。

9. 腹部手术后不久发生急腹症者,多与手术有关,病情复杂且术后腹部体征不明确,一般情况较差,处理十分困难。

三、非手术治疗

1. 斜坡卧位 使腹腔内炎性渗出物或漏出物引流至盆腔。腹膜具有半透膜性质,其下层为疏松结缔组织和丰富的毛细血管网和淋巴管网,因此利用斜坡卧位可以使腹腔渗出液聚集于盆腔,有利于腹腔炎症的吸收,减轻肠麻痹和全身中毒反应,同时渗出物引流入盆腔后便于早期诊断和处理。

2. "四禁" 在严密观察期间,应禁止进食、禁忌止痛、禁用泻药、禁止灌肠。急腹症患者饮食会增加患者腹胀和其他痛苦如呕吐、腹痛等,加重病情,延误诊断。凡诊断未明确者原则上应禁用麻醉性止痛剂如吗啡、哌替啶等,以免掩盖症状,延误诊断。灌肠、口服泻剂及促进胃肠蠕动,常扰乱临床现象,妨碍病情观察,对某些结肠病变亦可造成穿孔,增加患者痛苦胃肠减压。

胃肠减压视患者病情采用。一般情况下,患者腹部疼痛剧烈,腹胀明显伴严重的恶心、呕吐或者神志丧失,可以立即给予胃肠减压,忌过度使用。胃肠减压可迅速减轻患者腹胀及腹痛,对于昏迷患者还可以起到防止窒息的作用,减少消化液在胃肠道的淤积而加重肠道感染或者膨胀,改善血液循环,避免肠道的穿孔和坏死,降低肠道致病菌的繁殖和感染。

对有发热、白细胞总数及中性粒细胞增高的炎症性疾病患者,在非手术治疗或围术期及时合理选用抗生素或控制感染,对疾病的转归有积极作用。根据原发病灶情况和感染轻重,选用适当的抗生素,有条件的根据培养结果调整抗生素。

3. 维持水、电解质和酸碱平衡 急腹症患者常因禁食、呕吐、腹泻、肠瘘、胃肠减压等原因,造成水、电解质平衡和酸碱平衡紊乱。应根据尿量、失水与电解质紊乱情况进行补液纠正。

4. 其他措施 抑制胃肠道分泌,加强胃肠外营养支持等。

四、急性腹痛的处理

(一)外伤性急性腹痛

与对所有的急性创伤一样,首先应该稳定患者状态。①应该遵循加强创伤生命支持方案,评估与处置气道、呼吸、循环、失能和暴露五方面情况。②应采取综合性预防措施,在实施复苏的同时完成次要的检查。③评估损伤的程度,并根据患者的稳定性采取相应的治疗措施。在需要外科干预的患者中,建议创伤外科医师早期介入和评估。④若伤及内脏有可能发生腹腔内脏破裂、内出血或空腹脏器穿孔,此时应当尽早外科手术或探查。⑤若属于开放性腹外伤,有内脏自创口膨出,不要强行还纳,先以无菌敷料覆盖,有活动出血时予以止血,立即外科手术,同时行破伤风抗毒素血清过敏试验,阴性者给予肌内注射破伤风抗毒素血清。⑥若为腹部闭合性损伤,无内出血或腹膜炎之表现时,可暂时密切观察采用非手术之对症与支持治疗。

(二)感染性急性腹痛

①积极采用广谱抗生素,尤其是针对需氧及厌氧性胃肠道菌选药。②联合用药严格进行抗感染治疗,防止和纠正感染性休克。③弥漫性腹膜炎者应取半坐位,禁食、输液、行胃肠减压,并监测体温、脉搏、血压、尿量、血气分析。通过支持治疗保障血容量、营养供应,纠正电解质及酸碱平

衡。④如果难以控制病情,需要外科手术进行病因治疗者,应掌握好适应证和时机尽早手术。

(三)出血性急性腹痛

腹腔内脏破裂或动脉瘤破裂大出血的患者均应及时行外科手术治疗和进行抢救。①对腹痛伴有消化道出血的患者,若病情允许或出血部位及病情尚不清楚,可在密切观察下积极止血和纠正失血,待止血、病情平稳、明确诊断、患者全身状况有所改善,若有外科手术指征和手术条件再行择期手术较为理想;②消化道出血量较大,出血速度较快,每小时输血 500ml 左右仍不能使血压维持在基础生理水平或出血持续数小时或反复出血,血压不易稳定者,应考虑外科治疗,但急诊手术比择期手术死亡率与并发症为高,故原则上应尽量力争择期手术。

(四)肠梗阻性急性腹痛

①在禁食、输液、行胃肠减压的基础治疗同时可酌情配合中药或针刺、解痉等对症治疗,力争缓解腹痛;②对病情较重的病例需适当选用对革兰阴性杆菌有效的抗生素以预防感染并发症或为术前准备;③经非手术治疗无效或经一定时间的治疗与观察仍难以缓解病情者应考虑手术治疗;④对绞窄性肠梗阻,一般均应手术治疗,已发生肠坏死时手术的死亡率明显增高,因而必须及时手术,以便提高手术的成功率,同时还要预防和抢救休克;⑤对某些导致肠梗阻的病因必须手术解决者亦应手术治疗,以达到松解粘连、切断压迫肠道的粘连带、切除坏死肠袢或肿瘤、疝复位及修补缺损、扭转或套叠复位、减压造瘘或腔脓肿引流等目的,力争尽快解决梗阻,消除病因。

五、手术治疗

(一)剖腹探查的指征

1. 部分腹痛的患者虽然早期适应非手术治疗,但经 6~24 小时的一般治疗与密切观察,病情不见好转或者突然发作的剧烈腹痛持续 10 小时以上症状不缓解反而有加重趋势者。

2. 腹痛剧痛伴休克早期或休克表现,虽经积极抢救和治疗,但病情无好转者。

3. 有明显广泛性腹膜炎,疑有腹腔脏器穿孔或大量出血者,或腹痛较重,腹腔穿刺抽出脓液、血液或胆汁者。

4. 疑有肠绞窄、肠坏死或腹部较剧烈的疼痛伴有腹内肿物者。

根据以上情况及患者的全身状态来决定是否需行剖腹探查,应很好地掌握适应证和抓住手术时机,既可进一步明确诊断,又可酌情施行手术治疗。

(二)手术切口选择

切口选择应注意:

1. 切口选择靠近原发病灶处,必须保证有良好的手术野,暴露病变脏器,进行手术操作。

2. 切口应具备因手术需要而扩大的条件。

3. 要求进腹快、出血少、损伤轻及暴露充分。

4. 切口缝合应简便、迅速、愈合良好、瘢痕小。

5. 不损伤腹壁强度及顺应性。

阑尾切除采用麦氏切口,胆囊切除和(或)胆总管探查采用右上腹经腹直肌切口或右肋缘下斜切口,溃疡病穿孔修补或胃大部切除采用正中切口,乙状结肠扭转采用左下腹旁正中切口,急性胰腺炎坏死灶清除采用上腹横切口等。诊断不明者,可选用右中腹经腹直肌切口,根据探查情况决定向上、下延长或附加另外切口。

(三)手术要点

探查手术应遵循先止血,再处理病变,最后清理腹腔的原则。同时,腹腔积液的性质往往提示损伤部位,因此,剖腹探查切开至腹膜外时应注意观察腹腔积液气味、颜色、数量等特性,以便快速处理。

1. 止血   进入腹腔后,首先用吸引器抽吸腹内的血液、胃肠液或渗出液。如有大出血时,应

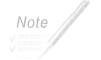

在抽吸血液的同时用手压迫出血处控制出血,出血凶猛者,采用手掌或纱布团压迫。如将腹主动脉或腔静脉抵压在脊椎上控制出血;肝破裂时阻断肝门;脾破裂时控制脾蒂。待血止后立即吸出腹腔内积血,予以恰当彻底的止血处理。一般凝血块积聚处常是出血处。对于腹腔内有大血管如主动脉、腔静脉出血,应尽力缝合修补或做血管移植术;肠系膜出血,可从系膜一侧切开寻找到出血点,结扎并清除积血,再根据血液循环情况处理肠管。只有这样,才能减少失血量,抢救患者生命。

2. **探查** 清除腹腔内积血或积液后,即可探查腹腔内病变。探查部位、步骤和重点,可根据具体病情来定。应先探查正常区,最后探查病区。探查应动作轻柔细致,应特别注意易被疏忽的部位,如胃后壁、胃小弯部、贲门附近以及十二指肠、结肠的腹膜后部分等。首先探查结肠上区脏器,如肝、胆、脾、胃、十二指肠等,然后探查空肠、回肠、结肠、直肠等,最后探查腹膜后脏器,如胰、肾上腺、肾脏、输尿管及盆腔脏器(膀胱、子宫等)。尤其应注意对空腔脏器的探查和处理,如遗漏或处理不当,将导致严重后果。如对小肠系统探查应从空肠上端开始,或从回盲部开始;大肠从回盲部或从直肠开始检查。注意大网膜的位置,大网膜集结处常为病变之所在。大网膜和肠系膜上有皂化点是急性胰腺炎的特有表现;肠梗阻时,梗阻近端肠管充血、水肿肥厚,肠管膨胀扩张,而远端肠管萎缩;癌性腹膜炎时,脏腹膜和壁腹膜上有肿瘤转移灶等。

3. **原发灶的处理** 依原发病变的种类和性质做相应处理,原则上是做较为彻底的手术,一次性为患者解决问题。

(1)切除原发灶:如急性胆囊炎行胆囊切除术,急性阑尾炎行阑尾切除术,绞窄性肠梗阻、肠坏死行肠切除术,溃疡病急性穿孔行胃大部切除术等。

(2)修补原发灶:如胃肠穿孔修补、脏器破裂出血修补等。

(3)松解原发灶:如粘连性肠梗阻行松解术等。

(4)引流原发灶:如出血性坏死性胰腺炎、阑尾脓肿、肝脓肿、胆囊造口或肝、脾和胰外伤等。

(5)如患者一般情况较差,麻醉后血压不稳定,或者腹腔内感染严重,则不宜做复杂的手术,如肠坏死只做肠外置手术,化脓性胆管炎只行胆总管切开引流等。

(6)如病变的局部感染严重,解剖不清,而恶性肿瘤切除困难时,只行姑息手术,如直肠癌并急性肠梗阻暂行结肠造口术,待病情好转后再酌情二期手术。

4. **清洁腹腔** 病灶处理后,应尽量将腹腔内的积血、脓液、肠液、粪便、组织碎块、异物等清除干净,然后用等渗盐水反复冲洗腹腔,直到冲洗盐水澄清为止,并尽可能将冲洗盐水吸净。冲洗时应注意膈下、结肠旁沟及盆腔等处,勿使污液积存。如腹腔已形成脓肿,或炎症已经局限,在脓液吸尽后不再用盐水冲洗,以免感染扩散。

5. **腹腔引流** 急腹症患者术中放置引流是一种常用的治疗措施。原则上腹腔内不放置引流,因为腹膜对感染有较强的防御能力,不恰当的腹腔引流会引起并发症。但在各种腹部脏器损伤中,腹腔内常会有不同程度的污染,有时还会很严重,尽管原发灶已经清除,但脏器损伤因化学物质刺激,或细菌污染腹腔,腹腔内炎症还不能立即清除,若不及时将这些反应渗液引出体外,将会造成全身中毒、败血症,亦可出现各种消化道瘘液的淤积、肠粘连及残余脓肿等。

腹腔引流的适应证:

(1)腹部外伤中的肝脏损伤;脾修补、部分切除或全脾切除术后,胆道损伤,结肠损伤;伤处渗血不止,吻合口缝合不良,或有可能形成肠瘘者。

(2)腹膜炎患者术后大多数需行腹腔引流,如无法切除的炎症性病灶或其继续渗出及坏死组织清除不尽者,如阑尾脓肿及急性重型胰腺炎术后;病灶已切除,但因周围组织明显炎症改变,缝合不牢,可能漏液者;腹腔内已有局限性脓肿形成者,如膈下、肠间及盆腔脓肿等;胃肠道吻合疑有渗漏的可能性。

（3）左半侧结肠坏死、穿孔或损伤，不论一期或分期切除术均应放置引流。

六、入院和出院管理

1. 入院管理　对于一些患者应降低入院标准，如患者不确定能够认识、处理，或者表达自身状态的变化，可增加入院以及门诊患者的风险。如果此类患者离院，风险会更大。同样，如果患者不能完全理解处置措施，仍然存在疑问而不能证实，需谨慎鼓励入院。

除了极少数患者，具有腹痛表现的老年患者只有经慎重考虑后才能让其离开急诊室。同时，评估提示相对良好和一般性诊断，仍然不能结束可能揭示更为严重疾病的评估。在这两种情况下，老年腹痛患者的危险将大大增加。平稳观察10~24小时可提供重要但不完全的保障。事实上，即使全部入院也不能保证能够检查出严重疾病。

2. 离院管理　临床不能或不可以确定100%排除疾病的可能性，必须对离院患者强调随访的重要性，特别是持续超过3天的良性未经鉴别诊断的腹痛患者（表17-1）。随访的目的在于作为患者监测自身情况的一项辅助措施。然而腹部物理检查是不完善的，诊断的准确性随重复的次数而增加。

表 17-1　对于离院须知 /24 小时内再评估的建议

问题	建议
腹痛	疼痛加剧,性质改变,或者24小时内不缓解或不显著改变时需要再评估
发热	新出现的发热,或者未预见的发热超过评估前的水平时,需要再评估
呕吐	呕吐不缓解或者呕血时,需要再评估
直肠出血	新发现的出血或者未预见的出血需要再评估
尿血	新发生血尿,或者已知血尿治疗24小时失败者需要再评估
眩晕或晕厥	新发生的眩晕或晕厥需要再评估
便血,黑便	发生血便,或者粪便颜色转黑,或者柏油样便需要再评估
阴道出血	新发生的未预料到的出血,或者先前的出血逐渐加重,或出血伴随有眩晕症状的需要再评估
黄疸	皮肤黄染,或者已知的黄疸逐渐加重的需要再评估
肠道运动	肠道运动停止的需要再评估。腹泻者极度虚弱或者失去知觉的需要再评估
新的处方用药	按处方服用所有药物。患者不能服药的需要再评估
先前处方用药	如果无特别指示,应服用先前的处方药
非处方药	勿再服用非处方药,除非是急诊医师建议服用
饮食	服用清流质饮食直到腹痛缓解或者极大改善为止。忌烟酒、咖啡

如果存在上述情况，再评估应由患者的固定医师进行，如果患者没有固定医师，或者24小时内约不到固定医师，应回到急诊室。

（杨占宇）

本章小结

急腹症起病急骤，以急性腹痛为主要临床表现，引起急腹症的原因包括感染与炎症，空腔脏器穿孔，腹腔内出血，以及肠道、胆道、泌尿道梗阻等。明确病因需详细的病史询问，细心的体格检查以及对实验室、影像学检查结果进行综合分析。急腹症患者应尽快明确诊断，针对病因采取相应治疗措施；对病因暂时无法确定者，应首先采取措施维持重要脏器功能，严密观察病情变化，采取进一步检查措施明确诊断，此时禁用强烈镇痛剂，以免掩盖病情；具备手术治疗或探查指征者，应积极术前准备后及时手术。

思考题

1. 简述外科急腹症与内科急腹症、妇科急腹症的鉴别要点。
2. 简述急腹症的诊断程序。
3. 简述急腹症的治疗原则。
4. 简述急腹症的手术探查顺序。

参考文献

1. 吴孟超,吴在德.黄家驷外科学.第7版.北京:人民卫生出版社,2008.
2. 金中奎,施宝民,吴阳.外科急腹症诊断思路.北京:人民军医出版社,2010.
3. 方先业,刘敏林.急腹症与腹部损伤诊疗学.北京:人民军医出版社,2010.
4. 郑树森.外科学.第2版.北京:高等教育出版社,2011.
5. 高德明,吴金生.急腹症症学.北京:人民军医出版社,2002.
6. 李开宗,窦科峰.急腹症诊治临床思考.北京:人民军医出版社,2011.
7. 徐军,于学忠.急腹症.北京:科学出版社,2010.
8. Schein M. Schein's commom Sense Emergency Abdominal Surery. 3rd ed. Springer-Verlag Berlin and Heidelberg GmbH & Co. K,2011.
9. Moore LJ,Turner KL,Todd SR,et al. Common Problems in Acute Care Surgery. Springer,2013.
10. Cline DM,Stead LG. Abdominal Emergencies. McGraw-Hill Professional,2007.

Note

第十八章　消化道出血的诊断及处理原则

消化道出血（gastrointestinal bleeding）是指从食管到肛门之间消化道的出血，是消化系统常见病症，根据出血部位分为上消化道出血和下消化道出血。上消化道出血是指 Treitz 韧带（屈氏韧带）以上的食管、胃、十二指肠和胆胰等病变引起的出血，包括胃空肠吻合术后的空肠上段病变出血。Treitz 韧带以下的出血称下消化道出血。消化道短时间内大量出血称急性大出血（acute massive bleeding），临床表现为呕血（hematemesis）、黑便（melena）、便血（hematochezia）等，并伴有血容量减少引起的急性周围循环障碍，为临床常见急症，严重者甚至危及生命。另有一类消化道出血称隐性消化道出血（occult gastrointestinal bleeding），临床上肉眼不能观察到粪便异常，仅有粪便隐血试验阳性和（或）存在缺铁性贫血，容易被忽视，应予注意。

第一节　上消化道出血

一、概述

上消化道出血（upper gastrointestinal hemorrhage）常表现为急性大出血，是消化系统常见急症。高龄、有严重伴随病、复发性出血患者时常病情变化迅速，临床表现危重，病死率高达 25%~30%，应予高度重视。

二、病因

最常见的病因为消化性溃疡、食管胃底静脉曲张破裂、出血糜烂性胃炎和胃癌。食管贲门黏膜撕裂综合征及血管异常引起的出血临床亦不少见。现将上消化道出血的病因总结如下：

（一）上消化道疾病

1. 食管疾病　食管炎、食管溃疡、食管肿瘤、食管贲门黏膜撕裂综合征（Mallory-Weiss syndrome）、食管裂孔疝、食管物理及化学损伤（器械检查、异物或放射性损伤，强酸、强碱或其他化学剂引起的损伤）、食管憩室等。

2. 胃、十二指肠疾病　消化性溃疡、急性糜烂出血性胃炎、胃癌、卓-艾综合征（Zollinger-Ellison syndrome，ZES）、胃血管异常（血管瘤、动静脉畸形、胃黏膜下恒径动脉破裂又称 Dieulafoy 病变等）、胃息肉、十二指肠憩室炎、急性糜烂性十二指肠炎、胃手术后病变（吻合口溃疡、吻合口或残胃黏膜糜烂、残胃癌）、其他肿瘤（平滑肌瘤、平滑肌肉瘤、间质瘤、淋巴瘤、神经纤维瘤、壶腹周围癌）、其他病变（胃黏膜脱垂、急性胃扩张、胃扭转、横膈裂孔疝、重度钩虫病、胃血吸虫病、胃或十二指肠克罗恩病、胃或十二指肠结核、嗜酸性胃肠炎、胃或十二指肠异位胰腺等）。

（二）门静脉高压引起的食管胃底静脉曲张破裂或门静脉高压性胃病

（三）上消化道邻近器官或组织的疾病

1. 胆道出血　胆管或胆囊结石、胆道蛔虫病、胆囊或胆管癌、术后胆总管引流管造成的胆道受压坏死、肝癌、肝脓肿或肝血管瘤破入胆道。

2. 胰腺疾病累及十二指肠　胰腺癌、急性胰腺炎并发脓肿破溃。

3. 胸或腹主动脉瘤或纵隔肿瘤、脓肿破入食管、胃或十二指肠。

（四）全身性疾病

包括凝血机制障碍、肝肾功能障碍、结缔组织病及急性感染。

三、临床表现

上消化道出血的临床表现主要取决于出血量、出血速度、出血部位及性质,并与患者的年龄及循环功能的代偿能力有关。

（一）呕血与黑便

上消化道出血的特征性表现。出血部位在幽门以上者常伴呕血。出血量大,速度快,可呕鲜红色血;如出血后血液在胃内潴留时间长,经胃酸作用变成酸化血红蛋白,呕血常呈咖啡色;若出血量较少、速度慢亦可无呕血。幽门以下出血如出血量大、速度快,可因血反流入胃腔引起恶心、呕吐而表现为呕血。黑便是血红蛋白的铁经肠内硫化物作用形成硫化铁所致,典型者呈柏油样。当出血量大,血液在肠道内停留时间短,粪便可呈暗红色。少量出血（<5ml）时,大便颜色无明显变化,隐血试验可呈阳性。

（二）失血性周围循环衰竭

急性大量失血由于循环血容量迅速减少而导致周围循环衰竭,多见于短时间内出血量>1000ml 的患者,一般表现为头昏、心悸、乏力,平卧突然起立时发生晕厥、肢体冷感、心率加快、血压偏低等,严重者呈休克状态。

（三）贫血和血象变化

贫血程度除取决于失血量外,还和出血前有无贫血基础、出血后液体平衡状况等因素有关。急性大量出血后均有失血性贫血,血红蛋白浓度、红细胞计数与血细胞比容下降,但在出血的早期因有周围血管收缩和红细胞重新分布等生理调节,可无明显变化。在出血后,组织液渗入血管内以补充失去的血容量,使血液稀释,一般经 3~4 小时以上才出现贫血,出血后 24~72 小时血液稀释到最大限度。慢性少量消化道出血所致贫血症状常不明显,容易被忽略。因此,当患者无明显黑便而以贫血就诊时,应进行大便隐血检查,以防漏诊。

急性出血患者为正细胞正色素性贫血,在出血后骨髓有明显代偿性增生,可暂时出现巨细胞性贫血,慢性失血则呈小细胞低色素性贫血。出血 24 小时内网织红细胞即见增高,至出血后 4~7 天可高达 5%~15%,以后逐渐降至正常。如出血未止,网织红细胞可持续升高。

上消化道大量出血 2~5 小时,白细胞计数可升达 $(10~20) \times 10^9$/L,止血后 2~3 天恢复正常。但在肝硬化患者,如同时有脾功能亢进,则白细胞计数可不增高。

（四）发热

上消化道大量出血后,部分患者在 24 小时内可出现低热,持续 3~5 天后降至正常。引起发热的原因尚不清楚,可能与血容量减少、贫血、周围循环衰竭等因素导致的体温调节中枢功能障碍有关。

（五）氮质血症

在上消化道大量出血后,由于大量血液蛋白质的消化产物在肠道被吸收,血中尿素氮浓度可暂时增高,称为肠源性氮质血症。一般于出血后数小时血尿素氮开始上升,约 24~48 小时达高峰,大多不超过 14.3mmol/L（40mg/dl）,出血停止后 3~4 日降至正常。另外,可出现因循环血容量降低而引起的肾前性肾功能不全所致的氮质血症和大量或长期失血所致肾小管坏死引起的肾性氮质血症。

四、诊断

（一）上消化道出血诊断的确立

根据呕血、黑便和失血性周围循环衰竭的临床表现,呕吐物或粪便隐血试验呈强阳性,血红蛋白浓度、红细胞计数及血细胞比容下降的实验室证据,可作出上消化道出血的诊断,但必须注

Note

意以下情况：

1. 排除消化道以外的出血因素　对于呕血，排除来自口、鼻、咽喉部及呼吸道的出血。对于黑便，应注意排除进食引起的黑便，如动物血、碳粉、铁剂或铋剂等药物；大便隐血试验阴性可排除消化道出血。

2. 判断上消化道还是下消化道出血　呕血提示上消化道出血，黑便大多来自上消化道出血，而血便大多来自下消化道出血。但是，上消化道短时间内大量出血亦可表现为暗红色甚至鲜红色血便，此时如不伴呕血，常难与下消化道出血鉴别，应在病情稳定后即作急诊胃镜检查。高位小肠乃至右半结肠出血，如血在肠腔停留时间久亦可表现为黑便，这种情况应先经胃镜检查排除上消化道出血后，再行下消化道出血的有关检查。

（二）出血严重程度的估计和周围循环状态的判断

据研究，成人每日上消化道出血 >5ml，粪便隐血试验可出现阳性，每日出血量超过 50ml 可出现黑便。胃内积血量 >250ml 可引起呕血。短时出血量 <400ml 时，因轻度血容量减少可由组织液和脾脏贮血所补充，多不引起全身症状。出血量 >400ml，可出现全身症状，如头昏、心慌、乏力等。短时间内出血量 >1000ml，可出现周围循环衰竭表现。

急性大出血严重程度的估计最有价值的标准是血容量减少所导致周围循环衰竭的临床表现，而周围循环衰竭又是急性大出血导致死亡的直接原因。血压和心率是关键指标，需进行动态观察，综合其他相关指标加以判断。患者由平卧位改为坐位时出现血压下降（下降幅度 >15~20mmHg）、心率加快（上升幅度 >10 次 / 分），提示血容量明显不足。当收缩压 <90mmHg、心率 >120 次 / 分，伴有面色苍白、四肢湿冷、烦躁不安或神志不清，则表明进入休克状态，需积极抢救。

呕血与黑便的频率与量对出血量的估计虽有一定帮助，但由于出血大部分积存于胃肠道，且呕血与黑便分别混有胃内容物与粪便，不可能据此对出血量作出精确的估计。此外，患者的血常规检查包括血红蛋白浓度、红细胞计数及血细胞比容虽可估计失血的程度，但并不能在急性失血后立即反映出来，且还受到出血前有无贫血的影响，因此，也只能作为估计出血量的参考。

（三）出血是否停止的判断

上消化道大出血经过对症治疗，大多可于短时间内停止。肠道内积血一般需 3 日才可排净，故不能以黑便作为继续出血的指标。下列情况应考虑继续出血或再出血：①反复呕血或黑便（血便）次数增多、粪质稀薄，伴有肠鸣音活跃；②周围循环不稳定：经充分补液、输血后仍有脉率快、收缩压低及中心静脉压低；③血红蛋白浓度、红细胞计数与血细胞比容持续下降；④补液与尿量足够的情况下，血尿素氮持续或再次增高。

（四）出血的病因诊断

既往史、症状与体征可为出血的病因提供重要线索，而内镜检查是确诊出血的原因与部位的重要手段。

1. 临床与实验室检查　典型病史和阳性体征对诊断有提示作用。慢性、周期性、节律性上腹痛病史，特别是在出血前疼痛加剧，出血后减轻或缓解，多提示出血原因为消化性溃疡。有服用非甾体类抗炎药（NSAIDs）或应激状态者，可能为 NSAIDs 诱发溃疡或应激性溃疡或急性糜烂出血性胃炎。既往有慢性肝炎、酗酒、血吸虫病史，并有肝病与门静脉高压的临床表现者，提示食管胃底静脉曲张破裂出血可能。然而，上消化道出血患者即使患有肝硬化，也并非都是食管胃底静脉曲张破裂所致的出血，约有 1/3 患者的出血来自消化性溃疡、门静脉高压性胃病或其他原因。对中年以上的患者近期出现上腹痛，伴有厌食、消瘦者，应警惕胃癌的可能性。

2. 胃镜检查　是目前诊断上消化道出血病因的首选检查方法。它不仅能直视病变、取活检，而且对于出血灶可进行及时准确的止血治疗。一般主张胃镜检查在出血后 24 小时内进行。这是由于急性糜烂出血性胃炎可在短短几天内愈合而不留痕迹，血管异常多在活动性出血或近期出血期间才易被发现。急诊胃镜检查还可根据病变的特征判断是否继续出血或估计再出血的

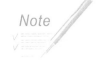

危险性,根据病情特点行内镜止血治疗,有利于及时逆转病情,减少输血量及住院时间。内镜检查时应对溃疡出血进行 Forrest 分级(表 18-1),根据溃疡基底特征判断患者发生再出血的风险,推荐对 Forrest 分级 I a~II b 的患者进行内镜下止血治疗。在急诊胃镜检查前需先补充血容量、纠正休克、改善贫血及使用止血药物。如有大量活动性出血,可先置入胃管,抽吸胃内积血,并用生理盐水冲洗,以免积血影响观察。

表 18-1　上消化道出血 Forrest 分级

分型	定义	内镜下表现	再出血率(%)
I	活动性出血	存在活动性出血	
I a	喷射样出血	出血非常剧烈,呈喷射样	55
I b	活动性渗血	出血呈渗血状	55
II	近期出血病灶	近期明显发生过出血的溃疡	
II a	血管显露	存在没有出血的可见血管	43
II b	附着血凝块	附着于溃疡基底部的血凝块	22
II c	黑色基底	存在平坦的色素沉着	10
III	基底清洁	具有清洁基底的溃疡	5

3. X 线钡餐检查　有助于发现消化道憩室及较大的隆起或凹陷样肿瘤。目前大多被胃镜检查所代替,主要适用于有胃镜检查禁忌证或不愿进行胃镜检查者,但对经胃镜检查出血原因未明,怀疑病变在十二指肠降段以下者,则有特殊诊断价值。检查一般在出血停止数天后进行。

4. 其他检查　选择性腹腔动脉造影、放射性核素 ^{99m}Tc 标记红细胞扫描及小肠镜检查等主要适用于下消化道出血(详见本章第二节下消化道出血)。由于胃镜检查可以发现十二指肠降段以上消化道病变,故上述检查已很少应用于上消化道出血的诊断。

(五)危险性预测

根据临床资料统计,约 80%~85% 急性上消化道大量出血患者除支持疗法外,无需止血治疗,出血可在短期内自然停止,仅有 15%~20% 患者持续出血或反复出血。如何早期识别再出血及死亡危险性高的患者,并予加强监护和积极治疗,便成为急性上消化道大量出血处理的重点。提示预后不良危险性增高的主要因素有:①高龄患者(年龄 >65 岁);②有严重的伴随疾病(心、肺、肝、肾功能不全,脑血管意外等);③本次出血量大或短期内反复出血;④食管胃底静脉曲张破裂出血伴肝衰竭;⑤消化性溃疡 Forrest I a 型。Rockall 评分系统是目前临床广泛使用的判断预后评分依据,根据患者年龄、休克状态、伴发病、内镜诊断和内镜下出血征象 5 项指标将患者分为高危、中危和低危人群(表 18-2)。

表 18-2　上消化道出血 Rockall 评分

变量	评分			
	0	1	2	3
年龄	<60	60~79	≥80	
休克	无休克 *	心动过速 †	低血压 ‡	
伴发病	无		心力衰竭、缺血性心脏病和其他重要伴发病	肝衰竭、肾衰竭和肿瘤播散
内镜诊断	无病变,Mallory-Weiss 综合征	溃疡等其他病变	上消化道恶性疾病	
内镜下出血征象	无或有黑斑		上消化道血液潴留,黏附血凝块,血管显露或喷血	

* 收缩压 >100mmHg,心率 <100 次 / 分;† 收缩压 >100mmHg,心率 >100 次 / 分;‡ 收缩压 <100mmHg,心率 >100 次 / 分
0~3 分:死亡危险很低;4~5 分:死亡风险可达 30%;6~8 分:最高死亡风险可达 50% 以上

Note

五、治疗

上消化道大量出血病情急、变化快,严重者可危及生命,应采取积极措施进行抢救。抗休克、迅速补充血容量为首要措施。

(一)一般急救措施

患者宜平卧位,保持呼吸道畅通,防止呕吐物进入气道引起窒息,必要时吸氧,活动性出血期间应禁食。严密监测患者生命体征、尿量及神志变化。严密观察呕血与黑便情况。定期复查血红蛋白浓度、红细胞计数、血细胞比容及血尿素氮。必要时行中心静脉压测定。对老年患者必要时进行心电监护。

(二)积极补充血容量

尽快建立有效的静脉输液通道,进行液体复苏。活动性大出血时往往需建立多个静脉通道,迅速稳定患者生命体征。立即查血型和配血,在配血过程中,可先输平衡液或葡萄糖盐水甚至胶体扩容剂。输液量及输液速度根据组织灌注情况调整,尿量是有效的参考指标。应避免因输液过快、过多而引起肺水肿,原有心脏病或老年患者必要时可根据中心静脉压调节输入量。必要时输血,指征为:①收缩压 <90mmHg,或较基础收缩压降低幅度 >30mmHg;②心率增快(>120 次 / 分);③血红蛋白 <70g/L 或血细胞比容 <25%。输血量以使血红蛋白达到 70g/L 左右为宜。

(三)止血措施

1. 食管、胃底静脉曲张破裂大出血　占上消化道出血的 25%,本病出血量大,是危及生命的消化道大出血最常见病因。止血措施如下:

(1) 药物:尽早给予血管活性药物如生长抑素、奥曲肽、特利加压素及垂体后叶素,减少门静脉血流,降低门脉压,从而止血。生长抑素及奥曲肽因不伴全身血流动力学改变,短期使用无严重不良反应,是治疗食管胃底静脉曲张出血的常用药物。

(2) 内镜治疗:内镜治疗的目的是控制急性食管静脉曲张出血及尽可能使静脉曲张消失或减轻以防止其再出血。包括内镜下静脉结扎治疗(endoscopic variceal ligation,EVL)、硬化剂、组织粘合剂(氰基丙烯酸正丁酯,histoacryl)注射治疗。①内镜下食管曲张静脉套扎术:并发症主要包括发热、胸骨后疼痛、食管狭窄、梗阻。②内镜下硬化剂注射治疗(图 18-1):可以增厚静脉管壁,使静脉内血栓形成、静脉周围黏膜凝固坏死形成纤维化,从而防止曲张静脉破裂出血。常用硬化剂为 5% 鱼肝油酸钠、1% 乙氧硬化醇。并发症主要包括出血、穿孔、溃疡、食管狭窄。③组织粘合剂(histoacryl)注射治疗:组织粘合剂是一种快速固化的水样物质,静脉注射与血液接触后即发生聚合反应、硬化,能有效地闭塞血管和控制曲张静脉出血。组织粘合剂栓塞后可

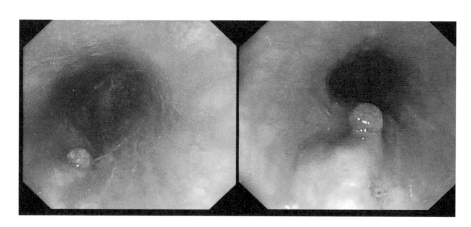

图 18-1　食管静脉曲张破裂出血硬化剂注射治疗

出现胸骨后疼痛、恶心、呕吐、发热、白细胞偏高等不良反应,一般 3 天后消失。并发症主要是局部黏膜坏死和异位栓塞。

止血成功率与视野是否清楚及操作医生的技术水平有关,谨慎操作及术后妥善处理可使这些并发症大为减少。

(3) 经颈静脉肝内门体分流术(transjugular intrahepatic portosystemic shunt,TIPS):由于其对急性大出血的止血率达到 95%,新近的国际共识认为,对于大出血和估计内镜治疗成功率低的患者应在 72 小时内行 TIPS。通常择期 TIPS 对患者肝功能要求在 Child-Pugh 评分 B 级以上,食管胃底静脉曲张急性大出血时,TIPS 对肝功能的要求可放宽至 Child-Pugh 评分 C,这与该治疗创伤小、恢复快、并发症少和疗效确切等特点有关。

(4) 气囊压迫止血:在药物治疗无效的大出血时可暂时使用,对后续有效止血起到"桥梁"作用。三腔两囊管一般持续压迫时间不应超过 24 小时,解除压迫一段时间后,必要时可重复应用。气囊压迫短暂止血效果肯定,但患者痛苦大、并发症较多,如吸入性肺炎、窒息、食管炎、食管黏膜坏死、心律失常等,不能长期使用,停用后早期再出血发生率高。当患者合并充血性心力衰竭、呼吸衰竭、心律失常及不能肯定为曲张静脉破裂出血时,不宜使用。

(5) 手术治疗:急诊手术适应证:①患者以往有大出血病史,或本次出血来势凶猛、出血量大,或经短期积极止血治疗仍有反复出血者,应考虑急诊手术止血。②经过严格的内科治疗,48 小时内仍不能控制出血,或短暂止血后又复发,应积极行急诊手术止血。手术不但可防止再出血,而且是预防肝性脑病发生的有效措施。但因病情严重、多合并休克,所以急诊手术病死率高,应尽量避免。肝脏储备功能 Child C 级患者不宜行急诊手术。急诊手术应以贲门周围血管离断术为首选。

2. 急性非静脉曲张性上消化道大量出血的止血措施 除食管胃底静脉曲张破裂出血之外的其他病因引起的上消化道出血,又称为急性非静脉曲张性上消化道出血,其中以消化性溃疡所致出血最为常见,占上消化道出血的 50%。止血措施主要有:

(1) 内镜下止血治疗:起效迅速,疗效确切。消化性溃疡出血约 80% 不经特殊处理可自行止血,其余部分患者则会持续出血或再出血。急诊内镜观察到出血灶的 Forrest 分型,有助于判断患者是否为高危再出血或持续出血,也是内镜治疗的重要依据。证明有效的方法包括热探头、高频电灼、激光、微波、注射疗法及使用止血夹等。其他原因引起的出血,也可视情况选择上述方法进行内镜止血。

(2) 抑制胃酸分泌的药物:抑酸药可以提高胃内 pH,即可促进血小板聚集和纤维蛋白凝块形成,避免凝血块过早溶解,有利于止血及预防再出血,又可治疗消化性溃疡。血小板聚集及血浆凝血功能所诱导的止血作用需在 pH>6.0 时才能有效发挥,而且新形成的凝血块在 pH<5.0 的胃液中会迅速被消化。临床上,对消化性溃疡和急性胃黏膜损害所引起的出血,常用 H_2 受体拮抗剂或质子泵抑制剂(proton pump inhibitors,PPIs),后者提高及维持胃内 pH 的作用优于前者。大出血期应选用 PPI,并应经静脉途径给药。

(3) 选择性血管造影及栓塞治疗:患者严重消化道大出血内镜治疗不成功时,可通过选择性胃左动脉、胃十二指肠动脉、脾动脉或胰十二指肠动脉血管造影,找到出血灶的同时进行血管栓塞治疗。上消化道各供血动脉之间侧支循环丰富,超选择性病变血管介入治疗可减少组织坏死的危险。

(4) 手术治疗:诊断明确但药物和介入治疗无效者,诊断不明确但无禁忌证者,可考虑手术结合术中内镜止血治疗。

第二节　下消化道出血

一、概述

下消化道出血(lower gastrointestinal hemorrhage)指 Treitz 韧带以下的消化道出血,其发生率不及上消化道出血高,约占消化道出血的 15%,但其病因相对复杂,出血部位难以判断。其中,90% 以上的下消化道出血来自大肠,小肠出血比较少见。近年来,伴随检查手段的增多及治疗技术的提高,下消化道出血的病因诊断率有了明显提高。

二、病因

引起下消化道出血的病因甚多,国内外下消化道出血常见病因亦不相同。国内资料统计,最常见的病因为恶性肿瘤、息肉病、各种炎症性疾病,未检出病因者约占 5%。国外依次是肠道憩室病、血管畸形,其他病因如肠道肿瘤、炎症、凝血功能障碍等,约 35% 的患者未能查明原因。

现将下消化道出血病因分类如下:①肿瘤性:恶性肿瘤如癌、类癌、恶性淋巴瘤、平滑肌肉瘤、纤维肉瘤、神经纤维肉瘤等;良性肿瘤如平滑肌瘤、脂肪瘤、血管瘤、神经纤维瘤、囊性淋巴管瘤、黏液瘤等。肠道间质瘤也可引起出血。息肉主要是腺瘤性息肉,还有幼年性息肉病及 Peutz-Jeghers 综合征(Peutz-Jeghers syndrome,黑斑息肉综合征)。②血管性:毛细血管扩张症、血管畸形(其中结肠血管扩张常见于老年人,为后天获得,常位于盲肠和右半结肠,可发生大出血)、静脉曲张(注意门静脉高压所引起的罕见部位静脉曲张出血可位于直肠、结肠和回肠末端)。③炎症性:感染性肠炎有肠结核、肠伤寒、细菌性痢疾及其他细菌性肠炎等;寄生虫感染有阿米巴、血吸虫、蓝氏贾第鞭毛虫所致的肠炎。非特异性肠炎有溃疡性结肠炎、克罗恩病、结肠非特异性孤立溃疡等。此外,还有抗生素相关性肠炎、出血性坏死性小肠炎、缺血性肠炎、放射性肠炎等。NSAIDs 引起的小肠溃疡亦偶有见到。④机械性疾病:如肠扭转、肠套叠。⑤先天性疾病:Meckel 憩室、肠重复畸形、肠气囊肿病(多见于高原居民)等。⑥全身疾病累及肠道:白血病和出血性疾病;风湿性疾病如系统性红斑狼疮、结节性多动脉炎、Behcet 病等;恶性组织细胞病;尿毒症性肠炎。腹腔邻近脏器恶性肿瘤浸润或脓肿破裂侵入肠腔也可引起出血。

三、诊断

(一)除外上消化道出血

下消化道出血一般为血便或暗红色大便,不伴呕血。然而出血量大的上消化道出血也可表现为暗红色血便;高位小肠出血及右半结肠出血,如血液在肠腔停留时间较长亦可呈柏油样,此时应常规做胃镜检查除外上消化道出血。

(二)下消化道出血的定位及病因诊断

1. 病史及体征　详细询问病史及全面而有重点的体格检查是下消化道出血诊断的基础。

(1)年龄:老年患者以大肠癌、结肠血管扩张、缺血性肠炎多见。儿童以 Meckel 憩室、幼年性息肉、感染性肠炎、血液病多见。

(2)既往病史:结核病、血吸虫病、腹部放疗史可引起相应的肠道疾病。动脉硬化、口服避孕药可引起缺血性肠炎。在血液病、结缔组织疾病过程中发生的出血应考虑原发病引起的肠道出血。

(3)粪便颜色和性状:血色鲜红,附于粪表面多为肛门、直肠、乙状结肠病变,便后滴血或喷血常为痔或肛裂。右半结肠出血为暗红色,停留时间长可呈柏油样便。小肠出血更易呈柏油样便。黏液脓血便多见于细菌性痢疾、溃疡性结肠炎,大肠癌特别是直肠、乙状结肠癌有时亦可出现黏液脓血便。

（4）伴随症状：伴有发热见于肠道炎症性病变。由全身性疾病如白血病、淋巴瘤、恶性组织细胞病及结缔组织病引起的肠出血亦多伴发热。伴不完全性肠梗阻症状常见于克罗恩病、肠结核、肠套叠、大肠癌。上述情况往往伴有不同程度腹痛，而不伴有明显腹痛的多见于息肉、未引起肠梗阻的肿瘤、无合并感染的憩室和血管病变。

（5）体格检查：应特别注意皮肤黏膜检查有无皮疹、紫癜、毛细血管扩张；浅表淋巴结有无肿大。腹部检查要全面细致，特别注意腹部压痛及腹部包块。直肠指诊一定要作为常规检查，可以发现距肛门 10cm 以内的肿瘤、息肉、痔、肛裂等病变。

2. 实验室检查　常规血、尿、粪便及生化检查。疑为伤寒者做血培养及肥达试验。疑为结核者做结核菌素试验。疑为全身性疾病者做相应检查。

3. 影像学检查　除某些急性感染性肠炎如痢疾、伤寒、坏死性肠炎等之外，绝大多数下消化道出血的定位及病因需依靠影像学检查确诊。

（1）结肠镜检查：是下消化道出血最常用的检查方法。可检查结直肠全部及末端回肠，其优点是诊断灵敏性高，可发现活动性出血并进行镜下治疗，结合病理学检查可判断病变性质。

（2）X 线钡剂造影：X 线钡剂灌肠用于诊断大肠、回盲部及阑尾病变，一般主张进行双重气钡造影。由于该检查容易漏诊，有时无法确定病变性质，因此，对 X 线钡剂灌肠检查阴性的下消化道出血患者仍需进行结肠镜检查。

X 线小肠钡剂造影是诊断小肠病变的重要方法，但灵敏性低，漏诊率较高。小肠气钡双重造影可提高诊断率，但要求进行插管法小肠钡剂灌肠。

（3）核素扫描或选择性血管造影：必须在活动性出血时进行，适用于内镜检查（特别是急诊内镜检查）和 X 线钡剂造影不能确定出血部位及因急性大量出血或其他原因不能进行内镜检查者。

放射性核素扫描是静脉推注用 ^{99m}Tc 标记的患者自体红细胞做腹部扫描，在出血速度大于 0.1ml/min 时，标记红细胞在出血部位溢出形成浓染区，由此可判断出血部位。该检查创伤少，可作为出血初步定位。但由于小肠位置重叠及肠蠕动使标记物在肠内移位，导致假阳性和定位错误可能。

选择性腹腔动脉造影是诊断下消化道出血的有效方法，对持续大出血患者，在出血量大于 0.5ml/min 时，可以发现造影剂在出血部位溢出，有比较准确的定位价值（图 18-2）。还可进行高选择性栓塞止血及标记病变部位指导手术治疗。

（4）小肠镜和胶囊内镜检查：小肠镜尤其双气囊小肠镜可直接观察十二指肠和空肠及回肠的出血病变。胶囊内镜检查可以把胃肠道尤其小肠拍摄的图像通过无线电发送至体外接收器进行图像分析，其检查为非侵入性，阳性检出率与双气囊小肠镜相仿。优点为无创、无痛苦，但不能进行组织活检及镜下治疗。

（5）多层 CT 扫描：可以进行 CT 血管成像，不但可以显示血管形态，还可显示胃肠道腔内外情况及其周围其他脏器的改变，对明确出血病因及指导治疗有明显优势。

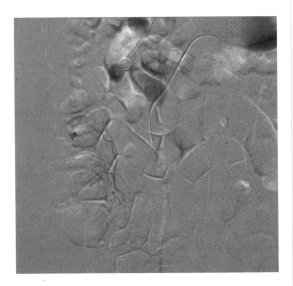

图 18-2　肠系膜上动脉造影

见回结肠动脉分支供血的升结肠中下 1/3 段交界处造影剂溢出

4. 手术探查　各种检查不能明确出血灶,持续大出血危及患者生命,需手术探查。有些微小病变特别是血管病变,手术探查亦不易发现,此时可借助术中内镜检查以帮助寻找出血灶。

四、治疗

下消化道出血主要是病因治疗,其处理措施如下:

（一）一般急救措施及补充血容量

详见本章第一节上消化道出血。

（二）止血治疗

1. 凝血酶保留灌肠　有时对左半结肠以下出血有效。

2. 内镜下止血　急诊结肠镜检查如能发现出血病灶,可试行内镜下止血。

3. 血管活性药物应用　血管加压素、生长抑素静脉滴注可能有一定作用。如做动脉造影,可在造影完成后动脉滴注血管加压素 0.1~0.4U/min,对右半结肠及小肠出血止血效果优于静脉给药。

4. 动脉栓塞治疗　对动脉造影后动脉输注血管加压素无效的病例,可做超选择性插管,在出血灶注入栓塞剂。本法的主要缺点是可能引起肠梗死,拟进行肠段手术切除的病例,可作为暂时止血用。

5. 紧急手术治疗　经内科保守治疗仍出血不止,危及生命,无论出血病变是否确诊,均是紧急手术的指征。

（三）病因治疗

针对不同病因选择药物治疗、内镜治疗、择期外科手术治疗。

第三节　不明原因消化道出血

一、概述

通常把经过全胃肠镜检(包括食管 - 胃 - 十二指肠镜检查、胶囊内镜、小肠镜和结肠镜)及小肠放射学检查(如小肠钡剂造影或小肠钡剂灌肠造影检查)未能发现出血病因的反复或持续性消化道出血称不明原因消化道出血(obscure gastrointestinal bleeding)。占消化道出血的 5% 左右。

二、病因

不明原因消化道出血的病因有血管异常、微小新生物、Meckel 憩室、异位静脉曲张、胆道出血等。年龄 >40 岁患者最常见原因为血管扩张,其次为 NSAIDs 引起的肠炎。年龄 <40 岁的患者多见于 Meckel 憩室、Dieulafoy 病变、克罗恩病及小肠肿瘤。自从胶囊内镜和小肠镜检查技术开展以来,约 80% 的不明原因消化道出血能查明出血原因,其中最常见的部位在小肠。

不易查明出血病灶的主要原因有:①出血病灶位于一般检查方法难以评估的部位,如小肠和胃空肠吻合口等;②检查者对罕见病例的病灶缺乏认识,或某些病变小,容易被遗漏;③未进行必要的内镜重复检查;④检查中发现病变,但不能确定该病变是否就是出血来源,或检查中发现一个以上的病变,不能确定究竟是哪一个病变是出血病灶。

三、诊断

不明原因消化道出血的诊断应注意以下三点:

1. 注意容易被遗漏的病灶　胃镜检查中最容易被遗漏的病变为血管病变、食管裂孔疝内的糜烂,结肠镜检查中容易被遗漏的病变为血管异常和微小新生物。

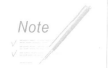
Note

2. 重复内镜检查 初次内镜检查(包括胃镜检查和结肠镜检查)未能发现或明确出血病因时,重复胃镜检查和结肠镜检查可能有助于发现遗漏的出血病变。有资料显示,重复内镜检查,可在约 1/3 的患者中发现出血病灶。

3. 选择恰当的检查时间和合适的检查方法 多次胃镜和结肠镜检查均未能发现出血病变者,多为小肠出血。虽然小肠出血仅占下消化道出血的 3%~5%,但占不明原因消化道出血的 70% 以上。小肠出血中,大约 50% 出血是由于血管异常,其次是肿瘤和 Meckel 憩室。因此在出血停止期,应对小肠做详细检查,虽然小肠气钡双重造影仍然是重要的诊断手段,但该检查难以发现血管病变。胶囊内镜和小肠镜检查可以明显提高诊断率。在显性出血时,应及时做 ^{99m}Tc 标记红细胞核素扫描或选择性腹腔动脉造影,以期发现出血部位及病变。出血不止危及生命则应施行剖腹探查,探查时可辅以术中内镜检查。

四、治疗

不明原因消化道出血主要是病因治疗,大出血时应给予抗休克、迅速补充血容量等积极抢救。其诊治流程如图 18-3。

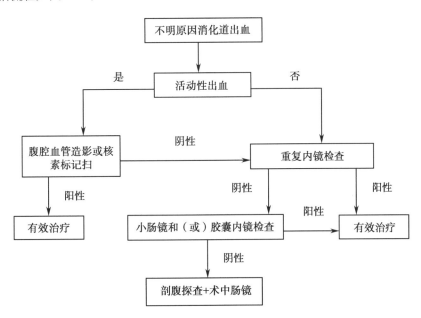

图 18-3　不明原因消化道出血诊治流程

(郝建宇)

本章小结

消化道出血是指从食管到肛门之间消化道的出血,是消化系统常见病症,根据出血部位分为上消化道出血和下消化道出血。上消化道出血常表现为急性大出血,最常见的病因为消化性溃疡、食管胃底静脉曲张破裂、出血糜烂性胃炎和胃癌,主要临床表现为呕血与黑便、失血性周围循环衰竭、贫血和血象变化、发热及氮质血症,上消化道大量出血病情急、变化快,严重者可危及生命,应采取积极措施进行抢救,抗休克、迅速补充血容量为首要措施,同时可给予止血措施。下消化道出血发病率不及上消化道出血高,约占消化道出血的 15%,但其病因相对复杂,出血部位难以判断。通常把经过全胃肠镜检及小肠放射学检查未能发现出血病因的反复或持续性消化道出血称为不明原因消化道出血,约占消化道出血的 5% 左右。

(郝建宇)

Note

思考题

1. 试述上消化道出血的常见病因。
2. 影响上消化道预后的因素有哪些？
3. 如何判断有无消化道活动性出血？

中英文名词对照索引